Renate Hutterer-Krisch
(Hrsg.)

Psychotherapie mit psychotischen Menschen

Zweite, erweiterte Auflage

SpringerWienNewYork

Dr. Renate Hutterer-Krisch
Wien, Österreich

© 1994 und 1996 Springer-Verlag/Wien

Satz: Vogel Medien GmbH, A-2100 Korneuburg

Graphisches Konzept: Ecke Bonk

Gedruckt auf säurefreiem, chlorfrei gebleichtem Papier – TCF

Mit 24 Abbildungen

Titelbild: Erläuterungen siehe S. vi.

Die Deutsche Bibliothek – CIP-Einheitsaufnahme

Psychotherapie mit psychotischen Menschen / Renate Hutterer-Krisch (Hrsg.). – 2., erw. Aufl. – Wien ; New York : Springer, 1996
  (Springer-Psychotherapie)
  Literaturangaben
  ISBN-13: 978-3-211-82838-0
NE: Hutterer-Krisch, Renate [Hrsg.]

ISBN-13: 978-3-211-82838-0   e-ISBN-13: 978-3-7091-9471-3
DOI: 10.1007/978-3-7091-9471-3

Das tiefste Bedürfnis des Menschen ist . . .
seine Abgetrenntheit zu überwinden
und aus dem Gefängnis seiner Einsamkeit
herauszukommen.

*Ein **absolutes** Scheitern bei diesem Versuch*
führt zum Wahnsinn,
weil das panische Entsetzen vor einer völligen Isolation
nur dadurch zu überwinden ist,
daß man sich so völlig
von der Außenwelt zurückzieht,
daß das Gefühl des Abgetrenntseins verschwindet,
und zwar weil die Außenwelt,
von der man abgetrennt ist verschwunden ist.

Erich Fromm (Die Kunst des Liebens, 1956, S. 19)

Zum Titelbild: Das Titelbild ist dem Artikel von D. Ventouratou-Schmetterer entnommen (Abb. 3, S. 571). Es ist das Bild einer Patientin eines psychiatrischen Rehabilitationszentrums, das während einer gestalttherapeutischen Gruppenarbeit unter Einbezug kreativer Medien gemalt wurde. „Das kreative Medium wird zum schöpferischen Bindeglied zwischen innerer und äußerer Welt, das eine klare Unterscheidung zwischen dem ‚Ich' und dem ‚Du' ermöglicht" (S. 561). Das Bild zeigt eine Frau, von der die Patientin sagt, es könnte auch sie selbst sein.

Frau K. im Anschluß an das Malen des Bildes: „Die Schildkröte steht für die Geduld, die ich mir wünsche. Die grauen Hochhäuser im Hintergrund stehen für die Routine, die Konformität, mit anderen Worten für das Leben meiner Eltern, von dem ich wegkommen möchte . . . Ich will zu meiner (versäumten) Kindheit zurückfinden . . . (Kindsein bedeutet) Freiheit, unbekümmert sein, Schwerelosigkeit; keine Verantwortung, keine Verpflichtung . . ." (S. 571).

Im Lauf der gestalttherapeutischen Sitzung gewinnt Frau K. mehr Kontakt zu sich selbst und beginnt, sich aktiv an der Gruppe zu beteiligen. Die Selbstöffnung fördert den Kontakt zu den anderen und ihre eigene Lebendigkeit. Das ist ein guter Boden für eine erfolgreiche Behandlung und Rehabilitation im Bereich der Psychiatrie [R. H.-K.].

Geleitwort von R. Schindler

Als wir nach dem Zweiten Weltkrieg in Europa Psychotherapie mit psychotischen Menschen wieder aufnahmen, war dies eigentlich obsolet. Die Pionierleistungen einzelner Psychoanalytiker, wie Schilder, Federn, Abraham, schienen festgefahren, die Vermutung Freuds, die psychotherapeutische Chance scheitere bei Psychosen am Rückzug in den Narzißmus, schien recht zu behalten. Was blieb war die gute Verstehbarkeit vor allem der schizophrenen Artikulation in regressiven Sprachformeln und symbolischen Ausdrucksweisen, die an die Sprache der Träume erinnerte. So faßte Ludwig Binswanger mit seiner Existenzanalyse schizophrene Lebensläufe wie geronnene szenische Gesten zusammen, machte sie dramatisch und interessant, ohne freilich therapeutische Wirksamkeit zu unterstellen. In den USA hatte Frieda Fromm-Reichmann mit Chestnut Lodge eine psychoanalytische Behandlungsstätte ins Leben gerufen, deren akzeptierende und humane Betreuungsweise zwar wohltuend vom Stil der üblichen psychiatrischen Anstalten abwich, deren Aufwand sie aber nur einer reichen Elite zugänglich machte. Mit der Entwicklung der Neuroleptika in den fünfziger Jahren, die rasch und wirkungsvoll die psychotische Erregung zum Abklingen bringen, schien die Aussicht auf Psychotherapie in der Psychiatrie nahezu abgeschlossen. Und tatsächlich war es nur ein kleines Häuflein Entschlossener, die Gaetano Benedetti und Christian Müller damals in ihren internationalen Symposien zur „Psychotherapie der Schizophrenie" in die Schweiz zusammenrufen konnten.

Bereits in den sechziger und siebziger Jahren wurde diese Gruppe links überholt. Die auf den Nenner „68er-Bewegung" heute reduzierte, sozialintellektuelle Entwicklung, mit ihren zahlreichen „Anti-Ansätzen", hatte die geschlossene Psychiatrie, ebenso wie die geschlossene Nacherziehung, gesprengt. Es entstand die Forderung nach „therapeutischer Gemeinschaft" in den Behandlungsstationen und sozialpsychiatrischen Nachsorgezentren, denen auch Vorsorgeaufgaben zukommen sollten, außerhalb der Krankenhäuser. Die Kennedy-Administration entfaltete in den USA ihr Mental-Health-Programm, die von Basaglia in Görz, dann Triest vorgeführte „negierte Institution" ermutigte zu einer Psychiatrie mit fließenden Grenzen. Die europäischen Länder entwickelten jeweils ihre Psychiatriereform, was zu einer Reduktion des psychiatrischen Bettenstandes von etwa einem Drittel ihres Bestandes führte. In Österreich kam diese Einsparung zum Teil der Hebung des Lebensstandards in den Stationen zugute, der aus der Kriegs- und NS-Zeit einen erheblichen Nachholbedarf aufwies.

Man kann heute rückblickend diese Entwicklung als eine humanitäre zusammenfassen, die vor allem von drei Komponenten getragen wurde:

1. Die Ermutigung sozialer Kommunikation und Verantwortung.

2. Die Wiederbelastung der Familien, deren Ausstoßungstendenzen gegen das unverstehbar Fremde psychisch abnormen Verhaltens teils durch sogenannte „Aufklärung", teils aber auch juristisch durch Erschwerung der unfreiwilligen „Unterbringung" entgegengewirkt wurde. Die entlastenden Maßnahmen der Sozialhilfe richteten sich nicht auf das intime Konfliktbereich, sondern auf das distanziertere des sozialen Kontaktbereichs.

3. Mit einer Ausnahme: der Unterdrückung erregter Spannungspotentiale durch neuroleptische Medikation. Damit soll nicht gegen Pharmako-Psychiatrie polemisiert werden, deren Entwicklung zu einer neuen Krisenkultur geführt hat, ohne die die Erfolge der Psychiatriereformen undenkbar wären. Wohl aber gegen die einseitige Forcierung dieses Programms auf der technischen Basis unbegrenzter Depotmedikation.

In dieser historischen Situation ist es gerechtfertigt, die Chancen der Psychiatrie in der Behandlung psychotischer Funktionsstörungen neu zu überdenken. Es ist eigentlich kein Wunder, daß der heute stärkste Ruf danach aus dem Bedürfnis der Familien kommt und sich die Erwartungen daher auch besonders auf die Familientherapie richten. Das ist eine neue gesellschaftliche Entwicklung, ja Herausforderung. Wir sollten nicht darauf vergessen, daß Österreich in der Technik der „bifokalen Familientherapie" über eine der ersten Methoden dieser Art bereits Anfang er fünfziger Jahre verfügte. Damals erschien ein solcher Ansatz aber hinsichtlich Motivation und Aufwand verstiegen, er mußte erst über Amerika zu uns kommen.

Inzwischen hat sich die Situation aber grundlegend verändert. Seit 1991 verfügt Österreich über das modernste Psychiatriegesetz der Welt und seit der ASVG-Novelle 1992 über den Auftrag an die Krankenkassen, eine flächendeckende psychotherapeutische Versorgung der Bevölkerung sicherzustellen. Warum hat diese Chance die Psychiatrie in ihrem wichtigsten Anliegen, der Behandlung psychotischer Störungen, noch kaum erreicht?

Man kann vermuten, daß ein wesentliches Hindernis in den Totalansprüchen zu sehen ist, die sich aus dem Hintergrund der Verzweiflung an das Angebot relativer Hilfsmöglichkeit richten. So mag es eine Überforderung für ein soziales Gesundheitssystem sein, die totale Kostenübernahme für eine noch nicht klar abgrenzbare Behandlungsform zu übernehmen, eine anteilmäßige Teilung der Kosten und kritischen Überwachung mit den Betroffenen selbst wäre aber sofort zu realisieren. Desgleichen war und ist es eine Überforderung der einzelnen, verfügbaren therapeutischen Angebote für die psychotische Erkrankung als Ganzes „Heilung" in Aussicht zu stellen und dabei die einzelnen Methoden wie Konkurrenten gegeneinander auszuspielen, seien es nun Medikamente oder Psychotherapien. Eine solche „spezifische Therapie" ähnelt vielmehr dem Versuch einer totalen Krisenbewältigung, wie er im Entwurf der psychotischen Erkrankung selbst angelegt ist. Die Forderung nach ihr verstellt derzeit durchaus die einzelnen, begrenzten Möglichkeiten, über die wir derzeit sowohl pharmakotherapeutisch, als auch psychotherapeutisch real verfügen. Sehr wohl verfügen wir aber bereits über sehr wirkungsvolle Techniken zur Entspannung der aktuellen Krise selbst, etwa mit neuroleptischen Medikamenten, und zur Wiedergewinnung sozialer und persönlicher Kompetenz und Interaktionsfähigkeit mittels Psychotherapie. Sie wird es in vielen, vielleicht nicht in allen, psychotischen Krisenlagen möglich machen, das pharmakotherapeutische Korsett wieder abzulegen oder im Ausmaß zu reduzieren, die persönliche Handlungsfreiheit zu erweitern und zu verselbständigen. Das Abwägen der für den augenblicklichen Zustand optimalen Wahl der einzusetzenden Hilfen, das Vermitteln derselben und Motivieren zu ihrer Verwendung, wird das Feld der Psychiatrie der Zukunft sein, nicht zuletzt in ihrem stationären Abschnitt.

Das vorliegende Buch bringt einen Überblick über den Stand der derzeit vorliegenden psychotherapeutischen Angebote auf dem Gebiet der Behandlung psychotischer Zustände. Keine Methode verspricht die „Heilung" der Psychose, wie es früher üblich war. Aber jede zeigt an, was sie dazu beizutragen vermag, damit der Betroffene sich zu helfen vermag, vielleicht auch „zu heilen". Der kritische Leser wird nicht abzuwägen versuchen, ob eine Methode „besser" oder „spezifischer" ist als eine andere, sondern für welche Situation sie mehr Chancen mitbringt. Ein psychiatrisch geführter Therapieplan wird auch möglicherweise Ich-stärkende, das Selbstvertrauen wieder weckende Passagen, mit analytisch-reflektierenden und dann wieder methodisch-trainierenden Abfolgen hintereinander über ausreichende Zeitabschnitte hinweg kombinieren und sich dazu verschiedener Methoden und spezialisierter Zusammenarbeit bedienen. Auch die Einbeziehung der Familie oder unter Umständen auch der zur Mitarbeit bereiten Bezugsgruppe, folgt nicht modischen Ansprüchen der Therapeuten, sondern der Einbeziehung dieser Lebensfelder in den Entwicklungsanspruch des Betroffenen.

So wünsche ich dem Buch Interesse bei Betroffenen, ihren Angehörigen, ganz besonders aber bei den zur Zusammenarbeit aufgeschlossenen spezialisierten Helfern, Psychotherapeuten, Psychiatern, Sozialarbeitern und nicht zuletzt den zuständigen Diensten der Sozialversicherung und öffentlichen Gesundheitspflege. An solchem Interesse wird man ablesen können, wie weit „Psychiatriereform" in der jeweiligen Gesellschaft fortgeschritten ist und was noch vor ihr liegt.

Wien, Mai 1994   *Univ.-Doz. Prim. Dr. Raoul Schindler*

Vorwort zur 1. Auflage

Es berührte mich,
wenn Psychiater, nunmehr fünfzigjährig, erzählten, daß sie in den sechziger oder siebziger Jahren *„heimlich"* Psychotherapieausbildung machten, d. h. sie vor ihrer Dienststellenleitung geheimhalten mußten.

Es berührte mich auch, als ein junger Arzt erzählte, er sei *gekündigt* worden, weil er mit psychiatrischen Patienten Psychotherapien machen wollte.

Oder wenn Krankenpfleger oder Krankenschwestern erzählten, ihnen sei vorgeworfen worden, sie würden *nichts arbeiten,* wenn sie mit Patienten redeten. „Reden" sei keine Arbeit, erinnert an Faulheit.

Oder wenn eine Psychologin für eine psychiatrische Station „nichts" bringe, weil sie – verglichen mit den Ärzten – wenig Patientenkontakte habe; sie habe demnach für die *Vorzeigestatistik* der absoluten Häufigkeiten der Patientenkontakte *reduzierten Wert.*

Oder wenn ich im Vorwort von 1989 zu Paul Matusseks „Beiträge zur Psychodynamik endogener Psychosen" lese, daß nach seiner Emeritierung die Forschungsstelle mit psychodynamischem Schwerpunkt zugunsten der biologischen Psychiatrie *aufgelöst* wurde. Oder wenn ich im gleichen Vorwort lese, daß die psychodynamisch orientierte Psychiatrie nach ihrer Grundsteinlegung entsprechend dem „für die deutsche Psychiatrie und somit auch für die Max-Planck-Gesellschaft typischen Trend" später *ausgegliedert* wurde.

Tröstlich ist,
wenn ich etwa weiter lese, daß diese Ausgliederung die begonnene Entfaltung der lebensgeschichtlichen Forschung *nicht aufhalten,* sondern lediglich verzögern und einengen konnte.

Oder wenn ich erfahre, daß sich Psychiater und engagierte Psychologen *zusammentun,* um die Wichtigkeit lebensgeschichtlicher Einflüsse in Bezug auf den Ausbruch der Psychosen zu erforschen.

Oder wenn ich höre, daß die Auswertungsarbeiten von Projekten zur Psychodynamik endogener Psychosen *finanziell unterstützt* werden.

Oder wenn ich denke, daß die Integration psychotherapeutischer Behandlung in das Gesundheitswesen schlimmstenfalls *verzögert, nicht aber aufgehalten* werden kann.

Den Entschluß, einen Versuch der Herausgabe dieses Buches zu starten, faßte ich im Anschluß an das *13. Steinhofsymposion* vom 15.–17. Oktober 1992, das dem Thema „Psychiatrie und System" gewidmet war. „Steinhof" ist das Psychiatrische Krankenhaus Baumgartner Höhe, am Rande von Wien gelegen. Dieses Symposion fand unter der Leitung von Univ.-Prof. Dr. E. Gabriel, dem ärztlichen Direktor des Krankenhauses Baumgartner Höhe, statt. Ich besuchte dort die Arbeitsgruppe „Psychiatrische Psychotherapie", die Prim. Dr. H. Donat, Vorstand der Psychiatrischen Abteilung im Kaiser-Franz-Josef-Spital, gemeinsam mit Dr. C. Andreas und Dr. K. Panzenbeck leitete. Ihnen gebührt Dank für ihre Bemühungen und ihre Offenheit diesen Themen gegenüber. So fand ich mich inmitten vieler engagierter psychiatrischer Mitarbeiter wieder, die sämtliche Berufsgruppen repräsentierten: Sozialarbeiter, Schwestern, Pfleger, Ärzte, Psychologen, Psychotherapeuten und angehende Psychotherapeuten. Diese Arbeitsgruppe war besonders wertvoll, denn sie bot viel Platz, um auszusprechen, was einem in den Sinn kam. Neben Darstellungen der verschiedenen Arbeitsschwerpunkte und konstruktiven Ansätze kam doch auch eine gewisse Unzufriedenheit mit dem Status quo zum Ausdruck, die nach konstruktiven Änderungen verlangte. Einige äußerten z. B. ihre Bedrücktheit darüber, daß mit dem Verabreichen der neuroleptischen Medikation, die im Vordergrund stand, man dem Menschen selbst in seiner psychotischen Gestörtheit nicht gerecht werde, mehr Zeit für Gespräche sein sollte und wünschten sich personelle Bedingungen, die auch den Einbezug von Psychotherapie ermöglichten. In diesem Sinne ist auch den Diskutanten zu danken, die ihre eigenen Gefühle und persönlichen Stellungnahmen offen in die Diskussion einbrachten.

So wie Gesundheit immer wieder „neu geschaffen" werden muß, damit ein Mensch gesund bleiben kann, und viele Faktoren zu seiner Gesundheit beitragen können – körperliche (z. B. Ernährung, Bewegung), seelische (z. B. Erkennen der eigenen Bedürfnisse) usw., so muß auch ein Gesundheitssystem immer wieder „neu geschaffen" werden, neue Sichtweisen der Krankenbehandlung miteinbeziehen, will es den Kranken und dem behandelnden Personal gerecht werden. Dazu sind manchmal Systemänderungen, Änderungen der Aus-, Weiter- und Fortbildung der unterschiedlichen Berufsgruppen, Änderungen der Arbeitsbedingungen usw. notwendig. Wir dürfen aber auch nicht nur *fordern*, wir müssen auch etwas *geben*. Was ich geben möchte, ist die Herausgabe dieses Buches und mein Beitrag, der einen kleinen Ausschnitt dessen zeigen soll, welche vielfältigen Bemühungen es in diesem Jahrhundert auf dem Gebiet der Psychosen-Psychotherapie gab und heute gibt. Aus einem kurzen Abschnitt meines Beitrags zum Thema Evaluation entwickelte sich letztlich ein eigener Artikel zur Evaluation von Psychosen-Psychotherapie der letzten Zeit.

Es war mir wichtig, daß diejenigen, die sich mit Psychosen-Psychotherapie beschäftigen, *gemeinsam sichtbar* machen, was sie denken und tun und womit sie sich auseinandersetzen. In diesem Sinne enthält das Buch Beiträge von Autoren, die diese selbst gewählt haben. Ich strebte in erster Linie Beiträge an, die die Autoren von sich aus verfassen wollten. Lediglich die Einladungen an die Autoren habe ich so verschickt, daß die verschiedenen Psychotherapiemethoden möglichst breit abgedeckt wurden.

Die *Idee* zu einer Herausgabe dieses Buches hatte ich schon früher: sie ergab sich aus den Fragen der Studenten an der Universität Wien, an der ich Lehrveranstaltungen zum Thema „Ambulante Betreuung und Psychotherapie in der Psychiatrie" abhielt sowie aus meiner eigenen Unzufriedenheit über die – oft allzu knappe und zu allgemeine – Darstellung psychotherapeutischer Methoden in den gängigen psychiatrischen Lehrbüchern.

Ich hatte ein Buch vor Augen, das einerseits der Charakteristik psychotischer Krankheitsbilder, andererseits aber auch der Methodenpluralität der Psychotherapieszene gerecht werden sollte. In der einschlägigen Fachliteratur zur Psychotherapie ist zwar diese Methodenvielfalt gegeben, – auch im Bereich der Psychosen-Psychotherapie – doch oft weit verstreut in verschiedenen Büchern und Zeitschriftenartikel.

Dieses Buch versteht sich in diesem Sinne als Ergänzung oder Pendant zu psychiatrischen Büchern oder Lehrbüchern der Klinischen Psychologie, in denen deskriptiv-diagnostische, biologische und pharmakologische Aspekte der Psychosenbehandlung im Vordergrund stehen und psychotherapeutische Methoden zumeist nur allgemein, nicht aber in ihrer spezifischen Abwandlung speziell für die Erfordernisse einer psychotherapeutischen Behandlung von Menschen mit psychotischen Störungen dargestellt werden.

Ausschließlichkeitsansprüche für einzelne Theorien zur Pathogenese von psychotischen Erkrankungen, speziell der Schizophrenie, sind in der Zwischenzeit seltener geworden und haben den Blick auf die Erkenntnis frei gemacht, daß jeder auf diesem Gebiet Arbeitende oder Forschende einen Teilbereich vor Augen hat und erst die Vernetzung mit den Arbeiten der anderen eine neue Qualität oder einen weiteren Schritt hin zu einer „Gesamterkenntnis" ermöglichen kann.

Ich freue mich sehr, daß dieses Buch zustande gekommen ist; ich habe nicht mit einem derartig großen Interesse von Seiten der Autoren gerechnet: das Buch ist nun umfangreicher als geplant. In Form eines Schneeballprinzips wandten sich auch Autoren an mich, die von anderen über die Buchherausgabe erfahren haben und die ich ursprünglich nicht eingeladen hatte, weil ich sie nicht gekannt hatte oder ich von ihnen nicht gewußt hatte, daß sie sich mit diesem Thema intensiver auseinandersetzten. Ich freute mich sehr über dieses rege Interesse an der Mitarbeit an diesem Buch und gewann immer mehr die Sicherheit, daß wir mit dem hier angestrebten Austausch „am richtigen Weg" sind. An dieser Stelle möchte ich mich bei allen Autoren für Ihre Beiträge bedanken. Auch Raoul Schindler möchte ich hier danken, der sich kontinuierlich und nimmermüde hartnäckig auf dem unwegsamen Gelände der Gruppenpsychotherapie und Psychosenpsychotherapie beobachtend und gestaltend bewegte und seine Gedanken, Erfahrungen und Konzepte publizierte. Er beschäftigte sich – ähnlich beispielhaft wie Gaetano Benedetti in der Schweiz – sowohl in seiner praktischen Arbeit als auch publizierend mit Psychosenpsychotherapie in Österreich. Er führte Gruppenpsychotherapien im stationären psychiatrischen Bereich im Rahmen des Psychiatrischen Krankenhauses Baumgartner Höhe durch und beschäftigte sich mit der Gruppenpsychotherapie im Rahmen des Österreichischen Arbeitskreises für Gruppentherapie und Gruppendynamik (ÖAGG), den er begründete. Raoul Schindler steht in der Denktradition von Igor Caruso (gestorben 1981), Begründer des Wiener Arbeitskreises für Psychoanalyse, der eine personalistische Perspektive in der Psychoanalyse vertrat, und entwickelte im Rahmen seiner langjährigen Auseinandersetzung mit der Psychotherapie schizophrener Psychosen die Methode der „Bifokalen Familientherapie".

Nicht zuletzt danke ich auch meinem Lebensgefährten und Ehemann, der mich zur Realisierung der Buchherausgabe ermutigte.

Das Buch ist nun fertig. Es enthält theoretische wie praxisnahe Artikel und kritische Beiträge; die Autoren zeigen neben den Möglichkeiten, die bestehen, auch die Grenzen oder die „Lücken" auf, die es gibt, die noch geschlossen werden müssen oder vielleicht auch nicht zu schließen sind.

In diesem Sinne ist dieses Buch geeignet für Ausbildungskandidaten des Psychotherapeutischen Propädeutikums und Fachspezifikums, für Psychotherapeuten, die mit psychotisch gestörten Menschen arbeiten und über die Grenzen der eigenen Methode hinausschauen wollen sowie für im psychiatrischen Bereich Tätige, die die psychologische und psychotherapeutische Möglichkeit des Zugangs interessiert.

Gleichzeitig hege ich die Hoffnung, daß die „interdisziplinäre" Diskussion gefördert wird, sei es durch weitere Anregungen, Ergänzungen oder durch Kritik. Viele Autoren verschiedener professioneller Herkunft und verschiedener psychotherapeutischer Ausrichtung legten den Schwerpunkt ihrer Arbeit auf den schizophrenen Formenkreis im Bereich der endogenen Psychosen. Manchmal wird deutlich, wie trotz unterschiedlicher psychotherapeutischer Terminologie die Konsequenzen für die psychotherapeutische Praxis und Interventionslehre ganz ähnlich sind.

Viele Wege führen nach Rom . . .

Wien, im August 1994   *Renate Hutterer-Krisch*

Vorwort zur 2. Auflage

„Wenn ich einmal eine psychotische Störung irgendeiner Form hätte, so wünschte ich mir in erster Linie ein Gegenüber, mit dem ich reden könnte." So oder so ähnlich wurde einmal die Hilfe zitiert, die wünschenswert ist. Es ist zu hoffen, daß es Menschen gibt, die mit einem in einer derartigen Situation reden und Kontakt halten. Das ist ein Anspruch, der selbstverständlich scheint, aber dennoch nicht selbstverständlich ist. Ich freue mich, daß sich das vorliegende Buch in seiner 1. Auflage so rasch verkauft hat. Vielleicht ist dies ein Hinweis darauf, daß man sich mit Menschen mit psychotischen Störungen bzw. mit Psychiatriebetroffenen, wie sie sich selbst nennen, hinkünftig mehr auseinandersetzt und das Problembewußtsein diesbezüglich größer wird.

Die 2. Auflage dieses Buches ist von den ursprünglichen Texten der 1. Auflage her unverändert, es wurde lediglich ein kurzer dritter Teil mit ergänzenden Beiträgen aufgenommen, die sich mit der Bedeutung von Psychotherapie, Bürgerhilfe und Psychiatrie für die Behandlung psychotischer Menschen befaßt. Die ersten drei Ergänzungsbeiträge befassen sich mit Menschen in psychotischen Krisen aus psychotherapeutischer Sicht; M. D. John Weir Perry befaßt sich in seinem Artikel in erster Linie mit psychotischen Klienten, die ihre erste psychotische Episode erleben. Er macht deutlich, daß die von den Klienten produzierten Ideen einen tiefen Prozeß durchlaufen, der durch innere Auflösung hindurch zur Reintegration führt und von neuen Schritten psychischer Entwicklung begleitet wird. Der Klient durchläuft in seiner psychotischen Erstmanifestation seine innerpsychische Wirklichkeit, die zwar anders ist als die allgemein akzeptierte, jedoch zwingend real für den Klienten, so daß ein Psychotherapeut, der in diesem Geist an sie herangeht, innerhalb weniger Tage günstige Auswirkungen fördern kann. Dr. Reinhard Skolek, wie M. D. John Weir Perry Vertreter der Analytischen Psychotherapie nach C. G. Jung, befaßt sich ebenfalls mit der Verstehbarkeit von Psychosen. Dr. Ekkart Schwaiger stellt zwei konkrete Ausschnitte von gestalttherapeutisch orientierter psychotherapeutischer Interaktion mit Frauen in einer akuten psychotischen Episode, die jeweils im Rahmen einer Gruppentherapie stattfand, dar und erklärt sie anschließend anhand gestalttherapeutischer Sichtweisen. Auch ihm geht es primär um die Verstehbarkeit psychotischen Erlebens. Prim. Dr. Heinrich Donat schreibt aus der Sicht eines psychotherapeutisch orientierten Psychiaters, der als Leiter der psychiatrischen Abteilung im Kaiser-Franz-Josef-Spital Wien versucht, psychotherapeutische Aspekte in die Arbeit an seiner psychiatrischen Station zu integrieren. Eine psychotherapeutische Grundhaltung und psychotherapeutisches Basiswissen, so zeigt er auf, ist für die sozialpsychiatrische Arbeit in multiprofessionellen psychiatrischen Teams hilfreich, erhöht das Verständnis für den Patienten und verbessert dadurch die Qualität des Umgangs mit ihm. Dies wiederum kann sich positiv auf seine Genesung auswirken und Rückfälle verhindern oder reduzieren helfen. In diesem Sinne können positive Wechselwirkungen ausgelöst werden. Elisabeth Muschik ist Psychotherapeutin und mit der Geschäftsführung von Pro Mente Infirmis befaßt; sie steuerte einen Beitrag zur Rolle der Bürgerhilfe in der Psychiatrie bei; sie steht für das „Prinzip der Partizipation", spricht sich für die direkte Einflußnahme und Mitwirkung bei Entscheidungen aus, und zwar für Benutzer, Angehörige von psychisch Kranken, Bürgervertretern sowie professionellen Helfern. Für den Anhang hat sie dankenswerterweise die „Rom-Deklaration des Weltbundes der psychisch Kranken" vom 5. 9. 1995 mit dem Titel „Nicht mehr allein – gemeinsam als Partner arbeiten" zur Verfügung gestellt. Dr. Hans Kaufmann, ebenfalls Psychotherapeut, befaßt sich mit dem „Windhorse-Modell" in Zusammenhang mit der Bewältigung psychotischer Krisen; er thematisiert die Gesundheitsorientierung und die Einbeziehung von Bürgerhelfern in das Projekt einer therapeutischen Gemeinschaft und demonstriert es anhand eines konkreten Fallbeispiels. Abschließend stellt Dr. Lucia Pohler-Wagner die Überlegungen und ersten Erfahrungen zum „psychiatrischen Testament" kurz vor, und Univ.-Doz. Dr. Raoul Schindler nimmt aus der Sicht eines Reform-Psychiaters dazu Stellung. Aus beiden Beiträgen geht hervor, wie entängstigend und erleichternd es sein kann, über die Aufnahmesituation und Medikation eine Kontrolle in der Patientenrolle zu haben. Univ.-Doz. Dr. Raoul Schindler schlägt ein Beratungsservice vor, das vor der Entlassung am Ende eines stationären psychiatrischen Aufenthaltes traditionell angeboten werden sollte. Die ungeschützte Entlassung im Vertrauen auf die eigenen Kräfte, insbesondere bei Erstmanifestationen, der Schutz durch neuroleptische Dauertherapie oder der Schutz durch psychotherapeutische Aufarbeitung der persönlichen Konfliktlage stellen Wahlmöglichkeiten dar, die der Betreffende – im Sinne einer selbstbewußten Gesundheitsplanung – prinzipiell auch kombinieren kann.

Ich danke herzlich allen Autoren für ihre vielfältigen und interessanten Beiträge, die eine wertvolle Bereicherung für dieses Buch darstellen. Frau Dr. Lucia Pohler-Wagner danke ich für ihren persönlichen Bericht und dafür, daß sie das gängige Tabu bricht, da sie sich als Psychiatriebetroffene zu erkennen gibt, obwohl ich eine Publikation unter einem Pseudonym akzeptiert hätte. Ich freue mich, daß M. D. John Weir Perry aus den Vereinigten Staaten einen Artikel für dieses Buch geschrieben hat; es ist sein erster Artikel, der auf deutsch erscheint. In diesem Zusammenhang danke ich DSA Martina Stigler für ihre Übersetzungsarbeiten vom Englischen ins Deutsche sowie Dr. Andreas Heydwolff für seine Hilfe, die speziell jungianischen Ausdrücke in gutem Deutsch wiedergegeben zu haben. Nicht zuletzt gebührt auch Dr. Eva-Maria Wolfram Dank, denn sie war es, durch die Dr. Perry nach Österreich gekommen ist. Die freudige Motivation zur Mithilfe liegt nicht zuletzt in der Hoffnung begründet, daß psychotherapeutisch und psychiatrisch Tätige, die sich mit seinen Gedanken identifizieren, zusammenfinden.

Mit diesen Beiträgen haben die Autoren das Sichtfeld noch einmal erweitert, einerseits in Richtung Psychotherapie vertieft, in dem Sinne, als ich glaube, daß die ergänzenden psychotherapeutischen Beiträge besonders prägnant und anschaulich zum „Kern" psychotischen Erlebens vordringen, andererseits erweitert, in dem Sinne, als Bürgerhilfe, Psychiatriebetroffene und psychotherapeutisch orientierte Psychiatrie ihre Möglichkeiten und ihre Bedeutung darstellen. Der Ergänzungsteil ist sicherlich auch geprägt von der Pro-Mente-Infirmis-Tagung „Übergänge. Dasein – beistehen – mitgehen", die am 17. und 18. November 1995 im Psychiatrischen Krankenhaus Baumgartner Höhe in Wien stattgefunden hat. Bei dieser Tagung hat mich besonders beeindruckt, daß Elisabeth Muschik als Tagungsorganisatorin keinen eigenen Workshop für Angehörige oder Psychiatriebetroffene angeboten hat, sondern Professionelle, Angehörige und Psychiatriebetroffene gemischt an den Gruppen teilgenommen haben. Der gleiche emanzipatorische und gegen Ausgrenzung gerichtete Aspekt charakterisierte auch schon den sozialpsychiatrischen internationalen Kongreß im Juni 1995 in Hamburg und machte ihn besonders ergiebig und lebendig. Es ist dieser emanzipatorische und integrierende Aspekt, der mich in der Psychotherapie, in der Ethik, wie bei Initiativen der Psychiatriebetroffenen, der Bürgerhilfe und in psychotherapeutisch orientierter Psychiatrie besonders anspricht.

Wien, im Februar 1996   *Renate Hutterer-Krisch*

Inhaltsverzeichnis

**Teil I: Psychotherapeutische Zugänge zu Menschen
mit psychotischen Störungen**

1. Tiefenpsychologie
Psychoanalyse

Individualpsychologie

Analytische Psychologie

Katathym-imaginative Psychotherapie

2. Verhaltenstherapie

3. Humanistische Psychologie
Personenzentrierte/klientenzentrierte Psychotherapie

Gestalttherapie

Psychodrama

Anhang

Angaben zu den Autoren

Dr. Karl Ableidinger, Psychiater, Ausbildung in Logotherapie und Existenzanalyse, Tätigkeiten im stationären Bereich (Akutpsychiatrie, Rehabilitation, Psychosomatik) sowie in Beratungsstelle des Psychosozialen Dienstes in Niederösterreich, verheiratet, 3 Kinder. (Mauer/Amstetten/A)

Dr. Volkmar Aderhold, Arzt, Psychotherapeut, seit 10 Jahren in Psychiatrie und seit 5 Jahren in ambulanter Sozialpsychiatrie tätig, Ausbildung in Gestalttherapie, Auseinandersetzung mit Jung, Neumann, Tonfeld (H. Deuser) usw. (Bremen/BRD)

Dr. med. Brigitte Ambühl-Braun, Chefärztin der Kantonalen Psychiatrischen Klinik Rheinau. (Rheinau/CH)

Dr. Christine Andreas, Fachärztin für Psychiatrie, abgeschlossene Ausbildung in dynamischer Gruppenpsychotherapie beim ÖAGG, 4 Jahre Lehranalyse, 1½ Jahre Gestalttherapie, derzeit Oberärztin im Psychiatrischen Krankenhaus Baumgartner Höhe. (Wien/A)

Dr. Reinhard M. Bartl, Klinischer Psychologe, Systemtherapeut, Arbeit im Psychiatrischen Krankenhaus des Landes Tirol. (Hall/A)

Barbara Bayerl-Roßdeutscher, tätig als Psychotherapeutin an der Karl-Bonheffer Nervenklinik in der forensischen Psychiatrie mit Konzentrativer Bewegungstherapie. (Berlin/BRD)

Dr. phil. Christoph Benedetti, Psychotherapeut. (Riehen/CH)

Prof. Gaetano Benedetti, emeritierter Professor für Psychotherapie und Psychohygiene an der Universität Basel, Autor zahlreicher Publikationen auf seinem lebenslangen Gebiet der Psychotherapie der Psychosen. (Basel/CH)

Dr. phil. Thys Besems, Gestaltpsychotherapeut, Institut für Gestalttherapie/Gestaltpädagogik. (Megen/Niederlande)

Dipl.-Psych. Siegfried Bettighofer, geboren 1951, Psychoanalytiker in eigener Praxis. Dozent an der Münchener Arbeitsgemeinschaft für Psychoanalyse M. A. P. e. V. Hauptarbeitsschwerpunkte: Psychosen, Borderline-Patienten, Depression. Interesse und Erfahrungen mit Methoden der Humanistischen Psychologie und der systemischen Therapie. (Augsburg/BRD)

Dr. Hans Peter Bilek, Facharzt für Psychiatrie und Neurologie, Psychotherapeut (Gestalttherapeut), Psychoonkologie, ehemaliger Leiter des Projekts „Psychische Betreuung Schwerkranker". (Wien/A)

Dipl.-Psych. Ute Binder, geboren 1939, klinische Psychologin, klientenzentrierte Psychotherapie, freie Praxis seit 1970, Schwerpunkt: Psychotherapie mit Patienten mit schweren Störungen, zahlreiche Publikationen zur Psychotherapie mit psychiatrischen und psychosomatischen Leiden. (Frankfurt am Main/BRD)

Dipl.-Ing. Dr. Werner Brosch, geboren 1955, Facharzt für Psychiatrie und Neurologie. Psychotherapeutische Ausbildung in Gestalttherapie. Studium der technischen Mathematik, anschließend der Medizin, 1966 Beginn der Ausbildung in Psychiatrie. Arbeit in der Justizanstalt Göllersdorf. Landesnervenklinik Ost/Maria Gugging. Seit Herbst 1992 Oberarzt ebendort. Lehrbeauftragter an der Bundesakademie für Sozialarbeit, verheiratet, 1 Kind. (Wien/A)

Univ.-Doz. Prim. Dr. Rainer Danzinger, geboren 18. 5. 1943, Psychoanalytiker, Lehrbefugnis für Psychiatrie der medizinischen Fakultät Graz, Leiter der psychiatrischen Abteilung Salzburg. Lehrbeauftragter des Psychologischen Instituts der Universität Salzburg, 120 Publikationen zur Psychoanalyse, Sozialpsychiatrie, Kriminalpsychiatrie. (Salzburg/A)

Dr. med. Heinrich Donat, Facharzt für Psychiatrie, Psychotherapeut (Psychoanalyse), Vorstand der Psychiatrischen Abteilung im Kaiser-Franz-Josef-Spital, Wien.

Prof. Dr. Peter Fiedler, Universitätsprofessor für Klinische Psychologie und Psychotherapie an der Universität Heidelberg. Forschungsinteressen liegen im Bereich der Ätiologie und Behandlung von Phobien, schizophrenen Störungen, Persönlichkeitsstörungen und Stottern; Verhaltenstherapie in Gruppen; Psychotherapie-Prozeßforschung. (Heidelberg/BRD)

Ilona Gruber ist ein Autorenpseudonym für eine 37jährige Frau, seit der Studienzeit an Antipsychiatrie interessiert und seit ein paar Monaten Aktivistin der PatientInnen-Selbstorganisation „Sozialistisches PatientInnenkollektiv" in Wien. (Wien/A)

Dr. med. Dipl.-Psych. Lotte Hartmann-Kottek, Ärztin für Innere Medizin, Neurologie und Psychiatrie/Psychotherapie; 10 Jahre leitende Ärztin der Abteilung für Psychiatrie/Psychotherapie in Zwesten: Gestalt-Lehrtherapeutin (Fritz Perls-Institut): Psychotherapie-Weiterbildungsbevollmächtigte der Landesärztekammer Hessen. (Kassel-Wilhelmshöhe/BRD)

Univ.-Ass. Dr. Rudolf Hirsch, geboren 1956, in Ausbildung zum Facharzt für Psychiatrie und Neurologie an der Univ.-Klinik für Psychiatrie Graz, Psychotherapeut. Arbeit im Beratungszentrum für psychische und soziale Fragen und im Landesnervenkrankenhaus in Graz. Seit 1990 an der Univ.-Klinik für Psychiatrie, derzeit in der Ambulanz der Klinik mit den Schwerpunkten Familientherapie und Sozialpsychiatrie. Ausbildung in systemischer Therapie (IFS). (Graz/A)

Dipl.-Soz. Markus Hochgerner, Psychotherapeut, Gestalttherapeut im ÖAGG, Therapeut und Teillehrbeauftragter für Konzentrative Bewegungstherapie im ÖAKTB und DAKTB. Derzeit tätig in freier Praxis und Psychosomatischer Klinik in Wien. Mehrjährige Tätigkeit in forensischer Psychiatrie (JA Mittersteig). (Wien/A)

Dr. Robert Hutterer, Ass.-Prof. an der Universität Wien, personenzentrierter Psychotherapeut und Psychotherapieausbilder. (Wien/A)

Dr. Renate Hutterer-Krisch, geboren 1955 in Wien, klinische Psychologin und Psychotherapeutin. Psychotherapieausbildung in Individualpsychologie und Gestalttherapie, Weiterbildung in Psychoanalyse, personenzentrierter Psychotherapie, Verhaltenstherapie und systemischer Familientherapie. 14jährige Tätigkeit in einer psychiatrischen Ambulanz (Psychosozialer Dienst der Stadt Wien) und in freier Praxis, Forschungen auf dem Gebiet der extramuralen Psychiatrie, Lehrbeauftragte an den Universitäten Wien und Klagenfurt auf dem Gebiet Psychotherapie, Psychologie und Psychiatrie. (Wien/A)

Mag. rer. nat. Brigitte Jenull, geboren 2. 12. 1965, seit 1991 in verhaltenstherapeutischer Ausbildung: 1990–1991 im Rahmen eines Forschungsprojekts an der Psych. Univ.-Klinik in Bern beschäftigt, derzeit wissenschaftliche Mitarbeiterin beim Kuratorium für Psychosoziale Dienste in Wien. (Wien/A)

Dr. Christian Jorda, Klinischer Psychologe, Psychodramaleiter und Lehrbeauftragter. (Wien/A)

Dr. Hans Kaufmann, Psychologe, Psychotherapeut und Supervisor in freier Praxis, Familienvater, 2 Kinder, 40 Jahre alt.

Dipl.-Psych. Norbert Kienzle, Klinischer Psychologe, Psychotherapeut (BDP), Verhaltenstherapeut und Supervisor für Verhaltenstherapie (KV; FKV, VFKV). Verfasser wissenschaftlicher Beiträge zu den Themen Schizophrenieforschung und -behandlung, u. a. Mitautor des „Integrierten Psychologischen Therapieprogramms (IPT) für schizophrene Patienten". Seit 8 Jahren beruflich in den Bereichen „Erwachsenenpsychiatrie", „Kinder- und Jugendpsychiatrie" sowie in Forschung, Therapieausbildung und Supervision engagiert; derzeit an der Heckschen Klinik München tätig. (München/BRD)

Dr. Walter König, geboren 1948, Dr. med., Facharzt für Psychiatrie, Gestalttherapeut (ÖAGG), Lehrbeauftragter am FPI, Ausbildung in Gesprächstherapie und Systemtherapie, Arbeitsschwerpunkte: Paar- und Familientherapie, Supervision, Psychosomatik, Psychoonkologie. (Wien/A)

Dr. Horst Krömker, Leitender Arzt, Psychiatriezentrum Oberwallis, Brig. (Brig/CH)

Prof. Dr. Otto Lang, geboren 1927, zunächst klinischer Psychologe (1959, 1961/62), seit 1963 freiberuflicher Psychotherapeut in Salzburg, insbes. mit dem KB arbeitend. Ausbildungstätigkeit seit 1974, Dozent der ÖAGKB, der AGKB/Göttingen und der Slowakischen Gesellschaft für Katathym-Imaginative Psychotherapie, insbes. KB. 1976–1986, Lehrbeauftragter an der Universität Salzburg. (Salzburg/A)

Dipl.-Psych. Klaus-Dieter Maes, geboren 1952, Dipl.-Psychologe, Psychologie-Studium in Trier und Bonn. Promotion in Dortmund kurz vor dem Abschluß. Diss. über Körperorientierte Psychotherapie von Psychosen. Leiter einer psychiatrischen Tagesklinik. Weiterbildung in Gruppenanalyse und konzentrativer Bewegungstherapie. (Mönchengladbach/BRD)

Dr. med. Christian Maier, geboren 1951, Arzt für Neurologie und Psychiatrie. Psychotherapie, Psychoanalyse. Ausbildung am C. G. Jung-Institut in Zürich. Seit 1977 Arbeit in der Psychiatrie, vorwiegend mit Patienten mit psychotischen Störungen, 4 Jahre Leitung als Oberarzt des Soteria-Projekts in Bern bei Prof. Luc Ciompi. Seit 1990 niedergelassener Psychoanalytiker in freier Praxis. (Bonn/BRD)

Klin.-Psych. Gert Mehles, 42 Jahre, verheiratet, 2 Kinder, klinischer Psychologe-Psychotherapeut seit 1974, gestalttherapeutische Ausbildung 1978–1983, Gestalt-Institut Rheinland bei I. Fromm, W. Horst, I. Blomberg, R. Dalton. Seit 1987 Lehrtherapeut und Ausbildungsleiter Gestalt-Institut Rheinland (DGV). Arbeitsschwerpunkte: Stationäre Behandlung von Psychose-Patienten, Borderline-Patienten, Neurose-Patienten und ambulant seit 1978. (Hungen/BRD)

Dr. Christian Moser, Facharzt für Psychiatrie und Neurologie im Psychiatrischen Landeskrankenhaus des Landes Tirol in Hall, Psychotherapeut (klientenzentrierte Gesprächspsychotherapie, Systemische Familientherapie. (Hall/A)

Elisabeth Muschik, 1943 in Wien geboren, Psychotherapeutin in freier Praxis (Ausbildung in Gruppentherapie und Gruppendynamik, Systemische Familientherapie, eingetragene Supervisorin beim ÖAGG), seit 1984 Mitarbeit bei Pro Mente Infirmis-Wien, seit 1994 mit den Aufgaben einer Geschäftsführerin betraut.

Dr. Lutz Mussgay, geboren 11. 10. 1950, Studium der Psychiatrie in Konstanz, Forschungsaufenthalt in Yale/England. Klinischer Psychologe, Wiss. Angestellter, Arbeiten im Bereich Evaluativer Psychiatrie und experimenteller Schizophrenieforschung, Verhaltenstherapeut. (Mannheim/BRD)

M. D. John Weir Perry, geboren 3. 12. 1914, (im Ruhestand seit 1990), promovierte in Harvard in Geschichte und Literaturwissenschaft zum Bachelor of Arts und 1941 zum Medical Doctor. Während des zweiten Weltkriegs diente er in China in medizinischen Teams der Friends Ambulance Unit. Zur Vorbereitung auf die Forschungstätigkeit auf den Gebieten Psychologie und Religionswissenschaft wurde ihm ein Stipendium der Rockefeller Foundation für eine Ausbildung am C. G. Jung-Institut in Zürich von 1947 bis 1949 gewährt. Während der sechziger und siebziger Jahre unterrichtete er am Presbyterian Medical Center und an der University of California, beide in San Francisco, und am C. G. Jung Institute of Northern California. Neben seiner Haupttätigkeit als niedergelassener Jung'scher Psychotherapeut arbeitete er mit stationären Patienten in akuten Psychosen und schrieb eine Reihe von Artikeln, drei Bücher, die auf diesen Erfahrungen beruhen, und zwei Bücher, die die damit in Zusammenhang stehenden Hintergründe von Mythos und Ritual behandeln. Er bildete die Mitarbeiter für ein Forschungsprojekt aus, das von 1970 bis 1972 lief, das Agnew Project, das vom National Institute of Mental Health unterstützt wurde. Es war ein experimenteller Versuch eines neuen Umgangs mit akuten Psychosen. Ausgehend von diesen Erfahrungen gründete er Diabasis und leitete diese Einrichtung von 1973 bis 1975 und von 1977 bis 1979, in der junge Erwachsene in akuten Psychosen in einer Wohngruppe ohne Medikation begleitet wurden. Sie war damals Teil der Mental Health Services von San Francisco. Er ist seit einigen Jahren aktives Mitglied der International Transpersonal Association und hat einige Jahre am California Institute of Integral Studies unterrichtet.

Dr. phil. Lucia Pohler-Wagner, geboren am 18. 11. 1956 in Wien. Arbeit als Psychologin im Psychiatrischen Krankenhaus. Nach der Geburt zweier Kinder Dienstunfähigkeitspensionierung wegen einer „Geisteskrankheit". Rosenkranzbeten seit 1990. Theoretische Auseinandersetzung mit katholischer Mystik. Gründungsmitglied des „Vereins zur Förderung der psychologischen und naturheilkundlichen Information für Psychiatriebetroffene" seit 1995.

Dr. phil. biol. Heidi Pohlhammer, klinische Psychologin, Gesundheitspsychologin, Psychotherapeutin mit KB, geb. 23. Nov. 1939 Wien, 4 Jahre klinische Praxis an der Landesnervenklinik Salzburg, Psychosenpsychotherapie, 2. Vorsitzende und Mitbegründerin des *Vereins zur Förderung der Psychosenpsychotherapie Salzburg seit 1989.* Seit vier Jahren in eigener Praxis Arbeit mit frühen Grundstörungen. Veröffentlichung: Behandlung einer psychoreaktiven Depression mit KB Kurztherapie. (Salzburg/A)

Dr. Günther Ratzka, Facharzt für Psychiatrie und Neurologie, Lehr- und Kontrollanalytiker im Österreichischen Verein für Individualpsychologie, ehem. Oberarzt und Leiter der Therapiewerkstätten und des Tagesspitals im Rehabilitationszentrum des Psychiatrischen Krankenhauses der Stadt Wien – Baumgartnerhöhe. (Wien/A)

Univ.-Doz. Dr. Franz Resch, Dozent für Kinder- u. Jugendpsychiatrie, Psychiater, Kinderneuropsychiater, Psychotherapeut, Individualpsychologe. (Heidelberg/BRD)

Prof. Dr. Eibe-Rudolf Rey, geboren 19. 4. 1940, Studium der Psychologie in Hamburg, Promotion in Konstanz, Habilitation in Heidelberg. Klinische Psychologie, Arbeiten im Bereich experimenteller Schizophrenieforschung und empirischer Verlaufsforschung Schizophrener. (Mannheim/BRD)

Dr. Maria Ruby, Klinische Psychologin und Psychotherapeutin, Tätigkeit am Psychologischen Institut der Universität Salzburg. Methodenspezifische Ausrichtung: Psychodrama. (Salzburg/A)

Dr. med. Manfred Rust, geboren 1944, Nervenarzt und Psychoanalytiker, Stellvertretender Vorsitzender am Institut für Psychoanalyse und Psychotherapie Düsseldorf, Dozent am Institut für Katathym-Imaginative Psychotherapie Göttingen, Leitender Arzt der III. Psychiatrisch-Psychotherapeutischen Klinik der Stiftung Tannenhof, Remscheid. Zahlreiche Veröffentlichungen zu kulturpsychologischen und behandlungstechnischen Themen der Tiefenpsychologie und der katathym-imaginativen Psychotherapie. (Remscheid/BRD)

PD Dr. Günter Schiepek, Wissenschaftliche Arbeiten auf dem Gebiet der Synergetik und nichtlinearen Dynamik. Professor am Psychologischen Institut der Universität Münster. (Münster/BRD)

Dr. med. Raoul Schindler, Univ.-Doz. f. Psychotherapie und Psychiatrie, Psychoanalytiker und Gruppentherapeut, lehrbefugt im ÖAGG und Wr. AK f. Psychoanalyse. Autor der „Bifokalen Familientherapie", der „Rangdynamik in Gruppen" und zahlreicher Arbeiten zur Psychotherapie bei psychotischen Störungen. (Wien/A)

Dr. med. Ekkart Schwaiger, Psychiater, Psychotherapeut, Gestalt-Lehrtherapeut im ÖAGG, in den österr. und bayr. Ärztekammern, eidos-Lehrtrainer für Gestalttherapie und Bewußtseinszentrierte Körperpsychotherapie, Member of the Europ. Ass. f. Prof. Bodypsychotherapy, Supervisor für Therapeuten, Mediatoren, Institutionen und Balintgruppen, Trennungs- und Scheidungsmediator.

Mag. Dr. Reinhard Skolek, Vorsitzender und Lehranalytiker der österreichischen C. G. Jung-Gesellschaft. Bereich „Psychosoziales" an der NÖ Landesakademie, Leitung des Psychotherapeutischen Propädeutikums Krems. Mitglied des Psychotherapiebeirats.

Dipl.-Theol. Gerhard Springer, Psychotherapeut in freier Praxis seit 1980. Ausbildung in Transaktionsanalyse (Lehrtherapeut und Ausbilder seit 1983), AB in Gesprächstherapie und Gruppendynamik, AB u. a. bei Jaqui Schiff in Konzepten der TA-Psychosentherapie. (Salzburg/A)

OA Dr. Regine Stanzel, geboren 1958, Fachärztin für Psychiatrie und Neurologie, Psychotherapeutin. Klinische Tätigkeit im stationären Bereich der Univ.-Klinik für Psychiatrie Graz. Derzeit in der Ambulanz mit Schwerpunkt Psychotherapie. Ausbildung in systemischer Therapie (IFS) und Katathymem Bilderleben (ÖGATAP). (Graz/A)

Dr. Manfred Stelzig, Facharzt für Psychiatrie und Neurologie, Oberarzt in der Landesnervenklinik Salzburg, Ausbildung in Psychodrama. (Salzburg/A)

Dr. Margit Türtscher-Drexel, geboren 1. 8. 1954, Psychotherapeutin (Individualpsychologie), tätig in freier Praxis und in einer sozialpsychiatrischen Institution. Studium der Philosophie, Psychologie, Pädagogik in Salzburg. Mitglied im Leitungsausschuß des Alfred-Adler-Instituts Wien. (Dornbirn/A)

Mag. Domna Ventouratou-Schmetterer, geboren und aufgewachsen in Athen. Studium der Psychologie in Elangen und Wien. Ausbildung zur Gestalttherapeutin seit 1989 (ÖAAG). Tätigkeit: zuerst in einer Wohngemeinschaft für Drogensüchtige, dann in einem Beratungs- und Kommunikationszentrum und derzeit in der psychiatrischen Rehabilitation. (Wien/A)

Dipl.-Heilpäd. Gerry van Vugt, Gestaltpsychotherapeut seit 1979, Leiter des Instituts Heel für Gestalttherapieausbildung. (Megen/Niederlande)

Dr. Hans Peter Weidinger, geboren 1958, Facharzt für Psychiatrie und Neurologie, Psychotherapeut (Gestalttherapie), Ausbildung in der NÖ. LNK. Maria Gugging, klinische Psychiatrie, Tätigkeit im Psychosozialen Dienst – Einzel- und Gruppenpsychotherapie mit psychotischen Patienten, in Ausbildung in Holotroper Therapie bei Stan Grof u. Sylvester Walch. (Klosterneuburg/A)

Prof. Dr. Hans Georg Zapotoczky, Psychiater, psychotherapeutisch zum Individualpsychologen und Verhaltenstherapeuten ausgebildet. Derzeit Vorstand der Grazer Univ.-Klinik für Psychiatrie. (Graz/A)

I. Psychotherapeutische Zugänge zu Menschen mit psychotischen Störungen

Denn Krankheit ist
nicht Leiden der unterliegenden,
sondern heilkräftiges Streben der gegen Schädlichkeiten
ankämpfenden Natur.

Natürlich steht diese Anstrengung
im geraden Verhältnis zur Größe der Schädlichkeit,
und für krankhaft kann man sie erst dann halten,
wenn sie sich zur Erreichung ihres Zwecks
überbietet,
oder
hinter demselben zurückbleibt,
oder
durch Nebenumstände,
durch fehlerhafte Angewöhnung,
oder andere Ursachen irregeleitet,
von demselben abweicht.

K. W. Ideler (Grundriß der Seelenheilkunde I, 1835, S. 86 f)

. . . daß das Wesentliche, der eigentliche Keim,
aus welchem die Heilkunde sich entwickeln sollte,
so gänzlich übersehen,
und dadurch jene blinde Empirie erzeugt worden ist,
welche die heilbringenden Erscheinungen in Krankheiten
mit ihren Hindernissen verwechselnd,
auf jene die verwegendsten Angriffe richtet,
anstatt letztere aus dem Wege zu räumen.

K. W. Ideler (Grundriß der Seelenheilkunde II, 1838, S. 23)

Historischer Abriß der Psychosen-Psychotherapie

Renate Hutterer-Krisch

Krankheiten sind,
vom Patienten her gesehen,
erlittene Lebensgestalten.

Das Wesen der schweren Ich-Krankheit
wäre zu vermuten in dem,
was die menschliche Person
zu jenem temporären Ich,
von dem wir bestimmte Funktionen nennen können,
zusammenhält oder eben fragil macht.

Der Mensch, sein Ich
ist grundsätzlich desintegrationsfähig,
aber in unterschiedlichem Grad desintegrationsgefährdet.

(C. Scharfetter 1987, S. 33)

Zusammenfassung. Ziel dieses historischen Abrisses ist es, einen groben Eindruck der verschiedenen psychotherapeutischen Zugänge zu Menschen mit psychotischen Störungen zu vermitteln. Zu diesem Zweck gehe ich kurz auf den Begriff der Psychose ein, skizziere das Verhältnis von Psychotherapie und Psychiatrie und die Entwicklungen der Öffnung der Psychiatrie in der letzten Zeit. In einem ausführlicheren Abschnitt beziehe ich mich auf das eigentliche Thema dieses Beitrags, nämlich die psychotherapeutische Auseinandersetzung mit Menschen mit psychotischen Störungen. Im wesentlichen werden einige prägnante Aspekte der Psychosen-Psychotherapie herausgearbeitet, wie sie sich im Laufe der letzten (nahezu) hundert Jahre entwickelt haben. Daher beziehe ich mich auf die Auseinandersetzung der Psychoanalyse, der Individualpsychologie, der Verhaltenstherapie, der Gestalttherapie, des Psychodramas, der Gesprächspsychotherapie, der systemischen Familientherapie, der dynamischen Gruppenpsychotherapie sowie weiterer psychotherapeutischer Verfahren.

Zum Begriff der Psychose

Psychose meint Seelenkrankheit. In Analogie zur körperlichen Erkrankung, der „Somatose" und zur Nervenkrankheit, der „Neurose", meint „Psychose" ganz allgemein die Erkrankung der Psyche. Der Begriff „Psychose" wurde wahrscheinlich erstmals 1845 von Feuchtersleben gebraucht und setzte sich – von Deutschland ausgehend – in der zweiten Hälfte des 19. Jahrhunderts bis ins 20. Jahrhundert hinein überall durch. An sich ist der Begriff der Psychose in der Literatur selten genau definiert.

Mit dem Bild einer akuten Psychose wird zunächst ein völliges Durcheinandersein, Aufregung, Wahn und Halluzinationen, zerfahrenes Reden und seltsam-eigentümliches Handeln verbunden. Der „Einbruch von etwas Äußerem und Fremdem ins eigene Erleben, d. h. eine tiefgehende Störung der persönlichen Identität mit Verwischung der Ichgrenzen und Aufhebung der klaren Unterscheidung zwischen innerer und äußerer Realität" (Ciompi 1982, S. 272) faßte Kurt Schneider ganz pragmatisch als Symptome ersten Ranges zusammen; d. i. Gedankenlautwerden, Hören von Stimmen, leibliche Beeinflussungserlebnisse, Gedankenausbreitung, Wahnwahrnehmung, von außen Beeinflußtes im Bereich des Fühlens, der Triebe und des Willens. Kurt Schneiders zweitrangige Symptome (übrige Sinnestäuschungen, Wahneinfälle, Ratlosigkeit, depressive und hohe Verstimmung, Gefühlsverarmung) haben diese prägnante Charakteristik im wesentlichen nicht mehr (Schneider 1950).

„Psychose ist im allgemeinen eine vorübergehende psychische Krankheit oder ein stetig zum Schlechteren hin fortschreitender Krankheitsprozeß"(Peters 1990, S. 424). Diese Definition drückt die Bandbreite der verschiedenen Verlaufsmöglichkeiten aus. Allerdings kann es auch bei schwerster Symptomatik (schizophrener Residualzustand, Defektsymptomatik, chronische Defektpsychose) „nach Jahren zu einer plötzlichen, vollen Remission kommen." (Küfferle, Walcher 1992, S. 63.) 1980 ist im Diagnostischen und Statistischen Manual Psychischer Störungen (DSM) III die Bezeichnung „Psychose" ganz fallengelassen und durch den weiteren Begriff „Störung" ersetzt. Nur in Wortzusammensetzungen lebt die Bezeichnung noch fort, z. B. „psychotische Störung". Die Internationale Klassifikation psychischer Störungen (ICD) 10 unterscheidet Schizophrenie, schizotype und wahnhafte Störungen sowie affektive Störungen; der Überbegriff „Psychosen", wie er noch in der ICD 9 vorhanden war, ist verschwunden. Der Begriff „psychotische Störung" kommt nur mehr z. B. als Charakterisierung des klinischen Erscheinungsbildes der Störungen durch multiplen Substanzgebrauch und Konsum anderer psychotroper Substanzen vor. (Eine Übersicht über die Klassifikationsschemata befindet sich im Anhang.)

Zum Verhältnis von Psychotherapie und Psychiatrie

Die Geschichte der Begegnung zwischen Psychoanalyse und Psychiatrie reicht bis in die Zeit der ersten psychoanalytischen Entdeckungen Freuds zurück. Kraeplin entwickelte durch langfristige Verlaufsstudien eine Systematik psychiatrischer Krankheitsbilder, in der die Psychose „Dementia praecox" ihren festen Platz fand.

1911 erweiterte Eugen Bleuler diese Krankheitsbezeichnung zur „Gruppe der Schizophrenien", da die Psychose auch später im Leben auftrat, vielfältige Verläufe und Ausgestaltungen möglich sind und nicht zur Demenz führen muß; die Bezeichnung „schizophren" wählte er, um eine der wichtigsten Charakteristika dieser Krankheit, die Aufspaltung und Zersplitterung verschiedener Funktionen, besonders des Denkens, Fühlens und Wollens, die zu den Leistungen des Ichs gehören, herauszuheben.

Bleuler nahm einzelne psychoanalytische Erfahrungen in seine Schizophrenielehre auf, faßte z. B. Wahnideen und Halluzinationen als seelisch ableitbare, mehr oder weniger mißglückte Anpassungsversuche auf und führte sie auf affektbesetzte seelische Komplexe zurück. Er unterschied sie damit als sekundäre Symptome von den primären Symptomen, d. h. von jenen, die den Krankheitsprozeß „direkt machen" (vgl. Diagnosekriterien (Endogene) Schizophrenie (Morbus Bleuler) im Anhang).

Die von Kraeplin vorgezeichnete klinische Psychiatrie und die Psychoanalyse als Vorläufer vieler weiterer psychotherapeutischer Schulen gingen damit getrennte Wege der Forschung („Erstarrung der Gegenpositionen Kraeplins und Freuds" n. Zutt 1953). Die Psychoanalyse erarbeitete im Gegensatz zur klinischen Psychiatrie ein Motivationssystem und versuchte, unbewußte seelische Vorgänge in Theorie und Praxis der Behandlung von Menschen mit psychotischen Störungen miteinzubeziehen.

Dieses bereits nunmehr neun Jahrzehnte andauernde Spannungsfeld zwischen Psychiatrie und Psychotherapie läßt sich an folgenden Fragestellungen demonstrieren (vgl. auch Bister 1982):

1. Sind die schizophrenen Psychosen Folgen einer noch unbekannten körperlichen Krankheit, die in der Mehrzahl zu einem prozeßbedingten Defekt führt? Trotz der weltweiten naturwissenschaftlichen Forschung und bedeutender pharmakotherapeutischer Behandlungserfolge ist die Ätiologie der Krankheit immer noch ungeklärt. In diesem Sinne schrieb Weitbrecht bereits 1963, daß „der Umfang gesicherten Wissens zur Frage der Verursachung schizophrener Psychosen in einem eklatanten Mißverhältnis zu der Vielzahl ätiopathogenetischer Hypothesen stünde" (Weitbrecht, zit. n. Lungershausen 1988, V). Oder sind schizophrene Erkrankungen geistig-seelische Störungen, deren Entstehung, Zustandsbild und Verlauf oder Endzustand aus psychologisch erfaßbaren Vorgängen erklärt werden kann? In diesem Sinne stellt Ciompi 1982 immer noch fest, „daß wir nach wie vor den disparaten Fragmenten von Wissen über die Ursachen der Schizophrenie gegenüberstehen wie den Teilen eines geheimnisvollen Puzzles, die noch niemand zu einem Ganzen zusammenzufügen vermochte . . ." (Ciompi 1982, S. 255).

2. Spricht eine oft beobachtete familiäre Häufung schizophrener Psychosen für eine Vererbungstheorie bei der Entstehung schizophrener Psychosen? Oder wird bloß eine unspezifische Prädisposition vererbt, wofür Manfred Bleulers Untersuchungen langjähriger Kranken- und Familiengeschichten sprechen? (Bleuler 1972). Die moderne Zwillingsforschung mußte feststellen, daß die Ergebnisse der Erforschung manifester Schizophrenie nicht allein aus der Erbanlage zu erklären ist; die Alternative anlage- oder umweltbedingt ist heute überholt: Genetische und psychodynamische Auffassungen sollten einander ergänzen (Zerbin-Rüdin 1971, Rosenthal 1971). Erst in jüngster Zeit kritisierte Robbins biologisch orientierte Psychiater, die psychodynamische Gesichtspunkte ausklammern, und Psychoanalytiker, die dazu tendieren, neurobiologische Befunde zu ignorieren

(Robbins 1992). Er spricht sich in der Zeitschrift der amerikanischen psychoanalytischen Vereinigung gegen interaktive Modelle aus, die biologische Ursachen und psychologische Konsequenzen verwechseln, und
schlägt eine wissenschaftliche Modellhierarchie vor, die Prinzipien der Koexistenz und Kollaboration zwischen Neurobiologie und Psychoanalyse
berücksichtigt. Ähnlich äußert sich Lungershausen, wenn er von seinem
Eindruck schreibt, daß mit jeder neuen Teilantwort, die einen Schritt vorwärts bedeutet, er doch gleichzeitig auch den Eindruck gewinnt, daß bei
den vielen Teilantworten die eigentliche Antwort sich immer weiter zurückzieht und dem Zugriff weicht. „Dies mag vielleicht auch ein Grund dafür
sein, daß kategorische Behauptungen von einst, wie etwa die Schizophrenie
sei nichts anderes als ein genetisch bedingter Enzymdefekt oder die Folge
bestimmter sozialer Konstellationen . . . in dieser Eindeutigkeit kaum noch
zu hören sind und sich statt dessen die Frage erhebt, ob es denn *die* Ursache der schizophrenen Psychosen überhaupt gibt oder ob sich hier nicht
vielmehr aus vielerlei Faktoren eine Bedingungskonstellation zusammen-
fügt, die die Matrix für das bildet, was wir schizophrenes Kranksein nennen
(Lungershausen, in Kaschka et al. 1988, V).

Aus psychotherapeutischer Sicht setzte sich auch Benedetti mit diesem
Problem auseinander. Er betont, daß die Grenze zwischen endogenem
und psychoreaktivem Leiden „für den Psychotherapeuten im Grunde genommen etwas weniger als für den Kliniker" existiert (Benedetti 1987,
S. 369). Mit dieser Aussage will er nicht das Leiden auf eine einseitige Psychogenese zurückführen; denn selbst psychodynamische Entwicklungen,
die im Verstehen lückenlos erscheinen, können eine konstitutionelle Basis voraussetzen. Und weiter: „Vielleicht ist gerade die Anlage etwas, das
eine psychodynamische Überlegung und Psychotherapie erst rechtfertigt,
anstatt verhindert. Denn vor allem das, was ein Mensch ist und weniger
das, was über ihn von außen (. . . hirnorganischer Schaden . . . soziale
Situation) verfügt, gestattet uns das Eingehen auf seine Innerlichkeit. Das
Endogene ist nicht bloß das Somatogene, es drückt die Vielfalt der Er-
scheinungsformen des Menschseins in einem Ganzen aus" (Benedetti
1987, S. 370).

3. Ist „schizophrenes Seelenleben" „nicht einfühlbar" und so vom
„natürlichen Seelenleben" abgrenzbar? (Jaspers 1913). Oder kann „schizophrenes Seelenleben" auch „einfühlbar" sein, so daß die heute willkürlich anmutende Grenzziehung zwischen „schizophren erkrankt" und
„normal" mittels des Kriteriums der Einfühlbarkeit nicht durchführbar
ist?

„Der Grad des Verstehens kann mit der Erfahrung wachsen" (Schulte
und Tolle 1971). In der Zwischenzeit haben viele verschiedene Forschungs-
richtungen gemeinsam, „daß sie die die Forschung hemmenden Vorurteile der klassischen Psychopathologie überwinden halfen und das Verständnis für die Bezüge des Schizophrenen zur Welt, die er eigenweltlich und
mitweltlich mehr oder weniger abgewandelt erfährt, vertieft haben (Bister
1982, S. 3, vgl. Blankenburg 1971, Boss 1957, Kuhn 1963, Kunz 1941, Storch
1965, Wyrsch 1949, Zutt und Kulenkampf 1958).

Zur Öffnung der Psychiatrie und sozialpsychiatrischen Behandlung von Psychosen

An vielen Orten kam es in den letzten Jahren/Jahrzehnten zu einer Öffnung der Psychiatrie, zu einer Verkleinerung und Modernisierung der psychiatrischen Krankenhäuser und der Schaffung einer ganzen Palette von neuen, ambulanten und teilstationären Nachbetreuungsstellen. Die psychiatrische Behandlung mittels Psychopharmaka wurde in der medizinischen Fachliteratur breit rezipiert (z. B. Dietzel et al. 1993). Unter dem Titel „Sozialpsychiatrie" wurden Alternativ- und Übergangsinstitutionen geschaffen wie z. B. Tages- und Nachtkliniken, Wohnheime und -gemeinschaften verschiedener Betreuungsintensität, geschützte Werkstätten, Patientenclubs usw. und an anderer Stelle dargestellt (vgl. z. B. Zusman 1969, Häfner 1972, Stacher und Rudas 1979, Rudas 1986, Finzen 1977, Dörner und Plog 1978, Krisch und Stindl 1986). Diese wichtigen und notwendigen Fortschritte in der Behandlung und Wiedereingliederung von Menschen mit Psychosen sind keineswegs überall realisiert. Angesichts der unerhörten Breitenwirkung der Pharmakotherapie in den letzten drei Jahrzehnten sind Optimisten dazu geneigt, „gewaltige Fortschritte anzunehmen. Allein, der Effekt all dieser Verbesserungen ist – jedenfalls auf längere Sicht – bei genauem Zusehen keineswegs überwältigend", kritisierte bereits Ciompi 1982 (Ciompi 1982, S. 255), berichteten doch schon Kraeplin und Bleuler von 15–20 Prozent Heilungen. Ciompi fand in seinen eigenen Langzeituntersuchungen statistisch keine Verbesserung der Verläufe seit Anfang des Jahrhunderts bis in die fünfziger Jahre. Heute wird die Zahl der Heilungen zumeist auf ca. 25, zum Teil 30 Prozent geschätzt.

Die im Anschluß an die fünfziger Jahre eingeführte und heute breit angewandte neuroleptische Medikation hat zwar kurzfristig eine günstige Wirkung, eine auch langfristig günstige Wirkung ist jedoch immer noch nicht gesichert. In einem nicht unerheblichen Prozentsatz kommt es in der Behandlung schizophrener Patienten mit Neuroleptika zu Therapieresistenz (Möller 1993). „Späte und höchst bedenkliche Nebenerscheinungen, wie z. B. erschreckend häufige irreversible Bewegungs- oder Sehstörungen" machen das Einnehmen von Neuroleptika zusätzlich „ungemütlich" (Ciompi 1982, S. 256). Neuroleptikabedingte Spätdyskinesien sind in 40% bis 64% irreversibel (Jeste und Wyatt 1982, Marsden 1985). Bei längerfristig neuroleptikabehandelten Patienten wird die Häufigkeit von Spätdyskinesien auf insgesamt 15% geschätzt (Kane und Smith 1982, Gerlach und Casey 1988), kann jedoch in Risikogruppen 70% betragen (höheres Alter, langjährige Neuroleptikaexposition, weibliches Geschlecht, Vorliegen einer affektiven Störung, hirnorganische Vorschädigung n. Bandelow, Grohmann und Rüther 1993). Auch andere extrapyramidalmotorische Symtome (EPMS) gehören zu neuroleptikabedingten Nebenwirkungen, wie Frühdyskinesien (z. B. schmerzhafte Zungenschlundkrämpfe oder Blickkrämpfe), das Parkinsonsyndrom (Erhöhung des Muskeltonus, Tremor, Akinese mit Einschränkung der Feinmotorik, Verlust der Armmitbewegungen und kleinschrittiger Gang) und Akathisien (Bewegungsunruhe,

die oft als quälend empfunden wird, innere Spannung, Unfähigkeit stillzu-
sitzen, Treten von einem Bein auf das andere, im Sitzen Hin- und Herwip-
pen). [Weitere unangenehme Nebenwirkungen, jedoch großteils ungleich
seltener, sind nach Bandelow, Grohmann und Rüther (1993) das äußerst
selten auftretende, aber mit einer geschätzten Mortalität von 7,7% bis 20%
maligne neuroleptische Syndrom (Symptome des MNS: Fieber, Tremor, Ri-
gor, autonome Dysfunktion, Stupor, Tachypnoe, Leukozytose, CK-Er-
höhung u. a.), vegetative Symptome (vermehrter Speichelfluß), Blutdruck-
senkung und orthostatische Dysregulation, EKG-Veränderungen, plötzliche Todesfälle bzw. lebensbedrohliche Komplikationen (durch schwere
und langdauernde neuroleptikainduzierte Rigidität oder Hypotonie), die
durch sorgfältige Überwachung vermieden werden kann, Müdigkeit, intellektuelle und emotionale Beeinträchtigungen, depressive Syndrome,
Krampfanfälle (Senkung der Krampfschwelle), Gewichtszunahme usw.]
Unabhängig von der Häufigkeit ihres Auftretens sind die entsprechenden
Nebenwirkungen im Falle ihres Auftretens für den Betreffenden unangenehm bis bedrohlich. Um so interessanter sind in diesem Zusammenhang
Forschungsansätze, wie sie etwa Ciompi et al. (1991, 1992, 1993) durchgeführt haben: Erst letztes Jahr stellten die Autoren das Pilotprojekt „Soteria
Bern" zur Behandlung akut Schizophrener mit den Ergebnissen einer vergleichenden prospektiven Verlaufsstudie über zwei Jahre vor. Akut schizophrene Patienten waren vorwiegend milieu- sozio- und psychotherapeutisch behandelt worden und der Neuroleptikaverbrauch sank um mehr als
die Hälfte im Vergleich zu den parallelisierten traditionell behandelten
Kontrollpatienten (Ciompi, Kupper, Aebi, Dauwalder, Hubschmid, Trütsch
und Rutishauser 1993).

Abriß der psychotherapeutischen Auseinandersetzung mit Psychosen

Bei Durchsicht der psychotherapeutischen Fachliteratur fällt auf, daß
durchgehend dem schizophrenen Formenkreis mehr Platz eingeräumt
wird als dem manisch-depressiven; das mag mannigfache Gründe haben.
Jedenfalls machen die Patienten mit Psychosen des schizophrenen Formenkreises bei den Statistiken der psychiatrischen Krankenhäuser und der
ambulanten Nachbetreuungsstellen im Verhältnis zu jenen mit manisch-
depressiven Psychosen den größeren Teil aus. Es gibt viele Bücher in der
psychotherapeutisch-psychiatrischen Fachliteratur, die ganz der Schizophrenie gewidmet sind, und einige, in denen neben der Schizophrenie
auch – zumeist kürzer – die manisch-depressiven Psychosen behandelt werden. Dieses Faktum hat auch seine Auswirkung auf dieses Buch.

Küfferle & Walcher geben das Risiko, an einer endogenen Zyklothymie
zu erkranken, mit 0,4 bis 1% an; die Schizophrenie tritt bei etwa 0,7 bis
1,2% der Bevölkerung auf (Küfferle, Walcher 1992).

Im folgenden zeichne ich einige der „Meilensteine" der Entwicklung
psychotherapeutischer Methoden im Rahmen der Psychosenbehandlung

nach. Die Darstellung des Krankheitsbegriffs, der Krankheitsbegriff vor dem Hintergrund des Menschenbildes und der Persönlichkeitstheorie, die Krankheitslehre sowie die Bedeutung des Krankheitsbegriffs für Methodik und Technik der psychotherapeutischen Behandlung sowie für die Gesellschaft wurde bereits ausführlich – quer durch alle Psychotherapiemethoden – dargestellt (Pritz, Petzold 1992, Petzold 1984, 1986). In den nächsten Abschnitten werde ich mich auf die wesentlichen Pionierarbeiten sowie auf die wesentlichen therapeutischen Interventionen beziehen, die sich aus den verschiedenen Sicht- und Herangehensweisen ergeben.

Zur psychoanalytisch orientierten Auseinandersetzung mit Psychosen

Sigmund Freud, einer der oder vielleicht der bedeutendste Pionier und Wissenschaftler, der sich mit der Seele des Menschen befaßt hat, ließ sich „wie jeder Mensch von vorgefaßten Meinungen und von theoretischen Positionen beeinflussen, die er selbst formuliert hatte" (Arieti 1989, S. 123). Er glaubte, daß Schizophrene mit ihrem radikalen Rückzug von den Menschen nicht die Beziehung zum Therapeuten herstellen können, die für eine effektive Psychotherapie nötig ist. D. h. er meinte 1904, daß die Herstellung einer Übertragung bei Schizophrenen nicht möglich sei. Trotz der negativen Haltung Freuds fanden sich immer wieder Analytiker, die sich praktisch-analytisch mit Schizophrenen beschäftigten und Arbeiten dazu schrieben (Abraham 1912, Sechehaye 1947, Fromm-Reichmann 1941, 1943, Rosen 1953, Benedetti 1954, Federn 1956, Fenichel 1931, 1967). Kurz vor dem ersten Weltkrieg begannen die ersten Versuche, die schizophrene Symptomatik psychoanalytisch zu verstehen und auch kasuistisch darzustellen. Eine Vorreiterrolle übernahm hiebei die Klinik Eugen Bleulers in Zürich, die erste und auch lange Zeit einzige psychiatrische Klinik, die sich mit der Psychoanalyse theoretisch und praktisch auseinandersetzte. 1907 und 1908 erschienen C. G. Jungs erste Beiträge über seine begeisterten analytischen Arbeiten mit den Schizophrenen des Burghölzli; weitere kasuistische Arbeiten der Burghölzlischule stammen von Maeder 1910, Abraham 1912, Spielrein, Itten 1913).

Paul Federn, einer der ersten Schüler Freuds, bewies, daß Freuds Auffassung der Übertragungsunfähigkeit von Psychotikern falsch war, und behandelte Schizophrene in bahnbrechender Weise. Mehrere andere Therapeuten folgten ihm und versuchten diese Behandlung. In Amerika brachten Frieda Fromm-Reichmann, Harry Stack Sullivan, John Rosen, Otto Will, Harold Searles, Silvano Arieti u.a. die Psychotherapie der Schizophrenie voran; Melanie Klein und ihre Schüler H. Rosenfeld und D. W. Winnicott in England sowie Marguerite Sechehaye und Gaetano Benedetti in der Schweiz leisteten wichtige Beiträge zur Psychosen-Psychotherapie.

Bally bezog 1961 eine radikale Gegenposition zu Freud, indem er meinte, der Psychotiker ist nicht nur nicht übertragungsunfähig, sondern er übertrage überhaupt nur (vgl. Sullivan). Abraham (1912) behandelte bipolare affektive Psychosen in der Zeit der frühen Psychoanalyse. Bereits damals wurde hervorgehoben, daß sich vor allem die Phasen *zwischen* den psychotischen Phasen für eine psychotherapeutische Behandlung eignen.

Sigmund Freud (1924) charakterisierte die Psychosen durch einen massiven regressiven Prozeß, bei dem die „Libido" von den „Objekten" abgezogen wird, so daß diese Objekte bzw. die psychische Repräsentation der Welt überhaupt für den Patienten emotional keine Rolle mehr spielen. Erst im weiteren Verlauf des psychotischen Prozesses läßt der Patient nach Freud eine *neue* Welt entstehen – mit der „Hilfe" von produktiven Symptomen, Halluzinationen, Wahnbildungen usw.

1950 stellte Freud den „Abwehrcharakter der chronischen Paranoia" fest: „Man wird paranoisch über Dinge, die man nicht verträgt, vorausgesetzt, daß man die eigentümliche psychische Disposition dafür besitzt" (Freud 1950, S. 119). 1959 faßte C. Müller in seinem Sammelreferat über ca. 500 Publikationen zum Thema Psychotherapie bei Psychosen zusammen, von denen er für die Zeit von 1910–1940 in einem weiteren Bericht die Pioniere der psychoanalytischen Behandlung Schizophrener abhob (Müller 1958). Kutter (1983) befaßte sich ausführlich mit den psychoanalytischen Aspekten psychiatrischer Krankheitsbilder als Beitrag zur Krankheitslehre der Psychoanalyse; er setzt sich in seinem Beitrag sowohl mit den Schizophrenien als auch mit den Melancholien bzw. depressiven Psychosen und Manien auseinander (in Loch 1983). Mit dem psychotherapeutischen Zugang zum Depressiven beschäftigten sich weiters z. B. Saviotti (1981) sowie Kielholz (1981) und zum Manischen z. B. Elia (1981). Einen Überblick über die analytische Psychotherapie der affektiven Psychosen gibt Benedetti (1987).

Von psychoanalytischer Seite her gab es verschiedene Annäherungen an das, was die Psychose eigentlich ausmache. Mentzos (1991) hat diese psychoanalytischen Auffassungen zu drei Gruppen zusammengefaßt: 1. die Konflikt-Abwehr-Auffassung, 2. das Ich-Defizienz-Konzept und 3. die objektbeziehungstheoretische Sicht der Ich-Schwäche, die folgendermaßen charakterisiert sind:

1. Konflikt-Abwehr-Konzept
Der psychotische Prozeß wird analog der Situation der Neurosen als die Antwort auf einen Konflikt, als das Resultat defensiver Vorgänge (Einsetzen von entsprechenden Abwehrmechanismen) gesehen (Freud 1924, Arlow und Brenner 1964).

2. Konzept der Ich-Defizienz
Die ich-psychologische Richtung der Psychoanalyse geht von einer „Ich-Schwäche" aus, die konstitutionell oder im Lauf der Zeit erworben wurde, d. h. von einer grundsätzlichen Defizienz des Ichs des Schizophrenen.

3. Konzept der Selbst- und Objektrepräsentanzen
Die Vertreter der Objektbeziehungstheorie entwickelten in den 50er Jahren ein differenzierteres Bild der postulierten „Ich-Schwäche" auf der Basis des Konzepts der Selbst- und Objektrepräsentanzen. Die Beeinträchtigung der Beziehung des Psychotikers zu sich selbst und zur Umwelt (zu seinen Objekten) macht die Ich-Schwäche im Wesentlichen aus, nicht allgemein Ich-Funktionsstörungen schlechthin. Störungen der Beziehung zu

Primärobjekten bzw. deren intrapsychische Niederschläge haben zu der Entstehung dieser defizitären Selbst- und Objektrepräsentanzen geführt (vgl. Kernberg). So wird verständlich, daß Psychotiker gerade innerhalb ihrer Beziehungen psychotisch werden können, obwohl sie sich sonst ganz normal und unauffällig verhalten können.

Die Defizit-Theorie ist nicht unwidersprochen geblieben. Bereits Jung wies vor mehr als 50 Jahren auf ihre therapeutische Sterilität hin. Searles (1965) machte sie gar von der Gegenübertragung dieser Autoren abhängig: er meinte, „daß der Psychiater, welcher nicht wage, sich in die eigenen negativen, frühkindlichen Elternbeziehungen zu vertiefen, diese auch bei seinem Patienten als ätiologisches Moment übersehe und beim anderen als Defizit annehmen wird, um den Konflikt nicht bei sich zu sehen" (Zit. n. Benedetti, 1987, S. 298).

Stavros Mentzos führte 1967 erstmalig eine Untersuchung von ca. 300 akut psychotischen Patienten durch, bei denen insgesamt ca. 1000 psychopathologische Querschnittsbilder akut psychotischer Patienten systematisch erfaßt und verglichen wurden. Die gefundenen Befunde unterstützten die aus dem „Psychiatriealltag" bekannten Beobachtungen bzw. die aus diesen Beobachtungen gewonnenen psychodynamischen Hypothesen, daß Wahnbildungen und projektive Abwehrmechanismen ganz allgemein als Abwehr und Schutz gegen die schreckliche Angst vor psychischer Desintegration und Kontrollverlust eingesetzt werden. Mentzos entfernt sich in seinen Ausführungen von der Sichtweise der Trennung zwischen primären und sekundären Symptomen; er wehrt sich gegen die konventionelle Sichtweise einer primären elementaren Grundstörung (biologisch begründbarer Schaden) und den sekundären Symptomen, die Kompensation oder mehr oder weniger gelungene Neuanpassungsversuche der Patienten darstellen sollen. Mentzos versteht vieles, was herkömmlicherweise als primär betrachtet wurde, als beachtliche restitutive oder Abwehr-Ich-Leistung und stellt die Frage, ob nicht auch im Bereich der Psychosen von dem Postulat eines ungelösten Primärkonflikts auszugehen sei.

Mentzos (1991) faßte im Anschluß an eine Zeit, die vom zunehmenden Übergewicht einer einseitig somatisch und allenfalls deskriptiv orientierten Psychiatrie geprägt war und auch heute noch ist, seine Auseinandersetzung mit den psychodynamischen Modellen in der Psychiatrie zusammen. Er befaßt sich eingehend mit der psychotischen Dynamik allgemein sowie speziell mit der Psychodynamik von schizophrenen, affektiven Psychosen und Depressionen. Er geht davon aus, daß viele psychotische Symptome *nicht die direkten Folgen* angenommener biologischer Defekte oder psychischer Traumatisierungen, Mangelzustände oder intrapsychischer Spannungen sind, sondern eine *Reaktion* darauf. Mentzos sieht nicht so sehr die Frage der Genese bzw. der Somato- oder Psychogenese im Vordergrund als vielmehr die komplexe intrapsychische Dynamik, die aus dem Zusammenspiel von primärer Störung, Schädigung, Belastung etc. einerseits und Bewältigungs-, Abwehr- und Kompensationsmechanismen des psychischen Organismus andererseits entsteht. Gerade diese Reaktion bzw. diese Verarbeitung des Patienten, die ja etwas *Aktives* ist, macht oft den Hauptanteil des sichtbaren

klinischen Bildes bzw. des bewußt erlebten Leidensdrucks des psychotischen Menschen aus. Diese Annahme sieht Mentzos analog der allgemein-
medizinischen Feststellung, daß oft die „gutgemeinten" Reaktionen des
Körpers (z. B. bei den Allergien) dem Menschen schaden oder sogar den
Tod herbeiführen können. Beispielhaft belegt Mentzos, daß psychotische
Symptomatik nicht als primäre Kommunikationsunfähigkeit, sondern als
ein großteils zum Zwecke des Schutzes und der Abwehr gebrauchter Vorgang zu verstehen ist.

In seiner Abhandlung verwirft Mentzos (1991) drei therapeutische Verfahren, um anschließend drei therapeutische Settings zu charakterisieren,
die er für die Psychosentherapie für geeignet hält. Folgende Techniken
schließt er explizit *aus*:

1. Zudeckend-stützende Psychotherapie (des alten Typs)
Bei dieser Technik geht es mit „logischer" Argumentation, Überzeu-
gungsversuchen, Suggestion und teilweise Manipulation um eine rationale
Beruhigung und Beschwichtigung des Patienten, die nur an seine Vernunft
und an seinen Common sense appelliert (z. B. Überzeugungsversuche, daß
die Wahnideen des Patienten nicht stimmen). Diese Technik ist leider auch
heute noch weit verbreitet. Mentzos kritisiert aber nicht nur konventionell-
arbeitende Psychiater ohne Psychotherapieausbildung, sondern auch psy-
choanalysefreundliche Psychiater und sogar Psychoanalytiker, die in dieser
Weise arbeiten – mit dem Argument, daß die Abwehrmechanismen des Psychotikers nicht gelockert oder gelöst, sondern im Gegenteil verstärkt werden sollen. Eine derartige therapeutische Haltung hilft dem Patienten
nicht, sondern fördert im Grunde nur noch mehr seine Ich-Schwäche. Dies
deshalb, weil der Patient wie ein kleines Kind mit Ratschlägen oder Appel-
len an die Vernunft versorgt wird und weil es der „paradoxen Grundstruktur der Psychodynamik der Schizophrenen" entspricht, seine „Rettung"
oder seine Existenz darin zu sehen, „daß er gerade *nicht* existenzfähig
wird." Er „opfert" einen großen Teil seines Selbst, „um einen anderen verborgenen Teil zu retten" (Mentzos, 1991, S. 56 f.).

2. Unmodifizierte psychoanalytische Standardtechnik
Diese Technik ist kaum richtig in dieser Form durchzuführen; weiters
besteht die Gefahr, daß ein noch nicht manifest psychotischer Patient dekompensiert. Diese Aussage darf nicht in die Richtung mißverstanden werden, daß das Aufdecken an sich im allgemeinen für die Patienten schädlich
wäre. Vielmehr gibt es andere wirksame Fehlerquellen in der jeweiligen
konkreten therapeutischen Situation: Es wurden in Fällen der psychotischen Dekompensation z. B. die spezifischen ich-psychologischen Besonderheiten vernachlässigt, es wurden zu stark die sogenannten „reiferen"
Deutungen angewandt, oder das Hier und Jetzt der aktuellen Situation
wurde nicht offen genug und gleichzeitig empathisch genug benannt.

3. Unbeschränkte Gratifikation infantiler Wünsche bei gleichzeitigem Verzicht
auf ein relativ festes und abstinentes therapeutisches Setting
Mit dieser Technik ist nicht die von Searles symbiotische Übertragungs-
konstellation gemeint, die vom Therapeuten zugelassen und auch analytisch verarbeitet wird; diese Aussage richtet sich gegen die Forderung nach

uneingeschränkter „Bemutterung" durch den Therapeuten, wie sie in den 50er und 60er Jahren gefordert wurde. Patienten können nicht mit „Liebe" allein behandelt werden und auch nicht mit Befriedigung aller infantilen Wünsche. Das ist kein Widerspruch dazu, daß der psychotische Patient mehr emotional getragen werden muß, mehr konkretes „Holding" und „Containing" nötig hat (Winnicott 1965). Demgegenüber hebt Mentzos (1991) folgende drei therapeutische Settings als *geeignet* hervor:

1. Begleitung des Patienten

Bei dieser Betreuung handelt es sich um keine Psychotherapie im engeren Sinn. Über viele Jahre hinweg kommt der Patient zu seltenen und kurzen Gesprächen (z. B. zwei- bis vierwöchig je 20 bis 30 Minuten). Die Konstanz der Bezugsperson (des Objektes) ist dabei gegeben, auch hier sind Authentizität und Echtheit der existentiellen Begegnung von fundamentaler Bedeutung. Im Unterschied von der – vom Setting her ähnlichen – üblichen ambulanten Betreuung psychotischer Patienten durch niedergelassene Psychiater ist sich der Therapeut der Bedeutung und des Wertes der Begegnung bewußt, stellt sich darauf ein, daß er eben „nur" Begegnung anbietet, bekommt keine Schuldgefühle, wenn er eben nicht „mehr" anbietet, bzw. weiß, daß das bereits „mehr" ist und fühlt sich deswegen auch nicht veranlaßt, unnötigerweise die Medikation zu erhöhen. Die projektive Identifikation des Patienten wird nur indirekt beantwortet: Durch die weiterhin konstante empathisch-verstehende Haltung wird sozusagen der Gegenbeweis erbracht.

2. Psychotherapie (eine Stunde wöchentlich ca. 3–4 Jahre lang)

Durch dieses Setting entsteht eine stärkere (und stärker ambivalente) Übertragung. Nur wenn sie zu einem beträchtlichen Widerstand führt, wird sie angesprochen und gedeutet. Themenschwerpunkte sind aktuelle Probleme und Konflikte und das Verstehen der Situationen, die zu einer Krise oder psychotischen Dekompensation führen. Durch die Grundbeziehung, die während der Psychotherapie entsteht, findet indirekt auch eine Behandlung des psychotischen Kerns statt.

3. Psychotherapie (zwei bis drei Stunden wöchentlich mehrere Jahre lang)

Die therapeutische Grundbeziehung ist hier noch intensiver; dadurch erhöht sich das Potential und der Anteil der „psychotischen Übertragung", die im Zentrum der psychotherapeutischen Bemühungen steht. Der Psychotherapeut versucht aktiv und direkt die Gegenwart zu benennen und zu deuten, um die Entwirrung des emotional verwirrten Patienten zu fördern. Mentzos bringt in diesem Zusammenhang folgendes Beispiel aus seiner psychotherapeutischen Arbeit: Eine hebephrene Patientin sprach kaum, ließ ihre Haare über ihr Gesicht fallen und vermied jeden Blickkontakt. Als sie öfter unbegründete Befürchtungen um das Wohl des Therapeuten äußerte, fand er den Mut, ihr zu sagen, daß sie Angst habe, daß sie ihn zerstören könnte, wenn ein Kontakt zu ihm zustande käme. Im Anschluß an diese Intervention war Blickkontakt möglich und die Kommunikation besser. Die Patientin verspürte manchmal Haßgefühle dem Therapeuten gegenüber, die ihr starke Schuldgefühle machten. Diese „extrem kontradiktorische emotionelle Lage" des schizophrenen Patienten, wie Mentzos sie nennt, ist der Versuch des Patienten, die *Distanz* zum Objekt aufrechtzuerhalten und gleichzeitig einen *Kontakt* zu ihm herzustellen. Wie schmal die Zone unter Umständen sein kann, die eine sinnvolle und erträgliche Kommunikation ermöglicht, veranschaulicht er an dem Beispiel einer akut psychotischen Patientin, die vorerst wollte, daß er sich zu ihr an die Bettkante setzte, und ihn kurz darauf bespuckte, als er einige Zentimeter zu nah war, bis sie ihn doch an der Hand festhielt – sozusagen im richtigen Abstand.

Die Betonung des Hier und Jetzt der aktuellen Situation, die Betonung der Offenheit und des empathischen Verstehens und seiner Vermittlung, wie sie für die psychoanalytisch orientierte Psychosenpsychotherapie vorgeschlagen wird, sind auch die Grundpfeiler humanistischer Psychotherapieverfahren.

Die Psychoanalytiker, die mit Schizophrenen arbeiteten, sind immer schon von der Couchlage, die bei Neurotikern erfolgreich angewandt wurde, abgewichen. Ruhs & Schindler (1993) haben in jüngster Zeit einige Punkte zur Abweichung psychoanalytischer Psychosenbehandlung von der klassischen Psychoanalyse zusammengefaßt. Während die Couchsituation die Übertragungsneurose als Motor der Neurosenbehandlung stimuliert, wird sie von Menschen in der produktiven Psychose ganz anders wahrgenommen und ist dadurch kontraindiziert (Zusammenfassung n. Ruhs & Schindler 1993, S. 146 f.):

Unterschiedliche Wirkung der Couchsituation bei der Behandlung von Neurosen und Psychosen:

Neurose	*Psychose*
1. hinsichtlich der Entspannung:	
Muskuläre Entspannung (statt Angstspannung)	Erhöhung der Angstspannung und der muskulären Verkrampfung
2. hinsichtlich Regression und Phantasie:	
Angebot der Regression (Traumnähe der Phantasie, Loslassen der Realität)	Verdichtung der Phantasie zur Wahnwahrnehmung
3. hinsichtlich des subjektiven Erlebens des Analytikers durch den Patienten:	
Entfernung des Realbildes des Analytikers aus der Begegnung	Das Verbergen des Analytikers wird als Bedrohung erlebt.
4. hinsichtlich der Kommunikationsform:	
Unterdrückung des Agierens (als symptomatische Lusterfüllung)	Die non-verbale Artikulationsebene wird abgeschnitten, ist jedoch für das vorsprachliche Geschehen die wichtigere und glaubhaftere Kommunikationsebene.

Als wesentliche *Grundzüge der psychoanalytischen Psychosenpsychotherapie* werden in Anlehnung an den Züricher Psychoanalytiker Peter Widmer (unveröffentl. Manuskript) genannt:

- Umgang mit psychotischen Menschen: Wahrnehmen und Behandeln als Subjekt (und nicht als Objekt)
- Verzicht des Psychotherapeuten auf eine allwissende und stets deutende Position

– die Bereitschaft zuzuhören
– die Andersartigkeit des Patienten zu akzeptieren
– Achtsamkeit des Psychotherapeuten, den Patienten nicht nach den eigenen Normen formen zu wollen
– Akzeptieren, wenn der Patient in seiner Struktur verbleiben will und
– Eröffnen der Möglichkeit, den Mangel zu entdecken, sich wieder mit ihm anzufreunden, die verschüttete Geschichte wieder lebendig werden zu lassen, das Leiden mitzuteilen.

Eine engagierte Gruppe von Psychoanalytikern um Mentzos herum setzte sich in langjähriger Zusammenarbeit mit psychoanalytisch orientierter Psychosenpsychotherapie auseinander. Es entstand ein beispielhaftes Forschungsprojekt der Abteilung Psychotherapie/Psychosomatik im Zentrum der Psychiatrie des Klinikums der Johann Wolfgang Goethe-Universität in Frankfurt am Main, das sich mit psychoanalytisch orientierter Theorie und Therapie psychotischer Störungen auseinandersetzte und mit einem systematischen Erfahrungsaustausch und gegenseitiger Gruppensupervision verbunden war (Mentzos 1992). Ziel dieser Untersuchungen war die Verfolgung der Mikro- und Makrodynamik sowohl des psychotischen als auch des therapeutischen Prozesses im einzelnen Fall. Ganz bewußt wurde wegen der Inkompatibilität von psychoanalytischer Methode und quantitativen Verfahren, dem hohen Komplexitätsgrad der Fragestellungen und der Vielfalt der Patienten- und Therapeutenvariablen auf eine statistische Verarbeitung verzichtet. Die Ergebnisse basieren auf den langjährigen psychotherapeutischen Erfahrungen mit über 40 Schizophrenen sowie auf Beobachtungen aus kurzen Behandlungen einer viel größeren Anzahl von psychotischen Patienten. Dem analytisch-therapeutischen Vorgehen wird als unverzichtbarer Weg die Aktivierung und Verarbeitung einer intensiven dyadischen Beziehung zugrundegelegt – wenn mehr als eine unsichere Symptomfreiheit und äußere Anpassung gefördert werden soll. Mentzos (1992) beschreibt einige der *Hauptschwierigkeiten der analytisch-orientierten Psychotherapien*:

1. Es besteht die Gefahr, daß der Patient die Erfolge der Psychotherapie als eine Infragestellung seines Selbst und seiner Autonomie erlebt. Wenn der Eindruck entsteht, diese Erfolge seien ein „Sieg" des Psychotherapeuten über ihn, so würde damit „die alte Wunde wieder aufgerissen und sein sensibelster Punkt (seine Selbst-Ständigkeit) berührt". Dabei geht es nach Mentzos nicht darum, daß der Patient dem Therapeuten den Erfolg etwa nicht gönnen will, sondern um die „Beeinträchtigung der Autonomie" (Mentzos 1992, S. 254).

2. Die Möglichkeit einer „paradoxen" Beendigung der Psychotherapie scheint dieses Dilemma zu lösen: Äußerlich kann die Psychotherapie als Abbruch und Mißerfolg aussehen, und erst später wird der in Wirklichkeit tatsächlich stattgefundene Fortschritt deutlich sichtbar.

3. Im Laufe der Behandlung und in einer zunächst erfreulichen Umkehrung des ursprünglich pathologischen Prozesses wird die Symptomatik durch die Beziehung zum Therapeuten gleichsam „ersetzt". Am Ende der Psychotherapie entsteht dadurch die Gefahr einer erneuten Destabilisie-

rung, einer Mobilisierung der Abwehr und der Kompensationsmechanismen, d. h. eines erneuten Auftretens der Symptomatik. Ist dies der Fall, konnte zwar das primäre Therapieziel der „Reifung der Persönlichkeit zur Herstellung von echten Objektbeziehungen bei Aufrechterhaltung der eigenen . . . Selbständigkeit . . ." nicht ganz erreicht werden; dennoch ist die Aufrechterhaltung mehr oder weniger „labiler Gleichgewichtszustände" als nicht vollständiger, relativer oder Teilerfolg zu werten – „im Vergleich zu deletären Verläufen mit völliger ‚Versandung' der Persönlichkeit und Unfähigkeit zu jeglicher Beziehungsaufnahme" (Mentzos 1992, S. 255).

Gaetano Benedetti befaßt sich in einem eigenen Artikel in diesem Buch, gemeinsam mit seinem Sohn Christof Benedetti, mit den Modellen und dem Verständnis in der Psychotherapie der Schizophrenie; deshalb sei an dieser Stelle nur kurz auf diesen Artikel hingewiesen. Gaetano Benedetti beschrieb an anderer Stelle Aspekte seiner therapeutischen Arbeit bei Menschen mit psychotischen Störungen, speziell des schizophrenen Formenkreises; im folgenden fasse ich die drei wesentlichen Kennzeichen der psychotherapeutischen Methode nach G. Benedetti zusammen, die sich auf die Aspekte der „Positivierung", der „progressiven Psychopathologie" und der „Bildung von Übergangssubjekten" beziehen (Benedetti 1987, S. 314):

1. Die dialogische Positivierung der psychotischen Erfahrung

Der Psychotherapeut begibt sich in die Welt des Patienten, versucht seine Symbole zu verstehen und gibt dem Patienten immer wieder – in der dialogischen Positivierung des negativen, selbst- und weltfeindlichen psychotischen Erlebens im Spiegel des Psychotherapeuten – ein positives Selbstbild zurück. Benedetti nennt verschiedene Formen der Positivierung:

1.1 Lebensgeschichtliche Identitätsforschung: Im Lauf des psychotherapeutischen Prozesses unterstützt der Psychotherapeut den Patienten, sich aus dem „entfremdenden Knäuel von double-bind und Pseudomutualitätserfahrungen (Bateson, Wynne), von Ich- und Generationsentgrenzungen (Lidz), von vergangenen Kommunikationswidersprüchen (Watzlawik), von irrationalen Rollen und Selbstbildern" (Benedetti 1987, S. 314) zu befreien. Es geht also beim psychotischen Kranken im Lauf des psychotherapeutischen Prozesses weniger wie beim neurotischen Kranken um das Aufdecken von unbewußtem Material.

1.2 Korrektive Phantasien und freie Assoziationen des Psychotherapeuten: Der Psychotherapeut tritt mit seinen Phantasien und freien Assoziationen in ein Komplementärverhältnis zum Patienten und „rektifiziert" dessen psychopathologische Aussagen.

1.3 Ansprechen der latent noch vorhandenen kreativen Seite des Patienten: Die Psychopathologie wird vom Psychotherapeuten als fehlerhafter, aber beachtenswerter Versuch des psychopathologischen Selbstentwurfes angehört und als kostbarer Ausdruck eines Innenlebens gesehen.

1.4 Identifikation mit dem Patienten: Der Psychotherapeut versetzt sich in einem Ausmaß in den Patienten, daß er „appersonierend" manches verstehen kann, das dem Verstand nicht direkt zugänglich ist, so daß beim Kranken Gefühle der mitmenschlichen Symmetrie entstehen können. Die Identifikation des Psychotherapeuten mit dem Patienten geschieht ohne jedes bewußte Zutun, einfach aufgrund des Interesses des Psychotherapeuten für den Patienten und des affektiven Kontaktes mit ihm.

1.5 Austragen von Situationen des Widerstandes, der Unverständlichkeit, der Kontaktlosigkeit oder der Passivität: Mit Austragen ist die Fähigkeit des Psychotherapeuten gemeint, negative Zustände auszuhalten, ohne die Motivation zu verlieren oder Insuffizienzgefühle zu entwickeln.

1.6 Rückführung des Symptoms auf seine tragische Gestalt: Benedetti bringt hier das Beispiel des Erkennens der eigenen tragischen Existenz als eine unglückliche und wertvolle Person an Hand eines Traumes.

1.7 Korrigierende und konstruktive Begegnung mit der Destruktivität und dem Tod: Die „phantasmatische" Zerstörung der Realität, der Sprache und der Objektliebe bzw. der Beziehungen zu anderen Menschen, die Suizidimpulse, der Negativismus oder auch die Selbstauflösung der Person sind destruktive Phänomene, die es von der Seite des Psychotherapeuten her auszuhalten gilt, ohne negative Gegenübertragungen zu entwickeln und die Patienten dabei aktiv in Schutz zu nehmen, um ihnen zu helfen, sich von den „zersetzenden Urbildern zu distanzieren". Mit „Distanznahme" ist hier z. B. auch Trauer, Neutralisierung der Aggressivität oder Abschiednahme von negativen Selbst- und Wertbildern gemeint.

2. Die progressive Psychopathologie als Entwicklung der Psychose im kommunikativen Medium der Symptome

Benedetti versteht unter „progressiver Psychopathologie" *nicht* die Deskription „objektiver" pathologischer Phänomene, die an sich beobachtet werden und in sich bestehend vor den Augen des Psychiaters abrollen, sondern eine hermeneutische Wissenschaft von Phänomenen, die in einem dualen Feld zwischen dem Patienten und seinem Partner entstehen und deren Schilderung vom Mitvollzug nicht unabhängig ist. Der Psychotherapeut beschränkt sich nicht darauf, psychopathologische Phänomene zu deuten und auf rationale Modelle zu reduzieren, sondern begibt sich durch die Identifikation mit dem Kranken in die psychotischen Räume, „um von dort aus mit eigenen Einfällen, Phantasien, Träumen nach Weitergestaltung dieser psychotischen Räume in die Richtung vermehrter Kommunikation und Selbstwerdung Ausschau zu halten." Das heißt Psychopathologie wird als Raum der Kommunikation akzeptiert und durch die Intentionen, die sich in diesem Raum formen, progressiv; „und sie ist in dieser Form der progressiven Psychopathologie eine Herausforderung an jene konservative Umwelt, die sich über das Nicht-Angepaßte auflehnen mag und es durch Sedation nur beseitigen will, statt darin auch einen Keim der Bewegung zu erkennen (Benedetti 1987, S. 316 f.).

3. Die Bildung von Übergangssubjekten

Mit „Übergangssubjekten" bezeichnet Benedetti Träger der therapeutischen Aktivität und der Entwicklung des Patienten im dialogischen Raum der dualisierten Psychose. Sie entstehen aus psychopathologischen Phänomenen, die im Sinne der „Progressiven Psychopathologie" zu archaischen Mitteln der Kommunikation geworden sind. Die Entstehung des Übergangssubjektes bedeutet eine heilsame Verschränkung des Patienten und Therapeuten. Es erscheint konkret in den allfälligen Bildnereien des

Patienten und wächst aus einer therapeutischen Symbiose, die zum Wachstum hin, Trennung und Individuation angelegt ist.

Die *Indikation* zur Psychotherapie einer Psychose liegt nicht nur in der Struktur des Leidens, sondern auch in der Interaktion zwischen Patient und Psychotherapeut.

Grundsätzliche Voraussetzungen für eine Psychotherapie der Psychosen sind (vgl. dazu Benedetti 1987):

1. Eine mindestens streckenweise vorhandene Motivation des Patienten zur Introspektion und deren Verarbeitung in der Psychotherapie

2. Eine Kindheits- und Jugendentwicklung, die eine wichtige Lebensproblematik darstellt (auch wenn sie in keinem unmittelbar anschaulichen Zusammenhang mit dem gegenwärtigen Leiden stehen mag)

3. Eine adäquate Disposition des Psychotherapeuten (psychotherapeutische Ausbildung / bzw. psychoanalytische Ausbildung im Falle einer analytischen Psychotherapie; Erfahrung im Umgang mit psychotischen Patienten; persönliche Voraussetzungen: Fähigkeit, auch evtl. eine Übertragungspsychose aushalten zu können).

Zur *Genesung* von Menschen, die an Schizophrenie erkrankt sind, ist die Frage der Definition von Heilung zu stellen. Versteht man unter einer Heilung die Rückkehr zu dem Zustand, der vor dem Einsetzen der Krankheit existierte, so betont Arieti in diesem Zusammenhang, daß kein Zweifel darüber besteht, daß viele Patienten im Rahmen einer erfolgreichen Behandlung, die Psychotherapie einschließt, einen Grad an Reife erreichen, der *über* den *vor* ihrer Erkrankung hinausgeht. Und: „Wenn es der Behandlung gelingt, die psychischen Grundstrukturen zu ändern und eine fundamentale Reorganisation zu bewirken, dann ist die Wahrscheinlichkeit von Rückfällen weitaus geringer" (Arieti 1989, S. 185). Das sind die einzigen zwei Aussagen, die Arieti als gesichert betrachtet.

Ungefähr ein Drittel der Patienten wird wieder gesund und völlig wiederhergestellt. Wird die Heilung als Zustand der Immunität definiert, der ein wiederholtes Auftreten schizophrener Symptomatik ausschließt, dann können auch heute noch keine definitiven Aussagen gemacht werden. Die Statistiken sind teilweise noch zu umstritten; einige evaluative Angaben werden im nächsten Beitrag gemacht.

Zur weiteren psychoanalytisch orientierten Auseinandersetzung bei Menschen mit psychotischen Störungen verweise ich auf die Beiträge von Gaetano Benedetti und seinem Sohn Christof Benedetti sowie von Rainer Danzinger und Siegfried Bettighofer in diesem Buch.

Zur individualpsychologisch orientierten Auseinandersetzung mit Psychosen

Alfred Adler befaßt sich in „Lebenslüge und Verantwortlichkeit in der Neurose und Psychose" auch mit den Psychosen (Adler 1920, 1984). In diesem Kapitel der „Praxis und Theorie der Individualpsychologie" geht Adler von der Hypothese aus, daß „alle psychogenen Erkrankungen, die wir zu den Neurosen und Psychosen rechnen, offenbar Symptome höherer Ordnung sind und als solche Technik, Darstellungen und Ausgestaltungen individueller Lebenslinien" (Adler 1920, 1984, S. 255). Der Patient baut sich seine mit der Wirklichkeit kontrastierende Innenwelt auf Grundlage einer verfehlten individuellen Perspektive aus. Sein Lebensplan verlangt

„kategorisch, daß er durch *fremde Schuld scheitere, daß seine persönliche Verantwortung dabei aufgehoben sei*, oder daß nur eine fatale Kleinigkeit seinen Triumph verhindere. Das Allgemein-Menschliche an dieser Sehnsucht tritt auffallend hervor. Das Individuum hilft mit seinen Mitteln nach, und so durchfließt den ganzen Inhalt des Lebens der beruhigende, narkotisierende, das Selbstgefühl sichernde Strom der *Lebenslüge*. Jede therapeutische Kur, noch mehr jeder ungeschickt brüske Versuch, dem Patienten die Wahrheit zu zeigen, entreißt den Patienten der Wiege seiner Unverantwortlichkeit und hat mit dem heftigsten Widerstand zu rechnen. Diese von uns oft dargelegte Haltung entspringt der „Sicherungstendenz" des Patienten und zeigt seine Neigung zu Umwegen, Stillständen und Rückzügen, Listen und Hinterlist, sobald es sich *um gesellschaftlich notwendige Entscheidungen* und um Kooperation handelt."

Und:

„In manchen Psychosen, aber auch bei neurotisch erkrankten Patienten gilt der Angriff und zugleich die Beschuldigung nicht einer einzelnen Person, sondern einer Vielheit, zuweilen auch der ganzen Menschheit, der Zweigeschlechtlichkeit oder der Weltordnung. Ganz scharf tritt dieses Verhalten bei der *Paranoia* zutage. Die volle Abgekehrtheit von der Welt, *damit aber zugleich die Verurteilung derselben*, wird in der Dementia praecox intendiert. Versteckter und auf einige wenige Personen beschränkt spielt sich der Kampf des Hypochonders und des Melancholikers ab." (Adler 1921, 1984, S. 256 f.).

Im Bereich der Psychosen sind nach Adler die erhabensten Ziele zu finden; in akuten schizophrenen oder manischen Phasen haben Patienten häufig den Wunsch, Erlöser der Menschheit oder Jesus Christus oder auf andere Weise überlegen oder gottähnlich zu sein. In depressiven Phasen hingegen klagen die Patienten, sie wären das größte Übel auf Erden. Bei der Paranoia strebt der Patient nicht nur danach, Mittelpunkt der Aufmerksamkeit zu sein, sondern er glaubt es auch. Das Ziel der persönlichen Überlegenheit, auch als „Ziel der Gottähnlichkeit" bezeichnet, blockiert die Annäherung an die Wirklichkeit. Das Ziel der Überlegenheit wird in diesen Phasen ganz unverhohlen ausgedrückt, z. B. „Ich bin Napoleon" oder „Ich bin der Kaiser von China". In diesem Sinne deutet Adler derartige Äußerungen in akut psychotischen Phasen als Wunsch, das Zentrum der Welt zu sein, alle Augen auf sich gerichtet zu sehen, durch das Radio oder das Fernsehen mit der ganzen Welt verbunden zu sein und alle Gespräche zu belauschen, die Zukunft vorherzusagen und Träger übernatürlicher Kräfte zu sein. Das Ziel der Überlegenheit ist natürlich auch bei den Gesunden zu finden; „Wo das Ziel der Gottähnlichkeit noch im Bereich des Normalen ist, wirkt es als eine undogmatische, flexible Fiktion; beim Psychotiker aber wird es zu einem starren, konkreten Dogma" (Ansbacher und Ansbacher 1982, S. 295).

In diesem Sinne meint Adler, daß die psychotherapeutische Beeinflussung der Psychosen an ihrem stärker erfaßten Ziel der Überlegenheit scheitern kann. „Die nur mit teilweisem Recht betonte „Unkorrigierbarkeit" der Wahnideen aber ergibt sich folgerichtig aus dem hypnotisierenden Ziel.

Und wir konnten bereits zeigen, wie es dem psychologisch Erkrankten regelmäßig durch die Distanzsetzung gelingt, mittels einer Lebenslüge sein Persönlichkeitsgefühl zu sichern. Auch die Heilung der Neurose gelingt nur, wenn der Patient es vermag, seine leitende Idee durch ein *„Beiläufig"* abzuschwächen. Eine „Persuasion", die sich gegen Symptome richtet, kann demnach teilweisen Erfolg haben (Symptomheilung), wenn der Patient aus anderen Gründen bereits die Geneigtheit hat, sich heilen zu lassen, oder wenn es ihm gelingt, unbemerkt vor sich und dem Arzt und unmerklich sein Ziel zu lockern. An der Wahnidee aber ist, soweit wir sehen, kein Fehler im Intellekt. Sie ist von der leitenden Idee erzwungen und genügt ihrem Endzweck: unverantwortlich zu machen und durch die Distanz das Persönlichkeitsgefühl zu sichern. *„Eine logische Prüfung der aus dem Zusammenhang gerissenen Wahnidee kann ihr nicht leicht etwas anhaben, weil sie als ein erprobter Modus dicendi et vivendi ihren Zweck im Bezugssystem des Patienten erfüllt und weil sich der Patient in einem eingeschränkten Gemeinschaftsgefühl der Logik und der Kooperation entschlägt, die uns alle bindet"* (Adler 1920, 1984, S. 260). So verwarf auch Adler (1920) Überzeugungsversuche, wie sie Mentzos (1991) ungefähr 70 Jahre später der zudeckend-stützenden Psychotherapie (des alten Typs) zuordnet und ebenfalls als ungeeignet verwirft. Folgende 23 Thesen faßt Adler zum Erscheinungsbild der Paranoia zusammen (Adler 1920, 1984, S. 274 f.):

1. Die Paranoia befällt Personen, die vorerst ihre Lebensziele dynamisch angehen, jedoch entmutigt haltmachen, wenn sie sich diesen Zielen, die sie selbst und ihre Umgebung von ihnen erwarten, nähern. Sie gewinnen durch umfängliche, gedankliche, meist gleichzeitig aktive Operationen auf einem Nebenkriegsschauplatz des Lebens – in einem Scheinkampf gegen selbstgeschaffene Schwierigkeiten – den unbewußten Vorwand, ihre mögliche oder vermutete Niederlage im Leben zu verdecken oder endlos hinauszuschieben.

2. Von früher Kindheit an ist diese Haltung vorbereitet, erprobt und gegen die ärgsten Einwände der Wirklichkeit tunlichst abgeschliffen und gesichert. Deshalb trägt das paranoische System die Züge des Planmäßigen mehr als die anderen Psychosen und ist unter günstigen Bedingungen, etwa im Beginne, zu erschüttern.

3. Der Paranoiker empfindet eine tiefe, unabänderlich empfundene Unzufriedenheit mit den Errungenschaften im Leben; als eine der Voraussetzungen der paranoischen Haltung läßt sich diese Unzufriedenheit erschließen, die den Patienten dazu drängt, für seinen Mißerfolg vor sich und vor anderen Deckung zu gewinnen, um nicht in seinem Ehrgeiz oder seinem Selbstwertgefühl verwundet zu werden.

4. Die fortwährende Aktivität des Patienten ist zumeist kämpferisch und vom Charakter der Sehnsucht nach Überlegenheit geleitet; deshalb ist der Zusammenbruch häufig erst in späteren Jahren zu finden.

5. Diese nach Überlegenheit abzielende Aktivität des Paranoikers erzwingt in ihrem Verlauf – quasi von selbst – eine den Nebenmenschen verurteilende feindliche Haltung. Der Paranoiker macht das zur Schuld der anderen, was ihm von seinen überspannten Plänen nicht gelang. Die Antizipation des Überlegenheitsideals (Größenwahn) dient dem Paranoiker

dazu, das Gefühl der Überlegenheit zu begründen und gleichzeitig der Verantwortung für das Scheitern in der wirklichen Gemeinschaft durch die Schaffung eines Nebenkriegsschauplatzes auszuweichen.

6. Von frühester Kindheit her hat der Paranoiker eine feindliche Stellung zu anderen eingenommen; in allen drei Zustandsbildern, 1. der Form der Beachtungsidee, 2. dem Verfolgungs- und 3. dem Größenwahn, drückt sich sein Streben nach Allüberlegenheit aus, das daraus resultiert, so daß sich der Patient als Zentrum der Welt erlebt.

7. Bei der reinen Form der Paranoia ergibt sich ein aggressiver „Auftakt", dem durch die Konstruktion des Wahnsystems Halt geboten wird. In den scheinbar „normalen" Phasen des Psychotikers werden andere Menschen gebunden, schöpfen die anderen wieder Hoffnung, doch werden sie anschließend vom Paranoiker wieder bekämpft. Dieselbe Funktion erfüllt etwa die Verliebtheit in der Neurose.

8 Die akut psychotische Phase trägt einen deutlichen feindseligen, kämpferischen Zug, der auch in Selbstmord münden kann.

9. Die Selbsteinschätzung des Paranoikers baut sich kompensatorisch auf einem tiefen Gefühl der Minderwertigkeit auf, auch wenn sie bis zur Gottähnlichkeit emporgetrieben ist. Im raschen Verzicht auf die Erfüllung der gesellschaftlichen Forderungen und der eigenen Pläne, in der Verlegung des Kampfplatzes auf das Gebiet des Irrealen, in der starken Neigung zur Konstruktion paranoischer, präokkupierender Vorwände und in der prinzipiellen Beschuldigung der anderen verrät sie ihre Schwäche.

10. Die Ideen des Paranoikers sind schwer korrigierbar, weil sie ihm gestatten, die Fiktion seiner Überlegenheit festzuhalten, ohne sie auf die Probe zu stellen.

11. Die aktive Phantasie des Paranoikers zielt darauf ab, den unverantwortlichen Vorwand für seine Erfolglosigkeit im Leben und eine zeitfüllende Präokkupation zu gewinnen.

12. Seine Unverantwortlichkeit stützt sich im Gegensatz zum Bild der Melancholie äußerlich mehr auf die Schuld des andern oder die äußerer Umstände.

13. Der wahrnehmbare Ausbruch der Paranoia erfolgt in einer bedrohlichen Situation, zumeist vor einem Unternehmen, im Laufe desselben oder vor einer Herabsetzung, z. B. auch vor der „Gefahr" des Alterns.

14. Aus der Erwartung einer Herabsetzung heraus setzt der Paranoiker folgenden Mechanismus als kompensatorischen Akt ein: Durch die Zwischenkonstruktion des vorbereitenden Wahnsystems erfolgt der Abbruch der normalen Einordnung, so daß seine Verantwortlichkeit erlischt. Gleichzeitig steigt das Größengefühl des Patienten durch seine Einfühlung in die Verfolgungs-, Beachtungs- und Größenidee.

15. Die Konstruktion der Wahnideen läßt sich bis in die Kindheit zurückverfolgen, wo sie sich aus Tagträumen und Phantasien in kindlicher Weise an Situationen irgendeiner Herabsetzung anknüpfen.

16. Die paranoische Haltung bringt nicht nur die Seele, sondern auch den Körper in die ihrem Wahnsystem adäquate Rolle (z. B. stereotype Redensarten, Haltungen und Bewegungen).

17. Der Paranoiker weist oft auch melancholische Züge auf. Klagen über schlechten Schlaf oder mangelhafte Ernährung treten z. B. öfter auf und werden im weiteren Verlauf oft einer Verarbeitung in der Richtung von Verfolgungs-, Vergiftungs- oder Größenideen zugeführt.

18. Halluzinationen sind wie der Traum *gleichnisweise* zu verstehen, brauchen dem Patienten nicht verständlich zu sein, charakterisieren aber die Taktik des Patienten, die er einem bestimmten Problem gegenüber einschlagen will. Die Halluzinationen – sowie manche der Träume – ergeben sich als ein *Kunstgriff der Objektivierung subjektiver Regungen, an deren scheinbare Objektivität der Patient sich unbedingt bindet.*

Der Zwang zur Unverantwortlichkeit läßt die Führung des Willens durch sachliche Bestimmung nicht zu und setzt an dessen Stelle scheinbar fremde Stimmen und Gesichter.

19. Dazu kommt als Befestigung des Systems die tendenziöse, d. h. dem Wahnsystem günstige Auswahl der Erinnerungen und die von der Endabsicht geleitete Auswertung der Erlebnisse. Die Tendenz derselben (Befestigung des Systems) und der entscheidende Zwang zu dieser Tendenz infolge der Zielsetzung (Zurück! Arrangement der Unverantwortlichkeit, Schuld des anderen, Deckung des offenbaren Zusammenbruchs) womöglich noch deutlicher hervor.

20. Die Paranoia stellt sich dort ein, wo normale Menschen zwar den Mut verlieren, aber „im Gemeinsinn gutgeschulte Charaktere" im Gleichgewicht bleiben.

21. Das selbständige Ringen des paranoisch Disponierten nach dem Triumph über alle bringt es mit sich, daß jeder als Feind angesehen und behandelt wird. Dem Paranoiker fehlt – wie auch anderen nervös (neurotisch) und psychotisch Erkrankten – das echte Wohlwollen für den Mitmenschen. Seine niedere Selbsteinschätzung und seine Überschätzung der Schwierigkeiten des Lebens verleiten ihn zum Arrangement der (Neurose und) Psychose; er ist kein verläßlicher Mitspieler in der Gesellschaft und geht in dieser Haltungsanomalie bzw. in paranoischer Haltung sämtliche menschlichen Beziehungen (Liebe, Freundschaft, Beruf, Gesellschaft) ein. In diesem Sinne hält Adler die feindliche Haltung des Paranoikers zur Gesellschaft keineswegs für angeboren oder unausrottbar, sondern sie ergibt sich für ihn als ein *verlockender Notausgang und Irrtum.* „Denn es gibt überhaupt keine Gegengründe zur Mitarbeit."

22. Die Paranoia klingt selten ab, weil sie an jener Stelle der Lebenslinie auftritt, an der der Patient seinen unwiederruflichen Zusammenbruch wittert. Wenn sinnfällige subjektive Übertreibungen im Anfang der Korrektur unterzogen werden, kann die Erkrankung geheilt werden.

23. Herrschsucht, Unverträglichkeit, Mangel der Kameradschaftlichkeit, Fehlen von Liebesbeziehungen oder Auswahl gefügiger Personen sind regelmäßige Erscheinungen im Leben des Erkrankten. Er zeichnet sich durch ein nörgelndes und ungerecht kritisches Wesen aus. Von Kindheit an neigt der Paranoiker dazu, vor Schwierigkeiten zu leicht zum Stillstand zu kommen; deshalb findet man in seinem Leben oft Unterbrechungen der geradlinigen Entwicklung, z. B. den Fortschritt verzögernde Unterneh-

mungen, häufiger Wechsel der Beschäftigung, Vagabundage. Diese aktiv
herbeigeführten Verzögerungen oder Unterbrechungen sind durch die leitende Idee erzwungen: *Zeit zu verlieren, um Zeit zu gewinnen.*

Zur psychotherapeutischen Grundhaltung des Therapeuten schreibt Adler:

„Wahnsinn bedeutet den höchsten Grad von Isolierung; er stellt eine größere Distanz von den Mitmenschen dar als irgendeine andere Ausdrucksweise – Selbstmord
vielleicht ausgenommen. Aber selbst der Wahnsinn ist nicht unheilbar, wenn es gelingt, das Interesse an andern zu wecken. Es ist eine Kunst, solche Fälle zu heilen,
und eine sehr schwere Kunst. Wir müssen den Patienten wieder für die Kooperation gewinnen; und wir können dies nur durch Geduld und durch besonders zuvor-
kommendes, freundliches Verhalten erreichen" (Adler, zit. n. Ansbacher und Ansbacher 1982, S. 296).

Der Individualpsychologe Hermann Hellgardt betont, daß aus der Fülle der
vorliegenden Literatur zur Psychotherapie der Schizophrenie vor allem Frieda Fromm-Reichmann und Harry Stack Sullivan dem individualpsychologischen Ansatz nahestehen (Hellgardt 1982, 1989). Beide halten – im Gegensatz zu anderen Autoren – für wesentlich, den Schizophrenen nicht wie
ein Kind zu behandeln, weil dadurch seine Selbstwertproblematik nur verstärkt wird. Fromm-Reichmann, Sullivan wie Adler betonen die wesentliche
Bedeutung der gleichberechtigten, partnerschaftlichen Begegnung und
den Appell an die bei jeder Schizophrenie auch gesunden Persönlichkeitsanteile. Der größte Wert wird auf die *persönliche Beziehung* zwischen Patient
und Psychotherapeut gelegt; so daß der Patient aus dem Erlebnis der Beziehung zum Psychotherapeuten allmählich einen *neuen und unverzerrten Zugang zum Mitmenschen* (und damit auch Gemeinschaftsgefühl) entwickeln
kann. Psychotherapie mit Schizophrenen ist mit hohen Anforderungen an
den Psychotherapeuten, an sein Selbst- und Gemeinschaftsgefühl gebunden. Jeder Psychotherapeut muß – so schreibt Frieda Fromm-Reichmann –
„seinen eigenen Stil finden, wie er psychotherapeutisch an den Schizophrenen herangehen soll. Was technische Einzelheiten betrifft, . . . hatte ich einmal sehr ausgesprochene Ansichten und Empfindungen. Jetzt halte ich es
für unwichtig, solange sich der Psychotherapeut über die dynamische Bedeutung dessen, was er und der Patient tun und was zwischen ihnen vorgeht,
im klaren ist und er wachsam darauf achtgibt" (Fromm-Reichmann 1978,
zit. n. Hellgardt 1982, 1989, S. 156). In diesem Sinne legen Harry Stack
Sullivan und Frieda Fromm-Reichmann besonderen Wert auf die Wahrnehmung der eigenen Gegenübertragung als Hilfsmittel der Psychotherapie.
So können eigene Affekte des Psychotherapeuten auf eine unerledigte Problematik bei sich selbst, aber auch auf geheime Tendenzen des Patienten,
den unverstandenen Sinn seines Verhaltens bzw. Symptoms, aufmerksam
machen. Ängste und Unsicherheiten des Psychotherapeuten werden vom
Schizophrenen oft als Ablehnung seiner Feindseligkeitsproblematik erlebt
und können so zu verstärkter Angst und Feindseligkeit des Patienten führen.
Andererseits ist die starke Tendenz des Patienten zu symbiotischer Beziehung auch eine Gefahr für den Psychotherapeuten, sich von den Antipa-
thien und Wahnvorstellungen des Patienten aufgrund eigener symbiotischer Bedürfnisse induzieren zu lassen (Hellgardt 1982, 1989).

Hellgardt führt eine weitere Parallele zwischen Adler und Fromm-Reichmann und Sullivan an: die schwierige Aufgabe des Psychotherapeuten besteht darin, die jeweils angemessene Mitte zwischen *Nähe und Distanz, zwischen Verstehen, Empathie, fürsorglicher Anteilnahme, Gewährenlassen einerseits und wirklichkeitsbezogener Deutung, Sachlichkeit, Enthüllung und Aufdeckung schizophrener Problematik andererseits* zu finden. Wie Adler warnt auch Sullivan vor Deutungen, die den Patienten kränken würden (vgl. Hellgardt 1982, 1989).

In der Folge gründet auch Shulman seine individualpsychologische Schizophreniebehandlung, die erst mit großer Verspätung vom Englischen ins Deutsche übersetzt wurde, auf die Herstellung einer guten kommunikativen Beziehung zwischen Patient und Psychotherapeut. Mit Hilfe von verschiedenen Techniken versucht Shulman, dieses Ziel zu erreichen; so z. B. versucht er, den Patienten zu verblüffen, denn im Zustand der Verblüffung muß sich der Patient – herausgerissen aus gewöhnlicher Kommunikationsbahn – neuerlich entscheiden, wie er auf das ungewohnte Vorgehen des Psychotherapeuten, das unkonventionell bis schockierend sein kann, eigentlich reagieren soll. Shulman entwickelt in seinem Buch ein weites Repertoire an individualpsychologischen Techniken der Schizophreniebehandlung, die er konkret beschreibt und mit unzähligen Beispielen aus der Praxis untermauert, die letztlich dem Ziel dienen, Gemeinschaftsgefühl und Wirklichkeitssinn (Common sense) des Patienten zu stärken. Das *partnerschaftliche Verstehen* zwischen Psychotherapeut und Patient, das Adler als eine *Kunst der Empathie und Intuition* bezeichnet, steht jedoch auch bei dem Individualpsychologen Shulman als primäre Basis des psychotherapeutischen Gesprächs im Mittelpunkt. In diesem Sinne betont Josef Rattner in seinem Buch „Was ist Schizophrenie?", daß Alfred Adler als einer der ersten die *echte* Kommunikation zwischen Berater (Psychotherapeut) und Ratsuchendem (Patient) propagiert hat.

„Heilend wirkt allein der Dialog zwischen Helfer und Hilfebedürftigem, wenn der erstere durch seine eigene Menschlichkeit und Reife befähigt ist, dem letzteren das Gefühl der Geborgenheit zu vermitteln, aus der der Mut zur seelischen Wandlung erwächst. Die Psychotherapie kann nur erfolgreich sein, wenn in ihr jenes Urvertrauen lebendig wird, welches dem Patienten auf seinem Lebensweg gestört oder vernichtet worden ist; . . . Angst, Überempfindlichkeit, Mißtrauen, Negativismus, schwankende Gefühlslage, in allen Extremen, kennzeichnen die Art, wie der schizophrene Patient die Welt erlebt. Er hat nicht nur „Widerstände", wie sein neurotischer Leidensgefährte, sondern an ihm ist beinahe alles Widerstand gegen menschliche Kontaktnahme. Der Psychotherapeut, der dennoch Kontakte mit Schizophrenen aufnimmt, muß sich mühsam durch diese Welle von Mißtrauen hin- durcharbeiten . . . Mehr als alle andere Therapie enthält die Schizophrenenbehandlung ein Stück ‚Nacherziehung', die nicht selten im frühesten Kindesalter anfangen muß, dort wo der Patient erstmals das mitmenschliche Leben aus seinen Bestrebungen und Erwartungen auszuschalten begonnen hat . . . Es ist ein tägliches Ringen um ein Sich-Verstehen, ein Überprüfen der Gedanken, Gefühle, Meinungen und Stimmungen, die der Patient von Jugend an in sich trägt und die seinen Anschluß an andere verhindern" (Rattner 1964, zit. n. Hellgardt 1982, 1989, S. 158).

Weitere individualpsychologische Beiträge zur Psychotherapie bei Menschen mit psychotischen Störungen stammen von Franz Resch (in Teil I dieses Buches) und Margit Türtscher-Drexel, speziell für den Bereich der Rehabilitation von Günther Ratzka (in Teil II dieses Buches).

Zur Auseinandersetzung weiterer tiefenpsychologisch orientierter Schulen mit Psychosen

Carl G. Jung gehört zu den ersten, die den Mut hatten, sich auf eine Psychotherapie mit Schizophrenen einzulassen. Er studierte Medizin an der Universität Basel und trat 1900 in das Sanatorium Burghölzli ein, das der Universität Zürich als psychiatrische Klinik diente. Das Burghölzli drängte sich unter Eugen Bleulers inspirierter Leitung an die vorderste Front der Forschung auf dem Gebiet der Geistesstörungen. Ein reger Austausch entwickelte sich: Ärzte aus vielen Ländern kamen als Beobachter, und Eugen Bleulers Ärzte reisten ins Ausland. Wie Sigmund Freud zwei Jahrzehnte zuvor, verbrachte C.G. Jung ein Semester „in dem unwiderstehlichen Magneten für junge Psychiater, der Salpetrière" und hörte Pierre Janets Vorlesungen über theoretische Psychopathologie. Hinter Jung stand Eugen Bleuler, „eine respektgebietende Gestalt unter den Psychiatern seiner Zeit"; Bleuler war ein guter Kliniker und scharfer Beobachter, in diesem Sinne auch guter Phänomenologe. Unter der Leitung Eugen Bleulers wurde das Burghölzli ein weltbekanntes Zentrum für die Erforschung von Geisteskrankheiten. Er gehörte zu den Pionieren, die „Ordnung in die außerordentlich ungenauen Diagnosen psychologischer Störungen brachten". Heute noch erinnern psychiatrische Begriffe wie Schizophrenie, Ambivalenz und Autismus, die einen bleibenden Platz im psychiatrischen Vokabular gefunden haben, an Eugen Bleuler. Das Burghölzli ebnete Jung den Weg zur Psychoanalyse; und das, obwohl Jung die erste Zeit seiner Arbeit am Burghölzli als langweilig und originalem Denken und schöpferischer Exzentrizität entgegengerichtet empfand (Gay 1987, 1989, S. 227 f.). 1906 bot Jung in einer originellen Arbeit über Wortassoziationen experimentelle Beweise, die die Theorie der freien Assoziation Freuds stützten. Abgesehen von einigen Publikationen zur Psychotherapie um die Mitte dieses Jahrhunderts herum war es in letzter Zeit vor allem Zielen (1987), der sich mit einem Entwurf zur Psychotherapie von Psychosen im Rahmen der Analytischen Psychologie (siehe dazu auch den Artikel von Christian Maier in Teil I dieses Buches) befaßte.

Das von Leuner und seiner Arbeitsgruppe entwickelte *Katathyme Bilderleben*, kurz KB genannt, hat seine theoretische Fundierung ebenfalls in der Psychoanalyse (Leuner 1955). In der katathym-imaginativen Psychotherapie wird der Zugang zu psychotisch reagierenden Menschen über Imaginationen und Symbolisierungen gesucht. Außerhalb einer akut-psychotischen Dekompensation steht die unmittelbare Arbeit mit Imaginationen des Patienten im Sinne von dialogisch geführten Tagträumen im Zentrum der psychotherapeutischen Arbeit.

Mit akut psychotisch dekompensierten Patienten wird indirekt über eigene Imaginationen des Therapeuten, die durch verbale oder nonverbale Äußerungen des psychotischen Patienten angeregt werden, der Zugang zum Patienten gesucht. Der Psychotherapeut teilt dem Patienten seine eigene Imaginationsarbeit mit; Ziel dieses Prozesses ist die ichfunktionsfördernde, progressionsorientierte und Integration anregende Nutzung im Lauf der psychotherapeutischen Arbeit, um ein höheres strukturelles Organisationsniveau im Patienten entwickeln zu helfen und zu erreichen (siehe dazu auch die Beiträge von Manfred Rust, Otto Lang und Heidi Pohlhammer in diesem Buch).

Verhaltenstherapeutisch orientierte Auseinandersetzung mit Psychosen

Unter Verhaltenstherapie werden all jene psychotherapeutischen Verfahren eingereiht, die auf traditionellen lerntheoretischen Ansätzen und auf neueren, kognitiv orientierten, lerntheoretischen Modellen basieren. Historisch gesehen dürfte der Begriff Verhaltenstherapie erstmals von Lindsley, Skinner und Solomon (1953) verwendet worden sein – und zwar in Zusammenhang mit operanten Konditionierungsversuchen bei psychotischen Patienten. Erst etwas später wurde der Begriff von Lazarus (1958) und Eysenck (1959) verwendet (Weber 1991).

Bei den vielen, relativ raschen Änderungen, die die Verhaltenstherapie in der Zwischenzeit erfahren hat, ist ihr das Bemühen um eine experimentelle Grundhaltung geblieben sowie die Versuche, das empirisch-experimentell gewonnene und über die verhaltenstherapeutische Strategie systematisierte Erfahrungswissen mit theoretischen Modellen aus Lern-, Sozial- und allgemeiner Psychologie und Biologie in Übereinstimmung zu bringen (Hand 1986). Während Gelder 1972 noch die Verhaltenstherapie als „symptomgerichtet" charakterisierte und die am weitesten verbreiteten spezifischen Symptom-Techniken Systematische Desensibilisierung, Aversionsverfahren (Verwendung von ausschließlich negativen Konsequenzen) und aus operanten Lerntheorien abgeleitete Verfahren nennt, berichtet Hand 1986 bereits, daß systematische Desensibilisierung und Aversionsverfahren in der klinischen Verhaltenstherapie kaum noch eine Bedeutung haben. Verfahren aus dem operanten Konditionierungsmodell, nach welchem Verhalten über belohnende oder bestrafende Konsequenzen gesteuert wird, wird nach wie vor angewandt; belohnende Konsequenzen bewirken – lerntheoretisch betrachtet – eine Steigerung von (erwünschtem) Verhalten und bestrafende Konsequenzen eine Reduktion von (unerwünschtem) Verhalten (Skinner 1953). In der Entwicklung der Verhaltenstherapie lassen sich drei Richtungen herauskristallisieren (Hand 1986, S. 278 f.):

1. Der symptom-orientierte, unimodale Ansatz

Dieser Ansatz, auch als „alte Einfachheit" bezeichnet, stand unter dem Credo „Das Symptom ist die Neurose" (Hand und Zaworka 1982); operante Techniken, die etwa gezielt die Symptome abbauen sollten, ohne jedoch in ein Konzept für die Behandlung der Psychose eingebettet zu sein, gehören genauso hierher wie phobie-spezifische Verfahren, wenn sie diagnosebezogen „automatisch" zur Anwendung kamen. Motivationsprobleme oder die Beziehung zwischen Patient und Psychotherapeut waren keine expliziten Themen.

2. Der patienten-orientierte, multimodale Ansatz

Dieser Ansatz entstand aus der Arbeit mit psychisch und organisch „schwerer" gestörten Patienten. Ganze „Therapiepakete" wurden entwickelt (Hersen 1981) und Motivationsproblemen und der Patient-Therapeut-Beziehung deutlich Aufmerksamkeit gewidmet (Lazarus 1978). Gleichzeitig wurde natürlich die Evaluation der anteiligen Effekte der einzelnen Komponenten zu einem bisher ungelösten Problem (Kazdin 1981).

3. Der patienten-orientierte, strategiebezogene Ansatz

Kanfer und Saslow (1969) schlugen eine permanente Verknüpfung von Diagnostik, Analysen und laufender Therapie vor. Analyse und Motivationsmodifikation erhielten eine zentrale Rolle in diesem Ansatz (Kanfer und Grimm 1980), und Therapeuten und Patienten sollten „aus der Komplexität von Gestörtheit schwerpunktmäßige, umschriebene Interventionsebenen herausarbeiten.

Anfang der sechziger Jahre wurden immer wieder neue Methoden erfunden, die einem oder mehreren Lernprinzipien verpflichtet waren. Eysenck, vehementer Vertreter der Verhaltenstherapie, jonglierte mit (von Bergin später korrigierten) Erfolgszahlen, um die „Höherwertigkeit der Verhaltenstherapie" anderen psychotherapeutischen Schulen gegenüber zu beweisen (Jaeggi 1983). Heute kann man sagen, daß die Verhaltenstherapie keine psychotherapeutische Methode ist, die prinzipiell anderen psychotherapeutischen Schulen überlegen wäre – das gilt gerade auch für die Psychotherapie von Psychosen. Da seit Ende der sechziger Jahre „kognitive" Methoden immer stärker einbezogen wurden und die Verhaltenstherapeuten nicht mehr nur Patienten mit klar abgrenzbaren Symptomen behandelten, wurde der Einbezug „innerer Stimuli" wie sie z. B. Gedanken, Gefühle und Motivationslagen darstellen, notwendig. In der Zwischenzeit bezeichnen sich die meisten Verhaltenstherapeuten als „kognitiv-verhaltenstherapeutisch" (Jaeggi 1983, S. 1420). Jaeggi kritisiert immerhin noch 1983, daß die wichtige Variable der Klient-Therapeut-Interaktion von den Verhaltenstherapeuten nur in unzureichender Weise konzeptualisiert wurde (Jaeggi 1983, S. 1421). Verhaltenstherapie *ohne* Einbezug kognitiver Methoden ist nach Jaeggi heute nur mehr bei sehr jungen Kindern und Retardierten (z. B. Mongolismus) indiziert, Verhaltenstherapie *mit* Einbezug kognitiver Methoden muß sich mit den gleichen interaktionellen und evaluativen Variablen der Psychotherapie auseinandersetzen wie alle anderen psychotherapeutischen Schulen auch. Im Vordergrund der verhaltenstherapeutisch orientierten Verfahren zur Schizophreniebehandlung stehen Techniken des operanten Konditionierens. Bereits „Hunderte von hospitalisierten, zumeist schizophrenen Patienten lebten nach dem Token-Economy- oder Münz-System" (Davison und Neale 1988, S. 469, vgl. auch Paul und Lentz 1977, Florin et al. 1973). Ziel dieser verhaltenstherapeutischen Interventionen war nicht die Heilung, sondern die Optimierung der Lebensqualität vor allem „chronisch" schizophrener Patienten durch den Einsatz verstärkender Verhaltenskonsequenzen (vgl. dazu auch den Beitrag von Norbert Kienzle in diesem Buch).

Im Rahmen der Verhaltenstherapie wurden soziale Kompetenztrainings entwickelt – mit dem Ziel, daß schizophrene Patienten sozialen Anforderungen besser gerecht werden und dadurch weniger sozial verursachten Streß erleben. Die Hoffnung war, daß sich – zumeist über die Therapieelemente „Instruktion", „Modelldarbietung", „Rollenspiel", „Feedback" und „In-Vivo-Übung" – eine Verbesserung der sozialen Kompetenz auch rezidivprophylaktisch günstig auswirkt. Diese Kompetenztrainings führten allerdings vorerst eher nur zu kurzfristigen Therapieeffekten, deren Generalisierung und Langfristigkeit fraglich blieb.

Brenner et al. (1980) entwickelten einen Ansatz, der sowohl auf soziale Fertigkeiten abzielt als auch weitere Therapieelemente integriert und als „Integriertes Psychologisches Therapieprogramm", kurz IPT genannt, international bekannt wurde (Roder und Kienzle 1986, Roder et al. 1992). Zusätzlich zum Therapiebaustein *Soziale Fertigkeiten* integriert diese Methodik:

1. Soziale Wahrnehmung (spezielle, neu entwickelte Maßnahmen zur Förderung des adäquaten Konzeptualisierens sozialer Situationen)

2. Verbale Kommunikation (zielt auf die basale kommunikative und interaktive Kompetenz ab)

3. Kognitive Differenzierung (gezielte Förderung im kognitiven Leistungsbereich)

4. Interpersonelles Problemlösen (problemlösungsorientierte Interventionen zur Entwicklung individueller Möglichkeiten der Streßbewältigung).

Das Rezidivrisiko medikamentös behandelter schizophrener Patienten ist in Familien mit „high expressed emotions", d. h. in jenen Familien, in denen die Angehörigen dem Patienten gegenüber feindselig oder emotional überengagiert reagieren, deutlich erhöht (Leff und Vaughn 1985, 1986). Die Befunde der „Expressed-Emotion"-Forschung belegen die Bedeutung von psychologischen Faktoren, nämlich Kontaktvariablen, in der Behandlung schizophrener Patienten und stellen damit ein Gegengewicht zu den unbestrittenerweise vorhandenen biologischen Faktoren dar, wie etwa genetische Befunde, Neurotransmitterbefunde, hirnorganische Befunde und neuronale Befunde in bezug auf Entwicklungsstörungen (vgl. dazu auch den Beitrag von Norbert Kienzle in diesem Buch/Teil I). Auf der Grundlage dieser Befunde entwickelten Verhaltenstherapeuten die „Behaviorale Familientherapie", die sich zumeist aus den Bausteinen Information, Familiäres Kommunikationstraining und Familiäres Problemlösen zusammensetzt – mit dem Ziel, überkritische bis feindselige Interaktionen innerhalb der Familie zu reduzieren und den Respekt gegenüber den Bedürfnissen aller Familienmitglieder zu erhöhen. Eine ähnliche Zielsetzung verfolgt die Angehörigenarbeit, die zudem noch versucht, Selbsthilfepotentiale betroffener Familien einzubeziehen (Katschnig und Koniecna 1984, Fiedler 1986).

Mit dem verhaltenstherapeutischen Zugang zu Menschen mit psychotischen Störungen befassen sich neben Norbert Kienzle (in Teil I und Teil II dieses Buches) Peter Fiedler – speziell mit der Bedeutsamkeit des emotio-

nalen Familienklimas, Lutz Mussgay und Eibe-Rudolf Rey mit der Reduktion kognitiver Defizite durch computerunterstütztes Training bei schizophrener Minussymptomatik und Hans Georg Zapotoczky mit den Möglichkeiten und Grenzen verhaltenstherapeutischer Methoden – nicht nur bei
schizophrenen, sondern auch bei depressiven Patienten (Teil II).

Gestalttherapeutisch orientierte Auseinandersetzung mit Psychosen

Um den gestalttherapeutisch orientierten Zugang zu Psychosen zu charakterisieren, möchte ich kurz auf einige gestalttherapeutische Grundgedanken eingehen. Perls, Hefferline und Goodman gehen 1951 in ihrem
Grundlagenbuch zur *Gestalttherapie* vorerst einmal von der *Kontaktgrenze* aus
(1979). Mit dem für die Gestalttherapie so wichtigen Begriff der Kontaktgrenze ist die Grenze zwischen Organismus und Umwelt gemeint, an der
die psychischen Ereignisse stattfinden. Es gibt z. B. kein Sehen ohne sicht-
bares Objekt, wenn kein sehendes Auge da ist, wird nichts gesehen. Keines
kann ohne das andere erklärt werden. An dieser Grenze, zuallererst an der
Hautoberfläche und in den anderen Organen der Sinneswahrnehmung
und der motorischen Reaktion, ereignet sich Erfahrung.

„Erfahrung ist die Funktion dieser Grenze; und real – im psychischen Sinne – sind
die „vollständigen" Gestalten dieser Funktion, das heißt die, deren Bedeutung erreicht oder deren Handlungsablauf abgeschlossen wurde. Vollständige Erfahrungen erfassen nicht „alles und jedes", aber sie sind absolute, ganzheitliche Strukturen; und eigentlich ist alles andere, einschließlich sogar der Vorstellungen eines Organismus (Menschen, Anm. d. Verf.) oder einer Umwelt, eine Abstraktion, eine
denkbare Konstruktion oder eine Möglichkeit, die sich in dieser Erfahrung als eine
Andeutung irgendeiner anderen Erfahrung ereignet. Wir sprechen vom Organismus, der zur Umwelt Kontakt aufnimmt, aber es ist der Kontakt selbst, der die einfachste und erste Realität bildet" (Perls, Hefferline und Goodman 1979, 1992, S. 9).

Das sensorische System (Sinnesorgane) verschafft dem Menschen die Ori-
entierung und das motorische Sytem die Mittel zur Manipulation; der
Mensch erfaßt die Welt mit beiden Systemen, keines ist die Funktion des
anderen; beide sind Funktionen des ganzen menschlichen Wesens. Das
Funktionieren beider Systeme ist wichtig für die Erhaltung der Gesundheit.
Das Selbst wird prozessual aufgefaßt und nicht als Persönlichkeitskern gesehen. Es tritt in Erscheinung, wenn es an der Kontaktgrenze das Feld (die
Umwelt) wahrnimmt und damit in Kontakt tritt (bzw. den eigenen Leib
wahrnimmt). Das gestalttherapeutische Paradox der Grenze bzw. des Kon-
takts bedeutet Berührung und Abgrenzung zugleich, impliziert jedoch da-
mit keine Trennung von innen und außen. Je nach Bedürfnislage tritt eine
Figur (z. B. ein Bedürfnis, ein Gefühl, eine Wahrnehmung, eine kognitive
Erkenntnis) aus dem Hintergrund und drängt – im gestalttherapeutischen
Sinne – nach einer Schließung. Bei geglückten Kontaktaufnahmen wird die
Gestalt geschlossen, sinkt in den Hintergrund zurück und macht einer neu-
en Figur Platz. Der *Kontaktzyklus* wurde bereits an anderer Stelle zusammengefaßt dargestellt (Krisch 1992). Er kann in vier Schritten kurz be-
schrieben werden:

1. Im *Vorkontakt* taucht ein Bedürfnis bzw. Reiz auf und wird zur Figur, während die übrige Umwelt aus der Sicht des Selbst zum Hintergrund wird. Daraufhin treten die Möglichkeiten zur Befriedigung (ad-greddi) als Figur in den Vordergrund (2. *Kontaktnahme*), das Verlangen des Vorkontakts tritt damit wieder in den Hintergrund. 3. Im *Kontaktvollzug* wird der Kontakt selbst zur Figur und intensiv erlebt; schließlich tritt die Figur wieder in den Hintergrund zurück (4. *Nachkontakt*); damit ist der Kontaktprozeß beendet und der Organismus für den nächsten Kontaktzyklus bereit. Die laufende Aufeinanderfolge derartiger Kontaktzyklen mit intakten Gestaltbildungs-prozessen im Sinne der organismischen Selbstregulation ist die Grundlage für lebenslanges Reifen und für die Gesundheit. Werden Kontaktaufnahme oder Kontaktvollzug vermieden, entsteht eine unvollendete Gestalt, die nach einer Schließung drängt. Analog zum Zeigarnik-Effekt lassen sich offe-ne Gestalten (unerwünschte Gefühle, vermiedene äußere Konflikte, peinli-che Wünsche) nicht auf Dauer wegschieben, sondern tauchen immer wie-der gegen den bewußten Willen der Person wieder auf. Die Abwehrmecha-nismen (vgl. A. Freud 1936) werden nach Perls (1973) als Störungen an der Kontaktgrenze wirksam und behindern den Menschen letztendlich an sei-ner vollen Entfaltung. So lassen sich einige Abwehrmechanismen (in psy-choanalytischer Terminologie) als Kontaktvermeidungsstrategie (in gestalt-therapeutischer Terminologie) übersetzen. Eine weitere Querverbindung drängte sich mir beim Lesen eines (psychoanalytisch orientierten Aus-schnitts) von S. Mentzos auf; sehen wir uns dieses Modell, das ursprünglich vor allem für die Erklärung von Neurosen herangezogen wurde, für den Be-reich der Psychosen beispielhaft an: Mentzos beschreibt einen Ausschnitt ei-ner (psychoanalytisch orientierten) Psychotherapie, in dem sich eine Pati-entin während einer Sitzung, in der er etwas zurückhaltend war, von ihm ab-gewiesen gefühlt hat. Obwohl diese Patientin schon seit längerer Zeit frei von psychotischer Symptomatik war, entwickelte sie daraufhin in Form einer mikropsychotischen Episode eine Vergiftungsidee: Sie war wenig später ein-geladen, spürte beim Trinken einen komischen Geschmack und fühlte sich vergiftet. Während dieser Episode spürte die Patientin nicht mehr den Schmerz, der durch das für sie enttäuschende Verhalten des Therapeuten entstanden ist. Der Therapeut hätte aus der Sicht der Patientin ihre positi-ven Gefühle entsprechend beantworten können; als die Vergiftungsidee ver-schwand, trat dieser seelische Schmerz wieder auf (Mentzos 1991, S. 88). Was bedeutet dieser Vorgang im Hinblick auf den Kontaktzyklus?

1. Im *Vorkontakt* taucht der Schmerz (Abweisung) im subjektiven Erle-ben der Patientin auf und wird zur Figur. Der Wunsch, sich angenommen zu fühlen, wird frustriert. Die übrige Umwelt wird währenddessen zum Hin-tergrund.

2. Im Stadium der *Kontaktnahme* würden als nächster Schritt Möglich-keiten der Befriedigung sozusagen als „neue Figur" in den Vordergrund treten. Die Funktion des Ich ist es, Möglichkeiten zu differenzieren und auszuwählen. Hier können wir nur phantasieren: Eine Möglichkeit wäre vielleicht, den Schmerz oder die Enttäuschung auszudrücken, verbal oder nonverbal, eine andere, Ärger über die Frustration zu spüren und/oder zu

zeigen, und eine andere, den persönlichen Wunsch nach mehr gezeigter Aufmerksamkeit und Anteilnahme in irgendeiner Form zu äußern. Die Funktion der Kontaktnahme wird in diesem Beispiel von seiten der Patientin erst einmal vermieden.

3. Dadurch „erspart" sie sich vorläufig einmal auch den *Kontaktvollzug*. Sie vermeidet den Schmerz, die Enttäuschung voll zu spüren oder das Risiko einzugehen, ihren Ärger oder ihre Wünsche zu zeigen.

4. Die Figur würde während des Stadiums des *Nachkontakts* in den Hintergrund zurücktreten, und der Kontaktprozeß wäre beendet. Das ist jedoch hier nicht der Fall. Es ist eine offene Gestalt entstanden, die nach einer Schließung drängt. Die offene Gestalt „hängt" sozusagen in die nächste Situation noch hinein. Das Auftreten der mikropsychotischen Symptomatik in Form der Vergiftungsidee „löst" sozusagen erst einmal das Problem. Das fehlende Stück Erleben hat gewissermaßen wieder seinen Platz und ist damit nicht als „verschwunden" zu betrachten. Es scheint kurzfristig auch ein „Vorteil" der kurzen psychotischen Episode zu sein, daß der Schmerz nicht anhält, sondern „vergessen" werden kann. Allerdings ist es längerfristig gesehen ein „Nachteil", daß die Prinzipien einer effektiven Handlung nicht wahrgenommen werden können, daß Wahrnehmung und im Anschluß daran auch Handlungsmöglichkeiten nicht genützt werden können, um die organismische Balance wiederherzustellen. Die psychotische Symptomatik kann sozusagen damit auch Ausdruck des aus der Balance geratenen Organismus sein. An diesem Beispiel wird auch sichtbar, wie wichtig Konstanz und Kontinuität in der Therapie von Menschen mit psychotischen Störungen ist. Die Patientin war offenbar im Lauf der Psychotherapie so weit fortgeschritten, daß das Verschwinden der Vergiftungsidee und das Wiederauftreten des seelischen Schmerzes thematisiert werden konnte. Diese wichtige basale „Kleinarbeit" ist wesentlicher Bestandteil jeder Arbeit mit Menschen mit psychotischen Störungen, unabhängig von der psychotherapeutischen Ausrichtung und quer durch alle Berufsgruppen (Ärzte, Psychologen, Sozialarbeiter, Ergotherapeuten, Krankenschwestern und -pfleger, Musiktherapeuten, Bewegungstherapeuten usw.).

Der Vollständigkeit halber möchte ich an dieser Stelle noch ergänzen, daß Mentzos den Verfolgungswahn nicht nur der Projektion der Aggression zuordnet, sondern auch der „Herstellung einer besonderen, unter den gegebenen Umständen der einzig möglichen Beziehung zu einem wenn nicht liebenden, so doch hassenden und verfolgenden Objekt" (Mentzos 1991, S. 88 f.). Auch das subjektiv erlebte Hören von Stimmen, netten und gutartigen wie auch bösen, kritisierenden oder kommentierenden Stimmen (akustischen Halluzinationen), kann eine ähnliche „Beziehungsfunktion" haben. (Als weitere Reaktionen von Schizophrenen auf Abweisung und Frustration neben der Entwicklung einer wahnhaften Beziehung (Beziehungswahn oder Verfolgungswahn) nennt Mentzos Rückzug und totale Gleichgültigkeit (von der leichten Form scheinbarer Gleichgültigkeit bis zu der schweren Form des Autismus), massive Aggression, Ausweichen in eine schwere psychosomatische Erkrankung (z. B. Wechsel psychotischer Episoden und neurodermitischer Schübe) und Suizidgedanken bis hin zu Selbst-

mord, um der Vernichtung des Selbst zu „entgehen". Zum Vergleich: Bei
manisch-depressiven Patienten faßt Mentzos folgende Reaktionen auf Abweisung und Frustration zusammen: eine aktive Selbstentwertung in der
Form von hartnäckigen Insuffizienzgefühlen (die die drohende Herabsetzung des Selbstwertgefühls vorwegnimmt) bzw. in der manischen Phase
eine vorwegnehmende und/oder kompensatorische Selbstüberhöhung,
Aggressivierung, Agitiertheit, Groll (agitierte Depression oder gereizte Manie), ebenfalls Ausweichen in eine schwere psychosomatische Erkrankung
(z. B. Colitis, Asthma usw.), Selbstmordgedanken oder Suizid, um das
Selbst vor dem drohenden Selbstverlust zu „retten" (Mentzos, 1991, S. 87).
Mit dieser Aufschlüsselung hat Mentzos phänomenologisch beschrieben,
auf welche Art und Weise bei Menschen mit psychotischen Störungen der
Kontakt zum Schmerz oder zur Enttäuschung durch die Abweisung oder
die Frustration vermieden werden kann.

Perls, Hefferline und Goodman betrachteten die akute Psychose als Vernichtung mancher Gegebenheiten der Erfahrung, z. B. der Erregbarkeit
von Wahrnehmung oder Eigenwahrnehmung. „Sofern überhaupt Integration vorhanden ist, füllt das Selbst die ganze Erfahrung aus: Es ist völlig ent-
würdigt oder unermeßlich großartig, Gegenstand einer totalen Verschwörung usw. Allmählich wird auch die primäre Physiologie affiziert" (Perls,
Hefferline und Goodman 1979, S. 230 f.). Das Selbst, das den ganzen Bereich der Erfahrung ausfüllt (gestalttherapeutische Terminologie), erinnert sehr an Ballys Charakteristik, der Psychotiker übertrage überhaupt nur
(psychoanalytische Terminologie).

F. S. Perls betont 1973 in der Auseinandersetzung mit den aus der Psychoanalyse stammenden *neurotischen Abwehrmechanismen* die Bedeutung der
Projektion für die Paranoia: „. . . die Projektion . . . ist die Tendenz, die Umwelt für das verantwortlich zu machen, was im Selbst begründet liegt." Und:

„Klinisch diagnostizieren wir das Krankheitsbild der Paranoia, das durch die Entwicklung eines hochorganisierten Systems von Selbsttäuschungen gekennzeichnet
ist, als einen Extremfall der Projektion. Der Paranoiker zeigt sich immer wieder als
eine höchst aggressive Persönlichkeit, die die Verantwortung für ihre Wünsche, Gefühle und Sehnsüchte nicht übernehmen kann und sie Objekten und Personen ihrer Umwelt aufbürdet. Die Überzeugung des Paranoikers, daß er verfolgt wird, ist in
Wahrheit das Bekenntnis, daß er gern andere verfolgen würde"(Perls 1985, S. 53 f.).

Die gestalttherapeutische Grundhaltung in der Arbeit mit psychotischen
Menschen sollte nach der Getalttherapeutin Cynthia O. Harris gekennzeichnet sein durch eine primär unterstützende Haltung, keine vorrangig
aufdeckende Haltung, eher bestätigend, ermutigend, beruhigend und die
eigene Präsenz und Erreichbarkeit des Psychotherapeuten betonend. Arbeitet der Psychotherapeut im stationären Bereich, so besteht auch die
Möglichkeit, durch kurze häufige Besuche beim Patienten seine Präsenz
und Ansprechbarkeit zu vermitteln (Harris 1992).

Cynthia O. Harris stellt 1992 einige spezielle Techniken der Gestalttherapie in der Arbeit mit psychotischen Personen vor:

1. „*Self-Disclosure*" (Selbstöffnung, sich selbst preisgeben)
Während des psychotherapeutischen Dialogs ist es wichtig, daß der Psy-

chotherapeut auch seine persönliche Sicht der therapeutischen Interaktion darstellt. Er sollte sich auf die unmittelbaren Erlebnisse mit dem Patienten beschränken und sich knapp und klar ausdrücken. Sein Modus sollte ruhig sein, weil ein Psychotiker mehr Ruhe braucht als ein Neurotiker. Mit dieser Forderung nach Authentizität ist nicht gemeint, daß der Psychotherapeut in jeder Situation immer alles sagt, was er sich denkt oder fühlt; vielmehr gilt es im Laufe der psychotherapeutischen Arbeit, das richtige Maß an selektiver Authentizität im Sinne Lore Perls' zu finden: Der Psychotherapeut sagt nicht alles, aber *was* er sagt, ist *authentisch*.

2. „*Polarities*" (Polaritäten)

Die Arbeit mit Polaritäten erfordert beim Psychotherapeuten eine spezielle Vorsicht und Achtsamkeit, weil diese Patienten Schwierigkeiten haben, die Grenze zwischen innen und außen wahrzunehmen. Dem Psychotherapeuten kommt z. B. auch die Aufgabe zu, klarzustellen, daß es sich um zwei Seiten der gleichen Persönlichkeit handelt und nicht um zwei verschiedene Personen, damit nicht das zerbrechliche oder ohnehin bereits gefährdete Integritätsgefühl der Person zusätzlich gefährdet wird.

3. „*Dreams*" (Traumarbeit)

Ebenso erfordert die Arbeit mit Träumen viel Vorsicht. Im Falle eines beunruhigenden Traumes oder eines Alptraumes kann der Psychotherapeut den Patienten auffordern, den Traum zu wiederholen und ein tröstliches Detail nachzuerzählen oder z. B. den Traum nachzuerzählen und aufzuhören, wenn der Patient sich unwohl fühlt. Anschließend lädt der Psychotherapeut den Patienten ein, den Traum mit einem angenehmen, erwünschten Ende zu erzählen. Diese Techniken erlauben dem Patienten, die Erfahrung zu machen, über sein Leben verfügen zu können, sein subjektives Erleben selbst beeinflussen zu können oder über sein Innenleben wieder verfügen zu können, d. h. sich nicht ihrem Innenleben ausgeliefert zu fühlen und damit die Gelegenheit zu haben, aus der eigenen Erfahrung zu lernen.

Die zwei Funktionen des Gestalttherapeuten in der Arbeit mit psychotischen Individuen ist es, 1. den Patienten zu unterstützen und zu ermutigen und 2. dem Patienten Übungen, Experimente und Aufgaben vorzuschlagen, damit er langsam, aber sicher sein Leben wieder in die Hand nimmt (Harris 1992).

Die grundlegende Aufgabe des Gestalttherapeuten ist es, *das* geschehen zu lassen, was *da* ist; in diesem Sinne vertraut er darauf, daß das die grundlegende Bedingung ist, in deren Folge Veränderung eintreten kann, *ohne* bewußt herbeigefuhrt oder gelenkt zu werden. Je vollständiger und ganzheitlicher wir erleben können, wie wir in diesem Augenblick sind, desto wahrscheinlicher ist es, daß Veränderung in der Folge dessen eintritt. Mit der gegenwärtigen oder augenblicklichen Erfahrung zu *bleiben*, ist die Methodologie der paradoxen Theorie der Veränderung gemeint („*The paradoxical theory of change*", Harris 1992, S. 252). Diese Methode (oder Technik oder Ansatz) ist nach Harris während jeder Phase des psychotischen Prozesses angebracht. Mit einer akut psychotischen Person kann es die Schönheit der Anerkennung der Einzigartigkeit oder des Wesens des

Patienten und seiner Erfahrungswelt haben, ohne jedoch den psychotischen Prozeß von der Seite des Psychotherapeuten her zu unterstützen oder zu fördern.

Harris publiziert zur Veranschaulichung der paradoxen Theorie der Veränderung folgenden Dialog zwischen Patientin und Gestalttherapeutin (aus dem Engl. übersetzt von N. Amendt-Lyon):

Die Patientin, Nancy, ist 22 Jahre alt und war bereits zweimal wegen akuter psychotischer Episoden in eine psychiatrische Station aufgenommen worden. Jetzt wurde sie neuerlich in die psychiatrische Abteilung aufgenommen. Die nachfolgende Textpassage hat Cynthia O. Harris einem unveröffentlichten Manuskript (1974) von Claire Stratford entnommen. Psychopharmaka haben zum Zeitpunkt dieses Dialogs bereits die schrecklichsten Symptome der Patientin unter Kontrolle gebracht. Unter anderen psychotischen Symptomen berichtet Nancy, „daß die Leute Ideen in meinen Kopf stecken".
T: Wie tun sie das?
N: Ich fühle mich beeinflußt.
T: Probieren wir etwas aus.
Würden Sie eine Idee in meinen Kopf stecken?
N: (kichert)
T: Ich meine es ernst, auch wenn es blöd klingt. Machen wir ein Experiment und schauen wir, wie Ideen von einem Kopf in den anderen gelangen...
N: (zögernd) Du solltest öfter in die Kirche gehen.... (N hat der Therapeutin bereits über ihre eigene Ambivalenz in bezug auf den Kirchenbesuch erzählt.)
T: Ich höre sie, aber ich glaube nicht, daß das zu mir paßt...
Ich werde Ihnen diese (Idee) zurückgeben, damit Sie sie selbst anwenden können, wenn Sie wollen. Sollte ich (einmal) eine (Idee) probieren (in ihren Kopf zu geben; Anm. d. Verf.)?
N: Ja.
T: Sie sollten sich mehr Ruhe gönnen.
N: Wozu? Ich fühle mich nicht müde.
T: Ich habe nicht den Eindruck, daß ich Sie beeinflusse. Wie ist es für Sie? (Wie geht es Ihnen damit?)
Hier anerkennt der Therapeut Nancys Erfahrung und bestätigt Nancy dabei, aber ohne Nancys psychotische Erfahrung Gültigkeit oder Unterstützung zu verleihen (Harris 1992, S. 252).

Die klassische Gestalttherapie wurde von Gestalttherapeuten, die mit Patienten mit psychotischen Störungen arbeiteten, abgewandelt (Besems und van Vugt 1987, Hanika 1992). Besems und van Vugt (1987) gehen von den Ich-Störungen der Schizophrenen aus, wie sie Scharfetter (1986) beschreibt und entwickelten auf gestalttherapeutischer Basis Übungen dazu.

Hanika betont bei der gestalttherapeutischen Arbeit mit Schizophrenen, daß auf die Schutzfunktion des Widerstandes besonders geachtet werden muß, da die Arbeit am Widerstand rasch zu bedrohlichen Erlebnissen führen kann. Die Arbeit an Persönlichkeitsanteilen mit den Methoden, wie sie bei neurotischen Patienten angewendet werden (Gestaltmethoden der Identifikation) ist meist *kontraindiziert*, da es die Tendenzen der Patienten zu Zersplitterung steigert. Die Haltung des Psychotherapeuten, die für schizophrene Menschen günstig ist, wird mit „aktiv, enga-

giert und direkt" anstatt „zu abstinent" charakterisiert. Hanika integriert
die Verwendung von Kinderspielzeug in seine gestalttherapeutische Gruppenpsychotherapie im Sinne eines „Übergangsobjekts", das den Patienten
erleichtert, mit sich selbst, dem Therapeuten und den anderen Gruppenmitgliedern in Kontakt zu kommen. Auch durch das Schreiben von Ge-
dichten und anderen kreativen Arbeiten konnten die Patienten langsam
und schonend an ihre innere Befindlichkeit herangeführt werden. Durch
die Verwendung von Awarenessübungen (*Bewußtheitsübungen* im Sinne von
Stevens 1971) gelang es Hanika, die schizophrenen Patienten zu einem
klareren, angstfreieren und bewußten Erleben ihres Leibes heranzuführen (Hanika 1992). Weitere Berichte von der gestalttherapeutischen
Arbeit mit Schizophrenen stammen von Quirmbach (1990), Gerunde
(1990), Serok (1982) und Serok und Zemet (1983) sowie Serok, Rabin
und Spitz (1984).

Die Beiträge der Gestalttherapeuten Hans Peter Bilek und Hans Peter
Weidinger (in Teil I dieses Buches) und Lotte Hartmann-Kottek, Werner
Bosch, Gert Mehles, Domna Ventouratou-Schmetterer, Thijs Besems und
Gerry van Vugt sowie Walter König befassen sich weiters mit gestaltthera-
peutischen Zugangsmöglichkeiten zu Menschen mit psychotischen Störun-
gen (in Teil II dieses Buches).

Auseinandersetzung mit Psychosen aus der Sicht des Psychodramas

1941 trafen der Psychiater Jacob Moreno Levi (1892 in Rumänien geboren)
und seine spätere Frau Zerka in City of Beacon, einer kleinen Stadt 100 km
nördlich von New York gelegen, zum erstenmal aufeinander. J. L. Moreno
hatte zu diesem Zeitpunkt bereits der Psychoanalyse den Rücken gekehrt
und beschäftigte sich intensiv mit seinem Stegreiftheater. Die Bühnenbild-
nerin Zerka Tömann (Moreno) (1917 in Holland/Amsterdam geboren)
hatte eine Schwester, die an einer starken Psychose erkrankt war, die von
den Ärzten als hoffnungslos beurteilt wurde. „Da packte Zerka die Wut.
‚Ich werde ihr helfen!' sagte sie und begann selbst Psychologie zu studieren. Als sie vor den Nazis fliehen mußte, war es damit vorerst zu Ende. Über
London kam sie mit ihrer Schwester nach Amerika. Um sich ihren Lebens-
unterhalt zu verdienen, arbeitete sie in New York als Sekretärin. Die Krankheit ihrer Schwester wurde schlimmer. Zerka suchte nach einem Psychiater" (Pongratz 1984). Moreno war schon Jahre vorher von Wien nach Amerika emigriert. Zerka wurde Dr. Moreno, der sich in Amerika Jack L.
Moreno nannte, empfohlen, der in Beacon eine kleine psychiatrische Klinik gegründet hatte, die in ihrer Form einzigartig war. Sie fuhr dort gemeinsam mit ihrer Schwester hin. Er praktizierte das Theaterspielen als psychotherapeutische Methode. Am 21. August 1941 begegneten Zerka und
Jacob Moreno Levi zum erstenmal in seinem Büro. Zerka war vorerst einmal vom Aussehen Morenos frappiert; in ihren Augen sah er gar nicht wie
ein Psychiater aus, vielmehr wie ein Künstler. Bereits 1911 sammelte Moreno Kindergruppen in den Wiener Parks und spielte mit ihnen aus dem
Stegreif. Es schlossen sich Gruppenexperimente und psychologische Grup-

penforschungen mit Prostituierten und Flüchtlingen an. 1918 gab er die
Zeitschrift „Daimon" heraus und gründete ein Stegreiftheater in Wien. Jeden Abend wurden dort Stücke improvisiert, die Moreno z. B. nach Ereignissen aus der Tageszeitung nachspielen ließ. Ihm schwebte eine neue Art
von Theater vor. Er entwarf nicht nur die Dramaturgie, sondern auch die
Architektur des Theaters der Zukunft. Es sollte nicht mehr zwischen Schau-
spieler und Publikum unterschieden werden. In seinen Schriften beschreibt er das Theater der Zukunft ganz im Stil des expressionistischen
Zeitgeistes. Aus dem Stegreiftheater entwickelte sich im Lauf der Jahre das
Psychodrama. Zerka Moreno charakterisiert das Psychodrama im Laufe eines Interviews in einem Videofilm von Pongratz ungefähr folgendermaßen: Die Zuschauer können sich mit verschiedenen Gefühlen identifizieren (z. B. Mitleid, Angst), mit dem Helden oder der Heldin, wodurch es
zu einer Katharsis kommt. Moreno verfolgte in Beacon seine Idee von der
heilenden Kraft des Rollenspiels weiter. Er ließ in einem Schuppen neben
seiner Klinik in Beacon die erste Psychodramabühne bauen. Moreno wollte ein Theater verwirklichen, das *natürlich* war. Alle Zuschauer sind potentielle Mitspieler.

„Er (Moreno) wollte eine offene Bühne haben, plastisch und die auch symbolisch
ist für die Welt", erklärt Zerka auf dem Videoband von Pongratz, während sie die
Bühne vorführt, „und für den Erwärmungsprozeß in der Interaktion im Psychodrama." Es gab insgesamt vier Stufen: einen Zuschauerraum für die potentiellen Mitspieler, eine Stufe bzw. einen erhöhten Abschnitt, der Platz für die Aktion bot und
einen Balkon. Moreno selbst saß auf einer schmalen Stufe zwischen Zuschauerraum
und Aktionsraum, die er „Interviewstufe" nannte. Auf dieser Stufe begann er, sich
mit den Leuten zu unterhalten, eine potentielle Protagonistin oder einen potentiellen Protagonisten zu suchen, sie herüberzurufen und zu interviewen; so fand er
heraus, was an diesem Tag gespielt wurde, was gerade aktuell war. Dann begann die
Aktion. Um eine „wirkliche" entsprechende Stimmung im Patienten zu erreichen
und die Gefühle des Patienten zu vertiefen, wurde entsprechendes farbiges Licht
eingeschaltet, das man auch mischen konnte, z. B. Rotlicht zur Darstellung von Haß
oder anderen starken Gefühlen oder um die Hölle zu symbolisieren. Zerka Moreno
erklärt dazu: „Manche Patienten fühlen sich ja wie in der Hölle und das (Rotlicht)
vertieft da das Gefühl. . . . Blau wird wiederum für andere Szenen verwendet; das
kann der Himmel sein, da oben, zum Beispiel, oder der Schiffsrand oder eine ro-
mantische Szene. Manchmal verwenden wir das (Blaulicht) auch für depressive Szenen, wo der Patient mit sich selber redet oder – irgendwie – die Welt ausschließt –
eigentlich . . . Das ist also das Instrument – Psychodramatheater. Es ist sehr wertvoll,
das (Psychodrama) zu haben, denn das gibt etwas Objektives und etwas ganz Spezifisches, das hier passiert; die Patienten lernen davon, daß da etwas anderes passiert
als da draußen im Leben. Aber ich muß sagen, man kann auch Psychodrama machen ohne ein Theater. Wir verwenden es auch in einem Zimmer oder Raum, und
dann fangen wir an, einen Kreis zu bauen von der Gruppe. Jeder stellt sich in einen
Kreis und (wir) fangen an zu reden und stellen uns vor – erwärmen sich – so wie wir
sagen – (wärmen sich) so langsam an, und aus diesem Kreis kommt dann ein Protagonist oder eine Protagonistin" (Z. Moreno, zit. n. Pongratz 1984).

In dem darauffolgenden Interview mit Petzold schildert Zerka Moreno
Sinn und Ziel des Psychodramas ungefähr folgendermaßen: Menschen
können sich im Spiel Rollen anlernen, die sie vielleicht im Leben verwen-

den können oder die im Leben selber „nicht gut gehen", damit man sie ändern kann, verbessern kann. Denn der Mensch ist nicht ein Monologist, er
spielt mit anderen in Verbindung zusammen, und sein Geist entwickelt sich
in diesen Verbindungen mit anderen Menschen. Wir interessieren uns genauso für diese Beziehungen wie für diesen Geist selber. Wir lernen im Leben wirkliche Rollen zu spielen, Kinder und Eltern und Studenten und
Lehrer – das sind Rollen, die wir lernen müssen. Wir legen keinen besonderen Wert darauf, wir sehen nur, daß das Fakten sind. Moreno hat den
Menschen als improvisierenden Rollenspieler im Leben selbst betrachtet.
Manchmal sind die Rollen falsch gelernt worden und müssen geändert werden; überhaupt bei Patienten kann man vielleicht *nicht* den Patienten *direkt*
beeinflussen, aber *durch die Rollen*, und *durch die Beziehungen*, die diese Rollen mit sich bringen. Krankheit wird als pathologische Spontaneität und
Kreativität gesehen, als *Lernen von falschen Rollen*. Der Mensch schafft sich
selber in diesen Rollen und bei Patienten ist das in eine pathologische Richtung gegangen, und das müssen wir wieder umdrehen, um es noch immer
spontan und kreativ zu machen, aber gesund und integrativ. Im Anschluß
an die *Erwärmungsphase* zu Beginn der Sitzung (in Form von Tanz oder Musik oder Sprechen oder ganz ruhigem Sitzen oder Meditation) folgt eine
Aktionsphase, in der eine problematische Szene eines Gruppenmitglieds szenisch dargestellt wird. Der Protagonist ist der zentrale Spieler, der seine Geschichte oder sein zentrales Problem einbringt. Der Protagonist geht in Interaktion mit anderen Leuten, die nicht da sind, z. B. Vater oder Mutter
oder Bruder . . . Dann sucht er jemand, der die Rolle des Vaters oder der
Mutter spielen und annehmen kann. Zuschauer, die besonders trainiert
sind, derartige Rollen zu übernehmen, werden Hilfs-Ich genannt, weil sie
eine Hilfe sind für den Protagonisten und für den Leiter und letztlich auch
für die abwesenden Personen. Patienten können sich oft nicht mehr selbst
helfen und brauchen derartige Hilfs-Iche, um ihre Ideen und Phantasien
zu konkretisieren, damit sie sich letztlich dadurch befreien können. Im
Lauf der Aktionsphase gibt es dafür verschiedene Möglichkeiten, diesen
Prozeß zu unterstützen, z. B. in Form eines Doppelgängers oder eines Rol-
lentauschs. Ein „Doppelgänger" z. B. kann sich in die Gefühle des Patienten einfühlen und die Gefühle so beim Patienten vertiefen und „verbreitern" und durchsuchen helfen und auch Fragen stellen. Oder: z. B. Mutter
und Sohn verstehen einander nicht, dann kann etwa ein Rollentausch angezeigt sein. Der Sohn spielt z. B. seine Mutter, um sie besser zu verstehen.
Der Leiter schlägt dem Sohn vielleicht vor: „Sei du deine Mutter." Der Sohn
nimmt die Haltung, die Position, die Bewegungen und die Stimme seiner
Mutter ein; das Hilfs-Ich übernimmt dann die Rolle des Sohnes. Die Verbindung kann dadurch vertieft werden, die Gefühle können dadurch auch
kommen, und der Protagonist sieht, wieso er sich in seiner Beziehung zur
Mutter derartig plagt. Das Hilfs-Ich ist sein eigener Spiegel und zeigt ihm
sein eigenes Bild vor. Ziel dieser Aktionsphase, in der das eigentliche „Spielen" stattfindet, ist eine Reinigung der Gefühle oder eine gefühlsmäßige
Entlastung (Katharsis) und eine Integration. Anschließend teilen die Gruppenmitglieder einander mit, wo sie selbst emotional betroffen waren (Pha-

se des *Sharings*). Das bringt den Protagonisten wieder in die Gruppe zurück und ist im Grunde die Basis der Gruppenpsychotherapie. Wirkliche Tränen, wirkliches Lachen, das wirkliche Leben, so wie es ist, findet im Laufe des Psychodramas statt. Moreno wollte, daß man in der geschützten Situation des Psychodramas lernen kann, er wollte eine Situation schaffen, in der man ruhig Fehler machen kann, ohne bestraft zu werden und es in aller Ruhe noch einmal versuchen kann. Nicht nur der Therapeut kann heilend sein; es gibt so viel Reichtum und Weisheit in der Gruppe selbst, und die muß man nützen (Zerka Moreno in Pongratz 1984).

J. L. Moreno arbeitete nicht nur mit Patienten mit Neurosen und sozialen Problemen, sondern auch mit Patienten mit Psychosen; er veröffentlichte 1959 nicht nur die Grundlagen dieser neuen Methode des Psychodramas, sondern auch Psychodrama-Protokolle dieser Patientengruppen und Gruppenpsychotherapie-Protokolle. Die besten Hilfs-Ichs sind oft frühere Patienten und berufsmäßige therapeutische Ichs, die einen ähnlichen gesellschaftlich-kulturellen Hintergrund haben wie der Patient. Die richtige Wahl des Hilfs-Ichs spielt eine große Rolle: So berichtet Moreno, daß einer Frau aus Puerto Rico, die phantastische Halluzinationen hatte, auf keine Form der Psychotherapie ansprach. Sie reagierte aber auf Psychodrama, sobald ein einheimisches Hilfs-Ich benutzt wurde. Ihren Landsleuten schienen viele ihrer religiös gefärbten Halluzinationen ganz normal. J. L. Moreno stellt sich in diesem Zusammenhang die Frage, wie es dieser Patientin wohl ergangen wäre in einer anderen Kultur mit mehr Einbildungs- und Erfindungskraft, die weniger als die unsere eingestellt ist auf pragmatische Wirklichkeit und materielle Dinge. Er warnt vor unserer Besessenheit für ein bestimmtes sozio-normales Benehmen und unserer Tendenz zu einer „Realitäts-Therapie" als der einzigen Lösung (Moreno 1951, 1988, S. 316). Moreno wendet sich von dem üblichen Ziel ab, den Patienten von seinen Einbildungen und Enttäuschungen befreien und ihn zur Wirklichkeit, unserer kulturellen Norm zurückbringen zu wollen. Der springende Punkt ist für ihn, daß sich der Patient oft nicht von seiner Psychose trennen will, daß sie für ihn normal geworden ist. Oft ist sie das Resultat vieler Jahre „schöpferischer Arbeit" und zu kostbar, um aufgegeben zu werden. In diesem Sinne steht die „psychodramatische Probe", wie Moreno sie nennt, der inneren Lebenswertung des Patienten näher als die Anpassung um jeden Preis an die alte Realität („Realitätsprobe" n. Moreno).

„Psychodramatische Therapie" hat daher, so schrieb Moreno 1959, einen wichtigen Schritt vorwärts getan:

1. „Die ‚Wirklichkeit' der Psychose zu *akzeptieren.*"

2. „Mit den *Hilfs-Ich*en in die Psyche des Patienten einzudringen und ihm *aktiv* in der *Selbstverwirklichung* zu helfen, den *Weg der Psychose* zu gehen, aber in einer *kontrollierten* Form."

3. Den Patienten *mit* seinem von der Norm abweichenden Benehmen wieder in die Kultur einzureihen – ganz selbstverständlich und natürlich, mit der Möglichkeit, sich in schöpferischer Tätigkeit zu bewähren (Moreno 1959, 1988, S. 317, kursiv ist Anm. d. Verf.)

In mehreren – spannend geschriebenen – Protokollen veranschaulicht

J. L. Moreno die psychodramatische Arbeit mit Menschen mit Psychosen. Auch in der Traumarbeit geht Moreno von der Expertenrolle weg, analysiert und deutet nicht, so daß der Träumer nicht mit dem Therapeuten übereinstimmen muß. Ziel psychodramatischer Technik ist, den Träumer dazu anzuregen, den Traum zu produzieren (anstatt – wie in der Psychoanalyse – zu analysieren). Das Verstehen erfolgt „nicht durch Analyse, sondern durch Erleben in der Handlung", so daß eine „Art Selbstverwirklichung durch den Traum" erfolgt. In einer weiteren Phase der Produktion kann der Träumer seinen Traum über das Traumende hinaus ausdehnen. Der Traum wird in der psychodramatischen Sitzung fortgesetzt und der Patient in diesem Sinne dazu angeregt, „ihn zu einem Ende zu bringen, das ihm angebracht erscheint, oder zu einem Ende, das ihn zu einer besonderen Überwindung jener verborgenen Kräfte befähigt, die sein Gleichgewicht stören" (Moreno 1959, 1988, S. 274). Dieser Vorgang („Traumprobe") kann zu einer gründlichen Katharsis („Traumkatharsis") führen, „zu einer Integration der gesunden und kranken Teile seiner Psyche". In diesem Sinne können nur unmittelbare Erlebnismethoden nach Moreno „den Handlungskern einer Person direkt anpacken und, wenn möglich, umwandeln" (Moreno 1959, 1981, S. 275). (Weiters befassen sich die Beiträge von Christian Jorda in Teil I dieses Buches und von Manfred Stelzig und Maria Ruby – speziell mit chronisch hospitalisierten psychiatrischen Patienten – in Teil II dieses Buches mit dem psychodramatischen Zugang zu Menschen mit psychotischen Störungen.)

Auseinandersetzung mit Psychosen aus der Sicht der Gesprächspsychotherapie

Carl R. Rogers, der Begründer der Gesprächspsychotherapie, legte eine Theorie der Psychotherapie, der Persönlichkeiten und der zwischenmenschlichen Beziehungen vor, wobei die Auseinandersetzung mit einzelnen klinischen Diagnosegruppen im wesentlichen eine untergeordnete Bedeutung hatte (Rogers 1959). Eine Ausnahme bildet hier die Krankheitsgruppe der – vorwiegend chronischen – Schizophrenien. Rogers (1962) untersuchte im Rahmen des Wisconsin-Projekts die Beziehung Bedingungen der Einstellung, die der Psychotherapeut bereitstellte und der Persönlichkeitsänderung des Patienten und Variablen des psychotherapeutischen Prozesses (Rogers 1962, 1967). Insgesamt fand er eher geringe positive Persönlichkeitsveränderungen. Ähnlich wie Gendlin (1961) sieht Rogers die Schizophrenie als „schizophrene Reaktion auf das Leben schlechthin" (Rogers 1962, zit. n. Luderer und Böcker 1993, S. 213). Das Vorhandensein der Psychose betrachtete Rogers dabei eher als untergeordnetes Problem; vielmehr war es der Mangel an Motivation, der in der konkreten psychotherapeutischen Arbeit mit dem Patienten ein Hindernis darstellte (Rogers 1962, 1977). Rogers sah in den Schizophrenen „stets die erleidenden Empfänger der Wunden, Schläge und Ereignisse, die das Leben ihnen zugefügt hat" und deutete schizophrene Symptome als eine „Form der Selbstmitteilung" (Rogers 1977, zit. n. Luderer und Böcker 1993, S. 213). Lange (1988)

betont Jahre später die Wichtigkeit, zu den psychotherapeutischen Aufgaben die Aufklärung des Patienten hinsichtlich der Vermittlung von Fach-
wissen über Diagnose und Therapie zu zählen; es wäre ein Fehler, aus einer
engen und falsch verstandenen psychotherapeutischen Auffassung heraus
vorliegende Einengungen und Behinderungen schizophrener Patienten zu
vernachlässigen, zu ignorieren oder zu verleugnen. Es gibt in der Zwischenzeit ausreichend Befunde dafür, daß die Informationsbedürfnisse des
Patienten von seiten der Ärzte oft unterschätzt werden. So wollen etwa zwei
Drittel der Patienten mit endogenen Psychosen mehr über ihre Diagnose
wissen, die wenigsten (ca. 10%) teilen diesen Wunsch nach Information jedoch ihrem behandelnden Arzt auch mit (Zöllner und Döpp 1979, vgl.
auch Telger, Tölle und Helmes 1984). Auch was die Informationen über
die medikamentöse Behandlung mittels Neuroleptika betrifft, wurden z. T.
erhebliche Informationsdefizite bei Patienten gefunden. Zum Beispiel wurde in einer amerikanischen Untersuchung von ärztlicher Seite her vor allem über die Möglichkeit ernsthafter Komplikationen wie z. B. Blutbild-
oder Leberschäden und die Gefahr von Spätdyskinesien nicht gesprochen
– es sei denn, der Patient erkundigte sich explizit danach (Benson 1984).

Luderer und Böcker (1993) schlagen aus klientenzentrierter Sicht folgende Vorgehensweise vor:

1. Anamneseerhebung und Exploration des psychopathologischen Befundes
Wesentlich ist dabei auch, sich über subjektive Krankheitstheorien und
mitgebrachte Behandlungskonzepte des Patienten zu orientieren.

2. Patientenzentrierte Informationsvermittlung
Es ist eine psychotherapeutische Aufgabe, im Gespräch zu erspüren, was
der Patient wissen möchte und was er verarbeiten kann. Einerseits ist es das
Ziel, dem Patienten keine Informationen, an denen er interessiert ist, vor-
zuenthalten, andererseits aber auch, ihm nichts gegen seinen Willen aufzudrängen oder ihn durch zu rasches Vorgehen zu verschrecken. So hängt
der Zeitpunkt der Informationsvermittlung sowie deren Ausführlichkeit
vom therapeutischen Prozeß ab und steht aus klientenzentrierter Sicht „im
Spannungsfeld zwischen Echtheit und Empathie" (Luderer und Böcker
1993, S. 221). Ist der Patient krankheitseinsichtig, so ist es prinzipiell – in
Abhängigkeit von den genannten Faktoren – indiziert, auch diagnostische
Informationen zu geben. Entgegen der Angst vieler Psychiater werden derartige Gespräche in der Regel nicht als belastend erlebt; für die meisten
Patienten verlaufen die Gespräche über Diagnose, Erblichkeit, Langzeitne-
benwirkungen und prognostische Kriterien bzw. Residualsyndrome konstruktiv. Luderer und Böcker empfehlen ähnlich wie Ciompi, die mündli-
chen Informationen durch schriftliche zu ergänzen (Luderer und Böcker
1993).

Eckert (1988) durchforstet die gängigen psychiatrischen Lehrbücher
nach ihren Aussagen und Stellungnahmen zur Psychotherapie, speziell zur
Gesprächspsychotherapie. Er findet die Gesprächspsychotherapie als von
den Autoren im wesentlichen abgelehnt und dokumentiert die Zurückweisung dieser Therapieform durch die Lehrbücher für Psychiatrie. So z. B.
kommt sie in dem bekannten „Lehrbuch der Psychiatrie" von Eugen Bleu-

ler (in der 15. Aufl., 1983, hrsg. v. Manfred Bleuler) de facto nicht vor.
Während es in der alten Psychoanalyse wichtig schien, aus „dem Es Ich werden zu lassen", würden viele neuere Psychotherapiemethoden das Gegenteil anstreben: „Daß aus dem Ich wieder Es werde" (Bleuler, zit. n. Eckert,
S. 26). Eckert schließt daraus: „Wir sind nicht nur fehl am Platz in der Psychiatrie, wir sind auch gefährlich für die Psychiatrie, denn wir drohen, Es
aus dem Ich zu machen." Und stellt eine Parallele zu den Patienten her:
„So denken auch Patienten. Sie halten ihr Es für so gefährlich, daß sie es
nur in der Form erleben können, daß es ihnen in der Außenwelt begegnet,
z. B. im Verfolgungswahn" (Eckert, 1988, S. 26). Eckert kritisiert in der Folge auch andere Lehrbücher für Psychiatrie, weil sie die Gesprächspsychotherapie in irgendeiner Form ablehnen, z. T. aus anderen Gründen: Weitbrecht und Gratzel (1979), weil es da „nichts zu verstehen" gibt, oder Tölle
(1985), weil Gesprächspsychotherapeuten „zu wenig bewirken können",
Huber (1981), weil er die Gesprächspsychotherapie auf andere Indikati-
onsgebiete einengt, und Bauer (1980), weil er die Gesprächspsychotherapie als Beratungstechnik anstatt als Psychotherapie darstellt; auch Spoerri
(1984, hrsg. v. Feldmann) sieht das Hauptindikationsgebiet der Gesprächspsychotherapie woanders, wenngleich er auch betont, daß sich die Gesprächspsychotherapie als Basisverhalten unterschiedlicher Psychotherapiemethoden und auch als grundsätzliche Haltung im ärztlichen Umgang
mit dem Patienten bewährt hat (Feldmann 1984). So wie der Gesprächspsychotherapie ergeht es auch anderen Psychotherapieformen: Sie werden
in keinem Fall vollständig dargestellt, sondern stets nur in Teilaspekten,
und das sehr unterschiedlich und nicht immer korrekt. Das Lehrbuch von
Dörner und Plog (1984) beschäftigt sich zwar bei den psychiatrischen
Krankheitsbildern intensiv mit dem Zugang des Verstehens, d. h. sie treten
für ein Handeln in der Psychiatrie ein, das auf der Grundlage des Verstehens beruht, nennen es aber psychotherapeutische Grundhaltung und
nicht Gesprächspsychotherapie. Und in Kisker et al. (1986) ist zwar ein allgemeiner Aufsatz von Bommert (1986) über Gesprächspsychotherapie enthalten, es fehlt jedoch die konkrete Auseinandersetzung mit den psychiatrischen Patienten und der Psychiatrie. Statt dessen findet man eine spezifische Auseinandersetzung über konzeptionelle Unstimmigkeiten und
Forschungsmängel. Eckert betont, daß – wie aus der bewegten Geschichte
der Beziehung zwischen Psychoanalyse und Psychiatrie (vgl. Winkler 1982)
ersichtlich ist – die Psychiatrie nur allzu bereit ist, das Verstehen zugunsten
des Machbaren (z. B. Psychopharmakatherapie) aufzugeben, und warnt
die Gesprächspsychotherapeuten davor, das gleiche zu tun, indem er sagt:
„Genau diesen Weg aber schlagen wir ein, wenn auch wir als Gesprächspsychotherapeuten uns bemühen, das Arsenal unserer ‚Interventionsmetho-
den' hoch- oder umzurüsten" (Eckert 1988, S. 30). Er plädiert dafür, sich
den psychiatrischen Patienten und der Psychiatrie schlechthin von der Ver-
stehensseite her zu nähern, damit eine neue und bedeutsame Beziehung
zwischen Gesprächspsychotherapie und Psychiatrie möglich werden kann.
    Während einige klientenzentrierte Autoren vor allem Patienten mit
neurotischen Störungen, akuten Belastungsreaktionen und Borderline-

Störungen zum Hauptindikationsbereich zählen, d. h. Psychosen implizit (Teusch 1993) oder explizit (Swildens 1991) ausschließen, beschäftigen sich Binder und Binder intensiv mit der gesprächspsychotherapeutischen Behandlung von Menschen mit psychotischen Störungen.

In jüngster Zeit leisteten Binder und Binder Pionierarbeit auf dem Gebiet der Psychosentherapie von seiten der Gesprächspsychotherapie. Sie publizierten 1991 „Studien zu einer störungsspezifischen klientenzentrierten Psychotherapie", in denen sie sich ausführlich mit den störungsspezifischen Defiziten, der Symbiose in schizopräsenten Familien, dem Nähe-Distanz-Problem, der mangelnden Ich-Abgrenzung, der Macht-Ohnmachts-Problematik, dem Hierarchisierungsdefizit und dem Zeiterleben schizophren erkrankter Menschen befaßten. Sie kritisieren, daß sich in der Literatur viel darüber findet, „wie Schizophrene sind und eher wenig darüber, wie Schizophrensein ist und wie es sich fühlt" (Binder und Binder 1991, S. 348). Ganz ähnlich empfindet die – ebenfalls humanistisch orientierte – Gestalttherapeutin Harris (1992), die das Adjektiv „psychotisch" dem Substantiv „Psychotiker" vorzieht, um den derzeitigen Zustand des Menschen zu betonen und nicht gleich den ganzen Menschen samt seiner gesunden Anteile als krank abzustempeln.

Binder und Binder bezeichnen eindeutig – im Gegensatz zu einigen früheren gesprächspsychotherapeutischen Autoren – die Gesprächspsychotherapie als geeignet für die Behandlung von Patienten, die in ihrem Personensein defizitär sind; mit „defizitär" meinen sie – wie sie in dem Kapitel „Schizophrene Ordnung" schreiben, daß diesen Menschen die Selbstverständlichkeit der eigenen Ich-Grenzen, der eigenen Urheberschaft von Erleben, der eigenen Einwirkungsfähigkeit und der eigenen Einwirkungs- und Gestaltungsfähigkeit und der eigenen gewachsenen Erfahrung fehlt. Daß Gesprächspsychotherapie für Menschen mit psychotischen Störungen des schizophrenen Formenkreises indiziert ist, begründen Binder und Binder damit, daß Gesprächspsychotherapie von ihrem Ansatz her *personenzentriert* ist. „Personenzentrierung bedeutet die konzentrierte empathische Zuwendung zu der jeweiligen Person in ihrer speziellen Individualität und den ihr eigenen Gefühls- und Bedeutungszusammenhängen" (Binder und Binder 1991, S. 342). Binder und Binder betonen in diesem Zusammenhang, daß die in der Gesprächspsychotherapie bewährte Methode, durch intensive, selektive Zuwendung zu Gefühlsäußerungen, durch die die Selbstexploration und ein freier, akzeptierender Zugang zu sich selbst erhöht wird, bei der Arbeit mit schizophrenen Personen jeweils überprüft werden muß, ob sie eine Überforderung in bezug auf Abgrenzung, Nähe/Distanz und Aufrechterhaltung der Struktur bedeutet – dies vor allem mit den Mitteln der empathischen Einfühlung. Gerade die *non-direktive Grundhaltung* hilft im Rahmen der gesprächspsychotherapeutisch orientierten Psychotherapie, Gefühle von Verlust der Umweltkontrolle, Beeinflussung von außen und Fremdbestimmung zu vermeiden, und wird damit der speziellen Macht/Ohnmachtproblematik gerecht.

Als weitere wesentliche Elemente personenzentrierter Psychotherapie nennen Binder und Binder 1. das empathische Verstehen, 2. die bedingungslose Akzeptanz und ihre Vermittlung und 3. die Kongruenz und ihre Vermittlung.

1. Empathisches Verstehen

„Empathisches Verstehen und dessen Vermittlung ist gewissermaßen der aktive Grundpfeiler klientenzentrierten psychotherapeutischen Handelns." Und: „Empathisches Verstehen der Person heißt nicht nur ihre Worte und deren Bedeutung zu erfassen, sondern einfühlend zu wissen, was der andere in welchem Moment als richtige Reaktion oder Interaktion braucht..." (Binder und Binder 1991, S. 342 f.).

2. Bedingungslose Akzeptanz und ihre Vermittlung

„Bedingungslose Akzeptanz und ihre Vermittlung ist in der Arbeit mit schizophrenen Patienten besonders zentral, da sie dazu neigen, auf negative Affekte mit diffusen Denkstörungen und allgemeiner Verschlechterung ihres Zustands zu reagieren. Und sie hilft, die auf Kritik meist erfolgenden Rückzugstendenzen zu vermeiden. Akzeptanz ermöglicht weitgehende Angstfreiheit in der Beziehung und der Situation; diese Angstfreiheit hat die positive Folge, daß der Patient sich aktuell weniger leer oder überfüllt oder paranoid überfuturisierend fühlt, so daß die Möglichkeit zu einer Restituierung des Erlebens auch von Zeitintegration und Kontinuität gegeben ist" (Binder und Binder 1991, S. 343).

3. Kongruenz und ihre Vermittlung

„Kongruenz und ihre Vermittlung sind gleichfalls zentral für die Therapie schizophrener Personen, da Entstehung und Aufrechterhaltung der Störung mutmaßlich mit Inkongruenz wesentlicher Bezugspersonen zusammenhängt und von daher eine besondere Empfindlichkeit gegenüber uneindeutigen, widersprüchlichen, verwirrenden, doppelbödigen Signalen besteht" (Binder und Binder 1991, S. 343).

Binder und Binder wenden sich gegen eine radikale Absage der personenzentrierten Psychotherapie an Diagnosen und Orientierungen an störungsspezifischen Phänomenen, da sie jede Weiterentwicklung klinisch relevanter Verstehensmöglichkeiten und entsprechender psychotherapeutischer Konzepte hemmt.

„In der Arbeit mit Personen, denen die eigenen innerpsychischen Zusammenhänge weitgehend verborgen sind", ist es die Aufgabe des Psychotherapeuten, „so etwas wie Kohärenz herzustellen, d. h. hilfsweise über mögliche Zusammenhänge und Vorannahmen, wenn auch in größtmöglicher Flexibilität und mit der ständigen Bereitschaft", sich „vom Patienten korrigieren zu lassen, zu verfügen" (Binder und Binder 1991, S. 345).

Als Charakteristika konstruktiver Psychotherapie mit Schizophrenen führen Binder und Binder folgende Merkmale an, in denen personenzentrierte Psychotherapie weitgehend wissenschaftlichen Untersuchungsergebnissen entspricht:

1. Die *Beziehung* darf unmittelbar lebbar in den Mittelpunkt gestellt werden.

2. Von Moment zu Moment wird eine *authentische* Beziehung mit *einfühlendem Verstehen* angeboten.

3. Der Patient hat im Psychotherapeuten ein Gegenüber, das ein *echtes* Interesse, kein forderndes Verhalten ihm gegenüber hat.

4. Auf *Bewertungen* wird *verzichtet*.

5. *Übertragung* tritt durch diese psychotherapeutische Methode in den *Hintergrund*.

6. Dem aktuellen Erleben wird zur *Strukturierung und Einbettung* verholfen.

7. *Offenheit und Transparenz* des Psychotherapeuten wird zugelassen; damit wird die Verwirklichung von *Gleichrangigkeit* in der Beziehung und *erlebbare Klarheit* gefördert.

8. Auf *Dominanz* des Psychotherapeuten und auf vom Patienten nicht verifizierbare oder falsifizierbare *Interpretationen* wird verzichtet, d. h. damit auch Fremdbestimmung und Verwirrung vermieden.

9. Auf *Lenkung* wird *verzichtet*.

10. Die Grundhaltung ist grundsätzlich *„unparanoid verstehensorientiert"* und nicht „nach geheimen symbolisierten, dahinterliegenden Beziehungsabsichten" suchend.

11. Der *Offenheit* für die *vom Patienten für sich gewünschte Entwicklung* kommt ein großer Stellenwert zu.

Binder und Binder halten gerade einen rein am präzisen Verstehen orientierten Ansatz therapeutisch und auch zu Forschungszwecken für besonders geeignet, einen offenen vorurteilsfreien Zugang zu schizophrenen Phänomenen zu gewährleisten. Gleichzeitig treten sie für die Auseinandersetzung mit störungsspezifischen Erfahrungen und die Weiterentwicklung von störungsspezifischen psychotherapeutischen Ansätzen im Rahmen der Gesprächspsychotherapie ein. (An dieser Stelle sei auf den ausführlichen Beitrag von Ute Binder in Teil I und auf den Artikel von Robert Hutterer in Teil II dieses Buches hingewiesen.)

Weitere psychotherapeutische Auseinandersetzungen mit der Psychose

Bateson, Jackson, Laing, Lidz, Wynne u. a. brachten 1969 ein Buch mit Beiträgen von angloamerikanischen Autoren mit dem Titel „Schizophrenie und Familie" heraus, das die herkömmliche Psychiatrie mit ihrer Überbetonung des Organischen in Theorie und Praxis kritisiert, die so handelte, als wären Schizophrenien körperlich bedingte Leiden. Caspar Kulenkampf schreibt in seinem Vorwort 1969 zynisch:

„Man neigt dazu, die somatogenetische These mit mehr Pathos vorzutragen als mit kritischen Argumenten zu belegen. Dabei hat der Elefant einer weltweiten biochemischen, anatomischen, genetischen und sonstigen naturwissenschaftlichen Forschung auf dem Gebiet der Ätiologie von Schizophrenien bis heute nicht einmal eine Maus geboren" (Kulenkampf, in Bateson et al. 1969, S. 9).

Bateson, Jackson, Haley und Weakland (1969) publizierten in diesem Buch einen grundlegenden Artikel mit dem Titel „Auf dem Wege zu einer Schizophrenie-Theorie". Dabei handelt es sich um einen Bericht über ein Forschungsprojekt mit dem Ziel, eine umfassende, systematische Auffassung des Wesens, der Ätiologie und Therapie der Schizophrenie zu formulieren. Kommunikationstheoretische Überlegungen, das Konzept und der Effekt des double-bind, die Darstellung der Familiensituation und Beispiele aus der klinischen Praxis standen im Mittelpunkt ihrer Überlegungen. Grundlegend ist der Versuch, die Entwicklungsgeschichte der Schizophrenie nicht als individualistische Deformation, sondern als komplizierten Interaktionsprozeß aufzufassen.

M. Selvini Palazzoli, L. Boscolo, G. Cecchin und G. Prata brachten 1975 ihr bekanntes und viel verkauftes Buch „Paradoxon und Gegenparadoxon" heraus. Die Mailänder Analytikerin Maria Selvini, erste Autorin dieses Buches, hatte „in gewissen Patienten- und Kollegenkreisen den Ruf, eine Zauberin zu sein, jemand, der in nur einer Stunde einen Patienten mitsamt seiner Familie heilen könne" (Stierlin, 1988, S. 7). Im Anschluß an die Arbeit mit Magersucht-Familien wandte sie sich 1971/72 im Rahmen eines Forschungsprojekts *Familien mit schizophrenen Angehörigen* zu; sie und ihr Team behandelten in monatlich stattfindenden Sitzungen Familien mit schizophrenen Angehörigen und erzielten ähnlich verblüffende Erfolge. Die Behandlungen umfaßten maximal 20 Sitzungen. Der Terminus „Schizophrenie" wird hier in dem von Bleuler definierten Sinne verwendet; allerdings verstehen sie darunter nicht eine Krankheit im üblichen, medizinischen Sinn, sondern „eine ganz besondere Kommunikationsweise, die nicht zu trennen ist von der Art der Kommunikation der gesamten natürlichen Gruppe, in der sie beobachtet werden kann; in den von uns behandelten Fällen ist das die Familie mit schizophrener Transaktion" (Selvini Palazzoli et al. 1988, S. 10). Von der psychotherapeutischen Behandlung ausgeschlossen waren hospitalisierte Patienten bzw. Familien mit schwer chronischen Patienten, die durch lange Anstaltsbehandlungen geschädigt und ihrer Berufswelt entfremdet waren.

Das herkömmliche monokausale lineare Verstehensmodell wird durch ein zirkuläres Verstehensmodell ersetzt. Interpunktierte man – dem linearen Modell folgend – willkürlich, so wurde das Verhalten einzelner Familienmitglieder aus dem geschichtlich gewordenen Verhaltenszusammenhang herausgelöst und anschließend davon ausgegangen, daß die Eltern den Patienten daran gehindert hätten, selbständig zu werden; oder der Patient selbst habe Schwierigkeiten, selbständig zu werden, weil er ein archaisches Über-Ich introjiziert habe, welches ihm dies verbiete. Schizophrene Verhaltensweisen wie auch bestimmte typische Verhaltensweisen während der Pubertätskrise bei „normalen" Jugendlichen" werden – dem *zirkulären Modell* folgend – als „Schachzug des familiären Spiels" betrachtet. „Jedes Verhalten stellt eine Kommunikation dar, die notwendigerweise eine Antwort hervorruft, und diese wiederum stellt ihrerseits eine Kommunikation in Form eines Verhaltens dar" (Selvini Palazzoli et al. 1988, S. 45, 13). Haley, Watzlawik und andere Autoren führten paradoxe „Verschreibungen" in die Familientherapie ein. Diese sind ein effektives therapeutisches Instrument, das sich zwei wesentliche Faktoren zunutze macht: 1. die starke positive Beziehung aller Familienmitglieder zum Therapeuten und 2. die Möglichkeit einer „Umpolung" der Beziehungskräfte in der Familie. Durch allen Familienmitgliedern gegenüber gezeigte Empathie, insbesondere durch Unterlassen von moralisierenden Bewertungen, von Tadel und Angstmacherei von seiten des Therapeuten wird die positive Beziehung aller Familienmitglieder zum Therapeuten unterstützt.

Die Beziehungskräfte der Familie werden aus ihrer destruktiven Verklammerung gelöst und in neue, alle Mitglieder befreiende Bahnen gelenkt.

Die anfängliche Begeisterung für paradoxe Interventionen haben die „strategisch" orientierten Mailänder Systemtherapeuten in den letzten Jahren jedoch aufgegeben (Selvini Palazzoli et al. ital.: 1988, dt.: 1992). Am Nuovo Centro per lo Studio della Famiglia in Mailand entstand ein weiteres Buch, das den Entwurf einer Typologie der verschiedenen Kommunikationsspiele in der Familie vorlegte. Die Autoren bedienen sich zur Beschreibung der pathogenen familiären Interaktion der Metapher des Spiels. Das Ziel der therapeutischen Interventionen ist – im Sinne einer Einladung an die Familie – „die Karten auf den Tisch zu legen, um mit einem neuen Spiel zu beginnen".

In Amerika brachte der Washingtoner Psychiater Torrey bereits 1983 ein Handbuch für Familien mit dem Titel „Surviving Schizophrenia" heraus (Torrey 1983, 1988); im deutschen Sprachraum erschienen zwei weitere Bücher, die systemische Sichtweisen explizit in ihre psychiatrischen Sichtweisen integrierten: Simon (1988) mit seiner „Klinischen Epistemologie: Grundlage einer systemischen Psychiatrie und Psychosomatik" und Böker und Brenner (1989) mit ihrem Sammelband „Schizophrenie als systemische Störung".

Eine Übersicht über familientherapeutische Konzepte zur Pathogenese der Schizophrenien liefert Joraschky (1988 in Kaschka, Joraschky und Lungershausen 1988). Weiters verweise ich in diesem Zusammenhang auf die Beiträge von Reinhold Bartl und Christian Moser sowie Rudolf Hirsch und Regine Stanzel in diesem Buch.

Raoul Schindler setzt sich schon früh intensiv für *Gruppenpsychotherapie* bei Menschen mit schizophrenen Psychosen ein und publiziert 1966 einen Vortrag über den Einfluß seiner fast 20jährigen gruppenpsychotherapeutischen Erfahrungen auf das Verständnis der Psychodynamik bei schizophrenen Psychosen. Engagierte Kollegen, die mit Gruppen Schizophrener in stationären oder Nachbetreuungseinrichtungen arbeiteten, trafen einander regelmäßig und pflegten im Österreichischen Arbeitskreis für Gruppentherapie und Gruppendynamik regen Austausch. Schindler berichtet, daß insgesamt 140 schizophrene Patienten in insgesamt ca. 16 Gruppen mit einer durchschnittlichen Gruppengröße von je sieben Patienten gruppenpsychotherapeutisch behandelt wurden – und zwar verstreut in verschiedenen Teilen Österreichs (nicht nur in Wien, sondern auch in Gugging, Graz, Ybbs, Amstetten, Linz und Salzburg). Im wesentlichen kamen dabei folgende *drei Methoden* zur Anwendung:

1. geschlossene Gruppen, die *bifokal* geführt wurden, d. h. mit paralleler Gruppentherapie der Eltern dieser Patienten,

2. geschlossene Gruppen *unifokal*, d. h. die Angehörigenbetreuung wurde nicht regelmäßig und nicht in einer Gruppe gehandhabt und

3. *offene* Gruppen.

Andere Gruppen, wie z. B. Großgruppen (Hausparlamente der therapeutischen Gemeinschaft, Aktionsgruppen des therapeutischen Klubs) und Gruppen mit anderen diagnostischen Patientengruppen wurden nicht in diese Aufstellung miteinbezogen.

Schindler charakterisiert und hebt die Gruppen mit Schizophrenen damit von den Gruppen mit anderen diagnostischen Krankheitsbildern ab. *Folgende Merkmale* haben sich im Laufe dieser gruppenpsychotherapeutischen Arbeit mit Schizophrenen herauskristallisiert (Schindler 1966, S. 42):

1. Der *langsame* Fluß der Ereignisse, der die Gruppendynamik wie unter *Zeitlupe* erscheinen läßt.

2. Das *unbezogene* Nebeneinander-Sitzen – jeder *abgegrenzt* auf sich selbst – auch über längere Zeiträume hinweg.

3. Wer den „*Kreis der Ummauerung*" durch aktives Ansprechen *durchbricht*, „zieht ein diffuses Gefühl der Bedrohung kondensiert auf sich". Schindler versteht dieses Bedrohungsgefühl als Projektion einer aggressiven Spannung. Normalerweise entsteht – wenn wir uns nicht allein fühlen – eine „kontaktschaffende Unruhe und das Bedürfnis nach Mitteilung" in uns. Schindler sieht in diesem Zusammenhang den Stau derjenigen Energien, die normalerweise die kontaktschaffende Unruhe und unser Mitteilungsbedürfnis erzeugen, als Äquivalent zu der aggressiven Spannung der Schizophrenen, die durch die Projektion als Bedrohungsgefühl erscheint. „Bisweilen fühlt man sich an das Entladen überladener Kondensatoren erinnert, ohne das es dem Patienten überhaupt nicht möglich ist, aus seiner Isolation herauszutreten" (Schindler 1966, S. 42).

Daraus folgt als Konsequenz für die gruppenpsychotherapeutischen Interventionen, daß der *Beginn* der Sitzung *aktiv* von seiten des Gruppenpsychotherapeuten zu gestalten ist.

4. Die Entwicklung verharrt länger in den Übergangsphasen, z. B. im prägruppalen Stadium der Bezogenheit (allgemeiner Alpha-Anspruch, Alpha-Ambitionen aller Gruppenmitglieder), d. h. die *Rangstruktur fehlt* noch, doch die Abhebung nach außen ist gegeben. Der Alpha-Anspruch wird nicht deutlich gezeigt (wie es z. B. Kinder durch vorprellendes Imponiergehaben tun), sondern kommt nur in der *Verweigerung der Gefolgschaft* zum Ausdruck (z. B. durch rücksichtsloses Abschneiden des Gesprächsfadens). Oft unterstützt sogar der Sprecher selbst diesen Prozeß, indem er den eben geäußerten Gedanken selbst abschließt. Dadurch „erspart" sich der Sprecher unter Umständen ein aggressives Abschneiden seiner Äußerung. Die Gesprächsfortsetzung ist damit erschwert. Das Gespräch ist durch „eine erhöhte Abwehr gegen die Einmischung fremden Denkens in eigenes Überlegen" charakterisiert.

5. Ein in Gang gekommenes Gespräch läuft oft über lange Zeit sehr *unpersönlich*. Oft wird über formelle Inhalte oder die Berechtigtheit eines prinzipiellen Verhaltens (z. B. „Man tut das oder das . . .") gestritten, so daß der Sprecher als Delegierter einer Bezugsgruppe erscheint. Mit der Aufgabe der Verbundenheit zu dieser Bezugsgruppe bekommt er Angst, sich selbst zu verlieren; damit kollidierende Interessen können nur in der Selbstverlorenheit des Wahns gelebt werden. In diesem Sinn vergleicht Schindler die Schizophrenen – in gruppendynamischer Analogie – mit Omega-Abgesandten: Die Schizophrenen

„verhalten sich so, als hätten sie nicht ihre eigene Meinung auszudrücken, sondern als säßen sie als Vertreter ihrer Bezugsgruppe gewissermaßen offiziell beisammen. Aber sie fühlen sich dabei nicht sehr autorisiert und dadurch gezwungen, sich genau an ihre Richtlinien zu halten. Sie befinden sich also in ihrer Bezugsgruppe in einer schlechten Rangposition" (Schindler 1966, S. 43).

So formuliert Schindler das in der einschlägigen Fachliteratur häufig zitierte Autonomieproblem schizophrener Patienten aus gruppendynamischer Sicht.

Beim Erreichen der gruppalen Personalisationsphase, d. h. des Zustandes der „Gruppe" im engeren Sinn, stellt sich normalerweise folgende Rangstruktur (Soziodynamische Grundformel) ein: „Die Gruppe erlaubt uns, einen Prestigeträger (Alpha) zu unterscheiden, mit dem sich das Gros der Gruppe (Gamma) identifiziert, während andererseits der Angstträger (Omega) sich mit dem Gegner (G) der Gruppe identifiziert, wodurch eine Parallelrichtung des Imponierens sichtbar wird, nämlich von Alpha nach außen gegen den Gruppengegner und von den Gammas im Gruppeninnern gegen Omega." Die Abseitsstellung der Beta-Position entspricht dem sachgerichteten Anteil der Gruppe.

Es gehört zum Kennzeichen einer Gruppe, daß sie – welche Aktivität sie auch immer erfüllt – ständig daran arbeitet, sich selbst zu definieren, ihre Gruppenidentität auszuformen und sich dadurch aus der Allgemeinheit der offenen Gesellschaft abzuheben. In diesem Sinne bezeichnet Schindler die Gruppe als eine „personale Formung der Gesellschaft im Raum der Gesellschaft" (Schindler 1966, S. 45). Die Person Alpha erfüllt diesen Zweck, ist Mittelpunkt der Gruppe und wird daher von der Gruppe für diesen Zweck gebraucht. Die in Gamma-Position befindlichen Gruppenmitglieder führen einen ständigen Kampf gegen den letzten, Omega; auch das dient diesem Anliegen. „Denn das Zurückbleiben des Omega, seine Randständigkeit, Ambivalenz und Angst, sein Bedürfnis, sich mit dem Gegner zu identifizieren – all das belastet die Identität der Gruppe und wird daher in ihm bekämpft. Wieder definiert sich die Gruppe in diesem Kampf gegen die Repräsentanz des anderen in sich; sie schützt nicht nur ihre Identität, sie baut sie (auch) aus." Omega ist die Repräsentanz des anderen im Organismus der Gruppe selbst. Sein ständiges In-Frage-Stellen der Gruppe erhält sie lebendig, schützt sie vor Erstarrung, ebenso wie das passagere Eintauchen in andere Identitäten sie neu belebt. In diesem Sinne betont Schindler, daß das „Lebensoptimum der Gruppe . . . in der größtmöglichen Selbständigkeit zur Gesellschaft bei größtmöglicher Berührung mit ihr" liegt. Demzufolge liegt der Untergang einer Gruppe „in der zu engen, ihre Eigenheit aufhebenden Berührung", aber auch „in der völligen Loslösung zur autonomen Institution" (Schindler 1966, S. 46). In diesem Sinne ist der schizophrene Patient mit einer derartigen losgelösten autonomen Institution vergleichbar. Phänomenologisch erkennbar ist das an verschiedenen Merkmalen der gruppenpsychotherapeutischen Sitzungen: z. B. der Angst, das eigene Denken dem des anderen auszusetzen, das Fehlen der Bemühung um eine Annäherung oder das fehlende Bemühen, den anderen von der eigenen Meinung zu überzeugen. Dieses Verhalten entsteht auch, wenn eine Person sich wehren muß, um von der anderen nicht erdrückt zu werden. In diesem Sinne verhält sich nach Schindler der einzelne schizophrene Mensch wie eine Minoritätsgruppe:

„Er kapselt sich ab, setzt sich dem Überwältigtwerden durch die stärkere Person des anderen nicht aus, formalisiert sich zur starren, lebenslosen Institution. Es scheint, daß sich die Identitätsproblematik des Makrokosmos ‚Gruppe‘ auf den Mikrokosmos des einzelnen Ich übertragen läßt" (Schindler 1966, S. 47).

In der dynamischen Gruppenpsychotherapie werden die Identitätsfindungsprozesse der Gruppe zur Identitätsfindung der Patienten nutzbar gemacht. Die Einbettung in eine Gruppenidentität wird dabei zu einer Stütze und Ermutigung, weiters kann sie eine Schutzfunktion erfüllen. Bei schwierigeren Verläufen ist indiziert, die Gruppe als Ganzes lebendigzuhalten, in der der Patient eine Gamma- oder Beta-Position einnimmt. Bei günstigen Verläufen kann die therapeutische Gruppe zu einer Art Gegengruppe werden; sie hilft dem Patienten, sich der erdrückenden Institution seiner Bezugsgruppe (Familie) zu entziehen. Je weniger verzerrt der Patient die Gruppe erlebt, um so mehr wird sie für ihn zu einer anderen neuen Gruppe, die sich von der seiner Familie (alte Gruppe) unterscheidet. In dem Maße, als sich der Patient in guter Position hält, wird angestrebt, die Übertragungen des Patienten analytisch zu klären, um diesen Prozeß zu unterstützen. Gerade in dieser – für den Patienten – günstigen Phase reagiert die Familiengruppe und bringt damit ihre eigene institutionalisierte Starre zum Ausdruck. Diese Situation ist nach Schindler „mit einiger Sicherheit nur durch die bifokale Methodik zu beherrschen". Vollzieht sich die Gruppentherapie nur mit dem Patienten allein, so besteht die Gefahr, daß das Agieren der Familiengruppe stärker ist. Das äußert sich so, daß der Patient der Therapie entzogen wird oder wieder regrediert. Wie „wahrscheinlich" das ist, veranschaulichen die qualitativen Aussagen von Schwarz (1982) über die Therapieabbrüche bei Familientherapien (vgl. dazu den Beitrag Hutterer-Krisch zur Wirksamkeitsforschung, S. 93–94). Die parallele Gruppentherapie der Eltern dieser Patienten im Rahmen der bifokalen Gruppentherapie ermöglicht es, die Angst, die in der Familiengruppe entstanden ist, anschaulich zu machen und aufzuarbeiten. Gelingt es, diese kritische Phase gut durchzustehen, so ist der Effekt nach Schindler besser, da dies letztlich zu einer erfolgreichen Ablösung vom Therapie-Instrument Gruppe führt, d. h. der Patient konnte eine ausreichend stabile Identität entwickeln, womit in der Regel eine bessere soziale Angepaßtheit, persönliche Unabhängigkeit und Bewegungsfreiheit einhergeht.

Was weitere Zugänge zu Menschen mit psychotischen Störungen betrifft, so verweise ich an dieser Stelle auf folgende Beiträge: Von existenzanalytischer und logotherapeutischer Seite her beschäftigt sich Karl Ableidinger und von gruppentherapeutischer Seite her unternimmt Christine Andreas einen „Integrationsversuch verschiedener Gruppentherapiemodelle in der Behandlung der schizophrenen Psychose" (in Teil I dieses Buches). Markus Hochgerner, Klaus-Dieter Maes und Barbara Roßdeutscher beschäftigen sich mit dem Zugang zu Menschen mit Psychosen von der Seite des Körpers und der Bewegung her. Da es in diesem Buch in erster Linie

um die Darstellung der verschiedenen Zugänge zu Menschen mit psychotischen Störungen geht, sei hier die Diskussion der Definition und Abgrenzung von Psychotherapie in den Hintergrund gestellt. Wegen der – auch
heute noch aktuellen – Tendenz zur Vernachlässigung körperbezogener
Aspekte habe ich – trotz der Diskussion, ob nun körpertherapeutische Ansätze zu den Psychotherapien zählen oder nicht, diese Beiträge wegen ihrer
Beschäftigung mit der Psychosentherapie der Vollständigkeit halber in dieses Buch aufgenommen.

Zum Recht auf Behandlungsverweigerung und zum Anspruch auf die angemessene Behandlung

Anläßlich der derzeit aktuellen Diskussion rund um die medikamentöse
Behandlung von psychotisch Erkrankten wider ihren Willen haben sich
Finzen et al. (1993) in ihrem Buch „Hilfe wider Willen. Zwangsmedikation
im psychiatrischen Alltag" intensiv mit medizinischen Behandlungsfragen
und ethischen Fragen auseinandergesetzt (Finzen, Haug, Beck und Lüthy
1993). Ihr Ziel war es, am Beispiel der Psychiatrischen Universitätsklinik Basel Aufschluß über Häufigkeit und Bedingungen der Zwangsmedikation,
der Behandlung mit Psychopharmaka wider den Willen der Kranken, zu
gewinnen. Sie befragten in ihrer Untersuchung unter anderem 30 Kranke
und 30 an Zwangsmedikation beteiligte Mitarbeiterinnen und Mitarbeiter
zu ihren Einstellungen und Gefühlen bei solchen Maßnahmen. Interessant
ist, daß nur ein Fünftel der Kranken die durchgeführten Zwangsmaßnahmen mit subjektiv erlebtem Leiden in Zusammenhang brachte. Ein Drittel
der Patienten hatte „das Gefühl, man habe etwas gegen sie: Man habe sie
betäuben, entmachten, vergiften oder gar töten wollen" (Finzen et al. 1993,
S. 129). Für ein Drittel war die Zwangsbehandlung „demütigend", für ein
Fünftel „sinnlos". Einige erlebten sie als „Strafe". Die Verweigerung begründete eine Hälfte der Patienten damit, daß sie sich nicht krank gefühlt
hätten, ebenfalls die Hälfte hatte Angst vor Nebenwirkungen. Wenn man
mit den Patienten geredet hätte bzw. auf sie gehört hätte, wäre – aus der
subjektiven Sicht der Hälfte der Kranken – eine Zwangsmaßnahme vermeidbar gewesen. Andere meinten, wenn man ihnen Zeit gelassen hätte,
wenn sie sich zurückziehen hätten können, wenn sie vor der Aufnahme weniger grob behandelt worden wären oder wenn sie entlassen worden wären,
hätte die Zwangsmaßnahme vermieden werden können.

Die Patienten begründeten die Zwangsmaßnahme mit:

1. dem Krankheitszustand („akute psychotische Symptomatik") (ca.
drei Viertel)

2. psychomotorischer Erregtheit (ca. drei Fünftel)

3. akuter Suizidalität und Nahrungs- und Flüssigkeitsverweigerung

4. verbal aggressivem und provokativem Verhalten oder mit Tätlichkeiten der Kranken (ca. die Hälfte)

und mit institutionellen Faktoren:

5. die Umstände der Aufnahme

6. die gespannte Situation auf der Abteilung.

Die Behandelnden ihrerseits beschrieben ihre Empfindung in dieser Situation als „nervös", „gestreßt", „unangenehm" oder „schrecklich"; die Hälfte als „nicht unangenehm, weil die Indikation eindeutig gewesen sei". Und: „Allenfalls wurde geltend gemacht, eine frühere Intervention hätte das Ausmaß an Zwang vermindern können" (Finzen et al. 1993, S. 130). Schließlich stellen Finzen et al. die ethische Forderung auf, daß alle Möglichkeiten der Prophylaxe ausgeschöpft werden müssen, um eine Zwangsmaßnahme zu vermeiden, bevor überhaupt eine Zwangsmaßnahme notwendig wird. „Im individuellen Umgang mit den Kranken gehört dazu, daß man sich auf sie einstellt. Immer wieder haben die von uns befragten Patientinnen und Patienten darüber geklagt, daß man ihnen nicht zugehört, ihnen keine Zeit gelassen, sie nicht in Ruhe gelassen habe, kurz daß man nicht auf sie eingegangen sei" (Finzen et al. 1993).

Derartige prophylaktische Maßnahmen betreffend der Zwangsbehandlungen können – neben der individuellen Vorbeugung – auch institutionelle Vorkehrungen zur Verhütung von Zwangsmaßnahmen sein. Mit diesem Thema beschäftigte sich die Stiftung Pro Mente Sana und machte folgende Vorschläge zur Vorbeugung von Zwangsmaßnahmen (Stellungnahme zur Zwangsbehandlung in der Psychiatrie, 1991, zit. n. Finzen et al. 1993):

1. Lücken im sozialpsychiatrischen Netz sollen ergänzt und das Betreuungsangebot soll konsequent auf die Bedürfnisse der Benutzer/innen ausgerichtet werden. Die Notwendigkeit freiheitsbeschränkender Maßnahmen infolge einer psychischen Erkrankung läßt sich dadurch reduzieren.

2. Eine Konzentration von psychisch schwer leidenden Patienten und Patientinnen auf engstem Raum (Aufnahmestation) sollte vermieden werden. Kleine, intensiv betreute Stationen mit Rückzugsmöglichkeiten ermöglichen es den Patienten/innen, zur Ruhe zu kommen. Die Realisierung der notwendigen baulichen Veränderungen sowie die Anstellung von zusätzlichem Personal dürfen nicht an finanziellen Hindernissen scheitern.

3. Ein angstfreies Klima auf den Abteilungen trägt dazu bei, Situationen zu vermeiden, die zur Anwendung von Gewalt führen. Voraussetzungen dafür sind eine ausreichende Zahl von gut ausgebildeten Mitarbeitern/innen sowie adäquate Arbeitsbedingungen und genügender Handlungsspielraum des Pflegepersonals, das den Alltag mit den Patienten/innen verbringt. Es soll auf eine möglichst hohe Betreuungskonstanz geachtet werden.

4. In den Behandlungsteams soll dauernd nach patientenbezogenen Konfliktlösungen gesucht werden. Eine externe Supervision unterstützt diesen Prozeß.

5. Kann eine Psychiatrieschwester oder ein -pfleger die Mitwirkung bei einer Zwangsbehandlung mit ihren/seinen ethischen und rechtlichen Vorstellungen nicht vereinbaren, so soll das Behandlungsteam sie/ihn davon dispensieren können.

6. Der Erforschung von gewaltfreien Konfliktlösungen, der kontinuierlichen Begleitforschung zur Klärung dysfunktionaler Anteile in der Psychiatrieversorgung sowie der laufenden Evaluierung der getroffenen Maßnahmen soll ein hoher Stellenwert eingeräumt werden. Die Ergebnisse sol-

cher Forschung sollen regelmäßig der Öffentlichkeit präsentiert werden und in die Ausbildung des Fachpersonals einfließen.

Es liegt auf der Hand, daß die von der Stiftung Pro Mente Sana vorgeschlagenen Maßnahmen nicht nur der Vorbeugung von Zwangsmaßnahmen dienen, sondern auch der Rückfallprophylaxe, einer Reduktion der Suizidgefahr sowie einer guten Arbeitsatmosphäre, die sich wiederum positiv auf die Patienten hinsichtlich der genannten Kriterien auswirkt; ein positiver Kreislauf wird damit verstärkt. Hinter der „Diskussion um das Recht auf Behandlungsverweigerung" dürfte sich „im Grunde der Anspruch auf die richtige und angemessene Behandlung" verbergen (Finzen 1993, S. 37). Hier stellt sich für mich die Frage, welchen Beitrag die Psychotherapie leisten kann. Die Psychotherapie kann viel zur weiteren Verbesserung der psychiatrischen Versorgung beitragen.

Die Rolle der Psychotherapeuten in diesem Zusammenhang kann zum Beispiel sein:

1. Durchführung von Einzeltherapien im stationären, teilstationären und ambulanten Bereich

2. Durchführung von Paar- und Familientherapien

3. Durchführung von Gruppenpsychotherapien

4. Durchführung von bifokalen Gruppenpsychotherapien (je eine Gruppe mit Patienten und je eine Gruppe mit Angehörigen)

5. Ausbildung von psychiatrischen Mitarbeitern; z. B. Weiterbildung des Personals

6. Externe Supervision

7. Kontinuierliche Begleitforschung zur Klärung dysfunktionaler Anteile in der Psychiatrieversorgung sowie der laufenden Evaluierung der getroffenen Maßnahmen

8. Präsentation derartiger Forschungsergebnisse in der Öffentlichkeit

9. Unterstützung und gegebenenfalls Mitwirkung beim juristischen und ärztlich-ethischen Klärungsbedarf zur Frage der Zwangsmedikation.

Rückblick und Ausblick

Schon 1917 beklagte Freud, daß die Psychiater keine Psychoanalyse studieren und die Psychoanalytiker zu wenig psychiatrische Fälle sehen, und hatte seine Hoffnung auf eine Generation von Psychiatern gerichtet, die „durch die Schule der Psychoanalyse als vorbereitende Wissenschaft gegangen" ist. Heute kann man sicher sagen, daß Freud bei seiner Sicht der fehlenden Übertragungsfähigkeit Schizophrener einem Irrtum unterlag, der nicht zu seinen grundlegenden Entdeckungen paßt. Bister vermutet sogar, daß Freud selbst möglicherweise einzelne Psychotiker angemessen behandelt hat, ohne darüber ausreichend berichtet zu haben. Ob Psychotiker psychoanalytisch behandelt werden können, ist nach Bister nicht eine Frage der Übertragungsfähigkeit, von der Freud ausging, sondern eine der *Behandlungstechnik* (Bister, 1982, S. 9). Das gilt auch für andere psychotherapeutische Schulen, die ihre Methode für die Psychotherapie bei Menschen mit psychotischen Störungen abändern. Mit der Psychotherapie im psychiatrischen Bereich beschäftigen sich heute zunehmend mehr in der Psychiatrie Tätige auch im Raume Wien (z. B. Krisch und Stindl 1986, Hanika 1992, Donat 1992, Andreas, Krisch, Schmid und Werner 1992, Berghofer und Schmidl 1993, Lang und Schmidl 1993, Brosch 1993).

Eine Annäherung zwischen Psychiatrie und Psychotherapie ist auch anhand der Publikationen abzulesen: Geht man heute die bibliographische Datenbank der National Library of Medicine (Bethesda, USA), kurz Medline genannt, durch, so findet man selbst in dieser insgesamt 3500 Zeitschriften umfassenden „primären Informationsquelle für die internationale biomedizinische Literatur" jährlich ca. 50 Arbeiten in der Abstractsammlung der letzten zehn Jahre im Überschneidungsbereich Psychotherapie und Psychose. Wie auch heute gab es immer schon Ansätze von seiten einiger Psychiater, die Psychotherapie der Psychiatrie zu subsumieren; die Mehrheit aber stand ihr gleichgültig bis ablehnend gegenüber. Das ändert sich allerdings in der heutigen Zeit nach und nach an verschiedenen Orten. So zum Beispiel fand in jüngster Zeit im November 1993 die 1. Gugginger Sozialpsychiatrische Tagung bei Wien statt. Sie stand unter dem Thema „Betreuungskontinuität in der Psychiatrie"; das Interesse an der Veranstaltung war – wie Brosch (1993) berichtete – erstaunlich groß (ungefähr 300 Teilnehmer, multiprofessionelles Personal und Angehörige), die Arbeitsgruppe „Psychotherapie in der Psychiatrie – Instrument oder Prinzip?" war die begehrteste. Das Thema Psychotherapie zog sich auch in anderen Arbeitsgruppen durch. Die Plenardiskussion war ebenfalls von großem Interesse der Diskutanten an psychotherapeutischen Fragen und Themen gekennzeichnet; weitere Schwerpunkte waren neben dem „Gugginger Modell der Betreuungskontinuität" die Einbeziehung der Angehörigen und die notwendige Öffentlichkeitsarbeit. Werner Brosch berichtete kürzlich von einer Aufbruchstimmung, von „regem Interesse, positiven Empfindungen und Vertrauen", das diesem Versorgungsmodell entgegengebracht wird; an die Stelle von oft simplifizierenden Anschuldigungen oder Polarisierungen trat konstruktive Kritik. Die verschiedenen Beiträge werden voraussichtlich 1994 publiziert (Toresini, Katschnig, Marksteiner, Schönbauer und Denk, Gross, Lorenz und Stöcker, Meissel, Grill und Huf, Brosch, Skale und Luss, Eichberger, Bayer und Seidl, Bittner, Pavlik und Stelzer, Stöger, Willms und Mückstein, Vanura und Brainin, Shaked, Donat, Schindler, Pöldinger 1994). Luss berichtet, daß in der LNK-Gugging eine Vielfalt von psychotherapeutischen Richtungen vertreten ist, das Personal großes Interesse am verstärkten Einbezug psychotherapeutischer Methoden hat und lediglich die strukturellen Mängel im institutionellen Bereich Anlaß zur Unzufriedenheit geben. Das heißt, im Vergleich zu den ersten Jahrzehnten unseres Jahrhunderts hat sich ein großer Wandel in der Einstellung des betreuenden und behandelnden psychiatrischen Personals vollzogen: Psychodynamisches Wissen hat in der Zwischenzeit einen hohen Stellenwert in der psychiatrischen Behandlung und auch – und nicht zuletzt – die Psychohygiene des psychiatrischen Personals (Luss 1994).

Bereits Freud setzte sich mit dem Verhältnis von Psychiatrie und Psychotherapie auseinander. Als Freud 1933 nach Ferenczis Tod die Berufung eines „Laien" anstatt eines Arztes in den Vorstand vornahm, bezeichnete er dies in einem Brief an Jones als „deutliche Demonstration gegen die unerwünschte Überheblichkeit der Ärzte, die gern daran vergessen, daß die Psychoanalyse doch etwas anderes ist als ein Stück Psychiatrie" (Freud, zit. n. Gay 1989, S. 659). Und als Freud sein Verhältnis zur Psychiatrie erläuterte, stellte er zynisch fest, daß die Psychoanalyse nicht im Gegensatz zur Psychiatrie stehe,

„wie man nach dem nahezu einmütigen Verhalten der Psychiater glauben sollte. Sie ist vielmehr als Tiefenpsychologie, Psychologie der dem Bewußtsein entzogenen Vorgänge im Seelenleben, dazu berufen, ihr den unerläßlichen Unterbau zu liefern und ihren heutigen Einschränkungen abzuhelfen" (XIII, 227).

Diesen unerläßlichen Unterbau und diese notwendige Ergänzung zu liefern ist die Intention des vorliegenden Buches.

Literatur

Adler, A. (1920/1984), Praxis und Theorie der Individualpsychologie. Frankfurt am Main: Fischer.

Andreas, C., Krisch, R., Schmid, H., Werner, W. (1992), Bericht der Arbeitsgruppe „Psychiatrische Psychotherapie" des 13. Steinhofsymposions (15.–17. 10. 1992) mit dem Thema „Psychiatrie und System". Unveröff. Manuskript.

Andresen, B., Stark, F.-M., Gross (Hrsg.) (1993), Psychiatrie und Zivilisation. Ein Handbuch zu psychoökologischen Aspekten des technischen, kulturellen und medizinischen Fortschritts. Köln: Edition Humanistische Psychologie.

Ansbacher, H. L., Ansbacher, R. R. (Hrsg.) (1982), Alfred Adlers Individualpsychologie. Eine systematische Darstellung seiner Lehre in Auszügen aus seinen Schriften. München. Basel: Ernst Reinhardt Verlag.

Arieti, S. (1989), Schizophrenie. Ursachen, Verlauf, Therapie. Hilfen für Betroffene. München, Zürich: Piper.

Bally, G. (1956/57), Gedanken zur psychoanalytisch orientierten Begegnung mit Geisteskranken. Psyche 10: 437.

Bally, G. (1961), Einführung in die Psychoanalyse Sigmund Freuds. Reinbek: Rowohlt.

Bandelow, B., Grohmann, R., Rüther, E. (1993), Unerwünschte Begleitwirkungen der Neuroleptika und ihre Behandlung. In: Möller, H. J. (Hrsg.), Therapie psychiatrischer Erkrankungen. Stuttgart: Ferdinand Enke Verlag.

Bateson, G., Jackson, D. D., Laing, R. D., Lidz, T., Wynne, L. C. (1969, 1981), Schizophrenie und Familie. Theorie. Frankfurt am Main: Suhrkamp.

Battegay, R. (Hrsg., 1981), Herausforderung und Begegnung in der Psychiatrie. Bern, Stuttgart, Wien: Hans Huber.

Bauer, M., u. a. (Hrsg., 1980, 3. Aufl.), Psychiatrie-Psychosomatik-Psychotherapie. Stuttgart: Georg Thieme.

Beaumont, H. (1988), Ein Beitrag zur Gestalttherapietheorie und zur Behandlung schizoider Prozesse. Gestalttherapie 2 (2): 16–26.

Bender, W. (1985), Psychotherapie bei psychotischen Patienten. Nervenarzt 56: 465–471.

Bender, W. (1982), Gruppenpsychotherapie (Psychodrama) bei schizophrenen Patienten. In: Helmchen, H., Linden, M. (Hrsg.), Psychotherapie in der Psychiatrie. Berlin: Springer, S. 116–123.

Bender, W., Dencker, S. J., Kulhanek, F. (1988), Schizophrene Erkrankungen.

Therapie, Therapieresistenz – eine Standortbestimmung. Braunschweig, Wiesbaden: Vieweg.

Benedetti, G. (1987), Psychotherapeutische Behandlungsmethoden. In: Kisker, K. P., Lauter, H., Meyer, J.-E., Müller, C., Strömgren, E. (Hrsg.) (1987), Schizophrenien. Psychiatrie der Gegenwart 4, Berlin, Heidelberg, New York, London, Paris, Tokio: Springer, S. 285–323.

Benedetti, G. (1987), Analytische Psychotherapie der affektiven Psychosen. In: Kisker, K. P., Lauter, H., Meyer, J.-E., Müller, C., Strömgren, E. (Hrsg.), Affektive Psychosen. Psychiatrie der Gegenwart 5, Berlin, Heidelberg, New York, London, Paris, Tokio: Springer, S. 369–386.

Berghofer, G., Schmidl, F. (1993), Modelle der Schizophrenie und ihre Bedeutung für die psychologische und psychotherapeutische Behandlung. Vortrag, gehalten am 19. Nov. 1993 beim 30. Kongress zum 40jährigen Bestehen des Berufsverbandes Österreichischer Psychologinnen und Psychologen mit dem Thema: „Psychologie im Spannungsfeld von Theorie und Praxis" vom 18. 11. bis 20. 11. 1993.

Bertgen, M., Sachartschenko, R., Kahl, M. (1992), Überprüfung der Wirksamkeit systemischer Familientherapie im stationären Bereich bei schizophrenen Patienten. Familiendynamik 17 (3): 211–228.

Besems, T., van Vugt, G. (1987), Gestalttherapie mit psychotischen Menschen – Diagnose und Behandlungsplan. Münchner Gestalttage 1987, Grassau 1987, S. 297–303.

Biehal-Heimburger, E. (1986), Gestalttheoretisch begründete Psychotherapie mit arbeitslosen psychisch Behinderten und die Entwicklung von Selbstverantwortung im Rahmen einer Einzeltherapie. Fallstudiensammlung der Sektion Psychotherapie der GTA.

Binder, U. (1990), Einige Thesen zur personenzentrierten Psychotherapie von Schizophrenen. In: Meyer-Cording, G., Speierer, G.-W. (1990), Gesundheit und Krankheit. Köln: GwG, S. 216 – 232.

Binder, U., Binder, H. J. (1979), Klientenzentrierte Psychotherapie bei schweren psychischen Störungen: Neue Handlungs- und Theoriekonzepte zur Veränderung. Frankfurt: Verlagsbuchhandlung f. Psychologie.

Bister, W. (1982), Über das neue Verständnis für die schizophrenen Psychosen. In: Kindlers „Psychologie des 20. Jahrhunderts". Tiefenpsychologie. Bd. 2. Neue Wege der Psychoanalyse – Psychoanalyse der Gesellschaft – Die psychoanalytische Bewegung. Weinheim, Basel: Beltz, S. 1–22.

Bittner, J., Pavlik, A., Stelzer, A. (1994), Teamkontinuität und Zusammenarbeit. In: Betreuungskontinuität in der Psychiatrie. Bericht der 1. Gugginger Sozialpsychiatrischen Tagung vom 19. und 20. November 1993. In Vorbereitung.

Blankenburg, W. (1971), Der Verlust der natürlichen Selbstverständlichkeit. Ein Beitrag zur Psychopathologie symptomarmer Schizophrenien. Stuttgart: Enke.

Bleuler, E. (1983, 15. Aufl.), Lehrbuch der Psychiatrie. Neu bearbeitet von M. Bleuler unter Mitwirkung von J. Angst u. a. Berlin: Springer.

Bleuler, M., Angst, J. (Hrsg.) (1971), Die Entstehung der Schizophrenie. Bern, Stuttgart, Wien: Huber.

Bleuler, M. (1972), Die schizophrenen Geistesstörungen im Licht langjähriger Kranken- und Familiengeschichten. Stuttgart: Thieme.

Böker, W., Brenner, H. (Hrsg.) (1986), Bewältigung der Schizophrenie. Bern: Huber, S. 72–86.

Böker, W., Brenner, H. D. (Hrsg.) (1989), Schizophrenie als sytemische Störung. Die Bedeutung intermediärer Prozesse für Theorie und Therapie. Bern, Stuttgart, Toronto: Hans Huber.

Bommert, H. (1986), Gesprächspsychotherapie, psychiatrische Aspekte. In:
Kisker, K. P. et al. (Hrsg.), Psychiatrie
der Gegenwart. Bd. 1. Neurosen, Psychosomatische Erkrankungen, Psychotherapie. Berlin, Heidelberg, New
York, Tokio: Springer, S. 307–329.

Boss, M. (1957), Psychoanalyse und Da-
seinsanalytik. Bern, Stuttgart, Wien:
Huber.

Brenner, H. D., Hodel, B., Genner, R.,
Roder, V., Corrigan, P. (1992), Biologische und kognitive Vulnerabilitätsfaktoren bei schizophrenen Störungen: Implikationen für die Behandlung. In: Brenner, H. D., Böker, W.
(Hrsg.), Verlaufsprozesse schizophrener Erkrankungen. Bern: Hans Huber, S. 334–349.

Brosch, W., Skale, E., Luss, K. (1994),
Psychotherapie in der Psychiatrie –
Instrument oder Prinzip? In: Betreu-
ungskontinuität in der Psychiatrie.
Bericht der 1. Gugginger Sozialpsych-
iatrischen Tagung vom 19. und 20.
November 1993. In Vorbereitung.

Casey, D., Chase, T., Christensen, A. V.,
Gerlach, J. (Hrsg.) (1985), Dyskinesia
research and treatment. Psychopharmacology 2 (Suppl.): 64–71.

Ciompi, L. (1982), Affektlogik. Über die
Struktur der Psyche und ihre Entwicklung. Ein Beitrag zur Schizophrenieforschung. Stuttgart: Klett-Cotta.

Ciompi, L., Dauwalder, H. P., Maier, C.,
Aebi, E., Trütsch, K., Kupper, Z., Rutishauser, C. (1992), Das Pilotprojekt
„Soteria Bern". Klinische Erfahrungen und vorläufige Resultate. In: Brenner, H. D., Böker, W. (Hrsg.), Verlaufsprozesse schizophrener Erkrankungen. Bern: Huber, S. 307–323.

Ciompi, L., Kupper, Z., Maier, C., Aebi,
E. (1991), Das Pilotprojekt „Soteria
Bern" zur Behandlung akut Schizophrener. I. Konzeptuelle Grundlagen, praktische Realisierung, klinische Erfahrungen. Nervenarzt 62:
428–435.

Ciompi, L., Kupper, Z., Aebi, E., Dauwalder, H. P., Hubschmid, T., Trütsch,

K., Rutishauser, C. (1993), Das Pilotprojekt „Soteria Bern" zur Behandlung akut Schizophrener. II. Ergebnisse einer vergleichenden prospektiven
Verlaufsstudie über 2 Jahre. Nervenarzt 64: 440–450.

Cross, D. G., Sheehan, P. W., Khan, J. A.
(1980), Alternative advice and counsel in psychotherapy. Journal of Consulting and Clinical Psychology 48
(5): 615–625.

Cross, D. G., Sheehan, P. W., Khan, J. A.
(1982), Short- and long-term follow-
up of clients receiving insight-oriented therapy and behavior therapy.
Journal of Consulting and Clinical
Psychology, 50 (1): 103–112.

Degkwitz, R., Helmchen, H., Kockott,
G., Mombour, W. (Hrsg.) (1980), Diagnosenschlüssel und Glossar Psychiatrischer Krankheiten. 5. Aufl., korrigiert nach der 9. Revision der ICD.
Deutsche Ausgabe der internationalen Klassifikation der Krankheiten
der WHO. Berlin, Heidelberg, New
York: Springer.

Dietzel, M., Dorow, R., Friedmann, A.
(1993), 1×1 der Psychopharmaka.
Grundlagen, Standardtherapien und
neue Konzepte. Berlin, Heidelberg,
New York, London, Paris, Tokio,
Hongkong, Barcelona, Budapest:
Springer.

Dilling, H., Mombour, W., Schmidt,
M. H.(Hrsg.) (1992), Internationale
Klassifikation psychischer Störungen.
ICD-10 Kapitel V (F). Klinisch-diagno-
stische Leitlinien. Bern, Göttingen,
Toronto: Hans Huber.

Doane, J. A., Goldstein, M. J., Miklowitz,
D. J. und Falloon, I. R. H. (1986), The
impact of family treatment of the
affective climate of families of schizophrenics. Br. J. Psychiatry 148:
279–287.

Donat, H. (1994), Die Person des Therapeuten in langdauernden therapeutischen Beziehungen. In: Betreuungskontinuität in der Psychiatrie. Bericht
der 1. Gugginger Sozialpsychiatri-

schen Tagung vom 19. und 20. November 1993. In Vorbereitung.

Dörner, K., Plog, U. (1984), Irren ist menschlich. Lehrbuch der Psychiatrie/Psychotherapie. Rehburg-Loccum: Psychiatrie-Verlag.

Eckert, J. (1985), Reicht das klientenzentrierte Konzept in seiner Allgemeinheit oder brauchen wir auch störungsspezifische Ansätze? GwG-info 59: 115–121.

Eckert, J. (1988), Die Rolle der Gesprächspsychotherapie in der Psychiatrie. In: Orientierung an der Person. Bd. 1. Diesseits von Psychotherapie. Bericht vom 7. Symposion der GwG vom 10. bis 12. Oktober 1986 in Köln. (Hrsg. v. d. Ges. f. wiss. Gesprächspsychotherapie), S. 25–30.

Egger, J., Eisenhardt, U., Innerhofer, P. (Hrsg.) (1986), Angewandte Psychologie. Praxisfelder einer Wissenschaft. Wien: Literas Universitätsverlag.

Eichberger, G., Bayer, M. D., Seidl, L. (1994), Das „Gugginger Modell" der Angehörigenarbeit aus psychoanalytischer und systemisch-familientherapeutischer Sicht. In: Betreuungskontinuität in der Psychiatrie. Bericht der 1. Gugginger Sozialpsychiatrischen Tagung vom 19. und 20. November 1993. In Vorbereitung.

Elia, C. (1981), Die therapeutische Begegnung mit dem Manischen. In: Battegay, R. (Hrsg.), Herausforderung und Begegnung in der Psychiatrie. Bern, Stuttgart, Wien: Hans Huber, S. 198–208.

Eysenck, H. J. (1959), Learning theory and behavior therapy. Journal of Mental Sciences 105: 61–75.

Falloon, I. R. H., Boyd, J. L., Mcgill, C. W., Williamson, M., Razani, J., Moss, H. B., Gilderman, A. M., Simpson, G. M. (1985), Family management in the prevention of morbidity of schizophrenia: Clinical outcome of a two-year longitudinal study. Archives of General Psychiatry 42: 887–896.

Falloon, I. R. H., Hahlweg, K., Tarrier, N. (1990), Family interventions in the community management of schizophrenia: Methods and results, in Straube, E., Hahlweg, K. (Hrsg.), Schizophrenia. Concepts, vulnerability, and intervention. Berlin, Heidelberg, New York, Tokio: Springer, S. 217–240.

Falloon, I. R. H., McGill, C. W., Boyd, J. L. (1984), Family care of schizophrenia. New York: Guilford Press.

Federn, P. (1956; 1978), Ichpsychologie und die Psychosen. Literatur der Psychoanalyse. Herausgegeben von Alexander Mitscherlich. Frankfurt am Main: Suhrkamp.

Feldmann, H. (1984, 9. Aufl.), Psychiatrie und Psychotherapie. Begr. v. Th. Spoerri. Basel: Karger.

Fenichel, O. (1967), Perversionen, Psychosen, Charakterstörungen. Psychoanalytische spezielle Neurosenlehre. Darmstadt: Wissenschaftliche Buchgesellschaft.

Feuchtersleben (1845), Lehrbuch der ärztlichen Seelenkunde.

Fiedler, P., Niedermeier, T., Mundt, C. (1986), Gruppenarbeit mit Angehörigen schizophrener Patienten. Materialien für die psychosoziale Praxis. München: Psychologie Verlags Union.

Fiedler, P., Niedermeier, T., Mundt, C. (1986), Gruppenarbeit mit Angehörigen schizophrener Patienten. Materialien für die therapeutische Arbeit mit Angehörigen und Familien. München, Weinheim: Psychologie Verlags Union.

Filsinger, E. E., Lewis, R. A. (Hrsg.) (1981), Assessing marriage. Beverly Hills: Sage.

Finzen, A. (1977), Die Tagesklinik. Psychiatrie als Lebensschule. München: Piper.

Finzen, A., Haug, H.-J., Beck, A., Lüthy, D. (1993). Hilfe wider Willen. Zwangsmedikation im psychiatrischen Alltag. Bonn: Psychiatrie-Verlag.

Fischle-Carl H. (Hrsg.) (1979), Theorie und Praxis der Psychoanalyse. Fellbach: Bonz.

Florin, J., Cohen, R., Meyer-Osterkamp, S. (1973), Eine Untersuchung zum operanten Konditionieren sozialen Verhaltens bei chronisch Schizophrenen. Zeitschrift für klinische Psychologie (Beiheft) 1.

Friedmann, A., Thau, K. (Hrsg.) (1992), Leitfaden der Psychiatrie. Wien, München, Bern: Wilhelm Maudrich.

Freud, A. (1974), Das Ich und die Abwehrmechanismen. (London 1936). München: Kindler.

Freud, S. (1911), Psychoanalytische Bemerkungen über einen autobiographisch beschriebenen Fall von Paranoia (Dementia paranoides). GW, Bd. 8, 240–316.

Freud, S. (1924), Neurose und Psychose. GW, Bd. 13, 385.

Fromm, E. (1993), Die Kunst des Liebens. Frankfurt/Main, Berlin: Ulstein.

Fromm-Reichmann, F. (1978), Intensive Psychotherapie. Stuttgart.

Frosch, J. (1983), The psychotic process. New York: Intern. Univ. Press.

Fuller Torrey, E. (1988), Surviving Schizophrenia. A Family Manual. New York, Cambridge, Philadelphia, San Francisco, Washington, London, Mexico City, Sao Paulo, Singapore, Sydney: Harper & Row.

Garloff, L. (1983), Ambulante Psychotherapie einer Gruppe schizophrener Frauen. Gruppenpsychotherapie und Gruppendynamik 18 (4): 350–358.

Gay, P. (1989), Freud. Eine Biographie für unsere Zeit. Frankfurt am Main: Fischer.

Gelder, M. (1972), Behavior therapy. In: Kisker, K., Meyer, J., Müller, M., Strömgren, E. (Hrsg.), Klinische Psychiatrie 1. Psychiatrie der Gegenwart. 2. Aufl., Bd. II/1. Berlin, Heidelberg, New York: Springer.

Gendlin, E. T. (1961), Subverbal communication and therapist expressivity: Trends in client-centered psychotherapy with schizophrenics. Diskussionsunterlagen (Wisconsin Psychiatric Institute), 1961 (zit. n. Rogers 1962, 1977).

Gendlin, E. T. (1964). Schizophrenia: problems and methods of psychotherapy. Rev. Exist. Psychol. 4: 168.

Gerunde, H. (1990), Zur gestalttherapeutisch orientierten Arbeit mit Schizophrenen. Gestalttherapie 4 (1): 22–31.

Ges. f. wiss. Gesprächspsychotherapie (Hrsg.) (1986), Orientierung an der Person. Diesseits von Psychotherapie. Bericht vom 7. Symp. d. GwG. Köln: GwG.

Gottman, J. M. (1979), Marital interaction. Experimental investigations. New York: Academic Press.

Gross, R., Lorenz, I., Ströcker, J. (1994), Kontrolle oder Vernachlässigung, Verwahrung oder Begleitung. In: Betreuungskontinuität in der Psychiatrie. Bericht der 1. Gugginger Sozialpsychiatrischen Tagung vom 19. und 20. November 1993. In Vorbereitung.

Grossmann-Garger, B., Parth, W. (Hrsg.) (1993), Heilt die Psychoanalyse? Wien: Orac.

Häfner, H. (1972), Allgemeine Probleme und heutige Bedürfnisse der psychiatrischen Krankenversorgung. In: Erhardt, H. (Hrsg.), Perspektiven der heutigen Psychiatrie. Frankfurt am Main: Gerhards u. Co.

Häfner, H. (1985), Sind psychische Krankheiten häufiger geworden? Nervenarzt 56: 120–133.

Hahlweg, K., Jacobson, N. S. (Hrsg.), Marital interaction: Analysis and modification. New York: Guilford Press.

Hahlweg, K., Reisner, L., Kohli, G., Vollmer, M., Schindler, L., Reventorf, D (1984), Development and validity of a new system to analyse interpersonal communication (KPI: Kategoriensystem für partnerschaftliche Interaktion). In: Hahlweg, K. und Jacobson, N. S. (Hrsg.), Marital interaction: Analysis and modification. New York: Guilford Press.

Haley, J. (1969, 1981), Die Interaktion von Schizophrenen. In: Bateson, G., Jackson, D. D., Laing, R. D., Lidz, T., Wynne, L. C. (Hrsg.), Schizophrenie und Familie. Theorie. Frankfurt am Main: Suhrkamp.

Hand, I. (1986), Verhaltenstherapie und Kognitive Therapie in der Psychiatrie. In: Kisker, K. P., Lauter, H., Meyer, J.-E., Müller, C., Strömgren, E. (Hrsg.) (1986), Psychiatrie der Gegenwart. Bd. 1. Neurosen, Psychosomatische Erkrankungen, Psychotherapie. Berlin, Heidelberg, New York, Tokio: Springer, S. 277–306.

Hand, I., Zaworka, W. (1982), An operationalized multisymptomatic model of neuroses (OMMON): toward a reintegration of diagnosis and treatment in behavior therapy. Arch. Psychiatr. Nervenkr. 232: 359–379.

Hanika, C. (1992), Psychotherapie mit psychotischen Menschen. In: Krisch, R., Ulbing, M., Zum Leben finden. Beiträge zur angewandten Gestalttherapie. Köln: Edition Humanistische Psychologie.

Harris, C. O. (1992), Gestalt Work with psychotics. Nevis, E. C. (Hrsg.) (1992), Gestalt Therapy. Perspectives and Applications. The Gestalt Institute of Cleveland Press. New York, London, Sydney, Toronto: Gardner Press, pp. 239–261. (Dialog aus dem Engl. übersetzt von N. Amendt – Lyon.)

Hartmann-Kottek, L. (1979), Schwerpunkt „Gestalttherapie" im Grenzgebiet der Psychiatrie. Psychiatrie und medizinische Psychologie 29: 1–13.

Hartwich, P., Schumacher, E. (1985), Zum Stellenwert der Gruppenpsychotherapie in der Nachsorge Schizophrener. Eine 5-Jahres-Verlaufsstudie. Der Nervenarzt 56 (7): 365–372.

Hayes, R. L., Halford, W. K., Varghese, F. N. (1991), Generalization of the effects of activity therapy and social skills training on the social behavior of low functioning schizophrenic patients. Occupational Therapy in Mental Health. 11: 3–20.

Hellgardt, H. (1982, 1989), Die Psychosen (Subkap. 4.1 in Kap. 4. Psychiatrie). In: Schmidt, R. (Hrsg.), Die Individualpsychologie Alfred Adlers. Ein Lehrbuch. Frankfurt/Main: Fischer.

Helmchen, H., Linden, M., Rüger, U. (Hrsg.), Psychotherapie und Psychiatrie. Berlin: Springer.

Hersen, M. (1981), Complex problems require complex solutions. Behavior Therapy 12: 15–29.

Hogarty, G., Anderson, C. (1986), Eine kontrollierte Studie über Familientherapie, Training sozialer Fertigkeiten und unterstützender Chemotherapie in der Nachbehandlung Schizophrener. In: Böcker, W., Brenner, H. (Hrsg.), Bewältigung der Schizophrenie. Bern: Huber, S. 72–86.

Hogarty, G. E., Anderson, C. M., Reiss, D. J., Kornblith, S. J., Greenwald, D. P., Ulrich, R. F. und Carter, M. (1991), Family psychoeducation, social skills training, and maintenance chemotherapy in the aftercare treatment of schizophrenia. II. Two-year effects of a controlled study on relapse and adjustment. Archives of General Psychiatry 48: 340–347.

Holzbach, E., Gutberlett, B., Güttekes, B. (1993), Psychotherapeutische Ambulanz einer psychiatrischen Abteilung am Allgemeinkrankenhaus. Psychiat. Praxis 20: 145–147:

Huber, G. (1981, 3. Aufl.), Psychiatrie. Stuttgart: Schattauer.

Hubmann, W., et al. (1989), Stationäre Rehabilitation chronisch schizophrener Patienten mit einem verhaltenstherapeutischen Münzverstärkerprogramm. Psychiatr. Praxis. 16 (1): 36–42.

Hubmann, W., et al. (1991), Soziales Verhaltenstraining mit chronisch schizophrenen Patienten. In: Schüttler, R. (Hrsg.), Theorie und Praxis kognitiver Therapieverfahren bei schizophrenen Patienten. München: Zuckerschwerdt, S. 118–128.

ICD 9: Degkwitz, R., Helmchen, H., Kockott, G., Mombour, W. (Hrsg.) (1980), Diagnosen-schlüssel und Glossar psychiatrischer Krankheiten. 5. Aufl., korrigiert nach der 9. Revision der ICD. Deutsche Ausgabe der internationalen Klassifikation der Krankheiten der WHO. Berlin, Heidelberg, New York: Springer.

ICD 10: Dilling, H., Mombour, W., Schmidt, M. H.(Hrsg.) (1992), Internationale Klassifikation psychischer Störungen. ICD-10 Kapitel V (F). Klinisch-diagnostische Leitlinien. Bern, Göttingen, Toronto: Hans Huber.

Ideler, K. W. (1935, 1938), Grundriß der Seelenheilkunde I und II. Berlin: Enslin.

Jeste, D.V. und Wyatt, R. J. (1982), Therapeutic strategies against tardive dyskinesia. Two decades of experience. Arch. Gen. Psychiat. **39**: 803–816.

Kanfer, F., Grimm, L. (1980), Managing clinical change: a progress model of therapy. Behav. Modification **4**: 419–444.

Kanfer, F., Saslow, G. (1969), Behavioral diagnosis. In: Franks, C. (Hrsg.), Behavior therapy: appraisal and status. New York: McGraw-Hill.

Kaschka, W, Joraschky, P. und Lungershausen, E. (Hrsg.) (1988), Die Schizophrenien. Biologische und familiendynamische Konzepte zur Pathogenese. Berlin: Springer.

Katschnig, H. (Hrsg.) (1984), Die andere Seite der Schizophrenie. 207–228. München: Urban & Schwarzenberg.

Katschnig, H. (1994), Psychiatrieplanung und Zeit. In: Betreuungskontinuität in der Psychiatrie. Bericht der 1. Gugginger Sozialpsychiatrischen Tagung vom 19. und 20. November 1993. In Vorbereitung.

Katschnig, H., Konieczna, T. (1984), Neue Formen der Angehörigenarbeit in der Psychiatrie. In: Katschnig, H. (Hrsg.), Die andere Seite der Schizophrenie. München: Urban & Schwarzenberg, S. 207–228..

Kazdin, A. (1984), Behavior modification in applied settings. 3rd edn. Homewood Illinois: Dorsey Press.

Kielholz, P. (1981), Begegnung mit dem Depressiven in der Praxis: Über Gründung, Ziele und Aktivitäten des „Internationalen Komitees für Prophylaxe und Therapie der Depression". In: Battegay, R. (Hrsg.), Herausforderung und Begegnung in der Psychiatrie. Bern, Stuttgart, Wien: Hans Huber, S. 190–197.

Kindlers „Psychologie des 20. Jahrhunderts" (1982), Tiefenpsychologie. Bd. 2. Neue Wege der Psychoanalyse – Psychoanalyse der Gesellschaft – Die psychoanalytische Bewegung. Weinheim, Basel: Beltz.

Kisker, K. P., Lauter, H., Meyer, J.-E., Müller, C., Strömgren, E. (Hrsg.) (1986), Psychiatrie der Gegenwart. Bd. 1. Neurosen, Psychosomatische Erkrankungen, Psychotherapie. Berlin, Heidelberg, New York, Tokio: Springer.

Kisker, K. P., Lauter, H., Meyer, J.-E., Müller, C., Strömgren, E. (Hrsg.) (1987), Schizophrenien. Psychiatrie der Gegenwart 4, Berlin, Heidelberg, New York, London, Paris, Tokio: Springer.

Kisker, K. P., Lauter, H., Meyer, J.-E., Müller, C., Strömgren, E. (Hrsg.) (1987), Affektive Psychosen. Psychiatrie der Gegenwart 5, Berlin, Heidelberg, New York, London, Paris, Tokio: Springer.

Krisch, R. (1992), Der gestalttherapeutische Krankheitsbegriff. In: Krisch, R., Ulbing, M., Zum Leben finden. Beiträge zur angewandten Gestalttherapie. Köln: Edition Humanistische Psychologie, S. 63–110.

Krisch, R., Stindl, I. (1986), Psychologische Aufgaben im „Psychosozialen Dienst". In: Egger, J., Eisenhardt, U., Innerhofer, P. (Hrsg.), Angewandte Psychologie. Praxisfelder einer Wissenschaft. Wien: Literas Universitätsverlag, S. 70–77.

Krisch, R., Ulbing, M. (1992), Zum Leben finden. Beiträge zur angewandten Gestalttherapie. Köln: Edition Humanistische Psychologie.

Krüger, M., Schröder, R. (1993), Grundlagen und Methoden systemischer

Therapie. Psychiatr. Praxis **20**: 109–113.

Kuhn, R. (1963), Daseinsanalyse und Psychiatrie. In: Psychiatrie der Gegenwart 1. Berlin, Göttingen, Heidelberg: Springer.

Kunz, H. (1941), Die anthropologische Betrachtungsweise in der Psychopathologie. Z. ges. Neurol. Psychiat. **172**: 145.

Kutter, P. (1983), Psychoanalytische Aspekte psychiatrischer Krankheitsbilder. In: Loch, W. (Hrsg.) (1983), Die Krankheitslehre der Psychoanalyse. Eine Einführung. Stuttgart: Hirzel, S. 187–250.

Joraschky, P. (1988), Familientheoretische Konzepte zur Pathogenese der Schizophrenien – Eine Übersicht. In: Kaschka, W, Joraschky, P., Lungershausen, E. (Hrsg.), Die Schizophrenien. Biologische und familiendynamische Konzepte zur Pathogenese. Berlin: Springer.

Lang, A., Schmidl, F. (1993), Ambulante und stationäre Psychotherapie – ausgewählte Ergebnisse empirischer Forschung. Vortrag gehalten am 19. Nov. 1993 beim 30. Kongress zum 40jährigen Bestehen des Berufsverbandes Österreichischer Psychologinnen und Psychologen mit dem Thema: „Psychologie im Spannungsfeld von Theorie und Praxis" vom 18.–20. 11. 1993.

Lang, H. (1981), Zur Problematik der Übertragung in der Psychose in Abgrenzung zur Neurose. Psyche **35**: 705–717.

Lang, H. (1985), Struktural-analytische Überlegungen zur Psychotherapie Schizophrener. Nervenarzt **56**: 472–478.

Lange, H. U. (1988), Gesprächspsychotherapeutische Erfahrungen mit schizophrenen Patienten. In: Ges. f. wiss. Gesprächspsychotherapie (Hrsg.) (1986), Orientierung an der Person. Diesseits von Psychotherapie. Bericht vom 7. Symp. d. GwG. Köln: GwG, S. 62–70.

Lazarus, A. A. (1958), New methods in psychotherapy: A case study. South Africa Medical Journal **33**: 660–664.

Lazarus, H. (1978), Multimodale Verhaltenstherapie. Frankfurt am Main: Fachbuchhandlung für Psychologie.

Leff, J. P., Kuipers, L., Berkowitz, R., Sturgeon, D. (1985), A controlled study of social intervention in families of schizophrenic patients: A two year follow-up. British Journal of Psychiatry **146**: 594–600.

Leff, J. P., Vaughn, C. (1985), Expressed emotion in families. New York: Guilford Press.

Leff, J. P., Vaughn, C. (1986), Expressed emotion in families. Its significance for mental illness. New York: Guilford Publications.

Leff, J. P., Vaughn, C. (1980), The interaction of life events and relatives expressed emotion in schizophrenia and depressed neurosis. British Journal of Psychiatry **136**: 146–153.

Leuschner, W. (1985), Psychiatrische Anstalten – ein institutionalisiertes Abwehrsystem. Psychiatr. Praxis **12**: 149–153.

Lewandowski, L., Buchkremer, G. (1988a), Therapeutische Gruppenarbeit mit Angehörigen schizophrener Patienten. Ergebnisse zweijähriger Verlaufsuntersuchungen. Zeitschrift für klinische Psychologie **17** (3): 210–224.

Lewandrowski, L., Buchkremer, G. (1988b), Bifokale therapeutische Gruppenarbeit mit schizophrenen Patienten und ihren Angehörigen – Ergebnisse einer 5jährigen Katamnese. In: Kaschka, W, Joraschky, P., Lungershausen, E. (Hrsg.), Die Schizophrenien. Biologische und familiendynamische Konzepte zur Pathogenese. Berlin: Springer, S. 211–223.

Liberman, R. P., Jacobs, H. E., Boone, S. E., Foy, D. W., Donahoe, C. P., Falloon, I. R. H., Blackwell, G., Wallace, C. J. (1986), Fertigkeitentraining zur Anpassung Schizophrener an die Gemeinschaft. In: Böker, W., Brenner,

H. D. (Hrsg.), Bewältigung der Schizophrenie. Bern: Huber, S. 96–112.

Loch, W. (Hrsg.) (1983), Die Krankheitslehre der Psychoanalyse. Eine Einführung. Stuttgart: Hirzel.

Lindsley, O. R., Skinner, B. F., Solomon, H. C. (1953), Sudies in behavior therapy. Status report 1. Metropolitan State Hospital. Waltham. MA.

Luderer, H.-J. (1987), Aufklärung und Information in der Psychiatrie – Untersuchungen zum Kommunikationsstil von Psychiatern und zum Kenntnisstand psychisch Kranker. Habil. Med. Fak. d. Univ. Erlangen-Nürnberg.

Luderer, H.-J. (1988), Die Einstellung der Ärzte zur Aufklärung psychisch Kranker. In: Böcker, F., Weig, W. (Hrsg.) (1988), Aktuelle Kernfragen der Psychiatrie. Berlin, Heidelberg: Springer.

Luderer, H.-J. (1989), Kenntnis von Diagnose und medikamentöser Behandlung bei psychisch Kranken. Nervenarzt 60: 213–219.

Luderer, H.-J. (1990), Krankheitsbezogenes Wissen bei Patienten mit endogenen Psychosen. In: Lungershausen, E., Kaschka, W. P., Witkowski, R. (Hrsg.), Affektive Psychosen. Stuttgart: Schattauer.

Luderer, H.-J. (1990), Schriftliche Informationen für psychisch Kranke. Fundamenta Psychiatrica 4: 9–17.

Luderer, H.-J., Böcker, F. M. (1988), Klientenzentrierte Grundhaltung bei der Aufklärung psychiatrischer Patienten. Ges. f. wiss. Gesprächspsychotherapie (Hrsg.) (1986), Orientierung an der Person. Diesseits von Psychotherapie. Bericht vom 7. Symp. d. GwG. Köln: GwG, S. 41–48.

Luss, K. (1994), Bedeutung und Stellenwert von Psychotherapie in der sozialpsychiatrischen Grundversorgung am Beispiel der LNK-Gugging. In: Betreuungskontinuität in der Psychiatrie. Bericht der 1. Gugginger Sozialpsychiatrischen Tagung vom 19. und 20. November 1993. In Vorbereitung.

Marden, C. D. (1985), Is tardive dyskinesia a unique disorder? In: Casey, D., Chase, T., Christensen, A. V., Gerlach, J. (Hrsg.), Dyskinesia research and treatment. Psychopharmacology 2 (Suppl.): 64–71.

Marksteiner, A. (1994), Psychiatriereform als Idee und Realisierung. In: Betreuungskontinuität in der Psychiatrie. Bericht der 1. Gugginger Sozialpsychiatrischen Tagung vom 19. und 20. November 1993. In Vorbereitung.

Marneros, A., Philip, M. (1992), Persönlichkeit und psychische Erkrankung. Festschrift zum 60. Geburtstag von U. H. Peters. Berlin: Springer.

Matussek, P. (1990), Psychodynamik endogener Psychosen. Berlin, Heidelberg, New York, London, Paris, Tokio, Hongkong: Springer.

Matussek, P. (1990), Herstellung von Übertragung in der Psychoanalyse von Schizophrenen. In: Matussek, P., Psychodynamik endogener Psychosen. II. Schizophrenieprojekt. Berlin, Heidelberg, New York, London, Paris, Tokio, Hongkong: Springer, S. 181–189.

Matussek, P., Triebel, A., Diekmann, A., Hoschka, A. (1990), Overprotection und Ersterkrankungsalter. In: Matussek, P., Psychodynamik endogener Psychosen. II. Schizophrenieprojekt. Berlin, Heidelberg, New York, London, Paris, Tokio, Hongkong: Springer, S. 166–180.

Matussek, P. (1993), Analytische Psychosentherapie. 1 Grundlagen. Berlin, Heidelberg, New York, Tokio: Springer.

Meise, U., Hafner, F., Hinterhuber, H. (Hrsg.), Die Versorgung psychisch Kranker in Österreich. Eine Standortbestimmung. Wien, New York: Springer.

Meissel, Th., Grill, W., Huf, M. (1994), Psychiatrisierung als gesellschaftliche Technik. In: Betreuungskontinuität in der Psychiatrie. Bericht der 1. Gugginger Sozialpsychiatrischen Tagung vom 19. und 20. November 1993. In Vorbereitung.

Mentzos, S. (1976, 1989), Interpersonale und institutionalisierte Abwehr. Frankfurt am Main: Suhrkamp.

Mentzos, S. (1991), Psychodynamische Modelle in der Psychiatrie. Göttingen: Vandenhoeck & Ruprecht.

Mentzos, S. (1992), Psychose und Konflikt. Göttingen: Vandenhoeck & Ruprecht.

Meyer-Cording, G., Speierer, G.-W. (1990), Gesundheit und Krankheit. Köln: GwG.

Möller, H.J. (Hrsg.) (1993), Therapie psychiatrischer Erkrankungen. Stuttgart: Ferdinand Enke.

Möller, H. J. (Hrsg.) (1993), Therapieresistenz unter Neuroleptikabehandlung. Wien, New York: Springer.

Moreno, J. L. (1959, 3. unveränd. Aufl. 1988), Gruppenpsychotherapie und Psychodrama. Einleitung in die Theorie und Praxis. Stuttgart, New York: Georg Thieme.

Müller, C. (1958), Die Pioniere der psychoanalytischen Behandlung Schizophrener. Nervenarzt 29: 456 462.

Müller, C. (1959), Die Psychotherapie der Psychosen. Fortschr. Neurol. Psychiat. 27: 363.

Müller, C. (Hrsg.) (1986), Lexikon der Psychiatrie, 2. Aufl. Berlin, Heidelberg, New York: Springer.

Müller, U. (1990), Schizophrenie: Interaktionsprozesse und emotionales Klima in der Familie. Frankfurt: Lang.

Neill, R. B. (1979), Gestalt therapy in a social psychiatric setting: The oil and water solution. Adolescence, 14 (56): 775–796.

Nevis, E. C. (Hrsg.) (1992), Gestalt Therapy. Perspectives and Applications. The Gestalt Institute of Cleveland Press. New York, London, Sydney, Toronto: Gardner Press.

Notarius, C. I., Markman, H. J. (1981), The couples interaction scoring system. In: Filsinger, E. E., Lewis, R. A. (Hrsg.), Assessing marriage. Beverly Hills: Sage.

Orientierung an der Person. Bd. 1. Diesseits von Psychotherapie. Bericht vom 7. Symposion der GwG vom 10. bis 12. Oktober 1986 in Köln. (Hrsg. v. d. Ges. f. wiss. Gesprächspsychotherapie).

Paul, G. L., Lentz, R. J. (1977), Psychosocial Treatment of Chronic Mental Patients: Milieu vs Social Learning Programs. Harvard University Press.

Perls, F. (1973/1985 6. Aufl.). Grundlagen der Gestalttherapie. Einführung in die Sitzungsprotokolle. München: J. Pfeiffer.

Perls, F., Hefferline, R. F., Goodman, P. (1951/1979/1992 2. Aufl.), Gestalttherapie. Grundlagen. Dialog und Praxis. Stuttgart: Klett-Cotta.

Peters, U. H. (1990), Wörterbuch der Psychiatrie und medizinischen Psychologie. München, Wien, Baltimore: Urban & Schwarzenberg.

Petzold, H. (Hrsg.) (1984, 1986), Wege zum Menschen. Methoden und Persönlichkeiten moderner Psychotherapie. Ein Handbuch. 2 Bde. Paderborn: Junfermann.

Pöldinger, W. (1994), Integration von Verzicht, Endlichkeit und Trauer. In: Betreuungskontinuität in der Psychiatrie. Bericht der 1. Gugginger Sozialpsychiatrischen Tagung vom 19. und 20. November 1993. In Vorbereitung.

Pongratz, L. J. (1984), Wege zum Menschen. Die ganze Welt ist eine Bühne. Videoband. Eine Produktion des Telluxfilm. Eine Sendung des Westdeutschen Rundfunks Köln mit dem Bayerischen Rundfunk und dem Südwestfunk. WDR Köln 1984 gem. m. dem II. Psychologischen Inst. der Univ. Würzburg.

Pongratz, L. J. (1984), Wege zum Menschen. Leben heißt Wachsen. Videoband. Eine Produktion des Telluxfilm. Eine Sendung des Westdeutschen Rundfunks Köln mit dem Bayerischen Rundfunk und dem Südwestfunk. WDR Köln 1984 gem. m. dem II. Psychologischen Inst. der Univ. Würzburg.

Pritz, A., Petzold, H. (1992), Der Krankheitsbegriff in der modernen Psychotherapie. Vergleichende Psychotherapie. Paderborn: Junfermann.

Quirmbach, I. M. (1990), Schizophrene Erlebens- und Verhaltensweisen. Eine Fallstudie auf der Grundlage der Theorie der Gestalttherapie. Gestalttherapie **4** (1): 11–21.

Raspe, H.-H. (1983), Aufklärung und Information im Krankenhaus. Göttingen: Vandenhoeck & Ruprecht.

Rattner, J. (1970), Wirklichkeit und Wahn. Frankfurt am Main: Fischer.

Rattner, J. (1964), Was ist Schizophrenie? Zürich.

Rey, E. R., Thurm, I. (1990), Schizophrenien. In: Reinecker, H. (Hrsg.), Lehrbuch der Klinischen Psychologie. Modelle psychischer Störungen. Göttingen: Verlag für Psychologie. Hogrefe, S. 361–381.

Richter, P., Diebold, K., Schützwohl, M. (1993), Zur Persönlichkeit unipolar depressiver und bipolar manisch-depressiver Patienten. Nervenarzt **64**: 572–577.

Rieg, C., Müller U., Hahlweg, G., Wiedemann, G., Hank, G., Feinstein, E. (1991), Psychoedukative Rückfallprophylaxe bei schizophrenen Patienten: Ändern sich die familiären Kommunikationsmuster? Verhaltenstherapie **1** (4): 283–292.

Robbins, M. (1992), Psychoanalytic and biological approaches to mental illness: schizophrenia. J. Am. Psychoanal. Assoc.

Roder, V., Brenner, H. D., Kienzle, N., Hodel, B. (1992), Integriertes psychologisches Therapieprogramm für schizophrene Patienten (IPT). Materialien für die psychosoziale Praxis. Weinheim: Psychologie Verlags Union.

Roder, V., Kienzle, N. (1986), Ein multimodales Behandlungskonzept in der Rehabilitation und Rückfallprophylaxe schizophrener Patienten. Vortrag, gehalten auf dem Kongress der Deutschen Gesellschaft für Psychiatrie und Nervenheilkunde (DGPN). Bayreuth. 2.–4. Oktober.

Roder, V., Kienzle, N. (1991), Kognitive

Therapie bei schizophrenen Patienten. München: Zuckschwerdt, S. 88–94.

Rogers, C. R. (1962), Ein Bericht über Psychotherapie mit Schizophrenen. Vortrag am Temple University Medical Center. Philadelphia, 15. 3. 1962. Dt. Übers. in: Rogers, C. R. (1977), Therapeut und Klient. München: Kindler.

Rogers, C. R. (1977), Therapeut und Klient. München: Kindler.

Rogers, C. R., Gendlin, E. T., Kiesler, D., Truax, C. B. (1967), The therapeutic relationship and its impact: a study of psychotherapy with schizophrenics. Madison: University of Wisconsin Press.

Rosenthal, D. (1971), Two Adoption Studies of Heredity in the Schizophrenic Disorders. In: Bleuler, M., Angst, J. (Hrsg.), Die Entstehung der Schizophrenie. Bern, Stuttgart, Wien: Huber.

Ruckstuhl, U. (1981), Schizophrenieforschung. Die theoretischen und empirischen Beiträge der Experimentellen Psychologie. Weinheim, Basel: Beltz.

Rudas, S. (1986), Veränderung der psychiatrischen Versorgung – Ergebnisse einer Psychiatriereform aus der Sicht der Planung, Koordination und evaluierenden Verlaufsbeobachtung. Österr. Krankenhaus-Zeitung **27**: 349–366.

Rüger, U. (1986), Stationär-ambulante Gruppenpsychotherapie bei Patienten mit Frühstörungen. Gruppenpsychotherapie und Gruppendynamik **21** (4): 324–336.

Ruhs, A., Schindler, R. (1993), Seminar Psychoanalyse und Psychose. In: Grossmann-Garger, B., Parth, W. (Hrsg.), Heilt die Psychoanalyse? Wien: Orac, S. 139–154.

Saviotti, M. (1981), Ein therapeutischer Zugang zum Depressiven. In: Battegay, R. (Hrsg.), Herausforderung und Begegnung in der Psychiatrie. Bern, Stuttgart, Wien: Hans Huber, S. 174–189

Sbandi, P., Richter, R., Bedenbecker,

Ch., Mosheim, R., Angerer, Ch., Kofler, R., Zimmermann, A. (1993), Beschreibung und Bewertung von Evaluationsmethoden im Bereich der
Psychotherapie. Eine Untersuchung
der deutschsprachigen Literatur der
letzten zehn Jahre. Beiträge zur Psychotherapieforschung. unter Mitarbeit von Springer-Kremser und unter
Einbezug des Österreichischen Bundesverbandes für Psychotherapie, im
Auftrag des Bundesministeriums für
Wissenschaft und Forschung.

Schanda, H. (1978), Paranoide Psychosen. Stuttgart: Enke.

Scharfetter, C. (1986), Schizophrene
Menschen. München, Wien, Baltimore.

Scharfetter, C. (1987), Definition, Abgrenzung, Geschichte. In: Kisker,
K. P., Lauter, H., Meyer, J.-E., Müller,
C., Strömgren, E. (Hrsg.), Schizophrenien. Psychiatrie der Gegenwart
4, Berlin, Heidelberg, New York, Tokio: Springer, S. 1–38.

Schepker, R., Eggers, C. (1988), Therapieevaluation der stationären interaktionellen Therapie bei kindlichen
Psychosen. Psychoanalyse 51 (1):
60–65.

Schindler, R. (1957), Grundprinzipien
der Psychodynamik in einer Gruppe.
Psyche 11: 308–314.

Schindler, R. (1958), Ergebnisse und Erfolge der Gruppenpsychotherapie mit
Schizophrenen nach den Methoden
der Wiener Klinik. Wr. Z. f. Nervenhlk. u. Grenzgeb. 15: 250–261.

Schindler, R. (1959), Das psychodynamische Problem beim sog. schizophrenen Defekt. 2. Int. Sym. Psychother. d. Schizophrenie. Zürich.

Schindler, R. (1959), Der soziodynamische Aspekt in der bifokalen Gruppentherapie. Acta Psychother. Psychosom. Orthopädagog. (Suppl.) 3:
337–344.

Schindler, R. (1966), Schizophrene Persönlichkeitsabwandlung unter neuroleptischer Langzeittherapie. Manuskript, S. 41–50.

Schindler, R. (1965), Weitere Betrach-
tungen zur Psychodynamik schizo-
phrener Persönlichkeitsabwandlung.
Psychother. Schizophrenie. 3. int.
Symp. Lausanne 1964. Basel, New
York: Karger, S. 131–142.

Schindler, R. (1966), Was lehrt uns die
Gruppenerfahrung für das Verständnis der Psychodynamik bei schizophrenen Psychosen? Vortrag, gehalten auf der Internen Arbeitstagung
der Deutschen Psychoanalytischen
Gesellschaft (gegr. 1910) in Göttingen
vom 21. bis 23. Oktober 1966 (auch erschienen in: Gruppenpsychotherapie
und Gruppendynamik. Ergebnisse
und Berichte. Bd. 1. Göttingen: Verlag
für medizinische Psychologie im Verlag Vandenhoeck und Ruprecht,
S. 41–50).

Schindler, R. (1975), Das „Endogene"
in psychodynamischer Deutung. The-
rapiewoche 25 (2) 143: 3–6.

Schindler, R. (1976), Rezidivverhütung
im Zeitalter von Depotneuroleptika
und sozialer Psychiatrie. Nervenarzt
47: 347–350.

Schindler, R. (1980a), Über Chronifika-
tion der chronischen Patienten aus
dem Gesichtspunkt der Interaktion
im medizinischen Behandlungssy-
stem. Schweizer Archiv für Neurologie, Neurochirurgie und Psychiatrie
126. (2): 313–320.

Schindler, R. (1980b), Die Veränderung
psychotischer Langzeitverläufe nach
Psychotherapie. Psychiatrica clinica.
Basel: S. Karger.

Schindler, R. (1994), Schizophrene Persönlichkeitsabwandlung als Schicksal
oder als Therapieziel? In: Betreuungskontinuität in der Psychiatrie. Bericht
der 1. Gugginger Sozialpsychiatrischen Tagung vom 19. und 20. November 1993. In Vorbereitung.

Schindler, R., Steininger, E. (1968), Erfahrungen mit einem Hausparlament
im psychiatrischen Krankenhaus. Psychotherapy and psychosomatics. Basel, New York: S. Karger, S. 128–139.

Schneider, K. (1950), Klinische Psychopathologie. 3. Aufl. Stuttgart: Thieme.

Schmidt, R. (Hrsg.) (1982/1989), Die Individualpsychologie Alfred Adlers. Ein Lehrbuch. Frankfurt am Main: Fischer.

Schmuttermayer, R. (1983), Möglichkeiten der Einbeziehung gruppenmusiktherapeutischer Methoden in die Behandlung von Psychotikern. Psychiatrie, Neurologie und Medizinische Psychologie 35 (1): 49–53.

Schönbauer, F., Denk, P. (1994), Wie chronisch sind die chronischen Patienten? In: Betreuungskontinuität in der Psychiatrie. Bericht der 1. Gugginger Sozialpsychiatrischen Tagung vom 19. und 20. November 1993. In Vorbereitung.

Schubert, K. (1983), Überblick über den Anwendungsbereich und die Indikation der Gestalttherapie. Integrative Therapie 2–3: 239–247.

Schulte, W., Tölle, R. (1971), Psychiatrie. Berlin, Heidelberg, New York: Springer, S. 5 f.

Schüttler, R. (Hrsg.) (1991), Theorie und Praxis kognitiver Therapieverfahren bei schizophrenen Patienten. München: Zuckschwerdt, S. 88–94.

Schwarz, F., Matussek, P. (1990), Die Beurteilung der Psychosen-Psychotherapie aus der Sicht der Patienten. In: Matussek, P., Psychodynamik endogener Psychosen. II. Schizophrenieprojekt. Berlin, Heidelberg, New York, Tokio: Springer, S. 190–238.

Searles, H. F. (1965), Der psychoanalytische Beitrag zur Schizophrenieforschung. München: Kindler.

Searles, H. F. (1969, 1991), Das Bestreben, den anderen verrückt zu machen – ein Element in der Ätiologie und Psychotherapie der Schizophrenie. In: Bateson, G., Jackson, D. D., Laing, R. D., Lidz, T., Wynne, L. C. (Hrsg.), Schizophrenie und Familie. Theorie. Frankfurt am Main: Suhrkamp. S. 128–167.

xon und Gegenparadoxon. (6. Aufl.). Stuttgart: Klett-Cotta.

Selvini Palazzoli, M., Cirillo, S., Selvini, M., Sorrentino, A. M. (1992), Die psychotischen Spiele in der Familie. Stuttgart: Klett-Cotta.

Serok, S. (1982a), A Gestalt therapy approach to the treatment of schizophrenics. Psychiatric Forum. 2 (1): 38–44.

Serok, S. (1982b), Gestalt therapy with psychotic patients. The Gestalt Journal 5 (2): 45–55.

Serok, S., Rabin, C., Spitz, Y. (1984), Intensive Gestalt group therapy with schizophrenics. International Journal of Group Psychotherapy 34 (3): 431–450.

Serok, S., Zemet, R. Z. (1983), An experiment of Gestalt group therapy with hospitalized schizophrenics. Psychotherapy: Theory, Research and Practice 20 (4): 417–424.

Shaked, J. (1994), Zeit in der Psychoanalyse. In: Betreuungskontinuität in der Psychiatrie. Bericht der 1. Gugginger Sozialpsychiatrischen Tagung vom 19. und 20. November 1993. In Vorbereitung.

Sheehan, S. (1982), Ich bin nicht da, wo ihr mich sucht. Die Geschichte einer Schizophrenie. München: Heyne.

Shulman, B. (1980), Individualpsychologische Schizophreniebehandlung. München.

Simon, F. B. (1988), Unterschiede, die Unterschiede machen. Klinische Epistemologie: Grundlage einer systemischen Psychiatrie und Psychosomatik. Berlin: Springer.

Stacher, A., Rudas, S. (1979), Psychiatrische und psychosoziale Versorgung in Wien. Wiener Kommunale Schriften. Zielplan. Bd. 2.

Stafford-Clark, D., et al. (Hrsg.) (1991), Psychiatrie, 2. Aufl. Stuttgart.

Stierlin, H. (1988), Einführung. In: Selvini Palazzoli, M., Boscolo, L., Cecchin, G., Prata, G. (Hrsg.), Paramit schizophrener Störung. Konzepte der Humanwiss., Texte zur Familiendynamik, Stuttgart: Klett-Cotta.

Stöger, P., Williams, M., Mückstein, E. (1994), Die Kinder der Patienten: Versuch einer Prophylaxe. In: Betreuungskontinuität in der Psychiatrie. Bericht der 1. Gugginger Sozialpsychiatrischen Tagung vom 19. und 20. November 1993. In Vorbereitung.

Storch, A. (1965), Wege zur Welt und Existenz des Geisteskranken. In: Baeyer, W. v., Bräutigam, W. (Hrsg.). Stuttgart: Hippokrates.

Stratford, C. (1992), Gestalttherapeutischer Dialogausschnitt. unpublished article, 1974. In: Harris, C. O. (1992), Gestalt Work with Psychotics. Nevis, E. C. (Hrsg.) (1992), Gestalt Therapy. Perspectives and Applications. The Gestalt Institute of Cleveland Press. New York, London, Sydney, Toronto: Gardner Press, pp. 239–261.

Strotzka, H. (1980), Der Psychotherapeut im Spannungsfeld der Institutionen. Erfahrungen, Forderungen, Fallbeispiele. Wien, Baltimore: Urban & Schwarzenberg.

Strotzka, H. (1982), Psychotherapie und Tiefenpsychologie. Wien, New York: Springer.

Stumm, G., Wirth, B. (1991), Psychotherapie. Schulen und Methoden. Eine Orientierungshilfe für Theorie und Praxis. Wien: Falter.

Sullivan, H. St. (1940), Conceptions of Modern Psychiatry. New York.

Sullivan, H. St. (1953), The interpersonal Theory of Psychiatry. New York: Norton. Dt. (1980, 1983): Die interpersonale Theorie der Psychiatrie. Frankfurt am Main: Fischer.

Sullivan, H. St. (1954), The Psychiatric Interview. New York.

Sullivan, H. St. (1956), Clinical Studies in Psychiatry. New York: Norton.

Sullivan, H. St. (1962), Schizophrenia as a Human Process. New York: Norton.

Swildens, H. (1991), Prozeßorientierte Gesprächspsychotherapie. Köln: GwG.

Tarrier, N., Barrowclough, C., Vaughn, C., Bamrah, J. S., Porceddu, K., Watts, S., Freeman, H. L. (1989), Community management of schizophrenia: A two years follow-up of a behavioral intervention with families. British Journal of Psychiatry 154:.625–628.

Tegler, K., Tölle, R., Helmes, U. (1984), Die Fachlektüre psychisch Kranker. Spektrum der Psychiatrie und Nervenheilkunde 13: 51–60.

Teusch, L. (1986), Gesprächspsychotherapie schizophrener Patienten. Zeitschrift f. personenzentrierte Psychologie und Psychotherapie 5: 391–398.

Teusch, L. (1993), Diagnostik in der Gesprächspsychotherapie. Teusch, L., Finke, J. (1993), Krankheitslehre der Gesprächspsychotherapie. Heidelberg: Asanger, S. 115 – 134.

Teusch, L., Finke, J. (1993), Krankheitslehre der Gesprächspsychotherapie. Heidelberg: Asanger.

Thomas, G. J. (1987) Evaluationsforschung in der Psychotherapie. Ein Überblick für Gestalttherapeuten. Integrative Therapie 13 (4): 304–335.

Tölle, R. (1988, 8. Aufl.), Psychiatrie. (1985, 7. Aufl.). Berlin, Heidelberg, New York, Tokio: Springer.

Toresini, L. (1994), Psychiatrische Betreuung zwischen gesellschaftlicher Anpassung und Utopie. In: Betreuungskontinuität in der Psychiatrie. Bericht der 1. Gugginger Sozialpsychiatrischen Tagung vom 19. und 20. November 1993. In Vorbereitung.

Torrey, E. F. (1983), Surviving Schizophrenia. A Family Manual. New York: Harper & Row.

Vanura, G., Brainin, M. (1994), Geriatrische Rehabilitation in der Neuropsychiatrie. In: Betreuungskontinuität in der Psychiatrie. Bericht der 1. Gugginger Sozialpsychiatrischen Tagung vom 19. und 20. November 1993. In Vorbereitung.

Votsmeier, A. (1988), Gestalttherapie mit Borderline-Patienten. Gestalttherapie 2 (2): 5–15.

Wallace, Ch. J., Nelson, C. J., Liberman,

R. P., Aitchison, R. A., Lukoff, D., Elder, J. P., Ferris, Ch. (1980), A review
and critique of social skills training
with schizophrenic patients. Schizophrenia Bulletin **6**: 42–63.

Walter, R. (1983), Gestalttherapie in der
Psychiatrie. In: Reimer, F. (Hrsg.)
(1983), Flankierende Therapieverfahren in der Psychiatrie. 12. Weinsber-
ger Kolloquium, Weinsberg: Weissen-
hof-Verlag Kunow, S. 61–70.

Watzlawik, P., Beavin, J. H., Jackson,
D. D. (1985), Menschliche Kommunikation. Formen, Störungen, Paradoxien. Bern: Huber.

Weber, G. (1991), Verhaltenstherapie.
In: Stumm, G., Wirth, B. (1991), Psychotherapie. Schulen und Methoden.
Eine Orientierungshilfe für Theorie
und Praxis. Wien: Falter, S. 79–103.

Weitbrecht, H. J., Gratzel, J. (1979),
Psychiatrie im Grundriß. Berlin:
Springer.

Wendt, H. (1978), Gestalttherapeutische Supervision einer Familientherapie mit einem „psychotischen" Jugendlichen. Partnerberatung **15** (3):
125–135.

Wing, J. K. (1987), Rehabilitation, Soziotherapie und Prävention. In: Kisker, K. P., Lauter, H., Meyer, J.-E.,
Müller, C., Strömgren, E. (Hrsg.)
(1987), Schizophrenien. Psychiatrie
der Gegenwart 4, Berlin, Heidelberg,
New York, Tokyo: Springer,
S. 325–356.

Winkler, W. Th. (1971), Übertragung
und Psychose. Stuttgart, Wien: Hans
Huber Bern.

Winkler, W. Th. (1982), Zur historischen Entwicklung der Beziehungen
zwischen Psychotherapie und Psychiatrie in Deutschland seit 1900 unter besonderer Berücksichtigung der Psychoanalyse. In: Helmchen, H., et al.
(Hrsg.).

Wittmann, W. W., Matt, G. E. (1986),
Meta-Analyse als Integration von Forschungsergebnissen am Beispiel
deutschsprachiger Arbeiten zur Effektivität von Psychotherapie. Psychologische Rundschau **37**: 20–40.

Wyrsch, J. (1949), Die Person des Schizophrenen. Bern: Haupt.

Wyss, D. (1973), Beziehung und Gestalt.
Entwurf einer anthropologischen Psychologie und Psychopathologie. Göttingen: Vandenhoeck & Ruprecht.

Zerbin-Rüdin, E. (1971), Genetische
Aspekte der endogenen Psychosen.
Fortschr. Neurol. Psychiat. **39**: 459.

Zielen, V. (1987), Psychose und Individuationsweg. Darstellung einer Theorie und Praxis der Psychotherapie von
Psychosen. Fellbach-Oeffingen: Bonz.

Zöllner, H.-M., Döpp, S. (1979), Die
Einstellung depressiver und schizo-
phrener Kranker zu ihrer Diagnose.
Nervenarzt **50**: 28–32.

Zusmann, J. (1969), Design of
Catchment Areas for Community
Mental Health Services. Archives of
General Psychiatry **21**: 568.

Zutt, J. (1963), Auf dem Wege zu einer
anthropologischen Psychiatrie. Berlin, Göttingen, Heidelberg: Springer.

Zutt, J., Kulenkampf, C. (1958), Das paranoide Syndrom in anthropologi-
scher Sicht. Berlin, Göttingen, Heidelberg: Springer.

Korrespondenz: Dr. Renate Hutterer-
Krisch, Kantnergasse 51, A-1210 Wien.

Einige Ergebnisse der Wirksamkeitsforschung zur psychotherapeutischen Behandlung von Psychosen

Renate Hutterer-Krisch

Krankheiten sind,
vom Patienten her gesehen,
erlittene Lebensgestalten.

Der Beobachter versucht
diese Gestalten mittels seines eigenen gestaltenden Bewußtseins
in kognitive Gebilde . . .
zu bringen, die
erlernbar, kommunikabel und wiederholt
anwendbar sein sollen.

Das „Wesen" – immer eine Idee,
von der der Mensch nur Schatten ahnt –
der schizophrenen Ich-Krankheit
dürfen wir nicht mit den Symptomen,
den sichtbar zu machenden Fragmenten . . .
gleichsetzen.

(C. Scharfetter 1987, S. 33)

Zusammenfassung. Dieser Beitrag versucht, einige wesentliche evaluative Studien vorwiegend des deutschsprachigen Raumes anzugeben und essentielle Aussagen der Evaluationsforschung verschiedener psychotherapeutischer Methoden im Überblick darzustellen. Einige wesentliche Befunde entstammen der psychoanalytisch orientierten, einige der verhaltenstherapeutisch orientierten, einige der humanistisch orientierten und einige der systemisch/familientherapeutisch orientierten Wirksamkeitsforschung. Anschließend wird ein Beispiel des Vergleichs der Wirksamkeit von verschiedenen psychotherapeutischen Methoden gegeben. Abschließend werden einige Forderungen an zukünftige psychotherapeutische Wirksamkeitsstudien im Bereich der Psychosen-Psychotherapie aufgestellt.

Einleitung

Das Senatsinstitut für zwischenmenschliche Kommunikation der Universität Innsbruck hat im Auftrag des österreichischen Bundesministeriums für Wissenschaft und Forschung aufgrund einer breit angelegten Literaturrecherche eine Beschreibung und Bewertung von Evaluationsmethoden im gesamten Bereich der Psychotherapie – quer durch verschiedene Psychotherapiemethoden, wie sie auch in dem vorliegenden Buch vertreten sind – durchgeführt. Die Arbeitsgruppe unter Pio Sbandi zog zu diesem

Zwecke die einschlägige deutschsprachige Literatur der letzten zehn Jahre heran. Der Fülle von Veröffentlichungen der entsprechenden Fachliteratur versuchten sie mittels einer Online-Literaturrecherche in der Datenbank PSYNDEX Herr zu werden. PSYNDEX ist eine Literaturdatenbank, die von der Zentralstelle für Psychologische Information und Dokumentation an der Universität Trier (ZPID) betreut wird. In ihr wird die psychologisch relevante, im deutschsprachigen Raum erscheinende Literatur (mehr als 240 psychologische Fachzeitschriften, Bücher von mehr als 100 Verlagen, relevante Publikationen aus Nachbarsdisziplinen wie Medizin, Pädagogik, Sozialarbeit) erfaßt. Während sich der erste, allgemeine Teil dieser Recherche mit Arbeiten befaßte, die sich unter methodologischem Aspekt mit Evaluation im Bereich der Psychotherapie befaßte, wurden im zweiten, spezifischen Teil Arbeiten erfaßt, in denen konkrete Untersuchungen zur Effektivität und Effizienz psychotherapeutischer Behandlungen dargestellt werden, und zwar aufgeschlüsselt nach verschiedenen Psychotherapie-Schulen. In einem ersten Durchgang wurden für den allgemeinen ersten Teil 224 und für den zweiten schulenspezifischen Teil 951 Arbeiten gefunden. Bei Durchsicht der durch den ersten Durchgang erhaltenen Abstracts blieben de facto 102 Arbeiten im allgemeinen und 530 Arbeiten im schulenspezifischen Teil als relevant übrig (ausgeschieden wurden Arbeiten, die vor 1982 erschienen sind, fremdsprachige Arbeiten, Dissertationen und Arbeiten, deren Inhalt offensichtlich nicht ins Thema fällt. Allerdings befinden sich unter den evaluativen deutschsprachigen Arbeiten der letzten zehn Jahre – quer durch die verschiedenen psychotherapeutischen Methoden – relativ wenig Wirksamkeitsarbeiten zur Psychosen-Psychotherapie.

Insgesamt wurden von Sbandi et al. zwölf Wirksamkeitsstudien verschiedener psychotherapeutischer Richtungen in den letzten zehn Jahren ermittelt, die sich mit der Psychotherapie von Psychosen auseinandersetzten.

Im psychoanalytischen Bereich wurde eine evaluative Studie (Rüger 1986) angeführt, im Bereich der Verhaltenstherapie eine (Roder und Kienzle 1991), im Bereich der personenzentrierten Psychotherapie ebenfalls eine (Eckert und Biermann-Ratjen 1985), im Bereich des Psychodramas eine (Bender 1982), im Bereich der Gruppenpsychotherapie fünf (Rüger 1986, Hartwich und Schumacher 1985, Garloff 1983, Lewandrowsky und Buchkremer 1988 und Schmuttermayer 1983), und im Bereich der Familientherapie wurden vier evaluative Studien gefunden (Bertgen et al. 1992, Schepker und Eggers 1988, Hogarty und Anderson 1986 und Rieg et al. 1991).

Darüber hinaus werden im folgenden auch weitere evaluative Studien angeführt sowie evaluative Angaben von Autoren gemacht, die entsprechende Angaben in ihren Büchern angeführt haben oder deren Arbeitstitel nicht primär auf die Evaluation psychotherapeutischer Interventionen abzielte oder länger als zehn Jahre zurückliegen, aber dennoch interessant sind. Dieser Artikel kann nicht den Anspruch auf Vollständigkeit erheben, sondern nur einen groben Überblick über einige evaluative Aussagen geben.

Einige Befunde psychoanalytisch orientierter Wirksamkeitsforschung

Als *psychoanalytische* Wirksamkeitsstudie wird von Sbandi et al. jene von Rüger (1986) angeführt; da es sich dabei um eine gruppenpsychotherapeutische Untersuchung handelt, scheint sie auch im Bereich der Gruppenpsychotherapie auf. Rüger beschäftigte sich in dieser Studie mit der Wirksamkeit stationär-ambulanter Gruppenpsychotherapie bei Patienten mit Frühstörungen; diese Studie beschäftigt sich demzufolge nicht nur mit Schizophrenie, sondern auch mit depressiven Neurosen, Borderline-Syndromen, Suchterkrankungen und Dissozialität. Als Meßzeitpunkte wurden die Zeitpunkte vor und nach der Behandlung sowie eine Katamnese nach einem und 7,5 Jahren herangezogen. Als Kontrollbedingung wurden Parallelgruppen mit und ohne „Frühstörungen" gewählt. Rüger zog folgende Wirksamkeitskriterien in dieser Untersuchung heran: soziale Potenz, strukturelle Vulnerabilität, Kontakt- und Kommunikationsfähigkeit, Fähigkeit zur Intimität und strukturelle Nachentwicklung (Meßinstrumente: GT, FPI, BFB, PSKB und individuelle Beschreibungen). Rüger kam schließlich zu folgenden Ergebnissen und katamnestischen Beobachtungen bei Patienten mit Frühstörungen im Vergleich zu Patienten ohne Frühstörungen: Er fand signifikante Ergebnisse sowohl im Gießen-Test als auch im FPI und dem Beschwerdefragebogen, die die Wirksamkeit der stationär-ambulanten Gruppenpsychotherapie unterstreichen. Interessant ist, daß eine Reihe von Befunden zum Zeitpunkt der katamnestischen Untersuchungen eine gegenüber der bereits registrierten Verbesserung zum Zeitpunkt des Behandlungsabschlusses hinausgehende Verbesserungstendenz aufweisen. Dies zeigte sich insbesondere im stetigen Rückgang der Depressivität (Gießen-Test Skala 4, sowie FPI Skala 3), an psychosomatischen Beschwerden (Skala 1), im Bereich der allgemeinen Gehemmtheit (Skala 8) und der Zunahme an Gelassenheit (Skala 6); der Generalfaktor im Beschwerdefragebogen (Pohlen 1972) sank über alle Zeitpunkte hinweg ebenfalls stetig. Diese günstigen Veränderungstendenzen fanden sich sowohl bei Patienten ohne als auch mit Frühstörungen. Bemerkenswerte zeitstabile Unterschiede wurden zwischen diesen beiden Patientengruppen hinsichtlich der sozialen Potenz (Gießen-Test Skala 6), der Geselligkeit (FPI Skala 4), in der Fremdeinschätzung (PSKB nach Rudolf 1981), der sozialen Lebensbewältigung (Skala 4), des Störungsgrades der zwischenmenschlichen Kommunikation (Skala 5) sowie ihrer Fähigkeit zur zwischenmenschlichen Kontaktaufnahme (Skala 7) gefunden.

Zur Selbsteinschätzung: Patienten mit Frühstörungen schätzen ihre soziale Potenz – unabhängig vom Untersuchungszeitpunkt vor, während, bei Behandlungsabschluß und 7,5 Jahre nach dem Behandlungsabschluß signifikant niedriger ein und finden sich signifikant weniger kontaktfreudig als Patienten ohne Frühstörung.

Zur Fremdeinschätzung: Patienten ohne Frühstörungen werden gegenüber jenen mit Frühstörungen in ihrer Lebensbewältigung generell positiver eingeschätzt, die zwischenmenschliche Kommunikation wird als we-

niger gestört beurteilt und die Fähigkeit zur zwischenmenschlichen Kontaktaufnahme signifikant günstiger eingeschätzt. Insgesamt läßt sich sagen,
daß sich die Patienten mit Frühstörungen in ihrer Selbsteinschätzung im
Bereich der Symptomatologie und der Persönlichkeit deutlich verbessert
haben. Während sich Patienten ohne Frühstörungen bei den katamnestischen Ergebnissen nicht mehr von der Normalpopulation unterscheiden,
zeigen Patienten mit Frühstörungen schlechtere Werte – gerade auch im
Bereich der Selbsteinschätzung ihrer sozialen Potenz – als die Normalbe-
völkerung, jedoch eine Besserung verglichen mit ihren Anfangsbefunden
vor ihrer Behandlung. Im Rahmen der Verlaufsbeobachtungen wurde festgestellt, daß bei Patienten mit Frühstörungen häufigere Kriseninterventionen, zum Teil auch verbunden mit einer stationären Wiederaufnahme, (allerdings mit kurzer Verweildauer), nötig waren. Während vor der Behandlung bei allen Patienten mit Frühstörungen sehr häufige suizidale Krisen
bestanden hatten, war bei keinem der nachuntersuchten Patienten ein Sui-
zidversuch festzustellen. Es bestand eine feste Beziehung zum behandelnden Psychotherapeuten und damit zur Institution. Die meisten Patienten
konnten erstmals längere Partnerbeziehungen aufnehmen und eine berufliche Integration erreichen. Die Depressionswerte besserten sich; gleichzeitig änderte sich die Form des Depressiv-Seins: Anstatt früher zu beobach-
tender tiefer innerer Leere war nunmehr echtes Unglücklichsein und das
Empfinden von Schuldgefühlen möglich. Sie entwickelten ein starkes Interesse an den ehemaligen Mitpatienten in den katamnestischen Gesprächen. Eine deutliche strukturelle Vulnerabilität im Falle von stärkerer
Belastung und Frustration ist allerdings geblieben. Dieses Ergebnis deckt
sich mit dem bereits 1966 publizierten Erfahrungsbericht von Schindler,
der bei allen positiven Einflüssen der Gruppenpsychotherapie die Auswirkung auf die Veränderung der Rückfallshäufigkeit für fraglich hielt. Auch
wenn ein völliger Ausgleich einer defizitären Frühentwicklung bei einer
analytisch orientierten Psychotherapie von mittlerer Dauer nicht erreichbar war, so war doch eine deutliche strukturelle Weiterentwicklung, gerade
auch im Hinblick auf eine verbesserte Beziehungsfähigkeit möglich. In diesem Sinne zieht Rüger aufgrund seiner Langzeitbeobachtungen an Patienten mit Frühstörungen den Schluß, daß wir bei diesen Patienten auf keinen
Fall so pessimistisch sein dürfen, wie es früher oftmals der Fall war.

Mit katamnestischen Wirksamkeitsaussagen der psychoanalytisch orientierten Psychotherapie bei Schizophrenen beschäftigte sich ausführlich Benedetti (1975). Insgesamt wird von 30 Patienten berichtet, die seine Mitarbeiterin Neumann behandelt hatte, die alle zum schizophrenen Spektrum
gehören; die meisten unter ihnen hatten eindeutig paranoide, hebephrene
oder katatone Schizophrenien.

Beim Rest wurden Grenzpsychosen (Borderline), Mischpsychosen, Paranoia und bei einem ein sensitiver Beziehungswahn diagnostiziert. Von den
30 Patienten konnten 17, d.i. mehr als die Hälfte, als sozial geheilt betrachtet
werden; Erfolgskriterium der sozialen Heilung waren die berufliche Eingliederung, das Verschwinden der psychotischen Symptome und das Fehlen
von Rückfällen. Diese Erfolge gelten für einen katamnestischen Zeitraum

von ca. 5 Jahren (3 bis 6 Jahre). Die Behandlungszeit betrug insgesamt durchschnittlich ca. knapp 3 Jahre pro Patient bei einem Setting von ca. 3 Stunden pro Woche. Von den restlichen 13 Patienten ließ sich bei 7 Fällen, d. s. 23% der Gesamtstichprobe, eine deutliche Besserung mit guter sozialer Eingliederung feststellen. Gelegentliche Rückfälle und ein Aufflackern subjektiver Beschwerden fand zwar statt, wurde aber nur in der Psychotherapie sichtbar und veränderte die Lebenslinie des Patienten im Grunde nicht. Bei den übrigen 6 Fällen (20%) mußten die Ergebnisse als negativ beurteilt werden. Bei einem Patienten erfolgte ein Suizid, bei einem anderen wurde die Psychotherapie durch die Familie unterbrochen, und bei den restlichen vier waren die Besserungen nicht beständig. Auch bei den Gebesserten und Nicht-gebesserten betrug die durchschnittliche Behandlungsdauer der psychoanalytisch orientierten Psychotherapie knapp 3 Jahre pro Patient.

Aus dieser Kasuistik zieht Benedetti den Beweis der sozialen Brauchbarkeit dieser psychotherapeutischen Arbeit. 24 Patienten geheilte und deutlich gebesserte Patienten, d. s. 80%, stehen 6 Patienten, d. s. 20%, gegenüber, denen nicht geholfen werden konnte. 1990 publiziert Benedetti genaue Daten des Mailänder Therapieprojekts und untermauert abermals seine Ansicht, daß Psychotherapie bei Schizophrenen einen sicheren, statistisch nachweisbaren Nutzeffekt hat. Benedetti ist Mitbegründer des psychotherapeutischen Zentrums in Mailand, leitete Supervisionen durch monatliche mehrtägige Besuche; die Patienten wurden durch eine Gruppe von 15 ausgebildeten Psychotherapeuten, Ärzten und Psychologen, behandelt. Er erstellte eine Übersicht über 50 schizophrene Kranke, die chronisch litten und zur ambulanten Psychotherapie motiviert waren. Es handelte sich also nicht um Ersterkrankungen oder akut im Spital behandelte Patienten, sondern durchwegs um Patienten, die vor dem Beginn der Therapien jahrelang leidend gewesen waren; um so bemerkenswerter ist Benedettis Befund, daß die Spitalsaufnahmen von 40 auf 10 sanken. Von den 50 Therapien waren nur 9 unbefriedigend gewesen, auch wenn bei diesen Patienten leichtere Fortschritte erzielt werden konnten. Trotz der schweren chronischen Psychose und dem schlechten anfänglichen Zustand waren bei 41 Patienten die Ergebnisse sehr gut, und zwar sowohl im Hinblick auf die affektive Entwicklung der Persönlichkeit als auch auf die Tiefe und Häufigkeit ihrer neuen sozialen Beziehungen, sowie auch im Hinblick auf die Arbeitsfähigkeit. Kriterien der Veränderung waren (in Klammer stehen die Prozentsätze, die nach der Therapie erhoben wurden):

1. Integration in den Arbeitsprozeß (2% unverändert, 46% befriedigend, 36% gut)

2. Soziale Integration / zwischenmenschliche Beziehungen (2% unbefriedigend, 84% gut)

(Zum Beispiel zum Vergleich: vor der Therapie: 52% unbefriedigend, 0% gut)

3. Entwicklung der Kreativität

Bei 12 Patienten wurde festgestellt, daß die Entwicklung der Kreativität ein – bisher nicht berücksichtigtes – Besserungs- und Heilungsmerkmal ist.

Benedetti fand einen weiteren interessanten Befund: eine positive Korrelation zwischen der Qualität der Therapieergebnisse und der Tiefe der Übertragung und Gegenübertragung. Der statistisch nie überprüften, nur an Einzelfällen entwickelten Annahme, daß produktive, florierende Psychosen bessere psychotherapeutische Chancen haben als inhaltlich-verflachte oder autistisch-katatone, stellt sich Benedetti kritisch gegenüber. Bisher als prognostisch ungünstig betrachtete Fälle bessern sich nach seinen Befunden sehr. Für die psychotherapeutische Prognose ist vor allem die Gegenübertragung wichtig. Als Hauptmerkmal der Gegenübertragung stellten Benedetti und seine Mitarbeiter fest: „eine eigentümliche Beständigkeit, welche bei den am Geschehen beteiligten das Bewußtsein erzeugt, alles Negative gemeinsam auszutragen, den therapeutischen Boden zu schaffen, auf dem man steht, Realitäten nicht bloß zu deuten, sondern auch zu konstituieren" (Benedetti 1990, 302). Die Befunde Benedettis sind zwar nicht generalisierbar, die Größe der Stichprobe ist naturgemäß gering, zeigt jedoch klar auf, daß Einzelpsychotherapie sinnvoll und erfolgversprechend ist und selbst Chronizität des Leidens prinzipiell bei genügend langem und intensivem Einsatz aufgehoben werden kann.

Matussek (1990) führte ein Schizophrenieprojekt durch, in dem nur Kranke untersucht worden waren, die an seiner Forschungsstelle psychotherapeutisch behandelt worden waren. Insgesamt handelte es sich um 304 Patienten, von denen jene 94 ausgewählt wurden, die zwischen 1959 und 1978 in Psychotherapie gestanden waren, den RDC-Kriterien für schizophrene und schizoaffektive Psychosen entsprochen hatten und die für eine Teilnahme an einer Nachuntersuchung zu gewinnen waren. Die Therapien dauerten mindestens 4 Monate und maximal 10 Jahre. Die katamnestische Untersuchung zielt auf einen detaillierten Einblick in die Bewertung der psychoanalytisch orientierten Einzel- und Gruppenpsychotherapie durch die Patienten und auf eine theoretische Reflexion ab. Schwarz und Matussek (1990) konnten von 79 der 94 Patienten des Katamnese-Samples freie Äußerungen über die Qualität ihrer Einzel- und/oder Gruppenpsychotherapie sowie der Behandlungsergebnisse sammeln. Bei der Beurteilung des Behandlungserfolgs kam es den Autoren auf die spontanen Äußerungen der Patienten an, um von den *tatsächlich erlebten Veränderungen* zu erfahren. Für die analytisch orientierte Einzeltherapie wurden vor allem positive Veränderungen im Bereich *Initiative, emotionale Lebendigkeit und Lebensfreude* genannt. Die Autoren fassen die von den Patienten besonders hervorgehobenen wirksamen Faktoren zusammen und beschreiben so Konstellationen, in denen Spaltungsvorgänge bei Patienten rückgängig gemacht werden können. Ein geschützter, stabiler, zuverlässiger therapeutischer Rahmen, die Stabilität des Settings, die Zuverlässigkeit des Therapeuten hinsichtlich der analytischen Abstinenz waren besonders wichtig. In dieser sicheren Atmosphäre schien es möglich, daß sich Schizophrene auf eine emotionale Beziehung mit dem Therapeuten einließen und neue, bisher nicht riskierte Erfahrungen machten. Dadurch gelang es ihnen eventuell, auf so beeinträchtigende Abwehrformationen wie Spaltungsvorgänge allmählich zu verzichten. Schwarz und Matussek berufen sich in diesem Zusammenhang auf das Spaltungskonzept von Grotstein (1977, 1983). Nach seiner Vorstellung werden Anteile der Persönlichkeit abgespalten und können nicht mehr an der Reifung der Persönlichkeit teilnehmen. Der abgespaltene Persönlichkeitsbereich löst ein Erleben der Entfremdung aus, der Schizophrene entfremde sich durch den Versuch, gefährliche Gefühle zu entfremden. Die Aufrechterhaltung derartiger Spaltungsvorgänge könne erhebliche seelische Energie binden, die dem Patienten für andere Zwecke nicht zu Verfügung steht und somit ein Gefühl der Unlebendigkeit hervorruft. Die von Grotstein bezeichneten Entfremdungserlebnisse beziehen sich auf die Zeit *vor* der Ersterkrankung. Schwarz und Matussek sehen insofern eine Unterstützung für diese Erklärungsmöglichkeit, als einige Patienten sogar angaben, diese Erlebnisqualität auch *vor der ersten Psychose* nicht gehabt zu haben. Weiters berichteten die Patienten über eine Zunahme an *Selbstwertgefühl und Selbstvertrauen,* die mit der Korrektur eines negativen Selbstbildes oder auch damit zusammenhängen mag, daß die Patienten durch ihre neu gewonnene Lebendigkeit und Initiative wieder zu befriedigenderen Tätigkeiten in der Lage waren. Die Patienten beschrieben eine größere *Selbständigkeit* und Verbesserungen im zwischenmenschlichen Bereich.

Bezüglich der analytischen Gruppenpsychotherapie machten die Patienten ähnliche Aussagen: Neben einer Verbesserung in den genannten Variablen *Initiative, emotionale Lebendigkeit und Lebensfreude, Selbstwertgefühl und Selbstvertrauen und Selbständigkeit* gelangten sie zu einer besseren Selbstbeurteilung, zu einer Erweiterung ihrer psychosozialen Kompetenzen, zu einer genaueren Wahrnehmung der Bedürfnisse und Eigenarten anderer Menschen und Rücksicht zu nehmen oder auch sich durchzusetzen. Mit Hilfe der verbesserten *Kontaktfähigkeit* lernten sie, mit anderen flexibler umzugehen, sich besser zu konfrontieren, durchzusetzen oder sich abzugrenzen. Während die Autoren Schwarz und Matussek zeitweise selbst gegenüber der Gruppenpsychotherapie skeptisch eingestellt waren, überraschten die Patienten sie mit einem hohen Ausmaß an positiven Einflüssen, die die Kranken der Gruppenpsychotherapie zuschrieben. Durch das Heraustreten aus ihrer Isolation ist ein derartig hoher Gewinn durch neue belebende emotionale Erfahrungen für die schizophrenen Gruppenteilnehmer damit verbunden.

Die Patientenkommentare stützten die Annahme, daß sich solche Veränderungen am ehesten in einem langfristig konzipierten, stabilen und kontinuierlichen Behandlungssetting erreichen lassen. Befunde zur psychoanalytisch orientierten Familientherapie werden unter familientherapeutisch orientierter Wirksamkeitsforschung abgehandelt.

Einige Befunde verhaltenstherapeutisch orientierter Wirksamkeitsforschung

Im Rahmen von *verhaltenstherapeutischen* Arbeiten gibt es etliche, bereits sehr bekannte zur Wirksamkeitsforschung in diesem Bereich: So untersuchten Hubmann et al. (1989) die Wirksamkeit eines verhaltenstherapeutischen Münzverstärkerprogramms in der stationären Rehabilitation chronisch schizophrener Patienten. Zwei Jahre später publizierten Hubmann et al. (1991) Ergebnisse des sozialen Verhaltenstrainings mit chronisch schizophrenen Patienten in dem Buch, das Schüttler (1991) zur Theorie und Praxis kognitiver Therapieverfahren bei schizophrenen Patienten herausgegeben hat. Die Effektivität von behavioraler Familientherapie von Hogarty et al. (1986) ist in einem Ein-Jahres-follow-up belegt, darüber hinaus aber auch von Hogarty et al. (1991) und Tarrier et al. (1989) in zwei Zwei-Jahres-follow-up-Studien. Auch Leff et al. (1985) und Falloon et al. (1985) gelang es, das Rezidivrisiko entsprechend behandelter, ehemals schizophrener Patienten – verglichen mit einer unbehandelten Kontrollgruppe – auf ein Viertel zu reduzieren und damit auf das niederere Rückfallsrisiko schizophrenievulnerabler Menschen aus „unauffälligen" Familien mit niederen „expressed emotions" zu senken; diese Befunde wurden ebenfalls zwei Jahre nach Beendigung der Therapie gefunden. Befunde zur verhaltenstherapeutischen Familientherapie werden unter familientherapeutisch orientierter Wirksamkeitsforschung rezipiert.

Soziale Kompetenztrainings werden in verhaltenstherapeutischen evaluativen Studien als eher kurzfristig wirksam belegt (Wallace et al. 1980, Liberman et al. 1986 und Hogarty et al. 1986). Hogarty et al. (1991) weisen auf eine mangelnde längerfristige Wirksamkeit hin und Hayes et al. (1991) auf eine fragliche Generalisierung der Therapieeffekte, d. h. daß sich die erwünschten Veränderungen nicht entsprechend auf andere Situationen ausdehen. In allzu kurzfristigen therapeutischen Interventionen scheinen die Probleme schizophrener Patienten nicht angemessen und nur unzureichend angegangen zu werden.

Roder und Kienzle (1991) publizierten in dem Buch, das Schüttler (1991) zum Thema „Theorie und Praxis kognitiver Therapieverfahren bei schizophrenen Patienten" herausgegeben hat, eine Arbeit mit dem Titel „Kognitive Therapie bei schizophrenen Patienten: Intergriertes Psychologisches Therapieprogramm". Das „Integrierte Psychologische Therapieprogramm" (IPT) (Roder und Kienzle 1986 und Roder et al. 1992) stärkt in ersten evaluativen Untersuchungen die Hoffnungen im Hinblick auf seine Wirksamkeit; anstatt isolierter sozialer Kompetenztrainings werden „Soziale Fertigkeiten", „Soziale Wahrnehmung", „Verbale Kommunikation", „Kognitive Differenzierung" und „Interpersonelles Problemlösen" integriert. Die Effektivität im Hinblick auf die Verbesserung der kognitiven und sozialen Fähigkeiten bei Schizophrenen wurde von Roder und Kienzle – mit Hilfe verschiedener Tests (Mehrfach-Wortschatz-Intelligenztest, Aufmerksamkeits-Belastungstest, Zahlen-Verbindungstest, Befindlichkeitsskala, Frankfurter Beschwerdefragebogen, Brief Psychiatric Rating Scale, Nurses Observation Scale for Inpatient Evaluation) in einem prä-, post- und Nachuntersuchungszeitraum von 3 Wochen untersucht (Roder und Kienzle 1991). Mit der zunehmenden auch internationalen Beachtung des IPT steigt die Chance auf international repräsentative, aussagekräftige evaluative Studien, die Wirksamkeit, Dauerhaftigkeit und Generalisierung des IPT untersuchen.

Einige Befunde humanistisch orientierter Wirksamkeitsforschung

Im Rahmen des bereits oben erwähnten *gesprächspsychotherapeutisch* orientierten Wisconsin-Projekts hat Rogers gemeinsam mit seinen Mitarbeitern die Auswirkungen der klientenzentrierten Psychotherapie auf Schizophrene untersucht (Rogers 1962, 1967). Es wurden signifikante Zusammenhänge zwischen konstruktiven Veränderungen und der Wahrnehmung und Nutzung der Verwirklichung der bekannten Therapeutenqualitäten Akzeptanz, Echtheit und Empathie durch den Patienten gefunden. Schizophrene neigten dazu, erst langsam im Verlauf der Therapie etwas mehr von den Therapeutenvariablen wahrzunehmen und konzentrierten sich eher auf Beziehungsaspekte als Neurotiker. Für die Prognose bei Schizophrenen war die Ähnlichkeit zwischen Patient und Psychotherapeut etwa hinsichtlich Intelligenz und soziokulturellem Hintergrund wichtiger als bei anderen Klienten. Rogers betonte oft die Gefahr, daß durch klinisches Wissen der Mensch aus den Augen verloren werden könnte. Binder sieht diese Gefahr nicht so krass; sie vertritt die Auffassung, daß bei einem konsequent am spontanen emotional affektiven empathischen Erleben orientierten Umgang mit sich selbst und dem Patienten diese Gefahr nicht gegeben ist. Die elementare Fähigkeit, zwischenmenschliche Beziehungen einzugehen, beeinflußt die therapeutische Beziehung und macht ein modifiziertes Vorgehen notwendig (Rogers et al. 1967). In einer Form der Selbstöffnung hebt der Therapeut das aktive Bemühen, die Bereitschaft und den Wunsch hervor, mit dem Patienten in eine Kommunikation einzutreten (Gendlin 1964, 1966). Die Gespräche können oft wenig intensiv sein, der Patient kann sich oft plagen, sich überhaupt mitzuteilen oder auch in sich gekehrt bleiben. Es wird dann versucht, im Sinne des „experiencing" den Kontakt immer wieder neu aufzunehmen und eine Beziehung herzustellen. Weitere wesentliche Gesprächsvariablen können auch sein: die Konfrontation, die Wahrnehmungsdifferenzierung, die Konkretisierung.

Eckert und Biermann-Ratjen untersuchten in einer Wirksamkeitsstudie zur klientenzentrierten und psychoanalytisch orientierten Psychotherapie die Verbesserung verschiedener testpsychologischer Daten (des FPI, GT, GEB – Gruppenerfahrungsbogen) vor und nach einer stationären gruppenpsychotherapeutischen Behandlung von psychiatrischen Patienten und erhoben Verlauf und Katamnese (6 Monate bis 3,5 Jahre) (Eckert und Biermann-Ratjen 1985). In der diagnostischen Zusammensetzung der Untersuchungsstichprobe von insgesamt 208 Patienten überwogen die „Neurosen" (ICD-8: 300.0 bis 300.9) und „Persönlichkeitsstörungen" (ICD-8: 301) gegenüber den „Paranoiden Syndromen" (ICD-8: 297), „Anderen Psychosen" (ICD-8: 298) und „Nicht näher bezeichnete Psychosen" (ICD-8: 299), wobei die im Sinne Kernbergs (1978) diagnostizierten Patienten in die Kategorie „Nicht näher bezeichneten Psychosen" aufgenommen wurden. Die untersuchten Patienten wurden zum größten Teil in den Jahren 1971 bis 1978 auf der Psychotherapiestation der Psychiatrischen Universitätsklinik Hamburg-Eppendorf behandelt. Die Behandlung ist gesprächspsychotherapeutisch und psychoanalytisch orientierte Gruppenpsychotherapie auf einer

Psychotherapiestation innerhalb der psychiatrischen Klinik, die durchschnittlich ein Vierteljahr dauerte (4 Gruppensitzungen pro Woche/d. s.
52 Therapiesitzungen). Die psychiatrische Station, die ihre Arbeit nach psychotherapeutischen Gesichtspunkten ausrichtet, stellt – neben der eigentlichen gruppenpsychotherapeutischen Behandlung – einen wichtigen therapeutischen Faktor dar. Die klientenzentrierte Gruppentherapie wurde
nach Biermann-Ratjen et al. (1979), erweitert durch die von Yalom (1970)
beschriebenen Grundannahmen zur Gruppentherapie, die psychoanalytische Gruppentherapie wurde nach dem von Argelander (1972) beschriebenen Konzept durchgeführt. Die Gruppe wird in beiden Gruppenthera-
piekonzepten als eigenständiger therapeutischer Faktor angesehen, d. h. es
handelt sich in diesem Sinne nicht um Gesprächspsychotherapien oder um
Psychoanalysen in der Gruppe.

Die Drop-out-Rate der Katamnesepatienten betrug 15% bei den gesprächspsychotherapeutisch und 20% bei den psychoanalytisch behandelten Patienten.

Die Patienten nahmen sich nach der Behandlung als deutlich positiv
verändert wahr; das betraf in erster Linie Faktoren, die mit der Beziehung
zu anderen Menschen und den Möglichkeiten, sich mit der Umwelt aktiv
auseinanderzusetzen, in Zusammenhang standen. Derartige Veränderungen sind in der der Therapiezeit vergleichbaren Wartezeit nicht gefunden
worden (Kontrollgruppe), obwohl die meisten Patienten während der Wartezeit in irgendeiner Form behandelt wurden. Die von den Versuchsgrup-
pen wahrgenommenen positiven Veränderungen blieben auch langfristig
erhalten (Zwei-Jahres-follow-up), weiters kam es zu zusätzlichen positiven
Veränderungen im Katamnesezeitraum. Die langfristig positiven Entwicklungen der Patienten blieben nicht auf den Persönlichkeitsbereich beschränkt, sie bezogen sich auf alle wichtige Lebensbereiche wie z. B. Beruf,
Wohnung, Partnerschaft, Freizeit und Sexualität. Der Therapieerfolg hing
in hohem Maße davon ab, ob die Patienten die spezifischen therapeutischen Gruppenprozesse als therapeutisch günstig wahrnahmen. Die Autoren fanden ihre klinische Erfahrung bestätigt, daß Prognosekriterien von
Psychotherapieeffekten kaum aus der Symptomatik der Patienten oder deren soziobiographischen Daten zu gewinnen sind, sondern daß es die *Fähigkeit eines Patienten ist, sich auf den spezifischen Therapieprozeß einzulassen,* die wesentlich über den Therapieerfolg entscheidet. Es ist jedoch den Autoren
nicht gelungen, Merkmale des Patienten zu identifizieren, die ein „Sichein-
lassen auf den psychotherapeutischen Prozeß" begünstigen bzw. verhindern. Die Länge des Katamnesezeitraums innerhalb der von den Autoren
gesetzten Grenzen hatte *keinen* Einfluß auf die Ergebnisse. Weiters wurden
keine statistisch signifikanten Unterschiede zwischen gesprächspsychotherapeutisch und psychoanalytisch orientierter Gruppenpsychotherapie hinsichtlich der Therapieeffekte gefunden. Dies entspricht dem Phänomen,
daß die verschiedenen Psychotherapiemethoden im Durchschnitt gleich
erfolgreich sind (Luborsky et al. 1975). Allerdings wurden Unterschiede
hinsichtlich des Bezugsrahmens der Patienten gefunden: Während die gesprächspsychotherapeutisch behandelten Gruppenteilnehmer eher ihre

Kontakt- und Beziehungsfähigkeit beachteten, orientierte sich der Bezugsrahmen der psychoanalytisch behandelten Gruppenteilnehmer eher an
der inneren und äußeren Autonomie. Mit diesen Befunden reihen sich die
Autoren in eine Reihe anderer unterschiedlicher Therapievergleichsstudi-
en bzw. Publikationen ein, die in bezug auf andere diagnostische Gruppen
und andere Psychotherapiemethoden gefunden haben, daß die verschiedenen Psychotherapiemethoden durchschnittlich *gleich erfolgreich* sind
(Sloane et al. 1981, Plog 1976, Grawe 1976, Meyer 1981).

Teusch und Lange (1982) befaßten sich eingehend in ihrem Beitrag
„Wert, Schwierigkeiten und notwendige Modifikationen eines klientenzentrierten Konzepts in der stationären Nachbehandlung schizophrener Patienten" mit den Erfahrungen, die sie mit Patienten mit einer abklingenden
Psychose (meist unter dem Bild eines postremissiven Erschöpfungssyn-
droms) gemacht haben. Bei den untersuchten Patienten standen aus psychopathologischer Sicht eine verminderte emotionale Schwingungsbreite,
eine depressive Grundschwingung, eine starke Antriebsminderung, Konzentrationsstörungen und mangelnde Ausdauer im Vordergrund. Die stationäre Behandlungsdauer betrug ca. 2 bis 4 Monate; die Patienten nahmen täglich an einer Gruppentherapie teil und hatten zusätzlich 1 bis 2
Einzelgespräche pro Woche, die im Sinne der klientenzentrierten Gesprächspsychotherapie nach Rogers geführt wurden. Das Ziel war, eine Zunahme der Kongruenz von Selbst und Erleben mit der Folge einer besseren
psychischen Einordnung zu erreichen. Die Autoren untersuchten die Frage, wie die Patienten die klientenzentrierten Gespräche erlebten. 30 schizophrenen Patienten wurde zu diesem Zwecke der in der Therapieprozeß-
forschung eingesetzte Klientenfragebogen (KEB) von Eckert et al. (1977)
nach den psychotherapeutischen Sitzungen vorgelegt und nach den fakto-
renanalytisch gefundenen drei Gesichtspunkten von Zielke (Unsicherheit,
Optimismus und Belastung) ausgewertet (Zielke 1980). Die Autoren verglichen die Ergebnisse nach der ersten Therapiestunde mit jenen über alle
Therapiestunden und fanden dabei folgende Ergebnisse:

1. Interaktionsbedingte Unsicherheit und verbale Hemmung

Unsicherheit in der Begegnung und eine gewisse Hemmung, das zu sagen, was einen beschäftigt, war oft am Beginn der Behandlung gegeben
und nahm im Laufe der Therapie ab.

2. Beruhigender Veränderungsoptimismus

Außer der ersten Therapiestunde wurden alle Therapiestunden im Sinne eines positiven Veränderungsoptimismus erlebt.

3. Körperliche Spannung und emotionale Belastung

Die Gespräche wurden eher körperlich entspannt und emotional nicht
überfordernd erlebt.

Weiters verglichen sie die Ergebnisse hinsichtlich des ICD-Diagnose-
schlüssels; die Patientenstichprobe wies folgende Verteilung auf: ICD: 295.1
Hebephrenie n = 3, 295.3 Paranoide Psychose n = 6, 295.4 Psychotische Episode n = 1, 295.5 Borderline n = 4, 295.6 Residualsyndrom n = 11, 295.7 Schizoaffektive Psychose n = 2, 295.8 Andere n = 3. Die Profile der Ergebnisse
ähnln einander; die Patienten mit einer schizoaffektiven Psychose erlebten

die Gespräche am fruchtbarsten, jene mit einem Residualsyndrom waren
wenig optimistisch nach der Therapiestunde. Die Variable „beruhigender
Veränderungsoptimismus" erwies sich als positiver entscheidender Prädiktor für einen klinischen Therapieerfolg; ein derartiges Ergebnis fanden bereits Eckert et al. (1977) bei Patienten mit funktionellen und neurotischen
Beschwerden und wurde nun von Teusch und Lange für Patienten des schizophrenen Formenkreises bestätigt. Dieses Ergebnis erscheint den Autoren
um so bemerkenswerter, als es sich bei der Betreuung der Patienten um ein
umfangreiches Behandlungsprogramm handelte mit begleitender psychopharmakologischer Behandlung und die Gesprächspsychotherapie nur einen Teil der Gesamtbehandlung ausmachte. Auf der anderen Seite stellt sich
die Frage, ob nicht ein geringerer „Veränderungsoptimismus" als Symptom
der Patienten mit Residualsyndrom zu betrachten ist und einer realistischen
Einschätzung der Patienten entsprechen kann. Die Gesprächspsychotherapeuten lieferten zweifellos wesentliche Beiträge zum Zugang zu Menschen
mit psychotischen Störungen, die bereits in der Psychotherapie gegenüber
aufgeschlossenen psychiatrischen Lehrbüchern – wie z. B. Dörner und Plog
(1990) – rezipiert werden. Sie wenden sich in jüngerer Zeit in verstärktem
Ausmaß der Erforschung störungsspezifischer personenzentrierter Psychotherapie zu; Binder und Binder (1991) rufen in diesem Sinne personenzentrierte Psychotherapeuten zur – auch störungsspezifischen – Forschungsver-
pflichtung auf, auch auf dem Gebiet der Psychosenpsychotherapie.

Gestalttherapeutisch orientierte evaluative Untersuchungen in diesem Bereich stammen von Serok und Zemet (1983), Serok, Rabin und Spitz
(1984) und Cross, Sheehan und Khan (1980).

Während Serok und Zemet (1983) in einer interessanten evaluativen
Untersuchung an 17 gestalttherapeutisch behandelten Schizophrenen im
Vergleich zu der gestalttherapeutisch unbehandelten Kontrollgruppe die
Grenze statistischer Bedeutsamkeit zum Teil verfehlte – und zwar in der intellektuellen Diskrimination, im praktischen Sinn und in der sozialen Anpassung (Falik's Reality Test – FRT), so fanden sie vorerst einmal signifikante Verbesserungen im Wahrnehmungsbereich (Neigger's Reality Test –
NRT). Ein Jahr später fanden Serok, Rabin und Spitz (1984) in einer ähnlich aufgebauten, doch breiter angelegten ausführlichen evaluativen Studie
in mehreren Dimensionen statistisch signifikante Ergebnisse: Sie untersuchten den Einfluß einer wöchentlich stattfindenden Gestalt-Gruppen-
therapie über einen Zeitraum von 2,5 Monaten. Die Kontrollgruppe blieb
gestalt-gruppentherapeutisch unbehandelt. Die gestalttherapeutisch behandelte Gruppe und die gestalttherapeutisch unbehandelte Kontrollgruppe wurde im Hinblick auf die Vergleichbarkeit in den relevanten Kriterien Alter, Geschlecht, Ehestand, Bildungshintergrund, Beruf, soziöko-
nomischer Status, Hospitalisierungsdauer, medikamentöse Behandlung
und Teilnahme an Beschäftigungs- und Einzeltherapie ausgewählt. In Vor-
und Nachuntersuchungen wurden mehrere Dimensionen der Veränderung erfaßt: die Wahrnehmung von Grundelementen (Bender Gestalt-
Test, BGT), die Wahrnehmung von sich selbst und anderen (Human Figu-
re Drawings, HFT), die Bewertung des Selbstkonzepts (Tenessee Self-Con-

cept Scale, TSCS) sowie verschiedene Verhaltensbewertungen durch das Pflegepersonal zum psychomotorischen Verhalten, zu physischer und verbaler Aggression, zum Ausmaß des Kontakts mit anderen (Häufigkeit, Klarheit und Inhalt der Kommunikation) sowie zu der persönlichen Erscheinung (Checkliste ohne Reliabilitätsprüfung). Das 3-Monats-follow-up ergab bedeutsame Verbesserungen in fast allen (17 von insgesamt 18) Subskalen für die gestalttherapeutisch behandelte Gruppe der Schizophrenen. Die gestalttherapeutisch behandelten Schizophrenen hatten verbesserte Werte im Bereich der Selbst- und Fremdwahrnehmung, im Bereich des gesamten Selbst-Konzepts, der Selbstzufriedenheit, der Identität mit der Familie, der Persönlichkeitsstörungen und der Integration der Persönlichkeit. Das Klinikpersonal stufte die gestalttherapeutisch behandelten Schizophrenen vermindert physisch und verbal aggressiv ($p < 0,05$) ein und beobachtete bei ihnen einen vermehrten ($p < 0,05$) und verbesserten ($p < 0,05$) Kontakt mit anderen Personen.

Mit der Wirksamkeit des *Psychodramas* bei schizophrenen Patienten beschäftigte sich Bender (1982) in dem Buch, das Helmchen und Linden (1982) zum Thema „Psychotherapie in der Psychiatrie" herausgegeben haben. Bender (1982) untersuchte in einer Gruppenstudie die Besserung der Gesamtbefindlichkeit und die Erreichung individueller Ziele bei schizophrenen und neurotischen Patienten vor und nach einer 2–6-monatigen stationären psychodramatisch orientierten Gruppentherapie mit einem katamnestischen Zeitraum von 3 bis 6 Monaten. Als Kontrollbedingung wurde Freizeitaktivität herangezogen, als Meßinstrumente dienten GAS, MMPI, GT, FPI, Befindlichkeitsmessungen, Erhebung der klinisch-psychiatrischen Symptomatik sowie ein Therapiebeurteilungsbogen.

Im Hinblick auf die Effizienz von Psychodrama fand Bender, daß die Patienten mit Psychodramatherapie (sowohl gemischte Patientengruppen mit Neurose- und Psychosepatienten als auch reine Psychosepatientengruppen/Schizophrenien) günstiger abschnitt als die Kontrollgruppe, die eine Freizeitaktivität ausführte; die günstigere Entwicklung bezog sich dabei auf:

1. die Besserung einiger klinisch relevanter Persönlichkeitsdimensionen

2. die Besserung der Gesamtpsychopathologie

3. das Erreichen der individuell zwischen Therapeut und Patient bei Beginn der Behandlung formulierten Therapieziele

4. die positive Beurteilung und Attraktivität der Therapie.

Der Therapieerfolg wurde von Bender nach Ende der Therapie aufgrund der Follow-up-Werte als nicht völlig stabil beurteilt. Interessant wäre hier eine Mehr-Jahres-Katamnese, um zu sehen, ob sich längerfristig die Psychodramatherapie prognostisch günstig ausgewirkt hat. Gleichzeitig stellt sich mir die Frage, ob ein bifokaler Ansatz auch die Effizienz der Psychodramagruppe längerfristig steigern kann.

Gastager (1965) führte schon sehr früh eine umfangreiche statistische Untersuchung durch, in der erstmals eine ausreichend große Stichprobe von schizophrenen Patienten nach soziodynamischen Gesichtspunkten ausgewertet wurde. Aus den statistischen Ergebnissen dieser Untersuchung sind die zwei oben (Historischer Abriß der Psychosen-Psychotherapie, S. 46–49) angeführten Erwartungen von Schindler (1966) bestätigt: 1. Aus der *dynamischen Gruppenpsychotherapie* kann der Patient – aus dem gemeinsamen Versuch und Bemühen um eine Gruppenidentität – einen Impuls zur eigenen Identitätsfindung gewinnen. Und: 2. Die Einbettung in eine Gruppenidentität dient als Ermutigung, Stütze und Schutz. Auch die persönlichen Erfahrungen bestätigen die Gültigkeit dieser Aussagen.

Neben Rüger (1986) führten auch Hartwich und Schumacher (1985), Garloff (1983) und Lewandrowski und Buchkremer (1988) weitere Wirksamkeitsstudien in diesem Bereich durch. Hartwich und Schumacher (1985) beschäftigten sich mit dem Stellenwert der Gruppenpsychotherapie in der Nachsorge Schizophrener im Rahmen einer 5-Jahresverlaufsstudie. Sie verglichen eine Gruppe von Schizophrenen vor und nach einer gruppenpsychotherapeutischen Behandlung mit einer Katamnese von 1, 2, 3, 4 und 5 Jahren mit einer unbehandelten parallelisierten Wartekontrollgruppe. Als Meßinstrumente wurden die stationäre Wiederaufnahme sowie zusätzlich eine „Reihe von Skalen mit weicheren Daten" herangezogen. Folgende Wirksamkeitskriterien wurden in dieser Studie überprüft: Symptomreduktion, Suizidalität, Rückfallfrequenz, Vulnerabilität, Ich-Strukturen, Medikamentencompliance, Vermeidung emotionaler Überstimulierung, Akzeptanz des Beeinträchtigt-Seins. Hartwich und Schumacher sprechen sich *für* den Einsatz von Gruppenpsychotherapie bei schizophrenen Patienten aus. Dem Argument, daß intensive Gefühlskontakte, Übertragungsprozesse oder Gruppenspannungen stärkere Gefühle erzeugen und die Abwehr der Schizophrenen gefährde (vgl. z. B. Häfner 1976), halten sie entgegen, daß die meisten Nachsorgepatienten in Gruppen leben (Familie, Arbeitsplatz, Ausbildung usw.) und dort Gefühlskontakte und Spannungen unvermeidlich sind. Im Einsatz der Gruppenpsychotherapie sehen sie die Chance, den Patienten den Umgang auch mit solchen Belastungen besser nahebringen zu können, so daß es zu einer aktiven Überwindung der eigenen Verletzlichkeit kommen kann. In ihrer Form der Gruppenpsychotherapie haben Hartwich und Schumacher analytische Einflüsse, direktive Elemente und gruppendynamische Gesichtspunkte verbunden und möglichst angemessen an Vulnerabilität und Ich-Schwäche der schizophren erkrankten ambulant behandelten Patienten im Anschluß an einen klinisch behandelten Schub eingesetzt. Von 83 Nachsorgepatienten wurden 24 ausgewählt, die bereit waren, an der Gruppenpsychotherapie teilzunehmen (Ausschlußkriterien waren: Minderbegabung, Suchtprobleme, Alter unter 20 und über 60, pathologische hirnorganische Befunde). Die mit Gruppenpsychotherapie behandelte Versuchsgruppe und die Kontrollgruppe waren hinsichtlich 8 verschiedener Merkmale parallelisiert:

1. Nachbehandlungsphase nach mehr als einem akuten, stationär behandelten schizophrenen Schub zum Zeitpunkt der Untersuchung

2. Diagnosen des letzten akuten klinischen Schubes: ICD: 295.3 n = 29, 295.2 n = 7, 295.1 n = 6.

3. Alter zwischen 22 und 53 Jahren (Mittelwert: 32,7 Jahre)

4. Geschlechtsverteilung: etwas mehr Frauen als Männer in beiden Gruppen

5. Rückfallquote: zwischen 1 und 12 (Mittelwert: 3,4)

6. Gesamtdauer der stationären Aufenthalte: ca. ein halbes Jahr

7. Sozialstatus, verheiratet, Beruf vor der Erkrankung, Arbeitsfähigkeit nach erster Erkrankung und weiterem Verlauf

8. Ambulante Nachbetreuung

8.1 Dosierungen der injizierbaren sowie der seltenen oralen Depotneuroleptika

8.2 Beratung durch eine Sozialberaterin

Da manche Patienten bestimmte floride pranoide und halluzinatorische Symptomschwankungen erst nach Jahren mitteilen, können sie zum Teil eher als *Vertrauensbeweis* gewertet werden und sind nicht unbedingt als ambulant behandelter Rückfall im Sinne eines Erfolgskriteriums sinnvoll. Aus diesem Grund wählten die Autoren als Kriterium einen klinisch-stationär behandelten Rückfall, der länger als 8 Tage dauerte. Erst nach 5 Jahren zeigte sich eine signifikante Verminderung der klinischen Rückfallquote der Gruppenpsychotherapiepatienten gegenüber dem parallelisierten Kontrollkollektiv. Der Effekt einer kürzer dauernden Psychotherapie von etwa 2 bis 3 Jahren mag sich auf andere Faktoren günstig ausgewirkt haben, jedoch nicht auf die stationäre Rückfallswahrscheinlichkeit.

Ganz andere Wirksamkeitskriterien verwendete Liselotte Garloff (1983) zur Überprüfung der Wirksamkeit von ambulanter Psychotherapie in einer evaluativen Verlaufsstudie bei einer Gruppe schizophrener Frauen. Garloff leitete von 1968 bis 1978 eine Gruppe schizophrener Frauen. Die Verfasserin beschäftigt sich in einer 1974 publizierten Arbeit mit den ersten fünf Jahren der Gruppenpsychotherapie und 1983 mit den restlichen fünf Jahren des gruppenpsychotherapeutischen Zeitraums bis zum Zeitraum nach Beendigung der Gruppenpsychotherapie, in dem sich die Gruppe als Selbsthilfegruppe selbst organisierte. Als Erhebungsinstrument wurde auf Gespräche, Briefe, Tagebücher und Telefonkontakte zurückgegriffen und als Kriterien der Wirksamkeit die Vermeidung stationärer Aufenthalte, verbesserter Umgang mit der Realität, Autonomie, Libido- und Bindungsfähigkeit, Krankheitseinsicht und -akzeptanz gewählt. Garloff konnte anhand der angeführten Krankengeschichten zeigen, daß aufgrund der gemeinsamen Arbeit in der therapeutischen Gruppe die Persönlichkeit weiterentwickelt und die soziale Einordnung verbessert worden war.

Mit der Effektivität von therapeutischer Gruppenarbeit mit Angehörigen schizophrener Patienten setzten sich Lewandrowski und Buchkremer (1988a) auseinander und publizierten 1988 die Ergebnisse ihrer zweijährigen Verlaufsuntersuchungen.

Im gleichen Jahr publizierten sie (1988b) ihre Ergebnisse zur fünfjährigen Katamnese einer bifokalen therapeutischen Gruppenarbeit mit schizophrenen Patienten und ihren Angehörigen in dem Buch, das Kaschka, Joraschky und Lungershausen (1988) zum Thema biologische und familiendynamische Konzepte zur Pathogenese der Schizophrenien herausgegeben

haben. Lewandrowski und Buchkremer führten Befragungen an Schizophrenen und ihren Angehörigen durch und überprüften die Wirksamkeitskriterien Rezidiv-Reduktion, Reduktion emotional belastender Famili-
ensituationen, berufliche Reintegration und Medikamentencompliance.
Sie verglichen die Gruppe der Schizophrenen mit einer Kontrollgruppe
vor und nach der gruppenpsychotherapeutischen Behandlung mit einem
katamnestischen Zeitraum von 6 Monaten, 1, 2 und 5 Jahren. Ausgangspunkt ihrer Arbeit war das zunehmende Interesse an der Arbeit mit den
Angehörigen schizophrener Patienten, das in den letzten 15 Jahren stark
gestiegen ist, ohne daß deswegen familientherapeutische Konzepte in die
psychiatrische Versorgung breiteren Zugang gefunden hätten: Einzelbera-
tung, Angehörigengruppen und Selbsthilfegruppen waren stärker verbreitet.

Die Autoren fassen folgende *empirische und klinische Gründe* für die therapeutische *Angehörigen*arbeit zusammen (Lewandrowski und Buchkremer
1988, S. 211 f.):

1. Expressed-Emotions-Forschung

1.1 Die Interaktion von Umwelteinflüssen und Schizophrenie wurde
mittels der „Expressed-Emotions"-Forschung belegt.

1.2 Das Rezidivrisiko kann durch Modifikation emotionalen Engage-
ments der Angehörigen gesenkt werden.

1.3 Kritisch-feindselige und überprotektiv-selbstaufopfernde Haltungen der Hauptbezugspersonen gegenüber dem Patienten führten zu einer
3–4mal höheren Rückfallhäufigkeit (Vaughn und Leff 1976, Brown et al.
1968,1972; Sturgeon et al. 1984; Buchkremer et al. 1986).

1.4 Patienten, die vermehrte Hostilität bzw. Denk- und Antriebsstörungen zeigten, riefen eher überengagierte und kritische Äußerungen bei
ihren Angehörigen hervor (zum Teil auch als Folge oder Reaktion auf die
Symptomatik und nicht als Ursache oder Grund der Symptomatik, Buchkremer 1986).

2. Vulnerabilitätskonzept (Zubin und Spring 1977)

2.1 Kritisch-überengagiertes Familienklima kann als sozialer Stressor
aufgefaßt werden, der zur Überschreitung der Vulnerabilitätsschwelle führt
und eine psychotische Dekompensation begünstigt.

2.2 Die psychovegetative Erregung von Kindern schizophrener Mütter
war im Vergleich zu Kindern gesunder Mütter signifikant höher, wenn die
Familie nicht intakt war (Mednick 1978).

2.3 Die therapeutische Angehörigenarbeit sollte deswegen zu einem
klar strukturierten, überschaubaren und mäßig involvierten Familienklima
führen.

3. Klinische Situation

3.1 Nach der Entlassung benötigen die Patienten oft konkrete Hilfe bei
der Erkrankungsbewältigung und Rezidivprophylaxe.

3.2 Die Angehörigen selbst fühlen sich häufig überfordert, ohnmächtig, schuldig und beschämt und brauchen selbst eine Unterstützung.

3.3 Auch Angehörige sind dadurch bedroht, sich zurückzuziehen und
sozial zu isolieren.

3.4 Überprotektives, selbstaufopferndes oder kritisches Verhalten der Angehörigen hat oft seine Wurzeln in latenten Schuldgefühlen, aus denen eine subjektive Verpflichtung zur Wiedergutmachung resultiert.

In der Klinik für Psychiatrie der Universität Münster wurde im Rahmen eines Forschungsprojekts zur Psychotherapie und Rezidivprophylaxe eine bifokale Gruppentherapie durchgeführt (Buchkremer und Fiedler 1982, Fiedler et al. 1982, Buchkremer und Fiedler 1987, Lewandrowsky und Buchkremer 1988). Die letzte stationäre Behandlung lag mindestens 6 Monate zurück, alle Patienten befanden sich in ambulanter Behandlung. Zusätzlich zur neuroleptischen Behandlung und psychiatrischen Standardtherapie erhielten die remittierten bzw. teilremittierten Patienten entweder eine bifokale Therapie (Gruppentherapie mit therapeutischer Angehörigenarbeit) oder eine unifokale Therapie (Gruppentherapie ohne therapeutische Angehörigenarbeit).

Die *Gruppentherapie der Patienten* (Buchkremer und Fiedler 1987) hatte folgende Ziele bzw. beschäftigte sich mit den folgenden Themen:

1. die Verbesserung der Medikamenten-Compliance
2. die Ausweitung der Möglichkeiten der Bewältigung eines sich anbahnenden Rückfalls
3. die Verbesserung des Umgangs mit intrapsychischen und interpersonellen Problemen, die mit einem Rückfall in Beziehung stehen
4. das Geben von Informationen
5. die Mitbestimmung bei der Festlegung der Medikation
6. Krisenplanung und Früherkennung eines nahenden Rezidivs usw.

Die *Gruppentherapie der Angehörigen* beschäftigte sich mit:

1. Hausbesuchen zu Behandlungsbeginn zur Abklärung behandlungsrelevanter Probleme und zur Einschätzung des emotionalen Klimas der Familie
2. Information der Angehörigen hinsichtlich der Fragen der Ätiologie, Psychopathologie, Prognose- und Behandlungsmöglichkeiten
3. Unterrichtung der Angehörigen über Wirkungen und Nebenwirkungen der Neuroleptika in einem ausführlichen Ausmaß, so daß sie die aktuelle Angemessenheit einer Medikation mitbewerten konnten; Ziel dabei war die Erhöhung der Compliance.
4. Anhand der Erfahrungen der Angehörigen wurden Beginn und Verlauf früherer psychotischer Episoden besprochen, Frühsymptome eines psychotischen Rezidivs („Frühwarnzeichen") bestimmt und Bewältigungsstrategien vorbereitet.
5. Es wurden gemeinsam Bewältigungsmöglichkeiten und konkrete Verhaltensmaßnahmen zur Vorbereitung auf Krisensituationen erarbeitet.
6. Eine – zumindest teilweise – Aufarbeitung familiärer Probleme ergab sich während und im Anschluß an die Erstellung der „Krisenpläne".

Die Katamnesen wurden in Abständen von einem halben Jahr, 1, 2 und 5 Jahren durchgeführt. Bei der 5-Jahres-Katamnese konnten noch 10 von 14 Patienten aus der Gruppe mit Angehörigenarbeit und 19 von 23 Patienten aus der Gruppe ohne Angehörigenarbeit untersucht werden. Die wesentlichsten Ergebnisse seien hier kurz zusammengefaßt:

1. Ablösung vom Elternhaus und Wohnsituation:

Die Patienten, die das bifokale Therapieangebot erhielten, hatten sich deutlicher als die allein behandelten Patienten von ihren Angehörigen distanziert; nur mehr ein Drittel der Patienten sah die Eltern noch fast jeden Tag, 2 Patienten wohnten nicht mehr bei den Eltern. Zum Vergleich: Ungefähr zwei Drittel der Gruppe ohne Angehörigenarbeit sahen ihre Angehörigen noch täglich und 5 waren wieder zu den Eltern gezogen (p = 0,09).

2. Familiäre Spannungen:

Das Ausmaß der subjektiv erlebten familiären Spannungen war bei der Gruppe mit Angehörigenarbeit signifikant geringer als bei der Gruppe ohne Angehörigenarbeit (Analogschätzung der Patienten; p = 0,05).

3. Auswirkungen auf den Erkrankungsverlauf

3.1 Wiederaufnahmerate

Nur bei 30% der Patienten mit Angehörigenarbeit war neuerlich zumindest eine stationäre Behandlung wegen wiederaufgetretener akut psychotischer Erkrankungsanzeichen notwendig geworden. Zum Vergleich: bei 74% der Patienten ohne Angehörigenarbeit mußten einmal oder mehrmals wiederaufgenommen werden.

3.2 Durchschnittliche jährliche Behandlungszahl im Längsschnitt betrachtet

Die durchschnittlich jährlichen stationären Behandlungen der Gruppe mit Angehörigenarbeit reduzierte sich gegenüber jener ohne Angehörigenarbeit signifikant; die bifokal behandelte Patientengruppe zeigte eine deutliche Reduktion der stationären Behandlungsbedürftigkeit (nach 2 Jahren: nur 20% der Gruppe mit Angehörigenarbeit hatten behandelte akut-psychotische Rezidive; zum Vergleich: 58% der Gruppe ohne Angehörigenarbeit hatten behandelte akut-psychotische Rezidive; p = 0,05); im 5. Katamnesejahr wurden die gleichen signifikanten Unterschiede gefunden.

3.3 Neuroleptikadosis

Zu Therapiebeginn lag die Neuroleptikadosis (unter Berücksichtigung der Minimum-Maximum-Spanne für die Dosierung; Tölle 1982) bei allen Patienten der Gruppe mit Angehörigenarbeit und bei fast allen jener ohne Angehörigenarbeit über dem Maximum. Bei der 5-Jahres-Katamnese erhielten die Patienten der Gruppe mit Angehörigenarbeit signifikant weniger Neuroleptika als die Patienten ohne Angehörigenarbeit. Bei keinem einzigen Patienten der bifokalen Gruppe lag die Neuroleptikadodis über dem Maximum; zum Vergleich: Bei einem Drittel der unifokalen Gruppe lag die Neuroleptikadosis über dem Maximum (p = 0,05).

4. Auswirkungen auf die soziale Adaptation, Initiative und Interesse

4.1 Soziale Adaptation:

Bei der beruflichen Integration, der prämorbiden Anpassung, der Schulbildung und des Geschlechts sowie anderer verlaufscharakteristischer und prognostischer Merkmale wurden für die 5-Jahres-Follow-up-Patienten keinerlei signifikante Unterschiede gefunden (Auswahlkriterien). Auch hier erwies sich die Gruppe der Patienten mit Angehörigenarbeit jener ohne Angehörigenarbeit überlegen. Bei der 5-Jahres-Katamnese waren mehr als zwei Drittel (70%) der Patienten mit Angehörigenarbeit beruflich intergiert. Zum Vergleich: Nur etwas mehr als ein Drittel (37%) der Patienten ohne Angehörigenarbeit war beruflich integriert (p = 0,09).

4.2 Soziale Initiative und Interesse

Die Patienten mit Angehörigenarbeit zeigten signifikant mehr soziale Initiative und Interesse als die nur unifokal behandelten Patienten (Intentionalitätsskala von Mundt et al. 1985; p = 0,05). Insgesamt kann man also sagen, daß das bifokale therapeutische Vorgehen einen größeren rezidivprophylaktischen Effekt hatte als die zusätzlich zur Neuroleptikatherapie durchgeführte Gruppentherapie ohne Angehörigengruppe. Da hinsichtlich soziodemographischer und verlaufscharakteristischer Merkmale keine signifikanten Unterschiede zwischen den beiden Patientengruppen ermittelt wurden, erscheint diese Interpretation gerechtfertigt. Begünstigende Auswirkungen auf die Minussymptomatik und das Rezidivrisiko der therapeutischen Angehörigenarbeit sind ab ungefähr einem Jahr nachweisbar. Die Patienten der Gruppe mit Angehörigenarbeit äußerten sich anerkennend, von ihren Angehörigen bei der Medikamenteneinnahme und Krisenbewältigung unterstützt worden zu sein und – mehr als die Patienten der Gruppe ohne Angehörigenarbeit – Verständnis entgegengebracht bekommen zu haben. Bemerkenswert ist folgender Befund: Die Mehrzahl der Angehörigen der Patienten mit Angehörigenarbeit konnte sich am Ende der Gruppenarbeit nicht vorstellen, getrennt von ihren erkrankten Familienmitgliedern zu leben; genau das war allerdings nach 5 Jahren eingetreten. Die Patienten mit Angehörigenarbeit hatten zuletzt mehr Distanz zu ihren Angehörigen; die Patienten ohne Angehörigenarbeit hingegen lebten wieder bei ihren Angehörigen und zeigten weniger Interesse an außerfamiliären Kontakten bzw. Freizeitinitiativen. In der Diskussion der Ergebnisse nehmen die Autoren Wechselwirkungen, wechselseitige Einflüsse, vielleicht könnte man auch sagen „positive und negative Kreisläufe oder Rückkoppelungsschleifen" an:

z. B.: die *negative Spirale: unifokale Therapie:* nur ein Fokus: Patientengruppe ohne Angehörigenarbeit – höhere Kontaktdichte zu den Angehörigen – höhere Neuroleptikadosis – ungünstige berufliche und soziale Adaptation – größere familiäre Spannungen – höhere Rezidivhäufigkeit – usw.

oder *die positive Spirale: bifokale Therapie:* 1. Fokus: Patientengruppe und zusätzlich 2. Fokus: Angehörigenarbeit – niedere Kontaktdichte zu den Angehörigen – kleinere Neuroleptikadosis – günstigere berufliche und soziale Adaptation – geringere familiäre Spannungen – geringeres Rezidivrisiko – usw.

In diesem Zusammenhang wurde interessanterweise die Medikamentencompliance nicht als beeinflussender positiver oder negativer Faktor genannt; das ist bemerkenswert, da sie in der praktischen Arbeit oft betont wird. Lewandrowski und Buchkremer (1988) betonen explizit aufgrund ihrer Befunde: *„Die Medikamentencompliance kann den günstigeren Erkrankungsverlauf der AT-Gruppe (Patientengruppe mit Angehörigenarbeit, Anm. d. Verf.) nicht erklären, da sich keine signifikanten Unterschiede ergaben"* (Lewandrowski

und Buchkremer 1988, S. 220). Die therapeutische Angehörigenarbeit hat
die Funktion eines die Patientengruppe unterstützenden Wirkfaktors.

Mit den Möglichkeiten der Einbeziehung gruppenmusiktherapeuti-
scher Methoden in die Behandlung von Schizophrenen befaßte sich
Schmuttermayer (1983). Als Wirksamkeitskriterien wurden Aktivitäts- und
Angstvariablen herangezogen (Meßinstrumente: Selbstbeurteilungs-Skala
Eigenschaftswörterliste EWL-K mit 132 Adjektiva, 14 Aspekte des augenblicklichen Befindens mit 5 verschiedenen Faktoren) – und zwar vor und
nach der Behandlung. Vier musiktherapeutische Techniken (Musikhören,
Singen, Tänzerische Bewegung, Instrumentalspiel) wurden im Sinne der
„Gestuften Gruppenmusiktherapie" kombiniert und ihre Auswirkungen
auf das Befinden von Psychotikern (eine Gruppe schizophrener, verhal-
tensexpansiver Patienten einer psychiatrischen Frauenaufnahmestation,
die nach abgeklungenem akut psychotischen Schub in die Gruppenpsychotherapie integriert wurden) untersucht. Durch das Instrumentalspiel
wurde eine Aktivitätszunahme erreicht, zum Teil auch durch das Singen
und Musikhören. Durch die tänzerische Bewegung erfolgte hingegen eine
Aktivitätsabnahme. Durch das Instrumentalspiel und die tänzerische Bewegung ließ sich der Grad der Ängstlichkeit gut beeinflussen (und zwar in beide Richtungen). Eine Ängstlichkeitsabnahme wurde in erster Linie durch
das gemeinsame Singen erreicht. Das Musikhören beeinflusste hingegen
ungesteuert den Grad der Ängstlichkeit. Der Autorin scheint es aufgrund
ihrer Befunde möglich, mit Hilfe des Einbezugs musiktherapeutischer
Techniken den Gruppenprozeß im Bereich der Variablen „Angst" und „Aktivität" zu beeinflussen und die Gruppe in Richtung realitätsangepaßter
Kommunikations- und Verhaltensweisen zu führen.

Einige Befunde systemisch/familientherapeutisch orientierter Wirksamkeitsforschung

Mit der Überprüfung der Wirksamkeit *systemischer Familientherapie* bei schizophrenen Patienten im stationären Bereich setzten sich Bertgen, Sachartschenko und Kahl (1992) auseinander. Diese Studie ist ein Ergebnis aus der
praktischen Arbeit einer allgemeinpsychiatrischen Abteilung der Rheini-
schen Landesklinik Bonn. Eine Gruppe von Familien, in denen ein Familienmitglied an einer schizophrenen Psychose erkrankt war und mit systemischer Psychotherapie im stationären Setting behandelt wurde, wurde mit
einer Kontrollgruppe von Familien ohne systemisch-familien-psychothera-
peutische Behandlung verglichen. Als Meßinstrumente zu Beginn und am
Ende des stationären Aufenthaltes wurde die Selbsteinschätzung auf 12 Dimensionen eines modifizierten Fragebogens des FACES (Olson 1983) herangezogen. Die Untersuchungsgruppe (9 Familien) nahm an bis zu 10 Familiengesprächen teil. Die Kontrollgruppe (8 Familien) erfuhr die übliche
Behandlung eines psychiatrischen Krankenhauses. Die familientherapeutisch behandelte Untersuchungsgruppe konnte verglichen mit der familientherapeutisch unbehandelten Kontrollgruppe mehr Ressourcen zur ge-
meinschaftlichen Problemlösung aktivieren und in der Zeit nach dem sta-

tionären Aufenthalt des psychotischen Patienten leichter externe Hilfe annehmen.

Eine kontrollierte Studie über Familientherapie, Training sozialer Fertigkeiten und unterstützende Chemotherapie in der Nachbehandlung Schizophrener wurde von Hogarty und Anderson (1986) in dem Buch, das Böker und Brenner (1986) zum Thema „Bewältigung der Schizophrenie" herausgegeben haben, vorgelegt. Zwischen 1979 und 1983 wurden 88 Behandlungsteilnehmer, die die Forschungs-Diagnose-Kriterien (RDC) für Schizophrenie oder schizo-affektive Störungen erfüllen, für diese differenzierte Studie ausgewählt. Die Autoren fanden, daß Einzel- und Familienansatz allein, vor allem aber die *Kombination von Einzel- und Familienansätzen* eine Rückfallverhinderung bewirken. Sie legten je eine Übersicht über den Behandlungsprozeß „Familientherapie" und „Training sozialer Fertigkeiten" vor. Hogarty und Anderson fanden eine Rückfallrate von nur ca. 5% bei Familientherapie (nach neun Monaten) im Vergleich zu einer 25%igen Rückfallrate der Medikations-Kontrollgruppe, die eine stützende Therapie erhielt. Die Rückfallrate der Kontrollgruppe (35%) ist fast identisch mit den international publizierten Rückfallraten von Patienten, die Depotneuroleptika erhielten. Hogarty und Anderson schließen ihren Bericht mit ihrer Einschätzung, daß Patienten sowie ihre Familien und Therapeuten Anlaß zu der Hoffnung haben, daß psychosoziale Therapie mehr zur prophylaktischen Behandlung der Schizophrenie beitragen kann als Medikamente allein dies vermögen.

Rieg et al. (1991) beschäftigten sich mit der psychoedukativen Rückfallprophylaxe bei schizophrenen Patienten in Zusammenhang mit der Veränderung familiärer Kommunikationsmuster auf verhaltenstherapeutischer Basis (Rieg, C, Müller, U., Hahlweg, G., Wiedemann, G., Hank, G. und Feinstein, E. 1991). (Diese Arbeit könnte auch bei den verhaltenstherapeutischen Arbeiten zur behavioralen Familientherapie eingereiht werden.) Wegen der unangenehmen Nebenwirkungen der Neuroleptika, die als Langzeitbehandlung zur Verhinderung von Rückfällen im Verlauf schizophrener Psychosen empfohlen werden, und der trotz neuroleptischer Behandlung hohen Rückfallraten betonen Rieg et al., daß diese Behandlungsform mit psychosozialen Maßnahmen zur Rückfallprävention kombiniert werden muß. Da das Familienklima als wesentlicher Rückfallprädiktor („Expressed Emotion") gilt, befaßten sich die Autoren mit der Veränderung der familiären Kommunikationsmuster. In Familien mit einer besonders kritischen oder emotional besonders stark involvierten Haltung der Angehörigen (hohe EE, „High Expressed Emotion") erleiden Schizophrene eher einen Rückfall als bei eher gelassener oder emotional weniger involvierter Haltung (niederige EE, „Low Expressed Emotion"). Häufige Kritik aneinander, ein Mangel an konstruktiven Problemlöseversuchen sowie nonverbal negative Kommunikation sind Beispiele ungünstiger Interaktionsformen zwischen Patienten und Angehörigen, die in HEE-Familien stärker ausgeprägt sind als in NEE-Familien. 6 Monate lang wurde eine verhaltenstherapeutisch orientierte Familientherapie durchgeführt mit dem Ziel, negative Kommunikationsformen abzubauen, Streß innerhalb der Familie

zu reduzieren und das Problemlöseverhalten innerhalb der Familie zu verbessern, d. h. ein emotional angespanntes Familienklima (HEE) zu entlasten. Mit diesen Maßnahmen sollte die Rückfallgefährdung der Patienten
verringert werden. Zu diesem Zweck überprüfte die Autorengruppe um
Rieg herum insgesamt 34 Familien, ob sich nach diesem halbjährigen Kom-
munikations- und Problemlösetraining im Rahmen der „psychoedukativen
Familienbetreuung" (nach Falloon et al., 1984) die Interaktionsmuster von
Familien mit einem schizophrenen Mitglied verbessern. Es wurde jeweils
mit dem Patienten und den Familienangehörigen oder engen Bezugspersonen gearbeitet und enthielt die üblichen Elemente: 1. Verhaltensanalyse,
2. Information über Schizophrenie und Neuroleptika, 3. Kommunikationstraining und 4. Problemlösetraining. Die *Verhaltensanalyse* diente der
Bearbeitung bestehender familiärer Probleme und wurde in Einzelge-
sprächen mit den wesentlichen Familienangehörigen und den Patienten
durchgeführt. Zur *Information über Schizophrenie und Neuroleptika* wurden
Theorien zur Entstehung von Schizophrenie, zur Häufigkeit, zum Verlauf,
zu Kernsymptomen und Mißkonzeptionen über Schizophrenie, Bedeutung
und Wirkmechanismen von Neuroleptika und deren Nebenwirkungen sowie Maßnahmen zu deren Abbau besprochen. Im Rahmen des *Kommunika-
tionstrainings* wurde geübt, wie positive und negative Gefühle angemessen
ausgedrückt und angenommen werden können und wie der Wunsch nach
Verhaltensänderung adäquat vorgetragen werden kann. Aufbauend auf das
Kommunikationstraining wurde ein strukturierter Problemlöseansatz vermittelt; im Rahmen eines *Problemlösetrainings* wurde geübt, wie das Problem
zu definieren ist, welche Lösungsalternativen möglich sind und als effektiv
zur Bewältigung des Problems erscheinen und wie diese Lösungsalternativen familiengerecht umzusetzen sind. In den ersten drei Monaten fanden
wöchentliche Sitzungen und anschließend 2- bis 3wöchige Sitzungen statt,
so daß nach einem halben Jahr jede Familie eine Grundbetreuung von
mindestens 12 Sitzungen erhielt. Insgesamt wurde die Behandlung von 6
Therapeuten durchgeführt, und die Behandlungen dauerten zum Teil
über das halbe Jahr hinaus bis zu einem Jahr an; insgesamt wurden bis zu
24 Sitzungen innerhalb eines Jahres durchgeführt. Die Datenerhebung erfolgte mittels 1. der direkten Beobachtung der Familieninteraktion, 2. eines Einzelgesprächs und 3. einer Familiendiskussion.

1. Direkte Beobachtung der Familieninteraktion: Die Familie wurde
kurz nach der Entlassung gebeten, zwei Familienkonflikte im Labor zu besprechen. Die Familien gaben vorher ihr Einverständnis dazu; die Diskussionen wurden nach der „Konfrontationsmethode" (Doane et al. 1984;
Hahlweg et al. 1988) angeregt.

2. Einzelgespräch: Jedes Familienmitglied wurde gebeten, je zwei Probleme so anzusprechen, als säße anstelle des Interviewers das entsprechende Familienmitglied vor ihm, das an dem Problem beteiligt war. Die darauf
folgenden Problemschilderungen wurden auf Tonband aufgenommen,
dem jeweiligen Familienmitglied vorgespielt und dessen Reaktion wiederum aufgenommen.

3. Familiendiskussion: Die Familienmitglieder erhielten den jeweiligen

Konfliktpunkt nun gemeinsam vom Tonband vorgespielt und erhielten die Instruktion, darüber 10 Minuten lang zu diskutieren, einander auch ihre Gefühle und Gedanken mitzuteilen und eine Problemlösung zu finden zu versuchen. Es wurde jeweils ein Problem des Patienten und ein Problem des Angehörigen besprochen, d. h. insgesamt 20 Minuten pro Familie aufgezeichnet. Diese Konfliktdiskussionen der Familien wurden vor und nach der Therapie auf Video aufgenommen und mit Hilfe eines Beobachtungssystems kodiert und frequenzanalytisch ausgewertet.

Die *Auswertung* der Familieninteraktion erfolgte mittels des „Kategoriensystems für partnerschaftliche/familiäre Interaktion" (KPI, Hahlweg et al. 1984, 1988), das aus 11 verbalen und 3 nonverbalen Kategorien besteht. Es wurden positive gesprächsfördernde und negative, einer Problemlösung entgegenstehende sowie neutrale Kategorien erfaßt.

Beispiele *positiver* Verbalkategorien sind:

SO Selbstöffnung: Direkter Ausdruck von Gefühlen, Wünschen oder Bedürfnissen. „Ich fühle mich unbehaglich, wenn wir bei deinen Eltern sind."

PL Positive Lösung: Spezifische, konstruktive Lösungs- oder Kompromißvorschläge. „Laß uns in Zukunft alle Ausgaben notieren."

AK Akzeptanz: Akzeptierende, wertschätzende Äußerungen, interessierte und offene Fragen, Verständnis für den anderen. „. . . und das hat dich deprimiert."

ZU Zustimmung: Direkte inhaltliche Zustimmung, Annahme von Verantwortung. „Das finde ich auch."

Beispiele *neutraler* Verbalkategorien sind:

PB Problembeschreibung: Neutrale Äußerungen über die Existenz oder Natur eines Problems, sachliche Fragen. „Ich glaube, es liegt an unserer unterschiedlichen Einstellung zum Thema."

MK Metakommunikation: Äußerungen zur Gesprächssteuerung und -klärung, Themenvorschläge. „Wie meinst du das?"

Beispiele *negativer* Verbalkategorien sind:

KR Kritik: Negative Bewertung des Verhaltens des Gesprächspartners in spezifischer Form: „Du hast das Bad gestern wieder nicht geputzt", oder in der Form von allgemeiner Abwertung der Person des anderen: „Ich hätte nicht so blöd reagiert wie du."

NL Negative Lösung: Forderung, ein bestimmtes Verhalten zu unterlassen, scheinbare Lösungsvorschläge. „Du sollst die Arbeit nicht nach Hause bringen."

RF Rechtfertigung: Defensive Äußerungen zur Begründung des eigenen Verhaltens, Ablehnung von Verantwortung. „Ich kann eben nicht freundlich sein, wenn du so auf mich losgehst."

NU Nicht-Übereinstimmung: Ablehnende oder abblockende Einwände, „ja, aber"-Sätze. „Nein, das stimmt nicht."

Jede verbale Kodierung wurde zusätzlich einer dieser drei Kategorien (positiv, neutral oder negativ) zugeordnet (Gottman 1979, Notarius und Markman 1981); in hierarchischer Reihenfolge werden dabei Gesicht, Stimme und Körperhaltung eingeschätzt.

Die *Ergebnisse* dieser Studie zeigten, daß nach 6 Monaten im wesentlichen die erwarteten Veränderungen im Kommunikationsmuster und im Problemlöseverhalten eintraten und eine Entlastung der Familie erreicht werden konnte; allerdings zeigten die Angehörigen stärker ausgeprägte Veränderungen als die Patienten. Die Angehörigen zeigten in allen relevanten KPI-Kategorien signifikante Veränderungen in die angestrebte Richtung und konnten auch die in der Familientherapie eingeübten Kommunikationsformen in die Tat umsetzen. Die für den Interaktionsprozeß günstigen Kategorien „Selbstöffnung", „Problemlösen", „Akzeptanz", „Nonverbal positives Verhalten" wurden signifikant häufiger, die negativen wie „Kritik", „Negative Lösungsversuche", „Rechtfertigung", „Nicht-Übereinstimmung" und „Nonverbal negatives Verhalten" seltener. Hinsichtlich der problemlösebezogenen Äußerungen und der „Kritik" deckten sich die Ergebnisse mit jenen von Doane et al. (1986): Bereits nach drei Monaten Familienbetreuung wurde eine deutliche Abnahme von „Kritik" der Angehörigen gefunden; bei den Angehörigen der Kontrollgruppe nahm die Anzahl der kritischen Äußerungen sogar signifikant zu.

Bei den Patienten zeigte sich nur in den positiven Kategorien „Akzeptanz" und „Nonverbal positives Verhalten" eine signifikante Zunahme und in den negativen Kategorien „Kritik" und „Nicht-Übereinstimmung" eine signifikante Reduktion. Die übrigen Kategorien zeigten keine signifikanten Veränderungen, aber immerhin Tendenzen in die erwartete Richtung, jedoch ohne statistische Signifikanz. Die Autoren stellten zu diesen Befunden die Überlegung an, daß sich möglicherweise das Verhalten der Patienten aufgrund der schizophrenen Erkrankung langsamer ändert als das der Angehörigen; sie hoffen, daß spätere Anamnesen darüber Aufschluß geben werden.

Interessant ist auch jener Befund, daß im Bereich der Angehörigen keinerlei geschlechtsspezifische Unterschiede gefunden wurden, im Bereich der Patienten jedoch schon: Frauen übernahmen kommunikative Fähigkeiten, die den Problemlöseprozeß begünstigen, leichter in ihr Verhaltensrepertoire auf als Männer. Die Autoren folgern daraus, daß es in jedem Fall angebracht erscheint, das Kommunikationstraining stärker auf die Bedürfnisse der Patienten abzustimmen. Mit diesem individualisierenden Vorschlag nähern sie sich anderen Psychotherapierichtungen an.

Ergebnisse bezüglich der subjektiven Belastung: Sowohl Patienten wie auch Angehörige erlebten das Familienleben nach diesem halben Jahr Familientherapie weniger belastend. Diese Ergebnisse decken sich mit jenen von Falloon et al.(1984).

Leider war es den Autoren aus ethischen Gründen nicht möglich, eine Kontrollgruppe zu erstellen: Bei ihren Randomisierungsversuchen erklärte sich nach Kenntnis der Studienbedingungen keiner mehr bereit, sich der Kontrollgruppe zuweisen zu lassen. Dies ist für den evaluativen Wert dieser Studie einerseits bedauerlich, andererseits ist dieser Befund auch positiv zu sehen: Er zeigt, wie wichtig persönliche Auseinandersetzung auf einer Gesprächsbasis ist; er zeigt, daß auch aus der subjektiven Perspektive der Patienten heraus medikamentöse Behandlung allein eben nicht ausreichend ist. Die Autoren berufen sich in diesem Zusammenhang auf Doane et al. (1986), deren Befunde der Kontrollgruppe für die Wirksamkeit der Familienbetreuung sprechen.

Schwarz (1982) berichtet über die an der Forschungsstelle für Psychopathologie und Psychotherapie der Max-Planck-Gesellschaft in München systematisch praktizierten *psychoanalytischen Familientherapien* bei schizophrenen Patienten („conjoint family therapy"). Schwarz bedauert, daß die Aussagekraft bisheriger Untersuchungen durch zu kurze Behandlungszeiten eingeschränkt ist (Zusammenfassungen von May 1976, Mosher und Keith 1979, 1980, de Witt 1980); nach den Erfahrungen seines Instituts nimmt der Behandlungserfolg bis zu einer Behandlungsdauer von vier und mehr Jahren stetig zu (Matussek und Triebel 1974). Auf der Grundlage der Psychoanalyse berücksichtigt das Konzept von Schwarz Ansätze von Wynne et al. (1958), Lisz et al. (1965), Bateson et al. (1972), Stierlin (1974) und Kaufmann (1975), Übertragungen, Abwehrmechanismen der einzelnen Familienmitglieder, die Vergangenheit wie die aktuelle pathogene Wirkung der Familie. Die Konflikte der Familienmitglieder werden nicht nur an den Einzelpersonen, sondern im Familiensystem abgehandelt und interpretiert, um zu kompensatorischen und komplementären Erlebnis- und Verhaltensweisen zu gelangen. Der Familie wird z. B. zu zeigen versucht, wie verborgene unbewußte Persönlichkeitsanteile eines Familienmitglieds von einem anderen manifest gelebt werden. Dabei erfolgt die Vorbereitung einer solchen Deutung von der Oberfläche her, d. h. über das Ansprechen des aktuellen Verhaltens der Familienmitglieder und ihres Umgangs miteinander. Die Ähnlichkeit des Vorgehens mit gestalttherapeutischem Vorgehen, das sich ebenfalls an phänomenologischen Gesichtspunkten und dem Hier und Jetzt der aktuellen Situation orientiert, ist unverkennbar. Untersucht wurden 14 schizophrene Patienten und deren Familien, die ca. eine Doppelstunde pro Woche gemeinsame psychoanalytisch orientierte Familiensitzungen hatten. Behandlungsziel war eine Besserung der Symptomatik und Verselbständigung des schizophrenen Kranken ohne Dekompensation anderer Familienmitglieder sowie eine verbesserte Kontaktfähigkeit und verbesserte berufliche und partnerschaftliche Möglichkeiten. Nach ca. 1 bis 2 Jahren waren diese Ziele bei 6 Patienten (43%) voll und bei 3 Patienten (21%) teilweise erreicht. 5 Behandlungen (36%) wurden abgebrochen. Als bedeutende Variable für den Erfolg der Behandlung hat sich die Motivation der Familie erwiesen. Schwarz betont in diesem Zusammenhang, daß ohne die eindeutige Bereitschaft der Familienmitglieder zur Familientherapie und ohne ihre Erwartung, von der Behandlung zu profitieren, die Therapie nicht begonnen oder fortgesetzt werden sollte. In diesem Fall kann das Abraten von der Familientherapie ein effektiverer therapeutischer Faktor sein als die Durchführung, da sich die Familie mit ihrem Widerstand selbst auseinandersetzen muß und sie die Chance hat, bei einem verstärkten Leidensdruck zu einer klaren Motivation zu kommen. Als wesentliche Voraussetzung für das Gelingen der Therapie betont Schwarz die Bereitschaft der Familienmitglieder, sich mit ihren eigenen Problemen in Frage stellen zu lassen. Wenn die Eltern nur an der Therapie teilnehmen, um dem schizophrenen Mitglied zu helfen, wirkt sich das nur günstig für die Familienmitglieder aus, die sich auf Kosten des Schizophrenen psychisch stabilisieren. Schwarz warnt davor, da sich das ungünstig auf den Patienten auswirkt, der – wenn dies der Therapeut zuläßt – in eine unerträgliche exhibitionistische Position gerät. Das qualitative Studium der 5 Therapieabbrüche ist für die Transparenz von relevanten prognostischen Faktoren eines Behandlungserfolgs sehr aufschlußreich. In einem Fall konnten die Eltern die therapeutisch erwünschten Veränderungen der Abgrenzung und Verselbständigung ihres schizophrenen Kindes nicht ertragen. Eine starke Rivalität der Eltern behinderte das Eingestehen eigener Probleme in einem anderen Fall. Die skeptische Haltung des überweisenden Kollegen gegenüber der Familientherapie diente dem Widerstand der Eltern gegen die Behandlung in einem dritten Fall. Der schizophrene Patient selbst brach im vierten Fall die Familientherapie aus Furcht vor einer Zunahme der starken Bindung an die Eltern ab. Die Mutter im fünften Fall brach die Therapie wegen unerträglicher Schuldgefühle ab, die aus ihrer manifest ablehnenden Einstellung gegenüber ihrem schizophrenen Kind resultierten. Dennoch scheint mir die von Schwarz berichtete Erfolgsquote der psychoanalytisch orientierten Familientherapie von immerhin insgesamt ca. 64% hoch zu sein und spricht für das Einbeziehen von anderen, diagnosespezifischen und der eigenen Therapierichtung ergänzenden Sichtweisen in die konkrete psychotherapeutische Arbeit. Sie bezieht sich allerdings auf Adoleszente und junge Erwachsene und damit nur auf einen Teil der schizophren Erkrankten.

Vergleich der Wirksamkeit von verschiedenen psychotherapeutischen Methoden

Das ist ein Bereich, der „noch in den Kinderschuhen" steckt. Ein *Vergleich* der Wirksamkeit von *verschiedenen psychotherapeutischen Methoden* wurde z. B. von Cross et al. vorgelegt. Die Autoren führten mit 30 Patienten aus zwei psychiatrischen Sozialstationen ein dreimonatiges Behandlungsprogramm durch (Cross, Sheehan und Khan 1980). Sie verglichen die Patienten, die mittels einer einsichtsorientierten Kurzzeittherapie (*Gestalttherapie* und *Transaktionsanalyse*) behandelt wurden mit jenen, die mittels einer *Verhaltenstherapie* behandelt wurden. Als Kontrollgruppe dienten 12 weitere Patienten, die keine psychotherapeutische Behandlung erhielten. Nach 4 und 12 Monaten führten sie ein Langzeit-follow-up durch (Cross, Sheehan und Khan 1982). Die Ergebnisse zeigten positive Veränderungen für die Klienten aller Therapierichtungen. Der Therapieerfolg wurde über Vorher- und Nachhermessungen mit verschiedenen quantitativen Verfahren (SSIAM, POI, CARS) ermittelt. Die positiven Veränderungen waren auf nahezu allen Subskalen der Erhebungsinstrumentarien sowie bei primären, sekundären und tertiären Symptomen und Angst zu finden und über den Zeitraum von einem Jahr stabil. Cross et al. kamen aufgrund dieser Befunde und weiterer Prozeßvariablen zu dem Schluß, daß weniger die theoretisch-therapeutische Ausrichtung für die Veränderung der Patienten wichtig war als die *Art der zwischenmenschlichen Beziehung.*

Zweifellos ist noch viel weitere Forschungsarbeit zu leisten. Nach den Angaben von Benedetti (1975, 1983), Müller (1972, 1976) und Matussek (1976) kann die Psychotherapie bei Psychosen bei ca. der Hälfte der Patienten als hilfreich eingestuft werden, wobei längere (mehrjährige) Therapiezeiträume empfohlen werden. Bender wies in seinen Effizienzuntersuchungen die Überlegenheit der Therapiegruppe über eine Gruppe mit Freizeitaktivität nach (Bender et al. 1979, Bender et al. 1981, Bender 1982).

Die im Vergleich zu anderen diagnostischen Patientengruppen relativ geringe Zahl von Wirksamkeitsstudien im Bereich der Psychotherapie von Psychosen mag vielfältige Gründe haben. Zum einen gehört es zur Geschichte der Psychotherapieschulen, daß sie ihre psychotherapeutischen Methoden in erster Linie am neurotisch gestörten Menschen entwickelt haben. Zum anderen waren es auch in erster Linie neurotische Patienten, die Zugang zu Psychotherapeuten hatten. Die psychiatrischen Krankenhäuser waren zumeist in Händen von Fachärzten für Psychiatrie und Neurologie, die nicht viel von psychoanalytischen und psychotherapeutischen Konzepten hielten. Nicht zuletzt halten auch Psychotherapeuten verschiedener Herkunft herkömmliche quantitative Verfahren für z. T. inkompatibel mit ihrer psychotherapeutischen Methode; sie fürchten, daß das grobe Netz statistischer Methodik das nicht ausreichend erfassen kann, worum es in der Psychotherapie eigentlich geht. Die Komplexität der Fragestellungen und die Vielfalt der Patienten- und Therapeutenvariablen und sonstigen Variablen sowie dem Faktor Zeit schlechthin läßt viele Psychotherapeuten von herkömmlichen statistischen Methoden zur Untersuchung der Wirksamkeit Abstand nehmen (vgl. Mentzos 1992).

Einige Forderungen an zukünftige psychotherapeutische Wirksamkeitsstudien

1. Differenzierung diagnostischer und risikogruppenspezifischer Kriterien

Möglicherweise lassen sich aus der Gruppe von Psychosen einzelne herausheben, die vielleicht nicht nur in psychopathologischer, sondern auch in pathogenetischer Hinsicht eigene nosologische Bedeutung gewinnen können (vgl. dazu Lungershausen 1988). Zukünftige psychotherapeutische Wirksamkeitsstudien werden sich – abgesehen von methodischen Problemen – auch der Herausforderung stellen müssen, den von psychiatrischer Seite her deskriptiv definierten Formenkreis der Schizophrenien (bzw. nach ICD-10 die Schizophrenie, die schizotypen und wahnhaften Störungen [F2]), der wahrscheinlich eine ätiologisch heterogene Störungsgruppe darstellt (wie auch der affektiven Störungen [F3]), differenziert zu untersuchen (vgl. dazu auch den Artikel von Norbert Kienzle in diesem Buch/Teil I/2). Eine Herausforderung zukünftiger psychotherapeutischer Forschung besteht darin, individuelle psychosoziale Behandlungsstrategien zu entwickeln, die den unterschiedlichen Charakteristika der verschiedenen Risikogruppen Rechnung tragen (vgl. Hogarty und Anderson 1986).

2. Verstärkter Einbezug prozeßorientierter Forschung

Die herkömmliche, am meisten verbreitete gebräuchliche Versuchspla-
nung, Versuchsdurchführung und statistische Auswertung der Daten ist oft
unbefriedigend und dem Sujet oder dem Wesen der Fragestellung nicht
ausreichend entsprechend. Oft sind die interessantesten Thesen und Überlegungen im letzten Kapitel der Untersuchungen – oft nur kurz angerissen
– zu finden. Für die Erhebung weiterer prozeßorientierter Anhaltspunkte
ist es dann in der Regel zu spät. Von einer mehr prozeßorientierten Forschung sind weitere interessante Erkenntnisse zu erwarten. Prozeßorientierte Forschung darf nicht als mangelnde oder minderwertige Forschung
abgewertet werden. Wollen wir mehr vom Wesen der Veränderung im Bereich der Psychotherapie verstehen, so ist prozeßorientierte Forschung – allein oder auch in Kombination oder Ergänzung mit herkömmlichen Un-
tersuchungsverfahren – einzusetzen, und wir müssen ihr den Rang geben,
der ihr gebührt (vgl. dazu auch Kroschel 1992). Der verstärkte Einsatz prozeßorientierter Forschung könnte wertvolle Hinweise auf die Struktur der
Veränderungsprozesse bei Patienten und Angehörigen geben, die letztlich
zu einem günstigen Therapieausgang bzw. zur Rezidivprophylaxe führten
(vgl. Lewandrowsi und Buchkremer 1988).

3. Wiederholung von einschlägigen Untersuchungen,

insbeondere Versuche der Replikation der rezidivprophylaktischen Befunde durch bifokale Gruppen; in weiteren Untersuchungen sollte eine Replikation der Befunde versucht werden, wie sie z. B. Lewandrowski und Buchkremer (1988) in der oben skizzierten Studie gefunden haben (vgl. Lewandrowski und Buchkremer 1988, S. 220). Sie könnten die gefundenen
Befunde bestätigen und gegebenenfalls differenzieren.

4. Untersuchung der Auswirkungen der Angehörigengruppenarbeit

Welche Auswirkungen ein ausschließlich für Angehörige konzipiertes
Gruppenangebot hat, ist noch ungeklärt. Diese in Hinkunft genauer zu untersuchen, wäre sehr interessant. Diesbezügliche Befunde könnten weitere
wertvolle Hinweise auf die Veränderungsprozesse bei Angehörigen und Patienten geben (vgl. Leff et al. 1982, Buchkremer und Schulze-Mönking
1987).

5. Vergleich der Wirksamkeit verschiedener psychotherapeutischer Methoden

Weiters wäre es interessant, die Wirksamkeit verschiedener psychotherapeutischer Methoden zu überprüfen. Das meine ich nicht in dem Sinne, welche
psychotherapeutische Methode global besser wäre, sondern eher: In welcher Weise, wie wirken sie, auf welche Parameter oder in welchen Bereichen,
in welche Richtung, in welchem Ausmaß, welche Wechselwirkungen ergeben sich, welcher Art sind die Effekte kurz-, mittel- und langfristig, welchen

Einfluß hat der Einsatz psychotherapeutischer Methoden auf die Rezidiv-prophylaxe und auf die Minussymptomatik usw. Statistische Befunde und Prozeßverläufe sowie Langzeituntersuchungen psychotherapeutisch behandelter Patientengruppen wären in diesem Zusammenhang interessant.

6. Auswahl möglichst umschriebener, operationalisierter Parameter

Die Forderung nach einer Auswahl möglichst umschriebener, operationalisierter, harter Parameter zielt auf eine bessere Vergleichbarkeit entsprechender Studien ab (vgl. Helmchen und Busch 1973). Neben der besseren Vergleichbarkeit kann eine derartige Auswahl helfen, die Fülle der Eindrücke zu gewichten, da der psychotherapeutisch Tätige tatsächlich mit einer „Unzahl von einzelnen Phänomenen und Ergebnissen" konfrontiert ist (vgl. Schwarz und Matussek 1990, S. 234). Helmchen, Linden und Rüger (1982) fordern in diesem Sinne dringend, daß die Psychotherapie in Zukunft als eigener Forschungsgegenstand des psychiatrischen Bereichs stärker in den Mittelpunkt gestellt wird und erhoffen sich fruchtbare Impulse für die Weiterentwicklung der Psychiatrie.

7. Die wissenschaftliche Unabhängigkeit und Neutralität

Die wissenschaftliche Unabhängigkeit und Neutralität der in der Evaluation tätigen Forscher muß gewährleistet sein (siehe Cooper et al. 1985), um die Qualität und Aussagekraft der Wirksamkeitsuntersuchungen zu sichern.

8. Wissenschaftliche Forschung und klinische Praxis

gehören miteinander verbunden: Die in der Praxis tätigen Fachkräfte müssen in die Lage versetzt werden, an evaluativen Forschungsprojekten aktiv oder beratend teilzunehmen. Diese Verbindung kann sicherstellen, daß Forschungsprojekte auf dem Boden der Realität stehen. Diese Prinzipien fordern Cooper et al. auch ganz allgemein für die wissenschaftliche Evaluation psychiatrischer Versorgungssysteme (Cooper et al. 1985).

Es gilt heute als unumstritten, daß biologisch-biochemische Ansätze allein nicht ausreichen, um die anstehenden Fragen zu beantworten. Kaschka, Joraschky und Lungershausen vereinigten bereits 1988 biologische und familiendynamische Konzepte zur Pathogenese von Schizophrenien in ihrem Buch „Die Schizophrenien. Biologische und familiendynamische Konzepte zur Pathogenese". Lungershausen stellte die komplementäre Sichtweise in den Vordergrund, wenn er im Vorwort dieses Buches zum Beispiel schrieb: „Es sind dies aber in unseren Augen keineswegs Gegensätze, die einander ausschließen, sondern vielmehr Forschungsansätze zur Untersuchung gleicher Sachverhalte. Die Ergebnisse dieser Untersuchungen müssen keineswegs widersprüchlich sein, sondern wir glauben vielmehr, daß diese einander zu stützen und sich zu ergänzen vermögen" (Lungershausen, in Kaschka et al. 1988, S. VI).

Erst 1993 legten Ciompi et al. eine prospektive Verlaufsuntersuchung der offenen therapeutischen Wohngemeinschaft „Soteria Bern" vor, deren Hauptergebnis war, daß es mit vorwiegend psycho-, sozio- und milieutherapeutischen Methoden gelingt, akut psychotische Patienten auch mit wesentlich weniger Neuroleptika als üblich praktisch gleich erfolgreich zu behandeln. Es ergaben sich keine statistisch signifikanten Unterschiede zwischen der vorwiegend psychotherapeutisch und milieu- und soziotherapeutisch behandelten Versuchsgruppe und der paarweise prallelisierten Kontrollgruppe hinsichtlich des psychopathologschen Zustands, der Wohn- und Arbeitssituation und der Rückfallshäufigkeit. Ciompi et al. gehen von Bleulers Aussage aus, daß die Diagnose Schizophrenie an sich noch keine Anzeige für eine medikamentöse Behandlung ist. Die Nachteile jeder medikamentösen Behandlung sind bekannt: Die Kranken verlieren an innerer Lebendigkeit und Spontaneität, sind z. T. der Arbeits- und Gemeinschaftstherapie und der Psychotherapie weniger zugänglich und leiden unter unangenehmen und/oder gefährlichen Nebenwirkungen (vgl. dazu auch den Artikel Hutterer-Krisch, Historischer Abriß der Psychosen-Psychotherapie, S. 7 f.). Die Autoren ziehen aus ihren Ergebnissen den Schluß, „daß ein entspanntes therapeutisches Milieu und ein einfühlsamer Umgang mit dem Patienten die Neuroleptika ein Stück weit zu ersetzen vermögen, was angesichts der Dosisabhängigkeit von gravierenden kurz- wie langfristigen medikamentösen Nebenwirkungen sicher ein Vorteil ist. Der Neuroleptikaverbrauch war in der Versuchsgruppe um mehr als die Hälfte geringer, die Gesamtkosten um rund ein Drittel höher. Die erhöhten Kosten ergaben sich aus dem Einbezug der – oft durch die langwierige Rehabilitationsphase bedingte – stationären Behandlungsdauer. Die Kosten glichen sich nach Verlegung dieser Phase in billigere Institutionen wieder aus. „Zusammen mit Zusatzbefunden zum subjektiven Erleben sprechen diese Ergebnisse für die vermehrte Schaffung von derartigen Behandlungsmöglichkeiten" (Ciompi et al. 1993, S. 440).

Auch wenn noch weitere Forschungsarbeit angestrebt werden muß, so möchte ich doch – wie es auch schon Bender (1985) tat – betonen, daß die Psychotherapie im gesamten Therapiekonzept der Psychosepatienten einen angemessenen Platz fordern muß. „In diesem Angebot sollte die Psychotherapie gleich*berechtigt* neben einer Psychopharmakatherapie stehen. Jeder nur einseitig ausgerichtete Behandlungsplan ist zum Schaden der Psychose-Patienten" (Bender 1985). Organmedizin und Psychotherapie müssen in diesem Sinne einander in Forschung und Behandlung ergänzen. Die Notwendigkeit des Einsatzes von Psychotherapie geht nicht aus humanitären, ideologischen oder standespolitischen Gründen hervor, sondern ist fachlich-inhaltlich aufgrund der seelischen Variablen und Wechselwirkungen zur Symptomatik und zum Krankheitsverlauf indiziert.

Literatur

Argelander, H. (1972), Gruppenprozesse. Wege zur Anwendung der Psychoanalyse in Behandlung, Lehre und Forschung. Reinbek: Rowohlt.

Bender, W., Detter, G., Eibl-Eibesfeldt, B., Engel-Sittenfeld, P., Gmelin, B., Wolf, R., Zander, K. J. (1979), Psychodrama-versus-Freizeitgruppe: Effekte einer 25-stündigen Gruppenpsychotherapie bei psychiatrischen Patienten. Fortschr. Neurol. Psychiatr. **47**: 641–658.

Bender, W., Eibl-Eibelsfeldt, B., Lerchl, G., Zander, K. J. (1981), Psychotherapie mit Neutose- und Psychose-Patienten unter Einsatz von Videofeedback. Psychother. Psychosom. Med. Psychol. **31**: 15–131.

Bender, W. (1982), Gruppenpsychotherapie (Psychodrama) bei schizophrenen Patienten. In: Helmchen, H., Linden, M., Rüger, U. (Hrsg.), Psychotherapie in der Psychiatrie. Berlin: Springer, S. 116–123.

Bender, W. (1985), Psychotherapie bei psychotischen Patienten. Nervenarzt **56**: 465–471.

Benedetti, G. (1975), Ausgewählte Aufsätze zur Schizophrenielehre. Med. Psychol. Göttingen.

Benedetti, G. (1983), Psychosentherapie, psychoanalytische und existentielle Grundlagen. Stuttgart: Hippokrates.

Benedetti, G. (1990), Heilfaktoren in der Psychotherapie der Schizophrenien. In: Lang, H. (Hrsg.), Wirkfaktoren der Psychotherapie. Berlin: Springer, S. 298–308.

Bertgen, M., Sacharuschenko, R., Kahl, M. (1992), Überprüfung der Wirksamkeit systemischer Familientherapie im stationären Bereich bei schizophrenen Patienten. Familiendynamik **17** (3): 211–228.

Biermann-Ratjen, E. M., Eckert, J. (1982), Differentielle Indikation für Psychotherapie in der Praxis. In:

Howe, J. (Hrsg.), Therapieformen im Dialog. München: Kösel.

Biermann-Ratjen, E. M., Eckert, J., Schwarz, H. J. (1979), Gesprächspsychotherapie. Verändern durch Verstehen. Stuttgart: Kohlhammer.

Binder, U., Binder, H. J. (1979), Klientenzentrierte Psychotherapie bei schweren psychischen Störungen: Neue Handlungs- und Theoriekonzepte zur Veränderung. Frankfurt: Verlagsbuchhandlung f. Psychologie.

Böker, W., Brenner, H. D. (Hrsg., 1986), Bewältigung der Schizophrenie. Bern: Huber.

Brenner, H. D., Böker, W., Ausblick auf mögliche künftige Entwicklungen in Forschung und Praxis. In: Böker, W., Brenner, H. (Hrsg.), Bewältigung der Schizophrenie. Bern: Huber, S. 72–86.

Brown, G. W., Rutter, M. (1966), The measurement of family activities and relationships: A methodological study. Hum. Rel. **19**: 241–263.

Brown, G. W., Birley, J. L. T. (1968), Crises and life changes and the onset of schizophrenia. J. Health Soc. Behav. **9**: 203–214.

Brown, G. W., Birley, J. L. T., Wing, J. K. (1972), Influence of family life on the course of schizophrenic disorders: A replication. Br. J. Psychiatry **121**: 241–258.

Buchkremer, G., Schulze-Mönking, H. (1986), Die Effizienz von Angehörigengruppen und Selbsthilfegruppen bei der Rezidivprophylaxe schizophrener Patienten. In: Böker, W., Brenner, H. D. (Hrsg.), Bewältigung der Schizophrenie. Bern: Huber, S. 113–120.

Buchkremer, G., Schulze-Mönking, H. (1987), Therapeutische Angehörigenarbeit bei rückfallgefährdeten schizophrenen Patienten. In: Heimann, H., Zimmer, T. (Hrsg.), Chronisch psychisch Kranke. Problemlage und Stand der Behandlungs- und Forschungssituation in der Bundesrepublik Deutschland. Stuttgart: Fischer, S. 36–41.

Busch, H., Helmchen, H. (1973), Dokumentation psychiatrischer Therapie. Nervenarzt **44**: 569–575.

Ciompi, L., Dauwalder, H. P., Maier, C., Aebi, E., Trütsch, K., Kupper, Z., Rutishauser, C. (1992), Das Pilotprojekt „Soteria Bern". Klinische Erfahrungen und vorläufige Resultate. In: Brenner, H. D., Böker, W. (Hrsg.), Verlaufsprozesse schizophrener Erkrankungen. Bern: Huber, S. 307–323.

Ciompi, L., Kupper, Z., Maier, C., Aebi, E. (1991), Das Pilotprojekt „Soteria Bern" zur Behandlung akut Schizophrener. I. Konzeptuelle Grundlagen, praktische Realisierung, klinische Erfahrungen. Nervenarzt **62**: 428–435.

Ciompi, L., Kupper, Z., Aebi, E., Dauwalder, H. P., Hubschmid, T., Trütsch, K., Rutishauser, C. (1993), Das Pilotprojekt „Soteria Bern" zur Behandlung akut Schizophrener. II. Ergebnisse einer vergleichenden prospektiven Verlaufsstudie über 2 Jahre. Nervenarzt **64**: 440–450.

Cooper, B., Dilling, H., Kanowski, S., Remschmidt, H. (1985), Die wissenschaftliche Evaluation psychiatrischer Versorgungssysteme: Prinzipien und Forschungsstrategien. Nervenarzt **56**: 348–358.

Cremerius, J. (1962), Die Beurteilung des Behandlungserfolges in der Psychotherapie. Monographien a. d. Gesamtgebiet d. Neurol. u. Psychiatrie. Berlin, Göttingen, Heidelberg: Springer.

Cross, D. G., Sheehan, P. W., Khan, J. A. (1980), Alternative advice and counsel in psychotherapy. Journal of Consulting and Clinical Psychology **48** (5): 615–625.

Cross, D. G., Sheehan, P. W., Khan, J. A. (1982), Short- and long-term follow-up of clients receiving insight-oriented therapy and behavior therapy. Journal of Consulting and Clinical Psychology **50** (1): 103–112.

Dörner, K., Groth, R. (1977). Gruppentherapie für Angehörige. In: Katschnig, H. (Hrsg.), Die andere Seite der Schizophrenie. München: Urban und Schwarzenberg, S. 197–205.

Dörner, K., Plog, U. (1984), Irren ist menschlich. Lehrbuch der Psychiatrie/Psychotherapie. Rehburg-Loccum: Psychiatrie-Verlag.

Eckert, J., Biermann-Ratjen, E. (1985), Stationäre Gruppenpsychotherapie. Prozesse, Effekte, Vergleiche. Berlin, Heidelberg, New York: Springer.

Eckert, J., Schwartz, H. J., Tausch, R. (1977), Klienten-Erfahrungen und Zusammenhang mit psychischen Änderungen in personenzentrierter Gesprächspsychotherapie. Zeitschrift Klin. Psychol. **6**: 177–184.

Falloon, I. R. H., Boyd, J. L., Mcgill, C. W., Williamson, M., Razani, J., Moss, H. B., Gilderman, A. M., Simpson, G. M. (1985), Family management in the prevention of morbidity of schizophrenia: Clinical outcome of a two-year longitudinal study. Archives of General Psychiatry **42**: 887–896.

Falloon, I. R. H., Hahlweg, K., Tarrier, N. (1990), Family interventions in the community management of schizophrenia: Methods and results. In: Straube, E., Hahlweg, K. (Hrsg.), Schizophrenia. Concepts, vulnerability, and intervention. Berlin, Heidelberg, New York, Tokio. Springer, S. 217–240.

Falloon, I. R. H., McGill, C. W., Boyd, J. L. (1984), Family care of schizophrenia. New York: Guilford Press.

Fromm-Reichmann, F. (1948), Notes on the development of treatment of schizophrenics by psychoanalytic psychotherapy. Psychiatry **11**: 263.

Garloff, L. (1983), Ambulante Psychotherapie einer Gruppe schizophrener Frauen. Gruppenpsychotherapie und Gruppendynamik **18** (4): 350–358.

Gendlin, E. T. (1964), Schizophrenia: problems and methods of psychotherapy. Rev. Exist. Psychol. **4**: 168.

Gendlin, E. T. (1966), Research in psychotherapy with schizophrenic patients and the nature of that „illness". Am. J. Psychother. **20**: 4–16.

Grawe, K. (1976), Differentielle Psychotherapie. I. Indikation und spezifische Wirkung von Verhaltenstherapie und Gesprächspsychotherapie. Eine Untersuchung an phobischen Patienten. Bern: Huber.

Häfner, H. (1976), Rehabilitation Schizophrener. In: Huber, G. (Hrsg.), Therapie, Rehabilitation und Prävention schizophrener Erkrankungen. Stuttgart: Schattauer.

Hartwich, P. (1982), Gruppentherapie bei Schizophrenen in der Nachsorgeambulanz. In: Helmchen, H., Linden, M., Rüger, U. (Hrsg.), Psychotherapie in der Psychiatrie. Berlin: Springer.

Hartwich, P., Schumacher, E. (1985), Zum Stellenwert der Gruppenpsychotherapie in der Nachsorge Schizophrener. Eine 5-Jahresverlaufsstudie. Der Nervenarzt **56** (7): 365–372.

Helmchen, H., Linden, M., Rüger, U. (Hrsg., 1982), Psychotherapie in der Psychiatrie. Berlin: Springer.

Helmchen, H., Linden, M., Rüger, U. (1982), Konzeption einer zukünftigen psychiatrischen Psychotherapie. 1. Psychiatrische Psychotherapie. In: Helmchen, H., Linden, M., Rüger, U. (Hrsg.), Psychotherapie in der Psychiatrie. Berlin: Springer, S. 338–355.

Hogarty, G., Anderson, C. (1986), Eine kontrollierte Studie über Familientherapie, Training sozialer Fertigkeiten und unterstützende Chemotherapie in der Nachbehandlung Schizophrener. In: Böker, W., Brenner, H. (Hrsg.), Bewältigung der Schizophrenie. Bern: Huber, S. 72–86.

Hogarty, G. E., Anderson, C. M., Reiss, D. J., Kornblith, S. J., Greenwald, D. P., Ulrich, R. F., Carter, M. (1991), Family psychoeducation, social skills training, and maintenance chemotherapy in the aftercare treatment of schizophrenia. II. Two-year effects of a controlled study on relapse and adjustment. Archives of General Psychiatry **48**: 340–347.

Howe, J. (Hrsg., 1982), Therapieformen im Dialog. München: Kösel.

Huber, G. (1981, 3. Aufl.), Psychiatrie. Stuttgart: Schattauer.

Hubmann, W. et al. (1989), Stationäre Rehabilitation chronisch schizophrener Patienten mit einem verhaltenstherapeutischen Münzverstärkerprogramm. Psychiatr. Praxis **16** (1): 36–42.

Hubmann, W. et al. (1991), Soziales Verhaltenstraining mit chronisch schizophrenen Patienten. In: Schüttler, R. (Hrsg.), Theorie und Praxis kognitiver Therapieverfahren bei schizophrenen Patienten. München: Zuckerschwerdt, S. 118–128.

ICD 9: Degkwitz, R., Helmchen, H., Kockott, G., Mombour, W. (Hrsg.) (1980), Diagnosenschlüssel und Glossar Psychiatrischer Krankheiten. 5. Aufl., korrigiert nach der 9. Revision der ICD. Deutsche Ausgabe der internationalen Klassifikation der Krankheiten der WHO. Berlin, Heidelberg, New York: Springer.

ICD 10: Dilling, H., Mombour, W., Schmidt, M. H. (Hrsg.) (1992), Internationale Klassifikation psychischer Störungen. ICD-10 Kapitel V (F). Klinisch-diagnostische Leitlinien. Bern, Göttingen, Toronto: Hans Huber.

Kaschka, W, Joraschky, P., Lungershausen, E. (Hrsg.) (1988), Die Schizophrenien. Biologische und familiendynamische Konzepte zur Pathogenese. Berlin: Springer.

Katschnig, H. (Hrsg., 1977), Die andere Seite der Schizophrenie. München: Urban & Schwarzenberg, S. 197–205.

Kernberg, O. F. (1978), Borderline-Störungen und pathologischer Narzißmus. Frankfurt: Suhrkamp.

Kroschel, E. (1992), Prozeßforschung in der Gestalttherapie. Gestalttherapie. Zeitschrift der Deutschen Vereinigung für Gestalttherapie. Sonderheft Forschung. Edition Humanistische Psychologie, S. 120–134.

Lang, H. (Hrsg.) (1990), Wirkfaktoren der Psychotherapie. Berlin: Springer.

Leff, J. (1976), Die therapeutische Beeinflussung der familiären Umgebung schizophrener Patienten. In: Böker, W., Brenner, H. (Hrsg.), Bewältigung der Schizophrenie. Bern: Huber, S. 87–95.

Leff, J. P. (1976), Schizophrenia and sensitivity of the family environment. Schizophr. Bull. **2**: 566–574.

Leff, J. P., Kuipers, L., Berkowitz, R., Eberlein-Fries, R., Sturgeon, D. (1982), A controlled trial of social interventions in families of schizophrenic patients. Br. J. Psychiatry **141**: 121–134.

Leff, J. P., Kuipers, L., Berkowitz, R., Sturgeon, D. (1985), A controlled study of social intervention in families of schizophrenic patients: A two year follow-up. British Journal of Psychiatry **146**: 594–600.

Leff, J. P., Vaughn, C. (1985), Expressed emotion in families. New York: Guilford Press.

Leff, J. P., Vaughn, C. (1986), Expressed emotion in families. Its significance for mental illness. New York: Guilford Publications.

Lewandowski, L., Buchkremer, G. (1988a), Therapeutische Gruppenarbeit mit Angehörigen schizophrener Patienten. Ergebnisse zweijähriger Verlaufsuntersuchungen. Zeitschrift für klinische Psychologie **17** (3): 210–224.

Lewandrowski, L., Buchkremer, G. (1988b), Bifokale therapeutische Gruppenarbeit mit schizophrenen Patienten und ihren Angehörigen – Ergebnisse einer 5jährigen Katamnese. In: Kaschka, W, Joraschky, P., Lungershausen, E. (Hrsg.), Die Schizophrenien. Biologische und familiendynamische Konzepte zur Pathogenese. Berlin: Springer, S. 211–223.

Liberman, R. P., Jacobs, H. E., Boone, S. E., Foy, D. W., Donahoe, C. P., Falloon, I. R. H., Blackwell, G., Wallace, C. J. (1986), Fertigkeitentraining zur

Anpassung Schizophrener an die Gemeinschaft. In: Böker, W., Brenner, H. D. (Hrsg.), Bewältigung der Schizophrenie. Bern: Huber, S. 96–112.

Luborsky, L., Singer, B., Luborsky, L. (1975), Comparative studies of psychotherapies. Arch. Gen. Psychiatry **32**: 995–1008.

Matussek, P. (Hrsg.) (1976), Psychotherapie schizophrener Psychosen. Hamburg: Hoffmann & Campe.

Matussek, P. (1990, Hrsg.), Beiträge zur Psychodynamik endogener Psychosen. Berlin: Springer.

Matussek, P. (1993), Analytische Psychosenpsychotherapie. 1 Grundlagen. Berlin: Springer.

Matussek, P., Triebel, A. (1974), Die Wirksamkeit der Psychotherapie bei 44 Schizophrenen. Nervenarzt **45**: 569–575.

Matussek, P., Triebel, A. (1976), Die Wirksamkeit der Psychotherapie in ihrer Abhängigkeit von der familiären Ausgangsposition. In: Matussek, P. (Hrsg.) (1976), Psychotherapie schizophrener Psychosen. Hamburg: Hoffmann und Campe, S. 267.

May, P. R. A. (1976), Schizophrenia: Evaluation of treatment methods. In: Freedman, A. M., Kaplan, I. H., Sadock, B. J. (Hrsg.), Comprehensive textbook of psychiatry. Baltimore: Williams und Wilkins.

Mednick, S. A. (1978), Berkons fallacy and high-risk research. In: Wynne, L., Cromwell, R., Matthysse, S. (Hrsg.), The nature of schizophrenia. New York: Wiley.

Mentzos, S. (1992), Psychose und Konflikt. Göttingen: Vandenhoeck und Ruprecht.

Meyer, A. E. (1981) (Hrsg.), The Hamburg short psychotherapy comparison experiment. Psychother. Psychosom. **35** (2–3): 77–211.

Mosher, L. R., Keith, S. J. (1979), Research on the psychosocial treatment of schicophrenia: a summary report. Am. J. Psychiat. **136**: 623–631.

Mosher, L. R., Keith, S. J. (1980), Psychosocial treatment: individual group family and community support approaches. Schizophr. Bull. **6**: 10–14.

Müller, C. (1958), Die Pioniere der psychoanalytischen Behandlung Schizophrener. Nervenarzt. **29**: 456–462.

Müller, C. (1972), Psychotherapie und Soziotherapie der endogenen Psychosen. In: Psychiatrie der Gegenwart. 2. Aufl. Bd. 11/1. Berlin, Heidelberg, New York: Springer.

Müller, C. (1976), Psychotherapie und Soziotherapie der Schizophrenen. In: Huber, G. (Hrsg.), Therapie, Rehabilitation und Prävention schizophrener Erkrankungen. Stuttgart, New York: Schattauer.

Müller, C. (1990), Standortbestimmung der Psychotherapie von Schizophrenen heute. In: Lang, H. (Hrsg.), Wirkfaktoren der Psychotherapie. Berlin: Springer, S. 288–297.

Mundt, C. H., Fiedler, P., Pracht, B., Rettig, R. (1985), INSKA (Intentionalitätsskala) – ein neues psychometrisches Instrument zur qualitativen Erfassung der schizophrenen Residualsymptomatik. Nervenarzt **56**: 146–149.

Plog, U. (1976), Differentielle Psychotherapie II. Der Zusammenhang von Lebensbedingungen und spezifischen Therapieeffekten im Vergleich von Gesprächspsychotherapie und Verhaltenstherapie. Bern: Huber.

Rieg, C., Müller, U., Hahlweg, G., Wiedemann, G., Hank, G., Feinstein, E. (1991), Psychoedukative Rückfallprophylaxe bei schizophrenen Patienten: Ändern sich die familiären Kommunikationsmuster? Verhaltenstherapie **1** (4): 283–292.

Roder, V., Brenner, H. D., Kienzle, N., Hodel, B. (1992), Integriertes psychologisches Therapieprogramm für schizophrene Patienten (IPT). Materialien für die psychosoziale Praxis. Weinheim: Psychologie Verlags Union.

Roder, V., Kienzle, N. (1986), Ein multimodales Behandlungskonzept in der Rehabilitation und Rückfallprophyla-xe schizophrener Patienten. Vortrag, gehalten auf dem Kongreß der Deutschen Gesellschaft für Psychiatrie und Nervenheilkunde (DGPN). Bayreuth. 2.–4. Oktober.

Roder, V., Kienzle, N. (1991), Kognitive Therapie bei schizophrenen Patienten. München: Zuckschwerdt, S. 88–94.

Rogers, C. R. (1951), Client-centered therapy: its current practice, implications and theory. Boston: Houghton Mifflin.

Rogers, C. R. (1977), Therapeut und Klient. München: Kindler, S. 38–39.

Rogers, C. R., Gendlin, E. T., Kiesler, D., Truax, C. B. (1967), The therapeutic relationship and its impact: a study of psychotherapy with schizophrenics. Madison: University of Wisconsin Press.

Rüger, U. (1981), Stationär-ambulante Gruppenpsychotherapie. Berlin, Heidelberg, New York: Springer.

Rüger, U. (1986), Stationär-ambulante Gruppenpsychotherapie bei Patienten mit Frühstörungen. Gruppenpsychotherapie und Gruppendynamik **21** (4): 324–336.

Sandner, D. (1982), Zur Psychodynamik von Schizophrenen in analytischen Gruppen mit Psychotikern und Neurotikern. Gruppenpsychother. Gruppendynamik **15**: 32–50.

Sandner, D. (1982), Analytische Gruppenpsychotherapie mit Schizophrenen und Neurotikern – ein Modellversuch. In: Helmchen, H., Linden, M., Rüger, U. (Hrsg.), Psychotherapie in der Psychiatrie. Berlin: Springer.

Sbandi, P., Richter, R., Bedenbecker, Ch., Mosheim, R., Angerer, Ch., Kofler, R., Zimmermann, A. (1993), Beschreibung und Bewertung von Evaluationsmethoden im Bereich der Psychotherapie. Eine Untersuchung der deutschsprachigen Literatur der letzten zehn Jahre. Beiträge zur Psychotherapieforschung. Unter Mitarbeit von Springer-Kremser und unter Einbezug des Österreichischen Bundesverbandes für Psychotherapie, im Auftrag des Bundesministeriums für Wissenschaft und Forschung.

Scharfetter, C. (1987), Definition, Abgrenzung, Geschichte. In: Kisker, K. P., Lauter, H., Meyer, J.-E., Müller, C., Strömgren, E. (Hrsg.) (1987), Schizophrenien. Psychiatrie der Gegenwart 4, Berlin, Heidelberg, New York, London, Paris, Tokio: Springer, S. 1–38.

Schepker, R., Eggers, C. (1988), Therapieevaluation der stationären interaktionellen Therapie bei kindlichen Psychosen. Psychoanalyse **51** (1): 60–65.

Schindler, R. (1957), Grundprinzipien der Psychodynamik in einer Gruppe. Psyche **11**: 308–314.

Schindler, R. (1958), Ergebnisse und Erfolge der Gruppenpsychotherapie mit Schizophrenen nach den Methoden der Wiener Klinik. Wr. Z. f. Nervenhlk. u. Grenzgeb. **15**: 250–261.

Schindler, R. (1959), Das psychodynamische Problem beim sog. schizophrenen Defekt. 2. Int. Sym. Psychother. d. Schizophrenie. Zürich.

Schindler, R. (1959), Der soziodynamische Aspekt in der bifokalen Gruppentherapie. Acta psychother., psychosom. orthopädagog., (Suppl.) **3**: 337–344.

Schindler, R. (1966), Schizophrene Persönlichkeitsabwandlung unter neuroleptischer Langzeittherapie. Manuskript, S. 41–50.

Schindler, R. (1968), Was lehrt uns die Gruppenerfahrung für das Verständnis der Psychodynamik bei schizophrenen Psychosen? Gruppenpsychother. Gruppendynamik **1**: 41–50.

Schmuttermayer, R. (1983), Möglichkeiten der Einbeziehung gruppenmusiktherapeutischer Methoden in die Behandlung von Psychotikern. Psychiatrie, Neurologie und Medizinische Psychologie **35** (1): 49–53.

Schüttler, R. (Hrsg.) (1991), Theorie und Praxis kognitiver Therapieverfah-

ren bei schizophrenen Patienten. München: Zuckschwerdt, S. 88–94.

Schwarz, F. (1980), Einzel- und Familientherapie bei schizophrenen Psychosen. Nervenarzt **51**: 644–653.

Schwarz, F., Matussek, P. (1990), Die Beurteilung der Psychosen-Psychotherapie. In: Matussek, P. (Hrsg.), Beiträge zur Psychodynamik endogener Psychosen. Berlin: Springer, S. 190–237.

Scrobel, W. (1983), Kann Sprechen helfen? Ein psychologisch-philosophischer Beitrag zur Bedeutung der Sprache in der klientenzentrierten Psychotherapie. Weinheim: Beltz.

Selvini-Palazzoli, M., Prata, G. (1985), Eine neue Methode zur Erforschung und Behandlung schizophrener Familien. In: Stierlin, H., Wynne, L. C., Wirsching, M. (Hrsg.), Psychotherapie und Sozialtherapie der Schizophrenie. Ein internationaler Überblick. Berlin, Heidelberg, New York: Springer, S. 275–282.

Serok, S., Rabin, C., Spitz, Y. (1984), Intensive Gestalt group therapy with schizophrenics. International Journal of Group Psychotherapy **34** (3): 431–450.

Serok, S., Zemet, R. Z. (1983), An experiment of Gestalt group therapy with hospitalized schizophrenics. Psychotherapy: Theory, Research and Practice **20** (4): 417–424.

Slavson, S. R. (1964), A textbook in analytic group psychotherapy. New York: Int. Universities Press.

Sloane, F. B., Staples, F. R., Cristol, A. H., Yorkstone, N. J., Whipple, K. (1981), Analytische Psychotherapie und Verhaltenstherapie. Stuttgart: Enke.

Sturgeon, D., Kuipers, C., Berkowitz, R., Turpin, G., Leff, J. (1981), Psychophysiological responses of schizophrenic patients to high and low expressed emotion relatives. Br. J. Psychiatry **138**: 40–45.

Thorton, J. E., Plummer, E., Seeman, M. V., Littman, S. K. (1981), Schizophrenia: Group support for relatives. Can. J. Psychiatry **26**: 341–344.

Tölle, R. (1982), Psychiatrie (6. Aufl.). Berlin, Heidelberg, New York: Springer.

Vaughn, C. E., Leff, J. P. (1976), The influence of family and social factors on the course of psychiatric illness. A comparison of schizophrenic and depressed neurotic patients. Br. J. Psychiatry **129**: 125–137.

Vaughn, C. E., Jones, S., Freedom, W. E., Falloon, I. R. H. (1984), Family factors in schizophrenia relapse: A California replication on expressed emotion. Arch. Gen. Psychiatry **41**: 1169–1177.

Wallace, Ch. J., Nelson, C. J., Liberman, R. P., Aitchison, R. A., Lukoff, D., Elder, J. P., Ferris, Ch. (1980), A review and critique of social skills training with schizophrenic patients. Schizophrenia Bulletin **6**: 42–63.

Winkler, W. Th. (1971), Übertragung und Psychose. Bern, Stuttgart, Wien: Huber.

Witt, K. N. de (1980), Die Wirksamkeit von Familientherapie. Fam. Dyn. **5**: 73–103.

Wynne, L., Cromwell, R., Matthysse, S. (Hrsg.) (1978), The nature of schizophrenia. New York: Wiley.

Yalom, I. D. (1970), The theory and practice of group psychotherapy. Basic Books, New York. (1974) Gruppenpsychotherapie. Grundlagen und Methoden. München: Kindler.

Zielke, M. (1980), Untersuchung der Gütekriterien des Klienten-Erfahrungsbogens (KEB). Diagnostica **16**: 57–73.

Zimmer, D., Uchtenhagen, A. (1979), Zur Methodik und Praxis der Gruppenpsychotherapie. Gruppenpsychother. Gruppendynamik **14**: 155–165.

Zubin, J., Spring, B. (1977), Vulnerability – A new view of schizophrenia. J. Abnor. Psychol. **86**: 103–126.

Korrespondenz: Dr. Renate Hutterer-Krisch, Kantnergasse 51, A-1210 Wien.

1. Tiefenpsychologie

Modelle und Verständnis in der Psychotherapie der Schizophrenie

Gaetano Benedetti und **Christoph Benedetti**

Zusammenfassung. In dieser Arbeit werden die wichtigsten psychodynamischen Modelle zusammengefaßt, die im Laufe dieses Jahrhunderts, beginnend mit Freud, das psychologische Wesen der Schizophrenie zu erklären versucht haben. Die Modelle überschneiden sich, unterscheiden sich aber auch durch die Annahme von theoretischen Postulaten, welche das Verständnis der Psychotherapeuten in der Begegnung mit ihren Patienten widerspiegeln. Gerade eine solche subjektive Komponente des Verstehens, die naturwissenschaftlich eine Schwäche des jeweiligen Modelles darstellt, ist aber die Stärke der psychotherapeutischen Wirkung, welche nie in einer Vermittlung von Begriffen liegt, sondern aus gegenseitigen Teil-Identifizierungen zwischen Patienten und Therapeuten resultiert, welche den Deutungen zugrunde liegen. Dabei ist die Gegenwart des Erlebens für das Verstehen des Leidens wesentlich. Hierin gründet die Gegenübertragung des Therapeuten, welche innere Wirklichkeiten nicht nur aufdeckt, sondern auch schafft. Das Wesen einer solchen aus Teil-Identifizierungen bestehenden Gegenübertragung wird am Schluß der Arbeit aus eigener Erfahrung dargestellt.

Was ist Schizophrenie?

Wir alle wissen um den Ursprung des Terminus, um die epochemachende Forschung von E. Bleuler, um den Begriff der Krankheitseinheit. Aber die Frage bleibt, nicht nur um den Begriff der Krankheitseinheit, der heute auch wieder in Frage gestellt wird, sondern im Hinblick auf die Innenwelt des Patienten: Was ist Schizophrenie „von innen her" und was ist unser psychodynamisches Modell?

Ist die Regelmäßigkeit, mit der einige Grundsymptome mehr oder weniger auftreten, das Wesen der Krankheit? Oder findet sich die Wesensschau nicht im manifesten Syndrom, sondern in einem dahinterliegenden „Etwas", das erst die Theorie erfassen könnte? Oder sind alle unsere immer wechselnden Modelle nur die Außenschale dessen, was nur der Kranke, selber unwissend, wissen kann?

Die Wesensfrage, die ich also an den Anfang meiner Erörterungen setze, entwirft ein weit über die Schizophrenie, ja über die Psychiatrie selber hinausgehendes Erkenntnisproblem, bei welchem ich kurz verweilen möchte, um tiefer verstehend zum Thema zurückzukehren. Das grundsätzliche Problem könnte so formuliert werden; was ist Realität, und was ist unser Modell davon?

Eine solche Frage wurde im Laufe der Geistesgeschichte nicht immer mit der gleichen Dringlichkeit gestellt. Denken wir an die Antike, oder auch ans Mittelalter, wo so viele wichtige Dinge, die heute erklärungsmäßig in der Schwebe sind, für immer geklärt scheinen. Der frühere Mensch war überzeugt, daß es Dämonen gab, oder daß die Sonne ihm die Realität Gottes offenbarte. Heute glaubt man an die Realität der Dinge am ehesten heranzukommen, wenn man deren *materielle* Grundlagen erfassen kann. Man hofft z. B. den menschlichen Geist dadurch zu erfassen, daß man die Funktionsweise des Gehirnes mehr und mehr kennt. So meinte schließlich auch Eugen Bleuler, daß die von ihm genannten „Primärsymptome" der Schizophrenie primär von einem noch unbekannten biologischen Prozeß stammten. Nur die sekundären Symptome wären psychologischer Natur.

Ich vermute, daß unser wissenschaftliches Zeitalter bei allem faszinierenden, ja atemberaubenden Fortschritt in der Erforschung des Materiellen doch auch einen Rückschritt gegenüber mancher Vergangenheit darstellt.

Kant meinte, daß wir Menschen das letzte Wesen der Dinge überhaupt nicht erkennen können, wenn wir die zeitlichen, die räumlichen und die kausalen Verhältnisse erforschen, in denen die Dinge uns *erscheinen*. Wir haben dadurch das „Ding an sich" nicht erfaßt, sondern nur die Apriori-Strukturen unseres Geistes darauf projiziert. Das Ding, was wir befragen, kann uns nur so antworten, wie wir sind. Wir übersetzen das „Ding an sich" in eine Imago, die uns angeht und nicht nur vom Ding selber, sondern gleichzeitig auch von uns, von der inneren Beschaffenheit des beobachtenden Ichs berichtet.

Die Aufklärung war nicht umsonst, Wesentliches davon ist stillschweigend auch in die Psychoanalyse eingeflossen. Ich denke hier an einen Zusammenhang, welcher, auch für Freud unbewußt, immerhin eine geisteswissenschaftliche Kontinuität des kritischen Denkens darstellt.

Freud sprach von Libido. Wir „besetzen" – so meinte er – mit unserer Libido (also mit einer aus unserer Psyche fließenden, unser Wesen begründenden Energie) die Objekte unserer Welt, welche erst dadurch zu unserer Realität werden. Die Objekte werden uns dann sinnvoll, lebendig, real, und wir können durch ihre Introjektion unsere Innenwelt aufbauen.

Im Grunde wird auch hier eine „Projektion" (Kant brauchte freilich nicht dieses Wort) auf die äußeren Dinge postuliert, ohne die es keine Erkenntnis gibt. Die antike und die mittelalterliche Selbstverständlichkeit der unmittelbaren Entsprechung von Subjekt und Objekt war vorbei.

Der originelle philosophische Beitrag Freuds zur Erkenntnislehre lag aber nicht in der naturwissenschaftlich sein wollenden Libidotheorie, sondern vielmehr darin, daß Freud als Arzt die psychopathologische Variante des normalen Phänomens untersuchte. Für die Menschen früherer Jahrhunderte oder Jahrtausende schien es so etwas wie eine zusammenhängende Psychopathologie nicht zu geben. Die Menschen waren offensichtlich noch allzusehr mit dem Aufbau ihrer Zivilisation beschäftigt. Freud lehrte im Bereich der schweren psychopathologischen Störungen, der Psychosen, daß es Menschen gibt, welche sich von der Realität ihrer Umgebung zurückziehen, so daß deren „Objekte" ihnen derealisiert, unwirklich erscheinen. Die Sinnzusammenhänge, die eine Verständigung unter den Menschen erst ermöglichen, gehen in der Psychose so verloren. Die Libido, theoretisierte Freud, besetze dann ihre Objekte nicht mehr, sie habe sich von ihnen, von den entsprechenden Abbildern der Realität, zurückgezogen.

Die Derealisation war ein fast gleichzeitig von Bleuler (deskriptiv) und von Freud (strukturell) geschildertes psychopathologisches Phänomen. Ihr stellte Bleuler die Depersonalisation symmetrisch gegenüber. Hand in Hand mit der umgebenden Realität verliert der Kranke auch die eigene Person. In der Argumentation Freuds geschehe diese Depersonalisation, dieser Verlust des gewohnten Ichgefühles dadurch, daß die sich aus den Objekten zurückziehende Libido an deren Stelle das Ich, auf das es zurückfließe, verändere. In seinem sich naiv an das physikalische Modell anlehnende Konstrukt meinte Freud, daß die psychische Energie, entsprechend dem für alle Energie geltenden thermodynamischen Satz, nie einfach verloren gehe, sondern nur verschoben werde. Also werden die *Namen* der Dinge, die wir normalerweise von den Dingen selber, als deren subjektive Symbole unterscheiden, nun vom Patienten für die konkreten Dinge gehalten und als sinnhafte Realität behandelt. Die Symbole, die Vorstellungen werden libidinös *überbesetzt*, so daß sie dem Kranken sinnhaft wie einst die Außenwelt erscheinen. Freud schilderte z. B. eine Kranke, die nach einer Liebesenttäuschung psychotisch wurde und meinte, ihr untreuer Bräutigam habe ihr die Augen „verdreht". Sie meinte dies nicht so, wie der Gesunde in seiner metaphorischen, symbolischen Sprache meinen würde; nein, sie meinte, daß ihre Augen nicht mehr richtig im Kopf sitzen.

Eine solche konkrete Handhabung des symbolischen Denkens ist später, in den fünfziger Jahren, vom italienisch-amerikanischen Psychiater Arieti „Konkretisierung" genannt worden.

Das Zurückfließen der Libido beschränke sich nach Freud nicht auf die Ich-Symbolik, nein, das ganze Subjekt werde davon betroffen, der Kranke wird autistisch. Der Autismus besteht darin, daß das ganze eigene Erleben für die einzige Wirklichkeit gehalten wird. Freud schilderte in seiner Lehre von den archaischen Ichzuständen den *Autoerotismus* und den *primären Narzißmus*. Er unterschied zwischen ihnen je nachdem, ob es sich bei ihrem Zustandekommen um Es-Libido oder um Ich-Libido handelte. Die Unterscheidung ist heute veraltet, weil sie scholastisch wirkt, auf der Ebene der klinischen Phänomene undurchführbar.

Die Ich-Überbesetzung wird nach Freud dort sichtbar, wo der autistische Kranke in einem Größenwahn lebt, wo sich das bei ihm entwickelt, was wir heute mit Kohut ein realitätsfremdes Größenselbst nennen. Der hilflose chronische Anstaltspatient ist in seiner libidinös überbesetzten Innenwelt Cäsar, Napoleon, Gott; die schizophrene Kranke ist die Virgo Maria, die Königin der Erde, die Gebärerin der Menschheit. Es handelt sich, meinte die frühe Psychoanalyse, um pathologische Restitutionsphänomene nach dem Verlust der Realität.

Solche Restitutionsphänomene gibt es allerdings in der Psychodynamik der Schizophrenie nicht immer. Es gibt Kranke, die nicht in einem Größenwahn, sondern in einem dauernden *Nichtigskeitwahn* leben; ihr eigenes Ich ist manchmal derart entschwunden, daß sie nicht einmal „Ich" sagen können. Vielleicht ist die schizophrene „Nicht-Existenz" sogar häufiger als der Größenwahn, entweder offenbar, oder durch Größenwahnideen oberflächlich verdeckt.

Daß die psychische Energie grundsätzlich nicht verlorengehen könne, denkt die heutige Psychiatrie nicht mehr; alles kann beim Menschen abiotrophisch werden, Battegay spricht z. B. bei der endogenen Depression von einer Erschöpfung und Entleerung der narzißtischen Libido. Solche Zustände der Verarmung sind auch bei Schizophrenen häufig; heute spricht man von den sogenannten „negativen Symptomen" der chronischen Schizophrenie. Diese melden sich übrigens nach meiner Erfahrung sogar bei den schweren narzißtischen Neurosen sowie auch bei den Grenzpsychosen als quälende Gefühle der inneren Leere diskret an.

Wenn in der Psychose hypochondrische Klagen auftreten, handelt es sich dann wirklich, wie Freud meinte, um eine Irritierung des Ichs durch die zurückgeflossene, sich im Ichsystem aufstauende hypothetische Libido, oder umgekehrt um Symmetriephänomene mit der Außenwelt? Diese ist für den Patienten negativ, und auch der eigene Körper wird negativ, schmerzhaft erlebt.

Das Symmetrieprinzip hat in der Psychiatrie und Psychoanalyse zu einem neuen Modelldenken geführt. Schon zu der Zeit Freuds beobachtete Eugen Bleuler, daß Schizophrene Außen- und Innenwelt verwechseln. Wenn sie z. B. gewisse Dinge überlegen, die mit ihren Komplexen zusammenhängen, haben sie oft das Gefühl, daß ihre Mitmenschen davon wüßten, und daß diese ihnen die eigenen Gedanken vorausdenken, nachdenken, mitdenken. Sie glauben dann, keine private Innenwelt für sich zu haben, weil alles, was sich in ihnen abspiele, offen auf die Umgebung sei. Ein Schizophrener sagte mir einmal, er bauche meine Fragen nicht zu beantworten, denn seine Gedanken seien auch die meinen. Bleuler nannte diesen Vorgang Transitivismus. Das umgekehrte Spiegelbild des Transitivismus ist in der Terminologie Bleulers die Appersonierung: der Kranke erlebt meine Worte, meine Handlungen, meine Gesichtszüge als die seinen. Eine Patientin klagte mir einmal, sie dürfe nicht ein eigenes Gesicht haben, sie bekomme das Gesicht eines jeden Menschen, der ihr erscheine.

Nun versuchte ein Schüler Freuds, Paul Federn, dieses Phänomen mit der Theorie zu erklären, daß es in der Schizophrenie zu einem Verlust nicht bloß der Objekte (infolge Libidorückzuges), sondern und besonders der „Ichgrenzen" komme.

Was sind diese Ichgrenzen? Man stellte sich das menschliche Ich in raum-zeitlichen Kategorien vor: als Bewußtseinssystem der eigenen Identität durch die Erinnerung an die Lebensgeschichte und als einen Innenraum der eigenen Erfahrungen, durch den wir uns von der Außenwelt unterscheiden. Der Gedanke einer raum-zeitlosen Strukturierung unseres Ichs geht auf Kant zurück, und heute noch spricht die Psychiatrie mit Scharfetter von einem Verlust der „Demarkation" in der Schizophrenie.

Federn versuchte, zwischen „inneren" und „äußeren" Ichgrenzen zu
unterscheiden. Der Verlust der äußeren Ichgrenzen führe zu einer Verwechslung des Ichs mit seiner Umwelt; der Verlust der inneren Ichgrenze,
welche nach Federn das Ich vom Unbewußten abgrenze, führe zum Auf-
steigen von „archaischen Ichzuständen" ins Bewußtsein (Jung würde sagen:
archetypische Erlebnisse). Bei all diesen Überlegungen war die Libidotheorie noch maßgebend: zu einem Verlust der Ichgrenze komme es nach
Federn infolge eines strukturellen Verlusts der narzißtischen Libido.

Auch das neue Modell genügte aber nicht mehr, als man beobachtete,
daß es in der schizophrenen Innenwelt böse, destruktive Objekte gibt. Was
sind diese und woher kommen sie? Die bloße Deskription der psychopathologischen Phänomene ist zunächst oft psychiatrisch, die psychoanalytische Theorie kommt nachher.

Man weiß in der Psychiatrie von Kranken, die sagen, daß eine unheimliche Macht in ihnen wohne, die genügen würde, den ganzen Erdenplane-
ten zu sprengen. Andere meinen, daß Menschen in ihrer Nähe sterben
müssen, auch der Psychiater, der Psychotherapeut sei deshalb gefährdet.
Unfälle passieren häufig in ihrer Umgebung. Die Kranken betrachten sich
als schuldig, weil sie ihre Nächsten mit Todeskrankheiten anstecken oder
ihnen ihre Nahrung aufessen.

Melanie Klein, eine Schülerin Abrahams, entwickelte hier die Theorie,
daß solche Patienten die böse Mutterbrust zerstören wollen, weil sie in
ihrem Säuglingsalter infolge früherer Mißhandlungen durch die Mutter
oder infolge oraler Enttäuschungen, die Vorstellungen der negativen Mutter besonders entwickelt hätten. Zwar erleben wir alle die versagende Mutterbrust, die enttäuschende Umwelt am Anfang unseres Daseins; ohne diese physiologische Urenttäuschung gibt es keine Ichentwicklung, keine
Trennung vom „ozeanischen Seinsgefühl" (Freud), ja sogar keine deutliche Unterscheidung von Selbst und Umwelt, wie E. Jacobson postulierte,
als sie gerade die sich gegen die Umwelt ausrichtende Aggressivität als
selbst-bildend betrachtete. Aber die Enttäuschung kann zu groß sein, sei es,
weil die Mutter psychisch versagt, also das Kind, wie man heute meint, als
seelisches Wesen nicht erfüllt, sei es, daß die angeborene Ansprüchlichkeit
des Kindes, die primäre Aggressivität, wie M. Klein in manchen Fällen vermutete, zu groß sei.

Nun, da die Psyche des Kleinkindes noch weniger als die des Erwachsenen zwischen Außen- und Innenwelt unterscheiden könne, erlebt sich das
Kleinkind so, wie es die es ernährende und pflegende Person erlebt: gut,
wenn es die Mutter vorwiegend liebt, böse, wenn es die Mutter vorwiegend
haßt. Das böse Objekt wird leicht introjiziert und erscheint im Innenraum
der Seele als ein „böses Teil-Selbst". Eine solche frühe kindliche Introjektion unterscheidet sich von der bleulerschen Appersonation darin, daß letztere erst in der Psychose des Erwachsenen, erstere aber schon früh in der
Lebensgeschichte, möglicherweise als Vorstufe der späteren Psychose, stattfindet. Vorstufen von psychopathologischen Phänomenen wirken sich später aus, sie haben alle eine lange Latenzzeit, etwa wie der Slow-Virus in der
Neurologie; in der Kindheit werden sie durch allerlei Abwehrmechanis-

men kompensiert, welche, wie die ihnen zugrundeliegenden Traumata, unbewußt bleiben.

Allerdings entsteht hier der Einwand, daß solche unbewußten Mechanismen oft Postulate bleiben müssen. Wenn man ein in seinem Wesen noch unbekanntes psychisches Phänomen durch einen ebenfalls nur postulierten Mechanismus erklärt, so erklärt man, wie der Psychologe William James in einem anderen Denkkontext sagte, „ignotum per ignotius". Schon jetzt sollen wir also wahrnehmen, daß ein psychodynamisches Modell, gleich welches, von der Unterscheidung zwischen Verstehen und Erklären (Jaspers) wissen soll. Da psychoanalytische Modelle allzuoft den Anspruch erhoben haben, naturwissenschaftliche Erklärungen zu sein, hat man von einer „Mythologie" solcher Modelle gesprochen. Wir werden auf diesen Einwand zurückkommen. Bleiben wir zunächst noch bei der Theorie von Melanie Klein, die eine zentrale Rolle in der Psychoanalyse gespielt hat.

Ein von der Autorin angenommener Abwehrmechanismus besteht darin, daß das vom bösen Introjekt gefährdete Ich seine Kohäsion dadurch schütze, daß es das böse Objekt auf die Außenwelt projiziere. Wenn diese Außenwelt der Ursprung des bösen Objektes ist, wie etwa die von Frieda Fromm-Reichmann genannten „schizophrenogene Mutter", dann ist die Projektion, abgesehen von deren Überzeichnung der wirklichen Verhältnisse, keine Verfälschung der Umwelt, sondern deren schmerzliche Wahrnehmung, wie – schon früh – der Schüler Freuds, Tausk, bemerkte. Der Patient gebe an die Außenwelt das zurück, was er von ihr bekommen habe. Aber die Psychopathologie liegt auch darin, daß die Projektion, wie das Phänomen der Übertragung uns gelegentlich zeigt, sich auch auf ein beliebiges anderes Objekt der aktuellen Welt des Patienten richten kann, sogar auf den retten wollenden Psychotherapeuten.

An diesem Punkt muß man eine weitere Variante des Modelles beachten. Böse Objekte gibt es auch in der Neurose, sie werden dort ins Unbewußte *verdrängt*. Das schizopathe Ich ist durch postnatale Erschütterung geschwächt und besitzt nicht die Kraft zu verdrängen. Wenn selbst die Projektion, die für die paranoide Schizophrenie charakteristisch ist, mißlingt, haben wir das Paradigma der „desorganisierten" Schizophrenie (wie man heute die alte Hebephrenie nennt): das Ich wird durch das böse Objekt, das drinbleibt, fragmentiert, desorganisiert, es wird selber durch die destruktive Kraft gesprengt, gerät in einen Zustand der Panik, der Verwirrung, der Katatonie, der akuten Psychose. Wenn solche Zustände für den Kranken wohl die unangenehmsten sind, so ist umgekehrt doch der Abwehrmechanismus der Projektion, welcher Erleichterung verschafft, doch verhängnisvoll; er stabilisiert das Ich, das darin pathologisch fixiert wird, es entwickelt sich leicht ein chronischer, unheilbarer Verfolgungswahn.

Die Projektion im Kleinkindalter führt noch nicht zum klinischen Paranoid, sondern zu dem, was Melanie Klein die „schizoparanoide Phase" der Ichentwicklung nannte. Diese Phase sei charakterisiert durch das Phänomen der *Spaltung*: Zwischen negativer Mutter, die den negativen Teil-Erlebnissen des Säuglings entspricht, und positiver Mutter, die symmetrisch zu seinem Wohlbefinden steht. Durch eine solche Spaltung schütze das Kleinkind das gute Objekt vor dem Bösen, das sonst das erste zerstören würde. Wenn aber die Spaltung tiefe Spuren in der Psyche des Kleinkindes hinterläßt, kann sie sich als eine Prädisposition zu späteren, diesmal psychopathologischen Spaltungen auswirken.

Gibt es unter diesen Umständen Psychosen schon bei Kindern? Die Psychoanalyse wurde von Freud bekanntlich an erwachsenen Patienten entwickelt, deren Kindheit in der Anamnese rekonstruiert wurden. Erst Anna Freud begann, sich mit Kindern direkt zu befassen. Auf dem Gebiet der Psychosen haben aber vor allem Margrit Mahler und D. Winnicott ein großes Pionierwerk eingeleitet. Mahler wandte hier ein anderes Paradigma an als Melanie Klein. Sie ging davon aus, daß das normale Kind erst in der Auseinandersetzung mit zwei entgegengesetzten Urzuständen des Lebens, der Symbiose mit der Mutter und der autistischen Abwehr gegen die Umwelt eine Individuation erreicht. Schon Freud hat die Abwehr am Anfang des Lebens als Notwendigkeit des Überlebens in einer sonst uns gleichschaltenden Umwelt gesehen. Mahler verifizierte diese intuitive Wahrheit angeblich durch neurophysiologische Messungen der Reizschwellen beim Säugling. Sie fand, daß die anfänglich sehr hohe Reizschwelle, welche den schwachen Organismus vor den überflutenden Reizen der Umwelt schützt, an einer Stelle, und namentlich innerhalb der Beziehung zur Mutter, gesenkt ist. Der Durchbruch der autistischen Barriere erscheint in dieser Sicht wie das neurophysiologische Korrelat des psychologischen „Urvertrauens" von Erikson. Bleibt aber die Barriere aus Gründen, die sowohl bei der Mutter wie beim Kind selber liegen können, geschlossen, so entwickelt sich das Syndrom des infantilen Autismus.

Durch die Symbiose mit der Mutter kann das Kleinkind dagegen die Welt explorieren, die Mutter als Keimstätte des eigenen Selbst erleben. Hier liegt aber auch ein möglicher Haken: eine allzu große Intensität oder zeitliche Verlängerung der symbiotischen Phase, infolge einer großen Abhängigkeitstendenz beim Kind oder den verschlingenden seelischen Bedürfnissen bei der Mutter. Mahler glaubte, kindliche Psychosen schildern zu können, die im Verlaufe der Ichentwicklung entstanden seien, als eine Regression auf die latente, weil nicht ganz überwundene Symbiose, die sich als Abwehr gegen schwer zu bewältigende Umstände des Lebens einstellte. Die Regression brachte dann keine Erleichterung, weil sie die sonst in der normalen rechtzeitigen Symbiose nicht vorhandene Angst, von der Mutter verschlungen zu werden, hervorrief.

Auf die Frage, warum es in der Welt Leiden gebe, soll M. Mahler einmal die Antwort gegeben haben: weil im Uranfang des Daseins die Symbiose ist.

Die Modelle können also wechseln. Dürfte ich hier auch mein eigenes beifügen?

Was mir in der schizophrenen Pathologie so auffällt, ist die Unfähigkeit des Kranken zur Symbolbildung. Innere Bilder werden mit den äußeren Objekten verwechselt, wie das schon Freud beobachtet hat. Geschieht dies, weil die Libido sich von den Objekten zurückgezogen hat, oder weil die Funktion der Symbolbildung gestört ist? Beeindruckend ist auch immer wieder die Unfähigkeit des Kranken, das eigene Selbst wahrzunehmen –

was ich auch mit dem Begriff der Nicht-Existenz ausgedrückt habe. Das Selbst-Symbol, das Ich, fehlt. Der Patient scheint in der Psychose auf eine Phase seiner Entwicklung regrediert, wo sich das unbewußte Selbstsymbol im Denken und in der affektiven Zuwendung des liebenden Partners formen soll. Der Ich-Verlust ist sichtbar beim Erleben der Entpersönlichung, die E. Bleuler als ein primäres Symptom des Leidens auffaßte. Der Kranke erlebt keine *Ich-Invarianz*, wie ich sage, und fühlt sich deshalb beeinflußt. Er schützt sich durch autistischen Rückzug. Sein „separates Selbst", das durch die symbiotischen Bedürfnisse durch die Umwelt bedroht und fragmentiert wird, spaltet sich vom gefährlichen „symbiotischen Selbst" ab, das beim Normalen unbewußt bleibt und mit dem ersteren integriert ist. Die abgespaltenen symbiotischen Bedürfnisse werden in den Wahnideen und Halluzinationen vom Kranken erlebt (Peciccia et al 1986).

Als weitere Abwehr gegen den fortschreitenden Verlust des Selbstsymboles sucht der Kranke Symbole des eigenen Selbst draußen in der Welt. Er entwickelt einen Beziehungswahn, weil alle Objekte ihn symbolisieren. Das schwarze Kleid des Passanten bedeutet seine (des Kranken) Trauer oder seine Sünde.

Objekte, die dann kein Eigenleben mehr haben, die sich dauernd auf den Kranken beziehen, werden stark ambivalent erlebt. Sie zerstören die natürliche Subjekt-Objekt-Differenz, sind mit dem Selbst fusioniert, sie verfolgen den Patienten. Die tragische Abwehr ist die, daß sie neue Psychopathologie stiftet. Beeinflussungswahn, Beziehungswahn und Verfolgungswahn sind ein Ganzes, das für die Schizophrenie fast pathognomonisch ist.

Die überwuchernden Symbole des Schizophrenen sind Symbole nur für den Beobachter, für uns, für ihn sind sie aber Zeichen, weil sie sich doch nie, wie echte Symbole, auf ein kohäsives Selbst beziehen können. Der Kranke lebt als Objekt in einer ihn *kausal zeichenhaft determinierenden Welt*.

In der Psychotherapie, wenn sie gelingt, entsteht beim Kranken das Selbst-Symbol, also das echte Ich, zuerst als Übergangssubjekt, d. h. innerhalb des kohärenten und kohäsiven Bildes, das der Kranke von dem ihn lieb annehmenden Therapeuten gewinnt und mit dem er sich identifiziert, somit sich selber entwerfend und neu gewinnend. Bei diesem Denken bin ich von Freud, M. Klein, M. Mahler nicht weit entfernt, im Gegenteil glaube ich, deren Ideen zusammenzufassen.

Alle die besprochenen Modelle, denen man noch weitere beifügen könnte, befassen sich mit der ätiologischen Frage. In der Medizin gibt es aber nicht nur die Ätiologie, sondern auch die Pathogenese, d. h. die Erforschung der Mittelglieder, über die sich eine Krankheit entwickelt.

Die Erforschung der Mittelglieder in der Entwicklung der Schizophrenie kennzeichnet eine zweite Phase der Forschung und ist vor allem ein Verdienst der „interpersonalen Psychiatrie", die H. S. Sullivan einleitete. Sie ist im Grunde, wenn auch nicht im Selbstverständnis ihrer Autoren, eine abgewandelte Psychoanalyse, die sich aber nicht viel mit theoretischen Konstrukten, wie Libido, Ichgrenzen, bösen Objekten befaßt, sondern nur mit Phänomenen wie Einsamkeit, Abhängigkeit, Angst, Liebe, Unsicherheit, Kontaktsuche usw., die man direkt beobachten kann. Die führenden

Namen sind hiernach Sullivan, Frieda Fromm-Reichmann, Otto Will, Harold Searles.

Man hat etwa die große Einsamkeit untersucht, in welcher der schizophrene Mensch lebt, dem seine natürlichsten Liebespartner abhanden kommen, fragwürdig, ambivalent, unvertraut werden; oder die Angst vor der Abhängigkeit (Searles), welche z. B. in der Psychotherapie jede beginnende Vertrauensbeziehung hemmt und in die Gefahr der Ausplünderung und Entfremdung umkehrt; oder auch die Panik des Patienten, der in der akuten Psychose den plötzlichen Einbruch des bisher abgewehrten negativen Selbstbildes (Jung würde sagen: des Schattens), des „Not-Me" (Sullivan) erlebt und darauf mit der Entwicklung des „Psychotischen Selbst" (Volkan) reagiert. Man hat sich nicht mehr auf die schwer zugänglichen postnatalen Zustände konzentriert, auf Erlebnisse, die noch vor der Sprachentwicklung liegen und die deshalb kein Kranker uns je mitteilen kann, sondern man hat mit Sullivan auch die Rolle späterer Lebensphasen, z. B. der Pubertät, in der Krankheitsentwicklung berücksichtigt.

Dadurch, daß spätere Lebensphasen berücksichtigt wurden, öffnete man den Forschungsweg der Familientherapie. Nicht mehr die Mutter-Kind-Beziehung allein, auch nicht mehr das ödipale Dreieck von Mutter, Vater und Kind, sondern das ganze Familiensystem, die Irrationalität der Sprache (Wynne), die Beziehung zur Gesellschaft wurden in die Forschung einbezogen.

Daraus ergaben sich drei neue Einsichten: einmal, daß die Schizophrenie multifaktoriell bedingt ist. Zweitens, daß kaum spezifische pathogene Faktoren gefunden werden können: weder läßt sich nachweisen, daß es Konflikte und Entbehrungen gibt, die nicht auch in der Entwicklung anderer Krankheitsbilder zu finden wären, noch konnte man bis heute eine spezifisch schizophrenogene Intensität der pathogenen Konflikte messen, die man objektiv, also unabhängig von der Einstellung des Beobachters und dem Eindruck, den die bereits entwickelte Psychose auf uns macht, feststellen könnte. Die Verflechtung psychologischer Faktoren mit biologischen, konstitutionellen, die vielleicht das Zünglein an der Waage in der Bestimmung der Verlaufsrichtung sind, wird immer wahrscheinlicher. Entsprechend der Denktradition meines Lehrers Manfred Bleuler sehe ich hier eine Bestätigung dieser *olistischen* Betrachtungsweise. Und drittens: nicht eine spezifische ätiologische oder pathogenetische Abgrenzung, wohl aber umgekehrt eine Psychologisierung der Krankheit ist erreicht worden. Die Schizophrenie erscheint uns sogar als eine *Grenzsituation* des Menschlichen, wie das die Auffassung von Sullivan nahelegt, daß sie „a human process" sei, oder diejenige von Frieda Fromm-Reichmann, die von einer „Variante der Neurose" spricht. Dadurch, daß wir unsere eigenen Konflikte und Ängste in unseren Patienten wiederfinden, rücken wir ihnen näher, wir identifizieren uns mit ihnen und finden so den psychotherapeutischen Zugang zu ihnen.

Was bedeuten nun aber alle diese Modelle, die ich in historischer Reihenfolge in Betracht gezogen habe? Erfassen sie das Wesen der Schizophrenie in objektiver Weise?

Schon die Tatsache, daß sie im Laufe der Geschichte immer wieder wechseln, daß sie veralten und durch neue ersetzt werden, läßt die Frage nicht ohne weiteres positiv beantworten. Gänzlich veraltet ist aber keines dieser Modelle. Erstens haben wir allen Grund anzunehmen, daß die Pioniere mit ihren uns heute veraltet erscheinenden Modellen ebenso gute therapeutische Resultate erzielten wie wir heute mit unseren Auffassungen; und zweitens begegnen wir immer wieder dem einzelnen Patienten, dessen Psychodynamik uns doch so strukturiert erscheint, wie Freud oder Reich sie sahen.

Es kommt bei allen Modellen darauf an, was wir mit ihnen machen. Sie sind ordnende Gesichtspunkte des Psychotherapeuten, die diesem helfen, seinen Kampfplan gegen die Psychose zu organisieren. Man könnte die Topographie eines Modelles mit der Ausmessung eines hypothetischen Landschaftsbildes vergleichen, auf dem man seine Strategie entwickeln will. Das Landschaftsbild, das wir entwerfen, das wir glauben aus den Äußerungen des Kranken wahrheitsgetreu zu rekonstruieren, besteht aus unseren schöpferischen Projektionen sowie auch aus Äußerungen des Kranken, der vielleicht unseren auch theoretischen Erwartungen entgegenkommt. Unsere Modelle haben eine sowohl dualistische wie auch subjektive Dimension, die vom einen Patienten-Therapeuten-Paar zum anderen wechseln kann. In der Supervision habe ich mehrmals erlebt, wie derselbe Patient in der Begegnung mit einem anderen Therapeuten wie ein anderer Mensch aussehen kann.

Es wäre aber nicht richtig zu sagen, daß dem Modell jede objektive Wahrheit entgeht. Die Wahrheit des Modelles ist „operationell", als Schema zu verstehen, die eine Psychotherapie möglich macht, ihr einen Plan, eine Ausrichtung gibt und somit eine „objektive" Veränderung der Person auch ermöglicht.

Im Vergleich zur Psychopathologie, die heute standardisiert wird, einem internationalen Codex folgt und bei diesem Bemühen, objektiv zu sein, d. h. möglichst unabhängig von Land und Schule, vom Einzelbeobachter und vom Therapeuten zu werden, zu einer trockenen, statistischen Aneinanderreihung von Symptomen wird (DSM III), ist jedes psychotherapeutische Modell wissenschaftlich fragwürdig. Aber gerade seine Schwäche ist auch seine therapeutische Stärke: diese ergibt sich daraus, daß der Therapeut kein neutraler Beobachter ist, sondern ein Partner, der mit seiner Subjektivität in die Welt des Kranken eintritt und diese schon durch die Art, wie er sie wahrnimmt, verändert. Der Sinn ergibt sich immer aus einer wechselseitigen Beziehung zwischen den beiden, aus einer personalen Bezugnahme. Ein Bild, das dem Kranken seine Psychose nur präsentieren würde, hätte für ihn keinen Sinn. Das eigentliche Verständnis beginnt, wo wir über das Modell hinausgehen.

Damit ist aber unser Modell noch nicht fertig. Wir müssen aufgrund unserer Erfahrungen immer wieder auf dieses zurückkommen, es befragen, es abwandeln, es verbessern. Das Streben nach theoretischer Erkenntnis gehört zu unserer Arbeit, sie würde einen guten Teil ihres Elans verlieren, wenn es hieße: Es kommt dabei nur auf die Begegnung mit dem Patienten an. Das theoretische Erkennen ist ein Streben, das in seiner Unmöglichkeit, an ein Ende zu kommen, die schöpferische Unruhe erzeugt.

In diesem ständigen Versuch einer immer besseren, d. h. aus einem breiteren Konsensus sich ergebenden Objektivierung stoßen wir, nach der Ätiologie und nach der Pathogenese, auf eine dritte und besonders interessante Ebene: auf die *Psychodynamik der Gegenwart*.

Mit dem Wort „Gegenwart" meine ich hier die Frage: Wie erlebt, wie wehrt ab, wie verarbeitet der Kranke heute in seinem psychotischen Zustande sich und die Welt? Wie kann ich die mir z. T. unbekannten Variablen seines vergangenen Verhaltens im jetzigen Beobachtungsfeld so überblicken, daß ich möglichst wenig auf bloße Vermutungen angewiesen bin und mit einiger Zuversicht projektionsfreie Beobachtungen mit meinen Mitarbeitern diskutieren darf?

Die Psychodynamik der Gegenwart ist in diesem Ideenrahmen höchst interessant. Erstens gestattet sie uns, Fragen zu entwerfen, die zwar eine zeitlich beschränkte Reichweite haben, die uns das ganze Geheimnis der Psychose nicht enthüllen wollen, die aber einige wichtige, sich in unserer Abwesenheit abspielende Mechanismen klären. Zweitens vermeiden wir in einer solchen beschränkten Untersuchung die schmerzhafte Frage nach der Ursache des Leidens – ob diese beim Einzelkranken, bei der Mutter, wie vielleicht zu oft gesagt, oder bei der ganzen Familie liegt. Ursache und Verantwortung liegen nebeneinander. Manches Mal ist es wohltuend, Dinge, die wir nicht einmal genau kennen, auf der Seite zu lassen. Drittens können wir Erlebens- und Daseinsstrukturen untersuchen und womöglich erfassen, die uns verstehen lassen, warum Konflikte, die letzten Endes auch bei nicht psychotischen Menschen anzutreffen sind, von unseren Kranken doch psychotisch verarbeitet werden.

Das letztere hat auch die sogenannte Daseinsanalyse versucht, wo sie von existentiellen Strukturen des Patienten gesprochen hat. Sie hat es aber in einer Weise getan, die ich „patientenfern" nennen möchte. Die Erforschung des schizophrenen Daseins erfolgt dort in einem Setting, wo Patient und Psychiater sich nicht anders gegenüberstehen als wie in einer üblichen psychopathologischen Untersuchung, ohne identifikatorisch-dynamischen Austausch, ohne Übergangssubjekte, ohne Wandlung der Psychopathologie durch die Art des auf sie Eingehens, und wo schließlich Strukturen erhellt werden, wie z. B. besondere Modi der „Zeitigung" und der „Räumlichung" des Daseins, die den Psychiater sehr interessieren mögen, aber der Kranke nicht einmal versteht.

Wenn ich dagegen einen Grundzug der gegenwärtigen Psychodynamik in der Psychosentherapie zunächst in einem einzigen Wort erfassen soll, möchte ich sagen: die Aussichtslosigkeit des Daseins selber. Besonders möchte ich diese Aussichtslosigkeit in der chronischen Schizophrenie sehen, die selten zu spontaner Heilung tendiert und wo man förmlich sieht, wie der Kranke sich immer mehr verwickelt in seine eigenen Abwehrmechanismen und daran zugrunde geht. Wenn wir am klassischen psychoanalytischen Begriff der Abwehr festhalten, so können wir das Wesen der schizophrenen Abwehr innerhalb einer Paradoxie sehen: die Abwehr ist noch schlimmer als das Abgewehrte selber. Doch funktioniert die Abwehr weiter und stiftet somit neue Psychopathologie.

Das Wort „Paradoxie" führt mich zu meiner überblickenden Formulierung: Der Kranke bewegt sich ständig innerhalb von Paradoxien, die daraus entstehen, daß Ziele, Anliegen, Erlebensweisen, die sich gegenwärtig absolut ausschließen, gleichzeitig intendiert und verdichtet werden. Ein und dasselbe Symptom will Impotenz und Superpotenz, Nicht-Existenz und Allmacht, Asymbolie und Hypertrophie des Symboles, autistischen Rückzug von der Welt und Fusion mit der Welt, absolute Abwehr und völlige Abwehrlosigkeit ausdrücken. Wir wollen jetzt nicht gleich nach der Ursache fragen (wir würden sonst bei den ätiologischen Modellen landen), sondern das Funktionieren dieser Paradoxie an einem grundsätzlichen Beispiel beobachten, das uns nicht nur die zugrundeliegende Psychose, sondern auch das fortwährende Entstehen der Psychose aus der Paradoxie selber zeigt, am Beispiel des Kontaktes.

Auf der einen Seite ist die Angst des Patienten vor jedem Mitmenschen, der in den Kranken eindringt; der Versuch, sich in die entfernteste Ecke der psychischen Welt zurückzuziehen, wo niemand ihn erreicht. Dies geschieht in den Träumen, geschieht in den wachen Assoziationen, geschieht im ganzen sozialen Verhalten. Auf der anderen Seite weckt gerade der radikale Rückzug den verzweifelten Hunger nach dem Kontakt; der Kranke beginnt seine unerwünschten Mitmenschen zu halluzinieren, die auch seine eigenen Teile sind und die ihn magisch verfolgen. Nicht nur kann er sich von ihnen nicht mehr abgrenzen, sondern er fusioniert mit ihnen, er erlebt die Verschmelzung mit dem Schrecklichen; und solche negativen Übergangsobjekte, die aus den fusionierten Teilen bestehen, sind weder bloße Innenwelt noch bloße Außenwelt, sie sind eine dritte Realität, die intrapsychisch ist, aber in den Bildern der Außenwelt erlebt wird, eine monströse dritte Realität, die ja das psychotische Selbst ist.

Wenn wir nun den schizophrenen Kranken so zerrissen in sich gegenseitig zerstörenden Gegensätzen sehen, können wir von diesem Modell seiner gegenwärtigen Psychodynamik einen psychotherapeutischen Schluß ziehen und dem Modell somit eine operationale Dualität verleihen, die ich mit dem Begriff der paradoxen Gegenübertragung bezeichne.

Diese „paradoxe Gegenübertragung" ist nur ein Aspekt der Gegenübertragung in der Psychosentherapie, nur eine Entsprechung zu der geschilderten paradoxen Psychopathologie. Sie entsteht dank der Identifizierung mit dem Patienten und ist also ein Versuch, die Paradoxien der Psychose in sich zu reproduzieren, um sie *in sich* zu bewältigen.

Sie besteht aus einer Haltung, die spontan durch den Umgang mit diesen Patienten entsteht, und welche mit einer „physiologischen Spaltung" des Therapeuten verglichen werden kann, die der psychopathologischen Spaltung des Kranken gegenübersteht. Durch eine solche „physiologische Spaltung" ist der Psychotherapeut imstande, beiden gegensätzlichen Hälften der gespaltenen Persönlichkeit des Patienten gerecht zu werden. Es wird nicht, wie in der üblichen Psychotherapie, primär durch Vermittlung von Einsicht gearbeitet, die der Patient nicht versteht; noch werden ihm immer wieder Konfliktlösungen denkerisch vorgeschlagen, die für ihn nicht vollziehbar sind und deshalb nur das Gefühl der eigenen Ohnmacht steigern. Vielmehr wird vom Therapeuten die Paradoxie *in sich selber* bewältigt, dieser tut stellvertretend das, was dem Patienten dann schließlich durch die *Gegenidentifizierung* gelingt.

Im folgenden gebe ich drei kurze Beispiele einer solchen paradoxen Gegenübertragung:

In der Beziehung zu einem Patienten, der in seiner totalen Ohnmacht auch den Therapeuten ohnmächtig macht (sei es, daß er ihm wie sich selber keinen Erfolg gönnt, sei es auch, daß die Ohnmacht des innerlich gelähmten Patienten vom therapeutischen Unbewußten einfach absorbiert wird), wird der Therapeut seine Niederlage ruhig akzeptieren, wissend, daß er auf diese Weise am Dasein seines Patienten teilnimmt, ihm in nichts anderem als im Modus der Ohnmacht nahe sein kann. Er appersoniert die Machtlosigkeit seines Patienten als *Chance,* ihm *in der Form der Symmetrie nahezukommen.* Aber die andere gegensätzliche Hilfe zu dieser Machtlosigkeit ist das therapeutische Gefühl, durch die Unabhängigkeit von jeglichem Erfolg unbesiegbar zu sein. Die schöpferische Paradoxie besteht im Austragen dieses Gegensatzes, und ihre therapeutische Wirkung liegt darin, daß sie dem Kranken sowohl das Gefühl vermittelt, daß er, der Ohnmächtige, den Therapeuten als Liebesobjekt auch ohnmächtig machen kann, wie auch das Gefühl, daß trotz allem ein unbesiegbarer Therapeut immer für ihn dasteht.

Bei einem zweiten Patienten ist das Problem anders gelagert: er scheint in seiner extremen Fragilität nur noch aus Widerständen zu bestehen, er ist wie ein zerbrechliches Glas, das man nicht in die Hand nehmen kann, ohne daß es in Scherben zusammenbricht; er ist eine Seifenblase, in deren Nähe man nicht kommen kann. Der Therapeut nimmt Rücksicht auf die enormen Sicherheitsbedürfnisse des Patienten, wie z. B. C. G. Jung es einmal tat, als er eine solche Kranke in der Klinik Burghölzli zu behandeln begann, ohne in ihr Zimmer zu treten; er sprach zu ihr von der Schwelle aus. Aber die Paradoxie liegt darin, daß ein solcher Therapeut in seiner Gegenübertragung auch die Phantasie hat, die Patientin fest anfassen zu können. Die Patientin von Jung hatte einmal die Halluzination, daß ein Engel sie aus ihrem autistischen Wachstum auf dem Mond gewalttätig entführt, obschon sie im Sinne hatte, das geflügelte Wesen zu erdolchen.

In einem dritten Falle stehen wir einem Patienten gegenüber, der immer wieder unverständlich spricht. Schützt er sich damit? Oder ist er überhaupt nicht imstande, sich mitzuteilen?

Das Gefühl der totalen Unverständlichkeit mag die Feuerprobe sein, die man bestehen muß. Aber in einem solchen Falle hatte ich dank der unbewußten Beziehung auch das Gefühl, meine Patientin total zu verstehen, besser als über jegliche verbale Mitteilung.

Ich habe mit diesen Beispielen versucht, Modelle zu entwerfen, die sinnvoll werden, indem sie eigenen intrapsychischen Erfahrungen entsprechen und das schildern, was sich operational in der Beziehung abspielt. Sind wir im Subjektiven steckengeblieben? Vielleicht, weil alles sich gleichzeitig beim Patienten *und* in unserer Person abspielt. Aber der Wahrheitsgehalt ist für uns im Vollzug der therapeutischen Operation evident, also auch objektiv. Man wird an die Worte von Augustin erinnert, als er den Vorgang der Erkenntnis in sich schilderte: „Intellectualis visio non fallitur".

Literatur

Arieti, S. (1955), Interpretation of Schizophrenia. New York: Brunner.

Battegay, R. (1985), Depression. Psychophysische und soziale Dimension. Bern – Stuttgart – Toronto: Huber.

Benedetti, G. (1992), Psychotherapie als existentielle Herausforderung. Göttingen: Vandenhoeck & Ruprecht.

Bleuler, E. (1991), Dementia praecox oder die Gruppe der Schizophrenien. In: Aschaffenburg, B. (Hrsg.), Handbuch der Psychiatrie. Leipzig – Wien: Deuticke.

Erikson, E. H. (1977), Identität und Lebenszyklus. Frankfurt am Main: Suhrkamp.

Federn, P. O. (1953), Ego Psychology and the Psychoses. With an Introduction by Edoardo Weiss. London: Imago.

Freud, A. (1966), The Ego and the Mechanisms of Defense. In: The Writings of Anna Freud, Vol. II. New York: Intern. Univ. Press.

Freud, S. (1896), Weitere Bemerkungen über Abwehr-Neuropsychosen. Neurol. Centralbl. **15**: 434.

Fromm-Reichmann, F. (1950), Principles of Intensive Psychotherapy. Chicago: Univ. of Chicago Press.

Jacobson, E. (1964), The Self and the Object World. New York: Intern. Univ. Press.

Jung, C. G. (1907), Über die Psychologie der Dementia praecox. Halle: Marnhold.

Klein, M. (1946), Notes on Some Schizoid Mechanisms. Int. J. of Psychoanal. 27:99–110.

Klein, M. (1956), New Directions in Psychoanalysis. New York: Basic Books.

Kohut, H. (1973), Narzißmus. Eine Theorie der psychoanalytischen Behandlung der narzißtischen Persönlichkeitsstörungen. Frankfurt a. M.: Suhrkamp.

Mahler, M. S. (1970), On Human Symbiosis and the Vicissitudes of Individuation. New York: Intern. Univ. Press.

Peciccia, M. et al. (1986), Sviluppo del pensiero simbolico e recupero dell'integrazione familiare mediante l'uso terapeutico del disegno in un Borderline. Rivista di Neuropsichiatria e Scienze affini, 32 (3).

Reich, A. (1951), On Countertransference. Int. J. Psychoanal. **32**: 25–31.

Searles, H. F. (1965), Collected Papers on Schizophrenia and Related Subjects. International Psycho-Analytical Library. London: The Hogarth Press.

Sullivan, H. S. (1962), Schizophrenia as a Human Process. New York: Norton.

Tausk, V. (1919), Über die Entstehung des Beeinflussungsapparates in der Schizophrenie. Intern. Zeitschr. f. ärztliche Psychoanalyse **5**: 1–33.

Will, O. A. (1972), Psychotherapy and Schizophrenia Implications for Human Living. In: Rubinstein, D., Alanen, Y. O. (Eds.), Psychotherapy of Schizophrenia. Amsterdam: Excerpta Medica, S. 130–155.

Winnicott, D. W. (1958), Collected Papers: Through Paediatrics to Psychoanalysis. London: Tavistock.

Wynne, L. C., Thaler Singer, M. (1965), Thought Disorders and Family Relations of Schizophrenics, IV: Results and Implications. Arch. Gen. Psychiat. **12**: 201–212.

Korrespondenz: Prof. Dr. med. Gaetano Benedetti, Inzlingerstraße 291, CH-4125 Riehen.

Individualpsychologisch orientierte Psychotherapie bei Menschen mit psychotischen Störungen

Franz Resch

Zusammenfassung. Der Artikel versucht, einen Beitrag zu einer individualpsychologischen Psychosenkonzeption zu liefern, der den modernen Kenntnisstand der empirischen Forschung berücksichtigt und trotzdem der subjektiven Erlebnisqualität psychotischen Daseins Rechnung trägt. Erörterungen zur prämorbiden Persönlichkeit machen die präpsychotische Gefährdung als Störungen des Selbst, des Selbstwerts und der Identität faßbar, die sich mit negativen Erwartungen bezüglich zwischenmenschlicher Kommunikation verbinden. Die Diskussion möglicher Auslösesituationen führt zur Feststellung der Notwendigkeit einer Erarbeitung des Anlasses in der Psychotherapie, wie sie auch von anderen tiefenpsychologisch orientierten Autoren postuliert wird. Den Abschluß bilden psychotherapeutische Grundlinien, die direkte Bezüge zur psychotherapeutischen Praxis bei psychotischen Patienten herstellen lassen.

1. Einleitung

Als Therapeut psychotischer Menschen ist man wiederholt von der Tatsache frappiert, daß im Zuge psychobiologischer und experimentalpsychologischer Forschungsansätze zur Erhellung der Ursachen und Entstehungsweisen von Psychosen oft vollkommen ausgeblendet wird, daß eine Psychose ein zutiefst subjektives Geschehen ist, welches das erlebende Individuum in seiner Gesamtheit erfaßt. Ich bin der tiefen Überzeugung, daß alle Behandlungsansätze, die das subjektive Erleben der Psychose übersehen oder unwichtig nehmen, nicht dem Anspruch des Patienten auf therapeutische Hilfe gerecht werden können.

Zur Frage einer übergeordneten Theorie für die Psychotherapie von Psychosen aus individualpsychologischer Sicht kann keine allseits befriedigende Antwort gegeben werden. Obwohl Adler selbst in seinen Werken immer wieder auf Psychosen und ihre möglichen Entstehungshintergründe Bezug nimmt (siehe Resch 1994), gibt es keine geschlossene Theorie, die den modernen Kenntnisstand der empirischen Forschung berücksichtigt und trotzdem der subjektiven Erlebnisqualität psychotischen Daseins Rechnung trägt. Der vorliegende Artikel kann daher nur Beiträge zu einer möglichen individualpsychologischen Psychosenkonzeption liefern.

Adler betont in seiner Studie „Über den nervösen Charakter" (1912) den dynamischen Hintergrund und die prinzipielle Verstehbarkeit psychotischer Inhalte. Er formuliert:

„Die nervös aufgepeitschte Sicherungstendenz bedient sich also einer besonders ausgebildeten Funktion des Vorausdenkens, der Halluzination, in welcher abstrakter und bildlich eine Szene abläuft, ein vorläufiges Finale, ein antizipierter Schlußpunkt, aneifernd, damit der Halluzinant die Brücke schlagen soll, oder schreckend, damit er andere Wege des Handelns einschlage. Die Halluzination, somit auch der Traum, sind gleich anderen Vorversuchen der Psyche dazu bestimmt, den Weg ausfindig zu machen, der zur Erhöhung oder Erhaltung des Persönlichkeitsgefühls nötig ist. In ihr spiegeln sich das Zutrauen, die Hoffnungen, das Urteil oder Befürchtungen des Patienten" (Adler 1912, Fischer Taschenbuch 1982, S. 179).

Psychosen sind krasse Beispiele von Einengungen des aktuellen Handlungsspielraums sowie schwerster Bedrohungen der Person durch Verzerrungen oder Zerstörungen von intrapsychischen Strukturen im Rahmen nicht bewältigter Anpassungsaufgaben. Durch das psychotische Erleben wird eine vermeintliche Handlungsfähigkeit auf einer Stufe extremster Bedrohung durch Zerstörung der Selbststrukturen auf einem vorsprachlichen Niveau des Erlebens und Handelns erreicht.

Als Individualpsychologen gehen wir davon aus, daß intrapsychische Strukturen nicht bloß Ausdruck angeborener Triebkräfte und ihrer Auswirkungen auf die individuelle Entwicklung sind, sondern aus einem interaktiven Prozeß zwischen angeborenen Reaktions- und Entwicklungsbereitschaften mit den umgebenden Milieubedingungen entstanden sind. Gerade die Individualpsychologie legt ihren Betrachtungsschwerpunkt auf die Entwicklung intrapsychischer Strukturen unter unterschiedlichen Milieubedingungen, wobei der systematischen, biographischen Analyse („life events", Entwicklungskonflikte), der Lebensstilanalyse (Abwehr- und Bewältigungsmechanismen), der situativen Analyse (sozialer Kontext) und der Strukturanalyse (Selbst) große Bedeutung zukommen.

Die Integration kausaler und finaler Betrachtungsweisen wird dabei angestrebt. Durch kausale Analysen wird folgendes zu erhellen versucht:

Wie hat die aktuelle Dekompensation, das aktuelle Scheitern, sich im bisherigen Entwicklungsverlauf herausbilden können?

Wie ist die Notwendigkeit des aktuellen Scheiterns aus dem bisherigen Erleben und Handeln abzuleiten?

Wie hat sich der aktuelle Bewältigungsstil oder ein dysfunktionales Selbst- bzw. Weltbild entwickelt?

Wie ist das Wechselspiel zwischen Vulnerabilität (genetisch, zerebral, psychostrukturell, sozial) und protektiven Faktoren im Angesicht der erlebnisweltlichen Auslöseereignisse (life events) zu interpretieren?

Die finale Analyse geht den Fragen nach, welchen Zweck und welche Bedeutung die aktuellen Symptome für die Aufrechterhaltung des Selbst und der Anpassung haben, ferner, was diese Art der Weltbewältigung für die weitere Entwicklung bedeuten könnte, und schließlich, welche Ressourcen für Veränderung individuell, aber auch im sozialen Netzwerk vorhanden sind.

2. Empirisch fundierte Rahmenbedingungen des therapeutischen Handelns

Als die derzeit beste integrale Erklärungsfigur, die viele Einzelbefunde zusammenzufassen vermag, gilt das Vulnerabilitätskonzept (siehe Ciompi 1982, 1991). Es wird in folgender Weise für schizophrene Patienten definiert: Ein Set an Pränatalfaktoren (z. B. genetische Faktoren, intrauterine Schädigungen) führt in Wechselwirkung mit biologischen Risikofaktoren (z. B. perinatale und postnatale Traumen, Entzündungen des zentralen Nervensystems) und psychosozialen Faktoren (familiäre Kommunikationsmuster, Störungen der Selbstentwicklung) zu einer Vulnerabilität des Jugendlichen, welche als spezifische Disposition unter Einwirkung von Stressoren zu einer psychischen Dekompensation mit Ausprägung der klinisch-psychotischen Symptomatik Anlaß gibt.

Bei schizophrenen Psychosen wird also der Heredität in der Entstehung von Vulnerabilität ein deutliches Gewicht beigemessen (siehe Übersicht bei Flekkoy 1987, Tienari 1991). Immerhin steigt das Morbiditätsrisiko bei Kindern mit einem erkrankten Elternteil von 12,8% auf 46,3%, wenn beide Elternteile schizophren sind. Andere Erklärungen machen toxische oder entzündliche Störfaktoren in der Schwangerschaft (zweites Trimenon) verantwortlich, wobei diese zu einer Störung der Zytoarchitektonik in bestimmten limbischen Strukturen führen sollen (Barr et al. 1991). Geburtstraumen sind bei Patienten mit schizophrenen Psychosen ebenfalls gehäuft zu finden. In einer eigenen Untersuchung an jugendlichen Patienten mit Psychosen hatten immerhin 30% eine zerebrale Schädigung unspezifischer Art in der Anamnese aufzuweisen (Resch 1992).

Die intrafamiliäre Kommunikation hat für die Ausbildung schizophrener Vulnerabilität und die Auslösung von schizophrenen Episoden eine Bedeutung (Ciompi 1982, Tienari 1991). Wenn auch die sicher übertriebenen und wissenschaftlich nicht haltbaren Annahmen einer „schizophrenogenen Mutter" fallengelassen werden sollten (Wing 1987), darf doch der Einfluß der intrafamiliären Kommunikation für die Entstehung und Ausprägung von schizophrener Vulnerabilität nicht unterschätzt werden (Tienari 1991).

Das Untersuchungskonzept zur Erfassung der emotionalen Beziehungsmuster unter den Familienmitgliedern (Expressed Emotions [EE-] Konzept) konnte die Annahme bestätigen, daß emotionale Aufdringlichkeit im Sinne von überkritischer Haltung und Überprotektivität von seiten einer der Bezugspersonen das Rückfallrisiko bei Patienten erhöhen kann (zur Bedeutung der intrafamiliären Streßbedingungen siehe Altorfer et al. 1992, Goldstein et al. 1992, Nuechterlein et al. 1992). Psychosoziale Streßsituationen gelten schließlich als Auslöser für produktive Symptome bei Patienten mit schizophrener Vulnerabilität. Auf das Problem der Auslöser soll später noch eingegangen werden.

3. Zur prämorbiden Persönlichkeitsentwicklung

3.1 Ausgangspunkt

Folgt man Wolfgang Blankenburg (1988), dann sind „... hinsichtlich der Schizophrenien ... bisher alle Versuche, generalisierungsfähige Aussagen über ‚die' prämorbide Persönlichkeit zu machen, gescheitert" (Blankenburg 1988, S. 64). Scharfetter (1987) stellt fest, daß die prämorbide Persönlichkeit auf der deskriptiv erfaßbaren Ebene sehr uneinheitlich sei und keine Aussage darüber erlaube, ob der betreffende Mensch in seinem Leben je in basalen Ich-Bereichen desintegrieren werde. Andere Versuche gehen dahin, nicht eine einzige präschizophrene Persönlichkeit zu beschreiben, sondern Untergruppierungen präschizophrener Persönlichkeitsstrukturen festzuhalten (Shulman 1980, Matussek P. 1990).

Lohnenswert erscheint auch der Versuch, von konkreten Alltagsstilen im Verhalten bei Menschen vor Beginn einer Psychose abzuheben, grundsätzliche Überlegungen zur psychodynamischen Verarbeitung anzustellen und zu den Regeln des Aufbaus der Persönlichkeit vorzudringen. Dazu sind die Überlegungen der Neopsychoanalytiker (z. B. Kernberg, Stern und Lichtenberg) sowie Überlegungen integrativer Art auf seiten der dynamischen Psychiatrie (Ciompi) von tragender Bedeutung.

3.2 Das Selbst

Nach Kernberg (1983) ist das Selbst eine intrapsychische Struktur, also ein aus generischen Ich-Prozessen entstandenes Konstrukt, das sich aus mannigfachen Selbstrepräsentanzen mit damit verbundenen Affektdispositionen zusammensetzt. Diese Selbstrepräsentanzen werden als affektiv-kognitive Strukturen im Rahmen der Selbstwahrnehmung der Person in ihren realen Interaktionen mit Bezugspersonen ausgebildet. Von solchen Bezugspersonen werden ebenfalls innere Repräsentanzen als kondensierte Interaktionserfahrungen geschaffen (Objektrepräsentanzen), welche durch Phantasietätigkeit noch zusätzlich mit den Selbstrepräsentanzen in Interaktion treten und zu weiterer Ausgestaltung derselben führen können. Das Selbst, jenes aus realen und phantasierten Interaktionserfahrungen gebildete Konstrukt, ist ein Bestandteil des Ich (Kernberg 1983), wobei das Ich auch noch die Objektrepräsentanzen sowie Idealselbst- und Idealobjektvorstellungen enthält. Das Selbst als ein autoreflexiv stabilisiertes Strukturelement der Psyche ist dem lebendigen Ich in seinen Lebensfunktionen behilflich. Es ist normalerweise zu einem Ganzen organisiert und enthält Teilselbstrepräsentanzen mit unterschiedlicher Affektdisposition in dynamisch integrierter Form. Das integrierte Selbst steht beim reifen Menschen zu integrierten Objektrepräsentanzen als vertieften, ausgewogenen Vorstellungsmodellen von anderen Menschen in Beziehung. Auf diese Weise wird soziale Antizipation möglich.

Nach Kernberg (1983, 1988) entwickelt sich das Selbst aus einer undifferenzierten Matrix von affektiv-kognitiven Reaktionsbereitschaften. Neuere Autoren nehmen heute an, daß schon sehr früh, also bereits in Zeiten vor der Symbolisierungsfähigkeit (vor dem 18. Lebensmonat), integrative Kräfte ein rudimentäres einheitliches Selbst entstehen lassen. Die Emotionsforschung wird in diesem Bereich in den nächsten Jahren noch eine Fülle neuer Erkenntnisse bringen. Die Entwicklung des Selbst ist von der Frühzeit weg stark durch die Bezugspersonen mitgestaltet, da ja das Selbst aus Interaktionserfahrungen gebildet wird. Lichtenberg (1991) gibt eine gute Übersicht über verschiedene Interaktionsmodi. Eine mangelnde Integration von Selbstrepräsentanzen aufgrund überschießender, widersprüchlicher Affektdispositionen kann zur Strukturschwäche des Selbst und damit zu einer Schwächung des Ich in seiner Aufgabe einer Aufrechterhaltung der Interaktion mit der Umwelt führen.

Aus bis dato nicht vollständig erklärbaren Gründen kann offenbar auf früher Stufe eine Integration verschiedener Selbst- und Objektrepräsentanzen insoweit ausbleiben, als die Abgrenzung von Selbst und Objekt nicht in adäquater Weise erfolgt. Sowohl Prädispositionen von seiten des Kindes als auch der Interaktionsmodus mit der primären Bezugsperson werden dabei eine Bedeutung haben. Wenn die Abgrenzung von Selbst- und Objektrepräsentanzen nicht in adäquater Weise erfolgt, dann besteht die Gefahr einer Verschmelzung von Selbstanteilen mit durch archaische Abwehrmechanismen in die Außenwelt verlagerten Repräsentanzen und einer Auflösung der Ich-Grenzen in bezug auf die Unterscheidung von Selbst und Nicht-Selbst. Dies kann eine tiefe Spaltung der Ich-Funktionen bewirken, die schließlich wie Objekte zu behandelnde Selbstanteile aufweisen kann.

3.3 Generische Ich-Prozesse und Abwehrmechanismen

Hier erscheint das integrative Konzept von Ciompi hilfreich, das die tiefenpsychologischen Konzeptionen nach Kernberg u. a. mit Vorstellungen zur kognitiven Entwicklung von Piaget und systemtheoretischen Betrachtungsweisen in einen Gesamtzusammenhang zu bringen versucht.

Ciompi hält fest, daß im Zuge der Ontogenese des Menschen durch generische Ich-Prozesse eine innere Struktur gemäß den Interaktionserfahrungen eines Individuums mit seiner Umwelt entsteht. Dieses Gefüge umfaßt Selbst- und Objektrepräsentanzen sowie Weltbilder, Phantasien und existentielle Grunderwartungen, die – zusammen mit internalisierten Normen und Idealvorstellungen – die Grundlage des persönlichen, subjektiven Erlebens, Denkens und Handelns bilden (repräsentative Bestände). Nach Ciompis Konzept besteht dieses Gefüge aus affektiv-kognitiven Erfahrungsbausteinen (Lichtenberg spricht auch von Erlebniseinheiten). Es wird in Form von affektlogischen Schemata zu einem integrierten, immer komplexer werdenden Gesamtsystem ausgebaut und verallgemeinert. Ciompi betont dabei den unlösbaren Zusammenhang zwischen affektiven und kognitiven Bedeutungsvalenzen, die nur Manifestationen desselben strukturbildenden Anpassungsprozesses sind. Die Theorie der Affektlogik postuliert also die Entwicklung eines globalen Bezugssystems mit kognitiven und affektiven Valenzen, wobei dieses Bezugssystem das integrale Ergebnis der gesamten Umwelterfahrung des Menschen darstellt. Die emotionalen Strukturierungen des Weltbezugs sind phylogenetisch älter, globaler und nur einer langsamen Modulation zugänglich, wobei die sie überformenden kognitiven Strukturierungen phylogenetisch jünger, abstrakt (das heißt von momentanen Befindlichkeiten abhebbar) und rasch modulierbar sind.

Das affektlogische Bezugssystem ist ein sinnstiftendes Weltbezugssystem, das neuen Erfahrungsinhalten durch Assimilation an vorhandenen Schemata Bedeutungen verleiht und auf diese Weise die Komplexität der eintreffenden Sinneserfahrungen reduziert. Die weitere Ausgestaltung der affektlogischen Schemata wird in Anlehnung an Piaget als Akkomodationsprozeß bezeichnet. Alles Erleben würde auf diese Weise zu einer Weiterentwicklung der affektlogischen Strukturen und damit auch des Selbstbilds führen und andererseits durch die Verleihung von Bedeutungen in der Erlebnisintensität desaktualisiert werden.

Bei schizophreniegefährdeten Menschen wären die affektlogischen Bezugssysteme dysfunktional, uneinheitlich und würden nicht zur stabilen Komplexitätsreduktion der Information führen. Im Zuge der Psychoseentwicklung käme es schließlich zur zunehmenden Desintegration affektlogischer Bezugssysteme, die schließlich zum Zusammenbruch eines kohärenten Welt- und Selbstbildes führten, um letztlich in einer ontologischen Regression der gesamten Informationsverarbeitung zu enden.

Generische Ich-Prozesse haben also zum Ziel, die physische Anpassungsleistung des Individuums zu ermöglichen und zu optimieren (Erhalt der Handlungsfähigkeit), die Entwicklung affektlogischer Strukturen und damit die Entwicklung von Selbst- und Objektrepräsentanzen voranzutreiben und schließlich die Erlebnisintensität, das heißt die mit den realen und phantasierten Erlebnissen einhergehende Affektspannung – im Sinne einer Freimachung des Erlebnisfeldes – zu reduzieren. Nach Norma Haan (1977) können die generischen Ich-Prozesse zwischen den Polen einer situationsangepaßten, flexiblen Anpassung und einer stereotpyen, reflexhaften, automatisierten Umweltbewältigung variieren. Situationsangepaßte, flexible Anpassungsprozesse werden als Coping-Prozesse bezeichnet. Im Rahmen der Interaktion mit der Umwelt wäre auf diese Weise interindividuelle Bedeutungsgebung und Selbstreflexivität möglich, was eine optimale Handlungskontrolle und optimale Weiterentwicklung affektlogischer Strukturen gewährleistet.

Abwehrprozesse wären stereotyp, unflexibel, repetitiv und automatisiert, sie orientierten sich nicht mehr an der Situationsangemessenheit, sondern stellten Prozesse zur Aufrechterhaltung der Integrität des Selbst auf Kosten von Aspekten der Interaktion mit der Umwelt dar. Schließlich, bei generalisierter Ich-Bedrohung im Zustand höchster Alarmiertheit, komme es zum Einsatz von sogenannten Fragmentierungsprozessen, die eine letzte Handlungskontrolle und Sinngebung auf Kosten der produktiven Anpassung und auf Kosten der Ganzheit des Selbstkonzeptes ermöglichten. Norma Haan stellt fest: „The person will cope if he can, defend if he must, and fragment if he is forced" (Haan 1977, S. 42).

Im Gegensatz zum Coping sind Abwehrmechanismen also rigide Strategien, die, situationsunabhängig anwendbar, eine Desaktualisierung der problembezogenen Irritation auf globale Weise – ohne kognitive Problemlösung – ermöglichen sollen. Starke Affekttönungen bewirken eine hohe Dringlichkeit und setzen damit die normative Bewältigung leichter außer Kraft als Erlebnisse mit geringen Affekttönungen. Bei hoher Erlebnisintensität und der ausbleibenden Möglichkeit einer Assimilation an sinnstiftende repräsentative Bestände müssen Abwehrmechanismen im Sinne eines Rückgriffs auf frühere globale Bewältigungen eingesetzt werden. Bei anhaltender Irritation, die immer stärker das ganze Selbst bedrohen kann, kommt es schließlich zum Einsatz archaischer Abwehrmechanismen wie z. B. Projektion und projektiver Identifikation. Ist die Bedrohung so generell, daß der gesamte Weltbezug, die gesamte Bedeutungsgebung in Frage gestellt ist, dann wird auch die Ebene der Abwehrmechanismen transzendiert, und Fragmentationen setzen ein, die im Sinne einer ontologischen Regression zu einer Entdifferenzierung der gesamten kognitiven Verarbeitung führen können. Erst dort beginnt der Weltwandel, der Übergang in psychotische Wahrnehmungs-, Denk- und Erlebnisweisen und der Verlust der Realitätskontrolle (siehe Resch 1992).

3.4 Zum Selbstwert

Selbstvertrauen ist die Einstellung einer verläßlichen Selbstakzeptanz, die aus der Erkenntnis des Selbstwerts resultiert. Das Vertrauen in die Handlungsfähigkeit und Bewältigungsfähigkeit des Selbst ist das Ergebnis einer Selbstbeurteilung. Selbstvertrauen reflektiert also nicht zuletzt die Konsistenz, Kohärenz und Stabilität des Selbstkonstrukts. Mangel an Selbstvertrauen spiegelt die mangelnde Entwicklung eines positiv getönten Selbstbildes wider. Mangel an Selbstvertrauen allein läßt aber nur Aussagen über eine Überwertigkeit negativer Valenzen im Bereich der Selbstrepräsentanzen zu. Als Schlüsselfrage für den Zusammenhang zwischen Selbstwert und Destabilisierung des Selbst ist die Frage des Erlebens persönlicher Autonomie und Integrität zu nennen. Die Erfahrung von Handlungsinkompetenz führt erst über das Gefühl der Fremdbestimmung im interaktiven Kontext („in jeder Interaktion ein anderer sein müssen") zur katastrophalen Fragmentierung. Zur Störung des Selbstwerts kommt also im Zuge der Entwicklung der Psychose eine Störung der Identität hinzu.

Identität beinhaltet die Definition einer Person als einmalig und unverwechselbar durch die soziale Umgebung wie durch das Individuum selbst. Identität ist also das Erlebnis einer Einheit des Selbst. Gerade in der Adoleszenz ist die Identitätsfindung von geglückten Bewältigungen der Entwicklungsaufgaben abhängig. Ein reduzierter Selbstwert kann bereits im Vorfeld die Schwierigkeiten der Identitätsfindung ankündigen. Ob tatsächlich eine Inkonsistenz und mangelnde Integration des Selbst oder nur die vermeintliche Gewißheit mangelnder persönlicher Ressourcen vorliegt, muß schließlich im Einzelfall entschlüsselt werden. Shulman (1980) beschreibt, daß angehende Schizophrene ein tiefes Minderwertigkeitsgefühl (Adler 1928) aufweisen und folgende Grundannahmen gegenüber der

Welt zeigen: Die Dinge stehen nicht gut für sie; die persönliche Zukunft ist ungesichert, zwischenmenschliche Beziehungen sind gefahrvoll und potentiell bedrohlich; sie selbst sind weniger wert als ihre Mitmenschen.

Die Kombination von mangelndem Selbstwert mit Identitätsproblemen erscheint als Indikator für die prämorbide Persönlichkeitsbeeinträchtigung. Bemerkenswert erscheint jedoch außerdem noch, daß damit ein fundamentales Mißtrauen gegenüber kommunikativen Prozessen besteht und der gefährdete Mensch sich also zunehmend abkapselt und zurückzieht. Als drittes Kennzeichen der präpsychotischen Gefährdung kann also der Mangel an Gemeinschaftsgefühl, das mangelnde Interesse an Gemeinschaft, genannt werden.

3.5 Exkurs über den Common Sense

Adler (1912) sagt in dem Buch „Über den nervösen Charakter":

„Wesentlich für die Psychose ist, daß der Patient auch was uns alle bindet, die Logik, aufgibt, sich der Allgemeingültigkeit des Verstandes entschlägt, damit auch anzeigt, daß sein Gemeinschaftsgefühl verlorengegangen ist, dessen eine Funktion die Logik ist" (Adler 1912, Fischer Taschenbuch 1982, S. 187).

Auf diese Weise werde ein persönliches Wahrheitsgefühl konstruiert und unter Aufgabe der Logik die Phantasie, die Fiktion allgemeingültig gemacht.

Das Gemeinschaftsgefühl setzt also den Wunsch nach Kommunikation dem Wunsch nach Verstandenwerden und Austausch von Bedeutungen voraus. Der Common Sense ist die aktuelle Verwendung von Symbolen in der Bedeutung, in der die meisten Mitglieder einer Sozietät diese Symbole ebenfalls verwenden würden. Ein Verlust des Wunsches nach Verstandenwerden kann zum Verlust des Common Sense führen. Es sinkt die Wahrscheinlichkeit, sich allgemein verständlich zu machen. Im Common Sense werden die Bedeutungen stabilisiert, also von momentanen Empfindungen des Individuums abgekoppelt. Wenn man Realität als den gemeinsamen Nenner verschiedener individueller Bedeutungssysteme betrachtet, die aus der gemeinsamen Praxis einer Sozietät erwachsen sind, dann wäre im Common Sense dieser kleinste gemeinsame Nenner kognitiv stabilisiert. Im Verlust des Common Sense eines Individuums liegt daher immer die Gefahr des Realitätsverlustes durch Verzicht auf kommunikative Abstimmung. Im psychotischen Übergang hat der Mensch unter Preisgabe seiner gesamten sozialen Identität die Aufrechterhaltung eines isolierten Selbstkerns zu erreichen versucht, der den Anfechtungen durch Kommunikation entzogen ist und vermeintlich nicht mehr beschädigt oder vernichtet werden kann (Resch 1992).

4. Auslösesituationen

Matussek P. (1976, 1988) formulierte aus psychotherapeutischer Sicht jene Ereigniskonstellationen, die dem Psychoseausbruch bei schizophrenen Patienten unmittelbar vorhergehen können. Er spricht von einer Ereigniskette der narzißtischen Bedrohung.

Im einzelnen kann man sich folgende Konstellation vorstellen:

Wie schon berichtet, ist im Patienten präpsychotisch eine Inhomogenität des Selbstkonzepts zu beachten. Mangelnder Selbstwert, mangelndes Integritätsgefühl und Identitätsgefühl sowie Mangel an Interesse an Kommunikation führen zu einer Differenzierung zwischen einem öffentlichen und privaten Selbst. Das öffentliche Fassadenselbst, das die Kommunikation mit anderen aufrechterhält, wird durch unrealistische Konstruktionen mit Selbstansprüchen der Grandiosität und Besonderheit aufrechterhalten. Der Anspruch an dieses öffentliche Selbst ist meist nicht nur ein rein persönlicher, sondern auch ein durch die Familie und wichtige Bezugspersonen erzwungener. Das behutsam verwahrte, abgeschirmte private Selbst wird vollends von der Fassade abgelöst und verborgen. Vor Ausbruch der Psychose führt nun der Patient selbst eine Situation herbei, in der er dieses öffentliche Selbst in seiner Größe bestätigen und beweisen möchte. Dieser Versuch scheitert, so daß die „Selbstlüge" offenbar wird. Das heißt, daß der narzißtische Stabilisierungsversuch über die öffentliche Fassade in blamabler und für den Patienten beschämender Weise mißlingt.

Das subjektive Gefühl, die situative Handlungskontrolle zu verlieren, blamiert und Spott und Verachtung ausgeliefert zu sein oder nun im Banne anderer zu stehen, also durch Fremdbestimmung das eigene Dasein aufgehoben zu fühlen, führt über die Selbstwertkrise zur öffentlichen Fragmentation des Selbst, damit zur Generalisierung der Bedrohung und schließlich zum katastrophalen Gefühl des Ich-Verlusts.

Über eine Erschütterung des Selbst durch alltägliche Mikrotraumen vor dem Hintergrund von entwicklungstypischen Aufgaben und Problemstellungen (z. B. Ablösungsprobleme) kommt bei Individuen mit entsprechender Reaktionsbereitschaft jene Spirale an Bewältigungs- und Kompensationsversuchen in Gang, die schließlich in den psychotischen Übergang mündet. Es soll damit nicht gesagt werden, daß die Auslöser eine monokausal-ursächliche Bedeutung besitzen, sie sind jedoch Ausgangspunkte des drohenden Ich-Zerfalls und damit wichtige Schlüsselerlebnisse für das Grundgefühl der persönlichen Kontinuität. Aus psychotherapeutischen Gründen ist es wichtig, dem Patienten jedenfalls eine Wiederanknüpfung seines Sinnfadens dort zu erlauben, wo er sich zuletzt noch als eigene Persönlichkeit erlebt hatte. Die Notwendigkeit der Erarbeitung des Anlasses wird daher auch im weiteren herausgestrichen werden (siehe auch Matussek).

5. Psychotherapeutische Grundlinien

Die Psychotherapie von Psychosen auf individualpsychologischer Basis kann in sieben Stadien eingeteilt werden. Diese sieben Stufen repräsentieren auch eine Hierarchie der Vorgangsweise, sie entsprechen verschiedenen Dringlichkeitsstufen der Intervention. Die sieben Stufen sind:

5.1 Kontaktanbahnung,

5.2 Rekonstruktion einer vertrauensvollen Beziehung,

5.3 Rekonstruktion des Realitätsbezugs,

5.4 Rekonstruktion und Stabilisierung des Selbstwerts,

5.5 Erarbeitung des Anlasses und aktueller Problemfelder,

5.6 Aufarbeitung biographischer Trigger (Vorsicht!),

5.7 Bearbeitung der positiven Übertragung zum Therapeuten, Vorbereitung der Ablösung (Vorsicht!).

In der Psychotherapie von Psychosen gilt, daß immer das Problem mit höherer Dringlichkeitsstufe zuerst behandelt werden muß. Aufgrund der Desaktualisierungsschwäche des Patienten ist ein Aufschieben aktueller Probleme zugunsten einer auf die Vergangenheit gerichteten therapeutischen Arbeit als Therapiefehler anzusehen. Oft muß in Therapiesitzungen wieder über Kontaktanbahnung die vertrauensvolle Beziehung neu bestätigt werden, bis eine Weiterarbeit möglich ist.

5.1 Kontaktanbahnung

Diese geschieht in der Regel beim Patienten im Rahmen eines therapeutischen Settings, das auch die Gabe von Psychopharmaka mit einschließt. Meistens ist der Patient stationär eingebettet und befindet sich im Schutz des therapeutischen Milieus. Ziel dieser ersten Therapiephase ist die Abnahme der Irritation und die Linderung von Angst und Befürchtungen.

Die Kontaktversuche können mehrmals pro Tag kurze Begegnungen von fünf bis zehn Minuten beinhalten. Möglichkeiten der Kontaktanbahnung gehen einerseits über die Ausstrahlung von Ruhe und Sicherheit, andererseits über das Erstaunen, Aufhorchenlassen, über das Ansprechen von Angst und Mißtrauen, das Gewähren von Wünschen und über die Vermittlung des Gefühls von Akzeptanz und Verständnis.

Das Nähe-Distanz-Verhältnis von seiten des Patienten kann dramatisch wechseln, daher muß das Distanzverhalten von seiten des Therapeuten klar und eindeutig sein. Zu große Distanziertheit führt sofort zum Kontaktabbruch, zu anbiederndes Nahekommen des Therapeuten fördert die Angst vor dem Selbstverlust beim Patienten. In diesem Zusammenhang ist zu betonen, daß Kontakt bereits das Aushalten der physischen Anwesenheit sein kann und Gesprächskontakt in dieser Phase erst in zweiter Linie wichtig ist.

5.2 Rekonstruktion einer vertrauensvollen Beziehung

Das Problem des Beziehungsaufbaus beim Patienten ist die beziehungsfeindliche Grunderwartung, die davon ausgeht, daß von anderen Menschen vor allem Bedrohung und Gefahr ausgehen. Die Etablierung einer vertrauensvollen Beziehung setzt voraus, daß der Therapeut eindeutig vermitteln kann, daß er nicht selbst im Chaos, das den Menschen umgibt, steckt, sondern daß vielmehr der Therapeut trotz all der vom Patienten erlebten Inkonsistenzen und Unsicherheiten der momentanen Situation die Übersicht behält. Der eine Beziehung anbahnende Therapeut soll keine Flüchtigkeiten und Schlampigkeiten, die beim Patienten Enttäuschungen hervorrufen können, zulassen. Beispielsweise können Terminversprechungen, die nicht eingehalten werden, oder für den Patienten deutlich einsehbar nicht einzuhaltende Beziehungsangebote hier zu Störungen Anlaß geben. Der Therapeut soll auch nicht zu aufdringlich werden durch Fragen, Erklärungen, Explorationen oder Besserwisserei. Er kann und soll vorsichtiges Interesse bekunden, vermitteln, daß er den Patienten in seinem So-Sein verstehen will und sich dabei nicht auskennt. Der Patient soll das Gefühl bekommen, daß er der am besten Wissende um sein Erleben ist, daß es nicht falsch, dumm oder absurd ist, was er erlebt, sondern für den Therapeuten unbekannt. Der Patient soll erklären dürfen, was er erlebt und wie er es erlebt.

5.3 Rekonstruktion von Selbst- und Realitätsbezug

In diesem Abschnitt nun kann in dialogischer Positivierung (Benedetti 1987) das negative, selbstzerstörerische und/oder weltängstliche Erleben des Patienten vorsichtig so umgestaltet werden, daß der Patient wieder ein positives, kohärentes und zu Kommunikation befähigendes Selbst aufbauen kann. Dieses Rekonstruieren des Selbst kann nur durch den Patienten selbst erfolgen und durch den Therapeuten helfend unterstützt werden. Die Rekonstruktion ist nicht ein einfaches Umdeuten, sondern von seiten des Therapeuten ein vorsichtiges Einbringen anderer Aspekte in die Weltsicht des Patienten, die dieser annehmen und umsetzen kann. Die Unterscheidung zwischen interpretativen Elementen im psychotischen Weltbezug und Wahrnehmungselementen erscheint dabei als wichtiges Kriterium für den Therapeuten. Es ist nicht sinnvoll, an den unmittelbaren Wahrnehmungen und Evidenzen des Patienten Zweifel anzubringen. Interpretative Elemente jedoch, Erklärungen für die Wahrnehmungen, Zuordnungen zu eigener Schuld und Generalisierungen können aus dem therapeutischen Vertrauenskontakt heraus vorsichtig durch andere, realitätsnähere, einem positiven, kohärenten Selbst des Patienten zuträglichere Erlebnis- und Erklärungsmuster ergänzt werden und vom Patienten nach Annahme derselben an die Stelle der negativen gesetzt werden. Die Intensität der abnormen Wahrnehmungen und Wahrnehmungsevidenzen nimmt im Therapieverlauf durch pharmakologische Desaktualisierung sowie beruhigende und sichernde Milieueffekte und durch das Abklingen der Irritation ab. Dann kann mit dem Patienten bearbeitet werden, daß es Wahrnehmungen gibt, die er mit seiner Umgebung teilen kann und solche, die nur er in dieser Form hat und erlebt. Auch Phänomene eines abnormen Bedeutungsbewußtseins beim psychotischen Patienten können nicht durch Logik widerlegt werden. Man soll nicht versuchen, Wahnideen dem Patienten auszureden oder Gegenbeweise zu erarbeiten. Der Umstieg in ein anderes Weltbild geschieht nicht durch Überzeugung, sondern durch Identifikation. Die magischen Annahmen, die dem wahnhaften Erleben zugrundeliegen (Resch 1994), können nicht durch Logik zerstört werden. Von solchen Annahmen kann der Patient nur lassen und von selbst abkommen, sie also nicht mehr brauchen und wichtig nehmen, wenn andere Betrachtungsweisen ihm sinnvoller und gültiger erscheinen. Wer Zeichen sehen

will, sieht Zeichen. Da Zeichen so vieldeutig und in jede Richtung inter-
pretierbar sind, bleibt jedes Wahngebäude am Punkt der Wahrnehmungs-
evidenz und ihren unmittelbaren Interpretationen logisch unbeeinflußbar.
Wenn ein Patient von magischen Weltinterpretationen lassen kann, so geschieht dies nur im tiefen Vertrauen auf einen Menschen, indem er dessen
Weltannahme quasi probehalber übernimmt. Überstieg in die Realität und
Standpunktwechsel können nicht durch Überzeugung mittels logischer
Korrektur geschehen, sondern nur durch die Desaktualisierung der unmittelbaren Bedrohung angebahnt werden und durch vertrauensvoll identifikatorische Prozesse zum Abschluß kommen.

5.4 Rekonstruktion und Stabilisierung des Selbstwerts

Wenn zum Patienten eine vertrauensvolle Beziehung möglich und eine
Rückkehr in die Realität angebahnt ist, also das Gemeinschaftsgefühl und
der Common Sense rekonstruiert werden können, gilt es als nächstes, die
Kompetenz des Selbst und den Selbstwert zu rekonstruieren. Ab diesem
Zeitpunkt sind rehabilitative Maßnahmen sinnvoll und notwendig (über rehabilitative Maßnahmen aus individualpsychologischer Sicht bei psychotischen Patienten siehe den Artikel von Ratzka in diesem Buch, S. 369).
    Fundamental in diesem Therapieabschnitt ist die Gewährung eines Le-
bensraums im sozialen Feld, das heißt die Gewährung eines gesicherten
Platzes in der Sozietät, ferner die Gewährung von Entwicklungschancen
unter Akzeptanz der möglichen Vulnerabilität des Patienten. Die Maßnahmen in dieser Therapiephase werden bei multidimensionalen Therapie-
ansätzen durch das rehabilitative Team getragen, zu dem körperorientierte
Physiotherapie, Ergotherapie, das Stationsmilieu, Sozialarbeit, Klinikschule
etc. beitragen. Die Arbeit mit der Familie zur Veränderung des Kommuni-
kationsstils und zur Klärung der Position des Patienten im familiären Rahmen kann einen Teil der Therapie in dieser Phase ausmachen. Der Bezug
zu kreativen Fähigkeiten bei Patienten, die Vergrößerung von Ausdrucksmöglichkeiten, das Gewahrwerden eigener Handlungsmöglichkeiten und
die Verbesserung der Selbstbehauptung sind wichtige Ziele. In der Einzeltherapie beginnt nun die Auseinandersetzung mit Gegenwart und Zukunft,
das heißt die Auseinandersetzung mit dem familiären Feld und mit Aspekten von Ausbildung und Beruf zur Sicherung der Existenz des Patienten. In
diesen Abschnitt wird die Therapie immer wieder zurückkehren, wenn der
Patient aktuelle Probleme hat, die ihn belasten und die er nicht loswerden
kann. Das Wiederauftreten psychotischer Symptome wird oft durch zunehmende Irritation im Rahmen nicht desaktualisierbarer aktueller Probleme
angebahnt. Erst wenn die aktuelle Stabilisierung erfolgt, eine Zukunftsperspektive schematisch absehbar ist und das familiäre Feld eine mögliche
Rückkehr in die Familie durch Besuche und Ausgänge nach Hause ermöglicht hat, beginnt die Erarbeitung des Anlasses.
    Die Erarbeitung einer realistischen sozialen Perspektive soll also immer
der Bearbeitung der Vergangenheit vorausgehen. Sie führt zur Selbststabi-
lisierung und nur dann zur Selbstwerthebung und Anerkennung ohne un-

realistische Ansprüche im mitmenschlichen Kontext, wenn sie zu einem erfolgreichen Gelingen Anlaß gibt. Das Repertoire von sozialen Fertigkeiten,
die Durchsetzungsfähigkeit eigener Bedürfnisse, die Fähigkeit zur Rekru-
tierung sozialer Ressourcen sollen gefördert werden. Dazu gehört auch
eine Verbesserung der Selbstwahrnehmung des Patienten, so daß er in ihm
schlummernde Fähigkeiten und Talente auch an sich feststellen und real
zur Ausgestaltung bringen kann. Denn nur dann kann der Patient die
Grundannahme für sich gelten lassen, daß der Kontakt zum Mitmenschen
und eine zukunftsbezogene Tätigkeit sich lohnen!

5.5 Erarbeitung des Anlasses und aktueller Problemfelder

Nun beginnt die Bearbeitung der unmittelbaren Vergangenheit. Die Erarbeitung des Anlasses ermöglicht eine Wiederherstellung der Sinnkontinuität (Matussek 1990). Den Anlaß gilt es aufzusuchen, weil für den Patienten genau dort ein Bruch das bisherige Leben von dem Leben danach
trennt. Diese Diskontinuität im persönlichen Erleben ist für den Patienten
beängstigend, weil sie bedeutet, unvorhersehbaren Veränderungen von sich
selbst und der Welt einmal ausgesetzt gewesen zu sein, in einer unsteuerba-
ren Weise daher den Wandlungen des Daseins vielleicht auch in Zukunft wieder ausgeliefert sein zu müssen, was zu einer anhaltenden existentiellen Verunsicherung führen kann. Ohne Beachtung dieser Tatsache in der Therapie
wird der Patient nicht das Gefühl entwickeln können, über Beginn oder
Nichtbeginn eines neuen psychotischen Weltwandels selbst Kontrolle ausüben zu können. Dieses Gefühl, die Normalität selbst aufrechterhalten zu
können, ist ein wichtiger Bestandteil der Ich-Stabilisierung.

Da eben die psychotische Exazerbation nicht aus heiterem Himmel
kommt, sondern sich immer aus einem unterschiedlich langen Vorstadium
der Irritation und präpsychotischer Beschwerden entwickelt, ist es auch
wichtig, in der Biographie der Patienten jene Verdichtung und krisenhafte
Verflechtung von Umwelteindrücken faßbar werden zu lassen. Nur so kann
dem Patienten die Sinnkontinuität seines persönlichen Lebens zurückge-
geben werden.

Die Bearbeitung von familiären Konflikten und Entwicklungskonflik-
ten, das heißt die Bearbeitung biographischer und situativer Problemstellungen, gewinnt nun Vorrang. Eine Stärkung der Realitätskontrolle in weiterer Zusammenarbeit mit Ergotherapie und dem rehabilitativen Team
kann der weiteren Stabilisierung des Selbst dienen. Lösungsstrategien zur
Desaktualisierung, Bewältigungsmechanismen und soziale Ressourcen werden dem Patienten in immer besserer Weise zugänglich.

5.6 Aufarbeitung biographischer Trigger

Die Erarbeitung der Vergangenheit, die Klärung, Erläuterung, Neubele-
bung und Neuverarbeitung in der Vergangenheit des Patienten liegender,
nicht ausreichend desaktualisierter Erlebnisse und Ereignisse beginnt erst,
wenn der Patient in der Gegenwart eine ausreichend gute Stabilität erlangt

hat. Bei vielen Patienten ist dies erst nach langen Monaten rehabilitativer Bemühungen sinnvoll und angezeigt. Die zu frühe Aktualisierung von biographischen Konflikten und unzureichend verarbeiteten Geschehnissen kann zum raschen Wiederaufflammen der Psychose führen. Die Aufarbeitung biographischer Trigger ist daher in der Akuttherapie von psychotischen Menschen kontraindiziert.

Bei rezidivierenden Psychosen kann beobachtet werden, daß knapp vor Ausbruch der neuen Episode solche biographischen, unaufgelösten Situationen, Konflikte und Erlebnisse in stereotyper Weise wieder aktualisiert werden, so daß der Therapeut genötigt ist, diese aktualisierten biographischen Inhalte aktiv wieder desaktualisieren zu helfen. Das spontane Ansprechen früherer Erlebnisse muß also nicht ein Zeichen persönlicher Stärke und eines Erfolgs der Therapie sein, sondern kann im Gegenteil die akute Gefahr eines Rückfalls anzeigen. Nur ein Therapeut, der den Patienten gut kennt und mit ihm Möglichkeiten zur Bewältigung von irritierenden Erlebnissen erarbeitet hat, kann dann im Einzelfall die richtige Vorgangsweise entscheiden.

5.7 Analyse der positiven Übertragung

Nach Matussek (1976, 1988) ist die Analyse der positiven Übertragung des Patienten zum Therapeuten unmittelbar beziehungsgefährdend. Der Patient, der sich gegenüber seinen Grunderwartungen entschlossen hat, doch einem Menschen sein Vertrauen zu schenken, wird durch das Infragestellen oder Deuten dieses Vertrauens schwer verunsichert. Die Gefahr des Kontaktabbruchs oder Rückfalls in ein Stadium der Nichtkommunikation droht. Der Beginn der Bearbeitung der positiven Übertragung zum Therapeuten kann daher nur vom Patienten selbst angebahnt werden. Erst wenn sich ein Mensch so kompetent erlebt, daß er sich auch zur Ablösung vom Therapeuten entschlossen hat, ist er in der Lage, die positive Beziehungsanalyse auszuhalten. Verselbständigungstendenzen des Patienten sind ebenfalls genau zu beachten. Auch sie können eigentlich Vorboten zunehmenden Rückzugs sein, der ausbleibende Patient muß nicht auf diese Weise seine Verselbständigungswünsche dokumentieren, sondern kann damit einer zunehmenden Befürchtung, wieder psychotisch zu werden, Ausdruck geben. Die Ablösung des psychotischen Patienten vom Therapeuten nach erfolgreicher Therapie soll langsam erfolgen, nach Reduktion der Terminfrequenz schließlich noch Telephonkontakt einschließen können, wobei die Möglichkeit zur Wiederaufnahme der Beziehung auch nach Ablösung für den Patienten jederzeit möglich sein sollte.

Die Begleitung eines Menschen aus der Psychose in die Realität ist eine sehr verantwortungsvolle Tätigkeit und sollte nicht durch Verunsicherung, Überforderung oder Willkür des Therapeuten unterbrochen werden müssen. Die Psychotherapie von Psychotikern sollte daher nur jener/jenem Kollegin/Kollegen obliegen, die/der sich eine entsprechende Länge und Intensität der Therapie zutrauen kann und diese auch mit „langem Atem" durchzuhalten gewillt ist.

Literatur

Adler, A. (1982), Über den nervösen Charakter (1912). Frankfurt a. M.: Fischer.

Adler, A. (1978), Praxis und Theorie der Individualpsychologie (1930). Frankfurt a. M: Fischer.

Altorfer, A., Goldstein, M. J., Miklowitz, B. J., Nuechterlein, K. H. (1992), Stress indicative patterns of nonverbal behaviour. British Journal of Psychiatry 161 [Suppl. 18]: 103–113.

Barr, C. E., Mednick, S. A., Mahon, R. A., Cannon, T. D. (1991), Fetal neural development and adult schizophrenia. In: Eggers, C. (Ed.), Schizophrenia and youth. Berlin – Heidelberg – Paris – Tokyo – Budapest: Springer, S. 52–66.

Benedetti, G. (1987), Psychotherapeutische Behandlungsmethoden. In: Kisker, K. P., Lauter, H., Meyer, J. E., Müller, C., Strömgren, E. (Hrsg.), Psychiatrie der Gegenwart, Bd. 4: Schizophrenien. Berlin – Heidelberg – New York – Tokyo: Springer, S. 285–324.

Blankenburg, W. (1988), Das Problem der prämorbiden Persönlichkeit. In: Janzarik, W. (Hrsg.), Persönlichkeit und Psychose. Stuttgart: Ferdinand Enke, S. 57–71.

Ciompi, L. (1982), Affektlogik. Über die Struktur der Psyche und ihre Entwicklung. Ein Beitrag zur Schizophrenieforschung. Stuttgart: Clett-Kotta.

Ciompi, L. (1991), Affects of central organizing and integrating factors. British Journal of Psychiatry 159: 97–105.

Flekkoy, K. (1987), Epidemiologie und Genetik. In: Kisker, K. P., Lauter, H., Meyer, J. E., Müller, C., Strömgren, E. (Hrsg.), Psychiatrie der Gegenwart, Bd. 4: Schizophrenien. Berlin – Heidelberg – New York – Tokyo: Springer, S. 120–153.

Goldstein, M. J., Talowitz, S. A., Nuechterlein, K. H., Fogelson, D. L., Subotmit, K. L., Asarnow, R. F. (1992), Family interaction versus individual psychopathology. British Journal of Psychiatry 161 [Suppl. 181]: 97–102.

Haan, N. (1977), Coping and Defending. New York: Academic Press.

Kernberg, O. (1983), Borderline-Störungen und pathologischer Narzißmus. Frankfurt a. M.: Suhrkamp. (Originalausgabe unter dem Titel: Borderline conditions and pathological narcissism. New York: Jansen Aaronson, 1975.)

Kernberg, O. (1988), Schwere Persönlichkeitsstörungen. Stuttgart: Clett-Kotta (Originalausgabe unter dem Titel: Severe personality disorders. New Haven – London: Yale, 1894).

Lichtenberg, J. D. (1991), Psychoanalyse und Säuglingsforschung. Berlin – Heidelberg – New York – Tokyo: Springer (Titel der amerikanischen Originalausgabe: Psychoanalysis and infant research. New Jersey: Analytic Press, 1983).

Matussek, P. (1976), Psychotherapie schizophrener Psychosen. Hamburg: Hoffmann und Campe.

Matussek, P. (1985), Herstellung von Übertragung in der Psychoanalyse von Schizophrenen. In: Sierlin, H., Wynne, L. C., Wirsching, M. (Hrsg.), Psychotherapie und Sozialtherapie der Schizophrenie. Berlin – Heidelberg – New York – Tokyo: Springer, S. 185–193.

Matussek, P. (1988), Psychotherapie bei Schizophrenen. Vortrag im Rahmen der Österreichischen Arbeitsgemeinschaft für Neuropsychiatrie und Psychologie des Kindes- und Jugendalters, Wien.

Matussek, P. (1990), Beiträge zur Psychodynamik endogener Psychosen. Berlin – Heidelberg – New York – Tokyo: Springer.

Nuechterlein, K. H., Snyder, K. S., Mintz, J. (1992), Paths to relapse: Possible transactional processes connecting patient illness onset, expressed emotion and psychotic relapse. British Journal of Psychiatry **161** [Suppl. 18]: 88–96.

Resch, F. (1992), Therapie der Adoleszentenpsychosen. Psychopathologische, psychobiologische und entwicklungspsychologische Aspekte aus therapeutischer Sicht. Stuttgart – New York: Thieme Copythek.

Resch, F. (1994), Beiträge zur Phänomenologie und Therapie der Schizophrenie aus individualpsychologischer Sicht. Z. f. Individualpsychologie (in press).

Scharfetter, Ch. (1987), Definition, Abgrenzung und Geschichte. In: Kisker, K. P., Lauter, H., Meyer, J. E., Müller, C., Strömgren, E. (Hrsg.), Psychiatrie der Gegenwart, Bd. 4: Schizophrenien. Berlin – Heidelberg – New York – Tokyo: Springer, S. 1–39.

Shulman, B. H. (1980), Individualpsychologische Schizophreniebehandlung. München – Basel: Reinhardt.

Stern, D. N. (1984), The interpersonal world of the infant. New York: Basic Books.

Tienari, P., Kaleva, M., Lahti, I., Läksy, K., Moring, J., Naarala, M., Sorri, A., Wahlberg, K. E., Wynne, L. (1991), Adoption studies in schizophrenia. In: Eggers, C. (Ed.), Schizophrenia and youth. Berlin – Heidelberg – New York – Tokyo: Springer, S. 42–51.

Wing, J. K. (1987), Rehabilitation, Soziotherapie und Prävention. In: Kisker, K. P., Lauter, H., Meyer, J. E., Müller, C., Strömgren, E. (Hrsg.), Psychiatrie der Gegenwart, Bd. 4: Schizophrenien. Berlin – Heidelberg – New York – Tokyo: Springer, S. 325–355.

Korrespondenz: Univ.-Prof. Dr. Franz Resch, Abteilung für Kinder- und Jugendpsychiatrie der Universität Heidelberg, Blumenstraße 8, D-69115 Heidelberg.

Psychotherapie mit psychotischen Patienten in der Analytischen Psychologie

Christian Maier

Zusammenfassung. C. G. Jung hatte den Psychoanalytikern Jungscher Richtung ein zwiespältiges Erbe hinterlassen: Zum einen hat er viele Verstehensmöglichkeiten archaisch unbewußten Erlebens erarbeitet und damit schon früh die Hinwendung des analytischen Interesses zur Behandlung psychotischer Patienten gefördert, andererseits haben seine therapeutische Skepsis und seine Kompromißneigung mit der biologischen Psychiatrie keinen therapeutischen Enthusiasmus aufkommen lassen. Die gegenwärtige Analytischen Psychologie hat inzwischen viele neue analytische Erkenntnisse unterschiedlicher Provenienz integriert, insbesondere die Entwicklungspsychologie und den Beziehungsmodus der projektiven Identifikation, welcher dem Jungschen allegorischen Modell von Übertragung und Gegenübertragung zu neuem Glanz verhilft. Dadurch erhalten die nonverbalen interaktionellen Vorgänge zwischen Patient und Therapeut ein besonderes Gewicht. Über das „Vas-Container"-Modell läßt sich die zentrale Bedeutung der Gegenübertragung ableiten. Daneben bietet auch das Konzept von Nähe und Distanz und das Wissen um den fehlenden „Zwischenraum" psychotischer Patienten eine wertvolle Orientierungshilfe für die Interventionen des Therapeuten, von denen vor allem der Deutungszugang beschrieben wird.

Einleitung

Die Analytiker Jungscher Richtung haben sich traditionell mit der Psychotherapie von Patienten mit psychotischen Störungen befaßt, da der Begründer der Analytischen Psychologie seine ersten psychoanalytischen Erfahrungen überwiegend in der Begegnung mit Schizophrenen sammelte und wesentliche Teile seines späteren analytischen Lehrgebäudes noch die Spuren dieser Erfahrungen aufweisen. Gleichwohl hat sich keine einheitliche, charakteristische Behandlungsweise in der Analytischen Psychologie entwickelt. Namhafte Analytiker (wie Bash 1957, Fierz 1963, Fordham 1946) haben zwar schon vor Jahren gelegentlich Arbeiten zur Psychotherapie mit psychotischen Patienten veröffentlicht. Aber erst in jüngerer Zeit hat Zielen (1987) einen detailliert ausgearbeiteten Entwurf seiner eigenständigen, den traditionellen Rahmen der Jungschen Psychologie originell überschreitenden Psychotherapie mit psychotischen Patienten vorgelegt. K. W. Bash, der seine Ausbildung zum Analytiker noch bei C. G. Jung machte, teilte die Ambivalenz seines Lehrers bezüglich der Psychotherapie von Menschen mit psychotischen Störungen: Zum einen sah Bash[1] die Analyti-

---

[1] Persönliche Mitteilung.

sche Psychologie hierfür als besonders geeignet an, zum anderen blieb er in seinen prognostischen Einschätzungen hinsichtlich eines positiven Behandlungsergebnisses überwiegend skeptisch.

Die vielfältigen therapeutischen Versuche und Ansätze finden ihre Gemeinsamkeit darin, daß sie von der Position C. G. Jungs ausgehen und diese mit anderen, vor allem neueren Entwicklungen in den analytischen Schulen verbinden. Der Konsens unter den Therapeuten, daß es sich um eine Behandlung nach Art der Analytischen Psychologie handelt, wird unter der Voraussetzung erreicht, daß die historische Position C. G. Jungs integriert ist. Meine Darstellung der Psychosentherapie in der Analytischen Psychologie kann also nicht eine herrschende Lehrmeinung wiedergeben, da sich eine solche offizielle Version nie etabliert hat. Vielmehr stellen die nachfolgenden Zeilen einen Versuch dar, einen möglichen Weg der Psychosentherapie darzustellen. Meine Erfahrungen in Diskussionen mit Kollegen zum Thema haben mir die Zuversicht gegeben, daß der Arbeitstitel dieses Aufsatzes vielleicht doch nicht zu Unrecht gewählt wurde.

Die Position C. G. Jungs in der Psychotherapie von Psychosen

C. G. Jung war einer der ersten, der eine individuelle Psychotherapie mit Schizophrenen wagte. Für ihn waren Menschen mit psychotischen Störungen allerdings in erster Linie eine Quelle analytischen Anschauungsmaterials, die Therapie stand eindeutig an zweiter Stelle. Er war von Freuds „Traumdeutung" zur analytischen Beschäftigung mit Psychotikern angeregt worden, was auch den Kontakt zu Freud herstellte. Der Briefwechsel zwischen Freud und Jung nahm in den ersten beiden Jahren (1907/08) fachlich hauptsächlich die Psychosen („Paranoia", „Dementia praecox") zum Thema. Dabei ließ Jung, der vom „überaus spröden Stoffe der Dementia praecox (McGuire und Sauerländer 1974) sprach, keinen Zweifel daran, daß er hinsichtlich der psychotherapeutischen Möglichkeiten sehr skeptisch war. Und das blieb er auch zeitlebens, wie seine späteren Schriften über die Psychosen zeigen: Die Psychotiker könnten durch Psychotherapie behandelt werden, „wenn auch nur in beschränktem Maße" (Jung 1956/1959). Seine kompromißbereite Haltung der biologischen Sichtweise gegenüber – hier sei an seine spätere „Toxin"-Theorie (Jung 1958) erinnert – war zudem einem psychotherapeutischen Enthusiasmus in der Analytischen Psychologie wenig förderlich. Als (psychotherapeutisch) behandelbar sah er „gewisse leichtere Fälle" an, welche die Praxis des Therapeuten aufsuchten und nicht in einer Klinik untergebracht wären (Jung 1939). Nach Ansicht Jungs werden die Psychosen durch Konflikte, die mit heftigen Affekten einhergehen, ausgelöst. Daraus resultiert ein Rückzug von den Objekten („Autoerotismus"), und es kommt über Abspaltung und Projektion zu einer Komplexisolation, die die Einheit der Persönlichkeit bedroht und schließlich zur Fragmentierung des Ich (-Komplexes) führt. Die Disposition zur Ausbildung einer Psychose sah Jung entweder in einer spezifischen Ich-Schwäche („abaissement", „Schwäche des Bewußtseins") oder in einer erhöhten Triebstärke („Stärke des Unbewußten") begründet. Das Unbewußte bricht dem Traum vergleichbar in das Bewußtsein ein, und es gibt prinzipiell kein psychotisches Symptom, das psychologisch nicht verständlich ist. Die Psychosen zeichnen sich in besonderem Maße durch ihre archaischen Symbolbildungen aus. Jung (1939) hierzu:

„Der häufige Rückgriff auf archaische Assoziationsformen und -gebilde, den wir in der Schizophrenie beobachten, hat mir sogar erstmals die Idee gegeben, an ein Unbewußtes zu denken, das nicht nur aus verlorengegangenen, ursprünglichen Bewußtseinsinhalten besteht, sondern aus einer gewissermaßen tieferen Schicht von ähnlich universalem Charakter wie die mythischen Motive, welche die menschliche Phantasie überhaupt charakterisieren."

Das Verständnis und auch die Interpretation der archaischen Symbole, wie sie sich in den Träumen, den Wahninhalten und den Halluzinationen der Psychotiker zeigen, standen für Jung im Zentrum seiner psychotherapeutischen Bemühungen. In Jungs Sicht haben die ins Bewußtsein einbrechenden unbewußten Inhalte zum einen eine kompensatorische Funktion, indem sie einseitige Bewußtseinseinstellungen zu korrigieren versuchen, zum anderen haben die psychotischen Symbolbildungen – das in Psychosen häufig auftretende Mandalasymbol, dem Jung die Rolle eines „richtunggebenden Anordners" zuschreibt, ist das einfachste und bekannteste, vielleicht aber auch am meisten mißverstandene Beispiel dafür – auch das Ziel, der Fragmentierung des Ich-Komplexes entgegenzuwirken und die Einheit der Person wiederherzustellen.

Diejenigen Analytiker, die heute mit Psychotikern Psychotherapien durchführen, rekurrieren auf die Lehrmeinungen des Gründers der Analytischen Psychologie, haben aber zudem eine Fülle von neuen, hilfreichen Theorien integriert, die sich in der therapeutischen Praxis mittlerweile als unverzichtbar etabliert haben. Dazu zähle ich in erster Linie die entwicklungspsychologischen Erkenntnisse, die René Spitz und Margaret Mahler zu verdanken sind. Als „kleinster gemeinsamer Nenner" einer Psychotherapie im Sinne der Analytischen Psychologie läßt sich ein therapeutisches Vorgehen beschreiben, das versucht, Unbewußtes über Deutungen gemeinsam zu verstehen und somit dem Patienten für eine Integration zugänglich zu machen.

Die Rahmenbedingungen der Therapie

Analytisch orientierte Psychotherapie von Psychotikern hat – namentlich bei Psychiatern – nach wie vor einen zweifelhaften Ruf. Dies ist allerdings nur zum Teil auf die unbestritten schwierige und belastende Aufgabe zurückzuführen, sondern hängt auch damit zusammen, daß auf die Psychosenpsychotherapie[2] die gleichen Maßstäbe wie für die Therapie von

---

[2] Wenn im folgenden von Psychosen gesprochen wird, so meine ich Syndrome, die durch Desintegration der Ichfunktionen, Wahn und Halluzinationen gekennzeichnet sind. Dabei ist es im Hinblick auf die prognostische Einschätzung hilfreich, im Einklang mit neueren psychiatrischen Klassifikationen (DSM etc.) zwischen akuten psychotischen Episoden und schizophrenen Störungen, die im Unterschied zu den erstgenannten nach Abklingen der akuten Symptomatik eine (im Vergleich mit dem prämorbiden Niveau) längeranhaltende, prinzipiell reversible Beeinträchtigung der Ichfunktionen hinterlassen, zu differenzieren.

Neurosen angewandt werden. Die Rahmenbedingungen der Therapie von psychotischen Störungen und die Ziele einer solchen Therapie unterscheiden sich davon jedoch meist erheblich. Als zwei wesentliche Therapieziele, die sich auch, um extreme therapeutische Positionen verdeutlichen zu können, polar gegenüberstellen lassen, sind erstens die Beseitigung psychotischer Symptome bzw. die Überwindung einer akuten psychotischen Episode und zweitens das Erreichen tiefreichender Veränderungen in einem langdauernden therapeutischen Prozeß, der sich durch die Fokussierung des Zusammenspiels von Übertragung und Gegenübertragung auszeichnet, zu nennen. Das zweitgenannte Therapieziel beinhaltet in aller Regel das erstgenannte. Was mit tiefreichender Veränderung gemeint sein kann, darüber gibt es wiederum divergierende Auffassungen. Letztlich geht es um anhaltende Verbesserungen der Lebensbedingungen des psychotischen Patienten. Racamier (1982) sieht dies wie folgt: „Was ein Schizophrener zu tun imstande ist, um besser zu leben, ist, seine regressiven Rückzugsbewegungen zu akzeptieren und aufzubauen, ohne dabei befürchten zu müssen, daß die Welt zusammenstürze und das Objekt auseinanderbreche. Eine solche Regression ist gewissermaßen progressiv" (Racamier 1982, S. 56). Diese Bedürfnisse eines Psychotikers geraten häufig in Konflikt mit den Zielsetzungen des Therapeuten. Fromm-Reichmann (1948) formulierte hierzu folgendes: „Ich bin davon überzeugt, daß viele Schizophrene gesund werden könnten, wenn das Ziel der Behandlung im Sinne der Bedürfnisse der schizoiden Persönlichkeit und nicht der nicht-schizoiden Persönlichkeit verstanden würde, und auch nicht im Sinne des nicht-schizophrenen, konformistischen ‚guten Staatsbürgers', des Psychiaters." Aus diesen Feststellungen renommierter Therapeuten wird verständlicher, warum es bei Psychotikern kein „normiertes" psychotherapeutisches Setting, das man dem Patienten wie eine fremde therapeutische Realität überstülpen könnte, geben kann und darf und daß, will die Therapie eine gute Chance haben, die Behandlungsfrequenz im ambulanten Bereich auch den Bedürfnissen des psychotischen Patienten entgegenkommen muß.

Die institutionellen Rahmenbedingungen sind oft so ausgerichtet, daß die Psychotherapie auf die Behandlung der akuten psychotischen Episode und der darauf folgenden Stabilisierungsphase beschränkt bleibt. Ort einer solchen Psychotherapie ist meist eine psychiatrische Institution (was in der gegenwärtigen Psychiatrielandschaft regelhaft vorrangige Betonung der notwendigen Medikation und Entwertung der Psychotherapie bedeutet), und das Ziel ist die möglichst rasche Symptombeseitigung und psychosoziale Anpassung. Häufig wurde der Patient zur Behandlung gedrängt, und der Therapeut in einer Institution muß die ihm übertragene Aufgabe übernehmen. Weder hat der Patient wirklich die Möglichkeit, sich für eine Psychotherapie zu entscheiden (er kann allenfalls auf ein psychotherapeutisches Verständnis seines Behandlers hoffen), noch wird dem Therapeuten eine Indikationsstellung zur Psychotherapie zugestanden. So findet das Zustandekommen einer Psychotherapie meist unter wenig günstigen Bedingungen statt. Die Vertrauensgrundlage zwischen Patient und Therapeut ist nicht selten starken Belastungen ausgesetzt, da der Therapeut auch der

Institution verpflichtet ist, d. h. konkret Informationen an andere weiter-
gibt, auch mehr oder weniger der herrschenden Therapieideologie (z. B.
einer leistungsorientierten Rehabilitationsideologie) ausgesetzt ist oder gar
teilt und gewöhnlich in Entscheidungsprozesse eingebunden ist, welche für
den Patienten von großer Bedeutung sind (z. B. Verlegung, Ausgang, Medikation etc.).[3] Für manche psychotische Patienten scheinen die institutionellen Rahmenbedingungen aber sogar günstiger zu sein als das übliche
psychotherapeutische Setting. Dazu zählen diejenigen Patienten, für die
Beziehungen allzu bedrohlich sind und die deshalb dazu neigen, bei Zunahme der objektbezogenen Tendenzen diese auf mehrere Personen auf-
zuteilen. Ferner gehören hierzu die Patienten, die mit der Institution eine
„transitional-object"-Beziehung herstellen und den Therapeuten der Klinik
attribuieren.

Die Auswirkungen solcher Begleitumstände in der Therapie von Psychotikern sind geeignet, die gängigen Vorurteile zu nähren, einerseits die
Skepsis hinsichtlich der Anwendbarkeit von analytischen Ansätzen bei Schizophrenen, weil durch die Rahmenbedingungen ungünstige Ausgänge oft
vorgezeichnet sind, andererseits im Erfolgsfalle die Mystifizierung der Psychosenpsychotherapie, was der Sache ebenfalls wenig dienlich ist. Gleichwohl läßt sich unter diesen Voraussetzungen eine tragende therapeutische
Beziehung aufbauen, wenn es dem Therapeuten gelingt, zunächst auf dem
Wege der Empathie – oder sollte man besser über seine Person sagen? – Zugang zum Patienten zu gewinnen und dann über seine Methode eine Vertiefung der Beziehung zu ermöglichen. Und es darf auch die darin liegende Chance der institutionellen Rahmenbedingungen für eine weiterführende Psychotherapie nicht geringgeschätzt werden, die darin besteht,
den psychotischen Patienten auf eine längerdauernde Therapie neugierig
zu machen und schließlich dafür gewinnen zu können.

Die Psychotherapie in der akuten psychotischen Episode

Daß analytische Psychotherapie während der akuten psychotischen Episode nicht indiziert wäre, ist ein nicht zutreffendes Vorurteil, das auch von
Analytikern vertreten wird. Die Schwierigkeit besteht (wie immer) darin,
daß das jeweilige Vorgehen der Person und der Tiefe der Störung des Patienten angepaßt werden muß. Wenn es ein einheitliches Vorgehen gibt,
dann ist es die Begleitung des Patienten in der Psychose und durch diese
hindurch. Das analytische Rüstzeug hilft dem Therapeuten, den psychotischen Patienten zu verstehen, und das ständige Bemühen, eine Verständ-
nisbrücke zum Patienten zu finden, erleichtert das Begleiten und das not-

---

[3] Unter den genannten Voraussetzungen bleibt der Therapeut oft ein Repräsentant
einer als verfolgend erlebten Psychiatrie, und dies ist ein wichtiger Grund, warum
sich viele Psychotiker nach der Klinikentlassung einer Fortsetzung einer Therapie
entziehen. Mit Patienten einer alternativen psychiatrischen Einrichtung, der „Soteria" in Bern, habe ich die Erfahrung gemacht, daß sich psychotische Patienten,
die den institutionellen Betreuer bewußt als Verbündeten erfahren, eher auf eine
Psychotherapie einlassen konnten.

wendige Mitgehen auf dem gemeinsamen therapeutischen Weg. Das empathische Mitgehen mit dem Patienten und das Ansprechen (und gemeinsame Besprechen) des Angstmachenden hat eindeutig den Vorrang vor anderen therapeutischen Einstellungen und Handlungen. Der Stellenwert von Deutungen des Therapeuten ist während der akuten Psychose vergleichsweise gering. Deutungen sind aber trotzdem wichtig, zum einen, weil sie dem Patienten zumindest den Versuch eines Verständnisses des Therapeuten vermitteln, zum anderen, weil der Psychotiker (ähnlich allen anderen Patienten) es nicht gut verträgt, wenn der Therapeut abrupt (z. B. nach Abklingen der akuten Episode) sein technisches Vorgehen ändert.

Im Strudel der floriden Psychose wird die Beziehung zum Therapeuten für den Patienten der Garant für die Aufrechterhaltung der Verbindung zur Realität. Im regredierten Zustand entledigt sich der Psychotiker (partiell) der Verantwortung für die eigene Person und delegiert die Sorge für sich an den Therapeuten, der Hilfs-Ich-Funktionen übernimmt. Die Psychotherapie wandelt auf dem schmalen Grat, eine Beziehung zu ermöglichen, die diesen Bedürfnissen des Patienten entgegenkommt, die aber gleichzeitig die gefürchtete Beziehungserwartung des Patienten vermeidet, einem übermächtigen Verfolger ausgeliefert zu sein. Es werden sich jedoch immer wieder Situationen, vor allem in einem institutionellen Rahmen und oft durch Zutun des Patienten ergeben, die diese Beziehungsmuster konstellieren und die, wenn dann die Angst in der therapeutischen Beziehung überhandnimmt, dann doch das technische Mittel der Deutung erfordern.

Deutungen sind dann erforderlich, wenn sich psychotische Phantasien auf die Patient-Therapeut-Beziehung ausweiten und eine Intervention des Therapeuten auf der „Realitätsebene" oder ein Beruhigen des Patienten keinen Erfolg verspricht (oder sogar kontraproduktiv wäre). Hierzu ein Beispiel: Das therapeutische Team einer psychiatrischen Institution hatte mir die Aufgabe zugedacht gehabt, einen mir gut bekannten Patienten auf seinen Cannabismißbrauch und den damit natürlich im Zusammenhang stehenden Verstoß gegen die Klinikregeln anzusprechen. Der Patient wurde im Gespräch, als ich ihm die Forderungen des Teams vortrug, immer unruhiger und geriet schließlich in einen panikartigen Zustand. Ein geordnetes Gespräch mit ihm war nicht mehr möglich. Ich verstand nur noch, daß er mehrmals in unzusammenhängenden Worten ein „Schlammmonster" erwähnte. Darauf gab ich die folgende Deutung: „Wenn ich Sie autoritär und ohne auf ihre Bedürfnisse zu achten mit Forderungen unserer Einrichtung konfrontiere, dann werde ich für Sie zu einer bedrohlichen Gestalt, von der Sie befürchten, überwältigt und schließlich verschlungen zu werden". Daraufhin ging der Panikzustand zurück, und es war ein Gespräch möglich, in dem der Patient auf seine Ängste und Wünsche, die ihn zum Haschischkonsum gedrängt hatten, zu sprechen kam, und in dem ich meine Sorge um den Patienten spüren konnte. Diese klinische Facette gibt eine mögliche günstige Deutungsform wieder: Die wahnhafte Übertragung wird auf den interaktionellen Auslöser bezogen, und die Angst des Patienten wird auf der relevanten (oralen[4]) Ebene, nämlich derjenigen der individuellen Existenzbedrohung durch den anderen, gedeutet. Eine solche Deutung kann natürlich nur dann ankommen, wenn der Patient nicht völlig von Angst überschwemmt wird. Oft kann es nützlich sein, die Deutung inhaltlich auf ein abstrakteres Niveau zu heben, insbesondere dann, wenn sich der Auslöser einer psychotischen Ausweitung auf die noch junge therapeutische Beziehung nicht so einfach eruieren läßt wie im obigen Beispiel und der Therapeut nur ahnt, worum es sich handeln könnte.

Die Deutung archetypischer Bilder gilt als der charakteristische Ansatz der Analytischen Psychologie. Andererseits – darauf hat bereits Jung (1946) hingewiesen – sind Deutungen in psychotischen Zuständen zurückhaltend einzusetzen. Es bleibt die Frage, wann und wie die archaischen Phantasien und Bilder in einer akuten Psychose günstigerweise gedeutet werden. Jedenfalls wird man nicht umhinkommen, deutend zu intervenieren, wenn die therapeutische Beziehung manifest betroffen ist. Hierzu noch ein weiteres Beispiel, das den therapeutischen Umgang mit archetypischen Bildern in der Psychose veranschaulicht und zudem wesentliche Aspekte der Patient-Therapeut-Beziehung in der Psychosepsychotherapie darstellt: Ein junger Mann war notfallmäßig auf die psychiatrische Abteilung eingewiesen worden, nachdem er hocherregt-psychotisch durch die Innenstadt gelaufen war. Er war, wie er mir dann im Erstgespräch mitteilte, auf der Suche „nach dem Kind, das das Wetter macht" und er habe das Kind immer rufen hören, es aber nicht gefunden. Der Patient hielt im Gespräch inne, starrte mich an und sagte zu mir überrascht und ängstlich: „Ihr Gesicht hat sich eben verändert. Ich weiß nicht, ob Sie das auch gemerkt haben, aber Ihre eine Gesichtshälfte hat kurz das Gesicht eines Kindes gezeigt." Er hielt inne und sah mich an. Ich war mir nicht sicher, ob ich das, was zwischen uns ablief, richtig verstanden hatte, fühlte mich aber gleichzeitig vom Patienten gedrängt, darauf einzugehen und sagte deshalb: „Ich glaube, es ist gut, wenn Sie das, was Ihnen so angst macht, bei mir unterbringen können." Der Patient schwieg und wurde zusehends ruhiger. Nach einer kurzen Pause forderte er mich auf, mit ihm zum Fenster zu kommen und den Abendhimmel zu betrachten. „Er sieht heute ganz besonders schön aus", meinte er zu mir. Ich sah auf die orange-rosa-violette Färbung und hatte auch den Eindruck, daß der Himmel ganz außergewöhnlich aussah. Dann setzten wir unser Gespräch fort.

Man kann mit Fug und Recht geteilter Meinung sein, ob diese Deutung, die sowohl das Ängstigende und den Beziehungsaspekt zu erfassen versuchte, wirklich „korrekt" war. Meine Intervention war wahrscheinlich deshalb günstig, weil sie den drängenden Wünschen des Patienten nach Spiegelung im Anderen entgegenkam. Erfahrungsgemäß machen akut psychotische Patienten während der ersten Begegnungen oft narzißtisch-fusionelle Verstehensangebote wie der Patient dieses Beispiels. Die Erkenntnis, daß der Patient die Imago des „göttlichen Kindes" (C. G. Jung 1940) in

---

[4] Die anale Konnotation des „Schlammonsters" ist für die Deutung irrelevant, da eine abgrenzende Funktion eben nicht erreicht wird.

mich hineinverlegte, erleichterte es mir, diesen projektiv-identifikatorischen Vorgang trotz der offensichtlichen Ängstlichkeit als selbstobjekthaftes Beziehungsangebot zu verstehen. Im Unterschied zum „klassischen" Vorgehen in der Analytischen Psychologie wird man heutzutage vermeiden, dem Patienten die mythologischen Amplifikationen mitzuteilen. In diesem Sinne hat sich auch Asper (1986) geäußert, nämlich daß die Kenntnis der mythologischen Bilder in der Behandlung von frühen narzißtischen Störungen in erster Linie für den Therapeuten wichtig ist und daß die Mitteilung archetypischer Parallelen therapeutisch kontraproduktiv wirken kann. Neben der archetypischen Amplifikation hat in der gegenwärtigen Analytischen Psychologie die entwicklungspsychologische Sicht entscheidend an Bedeutung gewonnen. Im obengenannten Beispiel steht (entwicklungspsychologisch gesehen) die Imago des „göttlichen Kindes" für die narzißtische Fusion mit den Eltern, über die sich das kindliche Selbst grandios gespiegelt erfährt (s. hierzu auch Grunberger 1976). Der Patient in der akuten Psychose benötigt die „Spiegelung", das Erfahren von Gemeinsamkeit, um die eigene abgegrenzte Identität wiedergewinnen zu können. Das Verstehensangebot des akut-psychotischen Patienten ist oft in eine Handlung eingebunden (z. B. die Aufforderung zum Betrachten des Himmels). Über den schlechten Ruf, der dem Agieren in der Psychotherapie anhaftet, gerät die durchaus positive Bedeutung einer solchen Interaktion oft in Vergessenheit. Ein Agieren in die therapeutische Beziehung hinein, ein „acting-in" gleichsam, ist für den Psychotiker eine Möglichkeit, die Bereitschaft des Therapeuten zu prüfen, inwieweit dieser bereit ist, auf die psychotischen Kommunikationsmodi einzugehen bzw. sich auf eine Beziehung von Selbstobjektcharakter einzulassen. Das auf das Verstehensangebot des Patienten folgende Mitmachen des Therapeuten ist dann eine Voraussetzung zur Etablierung eines therapeutischen Bündnisses. Eine junge kataton-mutistische Patientin verdeutlichte mir dies über das folgende „acting-in": Sie hatte am Schrank des Stationszimmers einen Nachtfalter gesehen. Sie kam herein, nahm einen Plastikbecher und schob den Nachtfalter ganz vorsichtig hinein. Dann übergab sie mir schweigend den Becher und bedeutete mir, das Fenster zu öffnen und den Falter damit zu befreien. Bisweilen erinnert das agierende Eingehen des Therapeuten auf solche Verstehensangebote des Patienten an eine „symbolische Wunscherfüllung" (Sechehaye).

Aspekte der kombinierten Anwendung von Psychotherapie und Medikation

Im allgemeinen wird man im Verlaufe einer Psychosenpsychotherapie nicht umhinkommen, zumindest gelegentlich Medikamente einzusetzen. Im Unterschied zur Situation bei passageren, überwiegend isolierten psychotischen Symptomeinbrüchen kann ein Patient mit einer ausgeprägten manifesten Psychose, welche ihn dermaßen erschüttert, daß eine Klinikeinweisung unumgänglich ist, nur in Ausnahmefällen durch einen einzelnen Therapeuten allein über Psychotherapie behandelt werden. Das Soteriapro-

jekt in Bern, das eine alternative Behandlung anbietet (Ciompi et al. 1991),
hat vor kurzem auch wissenschaftlich bewiesen, daß Menschen mit ausgeprägten psychotischen Störungen in einem haltgebenden Milieu ohne Medikamente erfolgreich behandelt werden können, aber dazu ist ein therapeutisches Team notwendig, und selbst dann ist die Dauer der psychotischen
Episode erheblich länger. Zudem ist es nicht erwiesen, daß es wirklich von
Vorteil ist, wenn der Patient in einer tragenden Umgebung seine Psychose
bewußter erfahren kann. Kurzum, in aller Regel ist eine Kombination von
Psychotherapie und Pharmakotherapie, jedenfalls über gewisse Zeit hinweg,
für den Patienten die bessere Behandlung. Im Verlaufe einer Psychosenpsychotherapie sinkt die jeweilige notwendige Dosis, oft auf so geringe Mengen,
daß sie sogar unterhalb eines signifikanten Wirkungsbereichs zu liegen
scheinen (s. hierzu auch Mentzos 1992). Über die pharmakologische Wirkung hinausgehend konstellieren sich zudem über die Medikamente in der
Arzt-Patient-Beziehung Konflikte (vor allem) um Abhängigkeit und Autonomie. Das gilt insbesondere auch dann, wenn der Patient für sich die Notwendigkeit einer Medikamenteneinnahme akzeptiert hat. Das vom Therapeuten verschriebene Medikament wird im Verlaufe der Therapie zu einer
Art Übergangsobjekt, das wechselnd die konflikthaften Wünsche und Befürchtungen nach abhängiger Nähe zum Therapeuten wie auch das Bestreben nach Autonomie repräsentieren kann. Ein Ansprechen und Deuten dieser konflikthaften Problematik im Medikamentenbereich empfiehlt sich
erst, wenn es dort zu störendem Ausagieren kommt.

Psychodynamische Modellvorstellungen

Was eingangs zur Psychosenpsychotherapie ausgesagt wurde, läßt sich auch
für die Theorie feststellen: Eine einheitliche Lehrmeinung darüber gibt es
nicht. Allerdings sehen Therapeuten der verschiedenen analytischen Richtungen seit langem das zentrale Problem des (schizophrenen) Psychotikers
in dessen nicht zu vereinbarenden gegensätzlichen Strebungen nach Nähe
und nach Distanz. Einerseits befürchtet der Psychotiker, sich in der Nähe
des idealisierten Objekts zu verlieren, andererseits kann er ohne dieses Objekt nicht existieren. So besteht der zentrale Konflikt des Psychotikers in
der unüberwindbaren Bipolarität „zwischen den selbstbezogenen und den
objektbezogenen (also diejenigen zwischen autophilen und heterophilen)
Tendenzen" (Mentzos 1992). Die Grenzen zwischen Selbst und Objekt bleiben beim Psychotiker zeitlebens (infolge mangelnder Selbst-Objekt-Differenzierung) fragil und können sich im regressiven Sog wieder verwischen
und partiell auflösen. Disponierend für die mangelnde Selbst-Objekt-Differenzierung wirken Störungen der frühen Mutter-Kind-Beziehung. Den Ver-
schmelzungswünschen stehen die Ängste, sein Selbst im unverzichtbaren
anderen zu verlieren, gegenüber. Die wegen ihrer Bedrohlichkeit abgewehrten symbiotischen Wünsche sind eine ständige Quelle von aggressiven
Regungen und von Schuldgefühlen. Searles (1955) sieht eine der Funktionen der paranoiden Position, in der die Umwelt als völlig zurückweisend erfahren wird, darin,

„daß sie den Patienten befähigt, die Erkenntnis der alles verschlingenden Abhängigkeitsbedürfnisse zu vermeiden. Dieser Drang zu verschlingen löst nicht nur deshalb Angst aus, weil er den Patienten so weit zu bringen droht, daß er andere Leute zerstört, sondern auch deshalb, weil der Patient befürchtet, daß, wenn er zu viel in sich hineinschlingt, er nicht mehr er selbst sein werde, daß er – anders ausgedrückt – seine Identität verlieren kann."

Auslöser der Psychose sind meist unerträgliche Frustrationserlebnisse. Diese Aussage gilt sogar für die aus distanziert-psychiatrischer Sicht biologisch eingestuften Wochenbettpsychosen (Maier 1989). Denn wenn die Realität für den (potentiellen) Psychotiker zu frustrierend wird, kommt es über Projektion aggressiver Wünsche und Retrointrojektion (sowie Reprojektion etc.) der aggressiv besetzten Imagines zum Abgleiten in die Psychose. Kernberg (1975) drückt das wie folgt aus: „Bei den Psychosen führt dieser Circulus vitiosus hauptsächlich zur regressiven Wiederverschmelzung von Selbst- und Objektimagines." In der Psychose gelingt es dem Patienten meist, die „bösen" Selbst-Objekt-Anteile projektiv in der Außenwelt unterzubringen und in ihm eine vorübergehend rettende Vereinigung von „guten" Selbst-Objekt-Fragmenten zu erreichen.

Die wechselnden Beziehungen des Psychotikers zur Realität sind besonders prekär. Ihm fehlt, wie Racamier (1982), der sich damit auf das Konzept des „Übergangsobjekts" von Winnicott (1951) bezog, ausgeführt hat, der trennende und zugleich verbindende Zwischenraum zwischen Innen und Außen. Innere und äußere Wahrnehmungen können sich vermengen. Die Realität des anderen ist für den Psychotiker von beängstigender Fremdheit.

Im Zusammenhang mit diesen psychodynamischen Modellvorstellungen werden einige für die analytische Psychotherapie günstige Voraussetzungen besonders verständlich. Erfahrungsgemäß ist die Prognose bei den psychotischen Patienten günstiger, die das umständliche Anmeldungsprozedere (Telefonbeantworter, kurze Sprechzeiten und die damit verbundenen Wartefristen) bei einem ambulanten Psychotherapeuten auf sich nehmen können. Diese Patienten können ihre Bedürfnisse aufschieben, mit anderen Worten: Ihre symbiotischen Wünsche stehen nicht unter dem alleinigen Diktat oraler Dringlichkeit. Ein weiteres günstiges Zeichen für die Eignung zu einer analytischen Therapie ist nach Racamier die Existenz eines „schmalen" Verbindungszwischenraums, der Spiel und Illusion Raum gewährt. Denn dann stehen die Chancen günstig, daß die Realität des Therapeuten nicht unerträglich bedrohlich sein muß und eine attraktive Alternative für den Patienten darstellen könnte.

Einige Bemerkungen zur Patient-Therapeut-Beziehung

Die Psychosen wurden vor allem deswegen als schwer behandelbar angesehen, weil Freud (1913) die Psychotiker als einer Übertragung kaum fähig ansah. Bekanntlich führte die Auffassung zur Gegenüberstellung von „Übertragungsneurosen" und den „narzißtischen Neurosen", womit die Psychosen gemeint waren. Die Unterscheidung Übertragungsneurosen versus Psychosen („Introversionspsychose bzw. -neurose") geht im übrigen auf Jung (1911) zurück, der bei letzteren die Introversion der Libido hervorhob. Generationen von Analytikern haben mittlerweile die Fähigkeit von Psychotikern zu einer Übertragung erfahren und beschrieben.

Die Therapie mit Psychotikern wird durch die hochambivalenten Übertragungen des Patienten und durch die dadurch im Therapeuten hervorgerufenen intensiven Gefühle geprägt. Rasch wechselnde Partialobjektübertragungen (innerhalb einer Sitzung), die den Therapeuten in beträchtliche Verwirrung zu stürzen vermögen, können im Dienste der Abwehr bedrohlicher Abhängigkeitswünsche stehen. Das Nicht-Verstehen des Therapeuten sichert dem Patienten einen Freiraum, der die Bedrohung des eigenen Selbst vermindert. Die Linie der Übertragungsentwicklung zielt im Verlaufe der Therapie auf das schrittweise und alternierende Zulassen der angstmachenden symbiotischen Wünsche. Die Regression auf das symbiotische Beziehungsmuster ist die Voraussetzung für den Erfolg der analytischen Therapie (Searles 1959). Als „Übertragungspsychose" bezeichnet man ein sich im Verlauf einer langdauernden Therapie entwickelndes symbiotisches Erleben des Patienten, in dem sich dieser als eins mit dem Therapeuten erlebt und das auch mit psychotischen Symptomen (Wahn, Halluzinationen), die sich auf den Therapeuten beziehen, einhergehen kann. Ein markanter Unterschied der Übertragungspsychose beim Psychotiker im Vergleich mit dem Borderline-Patienten besteht nach Kernberg (1975) darin, daß für den Psychotiker dann die Grenzen zwischen ihm und dem Therapeuten aufgehoben sind.

Der Therapeut muß sich sowohl auf die symbiotische Beziehung einlassen wie auch dem Patienten ermöglichen, diese wieder zu verlassen. Dabei können die unbewußten Abhängigkeitsbestrebungen des Therapeuten – und kaum eine andere Psychotherapie wie die mit einem psychotischen Patienten ist so geeignet hinsichtlich der Befriedigung symbiotischer Wünsche – den therapeutischen Prozeß behindern. Searles (1959b) hat in seltener Offenheit die unbewußten Tendenzen des Therapeuten, den Patienten in der abhängigen Position, d. h. in der Rolle des Kranken zu fesseln, beschrieben. Das Alternieren des Patienten zwischen beziehungsloser Distanz und symbiotischer Nähe und die damit im Therapeuten hervorgerufenen intensiven Gefühle unterschiedlichster Qualität stellen an den Therapeuten nicht geringe Anforderungen. Geläufig und im Erfahrungsaustausch von Psychosetherapeuten offen angesprochen werden Gefühlserlebnisse von Hilflosigkeit, von Verzweiflung oder auch von lähmender Müdigkeit oder bleierner Schwere, z. B. wenn der Patient aggressive Regungen in den Therapeuten hineinprojiziert und diesen dann zu kontrollieren versucht. Die Umformungen der (notwendigerweise wechselseitigen) feindseligen Regungen beeinflussen nicht nur die jeweils einzelne Psychosenpsychotherapie, sondern prägen oft auch (über Verleugnung, Projektion, Wendung der Aggression gegen die eigene Person und Reaktionsbildungen) bestimmte therapeutische Stilrichtungen. Das entscheidende „Werkzeug" in der Psychosenpsychotherapie besteht deshalb für den Therapeuten in der Bewußtmachung und damit einhergehender Verarbeitung seiner Gegenübertragung. Das Resultat dieses intrapsychischen

Vorgangs im Therapeuten kann dann nutzbringend eingesetzt werden und das therapeutische Handeln maßgeblich leiten.

C. G. Jungs alchemistische Allegorie von Übertragung und Gegenübertragung und die projektive Identifikation

„Die Darstellung der Übertragungsphänomene ist eine ebenso schwierige wie delikate Aufgabe, die ich nicht anders anzugehen wußte, als daß ich mich an die Symbolik des alchemistischen Opus anlehnte", schrieb Jung (1946) im Schlußwort seiner „Psychologie der Übertragung"[5] (Jung 1946, S. 343). Die fast ausschließlich allegorische Darstellungsweise führte leider dazu, daß diese wichtige Arbeit selbst unter Jungianischen Analytikern wenig Beachtung fand. Jung sah die Übertragung darin nicht nur als einen rein (durch die analytische Situation provozierten) projektiven Vorgang, sondern verstand Übertragung als einen Beziehungsmodus, der auch den Analytiker miteinschließt, mit dem Ergebnis, daß „durch Induktionswirkung, die stets von Projektionen in mehr oder minderem Maße ausgeht, auch bei diesem *(dem Arzt)* das entsprechende unbewußte Material konstelliert *(wird)*. Damit befinden sich Arzt und Patient in einer auf gemeinsamer Unbewußtheit beruhenden Beziehung" (Jung 1946, S. 187). Der therapeutische Raum, mit anderen Worten: die Analyse, wird zu einem von beiden Partnern hochbesetzten „Übergangsobjekt", in der sich die therapeutische Beziehung entfalten kann. In der alchemistischen Allegorie wird dieser „Übergangsraum" durch das hermetische Gefäß, das „Vas Hermeticum", das im Opus der Ort der Verwandlung ist, dargestellt. Die alchemistischen Modellvorstellungen sah Jung nur dann als gültig für die Übertragungsbeziehung an, wenn keine Beeinträchtigungen der Selbst-Objekt-Differenzierung[6] vorliegen. Bei psychotischen Patienten, denen es an einem absichernden „Zwischenraum" mangelt, wird der Therapeut zum Vas Hermeticum, das die hinausverlegten Selbstanteile des Patienten aufnimmt[7]. Diese interaktionellen Vorgänge entsprechen dem Beziehungsmodus der projektiven Identifikation, wie diese vor allem von Bion (1959) verstanden wurde: Der Analytiker wird in der therapeutischen Beziehung zum „Container" für das in ihn Hineinverlegte („Contained") des Patienten. Projektive Identifikation in diesem Sinne ist nicht nur ein Abwehrvorgang, sondern auch eine Kommunikations- und Beziehungsform und zudem eine Möglichkeit zu Veränderung, wenn nämlich der Projizierende die „unverdaulichen" Selbstanteile nach Verarbeitung durch den Empfänger wieder reinternalisiert (Odgen 1979). Das häufige Vorkommen dieser interaktionellen Vorgänge in der Therapie psychotischer Störungen wurde vor allem von Rosenfeld (1966) beschrieben. Aus dem „Vas-Container"-Modell läßt sich ab-

---

[5] Im gleichen Jahr erschien auch Melanie Kleins Arbeit „Notes on some schizoid mechanisms", in der sie das Konzept der projektiven Identifikation beschrieb.

[6] Jung (1946) führte aus, daß diese „klassische" Form der Übertragung immer ein „Du" voraussetze.

[7] Daß Jung diesen Gesichtspunkt implizit berücksichtigt hatte, zeigt sein Hinweis auf die Verhältnisse bei den „schizophrenen Grenzzuständen".

leiten, warum der Gegenübertragung in der analytischen Therapie von psychotischen Störungen eine entscheidende Bedeutung zuerkannt werden muß.

Zur Praxis der Interventionen in der Analytischen Psychotherapie von Psychotikern

Die Zurückhaltung, die Jung in der Psychotherapie mit Psychotikern empfiehlt, darf nicht mit Konzeptlosigkeit gleichsetzt werden. Federn (1952) hatte die ungünstigen Behandlungsergebnisse in der Behandlung der Psychosen bekanntlich darauf zurückgeführt, daß die Analytiker die psychotischen Störungen wie die Neurosen behandelten. Wie sehen nun aber günstigerweise die Interventionen des Analytikers in der Psychosenpsychotherapie aus? Das Konzept von Nähe und Distanz und das Wissen um den fehlenden Zwischenraum der Psychotiker bieten hierfür eine wertvolle Orientierungshilfe.[8] Inwieweit die daraus abgeleiteten Interventionen sich wesentlich von Behandlungen mit anderen Patientengruppen unterscheiden, kann nicht generell abgeleitet werden.

Was die Deutungen betrifft, so verträgt ein psychotischer Patient es schlecht, wenn die Deutungen „zu weit weg" oder unvermittelt „zu nah" sind: Sind viele Deutungen des Analytikers nicht zutreffend, dann kann, wie Rosenfeld beschrieb, der Analytiker für den Patienten zum Verfolger werden. Die therapeutische Beziehung betreffend haben die Verfolgungsängste die Funktion, trotz allem die Beziehung zum Therapeuten aufrechtzuerhalten. Andererseits können sich zutreffende Deutungen als besonders ungünstig erweisen, wenn sie zum falschen Zeitpunkt. d. h. wenn der gedeutete Inhalt noch zu bewußtseinsfern ist, gegeben werden (Boyer 1967). Mit den Deutungen verhält es sich also ähnlich wie mit den via projektiver Identifikation im Therapeuten hervorgerufenen Gefühlen: Der Analytiker muß seine analytischen Erkenntnisse in sich bewahren können und darf nicht versuchen, diese vorzeitig abzugeben. Da letztlich die Deutung durch die Gegenübertragung mitbestimmt wird, ist auch hier die Fähigkeit des Analytikers, interaktionell die „Vas-Container"-Funktion zu übernehmen, gefordert. Das gilt in besonderem Maße für die Mitteilungen des Patienten, die doppelte Botschaften enthalten: Eine Patientin berichtete mir eindrücklich ihre kürzlich aufgetretenen Schwierigkeiten mit Arbeitskollegen und zeigte dabei ein aufreizend erotisierendes Verhalten. Es war, als ob zwei

---

[8] Vermutlich wegen des fehlenden „Zwischenraums" sprechen psychotische Patienten oft gut auf diejenigen Therapieformen an, bei denen ein Zwischenmedium (Malen, Musik, Bewegung etc.) angeboten wird. Gerade in der Analytischen Psychologie haben eine Reihe von Therapeuten intuitiv-pragmatisch diesen Ansatz gewählt. Jüngst hat Krapp (1989) eine solche Therapieform beschrieben. Sein Ansatz läßt erkennen, daß der Erfolg einer Therapie mit einem importierten Zwischenmedium entscheidend auch davon abhängt, wie hoch besetzt dieses Zwischenmedium vom Therapeuten ist. Auch die forcierte Arbeit mit Symbolen, wie sie nicht selten von Analytischen Psychologen praktiziert wird, kann ein entsprechendes Zwischenmedium darstellen.

verschiedene Frauen im Raum wären. Ein Hinweis auf ihre Inszenierung und eine anschließende durchaus „korrekte" Deutung (präödipal betont, etwa im Sinne von „Die Enttäuschung in der Arbeit haben Ihre Wünsche, geliebt zu werden, verstärkt") wäre zu diesem Zeitpunkt kontraproduktiv gewesen, da ihr das eigene erotisierende Verhalten nicht bewußt war (und ich durch eine solche Deutung wahrscheinlich zum erotischen Verfolger geworden wäre). Beide Phänomene, die häufigen falschen und die vorzeitig zutreffenden Deutungen, sind, falls sie gehäuft auftreten sollten, wohl am ehesten als Ausdruck einer unbewußten Gegenübertragung aufzufassen.

Das Deuten der Träume ist analog zu sehen. Rohde-Dachser (1983) hat für die Behandlung von Patienten mit schweren Ich-Störungen empfohlen, besonders auf die möglichen prospektiven Aspekte eines Traumes zu achten und anzusprechen. Sie bezog sich dabei ausdrücklich auf folgende Aussage von Jung (1928): „Die prospektive Funktion dagegen ist eine im Unbewußten auftretende Antizipation zukünftiger bewußter Leistungen, etwa wie eine Vorübung oder wie eine Vorausskizzierung, ein im voraus entworfener Plan. Sein symbolischer Inhalt ist gelegentlich der Entwurf einer Konfliktlösung." Wieder ein Beispiel aus meiner Praxis: Eine Patientin erzählte mir von ihrem Traum, in dem ein Totentanz gewesen sei. Es seien richtige Menschen gewesen, die aber nur aus Haut und Knochen bestanden hätten. Lediglich ein Mann sei vollständig gewesen. Am Ende des Tanzes habe der Mann zu ihr gesagt: „Und auch das Ekzem an meiner Lippe ist weg." Die Patientin kam nach dem Traumbericht auf Savanarola, für den sie in ihrer Jugend geschwärmt habe, und auf wichtige Beziehungen in ihrem Leben mit Männern zu sprechen. Dann wechselte sie das Thema, um aber am Ende der Stunde mich zu fragen, was ich denn von ihrem Traum denke. Meine karg gehaltene Deutung blieb im Abstrakten und beschränkte sich darauf, zu betonen, wie wichtig es sei, daß der eine Mann im Traum für sie vollständig sei. Die Therapie lief zu diesem Zeitpunkt schon über zwei Jahre, und es hatte sich inzwischen ein tragfähiges therapeutisches Bündnis eingestellt. Der Ansatz, auch Träume vorwiegend unter dem Übertragungsaspekt zu deuten, wurde von der englischen „Neojungianischen" Richtung in die Analytische Psychologie eingeführt (Adler 1967). Die von Kernberg beschriebenen allgemeinen Behandlungsprinzipien für Borderline-Patienten hinsichtlich des Deutens der Übertragung kann man auch für die Therapie mit psychotischen Patienten verwenden: Die Tendenz des Deutens geht dahin, daß die (latente und manifeste) negative Übertragung bearbeitet wird, während die positiven Übertragungsanteile für das therapeutische Bündnis genutzt werden können (d. h. keine Konfrontation oder Deutung).

Auch in der Therapie mit psychotischen Patienten sind die Deutungen, welche die Übertragung betreffen, die relevanteren Interventionen. Alle anderen Deutungen sind von eher geringer Bedeutung für den Fortgang der Therapie. Sicherlich kann es hilfreich sein, wenn eine noch beunruhigende kurze psychotische Episode auftrat und z. B. der Beziehungswahn eines Patienten, in dem dieser Passanten abfällig über sich sprechen zu hören meinte (und er gleichzeitig von der Unsinnigkeit seiner Wahrnehmung überzeugt war), mit seinen unrealistischen, grandios-omnipotenten Idealvorstellungen, denen er einmal mehr nicht genügen konnte, verknüpft werden kann. Das Annehmen einer solchen Deutung ist möglich, wenn die entsprechende Problematik (z. B. die Äußerungsformen des archaischen Über-Ichs) schon seit langem und wiederholt durchgearbeitet wurden. Und noch häufiger kann man die Beobachtung machen, daß dem Patienten das Verstehen markanter paranoider Inhalte zurückliegender psychotischer Episoden bei fortgeschrittener Therapie (und konsequenter Arbeit an der negativen Übertragung) selbständig gelingt.[9]

Das Deuten psychotischer Ausdrucksformen erhält allerdings in übertragungspsychotischen Episoden ein verstärktes Gewicht. Analog den Gegebenheiten beim Traum bewährt es sich, auch bezüglich der psychotischen Symptome (v. a. in der Übertragung) den prospektiven Aspekt hervorzuheben. Zielen hat diesen therapeutischen Zugang konsequent herausgearbeitet und die Ichstärke des Psychotikers und dessen „Ichleistung" in der Psychose hervorgehoben, was ermöglicht, die Psychose auch als „Suchwanderung" aufzufassen (Zielen 1985, 1987). Einen gleichartigen Ansatz vertritt auch Benedetti (1983, 1988), wenn er von der „Positivierung des schizophrenen Erlebens" spricht oder die dem Wahn innewohnende „Entwicklungspotentialität" des Psychotikers betont. Interventionstechnisch hat diese Betrachtungsweise psychotischen Erlebens zur Konsequenz, daß die Anpassungsfunktion des psychotischen Symptoms betont und dieses narzißtisch aufgewertet wird. Auch hier gibt es selbstverständlich mehrere Möglichkeiten, wie der Therapeut intervenieren kann. Hierzu eine letzte psychotherapeutische Facette aus meiner Praxis: Eine Patientin, die sich seit mehreren Jahren bei mir in Therapie befand, entwickelte seit längerem sporadisch psychotische Übertragungen. In einer Sitzung, in der sie ihre symbiotischen Wünsche zunächst unverhüllt zulassen konnte, entstand ein längeres Schweigen, in dem ich plötzlich eine Unterbrechung unseres Kontaktes zu spüren meinte. Darauf sagte sie mir: „Gerade war für mich Ihr Gesicht verschwunden, und ich habe anstelle davon die verzerrte Fratze eines Bajaz[10] gesehen." Ich: „Wenn Sie mir nahe sein wollen und ich ein langes Schweigen entstehen lasse, das Sie zu verwirren droht, dann werde ich für Sie zu einem seltsamen Kasper, den Sie von sich weghalten können. Und auf diese Weise sind Sie wieder ganz bei sich." Die Patientin lächelte leicht, und es entstand wieder ein Schweigen, das mir ein entspanntes Gefühl gab und während dem ich bewußt zum ersten Mal den Eindruck hatte, daß es der Patientin gelungen war, in meiner Gegenwart für sich allein zu sein. Damit wäre in einer Psychotherapie mit psychotischen Patienten schon sehr viel erreicht.

---

[9] Eine Patientin sagte zu mir, nachdem sie mir von einer Meinungsverschiedenheit mit einer Freundin erzählt hatte: „Ich mußte meiner Freundin sagen, was mich an ihr stört. Früher habe ich meinen Ärger immer wieder geschluckt, und dann wurde sie in meinen Schüben zu einer Hexe. Aber das ist ja auch ein verzerrtes Bild, womit ich ihr nicht gerecht werde."

[10] Schweizerdeutsch (eher abwertend) für Bajazzo.

Literatur

Adler, G. (1967), Methods of treatment in analytical psychology. In: Wolman, B. (Ed.), Psychoanalytic techniques. London – New York: Basic Books, S. 338–378.

Asper, K. (1986), Der therapeutische Umgang mit Schattenaspekten der narzißtischen Störung. Analyt. Psychol. 17: 1–24.

Bash, K. W. (1957), Descensus ad inferos. Aus der Analyse eines Falles von Schizophrenie mit katamnestischen Angaben. Psyche 11: 505–525.

Benedetti, G. (1983), Die Positivierung des schizophrenen Erlebens im therapeutischen Symbol. Nervenarzt 54: 150–157.

Benedetti, G. (1988), Der Wahn in meiner psychoanalytischen Erfahrung. Forum Psychoanal. 4: 22–27.

Bion, W. (1959), Attacks on linking. Int. J. Psychoanal. 40: 308–315.

Boyer, B. (1967), Psychoanalytic treatment of characteriological and schizophrenic disorders. New York: Science House.

Ciompi, L., Dauwalder, H., Maier, C., Aebi, E. (1991), Das Pilotprojekt „Soteria Bern" zur Behandlung akut Schizophrener. I. Konzeptuelle Grundlagen, praktische Realisierung, klinische Erfahrungen. Nervenarzt 62: 428–435.

Federn, P. (1952), Ego psychology and the psychoses. New York: Basic Books. (Deutsche Ausgabe: Ichpsychologie und die Psychosen. Frankfurt: Suhrkamp 1978.)

Fierz, H. (1963), Klinik und analytische Psychologie. Zürich: Rascher.

Fordham, M. (1946), A comparative study between the effects of analysis and electrical convulsion therapy in a case of schizophrenia. Brit. J. Med. Psychol. 20 (4): 412–421.

Freud, S. (1913), Das Unbewußte. GW 10.

Fromm-Reichmann, F. (1948), Notes on the development of treatment of schizophrenics by psychoanalytic psychotherapy. In: Fromm-Reichmann, F., Psychoanalyse und Psychotherapie. Stuttgart: Klett-Cotta, 1978, S. 190–207.

Grunberger, B. (1976), Vom Narzißmus zum Objekt. Frankfurt a. M: Suhrkamp.

Jung, C. G. (1911), Wandlungen und Symbole der Libido. Teil 1. Jahrbuch der psa. Forschung. 4. (geänderte) Aufl. (1950). GW 5.

Jung, C. G. (1928), Allgemeine Gesichtspunkte zur Psychologie des Traumes. GW 8.

Jung, C. G. (1939), Über die Psychogenese der Schizophrenie. GW 3.

Jung, C. G. (1940), Zur Psychologie des Kindarchetypus. GW 9 (1).

Jung, C. G. (1946), Die Psychologie der Übertragung. GW 16.

Jung, C. G. (1956, 1959), Neuere Betrachtungen zur Schizophrenie. GW 3.

Jung, C. G. (1958), Die Schizophrenie. GW 3.

Kernberg, O. F. (1975), Borderline-Störungen und pathologischer Narzißmus. Frankfurt a. M.: Suhrkamp 1978.

Klein, M. (1946), Notes on some schizoid mechanisms. Int. J. Psychoanal. 27: 99–110.

Krapp, M. (1989), Gestaltungstherapie als Beitrag zur Psychotherapie psychotischer Patienten. Anal. Psychol. 20: 32–57.

Maier, C. (1989), Schizophrene Wochenbettpsychosen. Ein psychodynamischer Ansatz. Psyche 43: 429–444.

Mentzos, S. (1992), Psychose und Konflikt. Göttingen: Vandenhoeck & Ruprecht.

McGuire, W., Sauerländer, W. (1974), Sigmund Freud/C. G. Jung – Briefwechsel. Frankfurt a. M.: Fischer.

Ogden, T. (1979), On projective identification. Int. J. Psychoanal. 60: 357–373.

Racamier, P.-C. (1982), Die Schizophrenen. Berlin – Heidelberg – New York: Springer.

Rohde-Dachser, C. (1983), Träume in der Behandlung von Patienten mit schweren Ich-Störungen. In: Ermann, M. (Hrsg.), Der Traum in Psychoanalyse und analytischer Psychotherapie. Berlin – Heidelberg – New York – Tokyo: Springer.

Rosenfeld, H. (1966), Psychotic states. A psychoanalytical approach. New York: Universities Press.

Searles, H. (1955), Abhängigkeitsprozesse bei der Psychotherapie von Schizophrenie: In: Searles, H. (1965), Der psychoanalytische Beitrag zur Schizophrenieforschung. München: Kindler, S. 9–49.

Searles, H. (1959a), Integration und Differenzierung in der Schizophrenie – ein Gesamtüberblick. In: Searles, H. (1965), Der psychoanalytische Beitrag zur Schizophrenieforschung. München: Kindler, S. 95–122.

Searles, H. (1959b), Das Bestreben, die andere Person zum Wahnsinn zu treiben – ein Bestandteil der Ätiologie und Psychotherapie von Schizophrenie. In: Searles, H. (Hrsg.) (1965), Der psychoanalytische Beitrag zur Schizophrenieforschung. München: Kindler, S. 69–94.

Winnicott, D. W. (1951), Übergangsobjekte und Übergangsphänomene. In: Von der Kinderheilkunde zur Psychoanalyse. Frankfurt a. M.: Fischer 1983.

Zielen, V. (1985), Ichleistung und Psychose. Prax. Psychother. Psychosom. **30**: 191–197.

Zielen, V. (1987), Psychose und Individuationsweg: Darstellung einer Theorie und Praxis der Psychotherapie von Psychosen. Fellbach-Oeffingen: Bonz.

Korrespondenz: Dr. med. Christian Maier, Gerhard-von-Are-Straße 4–6, D-53111 Bonn.

Der Beitrag der katathym-imaginativen Psychotherapie zur tiefenpsychologischen Behandlung psychotisch Erkrankter

Manfred Rust

Zusammenfassung. Über Imaginationen und Symbolisierungen werden in der katathym-imaginativen Psychotherapie Zugangswege zum psychotisch reagierenden Menschen gesucht. Hierbei unterscheidet sich die Arbeit mit Patienten in einer akuten psychotischen Krise von der psychotherapeutischen Arbeit mit Patienten außerhalb einer solchen psychotischen Dekompensation. Während bei der letzteren eine unmittelbare Arbeit mit Imaginationen des Patienten im Sinne von dialogisch geführten Tagträumen im Zentrum der therapeutischen Bemühungen steht, wird in der psychotherapeutischen Arbeit mit akut psychotisch dekompensierten Patienten indirekt über eigene Imaginationen des Therapeuten, welche durch verbale oder nonverbale Äußerungen des Patienten angeregt wurden, ein Zugang zum Patienten gesucht.

Diese Imaginationsarbeit im Therapeuten wird über Mitteilungen zum Patienten gespiegelt und ichfunktionsfördernd, progressionsorientiert und Integration anregend genutzt, um höheres strukturelles Organisationsniveau im Patienten sich entwickeln zu helfen.

Einleitung

Die katathym-imaginative Psychotherapie stellt eine Methode dar, die ihre theoretische Fundierung in der Psychoanalyse und deren konzeptuellen Erweiterungen, der Ich-Psychologie und Objektbeziehungstheorie findet. Sie wurde von Leuner (1955) und seiner Arbeitsgruppe entwickelt und vielfältig erweitert.

Die Besonderheit dieses Verfahrens, die eine eigenständige Betrachtung auch neben der Psychoanalyse rechtfertigt, liegt in der zentralen Bedeutung von Imaginationen, der Arbeit mit ihnen und dem darüber eröffneten Zugang zum Patienten.

Imaginationen leisten als Ich-Funktionen eine Verbindung von Ratio und Affekt, die über die Symbolisierung Zugang zum Unbewußten ermöglichen. Imaginationen, im Tagtraum angeregt, vermögen, wie Nachtträume, eine Via regia darzustellen zu unbewußten Schichten unseres Seelenlebens. Da der Tagtraum in dialogischer Beziehung zum Therapeuten stattfindet, lassen sich sehr subtil intrapsychische und interaktionelle Prozesse beobachten, wobei das Symbolisierte erlebt, also mit Affekten besetzt, sich vor dem inneren Auge des Patienten darstellt und gleichzeitig im Erleben des Therapeuten abbildet. Dabei ist therapeutische Einflußnahme als „Operation am Symbol" (Leuner 1985) möglich, und rationale wie affektive Prozesse, Abwehr und Widerstand, Übertragung und Gegenübertragung lassen sich im imaginierten Bild des Patienten mit-„sehen" bzw. mit-„hören" (Rust 1993a).

Die Fähigkeiten zur Imagination und zur Symbolisierung sind eng miteinander verknüpft. Das verhilft dazu, auch sehr schwierige, beängstigende, schambesetzte u. ä. Inhalte durch metaphorische Darstellung sichtbar – oder in anderer sensorischer Qualität wahrnehmbar – werden zu lassen, wobei der Affekt meist in ursprünglich zugehöriger, nicht in abgewehrter Form erlebt wird. Die Darstellung im therapeutisch gelenkten Tagtraum erreicht dabei regelhaft eine hohe Plastizität, Greifbarkeit und affektive Relevanz und damit Deutlichkeit für den Patienten.

Die hier auftretenden Phänomene stellen optische Projektionen dar, „die auf der ursprünglichen Fähigkeit des Menschen beruhen, seinen unbewußten und vorbewußten innerseelischen Zustand in symbolisch-bildhafter Form spontan darzustellen" (Wächter, Rüger 1993).

In der Frühzeit der Psychoanalyse beschäftigte sich Freud bereits mit Imaginationen; er sprach „von den ausgezeichneten Leistungen dieses technischen Verfahrens" in seinen Studien über Hysterie (Freud, Breuer 1885). Später trat jedoch sein Interesse an imaginativen Vorgängen zurück zugunsten der Arbeit mit der freien Assoziation. Jung führte 1916 die „aktive Imagination" ein, bei der Vorstellungsleistungen vom Patienten gefordert werden, die dieser für sich entwickeln soll. Auch Schultz (1932) nutzte die Imaginationsfähigkeit im Rahmen der Oberstufe des autogenen Trainings.

Der Umgang mit „katathymen[1] Bildern" erfolgt in einem System didaktisch gestufter Methoden und Regieprinzipien. Der Patient wird aufgefordert, sich in einen entspannten Zustand zu begeben, um dann induzierte Imaginationen auftauchen zu lassen. Diese Imaginationen, die alle Sinnesqualitäten anzuregen vermögen, stellen „eine Form der Selbstdarstellung der Psyche auf regressivem Niveau" (Leuner 1980) dar und werden vom Träumer dem Therapeuten mitgeteilt. Dieser versucht, die Darstellungen unbewußter Konflikte im Sinne der tiefenpsychologischen Traumsymbolik „mitzulesen" und zu deuten. Der Tagträumer läßt sich auf das Szenarium der Imaginationen ein, erlebt, beobachtet und beschreibt es, wobei die kontrollierte Regression jederzeit reversibel ist. Diese Verlagerung des therapeutischen Prozesses auf eine imaginative Ebene entspricht der Symbolisierung im vorwiegend primärprozeßhaft orientierten Milieu wie im Nachttraum. Dabei kommt nach Lorenzer (1970) dem Symbol eine Transferfunktion zu zwischen der primitiv-archaischen Primär- und der maturen Sekundärorganisation des Ich. In diesem inneren Prozeß liegt wohl eine Erklärung für die therapeutische Wirksamkeit der katathym-imaginativen Psychotherapie.

---

[1] Katathym: affektbedingt, aus vor- und unbewußten Bereichen der Psyche stammend bzw. zu diesen hinführend.

Neben den Schwerpunkten des Verfahrens in der Behandlung psycho-
somatisch Kranker (Wilke, Leuner 1990) und in der Kurztherapie (Leuner
1981) entwickelten sich auch Anwendungen des Verfahrens mit frühgestörten Patienten (Krippner 1993; Jollet, Krägeloh und Krippner 1989).

Dank der dialogischen Interaktion und der damit gegebenen Steue-
rungsmöglichkeit durch den Therapeuten läßt sich katathym-imaginative
Arbeit auch mit psychotisch reagierenden Patienten durchführen. Hier
wurden zunächst Erfahrungen in der Gruppentherapie (Rust 1986), später
auch in der Einzeltherapie gesammelt.

Behandlung psychotischer Patienten außerhalb der akuten psychotischen Dekompensation

Wenn man nach dem Vulnerabilitätskonzept, einem übergeordneten Modell für alle ätiologischen Modelle (Zubin 1989) den psychotisch Reagierenden als einen besonders verletzbaren Menschen versteht, dann stellt die
akute psychotische Dekompensation die Reaktion eines solchen Menschen
unter besonderen Belastungen dar.

Somit erscheint es sinnvoll, die Behandlung dieser Patienten unter den
verschiedenen klinischen (psychopathologischen) Bedingungen sowohl
der Nicht-Dekompensation bei gegebener Vulnerabilität wie auch der Dekompensation zu betrachten.

Bei der katathym-imaginativen Behandlung psychotisch Reagierender
außerhalb der psychotischen Dekompensation ist zu beobachten, daß ihnen meist ein sehr direkter Zugang zu ihren imaginativen Erlebnisberei-
chen, oftmals in Verwandtschaft zu persistierenden Wahnvorstellungen,
möglich ist, wobei der Therapeut in sicher begleitender und strukturieren-
der Form das Gefühl vermittelt, daß die Erlebniswelten, die in der akuten
psychotischen Krise mit größten Ängsten und Gefühlen der existentiellen
Bedrohung bis Vernichtung verbunden waren, jetzt in der geleiteten Imagination wieder zugänglich, erlaubt, nicht so massiv bedrohlich und vor allem im therapeutischen Prozeß beeinflußbar werden. Pahl (1980, S. 103)
führt dazu aus:

„Durch das Bildern gelangen Körpergefühle und Affekte zu einer konkreten Darstellung, und der Bereich des Präverbalen erschließt sich dadurch, daß innere Szenen neu geschaffen und entworfen werden. Der präverbale Bereich bedarf einer
Sprache, die ihm angemessen ist, und so drücken sich (. . .) die unbewußten Phantasien noch am ehesten in szenisch sich ausformenden Imaginationen aus."

Nach Rosenfeld (1990, S. 31) projizieren psychotische Patienten im
Wahn ihre Gefühle deshalb, „weil sie eine zu große Angst davor haben, mit
ihnen umzugehen oder selbst über sie nachzudenken". Der Therapeut
habe zur Einsicht zu gelangen, daß psychotische Patienten „auf sehr primitive Weise kommunizieren, und zwar nicht nur mit sprachlichen, sondern
auch mit nichtsprachlichen Mitteln".

Diese primitiven Projektionen bilden sich in den katathymen Imaginationen ab, aber nicht in sekundärprozeßhafter Form, sondern in ursprüng-

licher, oft primärprozeßhafter Weise, da die Bildvorstellungen und inneren Ausgestaltungen von Bildern – vergleichbar manchen künstlerischen Werken – im intermediären Raum der Symbolisierung entstehen.

Ciompi (1982) nennt die bildhaften Verdichtungen zwischen äußerer Aktion und internalisiertem „Geist" und schreibt ihnen eine „Scharnierrolle" zu bei der Entwicklung neuer Information als affektiv-kognitive Schemata, die „in bestehende Bezugssysteme einzubrennen" sind und Wirksamkeit in der Behandlung Schizophrener zeitigten.

Diese bildhaften Verdichtungen sind vom Schizophrenen außerhalb seiner psychotischen Dekompensation in ihrem Symbolgehalt zu erleben und in der Bearbeitung mit dem Therapeuten auch zu verstehen. In dem Maße, wie wir im schizophrenen Denken die Fähigkeit zum Umgang mit dem Symbol und zur Symbolisierung wiederfinden, können wir das Abklingen dieser Dekompensation beurteilen, denn in der akuten Psychose ist die Symbolisierungsfähigkeit verlorengegangen. Dazu sagt Hanna Segal (1957, S. 208):

„Diese Nicht-Unterscheidung zwischen der symbolisierten Sache und dem Symbol ist Teil einer Störung der Beziehung zwischen dem Ich und dem Objekt. Teile des Ichs und innere Objekte werden in ein Objekt projiziert und mit diesem identifiziert. Die Unterscheidung zwischen dem Selbst und dem Objekt wird verdeckt. Auf diese Weise wird das Symbol – eine Schöpfung und eine Funktion des Ichs –, weil ein Teil des Ichs mit dem Objekt vertauscht ist, seinerseits mit dem symbolisierten Objekt verwechselt."

Dieses Grundphänomen psychotischen Denkens wird auch von Benedetti (1983) beschrieben, der sagt, der Schizophrene könne nicht über das Symbol verfügen, „denn das Symbol ist zu seiner Seinsweise geworden".

Der Therapeut kann somit Bildmotive vorgeben, die vom Patienten als Kristallisationskerne seiner Imaginationen genutzt und zu individuellen Bildern entwickelt werden können. Dazu führt Inge Lang (1979, S. 384) aus:

„Dieses individuelle Bild erweckt bestimmte Gefühlstönungen, welche zwar vom Unbewußten determiniert sind, welche aber durch den Symbolisierungsvorgang zum Bewußtsein gelangen können und Rückwirkungen auf das Symptom haben. Allerdings vollzieht sich oft schon eine Veränderung am Symptom auch ohne Bewußtwerdung, schon allein durch die Ausformung im Symbol. Vor allem die suggestiven Eingriffe des Therapeuten (inkl. der paraverbalen Kommunikation, die von seiner Präsenz ausgeht) können vollends im Bilderleben verbleiben."

Wenn der Schizophrene sich selbst vor allem negativ wahrnimmt, so hat er offenbar – anders als der neurotische Mensch – seine positiven Anteile abgespalten und im Symbolisierungsprozeß verfremdet, so daß beispielsweise im Wahn aus eigener Sensibilität das Erleben von äußerer Beeinflussung wird oder aus eigenen aggressiven Anteilen destruktiv erlebtes Fremdgeschehen.

So sieht ein Schizophrener, aufgefordert, zum Motiv „Blume" zu imaginieren, eine dorrende Rose vor dem Klinikeingang. Ihm fällt dazu ein, daß diese Blume Wasser brauche. In der Imagination gefragt, was er machen könne, vermag der Patient über viele Mühen und Schwierigkeiten (er muß sich sogar der Mithilfe des diensthabenden Arztes versichern) tatsächlich Wasser heranzuschaffen, um es der Blume zu bringen.

Dieses einfache Beispiel zeigt zunächst einmal die Symbolisierungsfähigkeit des Patienten, indem er in den Assoziationen zum Tagtraum sehr schnell sich selbst mit der Blume zu identifizieren versteht. Darüber hinaus zeigt dieses Bild neben der negativen Selbstbewertung jedoch sich wiederentwickelnde Fähigkeiten des Patienten, für sich selbst zu sorgen, wenngleich hier noch große Unsicherheiten, auch Ängste und Selbstzweifel zu beobachten sind. Es bedurfte allerdings nur der minimalen Suggestion des Therapeuten, dieser Blume doch Wasser zu geben.

So entwickelt Fürstenau (1992) in seinen Überlegungen zur progressionsorientierten Therapie Überlegungen zur Suggestion, die nicht Verhaltensmaßregeln und Lösungen angibt.

„Statt dessen ist der suggestive Einfluß des Therapeuten darauf konzentriert, den Patienten zu seinen individuellen, d. h. eigenen persönlichen Lösungen hinzuführen, d. h. die im Patienten schlummernden Gesundungsressourcen zu mobilisieren. In diesem Sinne werden auch die pathologischen Überzeugungen und Einstellungen des Patienten für seine persönliche Gesundung nutzbar gemacht."

Wenn in den Imaginationen beängstigende Bilder auftauchen, wie sie zu erwarten sind bei der existentiellen Erfahrung von Bedrohung in der Psychose, dann sind diese Monster oder Schreckgestalten bzw. Angst und Entsetzen auslösenden Situationen (z. B. findet sich ein Patient auf einem schmalen Felsgrat, zu beiden Seiten fällt der Fels Hunderte von Metern steil herab) durch die Einflußnahme des Therapeuten so zu begrenzen, zu strukturieren, zu sichern, daß kein Absturz in irreparable Tiefen gefürchtet werden muß. Im Gegensatz zu Patienten auf Borderline-Niveau, bei denen solche bedrohlichen Bildinhalte häufig zu malignem Agieren führen und als projektive Identifizierung mit dem Therapeuten zu deuten sind und bei denen die katathym-imaginative Psychotherapie dann nur eingeschränkt indiziert ist (Sachsse 1989), finden wir bei Patienten auf psychotischem Entwicklungsniveau die Suche nach elterlicher, therapeutischer, anaklitischer Hilfe und Begleitung.

Behandlung während der akuten psychotischen Dekompensation

In der weiteren psychotherapeutischen Arbeit stellte sich zunehmend die Frage nach dem Umgang mit Patienten während ihres psychotischen Zusammenbruchs. Hier lag auf der Hand, daß eine eigene Form der Arbeit mit Imaginationen gesucht werden mußte. Anregungen dazu kamen vor allem von Benedetti (1983), der sagte:

„Die psychotherapeutischen Studien haben hinter dem Schizophren-Unverständlichen verständliche Erlebensmuster vergegenwärtigt, den Psychiater zu einer intensiveren Zuwendung zum Kranken motiviert und dem psychologisch behandelten Kranken sowohl eine Erfahrung der Dualität wie auch einen Schlüssel zu einer Rationalisierung der Psychose und zu einem integrativen Selbstverständnis geboten.

Indem der Kranke mit produktiven Symbolen darauf reagiert, die wiederum psychotherapeutisch beantwortet werden und eine kommunikative Entwicklung in
Gang setzen, zeigt sich, daß die Wahrheit einer solchen Erkenntnis zwar keine naturwissenschaftliche ist und eine biologische Teilgenese nicht ausschließt, wohl
aber eine operative Wahrheit im therapeutischen Sinne ist."

Er arbeitet mit seinen psychotischen Patienten über das „progressive
therapeutische Spiegelbild" oder das „katathyme Spiegelbild" (Benedetti
1989).

Dieses Modell regte dazu an, die katathym-imaginative Psychotherapie in
entsprechender Weise einzusetzen, indem der Therapeut in sich – induziert
durch Mitteilungen des Patienten in verbaler oder nonverbaler Form – Bilder auftauchen läßt, diesen Imaginationen ihre eigene Entfaltungskraft und
Kraft der Gefühlsauslösung zugesteht, um dann – indem über Symboldeu-
tung und Gegenübertragungsanalyse eine sprachliche Mitteilungsform gefunden wurde – dem Patienten ein Spiegelbild aufzuzeigen (Rust 1993b).

Dies entspricht auf einer katathymen Bildebene dem, was Kernberg
(1988, S. 158) sagt:

„Der Therapeut transformiert mit Hilfe der Interpretation die vorherrschende
Sinnlosigkeit und Leere in der Übertragung – die buchstäblich die therapeutische
Beziehung enthumanisiert – in eine emotional signifikante, wenn auch stark verzerrte und phantastische Übertragungsbeziehung. In der Praxis nutzt der Therapeut seine eigenen Phantasien, seine Intuition und seine vorhandene Kenntnis des
Patienten, um eine elementare menschliche Interaktion herzustellen – so seltsam
oder bizarr oder unrealistisch diese auch scheinen mag –, die der zentralen organisierenden, in der gegenwärtigen therapeutischen Situation aktivierten Phantasie
am nächsten kommt."

Der Therapeut wird zum „Sinn-Stifter", der in der „katastrophischen
Veränderung" (Bion 1963) des Patienten, in der dieser „zwar sein ständiges
Katastrophengefühl als solches signalisiert, aber nicht imstande ist, es zu
symbolisieren" (Loch 1993), hilft, Symbolisierungsfähigkeit zu entwickeln.
Dazu identifiziert sich der Therapeut vom ersten Kontakt an mit seinem Patienten, mit dessen „fiktivem Normal-Ich" (Freud 1937), und es gilt, mittels
dieser Identifizierung „etwas zu antizipieren, was das Entweder-Oder zwischen dem Chaos der mit machtvollen Trieben ausgestatteten psychotischen Produktionen auf der einen Seite und einer starren Ordnung auf der
anderen Seite, in ein Sowohl-Als-auch auflöst" (Becker 1990, S. 18).

Und Benedetti (1992, S. 64) sagt dazu: „Erst aufgrund dieser Identifizierung mit der unbewußten Lage des Patienten, und zwar durch eine
Übersetzung des Patienten-Unbewußten ins therapeutische Bewußtsein
konnte der progressive Einfall entstehen, die Idee und die Tat der Befreiung." Und weiter: „Aber die Progression hätte nicht stattfinden können,
wenn ihr nicht die Regression des Therapeuten auf den Leidenszustand
des Patienten, die Symmetrie in der Ratlosigkeit, vorausgegangen wäre."

Auf diese „Symmetrie in der Ratlosigkeit" läßt der Therapeut sich ein,
wenn er sich seinen eigenen katathymen Bildern überläßt, in denen sich in
unmittelbarem Gegenübertragungserleben eine symbolisierte Wirklichkeit

konstituiert. Die hierbei spürbaren, oft sehr heftigen aggressiv-sadistischen Gefühle im Therapeuten gilt es auf der kognitiven Ebene zu beherrschen, sich zu distanzieren und die „projektive Identifizierung zu metabolisieren" (König 1993).

So können z. B. mörderische, zerstückelnde, brandschatzende, nekrophile und thanatomane Phantasien die katathymen Bilder im Therapeuten bestimmen und dabei heftige Affekte von perverser und sadistischer Lust, von ungeheurer Wut, Haß oder schier grenzenloser Angst auslösen.

Die Gegenübertragungsanalyse identifiziert diese Imaginationen als Spiegel des psychopathologischen Prozesses im Patienten, wobei die Realitätsprüfung und andere Ich-Funktionen (Rust 1989) des Therapeuten intakt zu sein haben und z. B. perverse Phantasien kognitiv verarbeitet werden sollten in der Gewißheit, daß bei manifesten Perversionen „die Verarbeitung körperlicher Erfahrungen in psychische Phantasietätigkeit fehlt" (Khan 1983).

Diese Gewißheit und Sicherheit helfen, die mögliche Angst zu vermindern, die das regressive Einlassen auf das psychotische Erleben des Patienten auszulösen vermag.

Die katathym-imaginierten Bilder und Emotionen gilt es zu deuten im Sinne Benedettis (1992), der „Psychosentherapie als Deutung der eigenen Gegenübertragung" definiert. Diese Deutungen können dem Patienten teils dadurch gegeben werden, daß der eigene Tagtraum des Therapeuten dem Patienten in verfremdeter (ertragbarer) Form, z. B. als „Geschichte" vermittelt wird, teils daß der Therapeut versucht, über die Identifikation mit seinem Patienten erlebte abgespaltene, nicht integrierte Wünsche, Sehnsüchte, Hoffnungen zu vertreten.

Technisch gesehen kann der Therapeut sich an der psychoanalytisch-interaktionellen Psychotherapie orientieren, bei der unter dem „Prinzip Antwort" auch „selektiv-authentisch" Mitteilungen des Therapeuten von sich selbst gegeben werden (Heigl-Evers, Heigl und Ott 1993). „Die ‚Antwort' soll dem Patienten vermitteln, was sein durch Ichfunktions- ebenso wie durch Überichfunktions-Defizite bestimmtes Verhalten beim anderen bewirkt, was es dem anderen tut."

Daneben sieht diese Therapieform die Übernahme einer Hilfs-Ich-Funktion durch den Therapeuten und im Umgang mit den Affekten des Patienten eine Arbeit an der Affektidentifizierung, Affektdifferenzierung und Affektklarifizierung vor.

Diese Handlungsrichtlinien in Verbindung mit dem katathym-imaginativen Erleben des Therapeuten sowie seiner Gegenübertragungsanalyse vermögen dann z. B. als Antwort auf die angstvolle Mitteilung einer akut psychotisch reagierenden Patientin, sie werde von unheimlichen Mächten verfolgt und müsse sich umbringen, folgende „Geschichte" entstehen lassen, die wiederum der Patientin mitgeteilt wird:

„Ich stelle mir vor, ich stehe auf einer Eisenbahnbrücke über den Rhein, blicke auf den Fluß mit Schiffen unter mir, Flugzeuge dröhnen über mir, die zur Landung ansetzen und hinter mir das Donnern von Eisenbahnzügen. Und ich spüre, wie gräßlich es mir da geht, aber ich weiß auch, es wird ruhiger werden und die Brücke ist fest, sie hat ja Züge getragen und ich kann langsam und vorsichtig ans andere Ufer gelangen."

Vorausgegangen war im Therapeuten eine Imagination, die angeregt war durch die Erzählung der Patientin, sie wisse, von welcher Brücke sie auf einen fahrenden Zug springen solle. In dieser Imagination sah sich der Therapeut auf einer Eisenbahnbrücke mit dem oben beschriebenen Szenario, sah seine Patientin stocksteif und völlig hilflos in das Wasser stürzen, Luftblasen blubberten aus der Schädeldecke empor und das Wasser färbte sich karminrot. Affekte von Entsetzen, Machtlosigkeit und ohnmächtiger Wut ob des Ausgeliefertseins bemächtigten sich seiner.

Die Mitteilung der „Geschichte" und der dazugehörigen Affekte (abgemildert gegenüber der Imagination) ließen in der Patientin Gedanken auftauchen wie: Eine Brücke verbindet, man kann hinübergehen, tobenden Mächten wie Zügen, Schiffen, Flugzeugen kann man ausweichen bzw. abwartend begegnen, bis sie vorüber sind.

Diese Gedanken, vom Therapeuten mitgesponnen und gefördert, vermitteln dem Patienten zunächst auf einer gänzlich konkretistischen Ebene die Erfahrung von Beobachtbarkeit und Beeinflußbarkeit sowie Durchlebbarkeit existentiell bedrohlich erlebter innerseelischer Prozesse. Im therapeutischen Spiegel vermag er sich so affektiv und kognitiv („affektlogisch" nach Ciompi 1982) am anderen zu orientieren, um über langsamen Zugewinn von Ich-Funktionen zu einem reiferen strukturellen Niveau zu gelangen, auf dem dann auch Symbolisierungsfähigkeit wiedererlangt wird, indem z. B. die genannte Patientin in der Brücke eine Metapher für ihren notwendigen therapeutischen Entwicklungsgang zu erkennen und die verschiedenen Ufer zu identifizieren vermag für ihre zwei getrennt erlebten seelischen Erfahrungsräume.

So führt die über katathyme Imaginationen im Therapeuten angeregte Spiegelung für den Patienten zu einer zunehmenden, entwicklungsfördernden, synthetisierenden Umsetzung im Patienten, die der Überwindung psychotischen Erlebens dienlich sein kann. Diese spiegelnde, Integration widersprüchlicher Gefühls- und Kognitionsebenen fördernde Haltung vermag den Patienten zu höherem strukturellen Organisationsniveau zu leiten, wo ihm u. a. auch wieder Symbolisierungsfähigkeit zur Verfügung steht. Mit dieser wiederum läßt sich katathym-imaginative Psychotherapie umfänglich nutzen.

Literatur

Becker, S. (1990), Objektbeziehungspsychologie und katastrophische Veränderung. Tübingen: Diskord.

Benedetti, G. (1983), Todeslandschaften der Seele. Göttingen: Vandenhoeck & Ruprecht.

Benedetti, G., Peciccia, M. (1989), Das katathyme Spiegelbild. In: Bartl, G., Pesendorfer, F. (Hrsg.), Strukturbildung im therapeutischen Prozeß. Wien: Literas, S. 125.

Benedetti, G. (1992), Psychotherapie als existentielle Herausforderung. Göttingen: Vandenhoeck & Ruprecht.

Bion, W. R. (1963), Elements of Psycho-Analysis. London: Heinemann.

Ciompi, L. (1982), Affektlogik. Über die Struktur der Psyche und ihre Entwicklung. Ein Beitrag zur Schizophrenieforschung. Stuttgart: Klett-Cotta.

Freud, S., Breuer, J. (1895), Studien über Hysterie. Frankfurt: Fischer.

Freud, S. (1937), Die endliche und die unendliche Analyse. GW **16**.

Fürstenau, P. (1992), Progressionsorientierte psychoanalytisch-systemische Therapie. Zur Revision des Therapiekonzepts der Psychoanalyse. Forum Psychoanal. **8**: 17–31.

Heigl-Evers, A., Heigl, F., Ott, J. (Hrsg.) (1993), Lehrbuch der Psychotherapie. Stuttgart – Jena: Fischer.

Jollet, H., Krägeloh, C., Krippner, K. (1989), Das KB bei Objektbeziehungsstörungen. In: Bartl, G., Pesendorfer, F. (Hrsg.), Strukturbildung im therapeutischen Prozeß. Wien: Literas, S. 99.

Jung, C. G. (1916), Die transzendente Funktion. In: Die Dynamik des Unbewußten. GW **8**. Olten: Walter.

Khan, M. (1983), Entfremdung bei Perversionen. Frankfurt a. M.: Suhrkamp.

Kernberg, O. F. (1988), Schwere Persönlichkeitsstörungen. Theorie, Diagnose, Behandlungsstrategien. Stuttgart: Klett-Cotta.

König, K. (1993), Gegenübertragungsanalyse. Göttingen: Vandenhoeck & Ruprecht.

Krippner, K. (1993), Behandlung Ich-struktureller Störungen in der ärztlichen Praxis. In: Leuner, H., Hennig, H., Fikentscher, E. (Hrsg.), Katathymes Bilderleben in der therapeutischen Praxis. Stuttgart – New York: Schattauer, S. 74.

Lang, I. (1979), Beiträge zu einer tiefenpsychologischen Anthropologie des Katathymen Bilderlebens. Wien: VWGÖ.

Leuner, H. (1955), Experimentelles Katathymes Bilderleben als ein klinisches Verfahren der Psychotherapie. Z. Psychoth. Med. Psychol. **5**: 185–233.

Leuner, H. (1980), Zur psychoanalytischen Theorie des Katathymen Bilderlebens (KB). In: Leuner, H. (Hrsg.), Katathymes Bilderleben. Ergebnisse in Theorie und Praxis. Bern – Stuttgart – Wien: Huber, S. 74.

Leuner, H. (1981), Katathymes Bilderleben. Grundstufe. Stuttgart – New York: Thieme.

Leuner, H. (1985), Lehrbuch des Katathymen Bilderlebens: Bern – Stuttgart – Toronto: Huber.

Loch, W. (1993), Deutungs-Kunst. Dekonstruktion und Neuanfang im psychoanalytischen Prozeß. Tübingen: Diskord.

Lorenzer, A. (1970), Kritik des psychoanalytischen Symbolbegriffes. Frankfurt a. M.: Suhrkamp.

Pahl, J. (1980), Über narzißtische Entwicklungslinien während des Katathymen Bilderlebens. In: Leuner, H. (Hrsg.), Katathymes Bilderleben. Ergebnisse in Theorie und Praxis. Bern – Stuttgart – Wien: Huber, S. 93.

Rosenfeld, H. (1990), Sackgassen und Deutungen. München – Wien: Internationale Psychoanalyse.

Rust, M. (1986), Patientengruppen in der psychiatrischen Klinik. In: Leuner, H., Kottje-Birnbacher, L., Sachsse, U., Wächter, H. M. (Hrsg.), Gruppenimagination. Bern – Stuttgart – Toronto: Huber.

Rust, M. (1989), Zur Diagnostik struktureller Ich-Störungen in katathymen Bildern. In: Bartl, G., Pesendorfer, F. (Hrsg.), Strukturbildung im therapeutischen Prozeß. Wien: Literas, S. 71.

Rust, M. (1993a), Die Kunst des Hörens. Zur psychotherapeutischen Wahrnehmung. In: Rust, M. (Hrsg.), Katathyme Symbolik und die Kunst des Hörens. Wahrnehmungseinstellungen in Psychotherapie und Psychiatrie. Bonn: Neuzeit, S. 17.

Rust, M. (1993b), Das katathyme Symbol in der Behandlung von psychotischen Patienten. In: Rust, M. (Hrsg.), Katathyme Symbolik und die Kunst des Hörens. Wahrnehmungseinstellungen in Psychotherapie und Psychiatrie. Bonn: Neuzeit, S. 89.

Sachsse, U. (1989), Psychotherapie mit dem Katathymen Bilderleben (KB) bei Borderline-Patienten. Prax. Psychother. Psychosom. **34**: 90–99.

Schultz, J. H. (1970), Das Autogene Training. 13. Aufl. Stuttgart: Thieme.

Segal, H. (1957), Bemerkungen zur Symbolbildung. In: Bott Spillins, E. (Hrsg.), Melanie Klein Heute, Bd. I (1990). München – Wien: Internationale Psychoanalyse, S. 202.

Wächter, H. M., Rüger, U. (1993), Das Katathyme Bilderleben. In: Heigl-Evers, A., Heigl, F., Ott, J. (Hrsg.), Lehrbuch der Psychotherapie. Stuttgart – Jena: Fischer, S. 401.

Wilke, E., Leuner, H. (1990), Das Katathyme Bilderleben in der Psychosomatischen Medizin. Bern – Stuttgart – Toronto: Huber.

Zubin, J. (1989), Die Anpassung therapeutischer Interventionen an die wissenschaftlichen Modelle der Ätiologie. In: Böker, W., Brenner, H. D. (Hrsg.), Schizophrenie als systemische Störung. Bern – Stuttgart – Toronto: Huber, S. 14.

Korrespondenz: Dr. med. Manfred Rust, Stiftung Tannenhof, Remscheider Straße 76, D-42899 Remscheid.

2. Verhaltenstherapie

Verhaltenstherapie bei schizophrenen Psychosen: I. Theoretische und empirische Grundlagen

Norbert Kienzle

Zusammenfassung. In diesem ersten Teil des Beitrages über Möglichkeiten verhaltenstherapeutischer Schizophreniebehandlung werden wichtige empirische Forschungsergebnisse und integrierende theoretische Konzeptionen der Schizophrenieforschung dargestellt. Sie ermöglichen ein in Einklang mit wissenschaftlichen Erkenntnissen stehendes Verständnis schizophrener Störungen und konstituieren damit die Basis einer rationalen Therapieplanung. Im einzelnen wird auf definitorische Merkmale des aktuellen Schizophreniebegriffes, auf Symptome und ihre subtypologische Relevanz, auf Verlauf und Prognose der Schizophrenien, auf epidemiologische und ätiologische Befunde eingegangen. Im Ätiologiekapitel werden im Sinne einer multifaktoriellen Genese bedeutsame biologische (aus den Bereichen: Genetik, Neurotransmitterstoffwechsel, Hirnorganik und neuronale Entwicklung) und psychologische Faktoren (aus den Bereichen: Informationsverarbeitung, Streß, Coping und Persönlichkeit) diskutiert und anschließend im Kontext moderner Vulnerabilitätsmodelle betrachtet. Schließlich werden Beiträge der modernen empirischen Therapieforschung und ihre Auswirkung auf die Entwicklung des verhaltenstherapeutischen Methodenrepertoires referiert.

Einleitung

Es ist sicherlich eines der wichtigsten definitorischen Merkmale moderner Verhaltenstherapie, daß diese Psychotherapieform wie kaum eine andere die Befunde der gegenstandsrelevanten empirisch und naturwissenschaftlich orientierten Wissenschaften berücksichtigt. Im Bemühen um Einklang mit wissenschaftlichen Fortschritten unterliegen verhaltenstherapeutische Konzepte (in Gegensatz zu manch ritualisiertem Präjudiz) fortwährender Korrektur und Weiterentwicklung. Dieser Beitrag intendiert einen notwendigerweise knapp gehaltenen und selektiven Überblick über solche Schwerpunkte und Ergebnisse der Schizophrenie- und Verhaltenstherapieforschung, die das aktuelle Repertoire verhaltenstherapeutischer Behandlungsmöglichkeiten begründen.

1. Der Schizophreniebegriff

Die Geschichte des Schizophreniebegriffes ist bis in die Gegenwart zu einem erheblichen Teil von Dissens und definitorischer Revision gekennzeichnet. Schon die wegweisenden europäischen Versuche einer Beschreibung der Schizophrenien wie etwa die konzeptionellen Entwürfe von Kraepelin (1896), Bleuler (1911), Schneider (1946) oder Leonhard (1986) weisen neben vielen Gemeinsamkeiten unübersehbare Unterschiede auf. Berücksichtigt man darüber hinaus internationale Diagnosegepflogenheiten, so fällt auf, daß etwa in den USA bis ins Jahr 1980 ein ungewöhnlich weiter Schizophreniebegriff, unter den sich mehr als die doppelte Anzahl psychiatrischer Patienten als im Vergleichsland England subsumieren ließ, vorherrschte (Cooper et al. 1972). Derartige Unterschiede in der diagnostischen Einschätzung limitieren natürlich Aussagekraft und Vergleichbarkeit älterer Forschungsbefunde erheblich.

In den Diagnose-Manualen der American Psychiatric Association und der Weltgesundheitsorganisation erfolgte mittlerweile in Kenntnis der geschilderten Problematik eine zunehmende Festschreibung streng operationalisierter Kriterien zur Diagnose einer Schizophrenie. Die Diagnosebestimmungen in den aktuell gebräuchlichen Diagnosemanualen DSM-III-R (APA 1987) und IDC-10 (WHO 1991) unterscheiden sich zwar immer noch in manchen Details, zweifellos erfolgte jedoch eine Annäherung und damit internationale Standardisierung der Schizophreniekonzepte. Manchmal wird der Einwand erhoben, daß Patienten, auf die die vorgegebenen Kriterien zur Diagnose der Schizophrenie nicht in vollem Umfang angewandt werden können, nun zunehmend in die diagnostische Grauzone weniger eindeutig definierter Kategorien (z. B. „Anhaltende wahnhafte Störungen", „Vorübergehende akute psychotische Störungen", „Andere nichtorganische psychotische Störungen") abgedrängt werden könnten. Diese Diagnosen könnten dadurch weniger reliabel, ihre Erforschung behindert werden. Dennoch stellt die Entwicklung operationalisierter Diagnosekriterien sowohl für die Schizophrenieforschung, die ihren Gegenstandsbereich nunmehr genauer und einheitlicher zu bestimmen vermag, als vor allem auch für den einzelnen Patienten, der sich in geringerem Maß subjektiver Willkür im Diagnoseprozeß ausgesetzt sieht, einen ganz entscheidenden Fortschritt dar.

2. Symptome und Subtypologie

Schizophrene Störungen können zu symptomatischen Veränderungen in zentralen Bereichen menschlichen Verhaltens und Erlebens führen. Insbesondere finden sich *Sprach- und Formale Denkstörungen* (z. B. „positive Denkstörungen" wie Gedankendrängen, Ideenflucht, Neologismen, Inkohärenz und „negative Denkstörungen" wie Sprachverarmung, Sprachverlangsamung, Perseveration, intellektuelle Einbußen), *Inhaltliche Denkstörungen* (z. B. Magisches Denken, Beziehungsideen, Verfolgungswahn, Größenwahn), *Sinnestäuschungen* (z. B. akustische Halluzinationen, u. a. als kommentierende oder imperative Stimmen, illusionäre Verkennungen, Körperhalluzinationen), *Ich-Störungen* (z. B. Gedankenausbreitung, Gedankenentzug, Derealisation, Depersonalisation), *Affektstörungen* (z. B. Anhedonie, Parathymie, Affektverflachung, Angst), *Störungen der Motorik* (z. B. Katatoner Stupor, Agitiertheit, Negativismus, Stereotypie, Echolalie, Echopraxie, Mutismus, Starren), *Störungen des Antriebs und der Motivation* (z. B. Ambivalenz, Apathie, Energieverlust, Impulsivität) sowie *Störungen des Sozialverhaltens* (z. B. Autismus, sozialer Rückzug, Verschrobenheit).

Nach einer allerdings recht groben Klassifikation lassen sich schizophrene Symptome in „Plus-Symptome" und „Minus-Symptome" unterteilen. „Plus-Symptome" bezeichnen Auffälligkeiten, die zu den prämorbid gegebenen Verhaltens- und Erlebnisweisen als scheinbar qualitativ neuartige (und für den Außenstehenden damit besonders befremdliche) oder quantitativ überschießende Phänomene hinzutreten, also z. B. halluzinatorische und paranoide Erlebnisveränderungen, extreme motorische Unruhe oder exzessiv gesteigerte Angst. Als „produktive" oder „floride" Symptombildungen kennzeichnen sie in erster Linie akute Episoden schizophrener Erkrankungen. „Minus-Symptome" bezeichnen hingegen Defizite in den verschiedensten psychologischen Bereichen, also z. B. konzentrative und intellektuelle Einbußen, Energieverlust, sozialer Rückzug und Beeinträchtigungen in der Selbstversorgung. „Minus-Symptome" beherrschen das Bild des sich meist nach langem Krankheitsverlauf entwickelnden schizophrenen Residuums, sie können aber bei besonders schweren und prognostisch ungünstigen Schizophrenieformen auch zu frühen Zeitpunkten der Erkrankung auftreten (vgl. Mueser et al. 1991).

Nach Maßgabe der ICD-10 lassen sich die schizophrenen Symptome in Abhängigkeit von ihrem Ausprägungsgrad, ihrer Dauer sowie der Häufigkeit ihres Auftretens zu unterschiedlichen Syndromen konfigurieren. Subtypologisch ergeben sich dadurch die folgenden Diagnosen: *Paranoide Schizophrenie* (F20.0), *Hebephrene Schizophrenie* (F20.1), *Katatone Schizophrenie* (F20.2), *Undifferenzierte Schizophrenie* (F20.3), *Postschizophrene Depression* (F20.4), *Schizophrenes Residuum* (F20.5) sowie *Schizophrenia simplex* (F20.6). Die Berücksichtigung bekannter Verlaufscharakteristika ermöglicht eine weitere Differenzierung der Querschnittsdiagnosen, es lassen sich kontinuierliche, episodische und remittierende Verlaufsbilder unterscheiden.

Diese Störungen sind mit Hilfe der in die ICD-10 eingegangenen operationalisierten Kriterien hinreichend reliabel zu diagnostizieren, sie stellen somit deskriptiv zufriedenstellend gegeneinander abgrenzbare Syndrome dar. Allerdings kann ein schizophrener Patient im Laufe seines Lebens verschiedenste Symptomkonstellationen präsentieren, so daß ihm entsprechend unterschiedliche Schizophreniediagnosen zugewiesen werden müssen. Die Diagnosen bezeichnen somit keine invarianten, zeitstabil überdauernden Entitäten. Mit hoher Wahrscheinlichkeit stellt der deskriptiv definierte „Formenkreis der Schizophrenien" überdies eine ätiologisch heterogene Störungsgruppe dar.

3. Verlauf und Prognose

Der Beginn einer schizophrenen Erkrankung ist subjektiv häufig weder von den Angehörigen noch von den Betroffenen, die zu einem großen Teil zunächst kaum „Krankheitseinsicht" zeigen, klar zu terminieren. Klinisch läßt sich jedoch grob typisierend ein „akuter Beginn", also die relativ rasche Entwicklung produktiv psychotischer Symptomatik (also z. B. Wahnbildung, Halluzination, Denkstörungen), von einem „schleichenden Beginn" mit anfänglich „leichteren psychischen Veränderungen, Nachlassen der Leistungsfähigkeit in Beruf oder Ausbildung, Kontaktstörungen, Nachlassen der Interessen, depressiven Verstimmungen" (Rey und Thurm 1990) unterscheiden. Die überwiegende Mehrzahl der Schizophrenien beginnt zwischen der Pubertät und dem 30. Lebensjahr, Frauen scheinen etwas später als Männer zu erkranken oder um professionelle Hilfe zu ersuchen (Häfner 1987).

Wie vielgestalt sich die Entwicklung schizophrener Menschen nach dem manifesten Beginn ihrer Erkrankung darstellen kann, zeigt die moderne Verlaufsforschung nachdrücklich. Außerdem belegt sie, daß die Schizophrenien keineswegs zwangsläufig so ungünstig, wie es das Kraepelinsche Konzept der „dementia praecox" erwarten ließ, verlaufen müssen. Die Ergebnisse dieses Forschungsansatzes variieren allerdings in Abhängigkeit vom zugrundeliegenden Schizophreniekonzept (als unabhängiger Variable) sowie von den jeweiligen „outcome"-Kriterien (als den abhängigen Variablen) erheblich. So errechneten etwa Maneros et al. (1992) jüngst für eine Gruppe schizophrener Patienten ohne jegliche „affektive" Zeichen („Reine Schizophrenie") nach einer Beobachtungszeit von durchschnittlich 23 Jahren einen auffällig geringen Anteil von knapp 7% Voll-Remissionen. Das Gros der Forschungsbefunde zum Schizophrenieverlauf läßt sich hingegen etwas faustregelartig folgendermaßen zusammenfassen: Ein Viertel der Schizophrenien hat eine gute Prognose im Sinne einer vollständigen Remission, etwa die Hälfte der Patienten erlebt rezidivierend psychotische Episoden und entwickelt geringgradige Behinderungen, ein letztes Viertel schließlich stellt die eigentlich chronische Patientengruppe dar, die neben ausgeprägter Minus-Symptomatik erhebliche soziale Behinderungen und teilweise persistierende Plus-Symptomatik (z. B. im Sinne fortdauernder Halluzinationen und/oder eines systematisierten Wahngebäudes) aufweist (Bleuler 1972; Ciompi und Müller 1976; Huber et al. 1979; Möller und v. Zerssen 1986; Schubart et al. 1986). Nach einer neueren Übersicht, die neben den bereits erwähnten Studien die Ergebnisse der Arbeiten von Tsuang et al. (1979) und Harding et al. (1987) berücksichtigt, beläuft sich der Anteil der nach 20 bis 40 Jahren „Geheilten und/oder signifikant gebesserten Patienten" auf 46% bis 68% – Zahlen, die, so die Autorin, den Patienten und ihren Familien begründete „Hoffnung auf Besserung und Heilung" geben. Sie schlägt vor, das Konzept einer „chronischen" Schizophrenie aufzugeben, und spricht statt dessen von einer „protrahierten Erkrankung", deren Verlauf nicht nur von eigengesetzlichen Krankheitsprozessen, sondern ganz wesentlich vom Verhalten der Person selbst und ihrer Umgebung abhängt (Harding et al. 1992; vgl. auch Strauss 1987).

Ein akuter Krankheitsbeginn mit stürmischer Plus-Symptomatik ist mit einer tendenziell eher günstigen Prognose assoziiert. Ein gutes Niveau prämorbider sozialer Anpassung läßt ebenfalls auf einen positiven Krankheitsausgang hoffen (Gittelmann-Klein und Klein 1969; Cannon-Spoor et al. 1982). Einzelne subtypologische Untergruppen schizophrener und verwandter Störungen werden per definitionem mit eher günstiger (z. B. schizoaffektive Psychosen) bzw. eher ungünstiger Prognose (z. B. Hebephrenie und Katatonie) in Verbindung gebracht. Weitgehend Konsens besteht darin, daß sich der zukünftige Krankheitsverlauf eines schizophrenen Patienten am ehesten anhand bis dato gegebener Verlaufscharakteristika abschätzen läßt (vgl. Breier et al. 1991), wobei man im Auge behalten sollte, daß auch sehr symptomreiche und protrahierte Verläufe im Alter teilweise unerwartete Wendungen erfahren können. Bei Erstmanifestation einer Schizophrenie läßt sich die Prognose im Einzelfall noch nicht mit hinreichender Sicherheit abschätzen.

4. Epidemiologie

Die Prävalenz, also die Häufigkeit schizophrener Erkrankungen zu einem bestimmten Erfassungszeitpunkt, beträgt 0,2% bis 0,4%. In Abhängigkeit von der Verwendung enger oder weiter Diagnosekriterien liegt die Anzahl der Neuerkrankungen/Jahr (Inzidenz) nach aktuellen Schätzungen zwischen 0,1–0,2 pro Tausend (enger Schizophreniebegriff) und 0,5–0,7 pro Tausend (weiter Schizophreniebegriff) (vgl. Häfner 1987).

Als erstaunlich beständig auch im interkulturellen Vergleich erwies sich ein erstmals 1969 referierter Befund, demzufolge ca. 1% der Bevölkerung mit dem Risiko behaftet ist, im Verlauf des Lebens an Schizophrenie zu erkranken (Yolles und Kramer 1969). Die Schizophrenien „verhalten sich" damit im Vergleich zu anderen Erkrankungen epidemiologisch erstaunlich ungewöhnlich, da kaum eine Störung ein derart stabiles Morbiditätsrisiko aufweist (Zubin 1987). Nach Häfner (1987) lassen die stabilen Inzidenzraten auf die Mitwirkung extremer Ausprägungen eines normalverteilten trait-Merkmals (z. B. „mentale Stabilität") an der Schizophreniegenese schließen. Eine extrem verminderte Eigenschaft „mentale Stabilität" könnte dann als extrem erhöhte Vulnerabilität für Schizophrenie in Erscheinung treten.

Ein epidemiologisch gesicherter Befund belegt, daß sich schizophrene Erkrankungen vermehrt unter Menschen mit niedrigem sozioökonomischen Status finden. Die Zugehörigkeit zu einer niederen sozialen Schicht ist allerdings wohl kaum ursächlich an der Entstehung der Schizophrenien beteiligt. Der eher gestützten „downward-drift-Hypothese" zufolge sind schizophrene Menschen wegen ihrer psychischen und sozialen Auffälligkeiten sowie der daraus resultierenden häufigen, u. U. lang anhaltenden Hospitalisierungen einem erhöhten Risiko, sozial abzusteigen, ausgesetzt (Ödegard 1975; Eaton 1985).

Oft werden Befunde zitiert, denen zufolge Männer und Frauen ein ähnliches Risiko, an Schizophrenie zu erkranken, tragen (z. B. Gottesman et al. 1982). Allerdings liegen eine Reihe von Forschungsergebnissen vor, die diese Annahme in Frage stellen und eine höhere Inzidenzrate für Männer postulieren. Außerdem liegt der Erkrankungsbeginn bei Männern danach nicht nur früher, er gestaltet sich überdies auch häufiger schleichend. Männer entwickeln darüber hinaus schwerere Behinderungen und präsentieren häufiger einen weniger günstigen Krankheitsverlauf. In besonders hohem Maße gilt dies für Unverheiratete (vgl. Saugstad 1989).

Zu mancher Kontroverse, aber auch zu vielfältigen Forschungsbemühungen Anlaß gibt ein letzter epidemiologischer Befund, der an dieser Stelle erwähnt werden soll: Der Schizophrenieverlauf scheint sich in Entwicklungsländern günstiger darzustellen als in der industrialisierten Welt (Sartorius et al. 1987).

5. Ätiologie

Trotz intensiver Forschungsbemühungen liegen die Ursachen schizophrener Störungen nach wie vor weitgehend im dunkeln. Eine ausschließlich psychogene Verursachung schizophrener Störungen ist allerdings angesichts der zahlreichen Hinweise auf die Bedeutung biologischer Faktoren in der Schizophreniegenese äußerst unwahrscheinlich. Umgekehrt werden allerdings auch rein biologische Betrachtungsweisen dem heutigen Wissensstand nicht gerecht, wenngleich man vielleicht vermuten darf, daß ein Teil der schizophrenen Psychosen künftig einer primär somatischen Aufklärung zugeführt werden kann. Multifaktorielle Diathese-Streß-Modelle der Schizophreniegenese und -verlaufsentwicklung scheinen dem derzeitigen Wissensstand am ehesten gerecht zu werden. Ehe ich auf entsprechende Konzeptionen eingehe, soll jedoch auf wichtige ätiologische Faktoren, die in derartig integrativen Modellbildungen berücksichtigt werden müssen, eingegangen werden.

5.1. Biologische Faktoren

Genetik

Ein genetischer Faktor spielt in der Ätiologie vieler Schizophrenien mit Sicherheit eine wichtige Rolle. Kinder schizophrener Mütter haben ein erheblich höheres Risiko, an Schizophrenie zu erkranken, als Kinder aus unbelasteten Familien (ca. 10% bis 15 %). Sind beide Elternteile schizophren, erhöht sich das Erkrankungsrisiko der Kinder auf 35% bis 50%. Etwa 4% der biologischen Eltern und 8% der biologischen Geschwister schizophrener Kinder sind schizophren. Biologische Eltern, deren zur Adoption freigegebene Kinder nach ihrer Adoption eine Schizophrenie entwickeln, weisen ein dreifach höheres Schizophrenierisiko auf als die Adoptiveltern dieser Kinder (Kety et al. 1968).

Die ätiologische Bedeutsamkeit eines genetischen Faktors unterstreicht auch die Zwillingsforschung. Die Schizophrenie-Konkordanzrate zweieiiger Zwillinge liegt bei etwa 12% bis 14%, außerdem geben nichterkrankte zweieiige Zwillinge das gleiche Erkrankungsrisiko an ihre Kinder weiter wie ihre betroffenen Geschwister (McGue und Gottesman 1989). Die Konkordanzrate eineiiger Zwillinge beläuft sich auf beeindruckende 50% – die 50%ige Diskordanz weist allerdings ebenso nachdrücklich auf die Wichtigkeit zusätzlicher nichtgenetischer Faktoren hin.

Neurotransmitter

Nach der Dopamin-Hypothese stellt eine funktionale Überaktivität des Neurotransmitters Dopamin an bestimmten Synapsen im Gehirn eine wesentliche Bedingung für die Entstehung schizophrener Symptomatik dar. Die Dopamin-Hypothese wird v. a. durch pharmakologische Befunde gestützt: Traditionelle Neuroleptika stellen Dopaminantagonisten dar, die Dopaminrezeptoren besetzen, ohne selbst eine dem Dopamin entsprechende Wirkung zu entfalten. Ihr therapeutischer Effekt entsteht somit wohl über eine Blockade dopaminerger Neuronen. Dabei können als Nebenwirkungen motorische Symptome entstehen, die denen bei Morbus Parkinson, einer Erkrankung also, an der ein Dopaminmangel ursächlich beteiligt ist, ähneln. Da allerdings weder das Dopamin selbst noch seine Abbauprodukte bei schizophrenen Menschen erhöht sind, ist anzunehmen, daß die hypostasierte Überaktivität auf eine erhöhte Anzahl von Dopamin-Rezeptoren zurückzuführen ist. Tatsächlich fanden sich mittlerweile in Post-Mortem-Studien Hinweise auf eine erhöhte D2-Rezeptordichte im Caudatum und in mesolimbischen Strukturen (vgl. Engel 1990). Die funktionale Dopaminüberaktivität stellt allerdings sicher nicht die alleinige Störung der Neurotransmitterbalance bei schizophrenen Menschen dar, andere Neurotransmitter, wie Serotonin und Glutamat, rücken zunehmend in den Blickpunkt der Forschung (vgl. Carlsson und Carlsson 1990).

Hirnorganik

Dank erheblich verbesserter Untersuchungsmethoden in den Neurowissenschaften mehren sich in jüngster Zeit die Hinweise auf hirnorganische Veränderungen zumindest bei Subgruppen schizophrener Patienten. Studien, die sich der Positron-Emissions-Topographie als Untersuchungsmethode bedienen, verweisen ähnlich wie neuroanatomische Studien und Befunde zu regionalen Durchblutungsauffälligkeiten auf hirnorganische Auffälligkeiten in Bereichen der Frontal- und Temporallappen sowie der Basalganglien (Buchsbaum 1990). Auch neuropsychologische Befunde deuten auf Beeinträchtigungen von „funktionalen Systemen" (Luria 1966; Mesulam 1981), in die frontale und temporale Strukturen maßgeblich involviert sind, hin.

Schädigungen im Bereich der Frontallappen führen zur Desorganisation zielgerichteten Verhaltens, beeinträchtigen hierdurch nahezu alle höheren kognitiven Leistungen, vor allem aber attentionale, Abstraktions- und andere Konzeptbildungsprozesse (testpsychologischer Nachweis z. B. mit: „Wisconsin Card Sorting Test", „Trail-Making Test"). Schädigungen (links)temporaler, speziell limbischer Strukturen (Hippocampus, Amygdala) sind mit Gedächtnisstörungen und Beeinträchtigungen des „Neulernens" assoziiert (testpsychologischer Nachweis z. B. mit: „The California Verbal Learning Test", „Wechsler Memory Scale"). Neuropsychologisch lassen sich bei schizophrenen Patienten sowohl frontale wie temporale Funktionsstörungen nachweisen, die Leistungen der Basalganglien sind derzeit testpsychologisch noch nicht abbildbar (Gur et al. 1990).

Neuronale Entwicklungsstörungen

Mednick und Cannon messen vier Arten neuropathologischer Störungen bei Schizophrenie eine besondere ätiologische Bedeutung bei: a) zytoarchitektonischen Auffälligkeiten im Sinne ektopischer Veränderungen vor allem im Bereich des Hippocampus, b) Dichte- und Volumenreduktionen im limbischen System und in anderen Regionen, c) Erweiterungen der Ventrikel und schließlich d) entzündlichen oder degenerativen Veränderungen in periventrikulären Strukturen und anderen Regionen. Diese Schädigungen lassen sich als Hinweise auf eine genetisch oder exogen (z. B. viral) bedingte, am Ende des 2. Schwangerschaftstrimenos einsetzende Entwicklungsstörung des embryonalen Gehirns interpretieren, die in Interaktion mit perinatalen Komplikationen eine spezifische Vulnerabilität für Schizophrenie begründen könnte (Mednick et al. 1991). Epidemiologische Zusammenhänge verweisen darüber hinaus auf eine potentielle ätiologische Bedeutung einer erst im Rahmen der Pubertät auftretenden Entwicklungsstörung des Gehirns, die das Schizophrenierisiko speziell extrem spät pubertierender Jugendlicher weiter erhöhen könnte (Saugstad 1989).

5.2. Psychologische Faktoren

Reduzierte Informationsverarbeitungskapazität

Informationsverarbeitungsstörungen gelten mittlerweile als die am besten belegten Formen subtiler Beeinträchtigung, die vor Beginn einer schizophrenen Erkrankung, in der Remission und darüber hinaus auch bei den nächsten Angehörigen schizophrener Patienten beobachtet werden können. Früh beobachtet, kündigen sie bei Kindern schizophrener Eltern ein erhöhtes Erkrankungsrisiko an (Goldstein 1990). Zumindest bei einem Teil der Betroffenen gehen sie mit Zeichen einer erhöhten autonomen Reagibilität einher. Diagnostisch lassen sich Informationsverarbeitungsstörungen mit Hilfe anspruchsvoller Versionen der „Continuos Performance Task" (Nuechterlein et al. 1991) und der „Span of Apprehension Task" (Asarnow und Granholm 1991) zufriedenstellend nachweisen (vgl. auch Szymanski et al. 1991). Informationsverarbeitungsstörungen können (ab einer bestimmten Ausprägung) als meßbare kognitive Störungen (z. B. als selektive Wahrnehmungs-, Aufmerksamkeits-, Lern-, Gedächtnis- und Reaktionsbildungsstörung), aber auch als beobachtbare affektive und soziale Störungen (z. B. Fehlinterpretation sozialer Prozesse, Verkennung des Affektgehalts einer sozialen Situation, inadäquate affektive und/oder soziale Reaktionen) in Erscheinung treten. „High-risk"-Kinder schizophrener Eltern zeigten in prospektiven Studien entsprechend nicht nur subtile kognitive Auffälligkeiten, sondern darüber hinaus vor allem Merkmale einer schwachen Affektkontrolle sowie Schwierigkeiten beim Schließen von Freundschaften (Parnas et al. 1982; Parnas et al. 1990).

Informationsverarbeitungsstörungen konstituieren wesentlich eine Irritierbarkeit gegenüber Belastungen jedweder Art, besonders wohl aber ge-

genüber komplexer sozialer und uneindeutiger affektiver Stimulation.
Man darf spekulieren, daß sie bei vielen Betroffenen zu sozialen Enttäuschungen und anschließendem Vermeidungsverhalten führen, auf diesem
Wege könnten sie in der Genese der auffälligen sozialen Defizite vieler schizophrener Menschen eine entscheidende Rolle spielen. Informationsverarbeitungsstörungen könnten auch erklären, warum schizophrene Menschen von innerfamiliären kommunikativen Auffälligkeiten (im Sinne der
Wynne'schen „Communication Deviance") besonders belastet werden (vgl.
Nuechterlein et al. 1989).

Informationsverarbeitungsstörungen behindern von Anfang an jegliche Auseinandersetzung der Betroffenen mit sich selbst und mit ihrer Umwelt. Sie eskalieren unter Streß und induzieren potentiell weiteren Streß.

Streß

„Life-Events", also bedeutsame, belastende Lebensereignisse, lassen sich in
den Wochen vor einem Rezidiv – retrospektiv wie prospektiv – gehäuft
nachweisen (Brown und Birley 1968; Leff und Vaughn 1980; Day et al.
1987). Obwohl es sich bei „Streß" um ein zu weiten Teilen im Subjektiven
verbleibendes Geschehen handelt, sich somit sicherlich nicht alle bedeutsamen Belastungen objektiv quantifizierend abbilden lassen, konnte dennoch – unter Beschränkung auf objektive Streßaspekte – der Nachweis erbracht werden, daß unspezifische Belastungen speziell in der Auslösung
psychotischer Episoden ganz unbestreitbar eine wichtige Rolle spielen.

Auch durchaus wohlgemeinte, aber eben zu intensive, überstimulieren-
de, überfordernde therapeutische Bemühungen können sich – wie jegliche
soziale Überstimulierung – belastend und damit psychoseinduzierend auswirken (Schooler, Spohn 1982). Hospitalisierende, zu wenig anregende,
unterfordernde Lebensbedingungen fördern hingegen die Zunahme schizophrener Minus-Symptomatik (Wing und Brown 1970). Gleiches gilt für
mangelnde soziale Unterstützung in defizitären sozialen Netzwerken (vgl.
Angermeyer und Klusmann 1989).

Die Frage, ob es Belastungen gibt, denen eine spezifische ätiologische
Bedeutung in der Schizophreniegenese zukommt, vergleichbar etwa den
Verlusterlebnissen in der Genese mancher Formen der Depression, ist offen. Erwähnt werden sollten jedoch in diesem Zusammenhang ältere Befunde, denen zufolge sich der Kontakt schizophrener Menschen zur Realität lockert, wenn sie Mißtrauen, Kritik und Bestrafung begegnen (Rodnick und Garmezy 1957; Garmezy 1966). Im klinischen Alltag findet dieser
experimentelle Befund Unterstützung: Die Absenz von Mitpatienten, die
aggressives Verhalten zeigen, fördert die Abnahme psychotischer Symptomatik (Kellam et al. 1967).

In jüngster Zeit unterstreichen auch die mittlerweile vielfach replizier-
ten Belege der „Expressed-Emotion"-Forschung die Bedeutung dieser Hypothese. Konsistent konnte gezeigt werden, daß sich das Rezidivrisiko medikamentös behandelter schizophrener Patienten in jenen Familien, in denen
die Angehörigen dem Patienten feindselig sowie emotional überengagiert
begegnen, dramatisch erhöht (z. B. Leff und Vaughn 1985, 1986).

Coping

Die Coping-Forschung richtet die Aufmerksamkeit auf die wichtige Tatsache, daß viele schizophrene Menschen versuchen, sowohl ihren Symypto-
men als auch subjektiv erlebten Auslösebedingungen bewältigend zu begegnen (Brenner et al. 1987; Thurm-Mussgay und Häfner 1990). Dabei neigen vor allem Patienten mit überwiegender Minus-Symptomatik eher zu
affektiv motivierten Bewältigungsversuchen, vielfach herrscht überdies die
Tendenz vor, subjektiv wahrgenommenen Symptomen und Belastungen
möglichst alleine entgegenzutreten (Wiedl 1992). Kurzfristigen positiven
Folgen können langfristig negative Konsequenzen gegenüberstehen, so
etwa beim Coping-Versuch „Rückzug": Zwar ist kurzfristig eine subjektiv gewünschte „Reizabschirmung" zu erzielen, langfristig können aus solchen
Coping-Bemühungen vermehrte soziale Einbußen und Minus-Symptomatik resultieren. Ungünstige Reaktionen und Coping-Bemühungen können
sich überdies aus falschen Krankheitsvorstellungen ergeben.

Persönlichkeit

„High-Risk"-Kinder werden besonders häufig als streßempfindlich, fru-
strationsintolerant, unglücklich, erregbar und ängstlich beschrieben. Sie
zeigen eine ausgeprägte emotionale Instabilität sowie eine Tendenz zu
Rückzug und sozialer Isolierung (z. B. Janes et al. 1984). In der Adoleszenz zeigt sich ein Geschlechtsunterschied: Weibliche Jugendliche mit er-
höhtem Erkrankungsrisiko werden eher als zurückgezogen, einsam und
anhedonisch, männliche Jugendliche hingegen als emotional aufbrau-
send sowie in sozialer und disziplinärer Hinsicht verhaltensauffällig beschrieben (John et al. 1982). Partiell zeigen sie somit Züge einer „Schizotypen Persönlichkeitsstörung". Prospektiv finden sich prämorbid keine erhöhten Introversionswerte bei später an Schizophrenie erkrankten
Probanden, wohl aber Hinweise auf eine erhöhte autonome und emotionale Labilität (Angst und Clayton 1986). Ein Vorherrschen externaler
Kontrollüberzeugungen und eine verminderte „Selbstwirksamkeit" scheinen mit ungünstigen Verlaufsmerkmalen einherzugehen (Dohrenwend et
al. 1987).

6. Vulnerabilität-Streß-Modelle

Die Heterogenität und Vielgestaltigkeit schizophrener Symptome und die
Fülle der zu diesem Krankheitsbild vorliegenden Befunde erschließen sich
am ehesten im Kontext dynamischer, Rückkoppelungsprozesse berücksich-
tigender Diathese-Streß-Modelle einer integrierenden Zusammenschau.
Bereits 1977 umriß Zubin die Grundrisse eines „Vulnerabilität-Streß-
Modells" der Schizophrenie, demzufolge die schizophrene Symptomatik
aus einem interaktiven Zusammenwirken individueller Vulnerabilitäts-
charakteristika mit (internen und externen) Streßbedingungen resultiere
(Zubin 1977). Der Grundgedanke stieß in der Fachwelt rasch auf Anklang,
mittlerweile liegen verschiedene Ausführungen und Ausgestaltungen die-

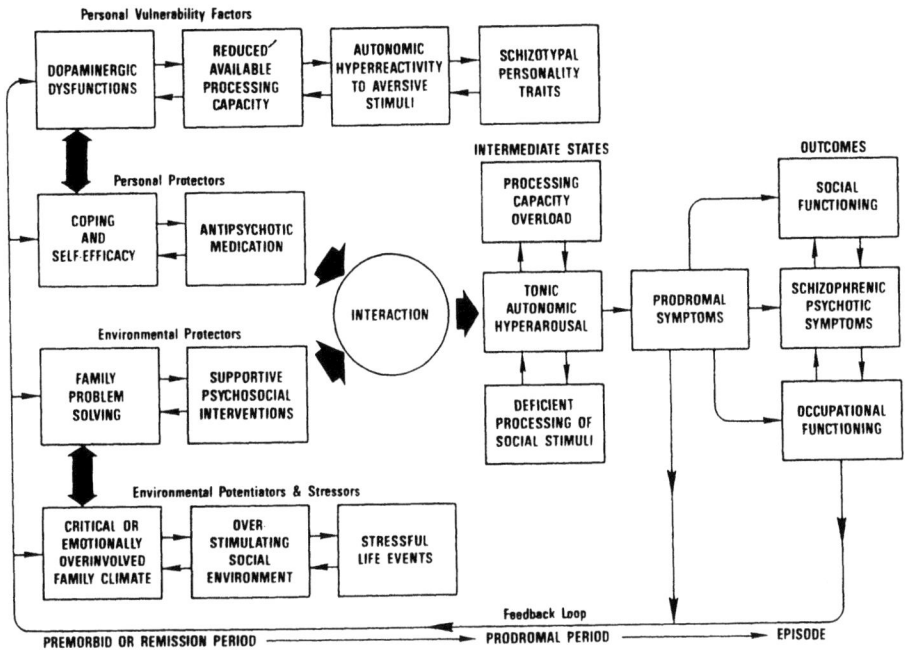

Abb. 1. Heuristisches Vulnerabilitäts-Streß-Modell (nach Nuechterlein 1987)

ses Konzeptes vor (Ciompi 1984). Der aktuelle Forschungsstand spiegelt sich meines Erachtens am ehesten in dem vielbeachteten Vulnerabilität-Streß-Modell einer Arbeitsgruppe des UCLA Clinical Research Centers in Los Angeles wider (vgl. Nuechterlein 1987) (s. Abb. 1).

Eine spezifische *Schizophrenievulnerabilität* konstituiert sich nach diesem Modell aus dem Zusammenspiel spezifischer Neurotransmitterstörungen mit reduzierten Informationsverarbeitungsmöglichkeiten, erhöhter autonomer Reagibilität (v. a. gegenüber aversiver Stimulation) und sozialen wie emotionalen Auffälligkeiten im Sinne schizotyper Persönlichkeitszüge. Eine derartige Vulnerabilität ist wesentlich biologisch determiniert, wenngleich sich vor allem der Einfluß sehr früher Kindheitserlebnisse auf ihre Genese derzeit nicht hinreichend abschätzen läßt. Aspekte der *Schizophrenievulnerabilität* interagieren beständig mit persönlichen und sozialen *Protektoren* (adäquaten Coping-Strategien, „Selbstwirksamkeit" und neuroleptischer Medikation einerseits, familiären Hilfen zur Problembewältigung und unterstützenden psychosozialen Maßnahmen andererseits), aber eben auch mit *psychosozialen Stressoren* (High-EE-Familienklima, soziale Überstimulierung und belastende Lebensereignisse). Das komplexe Zusammenspiel dieser Faktoren kann unter ungünstigen Bedingungen (d. h. hohe Vulnerabilität – wenig Protektoren – viel Belastung) zu *krisenhaften Zuspitzungen* führen: Bei tonischer autonomer Hyperaktivität wird die individuelle Informationsverarbeitungskapazität zunehmend überfordert, vor allem die „soziale Wahrnehmung" erfährt erkennbare Beeinträchtigungen. Greifen nun nicht de-eskalierende Maßnahmen, schaukeln sich diese Störungen zu *prodromaler Symptomatik* und schließlich zu den bekannten psychotischen Symptomen hoch. Die gleichzeitig resultierenden sozialen und beruflichen Einbußen können – wie die Psychose selbst auch – auf den dynamischen Gesamtprozeß zurückwirken und ihn weiter belasten – mögliche Grundlage einer „chronischen" Krankheitsentwicklung.

7. Verhaltenstherapie und Forschungsstand

Die folgenden Abschnitte gelten dem Beitrag jenes Ausschnittes der Therapieforschung, der sich mit verhaltenstherapeutischen Interventionen in der Schizophreniebehandlung befaßt. Diese thematische Schwerpunktsetzung kann mißverstanden werden. Sie bedeutet – hierauf sei explizit verwiesen – nicht, daß andere Therapieansätze in der Schizophreniebehandlung vernachlässigt werden könnten. Insbesondere ist die zentrale Bedeutung der Psychopharmakotherapie völlig unbestritten. Eine kritische Würdigung neuroleptischer Medikation (vgl. Rockstroh und Elbert 1990; Benkert und Hippius 1992) würde allerdings den Rahmen dieses Beitrages sprengen.

7.1. Der Beitrag der operanten Lerntheorie

Die operanten Methoden der Verhaltenstherapie leiten sich von der Einsicht her, daß „Lernen", also jegliche regel- oder mustergenerierende Erfahrungsverarbeitung („Erwerb"), wesentlich von den Konsequenzen eigenen Tuns abhängt. Wir erwerben, was sich bewährt, verwerfen, was aversive Folgen zeitigt. Dies gilt nicht nur für „offene" Verhaltensweisen, sondern auch für „verdeckte" – also z. B. Einstellungen, Überzeugungen und „Selbstkonzepte". So erfährt ein Konzept „Verstärkung", wenn man den Eindruck erhält, daß es „stimmt", es somit subjektiv verifiziert ist; erschüttert, „bestraft" wird es durch Erlebnisse, die einer subjektiven Falsifikation gleichkommen. Es gibt allerdings auch andere Formen der „Verstärkung" oder „Bestrafung": Etwa kann eine „peer-group" bestimmte Einstellungen und Verhaltensweisen mit Zugehörigkeit „verstärken", andere mit Ausschluß „bestrafen". Eine andere Variante: Eine Einstellung wird dadurch „verstärkt", daß sich abgelehnte, ungeliebte Personen über sie ärgern.

Wenngleich sich aus der Hochzeit behavioristischer Modellbildungen herrührende Konzepte einer lerntheoretischen Entstehung schizophrener Störungen (Ullman und Krasner 1969) mittlerweile als zu kurz gegriffen erwiesen, so steht doch außer Frage, daß die Gesetzmäßigkeiten operanten Lernens grundsätzlich auch auf schizophrene Menschen zutreffen. Selbst schizophrene Symptome können durch ihre Einwirkung eine Überformung erfahren. Einige Beispiele:

  * Soziales Rückzugverhalten beendet aversive soziale Stimulation („negative Verstärkung"; Effekt: Zunahme des Rückzugverhaltens);

  * Rauchen mindert unerwünschte Nebenwirkungen einer neuroleptischen Medikation (Goff et al. 1992) („negative Verstärkung"; Effekt: Zunahme des Rauchens);

   ✳ unter dem Eindruck eines schweren hypochondrischen Wahns verändert ein Patient sein Eßverhalten auffällig und reduziert hierdurch diesbezügliche Ängste („negative Verstärkung"; Effekt: Zunahme des auffälligen Eßverhaltens);

   ✳ ein Patient verweigert sich den Eingebungen seiner imperativen Stimmen und gerät hierdurch in unangenehme Konflikte („Bestrafung"; Effekt: Abnahme des Widerstandes gegen die halluzinatorischen Einflüsse);

   ✳ ein unselbständiger Patient wird von seiner ebenso unselbständigen Mutter versorgt, beide sind damit sehr zufrieden (gegenseitige „positive Verstärkung"; Effekt: Zunahme sowohl der Unselbständigkeit wie des Versorgungsverhaltens).

Gegenüber der potentiellen Vielfalt lernender Erfahrungsverarbeitungen, der individualisierte, verhaltensanalytisch begründete Interventionsformen am ehesten gerecht zu werden vermögen, nehmen sich die bislang in der Therapieforschung hauptsächlich überprüften therapeutischen Schlußfolgerungen gelegentlich etwas dünn aus. Das Interesse galt bislang überwiegend:

   ✳ der zusätzlichen und gezielten Installation unangenehmer Konsequenzen („Bestrafung"/Aversionstherapie) sowie

   ✳ der zusätzlichen und gezielten Installation positiver Konsequenzen („positive Verstärkung").

Trotz vereinzelter Erfolgsmeldungen sind die aversionstherapeutischen Maßnahmen resümierend eher kritisch zu beurteilen. Schizophrene Symptome lassen sich durch „Bestrafung" nicht beseitigen, allenfalls werden sie in der Folge von den Patienten aus Angst verschwiegen. Der Schaden, den aversionstherapeutische Methoden gerade bei Menschen, die bekanntermaßen sehr sensibel auf Ablehnung oder Feindseligkeit reagieren, anrichten, wiegt wohl jeden fragwürdigen therapeutischen Nutzen bei weitem auf. Diese Interventionsformen setzten sich glücklicherweise in der Praxis nicht durch.

Günstiger zu beurteilen sind Versuche, den Krankheitsprozeß vor allem „chronisch" schizophrener Menschen durch den Einsatz verstärkender Verhaltenskonsequenzen zu beeinflussen. Elaborierte „token-economy"-Programme erwiesen sich speziell in der stationären Behandlung dieser Patienten in großangelegten und methodisch vorbildlichen Studien als überaus erfolgreich (Paul und Lentz 1977; Florin et al. 1973). Selbstverständlich bestand dabei das Therapieziel nicht in der „Heilung" dieser Patientengruppe, sondern in der Optimierung ihrer Lebensqualität.

Den Möglichkeiten zu lernender Erfahrungsverarbeitung sind allerdings bei Schizophrenie phasenweise deutliche Grenzen gesetzt, da die Lernprozesse selbst in Mitleidenschaft gezogen werden können. Sowohl der klinische Eindruck als auch manche Forschungsbefunde deuten darauf hin, daß das Lernen als neuropsychologische Funktion in zweifacher Weise – wiederum im Sinne einer Plus- und einer Minus-Symptomatik – Beeinträchtigungen unterliegen kann. Während schizophrene Menschen im Umfeld akutpsychotischer Krisen eher „zu schnell"[1] zu lernen scheinen, treten im Kontext eines protrahierten Krankheitsverlaufes mit residualer Minus-Symptomatik häufig Lern- und Gedächtniseinbußen auf (vgl. Saykin et al. 1991). Die Einsicht wächst, daß diese Lernstörungen in der verhaltenstherapeutischen Behandlung schizophrener Menschen explizit berücksichtigt werden müssen.

7.2. Soziales Kompetenztraining

Angesichts der vielfältigen sozialen Behinderungen eines großen Teils der schizophrenen Patienten und der gleichzeitigen logischen Unmöglichkeit, soziale Fertigkeiten psychopharmakologisch zu entwickeln, wundert es kaum, daß soziale Kompetenztrainings rasch Eingang in das etablierte Instrumentarium der Schizophreniebehandlung fanden. Mit ihnen verbindet sich die Hoffnung, daß verbesserte soziale Fertigkeiten schizophrene Menschen dazu befähigen, sozialen Anforderungssituationen eher gerecht zu werden, mehr soziale Erfolgserlebnisse und weniger sozialen Streß zu erleben – Effekte, die sich rezidivprophylaktisch günstig auswirken sollten. Soziale Kompetenztrainings umfassen in der Regel die Therapiebausteine „Instruktion", „Modelldarbietung", „Rollenspiel", „Feedback" und „In-Vivo-Übung". In vielen Untersuchungen wurde mittlerweile die kurzfristige Effizienz sozialer Kompetenztrainings belegt (Wallace et al. 1980; Liberman et al. 1986; Hogarty et al. 1986). Allerdings stößt man in der Therapieforschung auch immer wieder auf Hinweise auf eine unbefriedigende Dauerhaftigkeit (vgl. Hogarty et al. 1991) und eine fragliche Generalisierung (vgl. Hayes et al. 1991) der Therapieeffekte, die auf ein hohes Ausmaß an Denk- und Lernstörungen bei manchen Patienten zurückzuführen sein dürften (Mueser et al. 1991; 1992). Eine Weiterentwicklung der Therapiemethodik in Richtung auf eine explizite Berücksichtigung kognitiver Störungen könnte diese Probleme allerdings zumindest mindern (vgl. Brenner 1986; Liberman, Eckman 1989; Massel et al. 1991). Von zeitlich sehr knapp bemessenen Interventionen darf man sich jedoch wohl bei schwer beeinträchtigten Patienten nicht allzu viel erwarten, zumal wenn sie die Realität schizophrener Menschen unzulänglich berücksichtigen. Vielleicht muß man sich auch an den Gedanken gewöhnen, daß manche Patienten nicht nur eine „Erhaltungsmedikation", sondern auch längerfristige Unterstützung sowohl beim Erwerb wie bei der Aufrechterhaltung sozialer Fertigkeiten benötigen.

---

[1] Verstärkung wird physiologisch wesentlich durch dopaminerge mesolimbische Strukturen gesteuert. Dopaminüberaktivität könnte daher psychologisch mit „zu schnellen", dysfunktionalen Verstärkungsprozessen, psychopathologisch mit reduzierten Distanzierungsmöglichkeiten einhergehen (vgl. Birbaumer und Schmidt 1990)!

7.3. Das „Integrierte Psychologische Therapieprogramm" (IPT)

Das aus fünf Therapieunterprogrammen bestehende IPT (Roder und Kienzle 1986; Roder et al. 1992) stellt einen Versuch dar, den angedeuteten Problemen isolierter Trainings der sozialen Kompetenz zu entgehen. Der ursprünglich von Brenner konzipierte Ansatz (Brenner et al. 1980) enthält ebenfalls einen Therapiebaustein „Soziale Fertigkeiten", integriert diese Methodik jedoch mit speziellen, neu entwickelten Maßnahmen zur Förderung des adäquaten Konzeptionalisierens sozialer Situationen („Soziale Wahrnehmung") und zur Verbesserung basaler kommunikativer und interaktiver Kompetenz („Verbale Kommunikation"). Durch Denkstörungen stark beeinträchtigte Patienten erfahren überdies im Rahmen einer neuropsychologischen Funktionstrainings ähnelnden Gruppentherapie („Kognitive Differenzierung") zunächst im kognitiven Leistungsbereich eine gezielte Förderung, ehe die auf die soziale Kompetenz bezogenen Interventionen initiiert werden.[2] Schließlich beinhaltet das IPT auch problemlösungsorientierte Interventionen, die der Entwicklung individueller Möglichkeiten aktueller und zukünftiger Streßbewältigung dienen („Interpersonelles Problemlösen"). Weiterentwicklungen ermöglichen mittlerweile zudem die Anwendung der im IPT enthaltenen Interventionen auch bei weniger schwer beeinträchtigten und jüngeren Patienten (Kienzle 1992, 1994; Kienzle und Braun-Scharm 1993).

Die Ergebnisse erster Evaluationen der im IPT beschriebenen Vorgehensweisen sind vielversprechend (Brenner et al. 1992). Mittlerweile erfährt das IPT auch international einige Beachtung (vgl. Spring und Ravdin 1992) und dürfte somit zukünftig wohl Gegenstand repräsentativer, aussagekräftigerer Studien werden.

7.4. Behaviorale Familientherapie und Angehörigenarbeit

Die Behaviorale Familientherapie knüpft an empirische Forschungsergebnisse an, die belegen, daß der familiäre Umgang mit einem schizophrenen Patienten dessen Krankheits- bzw. Gesundheitsverlauf unmittelbar beeinflussen kann. In besonderer Deutlichkeit zeigte dies, wie oben erwähnt, die „Expressed-Emotion"-Forschung. Die Behaviorale Familientherapie – sie konstituiert sich in der Regel aus den Komponenten „Information", „Familiäres Kommunikationstraining" und „Familiäres Problemlösen" (vgl. Falloon et al. 1984; Hahlweg et al. 1988) – intendiert eine Korrektur ungünstiger innerfamiliärer Umgangsweisen im Sinne einer Verminderung überkritischer bis feindseliger Interaktionen und einer vermehrten Respektierung der Bedürfnisse aller Familienmitglieder. Die „Angehörigenarbeit" verfolgt eine ähnliche Zielsetzung, nutzt darüber hinaus jedoch noch die Selbsthilfepotentiale, die aus dem gemeinsamen Erfahrungshin-

---

[2] Ähnliche Zielsetzungen verfolgen manche computergestützte Trainings kognitiver Funktionen wie beispielsweise der Aufmerksamkeit (vgl. hierzu z. B. Hermanutz und Gestrich 1991).

tergrund unterschiedlicher betroffener Familien resultieren (vgl. Katschnig und Konieczna 1984; Fiedler et al. 1986).

Die Effizienz behavioral-familientherapeutischer Interventionen ist vielfach belegt. (vgl. Hogarty et al. 1986; Hogarty et al. 1991; Tarrier et al. 1989). Das Rezidivrisiko entsprechend behandelter, ehemals schizophrener Patienten reduziert sich zwei Jahre nach Behandlungsende auf ein Viertel, verglichen mit dem einer unbehandelten Kontrollgruppe (Leff et al. 1985; Falloon et al. 1985), und gleicht sich damit dem Rückfallsrisiko schizophrenievulnerabler Menschen aus unauffälligen („Niedrig-EE"-)Familien an.

7.5. Selbstmanagement

Der auf Kanfer (1990) zurückgehende Selbstmanagement-Ansatz ist im Begriff, auch in der Schizophreniebehandlung an Bedeutung zu gewinnen. Zwei Gründe scheinen dafür verantwortlich: Zum einen zeigt die Coping-Forschung, daß viele schizophrene und schizophrenievulnerable Menschen ihr Schicksal nicht passiv ertragen oder verdrängen können, sondern sowohl ihren Symptomen als auch symptomprovozierenden Belastungen aktiv zu begegnen suchen; zum anderen läßt ein tabuisierender Umgang mit der Erkrankung „Schizophrenie" die Betroffenen oft im Unklaren darüber, ob und inwieweit ihre subjektiven Schizophrenietheorien zutreffen. In der Folge sind katastrophisierende Befürchtungen ebenso zu beobachten wie bagatellisierende Verharmlosungen, die Reaktionen auf die Erkrankung fallen entsprechend inadäquat aus. Schlimmstenfalls treten schwerste, lähmende depressive Verstimmungen und Suizidalität auf.

Die Intention des Selbstmanagement-Ansatzes besteht entsprechend darin, betroffenen (Ex-)Patienten ein adäquates Verständnis ihrer Vulnerabilität oder Krankheit zu vermitteln und sie zu zielführendem Bewältigungsverhalten zu befähigen. Unlängst legten Süllwold und Herrlich (1990) ein diesen Zielsetzungen verpflichtetes Therapieprogramm vor. Die hinreichende Evaluation dieses sehr sinnvoll erscheinenden Behandlungsansatzes steht allerdings derzeit noch aus.

Literatur

Angermeyer, M. C., Klusmann, D. (1989), Soziales Netzwerk. Ein neues Konzept für die Psychiatrie. Berlin Heidelberg New York Tokyo: Springer.

Angst, J., Clayton, P. (1986), Premorbid personality of depressive, bipolar, and schizophrenic patients with special reference to suicidal issues. Comparative Psychiatry **27**: 511–532.

APA – American Psychiatric Association (1987), Diagnostic and statistical manual of mental disorders. 3rd Ed. rev. DSM-III-R. Washington, D. C.

Asarnow, R. F., Granholm E. (1991), The Contribution of Cognitive Psychology to Vulnerability Models. In: Häfner, H., Gattaz, W. F. (Eds.) Search for the Causes of Schizophrenia, Vol. II. Berlin Heidelberg New York Tokyo: Springer, pp. 205–220.

Benkert, O., Hippius, H. (1992), Psychiatrische Pharmakotherapie, 5. Aufl.

Berlin Heidelberg New York Tokyo: Springer.

Birbaumer, N., Schmidt, R. F. (1990), Biologische Psychologie. Berlin Heidelberg New York Tokyo: Springer, S. 653 f.

Bleuler, E. (1911), Dementia praecox oder die Gruppe der Schizophrenien. Leipzig: Deutike.

Bleuler, M. (1972), Die schizophrenen Geistesstörungen im Lichte langjähriger Kranken- und Familiengeschichten. Stuttgart: Thieme.

Breier, A., Schreiber, J. L., Dyer, J., Pickar, D. (1991), National Institute of Mental Health Longitudinal Study of Chronic Schizophrenia. Prognosis and Predictors of Outcome. Archives of General Psychiatry 48: 239–246.

Brenner, H. D. (1986), Zur Bedeutung von Basisstörungen für Behandlung und Rehabilitation. In: Böker, W., Brenner, H. D. (Hrsg.), Bewältigung der Schizophrenie. Bern: Huber.

Brenner, H. D., Böker, W., Müller, J., Spichtig, L., Wurgler, S. (1987), On autoprotective efforts of schizophrenics, neurotics and controls. Acta Psychiatrica Scandinavica 75: 405–414.

Brenner, H. D., Hodel, B., Genner, R., Roder, V., Corrigan, P. (1992), Biologische und kognitive Vulnerabilitätsfaktoren bei schizophrenen Störungen: Implikationen für die Behandlung. In: Brenner, H. D., Böker, W. (Hrsg.), Verlaufsprozesse schizophrener Erkrankungen. Bern: Huber, S. 334–349.

Brenner, H. D., Stramke, W. G., Mewes, J., Liese, F., Seeger, G. (1980), Erfahrungen mit einem spezifischen Therapieprogramm zum Training kognitiver und kommunikativer Fähigkeiten in der Rehabilitation chronisch schizophrener Patienten. Nervenarzt 51: 106–112.

Brown, G. W., Birley, J. L. T. (1968), Crisis and life changes and the onset of schizophrenia. Journal of Health and Social Behavior 9: 203–214.

Buchsbaum, M. S. (1990), The Frontal Lobes, Basal Ganglia, and Temporal Lobes as Sites for Schizophrenia. Schizophrenia Bulletin 16: 379–389.

Cannon-Spoor, H. E., Potkin, S. G., Wyatt, R. J. (1982), Measurement of premorbid adjustment in chronic schizophrenia. Schizophrenia Bulletin 8: 470–484.

Carlsson, M., Carlsson, A. (1990), Schizophrenia. A Subcortical Neurotransmitter Imbalance Syndrome? Schizophrenia Bulletin 16: 425–432.

Ciompi, L. (1984), Modellvorstellungen zum Zusammenwirken biologischer und psychosozialer Faktoren in der Schizophrenie. Fortschritte der Neurologie, Psychiatrie 52: 200–206.

Ciompi, L., Müller, C. (1976), Lebensweg und Alter der Schizophrenen. Berlin Heidelberg New York: Springer.

Cooper, J. E., Kendell, R. E., Gurland, B. J., Sharpe, L., Copeland, J. R. M., Simon, R. (1972), Psychiatric diagnosis in New York and London. London: Oxford University Press.

Day, R., Nielsen, J. A., Korten, A., Ernberg, G., Dube, K. C., Gebhart, J., Jablensky, A., Leon, C., Marsella, A., Olatawura, M., Sartorius, N., Strömgren, E., Takahashi, R., Wig, N., Wynne, L. C. (1987), Stressful life events preceding the acute onset of schizophrenia. A cross-national study from the World Health Organization. Culture, Medicine, and Psychiatry 11: 123–205.

Dohrenwend, B. P., Shrout, P. E., Link, B. G., Skodol, A. E. (1987), Social and Psychological Risk Factors for Episodes of Schizophrenia. In: Häfner, H., Gattaz, W. F., Janzarik, W. (Eds.), Search for the Causes of Schizophrenia. Berlin Heidelberg New York Tokyo: Springer, S. 275–296.

Eaton, W. W. (1985), Epidemiology of schizophrenia. Epidemiological Review 7: 105–126.

Elbert, T., Rockstroh, B. (1990), Psychopharmakologie. Anwendung und Wirkungsweise von Psychopharmaka und Drogen. Berlin Heidelberg New York Tokyo: Springer.

Engel, R. R. (1990), Biologische Modelle. Ätiologie/Bedingungsanalyse. In: Baumann, U., Perrez, M. (Hrsg.), Klinische Psychologie, Band 1. Grundlagen, Diagnostik, Ätiologie. Bern: Huber, S. 274–286.

Falloon, I. R. H., Boyd, J. L., McGill, C. W., Williamson, M., Razani, J., Moss, H. B., Gilderman, A. M., Simpson, G. M. (1985), Family management in the prevention of morbidity of schizophrenia: Clinical outcome of a two-year longitudinal study. Archives of General Psychiatry 42: 887–896.

Falloon, I. R. H., McGill, C. W., Boyd, J. L. (1984), Family care of schizophrenia. New York: Guilford Press.

Fiedler, P., Niedermeier, T., Mundt, Ch. (1986), Gruppenarbeit mit Angehörigen schizophrener Patienten, Materialien für die psychosoziale Praxis. München: Psychologie Verlags Union.

Florin, J., Cohen, R., Meyer-Osterkamp, S. (1973), Eine Untersuchung zum operanten Konditionieren sozialen Verhaltens bei chronisch Schizophrenen. Zeitschrift für Klinische Psychologie [Beiheft] 1.

Garmezy, N. (1966), The prediction of performance in schizophrenia. In: Hoch, P., Zubin, J. (Eds.), Psychopathology of Schizophrenia. New York: Grune & Stratton.

Gittelman-Klein, R., Klein, D. F. (1969), Premorbid asocial adjustment and prognosis in schizophrenia. Journal of Psychiatric Research 7: 35–53.

Goff, D. C., Henderson, D. C., Amico, E. (1992), Cigarette Smoking in Schizophrenia: Relationship to Psychopathology and Medication Side Effects. American Journal of Psychiatry 149: 1189–1194.

Goldstein, M. J. (1990), Risk Factors and Prevention in Schizophrenia. In: Kales, A., Stefanis, C. N., Talbott, J. (Eds.) Recent Advances in Schizophrenia. New York: Springer, pp. 191–212.

Gottesman, J., Shields, J., Hanson, D. R. (1982), Schizophrenia. The epigenetic puzzle. Cambridge: Cambridge University Press.

Gur, R. E., Gur, R. C., Saykin, A. J. (1990), Neurobehavioral Studies in Schizophrenia. Implications for Regional Brain Dysfunction. Schizophrenia Bulletin 16: 445–451.

Häfner, H. (1987), Epidemiology of Schizophrenia. In: Häfner, H., Gattaz, W. F., Janzarik, W. (Eds.), Search for the Causes of Schizophrenia. Berlin Heidelberg New York Tokyo: Springer, pp. 47–74.

Hahlweg, K., Feinstein, E., Müller, U., Dose, M. (1988), Folgerungen aus der Expressed-Emotion-Forschung für die Rückfallprophylaxe Schizophrener. In: Kaschka, W. P., Joraschky, P., Lungershausen, E. (Hrsg.), Die Schizophrenien, Tropon-Symposium, Band III. Berlin Heidelberg New York Tokyo: Springer, S. 201–210.

Harding, C. M., Brooks, G. W., Ashikaga, T., Strauss, J. S., Breier, A. (1987), The Vermont longitudinal study. II. Long-term outcome of subjects who retrospectively met DSM-III criteria for schizophrenia. American Journal of Psychiatry 144: 727–735.

Harding, C. M., Zubin, J., Strauss, J. S. (1992), Chronizität bei Schizophrenie. Eine Neueinschätzung. In: Brenner, H. D., Böker, W. (Hrsg.), Verlaufsprozesse schizophrener Erkrankungen. Dynamische Wechselwirkungen relevanter Faktoren. Bern: Huber, S. 43–62.

Hayes, R. L., Halford, W. K., Varghese, F. N. (1991), Generalization of the effects of activity therapy and social skills training on the social behavior of low functioning schizophrenic patients. Occupational Therapy in Mental Health 11: 3–20.

Hermanutz, M., Gestrich, J. (1991), Computer-assisted attention training in schizophrenics. European Archive of Psychiatry and Clinical Neuroscience 240: 282–287.

Hogarty, G. E., Anderson, C. M., Reiss, D. J., Kornblith, S. J., Greenwald, D. P., Javna, C. D., Madonia, M. J. (1986), Family psychoeducation, social skills training, and maintenance chemotherapy in the aftercare treatment of schizophrenia. I. One-year effects of a controlled study on relapse and expressed emotion. Archives of General Psychiatry 43: 633–642.

Hogarty, G. E., Anderson, E. M., Reiss, D. J., Kornblith, S. J, Greenwald, D. P., Ulrich, R. F., Carter, M. (1991), Family psychoeducation, social skills training, and maintenance chemotherapy in the aftercare treatment of schizophrenia. II. Two-year effects of a controlled study on relapse and adjustment. Archives of General Psychiatry 48: 340–347.

Huber, G., Gross, G., Schüttler, R. (1979), Schizophrenie. Verlaufs- und sozialpsychiatrische Langzeituntersuchungen an den 1945–1959 in Bonn hospitalisierten schizophrenen Kranken. Monographien aus dem Gesamtgebiet der Psychiatrie. Vol. 21. Berlin Heidelberg New York: Springer.

Janes, C. L., Worland, J., Weeks, D. G., Konen, P. M. (1984), Interrelationships among possible predictors of schizophrenia. In: Watt, N. F., Anthony, E. J., Wynne, L. C., Rolf, J. E. (Eds.), Children at risk for schizophrenia. A longitudinal perspective. Cambridge: Cambridge University Press, pp. 160–166.

John, R. S., Mednick, S. A., Schulsinger, F. (1982), Teacher reports as a predictor of schizophrenia and borderline schizophrenia. A Bayesian decision analysis. Journal of Abnormal Psychology 91: 399–413.

Kanfer, F. H., Reinecker, H., Schmelzer, D. (1990), Selbstmanagement-Therapie. Berlin Heidelberg New York Tokyo: Springer.

Katschnig, H., Konieczna, T. (1984), Neue Formen der Angehörigenarbeit in der Psychiatrie. In: Katschnig, H. (Hrsg.), Die andere Seite der Schizophrenie. München: Urban & Schwarzenberg, S. 207–228.

Kellam, S. G., Goldberg, S. C., Schooler, N. R., Berman, A., Shmelzer, J. L. (1967), Ward atmosphere and outcome of treatment of acute schizophrenia. Journal of Psychiatric Research 5: 145–163.

Kety, S. S., Rosenthal, D., Wender, P. H., Schulsinger, F. (1968), The types and prevalence of mental illness in the biologic and adoptive families of adopted schizophrenics. In: Rosenthal, D., Kety, S. S. (Eds.), The transmission of schizophrenia. Oxford: Pergamon Press, pp. 345–362-

Kienzle, N. (1994), Kognitive Verhaltenstherapie mit schizophrenen Jugendlichen. In: Martinius, J. (Hrsg.), Schizophrene Psychosen in der Adoleszenz. München: Quintessenz, S. 109–123.

Kienzle, N., Braun-Scharm, H. (1993), Schizophrene Psychosen. In: Steinhausen, H.-Ch., von Aster, M. (Hrsg.), Handbuch der Verhaltensmedizin und Verhaltenstherapie bei Kindern und Jugendlichen. Weinheim: Psychologie Verlags Union.

Kienzle, N., Martinius, J. (1992), Modifikationen und Adaptationen des IPT für die Anwendung bei schizophrenen Jugendlichen. In: Roder, V., Brenner, H. D., Kienzle, N., Hodel, B. (Hrsg.), Integriertes psychologisches Therapieprogramm für schizophrene Patienten (IPT), Materialien für die psychosoziale Praxis. Weinheim: Psychologie Verlags Union, S. 171–182.

Kraepelin, E. (1896), Lehrbuch der Psychiatrie. Leipzig: Barth.

Leff, J. P., Vaughn, C. (1980), The interaction of life events and relatives' expressed emotion in schizophrenia and depressed neurosis. British Journal of Psychiatry 136: 146–153.

Leff, J. P., Vaughn, C. (1985), Expressed Emotion in Families. New York: Guilford Press.

Leff, J. P., Vaughn, C. (1986), Expressed emotion in families. Its significance for mental illness. New York: Guilford.

Leff, J. P., Kuipers, L., Berkowitz, R., Sturgeon, D. (1985), A controlled study of social intervention in families of schizophrenic patients: A two year follow-up. British Journal of Psychiatry 146: 594–600.

Leonhard, K. (1986), Aufteilung der endogenen Psychosen und ihre differenzierte Ätiologie, 5. Aufl. Berlin: Akademie-Verlag.

Liberman, R. P., Eckman, T. A. (1989), Zur Vermittlung von Trainingsprogrammen für soziale Fertigkeiten an psychiatrischen Einrichtungen: Möglichkeiten der praktischen Umsetzung eines neuen Rehabilitationsansatzes. In: Böker, W., Brenner, H. D. (Hrsg.), Schizophrenie als systemische Störung, Die Bedeutung intermediärer Prozesse für Theorie und Therapie. Bern: Huber, S. 256–267.

Liberman, R. P., Jacobs, H. E., Boone, S. E., Foy, D. W., Donahoe, C. P., Falloon, I. R. H., Blackwell, G., Wallace, C. J. (1986), Fertigkeitentraining zur Anpassung Schizophrener an die Gemeinschaft. In: Böker, W., Brenner, H. D. (Hrsg.), Bewältigung der Schizophrenie. Bern: Huber, S. 96–112.

Luria, A. R. (1966), Higher Cortical Functions in Man. New York: Basic Books.

Maneros, A., Deister, A., Fohde, A. (1992), Soziale Behinderung und psychologische Defizite bei schizophrenen, affektiven und schizoaffektiven Psychosen nach langjährigem Verlauf. Ein Vergleich. In: Brenner, H. D., Böker, W. (Hrsg.), Verlaufsprozesse schizophrener Erkrankungen. Dynamische Wechselwirkungen relevanter Faktoren. Bern: Huber, S. 75–90.

Massel, H. K., Corrigan, P. W., Liberman, R. P., Milan, M. A. (1991), Conversation skills training of thought-disordered schizophrenic patients through attention focussing. Psychiatry Research 38: 51–61.

McGue, M., Gottesman, I. I. (1989), Genetic linkage in schizophrenia. Perspectives from genetic epidemiology. Schizophrenia Bulletin 15: 453–464.

Mednick, S. A., Cannon, T. D., Barr, C. E., Lyon, M. (1991), Fetal Neural Development and Adult Schizophrenia. Cambridge: Cambridge University Press.

Mesulam, M. M. (1981), A cortical network for directed attention and unilateral neglect. Annals of Neurology 10: 309–325.

Möller, H. J., von Zerssen, D. (1986), Der Verlauf schizophrener Psychosen unter den gegenwärtigen Behandlungsbedingungen. Berlin Heidelberg New York Tokyo: Springer.

Mueser, K. T., Bellack, A. S., Douglas, M. S., Wade, J. H. (1991), Prediction of social skill acquisition in schizophrenic and major affective disorder patients from memory and symptomatology. Psychiatry Research 37: 281–296.

Mueser, K. T., Douglas, M. S., Bellack, A. S., Morrison, R. L. (1991), Assessment of Enduring Deficit and Negative Symptom Subtypes in Schizophrenia. Schizophrenia Bulletin 17: 565–582.

Mueser, K. T., Kosmidis, M. H., Sayers, M. D. (1992), Symptomatology and the prediction of social skills acquisition in schizophrenia. Schizophrenia Research 8: 59–68.

Nuechterlein, K. H. (1987), Vulnerability Models of Schizophrenia. State of the Art. In: Häfner, H., Gattaz, W. F., Janzarik, W. (Eds.), Search for the Causes of Schizophrenia. Berlin Heidelberg New York Tokyo: Springer, pp. 297–316.

Nuechterlein, K. H., Dawson, M. E., Ventura, J., Fogelson, D., Gitlin, M., Mintz, J. (1991), Testing Vulnerability Models. Stability of Potential Vulnerability Indicators Across Clinical State. In: Häfner, H., Gattaz, W. F. (Hrsg.),

Search for the Causes of Schizophrenia, Vol. II. Berlin Heidelberg New York Tokyo: Springer.

Nuechterlein, K. H., Goldstein, M. J., Ventura, J., Dawson, M. E., Doane, J. A. (1989), Beziehungen zwischen Patient und Umwelt in der Schizophrenie. Informationsverarbeitung, Kommunikationsstörung, autonomes arousal und belastende Lebensereignisse. In: Böker, W., Brenner, H. D. (Hrsg.), Schizophrenie als systemische Störung. Die Bedeutung intermediärer Prozesse für Theorie und Therapie. Bern: Huber, S. 191–203.

Ödegard, Ö. (1975), Social and ecological factors in the etiology, outcome, treatment and prevention of mental disorders. In: Kisker, K. P., Meyer, J. F., Müller, C., Strömgren, E. (Eds.), Psychiatrie der Gegenwart, 2nd edn. (Vol. III). Berlin Heidelberg New York: Springer.

Parnas, J., Schulsinger, F., Mednick, S. A. (1990), The Copenhagen High-Risk Study. Major Psychopathological and Etiological Findings. In: Straube, E. R., Hahlweg, K. (Eds.), Schizophrenia. Concepts, Vulnerability, and Intervention. Berlin Heidelberg New York Tokyo: Springer.

Parnas, J., Schulsinger, F., Schulsinger, H., Mednick, S. A., Teasdale, T. W. (1982), Behavioral precursors of schizophrenia spectrum. Archives of General Psychiatry 39: 658–664.

Paul, G. L., Lentz, R. J. (1977), Psychosocial Treatment of Chronic Mental Patients: Milieu vs Social Learning Programs. Harvard University Press.

Rey, E. R., Thurm, I. (1990), Schizophrenien. In: Reinecker, H. (Hrsg.), Lehrbuch der Klinischen Psychologie. Modelle psychischer Störungen. Göttingen: Verlag für Psychologie Dr C. J. Hogrefe, S. 361–381.

Roder, V., Brenner, H. D., Kienzle, N., Hodel, B. (1992), Integriertes psychologisches Therapieprogramm für schizophrene Patienten (IPT). Materialien für die psychosoziale Praxis,

2. Aufl. Weinheim: Psychologie Verlags Union.

Roder, V., Kienzle, N. (1986), Ein multimodales Behandlungskonzept in der Rehabilitation und Rückfallprophylaxe schizophrener Patienten. Vortrag, gehalten auf dem Kongreß der Deutschen Gesellschaft für Psychiatrie und Nervenheilkunde (DGPN), Bayreuth, 2.–4. Oktober.

Rodnick, E. H., Garmezy, N. (1957), An experimental approach to the study of motivation in schizophrenia. In: Jones, M. R. (Ed.), Nebraska symposium on motivation. Vol. 5. Lincoln: University of Nebraska Press.

Sartorius, N., Jablensky, A., Ernberg, G., Leff, J., Gulbinat, W. (1987), Course of Schizophrenia in Different Countries. Some Results of a WHO International Comparative 5-Year Follow-up Study. In: Häfner, H., Gattaz, W. F., Janzarik, W. (Hrsg.), Search for the Causes of Schizophrenia. Berlin Heidelberg New York Tokyo: Springer, S. 107–113.

Saugstad, L. F. (1989), Social Class, Marriage, and Fertility in Schizophrenia. Schizophrenia Bulletin 15: 9–43.

Saykin, A. J., Gur, R. C., Gur, R. E., Mozley, D., Mozley, L. H., Resnick, S. M., Kester, B., Stafiniak, P. (1991), Neuropsychological function in schizophrenia – Selective impairment in memory and learning. Archives of General Psychiatry 48: 618–624.

Scheider, K. (1946), Klinische Psychopathologie. Stuttgart: Thieme.

Schooler, C., Spohn, H. E. (1982), Social dysfunction and treatment failure in schizophrenia. Schizophrenia Bulletin 8: 85–98.

Schubart, C., Schwarz, R., Krumm, B., Biehl, H. (1986), Schizophrenie und soziale Anpassung. Berlin Heidelberg New York Tokyo: Springer.

Spring, B. J., Ravdin, L. (1992), Cognitive Remediation in Schizophrenia: Should We Attempt It? Schizophrenia Bulletin 18: 15–20.

Strauss, J. S. (1987), Processes of Healing and Chronicity in Schizophrenia. In: Häfner, H., Gattaz, W. F., Janzarik, W. (Hrsg.), Search for the Causes of Schizophrenia. Berlin Heidelberg New York Tokyo: Springer, pp. 75–87.

Süllwold, L., Herrlich, J. (1990), Psychologische Behandlung schizophren Erkrankter. Stuttgart: Kohlhammer.

Szymanski, S., Kane, J. M., Lieberman, J. A. (1991), A Selective Review of Biological Markers in Schizophrenia. Schizophrenia Bulletin **17**: 99–111.

Tarrier, N., Barrowclough, C., Vaughn, C., Bamrah, J. S., Porceddu, K., Watts, S., Freeman, H. L. (1989), Community management of schizophrenia: A two years follow-up of a behavioral intervention with families. British Journal of Psychiatry **154**: 625–628.

Thurm-Mussgay, I., Häfner, H. (1990), Bewältigung der Krankheit Schizophrenie und ihrer Folgen. In: Olbrich, R. (Hrsg.), Therapie der Schizophrenie. Stuttgart: Kohlhammer, S. 151–165.

Tsuang, M., Woolson, R., Fleming, J. (1979), Long-term outcome of major psychosis. I. Schizophrenia and affective disorders compared with psychiatrically symptom-free surgical conditions. Archives of General Psychiatry **36**: 1295–1301.

Ullmann, L. P., Krasner, R. (1969), A Psychological Approach to Abnormal Behavior. Englewood Cliffs: Prentice-Hall.

Wallace, Ch. J., Nelson, C. J., Liberman, R. P., Aitchison, R. A., Lukoff, D., Elder, J. P., Ferris, Ch. (1980), A review and critique of social skills training with schizophrenic patients. Schizophrenia Bulletin **6**: 42–63.

WHO (1991), Internationale Klassifikation psychischer Störungen. ICD-X Kapitel V (F). Klinisch-diagnostische Leitlinien (herausgegeben von Dilling, H., Mombour, W., Schmidt, M. H.). Bern: Huber.

Wiedl, K. H. (1992), Zur Einschätzung der Bewältigung einer schizophrenen Erkrankung. Belastungen, Bewertungen, und Bewältigungsverhalten. In: Brenner, H. D., Böker, W. (Hrsg.), Verlaufsprozesse schizophrener Erkrankungen. Dynamische Wechselwirkungen relevanter Faktoren. Bern: Huber, S. 245–261.

Wing, J. K., Brown, G. W. (1970), Institutionalism and schizophrenia. A comparative study of three mental hospitals 1960–1968. Cambridge: Cambridge University Press.

Yolles, S., Kramer, M. (1969), Vital statistics. In: Bellak, L., Loeb, L. (Eds.), The schizophrenic syndrome. New York: Grune & Stratton.

Zubin, J. (1987), Epidemiology and Course of Schizophrenia. Discussion. In: Häfner, H., Gattaz, W. F., Janzarik, W. (Eds.) Search for the Causes of Schizophrenia. Berlin Heidelberg New York Tokyo: Springer, pp. 114–119.

Zubin, J., Spring, B. J. (1977), Vulnerability – A new view of schizophrenia. Journal of Abnormal Psychology **86**: 103–126.

Korrespondenz: Dipl. Psych. Norbert Kienzle, Heckscher Klinik München, Abteilung Rottmannshöhe, D-82335 Berg am Starnberger See.

Klientenzentrierte Psychotherapie mit Patienten aus dem schizophrenen Formenkreis. Ein systemimmanentes, störungsspezifisches Verstehens- und Handlungskonzept

Ute Binder

Zusammenfassung. Das Konzept einer störungsspezifischen psychotherapeutischen Behandlung wird in bezug auf schizophrene Patienten dargestellt. Es werden die der klientenzentrierten Methode zugrunde liegenden Theorien und Vorgehensweisen in bezug auf notwendige Modifikationen und Schwerpunkte, die sich durch Defizite, Problembereiche und störungsbedingte Erlebnis- und Reaktionsweisen ergeben, untersucht. Dargestellt werden: Empathie-Entwicklung, Defizite in der Entwicklung des Selbst, der Umweltkontrolle und der Strukturierung des Erlebens, spezifische Defizite und Problembereiche – Nähe/Distanz, Macht/Ohnmacht, Hierarchisierungsprobleme – und die sich daraus ergebenden klientenzentrierten psychotherapeutischen Konsequenzen.

I. Theoretische Überlegungen – Empirische Befunde

1. Vorbemerkungen

Kein bestehendes psychotherapeutisches Konzept hat sich, nahtlos übertragen, als erfolgreich bei der Behandlung von Psychosen gezeigt. Auch mit entsprechenden Modifikationen sind die Erfolge hinsichtlich vollständiger Heilung bis auf weiteres nicht sehr hoch.

Dennoch glaube ich, daß, solange wir außer der medikamentösen Betreuung, die in akuten Phasen sicher unverzichtbar und überlegen bleibt, keine in jedem Fall besser geeigneten kurativen Möglichkeiten haben, eine störungsspezifisch modifizierte klientenzentrierte Psychotherapie, mit der häufig auftretende destruktive Effekte vermieden werden können, eine wichtige und auch ausbaufähige Behandlungsmethode darstellt.

Gleichgültig, wie relativ die Erfolge auch sein mögen – indem überhaupt Erfolge auftreten –, können wir mit begründetem Optimismus an einer Weiterentwicklung und Optimierung arbeiten.

2. Vergleichende Untersuchungen zur Psychotherapie bei Neurosen und Psychosen

Die Untersuchungen von Whitehorn und Betz

In der Untersuchung von Whitehorn und Betz (1976), in der speziell in der

Behandlung von schizophrenen Patienten erfolgreiche Therapeuten mit einer Gruppe von speziell bei diesen Patienten weniger erfolgreichen Ärzten verglichen wurde, ergab sich, daß eine Besserung am ehesten eintritt, wenn:

„Sie die Probleme ihrer Patienten in einer persönlichen Weise angehen, eine vertrauensvolle Beziehung aufbauen und in aktiver, persönlicher Weise an der Neuorientierung der persönlichen Beziehungen des Patienten teilhaben. Die Techniken passiven Erlaubens, oder das Bemühen, Einsicht durch Deutung zu entwickeln, scheinen dagegen von viel geringerem therapeutischen Wert zu sein."

(Whitehorn/Betz, in: Matussek 1976, S. 288)

Weiterhin betonen die Autoren, daß die erfolgreichen Behandler in ihrem subjektiven diagnostischen Bezugssystem mehr Verständnis für die persönliche Bedeutung und die Motive des Patienten zeigen und daß sie eher persönlichkeitsorientierte als psychopathologieorientierte Ziele haben.

In anderem Zusammenhang beschäftigen sich Whitehorn und Betz (1975) mit dem speziellen Stärke/Schwäche-Dilemma bei der Therapie von diesen Patienten. Schizophrene pflegen Schwäche – vor allem ihre eigene – aus tiefster Seele zu verachten und Stärke zwar zu brauchen und zu lieben, aber, da sie sie vorstellungsmäßig stets mit Dominanzansprüchen verknüpfen, aus tiefster Seele zu fürchten. Die Lösung des Dilemmas ist ein Therapeut, der sich als starke, aktive Persönlichkeit mit klaren Grenzen zeigt und auf der Beziehungsebene so etwas wie Güte, Freundlichkeit, Klarheit, Redlichkeit und Toleranz ausstrahlt.

In eine ähnliche Richtung weist die Forderung von Lidz (1980) nach Ungezwungenheit in Beziehungen und sich selbst gegenüber, Sicherheit der eigenen Abgegrenztheit und Toleranz, „Undenkbares" zu hören.

Frieda Fromm-Reichmann (1976) betont die Notwendigkeit, daß der Therapeut nicht seine eigenen Maßstäbe nach sozialer Anpassung zum Maßstab für den Patienten macht und erzwingen will.

Bezogen auf das klientenzentrierte Therapiekonzept, besagen diese Ergebnisse:

Der klientenzentrierte Ansatz ist günstig, indem er keine symptom- bzw. verhaltensorientierten Absichten verfolgt oder gar normative Bewertungen vornimmt.

Der klientenzentrierte Ansatz ist nicht günstig, wenn er vom Patienten als auf gefügiges Begleiten reduziertes Beziehungsverhalten beschränkt erlebt wird.

Der klientenzentrierte Ansatz ist nur dann günstig, wenn er über die Einfühlung der aktuellen Befindlichkeit hinaus getragen ist von einem hohen Interesse des Verstehens der Motive des Patienten. Das heißt mit anderen Worten, wenn der Therapeut eine hohe Bereitschaft hat, Empathie in die Persönlichkeit des Patienten zu entwickeln und demzufolge störungs- und personspezifisch empathisch bereit ist, die oft sehr verschlungenen Wege des Kommunizierens, Erlebens und Verhaltens bis zur verständlichen Einfühlbarkeit und Auffindbarkeit von auch relativ konstanten Strukturen mitzugehen.

Die Untersuchung von Tourney et al.

Tourney et al. (1976) führten eine Untersuchung durch, bei der sie die Reaktionen von psychoneurotischen und schizophrenen Patienten auf Psychotherapie in unterschiedlichen Bereichen verglichen. Hierbei ergaben sich folgende signifikante Unterschiede:

Unangemessene Interventionen des Therapeuten gingen bei beiden Gruppen mit einem Anstieg von Angst und Feindseligkeit des Therapeuten einher. Die schizophrenen Patienten reagierten hierauf mit Abnahme genereller positiver Gefühle und verbaler Produktivität und einem Ansteigen der Angst. Die Psychoneurotiker zeigten dem Therapeuten gegenüber mehr Widerstand und Feindseligkeit. Unterlassungsfehler, Passivität des Therapeuten korrelierte mit Depression und Absinken positiver Gefühle seinerseits und führte bei den schizophrenen Patienten zu zunehmenden Denkstörungen, verbaler Produktivität und Feindseligkeit.

Negative Affekte des Therapeuten gegenüber dem Patienten wurden von den Psychoneurotikern tendenziell erwidert, während sie bei den Schizophrenen zu diffusen, unangemessenen Änderungen in ihren Denkprozessen führten. Positive Affekte des Therapeuten korrelierten mit einer auffallenden Reduktion schizophrener Psychopathologie.

Insgesamt schienen die psychoneurotischen Patienten stärker auf die Technik des Therapeuten zu reagieren und die Schizophrenen deutlich mehr auf die Affekte.

Auch Lopez-Ibor (1974) und Burton (1974) weisen darauf hin, daß bereits vor Einführung der Neuroleptika mit dem Auftreten von Ärzten mit einer stärker beziehungsorientierten Grundhaltung im Umgang mit Patienten, diese auf wunderbare Weise aufhörten, so „verrückt" zu sein.

Bezogen auf das klientenzentrierte Therapiekonzept besagen diese Ergebnisse:

Der personzentrierte Ansatz ist bei der Behandlung von Schizophrenen günstig, indem er die Vermittlung von bedingungsloser Akzeptanz und emotionaler Echtheit der Beziehung als zentral ansieht.

Der klientenzentrierte Ansatz ist günstig, indem er weitgehend auf Deutungen verzichtet und nicht von einem Widerstandskonzept ausgeht und so Interaktionen, die bei Psychotikern kontraproduktiv sind, vermeidet. Der klientenzentrierte Ansatz ist ungünstig, wenn der Therapeut als passiv erlebt wird.

Das Wisconsin-Projekt

Das Wisconsin-Projekt ist ein Forschungsvorhaben, das Rogers und seine Mitarbeiter über Jahre durchgeführt haben, um den klientenzentrierten Ansatz und seine Auswirkungen bei schizophrenen Patienten zu untersuchen.

Hierbei zeigten sich insgesamt das Therapiekonzept bestätigende, signifikante Zusammenhänge zwischen konstruktiven Veränderungen und der Wahrnehmung und Nutzung der Verwirklichung von Akzeptanz, Echtheit und Empathie des Therapeuten durch den Patienten.

Neben dieser Gesamtbilanz ergaben sich folgende Unterschiede bei der Arbeit mit schizophrenen Patienten gegenüber den an Psychoneurotikern gewonnenen Erfahrungen:

Schizophrene tendieren dazu, unabhängig von dem Ausmaß an Empathie, Akzeptanz und Kongruenz, wie sie vom Therapeuten verwirklicht werden, diese Bedingungen auf einem niedrigeren Niveau wahrzunehmen und auch nur sehr langsam im Verlauf der Behandlung etwas mehr von diesen Therapeutenvariablen zu spüren.

Neurotische Klienten nehmen vorwiegend Verstehen und Echtheit des Therapeuten wahr und widmen sich demzufolge ihrer Selbstwahrnehmung, während Schizophrene eher Akzeptanz und Echtheit wahrnehmen und sich auf Beziehungsaspekte konzentrieren.

Ähnlichkeit hinsichtlich Intelligenz, soziokulturellem Hintergrund etc. von Patient und Therapeut, ist bei Schizophrenen wichtiger für die Prognose als bei anderen Personen.

Wie Rogers bin ich der Auffassung, daß Schizophrene grundsätzlich keine anderen Wachstums- und Entwicklungsbedingungen brauchen als andere Menschen auch, wobei sowohl das Ausmaß der Verwirklichung konstruktiver Bedingungen als auch die Vermittlung und Nutzung durch den Patienten in vielerlei Hinsicht erschwert ist.

Von außen betrachtet, können wir die Verwirklichung der Variablen nur anhand ihrer Adäquatheit in bezug auf von uns wahrgenommene Signale des Patienten ermessen. Da Schizophrene oft Schwierigkeiten haben, in ihren Signalen konform genug zu sein, um sich empathierbar zu machen, ist anzunehmen, daß sie tendenziell generell und auch in der Psychotherapie weniger empathisches Verstehen erfahren (Binder/Binder 1991).

Daß die Überprüfung und Unsicherheit hinsichtlich Akzeptanz von seiten der Patienten endlos im Vordergrund der Aufmerksamkeit bleibt, hängt unter anderem damit zusammen, daß sie meist ein generelles Defizit hinsichtlich Aufbau und Aufrechterhaltung von eher konstanten Grundgefühlen haben, so daß es auch hier nicht zu einem ausreichend sicheren Abschluß, zu einer Desaktualisierung dieser Thematik im Anschluß an eine entsprechende Erfahrung kommen kann (vgl. hierzu auch Mendel 1974, der im Historisierungsdefizit eine entscheidende Ursache für die Entstehung und Aufrechterhaltung schizophrener Lebensweisen sieht).

Was die Dimension Kongruenz angeht, so glaube ich, daß die Vermittlung hiervon sich nicht nur darauf bezieht, daß wir unser Gegenüber als „ehrlich" erleben, sondern daß hier auch so etwas wie Spontaneität, Angstfreiheit, Sicherheit, Offenheit, bis hin zu Unbeschwertheit und Wohlgefühl in der Beziehung mit eingeht, und sie so im Sinne eines aktiven, persönlichen Umganges, wie bei Whitehorn und Betz beschrieben, formt.

Kongruenz bezieht sich auf einen Zustand der Offenheit und Angstfreiheit in bezug auf das Gewahrwerden von Erleben, und zwar sowohl innerpsychisch als auch konkret bezogen auf die gegebene soziale Situation.

Beziehungsgeschehen vollzieht sich zwischen Personen und ist damit abhängig vom Senden und Empfangen von Signalen (bewußt/unbewußt, verbal/nonverbal) und deren adäquater Entschlüsselung und Einordnung bezüglich Relevanz und ihrer allgemeinen und/oder spezifischen Bedeutungen im Rahmen eines ausreichend verbindlichen Bezugssystems.

Die adäquate Entschlüsselung und Vermittlung setzen ein gewisses Ausmaß an Vertrautheit und/oder Ähnlichkeit im Erleben und ein gewisses Ausmaß an Übereinstimmung des Bezugssystems hinsichtlich sozialer Kommunikationsregeln voraus.

Was unsere Behandlungserfolge bei diesen Patienten oft so unbefriedigend bleiben läßt, ist, daß sie eher mehr und anders gewichtete konstruktive Bedingungen brauchen, auf Fehler sensibler und abhängiger reagieren und real meist ein geringeres Ausmaß davon erhalten.

Indem schizophrene Personen grundsätzlich über dieselbe Gefühls- und Bedürfnisskala verfügen wie andere Menschen auch, ist im Prinzip sicher eine ausreichende Ähnlichkeit für die adäquate Verwirklichung konstruktiver Bedingungen gegeben, wenn uns ein entsprechender Zugang gelingt. Ein solcher Zugang kann durch störungsspezifisches Hintergrundwissen im Dienste eines Anstieges von Vertrauen und Vertrautheit erleichtert werden.

Die von Rogers so oft betonte Gefahr, daß durch klinisches Wissen die Person aus den Augen verloren werden könnte, trifft bei einem konsequent am spontanen emotional affektiven Erleben orientierten empathischen Umgang mit sich selbst und dem Patienten nicht zu. Empathie in andere durchläuft sowohl in der Geschichte ihrer Entwicklung als auch in ihrem jeweiligen konkreten Entstehen immer den Weg vom vertrauten „wie ich" und tastet sich erst allmählich auch zu einer Einfühlung in das je Andersartige vor. Empathie ist im Prinzip prozeßhaft und erlebnisorientiert. Wenn ein empathischer Prozeß in Bewertungen, Beurteilungen, Kategorisierungen einmündet, so ist er zumindest in seiner konstruktiven Dynamik abgebrochen.

3. Rogers' Theorie in bezug auf psychische Fehlanpassungen

Rogers (1959) definiert psychische Fehlanpassungen folgendermaßen:

„Psychological maladjustment exists when the organism denies to awareness, or distorts in awareness, significant experiences, which consequently are not accurately symbolized and organized into the gestalt of the self-structure, thus creating an incongruence between self and experience."

(Rogers, in: Koch 1959, S. 204)

In dieser Definition wird von einer bestehenden Selbststruktur ausgegangen, die, lebensgeschichtlich bedingt, zu ihrer Aufrechterhaltung Inkongruenzen und Verzerrungen in der Wahrnehmung und Bewußtwerdung beibehält und dadurch in ihrer organismischen Entfaltung beeinträchtigt ist.

Diese Inkongruenzen können aufgehoben werden durch Begegnungen, in denen das psychisch beeinträchtigte Individuum in ausreichendem Maße Akzeptanz und Echtheit, die durch empathisches Verstehen vermittelt und transportiert werden, entgegengebracht bekommt und wahrnimmt. Hierdurch können Bewertungsbedingungen, die im Gegensatz zu organismischen Erfahrungen stehen, ohne die Gefahr von Selbstachtungsverlust aufgegeben werden.

Als Ursache dieser Inkongruenzen werden lebensgeschichtlich erfahrene Bewertungsbedingungen, die diskrepant zu den organismischen Erfahrungen waren, angenommen. Da die Erfüllung positiver Bewertungsbedingungen für das abhängige Kind von existentieller Bedeutung ist, wird das Selbstbild entweder in inkongruenter Weise dementsprechend verformt und die organismische Erfahrung stagniert, oder diese setzt sich durch, und das Individuum erfährt entsprechende Bedrohungen bezüglich seiner Selbstachtung. Beschützen, verteidigen, aufrechterhalten oder verlieren kann man nur etwas, was man hat und von dem man weiß, daß man es hat, und über dessen Wert und Beschaffenheit man eine mehr oder weniger klare und konstante Ansicht hat.

Das heißt, das Störungskonzept von Rogers setzt ein Selbst und ein Bild desselben voraus, das über ausreichend klare Grenzen verfügt, um soziale und organismische Erfahrungen als solche zu erkennen und voneinander zu unterscheiden, und das ein gewisses Ausmaß an Steuerungskompetenz, das heißt Selbst- und Umweltkontrolle hat. Weiterhin ist das Bestehen relativ klarer, bekannter, erkennbarer und konstanter Bewertungsbedingungen außerhalb des Organismus vorausgesetzt.

Das Störungskonzept von Rogers wird dem Phänomen Schizophrenie nur bedingt gerecht und kann von daher nicht ohne Modifikationen auf die Arbeit mit diesen Patienten übertragen werden. Das Persönlichkeitsbild, das Entwicklungskonzept und die Grundgedanken in bezug auf zwischenmenschliche Beziehungen und ihre psychotherapeutischen Funktionen und Möglichkeiten können – störungsspezifisch modifiziert – konstruktiv umgesetzt werden.

4. Überlegungen zur Übertragbarkeit des personzentrierten Ansatzes auf die Behandlung von schizophrenen Personen

Wenn wir es, wie bei Psychosen, mit Störungen zu tun haben, bei denen Selbst und Selbstbild über weniger klare Konturen verfügen und wo auch klare und konstante Ansichten und Erfahrungen bezüglich Bewertungsbedingungen relevanter Bezugspersonen nicht selbstverständlich angenommen werden können, stellt sich die Frage der Übertragbarkeit des Konzeptes. Die Frage stellt sich insofern, als wir es nicht nur damit zu tun haben, Personen bei der Umstrukturierung von Inkongruenzen therapeutisch zu begleiten, sondern vielmehr auch damit die notwendigen Bedingungen bereitzustellen für den Aufbau und die Aufrechterhaltung eines quantitativ und qualitativ ausreichend strukturierten, stabilen Selbstbildes, das genügend Konstanz aufweist, um Erleben in hierarchischen Bezügen in Raum und Zeit zu ordnen.

Adäquate Wachstums- und Entwicklungsbedingungen und ihre Bereitstellung sind nur in sehr globaler Hinsicht feste Größen. Konkret orientieren sie sich, je variabel, am jeweiligen Entwicklungsstand und vollziehen sich in einem komplizierten, komplexen Gefüge wechselseitiger Abhängigkeiten. In diesem komplizierten Gefüge sind zu jedem Zeitpunkt Defizite und Störungen mit je unterschiedlichen Folgen möglich (Rosenblum/Moltz 1983).

Es ist kaum anzunehmen, daß Personen, die im Laufe ihres Lebens an einer Psychose erkranken, grundsätzlich andere Wachstums- und Entwicklungsbedingungen brauchen als andere Menschen. Es ist aber anzunehmen, daß sie in bestimmten sensiblen Bereichen andere hatten.

Und es ist durchaus anzunehmen, daß dann Art, Inhalt, Gewichtung und Vermittlung dieser Bedingungen bei Personen, deren Entwicklung zu irgendeinem Zeitpunkt außerhalb der allgemein üblichen Regeln geraten ist und bereichsspezifisch einen anderen Verlauf genommen hat, sich nicht automatisch den aus der allgemein üblichen Erfahrung abgeleiteten Gesetzmäßigkeiten folgend, herstellen lassen. Das heißt, wir müssen versuchen, auf der Basis des klientenzentrierten Menschenbildes und der entsprechenden Grundhaltungen, für die je störungsspezifischen Defizite, Problembereich, Beziehungsbedürfnisse, Kommunikationsformen etc., adäquate empathische Verstehens- und Handlungsmöglichkeiten zu finden und zu vermitteln.

Dieser Anspruch stellt sich sowohl von Moment zu Moment dem akuten Zustand und seinen Erlebnisweisen entsprechend als auch überdauernd und übergreifend orientiert an der Gesamtpersönlichkeit, ihren Motiven, Bedürfnissen, Beziehungs- und Lebenskonzepten, Kompetenzen und Defiziten in Vergangenheit, Gegenwart und Zukunft (Melges 1982; Binder/Binder 1991).

Hierbei ist empathisches Verstehen allen anderen Interventionen und Überlegungen vorgeordnet:

Schizophrene Erlebnisweisen und ihre besondere Prägung liegen außerhalb von Wahrnehmungs- und Bewertungskategorien soziokultureller Art. Merkwürdige Körperempfindungen, erlebte Fremdsteuerung, wahnhafte Bedeutungsverknüpfungen etc., die sich außerhalb der eigenen Steuerungsfähigkeit vollziehen, sind unabhängig von vertrauten Dimensionen.

Der empathische Ausgangspunkt, mit der Konzentration darauf, wie sich ein solches Phänomen fühlt, vermeidet schon in sich eine Bewertung auf der diagnostischen Ebene, die darauf zentriert bleibt, ob man es hat.

Empathisches Verstehen und seine Vorformen stellen eine Wahrnehmung des anderen, unter dem Aspekt seiner Wesens- und Artverwandtschaft, her und sind damit die Voraussetzung für weitere Interaktionen innerhalb einer Bindung/Beziehung (Übereinstimmung der Interaktionsebenen nach Mahrer 1975).

Indem empathisches Verstehen in einem zwischenmenschlichen Kontakt Erwartungen, Vorhersagen und Bedeutungen ordnet, steht es in einem Zusammenhang mit Angstfreiheit, Sicherheit und Erlebnisoffenheit und ist so eine vorgeordnete Bedingung für Kongruenz. Ausgehend davon, daß schizophrene Personen nicht nur in ursächlichem Zusammenhang mit Bewertungsbedingungen an Inkongruenzen leiden, sondern auch, diesen vorgelagert, Defizite im Selbst- und Identitätserleben aufweisen, und in der Folge davon Probleme mit Fremd- und Selbststeuerung, -einschätzung und -einfühlung, mit Abgrenzung, Regelung von Nähe/Distanz, Macht/Ohnmacht und Hierarchisierungen im Erleben haben, muß ein effektiver psychotherapeutischer Ansatz im Sinne eines störungsspezifischen, personzentrierten, empathischen Prozesses ausgerichtet sein.

Eine tiefgreifende psychische Erkrankung ist nicht etwas, was sich additiv neben andere Persönlichkeitsmerkmale gesellt und eine isolierte Betrachtungsweise erfordert. Sie ist mehr als die Summe ihrer Symptome, so wie auch unsere schizophrenen Patienten sehr viel mehr sind als schizophren.

Der zugrundeliegende Ansatz eines klientenzentrierten empathischen Umganges beinhaltet unmittelbar wesentliche Kriterien, die den spezifischen Defiziten und Problembereichen dieser Patienten entsprechen und einen konstruktiven Zugang hierzu ermöglichen.

Der personzentrierte Ansatz ist konsequent der Aufrechterhaltung von Selbstbestimmung und Eigenverantwortung des Patienten verpflichtet und verfolgt damit keinerlei, außerhalb des Patienten lokalisierte, Ziele und Absichten. Dieses Prinzip ist speziell bei der Arbeit mit schizophrenen Patienten, die so oft unter vielfältigen Beeinflussungs- und Fremdsteuerungsängsten und -erlebnissen leiden, von immenser Bedeutung und unverzichtbar. Dennoch gibt es im Umgang mit diesen Patienten Situationen, in denen wir dieses Prinzip durchbrechen und schützend Verantwortung übernehmen müssen (Binder/Binder 1991; Teusch/Lange 1982).

Die hierbei unvermeidlichen destruktiven Nebeneffekte sind am ehesten zu minimieren durch die Bemühung um ein Höchstmaß an Transparenz und Klarheit und Information. Jeder Mensch muß, im Hinblick auf seine Defizite und Schwächen, einen je angemessenen Umgang zwischen kompensieren, verändern und sich arrangieren finden. Wir können als Therapeuten nicht – bloß, weil diese Realitäten so unangenehm sind – unseren schizophrenen Patienten gegenüber so tun, als ob dem nicht so sei.

Bei einer so schweren Krankheit, bei der unsere Heilungserfolge bis auf weiteres gering sind, ist jede, wenn auch noch so kleine Verbesserung der Lebensqualität ein anzustrebendes Ziel.

Bei der Arbeit mit psychisch schwer beeinträchtigten Personen besteht die therapeutische Aufgabe nicht nur im Bemühen, Wachstum und Entfaltung anzuregen, sondern auch in der Katastrophenvermeidung. Neben dem hohen Ziel der Persönlichkeitsentfaltung und -veränderung im Sinne der „fully functioning person" geht es auch um das bescheidene Helfen zu einem möglichst funktionierenden Umgang mit der Krankheit. Das bedeutet für den Patienten, daß er den unschönen Satz „Ich kann psychotisch werden" (Swildens 1991) in sein Selbstbild aufnimmt und die für ihn charakteristischen auslösenden Streßfaktoren kennen und Frühsymptome wahrnehmen lernt.

Um hierbei zu helfen, muß zunächst der Therapeut selbst zu den entsprechenden Wahrnehmungen in der Lage sein und sie gegebenenfalls angstfrei vermitteln. Schizophrene Patienten haben zu Recht den Anspruch und die Erwartung an den Therapeuten, daß er diesbezüglich verläßlich und kompetent ist.

Einen realitätsgerechten Umgang mit der Krankheit zu finden, bedeutet vor allem die Vermeidung weiterer destruktiver Lebenserfahrungen und -einbrüche. Aber es beinhaltet auch ein Stück weit Befreiung von totaler Ohnmacht und Ausgeliefertsein. Wenigstens z. B. seine Medikation selbständig und am eigenen Erleben orientiert kompetent zu meistern, ist ein nicht zu unterschätzender Schritt in Richtung Unabhängigkeit und Selbstkontrolle.

Eine Beschäftigung, auch mit diesen Aspekten der Krankheit, ist notwendig. Da psychiatrische Erkrankungen immer noch gesellschaftlich diskriminiert sind, ist es sinnvoll, daß der Betroffene lernt, sich diesbezüglich nicht jedem zu öffnen. Um so mehr braucht er einen Ort, wo seine Symptome selbstverständlich betrachtet und erörtert werden können.

Ein auch sachlicher Umgang ist angstmindernd und entlastend. Das abweichende Verhalten und Erleben schizophrener Personen hat für diese tiefgreifende Konsequenzen und ist schlechterdings oft unübersehbar. Es wird jeden, der damit konfrontiert ist, um so intensiver irritieren und im Zentrum der Aufmerksamkeit stehen, je unvertrauter und unbekannter es ihm ist. Was man wahrgenommen, eingeordnet und begriffen hat, muß man nicht länger anstarren, wie es die nichttherapeutische Umwelt tut, sondern kann sich dazu verhalten und damit umgehen, wie mit anderen Phänomenen auch.

5. Empathie- und Selbstentwicklung

Erkrankungen aus dem schizophrenen Formenkreis werden übereinstimmend von allen Therapieschulen als frühe Störungen angesehen.

Von daher ist eine Betrachtung der frühen Entwicklung von Selbst und Empathie sinnvoll, um einen Zugang zu den spezifischen Defiziten und Problembereichen dieser Patienten zu gewinnen (Binder 1994).

Nach Hattie (1992) entwickelt sich das Selbst/Selbstbild vor allem durch Empathie, durch Wechselwirkungen mit der Umwelt und durch die Gewahrwerdung von persönlicher Verursachung/Beeinflussung (formation of personal causation). Krueger (1989) betont, daß die Entwicklung des Selbst abhängig von ausreichender und angemessener früher empathischer Spiegelung ist. Diese hat nicht nur die Funktion, Bindung herzustellen, sondern vor allem auch die Selbstwahrnehmung im Sinne von Effektivität und Steuerung zu fördern. Bischof-Köhler (1985, S. 13) formuliert:

„Das Bild des Artgenossen scheint das notwendige Ausgangsmaterial zu sein, aus dem das Bild des Selbst konstruiert wird. Dieser Prozeß wird beim Kleinkind durch seine Bezugspersonen unterstützt. Sie zeigen nämlich einen ausgesprochene Tendenz, sein Verhalten zu imitieren und beschreibend zu kommentieren."

Bei der frühen empathischen Spiegelung geht es weniger darum, daß die Mutter dem Kind vermittelt, daß sie versteht, wie es sich fühlt – dies würde eine bereits bestehende ich-andere-Differenzierung voraussetzen –, sondern vielmehr darum, daß sie ihm zeigt, wie es sich fühlt. Hiermit werden Verknüpfungen zwischen Gefühlszuständen und ihrer Repräsentation im Ausdrucksgeschehen und damit Gefühlswahrnehmungen und ihre Kommunikation gebahnt. Hiermit ist auch eine Vorbedingung für das Senden und Empfangen von Empathie, auch in späteren komplizierteren Zusammenhängen, gegeben.

Indem frühe empathische Spiegelung, deren wesentliche Bestandteile motor mimicry and affect atunement sind (Beavin Bavelas 1990; Stern 1992), im Rahmen einer emotionalen Bindung in einem kommunikativen sozialen Kontext mit wechselseitigen zunehmend vorhersehbaren Signalen und Reaktionen stattfindet, geht es mit Kompetenz- und Effektivitätserleben einher und begünstigt die Wahrnehmung für die Fähigkeit der Umweltkontrolle und der Selbststeuerung.

Effektivitätserfahrungen haben eine unmittelbar selbstkonstituierende und später ich-stärkende Wirkung und werden tendenziell mit hoher Intensität (Binder/Binder 1981) erlebt.

Parallel mit der Selbst- und ich-andere-Differenzierung, und in Abhängigkeit hiervon, entwickelt sich die Empathiefähigkeit. Die Fähigkeit zur Selbstempathie scheint mit der Fähigkeit zur Empathie in andere zu korrespondieren.

Die Disposition zu Empathie gilt als angeboren und arteigen (Bischof-Köhler 1989; Straub 1990). Es besteht auch im nicht pathologischen Bereich eine ausgesprochene Variabilität in quantitativer und qualitativer Hinsicht, und zwar sowohl inter- als auch intraindividuell. Und indem sie eine arteigene, angeborene Disposition ist, ist sie in jedem Individuum – wie auch immer spezifisch geprägt und gewichtet – in beiden Richtungen – Senden und Empfangen – im Prinzip existent.

Empathie entwickelt sich über Vorformen, wie Gefühlsansteckung, situative Perspektivenindikation (Bischof-Köhler 1989), Gefühlsübernahme, Gefühlsgleichklang und -reaktion (Binder 1994) erst bei bestehender ich-andere-Differenzierung gemäß der Definition von Bischof-Köhler (1989 S. 26):

„... eine Erfahrung unmittelbar der Gefühlslage eines anderen teilhaftig zu werden und sie so zu verstehen. Trotz dieser Teilhabe bleibt das Gefühl aber anschaulich, dem anderen zugehörig."

Diese Definition bezieht sich auf die emotional-affektive Empathie, die in ihrer Entwicklung und Funktion eine andere Dimension darstellt als die kognitive, soziale Perspektivenübernahme, die sich, wenn auch zeitlich relativ parallel unabhängig und nach anderen Kriterien, entwickelt und formt (Bryant 1990).

Erst im Zuge der Entwicklung einer stabilen Identität entsteht zunehmend auch die Fähigkeit zur Empathie in die Persönlichkeit eines anderen – nur wer sich selbst klar als immer denselben begreift, kann das auch in bezug auf andere – und damit in dessen anders gelagerte Erlebnisweisen, Gefühlsbedeutungen und Motivationen. Hierbei gehen Aspekte der kognitiven, sozialen Perspektivenübernahme meist unterstützend mit ein.

Die Empathieentwicklung wird gefördert durch empathische Bezugspersonen, klare Grenzen, hohe Kommunikationsbereitschaft der Bezugspersonen, Vielfalt und Intensität von emotionalen Erfahrungen, sofern diese, im Falle von negativen Gefühlen, nicht überfordernd sind und so zu generellem emotionalem Rückzug führen (Hoffman 1990), selbst- und identitätsfördernde Attribuierungen (Grusec 1990), Kompetenzerfahrungen und durch vielfältige, unterschiedliche soziale Begegnungen.

Empathie vollzieht sich zunächst nicht im Zusammenhang mit moralischen oder kulturellen Normen, sondern in Abhängigkeit von der Vertrautheit, Zugehörigkeit einer Person. Ihre Intensität korrespondiert mit wahrgenommenen Qualitäten von „wie ich", „gehört zu mir", „zu meiner Gruppe als . . ." etc. bis hin zu „ist lediglich ein Artgenosse in seiner Eigenschaft als Lebewesen".

Damit steht Empathie in ihren konstruktiven Auswirkungen für Sender und Empfänger in einem Zusammenhang mit dem Ausmaß der Differenzierung von Vertrautheits-/Zugehörigkeitsgefühlen und Abgegrenztheit eines Individuums in seiner sozialen Umwelt. Ohne diese Einbettung in ein Vertraut/Fremd-Bezugssystem kann Empathie zur Qual werden: Weder kann man sich ohne Funktionsbeeinträchtigung mit jedermanns Gefühlen und Befindlichkeiten ununterbrochen belasten und beschäftigen, noch kann man angstfrei damit umgehen, für alle Welt emotional durchsichtig zu sein.

Empathie entsteht eher in bekannten, auf dem eigenen Erfahrungshintergrund zugänglichen Situationen und bei eindeutigen Signalen, wie Übereinstimmung von Ausdruck und Situation.

Empathie wird durch Handlungs- und Umgangsmöglichkeiten verstärkt. Hierdurch wird der erlebnisintensivierende Prozeßcharakter aufrechterhalten gegenüber einer eher statischen Betroffenheit, die nach Aversions- oder Desaktualisierungsmöglichkeiten sucht.

Empathie hat bei Aufrechterhaltung der Abgrenzung eine sich selbst verstärkende positive Rückwirkung auf den Sender und geht einher mit Selbstwerterhöhung, Intensität, sozialen Kompetenzerfahrungen und Verbundenheits- und Zugehörigkeitsgefühlen.

Der Empathieprozeß geht mit einem Absinken physiologischer Erregung einher.

Bei Diffusität und Unklarheit der Signale hat die Entschlüsselung beziehungsrelevanter Botschaften prinzipiell Priorität über die empathische Teilhabe, die sich erst nach einer entsprechenden Einordnung in ein Freund/Feind- bzw. fremd/verwandt-Schema vollzieht und auch je abhängig davon ist, ob sich das wahrgenommene Signal auf die Interaktion, auf das innerpsychische Erleben oder ein externales gemeinsames Drittes bezieht.

Bei zu geringer Abgrenzung dominieren Empathie-Vorformen, wie Gefühlsansteckung, Gefühlsüberschwemmung, Gefühlsübernahme und in der Folge davon personal-distress-Reaktionen (Eisenberg 1986), empathischer Ärger (Hoffman 1990), Aversion und Rückzugstendenzen oder auch diffuse Ängste, die in Fehlinterpretationen, auch wahnhafter Art, nach Klärung und Ordnung suchen.

Empathie ist auf Signale angewiesen. Diese können vom Ausdruck – verbal oder nonverbal –, von der Situation oder auch der Vertrautheit mit der Persönlichkeit des anderen und ihren Erlebnisweisen ausgehen. Sie können konform mit der Kommunikationsabsicht sein und diese transportieren helfen oder auch nicht.

Empathie unterliegt einem lebenslänglichen, fortlaufenden Differen-
zierungs- und Anpassungsprozeß, bei dem kein Empathiekanal jemals verlorengeht oder überflüssig wird, wobei die wechselseitigen, vielfältigen Formen und Funktionen im Interaktionsprozeß aufeinander angewiesen sind.
Frühe Empathie vollzieht sich weitgehend unmittelbar und spontan. Im
Verlauf nimmt die Fähigkeit zur Steuerung – ob bewußt oder unbewußt –
zu, und empathische Prozesse/Impulse können eher willkürlich gesteigert
oder unterdrückt werden, vollständig durchlaufen und in Handlung umgesetzt oder vorschnell abgebrochen werden, durch z. B. Rationalisierungen, Bewertungen etc.

Der jeweilige Verlauf orientiert sich – überdauernd und aktuell – an der
Aufrechterhaltung der notwendigen Balance zwischen Sicherheit, Entlastung, Ruhe, Rückzug und Aktivität, Erlebnisintensität, Offenheit, Austausch etc. im Dienste der Funktiontüchtigkeit (Binder 1994).

Von daher kann Empathiebereitschaft/-fähigkeit sowohl auf der Emp-
fänger- als auch auf der Senderseite lebensgeschichtlich habituell und si-
tuativ quantitative und qualitative Veränderungen in verschiedenen Richtungen erfahren.

Die Affinität und Sensibilität für verschiedene Empathieformen und
Empathiekanäle scheint je themen-, situations-, zustands- und beziehungs-
abhängig und auch überdauernd persönlichkeits- und erfahrungsbedingt
ausgeprägt zu sein.

Indem Empathie im Dienste des sozialen Funktionierens steht, entwickelt sie sich lebensgeschichtlich in einem konkreten sozialen Zusammenhang und auf diesen ausgerichtet.

Wenn sich die relevanten Botschaften relevanter Bezugspersonen eher
im nonverbalen Bereich äußern, so wird sich die diesbezügliche Sensibilität
erhöhen und umgekehrt.

Sind die Botschaften allzu widersprüchlich und verworren (hohes CD,
communication deviance, Wynne/Singer 1972), so kann sich eine Tendenz
zu übermäßigem Wörtlichnehmen der verbalen Kommunikation oder
auch gewohnheitsmäßigem prinzipiellen Umdeuten entwickeln.

Sind die Botschaften zu diskontinuierlich, so kann es zu einer Über-
reaktion auf die je aktuellen Signale, ohne zeitlichen oder situativen Zusammenhang und übergeordneten Bezug, kommen.

Vollziehen sich die Botschaften in einem Klima emotional unsicherer,
negativer Abhängigkeit und Überverwicklung (hohes EE, expressed emotion, Brown et al. 1972), so wird sich die Sensibilität für die Beziehungsrelevanz unangemessen steigern oder auch als Überforderungsreaktion mit
entsprechenden Rückzugstendenzen sich minimieren bzw. zwischen diesen
beiden Reaktionsformen fluktuieren. Ist das Klima kommunikationsarm
symbiotisch innig, so wird sich die Tendenz zu unabgegrenztem Mitschwin-
gen im Sinne der Gefühlsansteckung von Moment zu Moment erhalten,
differenzieren und erhöhen und so zu einem übermäßigen passiven Ausgeliefertsein an soziale Situationen führen.

Ist das Klima fluktuierend bzw. zeitgleich widersprüchlich zwischen
kommunikationsarm, behütend, symbiotisch innig und grenzverwischend

emotional verwickelnd negativ, so begünstigt das Tendenzen zur Gefühlsübernahme, einem Phänomen, bei dem Gefühle intensiv anschaulich am
eigenen Leib erlebt und gleichzeitig als fremd und deutlich nicht-ich, als
wie und woher auch immer, induziert erfahren werden.

II. Konkrete praktische Bedeutung und therapeutische Umsetzung

Vorbemerkungen: Gehen wir davon aus, daß Menschen nicht davor gefeit sind, sich
und andere nicht oder falsch zu verstehen resp. verständlich zu machen, und gehen
wir weiter davon aus, daß es hierbei unter anderem auch störungsbedingt eine
quantitative und qualitative Variabilität gibt, die nicht zufällig, sondern innerhalb
gewisser Grenzen spezifisch und antizipierbar ist, so bedeutet das, daß die kurative
Potenz therapeutischer Empathie davon abhängig ist, inwieweit der Therapeut in
der Lage ist, in seinem Handeln und Verstehen dem Rechnung zu tragen.
   Defizite in der Empathieentwicklung und in der Folge davon geringe Selbst- und
Identitätsentwicklung, haben gravierende Auswirkungen auf das Erleben im innerpsychischen Bereich, bezüglich der Gestaltung von Beziehungen und der Kommunikationsfähigkeit.
   Dies schlägt sich in allen störungsspezifischen Defiziten und Problembereichen
und in der speziellen Art der Lebens- und Beziehungsbewältigung nieder. Die therapeutischen Konsequenzen beinhalten nicht nur das empathische Verstehen der
je gegebenen Gefühle und ihrer Bedeutungen, sondern auch den notwendigen
Umgang damit, auf der Basis dessen, wie der Patient versteht und was er braucht, damit das ankommt, was wir ihm vermitteln wollen, und damit er es entsprechend umsetzen und nutzen kann.
   Bei den spezifischen Defiziten und Problembereichen gibt es Aspekte, wo die Patienten eher eine Umstrukturierung ihres Erlebens und ihrer Handlungsmöglichkeiten anstreben, so, wie wir es bei psychoneurotischen Patienten kennen, und solche, wo es zunächst um Strukturierung überhaupt geht.

1. Strukturierungsdefizite

Strukturierungsdefizite äußern sich in Störungen der Abgrenzung, bei der
Tendenzen zu Gefühlsansteckung, Gefühlsüberschwemmung und Gefühlsübernahme erhöht sind und die sich in Symptomen äußern, wie: sich
durchsichtig fühlen, Beeinflussungs- und Fremdsteuerungsvorstellungen,
Schwierigkeiten in der Unterscheidung verschiedener Interaktionsebenen
und, in der Folge davon, permanente Überbeschäftigung mit der Beziehungsebene und erhöhte Sensibilität für und Abhängigkeit von affektiven
Signalen des Gegenübers, oder auch in emotionaler Unerreichbarkeit und
totalem Rückzug in sich selbst, als Schutz vor dieser Überforderung.
   Sie äußern sich in Störungen bei der Hierarchisierung des Zeiterlebens.
Sie reduzieren die Fähigkeit zu Konstanz und Kontinuitätserleben in bezug
auf die eigene Identität und in der Fremdwahrnehmung und beeinträchtigen damit das Effektivitätserleben in bezug auf Vorhersehbarkeit und
Steuerung von Ereignissen. Sie führen zu Schwierigkeiten in der Selektion
der je relevanten Kommunikations- oder Erlebnisebene und erschweren
Desaktualisierungen und das Aushalten von Ambivalenzen.

Bei der therapeutischen Aufgabe Strukturierungshilfen anzubieten, können wir von Erkenntnissen über Strukturierungsentwicklungen und die entsprechenden Anreize in der Mutter-Kind-Beziehung lernen.

Hierbei ist es aber von zentraler Bedeutung, daß wir sie nicht identisch anwenden, sondern immer eingedenk der Tatsache bleiben, daß unsere Patienten vor allem auch funktionierende Erwachsene sind und daß es sich in den entsprechenden Bereichen lediglich um Analogien und nicht immer um ein Gleiches handelt. Da diese Patienten immer – ob gleichzeitig oder potentiell – auch auf einer erwachsenen Ebene funktionieren können, ergibt sich die Möglichkeit, und im Sinne der Aufrechterhaltung der Selbstachtung auch die Notwendigkeit, die entsprechenden Motive, Bedeutungen und Ziele therapeutischen Handelns und Verstehens, auch auf einer Meta-Ebene, transparent zu machen.

Betrachten wir die Mutter-Kind-Interaktion unter dem Aspekt, was hier wie an Entwicklungsanreizen im Sinne einer Strukturierung von Selbst- und Fremdbild geschieht, so ergibt sich, was die frühe empathische Spiegelung als Interaktionsform fördert:

– die Ausbildung eines Artgenossenschemas und damit soziale Bindung über Gefühlsgleichklang und Konformität des arteigenen Ausdrucksverhaltens,

– Selbst- bzw. Identitätsbildung, indem sie die Gefühlswahrnehmung anregt und indem sie nicht identisch mit dem Kind vollzogen wird, und so eine innen-außen-Differenzierung erleichtert und wechselseitig reaktiven Gesetzmäßigkeiten folgt,

– Effektivitätserleben, indem sie die Erfahrung von Selbst- und Fremdsteuerung, Auslösungs- und Verursachungskompetenz ermöglicht.

Übertragen auf die therapeutische Situation bedeutet das: Es ist sinnvoll, bei der Kommunikation eines empathisch wahrgenommenen Gefühls folgende Aspekte zu berücksichtigen und deutlich zu machen (Binder/Binder 1991):

– ich verstehe dieses Gefühl, weil wir beide Menschen sind.

Hierdurch wird das Gefühl von Zugehörigkeit und Bindung allgemeiner Art gestärkt, bei gleichzeitiger Vermeidung der Angst, speziell durchsichtig und durchschaubar zu sein (empathische Einigungssituation),

– ich verstehe dieses Gefühl, weil ich Sie als einen Menschen kenne, der . . .

Hierbei wird die Identität gestärkt, durch die Vermittlung der Wahrnehmung als abgegrenzte Person, die über ein gewisses Ausmaß an Konstanz und Kontinuität ihrer Konturen verfügt. Und, indem hierin eine Attributierung liegt, ergibt sich hieraus ein Baustein für das Selbstbild (empathische Abgrenzungssituation),

– ich verstehe dieses Gefühl, weil Sie es mir kommunizieren, indem Sie . . .

Hierbei wird die Erfahrung der eigenen Steuerungskompetenz gestärkt, und die Wirkzusammenhänge zwischen Senden und Empfangen von Botschaften werden geklärt und so eher als willkürlich kontrollierbar erfahren (empathische Interaktionssituation).

In der Mutter-Kind-Beziehung beinhalten die Interaktionen, immer auch vorausgreifend, auch in die Zukunft gerichtete Aspekte. Die Mutter fungiert als Hilfs-ich, indem sie dem Kind Pläne, Motive etc. unterstellt und sie stellvertretend ausführt. Sie spricht mit dem Kind, als ob es sprechen und verstehen könnte usw. Sie bezieht sich immer sowohl auf das, was das Kind von Moment zu Moment ist und fühlt, als auch auf das, was es gestern war und morgen sein wird, auf das, was es „schon" und was es „noch nicht" kann, was es „immer", „jetzt", „manchmal", „meistens" und „bald" ist.

Entsprechend ist es in der psychotherapeutischen Arbeit erforderlich, sich jeweils sowohl auf den aktuellen Zustand von Moment zu Moment als auch – Konstanz und Kontinuität aufrechterhaltend – auf die überdauernden Aspekte der Persönlichkeit in ihrer Relation aufeinander zu beziehen, und um die Zeit zu strukturieren, auf Zukünftiges als solches hinzuweisen. Unter der Voraussetzung, daß immer alle Zeitdimensionen im Blick sind, können die Prioritäten wechseln.

2. Prototypische Beispiele von therapeutischen Interventionen bei Strukturdefiziten

Akute kommunikationsarme Zustände

Bei Zuständen, die durch emotionale Unerreichbarkeit gekennzeichnet sind, wie z. B. Patienten sitzen rhythmisch schaukelnd und stumm und schauen ins Licht oder zu Boden und nehmen weder zu Personen noch zur sonstigen Umwelt einen feststellbaren Kontakt auf, können Kontaktspiegelungen im Sinne der Pre-Therapie von Prouty (1988) sinnvoll sein. Um therapeutisch wirksam zu sein, muß man sich zunächst mit den Patienten zusammen in einer gemeinsamen realen Situation befinden. Die Methode der Pre-Therapie zielt unter anderem darauf ab, diese Vorbedingung herzustellen.

Konkret gearbeitet wird mit Kommentaren zur Situation – Geräusche, Temperatur, Lichtverhältnisse, Gegenstände etc. werden benannt und in ihren jeweiligen Qualitäten und Veränderungen beschrieben. Hierdurch wird Gefühlsgleichklang signalisiert, in bezug auf die konkrete Realität und eine Einbindung in diese. Durch die verbalisierte Einigung über übereinstimmende Wahrnehmungen wird Bindung und Vertrautheit angeregt, und wie minimal auch immer die Aufmerksamkeit, Zu- und Abwendung als lenkbar demonstriert, das heißt, Steuerungsprozesse werden stimuliert.

Ausdrucks- und Handlungsgeschehen werden beschrieben und in Form von Selbstexploration des Therapeuten kommentiert, mit dem Ziel, Gefühlswahrnehmung und Beziehung – „ich" sehe „Sie" betont Differenzierung – zu erleichtern.

Prouty (1988) schlägt hierbei auch spiegelndes Imitieren vor, und Gendlin (1967) tendiert auch zu sehr aktiven Kontaktaufnahmen, wie z. B. Blickkontakt zu forcieren. Hier bin ich der Meinung, daß mehr Zurückhaltung geboten ist: Der Patient zieht sich, aus seinem System begründet, zurück, und dies zu respektieren, hat Priorität. Darüber hinaus gilt es, die, wie minimal auch immer, gegebene Selbst- und Umweltsteuerung zu fördern und dem Patienten, der sich in diesem Zustand kaum wehren kann, nichts ungebeten aufzuzwingen.

Real sind in der ambulanten Psychotherapie solche Zustände selten über einen längeren Zeitraum gegeben. Sie werden aber oft als Erscheinungsform von „schlecht-gehen" beschrieben: „außer Angst ist alles leer", „die Seele steht still", „die Geräusche werden so laut" oder „leise", „die Gegenstände sind spitz und fremd oder verschwommen fremd". Es ist sinnvoll, neben empathischem Verstehen dieser Gefühle, hier auch Informationen zu geben, die es den Patienten ermöglichen, sich dann als präpsychotisch zu begreifen, und indem sie mit sich selbst „pre-therapeutisch" umgehen, psychotischen Einbrüchen entgegenzusteuern; die im positiven Fall eintretende Effektivitätserfahrung ist in sich schon von zentraler, konstruktiver Bedeutung.

Störungen des Zeiterlebens und therapeutische Umgangsweisen damit

Störungen im Zeiterleben sind sowohl im Sinne eines überdauernden Hierarchisierungsdefizits relevant als auch als akutes Symptom. Akute psychotische Einbrüche kündigen sich oft durch eine rasante Überfrachtung der Gegenwart an: Man fürchtet sich nicht mehr vor Dingen, die passieren könnten, sondern alles ist schon eingetreten und wird mit den entsprechenden Gefühlen erlebt.

Hier steht therapeutisch weniger im Vordergrund, auf diese Gefühle empathisch einzugehen und sie so vielleicht noch anzuheizen, als vielmehr Interventionen, die den Erlebnisfluß verlangsamen und zeitlich strukturieren helfen, vorzunehmen. Kurshalten in den jeweils relevanten Zeitbezügen ist auch notwendig, um den Patienten vor den Erschöpfungszuständen, die durch das nicht-selektive, intensive, gegenwärtige Erleben bedingt sind, zu schützen.

Es ist erforderlich, jede Möglichkeit zu ergreifen, um den Erlebnisfluß zu versammeln, anzuhalten und zu verzögern und nach Zeitdimensionen zu ordnen.

Parallel hierzu ist es angemessen, im Sinne der Verantwortung, die Wahrscheinlichkeit eines akuten psychotischen Einbruchs einzuschätzen und gegebenenfalls mit dem Patienten zu besprechen und Schutzmaßnahmen zu überlegen.

Hierarchisierungsdefizite im Zeiterleben spielen meist während des gesamten Therapieprozesses eine Rolle. Das Wissen darum ermöglicht sowohl einen empathischen Zugang zu den hiermit verbundenen Problemen auf tieferem Niveau als auch auf der Handlungsebene durch unermüdliches Herstellen klarer Zeitbezüge konstruktiv mit der Problematik umzugehen.

Ein Selbstbild konstituiert sich aus Erfahrungen innerhalb einer Zeitstruktur. Es setzt sich zusammen aus Erfahrungen, wie man alles in allem meistens und hauptsächlich ist, und wann und wie begründet man, ebenfalls erfahrungsgemäß, davon abweicht, und welche Antizipationen in die

Zukunft daraus resultieren. Wenn Vergangenheit, Gegenwart und Zukunft ihren Zusammenhang verlieren, wird auch das Selbstbild zusammenhanglos und entfremdet und umgekehrt. Sind Erfahrungen aus der Vergangenheit als solche nicht zugänglich (Historisierungsdefizit nach Mendel), so gestaltet sich das alltägliche Leben sehr anstrengend; nichts vollzieht sich im Sinne automatischer Routine; nichts ist vertraut und selbstverständlich, und entsprechend ist jede zusätzliche Veränderung und notwendige Umstellung auf Neues mit einem gravierenden Verlust an vertrauter Sicherheit verbunden.

Ist die Zukunft nicht so recht als solche deutlich, sondern immer schon da, ist es schwierig, eine periodische Anpassung zur Erreichung eines Zieles vorzunehmen, und das Individuum, das unter anderem nicht mehr unterscheiden kann zwischen Dingen, die es wissen muß und wissen kann und solchen, die ihm noch verschlossen sein müssen und dürfen, verliert die Fähigkeit, sich zielgerichtet zu bewegen. Hiermit bricht das Effektivitätsbewußtsein zusammen, oder es wird durch außerhalb der Realität liegende Strategien aufrechtzuerhalten versucht.

Mit diesen erheblichen Schwierigkeiten ist der Betroffene meist allein und wird weder von sich selbst noch von seiner Umwelt verstanden. Von daher tut Empathie in diese Erlebnisweisen gut. Sie hilft dem Patienten, sich dessen gewahr zu werden, und ermöglicht ihm so, auf einer anderen Erlebnisebene, mit weniger Panik, mehr Effektivität und etwas mehr Klarheit im Selbstbild („bei mir ist es eben noch so, daß mich neue Situationen aus der Bahn werfen" etc.), damit umzugehen.

Im handelnden therapeutischen Umgang bietet sich an: Rückblicke auf die unmittelbare Vergangenheit bei Geschichtslosigkeit, Verweilen und Verharren an einem Thema bei Gegenwartsüberfüllung und Greifbarmachen der Zukunft durch Zuverlässigkeit zukunftsgerichteter Aussagen. Konkret empfehlen sich hier durchaus einfache Mittel, wie etwa präzise verbale Äußerungen, wie „vorhin", „in der letzten Stunde", „jetzt" oder „nächstes Mal" etc., oder auch die Etablierung und Benennung zuverlässiger fester Rituale und Gewohnheiten in der therapeutischen Situation.

Umgang mit der störungsbedingten Übersensibilität für affektive Signale

Die Empathiefähigkeiten dieser Patienten sind meist lebensgeschichtlich bedingt, bereichspezifisch erhöht resp. reduziert. Die Wahrnehmung der Persönlichkeit des anderen in ihren individuellen, konstanten Zügen, ist meist reduziert. Demgegenüber ist die Sensibilität für oft minimale Gestimmtheitsveränderungen, die sich im verbalen oder nonverbalen Bereich äußern können, extrem hoch. Die entsprechenden Signale werden dabei tendenziell, der höheren Relevanz wegen, auf der Beziehungsebene interpretiert. So z. B. wird Müdigkeit des Therapeuten selten auf der Ebene wahrgenommen, daß er eben auch einmal müde ist, sondern vielmehr im Sinne von: Er ist müde, weil er mich langweilig findet etc. Da diese Patienten selten Derartiges direkt formulieren, sondern eher diffus reagieren, erfordert dies vom Therapeuten nicht nur, daß er sich seines eigenen Befindens sehr klar ist, sondern auch, daß er es in bezug auf seine Bedeutung, hinsichtlich beziehungsrelevant oder selbstorientiert, transparent macht. Ebenso ist es erforderlich, alle – gleichgültig, wie diffus oder spontan unverständlich diese sein mögen – Gestimmtheitsveränderungen des Patienten im Hinblick auf reale oder vermutete affektive Schwankungen im Therapeuten zu untersuchen. Oft haben diese Patienten in ihrer Wahrnehmung sehr recht, auch wenn sie die Beziehungsrelevanz überzeichnen oder mit diffuser Gefühlsansteckung reagieren, statt komplementär und umgekehrt. Die Tatsache, daß sie in der außertherapeutischen Umwelt meist vermittelt bekommen, daß ihre Reaktionen absurd seien, trägt in destruktiver Weise zur Perpetuierung bei.

Die mangelnde ich-Abgrenzung begünstigt empathische Reaktionen im Sinne von Gefühlsüberschwemmung, Gefühlsansteckung und Gefühlsübernahme. Hiermit ist die Fähigkeit, den Ort des Entstehens eines Gefühls zu definieren und damit seinen Ursprung, seine Verursachung und seine Bedeutung zu differenzieren, beeinträchtigt.

Der klientenzentrierte Ansatz arbeitet gezielt und begründet mit emotionalem empathischen Verstehen. Kognitive soziale Perspektivenübernahme, die eher im Dienst der Beurteilung, Bewertung und Antizipation von Motiven und Verhalten steht, spielt hier generell, und vor allem in der direkten Beziehung, eine untergeordnete Rolle. Bei der Arbeit mit schizophrenen Patienten kann die Anregung zur kognitiven, sozialen Perspektivenübernahme aber sehr hilfreich sein. Hierzu sind diese Patienten im Prinzip genausogut in der Lage wie andere Menschen auch, und ebenso wie anderen Menschen kommt ihnen diese Fähigkeit bei hoher affektiver Beteiligung und Erregung eher abhanden. Die permanente Dominanz der Beziehungsebene und die Interpretation aller Signale in dieser Hinsicht, führt zu extremer innerer Anspannung und tendenziell zu Streß in allen sozialen Beziehungen. Kognitive soziale Perspektivenübernahme kann helfen, mit ausreichend abgegrenzter emotionaler Distanz, aber auch ohne die Verbindung gleich ganz einzustellen, Empathie in die Persönlichkeit anderer, in ihrer Geschichtlichkeit, ihrem Erfahrungshintergrund und ihren so begründeten Besonderheiten und Motiven zu entwickeln, und sie kann modellhaft eine positive Rückwirkung auf die Selbstempathie unter denselben Aspekten bewirken.

Die emotionale Abhängigkeit von symbiotischer Bindung und positiver affektiver Zuwendung darf nicht übersehen, aber auch nicht die Selbstachtung schädigend und die Grenzen bedrohlich verwischend überfüttert werden.

Empathie in die Abhängigkeit von affektiver positiver Zuwendung bedeutet nicht, daß der Therapeut dem Patienten diesbezüglich soviel gibt, wie dieser will, sondern lediglich soviel, wie dieser braucht, dieses aber kontinuierlich und zuverlässig.

Umgang mit Ambivalenzen

Ein allzu loser Zusammenhang im Selbstbild und im Zeiterleben und damit Unsicherheit in der Selektion und Gewichtung der je relevanten Gefühls-,

Erlebens- und Entscheidungsebenen führt oft dazu, daß Widersprüchliches sich nicht in ein Gesamtgefüge mit Vorder- und Hintergrund, Haupt- und Nebenthema, konstanten und variablen Größen etc. ordnen läßt. In der Folge springt dann Empfinden, Wahrnehmen, Fühlen, Beurteilen und Entscheiden wahllos, und ohne einen zielgerichteten Kurs zu halten, mit Absolutheitscharakter hin und her. Hierbei kann sich die Angelegenheit noch dadurch verschärfen, daß keine Klarheit darüber herrscht, welche Empfindungen nun die eigenen und welche übernommene, unpassende, fremde sind, und welche Symbolcharakter haben, und welche Tatsachen repräsentieren. Daß diese Qual nach Beendigung sucht, durch Vorgänge, wie z. B. Abspaltung, ist unmittelbar einfühlbar. Ambivalenzen können Verhalten zum Stillstand bringen oder auch zu irreversiblen Verhaltenskonsequenzen führen, in Bereichen, wo Gefühlswahrnehmungen reversibler Art Vorrang haben.

Ambivalenzen führen dann zur Verzweiflung und sinnloser Erschöpfung, wenn der Betreffende versucht, eine Entscheidung mit Gewalt zu treffen und dabei weiß, daß jede zwangsläufig falsch ist. Hierbei verliert Erleben jeglichen Prozeßcharakter, und eine Entscheidungsfindung, entlang kongruenter Selbsterfahrung, bei der Widersprüchliches durchaus als je stimmig erlebt werden kann und erst allmählich eine Gewichtung erhält, findet nicht statt.

Therapeutisch ist es oft schwer, sich nicht zu einer Zustimmung verführen zu lassen, wenn ein so hin- und hergerissener Mensch Eindeutigkeit postuliert, weil er diesen Zustand nicht mehr aushält. Nur um die Tragweite zu verdeutlichen: Wenn ein Patient um Klarheit darüber ringt, ob er seine Eltern über alles liebt und sein weiteres Leben ganz ihnen widmen soll, oder ob er sie aus tiefster Seele haßt und demzufolge erschießen soll, so müssen wir seine Ambivalenz bis auf weiteres in der Schwebe halten. Wir müssen versuchen, seinem Erleben wieder Prozeßcharakter zu geben, so daß Gefühle und Gefühlswahrnehmungen nicht mehr statischen entweder-oder-Charakter haben, sondern fließend und sich verändernd Widersprüchliches und Vielfalt in einen Erlebnisablauf ordnen. Ein solcher Erlebnisfluß ist bei der Selbstexploration, die nichts anderes als einen Selbstempathieprozeß darstellt, gegeben. Einen solchen Prozeß können wir notfalls auch mit Attribuierungen – streckenweise auch stellvertretend für den Patienten – vollziehen.

Manchmal, wenn in einem bestimmten Bereich die Ambivalenz ganz unerträglich ist, ist es auch hilfreich, einen Ebenenwechsel vorzunehmen und sich z. B. empathisch dem Phänomen Ambivalenz, und wie es sich fühlt, zuzuwenden. Auch ein Hinweis darauf, daß dieses Phänomen etwas mit der Krankheit zu tun hat, ist oft sinnvoll, da es hiermit für den Betroffenen einordenbarer ist und damit an Schrecken verliert und auch die gefährliche Tendenz, Verhalten in je inkongruenter Absolutheit daran zu orientieren, gebremst wird. Prozeßhafte Selbstempathie ist zwar erlebnisoffen, aber nicht wahllos oder zufällig, sondern unterliegt aktiven Steuerungen, entlang einer möglichst präzisen Gefühlswahrnehmung. Sie ist eine Tätigkeit, die spürbare Wirkung hat und damit Effektivitätserleben ermöglicht und so eine Gegenerfahrung zum hilflosen Hin-und-her-geworfen-Sein darstellt.

Aspekte der Identitätsförderung

Schizophrene Patienten neigen manchmal dazu, förmlich darauf zu bestehen, die schlechtesten oder die besten Menschen zu sein. Hierbei handelt es sich nicht um einen theatralischen Hang zu Superlativen.

So recht kein Selbstbild zu haben, also nicht einmal in den eigenen Gefühlen, Bedürfnissen, Empfindungen und Motiven zu Hause zu sein und sich auch entsprechend nicht gegenüber negativen Bewertungen und Zuschreibungen wehren zu können, ist subjektiv schlimmer und führt zu viel größerer Abhängigkeit und Hilflosigkeit, als wenigstens ein klares, eindeutiges, egal wie negatives, Selbstbild zu haben.

So werden gelegentlich, aufgrund geringfügiger Analogien, sehr vorschnell Schlüsse gezogen, während sich in anderen Bereichen endlos keine klaren Annahmen finden lassen. So z. B. teilte ein Patient sehr befriedigt mit, daß er nun wisse, daß er Pyromane sei. Er hatte in der Zeitung einen Artikel über einen Pyromanen gelesen, der schon als Kind viel Freude am Zündeln gezeigt hatte. Letzteres traf auch auf ihn zu. Ein anderer Patient beschäftigt sich ohne äußeren Anlaß über viele Stunden mit der Frage, ob er ein potentieller Mörder sei. Hierbei geht er sehr akribisch und ohne sich zu schonen vor und wird sich dabei zwar klarer, aber ohne sich über die unvermeidliche Restunsicherheit beruhigen zu können. Alles, was Menschen sein, haben oder tun können, ist auch für ihn möglich.

Wenn wir nun nicht die Frage stellen, wie es denn wohl kommt, daß ein Mensch so wenig über sich weiß, daß er sich in solchen Dingen nicht ausreichend sicher definieren kann, oder sich sogar deutlich vergreift und sich für einen anderen hält als er ist, sondern andersherum fragen, woher die meisten Menschen ihre diesbezüglichen Sicherheiten, die sich ja keineswegs immer bewähren, nehmen, so ergibt sich, daß sie diese mit Hilfe von Informationen durch Personen ihres Vertrauens aufgebaut haben.

Diese Informationen beinhalten sowohl direkte Attribuierungen – wir teilen kleinen Kindern ihr Alter, ihr Geschlecht, ihren Namen usw. mit – indirekte Hinweise durch erfahrene Reaktionen, als auch die Vermittlung von Empathie-Techniken, wie Gefühlswahrnehmung und Symbolisierung, mit denen man sein Selbst erfahren kann.

Die entsprechende Umsetzung muß personzentriert angemessen und in Übereinstimmung der Interaktionsebenen sein.

Das bedeutet z. B., auf konkrete Fragen konkret zu antworten. Patienten suchen mit großer Dringlichkeit danach herauszufinden, wer und wie sie sind, ohne entsprechende Auswahlkriterien für solche Entscheidungen zu haben. Sie sind dankbar für jede diesbezügliche für sie nachvollziehbare Feststellung, solange diese als wertfreie, subjektive Wahrnehmung deutlich bleibt. Es hilft, sich ein Bild von der eigenen Persönlichkeit zu machen, wenn diese Attribuierungen zwischen eher konstanten und variablen Qualitäten differenzieren und damit Beweglichkeit, Relativität und Reversibilität von Erlebnisweisen einbeziehen.

Ein weiteres Feld der Identitätsstärkung liegt in der Betonung, einander kennenlernen zu wollen und zu können, und es spürbar, im Verlauf zunehmend, auch zu tun. Bei diesem Unternehmen wird sowohl die Zeitdimension berücksichtigt, indem Beziehung deutlich wird als ein Prozeß, der sich von eher fremd zu zunehmend vertraut entwickelt, als auch die Selbst- und Umweltsteuerung: Das einander Kennenlernen ereignet sich weder von selbst noch zufällig, sondern in Abhängigkeit von beabsichtigtem, aktivem, gegenseitigen Bemühen und auf der Basis einer Einigung in bezug auf Tempo, Inhalt, Intensität und Ausmaß.

3. Störungsspezifische Konflikte und Problembereiche

Neben den Schwierigkeiten, die eher durch Defizite bedingt sind oder auch durch der außerfamiliären Umwelt wenig angepaßte Gewichtungen in der sozialen Wahrnehmung, bestehen meist Probleme im Umgang mit Nähe/Distanz und Macht/Ohnmacht, die in der therapeutischen Arbeit berücksichtigt werden müssen. Diese Problembereiche sind selbstverständlich nicht unabhängig von den zugrundeliegenden Defiziten und stellen eine verständliche Reaktion auf diese dar.

Umgang mit Nähe/Distanz-Problemen

Die Beziehungserwartungen, -sehnsüchte und -ängste dieser Patienten sind meist am Erfahrungsmuster aus statischen, symbiotischen Bindungen orientiert. Diese Bindungen sind geprägt von gegenseitiger Abhängigkeit und gekennzeichnet durch eher kommunikationslosen, entindividualisierten, harmonischen Gefühlsgleichklang, solange sie emotional positiv oder zumindest neutral getönt sind. Beziehungsgerichtete Kommunikation findet tendenziell nur statt bei Störungen dieses harmonischen Nebeneinanders. Sie bezieht sich also im Prinzip auf einen zu behebenden Mißstand und ist damit emotional negativ getönt. Eine statische Beziehung braucht nicht formuliert zu werden; solange sie unbedroht ist, reduziert sie sich auf ein Nebeneinander mit Aspekten von entindividualisierter, versorgender Bedürfnisbefriedigung. Ist sie bedroht durch Dominanzansprüche oder Ausbruchsversuche eines Partners, z. B. in Richtung Autonomieentwicklung, schlägt sie schnell um in heftige, affektiv negative Reaktionen. Hieraus ergibt sich, daß Nähe, Harmonie und Bindung immer auch verknüpft sind mit Ängsten vor Aufhebung der Individualität einerseits und möglichem plötzlichem Ausbrechen von emotionaler Ablehnung und Aggression andererseits.

Die Abläufe in der symbiotischen Bindung vollziehen sich automatisch, informationslos und vorhersagbar; die Partner scheinen einander auswendig zu können, ohne sich zu kennen oder zu verstehen. Veränderungen haben hier den Charakter einbrechender Ereignisse, die einem passiv widerfahren und nicht als Reaktionen erlebt werden, bei denen die wechselseitige Beteiligung beeinflußbar ist.

Für die Gestaltung der therapeutischen Beziehung bedeutet das, daß wir, solange erforderlich, soviel an symbiotischem Gleichklang vermitteln müssen, wie nötig ist, damit Bezug und Bindung nicht abreißen und gleichzeitig soviel Abgrenzung, Anderssein, geschützte Intimität und Distanz vermitteln, daß Selbst- und Fremderfahrung als solche unterscheidbar und steuerbar sind. Es ist von zentraler Bedeutung, die jeweiligen Nähe-Distanz-Bedürfnisse der Patienten zu respektieren, und das Recht auf diesbezügliche Selbstbestimmung beider Partner deutlich werden zu lassen.

Konkret bedeutet das z. B., daß es nicht angemessen ist, Patienten, die sehr distanziert externale Themen wählen, in eine Selbstexploration treiben zu wollen, sondern eben dieses Bedürfnis empathisch zu verstehen und zu respektieren und therapeutisch als das zu nutzen, was es ist: eine wesentliche Selbsterfahrung in bezug auf die eigene Fähigkeit, Nähe und Distanz aktiv und dem eigenen Bedürfnis entsprechend regeln zu können, ohne dabei weitreichende Beziehungskonsequenzen zu riskieren.

Umgang mit dem Macht/Ohnmacht-Problem

Patienten aus dem schizophrenen Formenkreis leiden extrem unter Gefühlen von mangelnder Einwirkungs- und Steuerungskompetenz. So sehr sie sich selbst ohnmächtig und einflußlos empfinden, so sehr überschätzen sie die Macht von anderen. Sie unterstellen anderen Menschen oft, jeden Gedanken, jede Absicht in die Tat umsetzen zu können. Lebewesen, die alles, was sie soeben einmal empfinden, fühlen, wollen, auch können und tun, werden zu gefährlichen Monstern.

Mit dieser so konträren Selbst- und Fremdeinschätzung fühlen sich diese Patienten relativ chronisch in einer abhängigen, bedrohten und unterlegenen Position. Wahnhafte Umkehrungen dieser Sicht, wie etwa sie speziell müßten alles können (Weltverbesserungswahn) oder auch ihre Gedanken und Gefühle würden sich in Wirkungen umsetzen (Beeinflussungswahn), wirken hierbei nicht selbstachtungsfördernd; im einen Fall erlebt man trotz erschöpfender Anstrengungen über kurz oder lang sein Scheitern, im anderen Fall bleibt man ohnmächtig, weil diese Beeinflussungen nicht als einer kontrollierbaren Absicht folgend erlebt werden.

Die emotionale Bedeutung der Macht des anderen ist abhängig von dessen Affekten. Sind diese positiv, so bedeuten seine Machtmöglichkeiten Schutz und Hilfe. Sind sie negativ, so stellt dies eine existentielle Gefahr dar, und sind sie ambivalent oder diskontinuierlich, so muß man mit allem rechnen.

Damit steht jede Beziehung zuerst unter dem Aspekt der Austestung von Stärke und Affekten des Gegenübers. Hierdurch kann das Interaktionsgeschehen so dominiert werden, daß konstruktive Entwicklungen und Erfahrungen blockiert werden.

Eine Lösung dieses Problems liegt in der Vermittlung und Gestaltung der therapeutischen Beziehung als bedingungslos zuverlässig, klar und ausreichend akzeptierend, prinzipiell gleichrangig auf der Personebene (Binder/Binder 1981), prinzipiell absichtsfrei auf der Ebene, was der Patient einsehen, fühlen, tun etc. sollte. Und ebenso eindeutig muß sie transparent und definiert in der Vermittlung der professionellen Fachkompetenz – inklusive dessen, was der Therapeut als Experte nicht weiß und nicht kann – in ihren entsprechenden Handlungs- und Verstehens-konsequenzen sein.

Der Patient weiß, daß er wegen seiner Krankheit kommt und hat die be-rechtigte Erwartung, daß der Therapeut diese kennt, aber nicht hat.

Die hierin liegende Überlegenheit des Therapeuten bedeutet keine Kränkung, sondern vielmehr Sicherheit und Vorbedingung in bezug auf das gemeinsame Ziel gleichwertiger Personen mit unterschiedlichen Rol-len in einem gemeinsamen Unternehmen.

Schlußbemerkungen

Zwei Patientenäußerungen:

„Andere Menschen gehen mir schnell auf die Nerven. Mich stört fast immer etwas an dem, was und wie sie reden. Mir selbst fällt meistens auch nichts zu sagen ein. Ich brauche jemand, um in Ruhe alleine sein zu können."

„Ich brauche vor allem erst einmal mich."

Patienten aus dem schizophrenen Formenkreis haben oft eine sehr hohe Motivation zur Psychotherapie und arbeiten zuverlässig und bestän-dig mit und entwickeln tiefe Bindung.

Sie haben, wie alle Menschen, ein Bedürfnis, sich zugehörig und ver-standen zu fühlen und mitzuteilen, spezifisch wahrgenommen zu werden und soziale Kontakte zu erleben, in denen sie sich angstfrei, vertraut und si-cher fühlen, ohne um ihre Positionierung zu kämpfen oder Grenzüber-schreitungen befürchten zu müssen. Solche Kontakte bieten ihnen auch die Gelegenheit, sich symptomfrei ganz „normal" zu fühlen und so ihre ge-sunden Anteile zu erleben und zu entfalten; und sie bieten die Möglichkeit, angstfrei und ohne Konsequenzen „verrückt" sein zu dürfen und sich mit diesen Seiten ihres Erlebens auseinanderzusetzen und sich so gewahr zu werden, was davon ihnen als ureigen lieb und teuer ist und was davon eher unfreiwillig oder wie von außen quertreibt, stört und quält. Lieb und teuer ist ihnen meist ihre Wunschvorstellung von paradiesischer Harmonie, ihre Kreativität und positiv kindlich lebhafte Phantasie, die im Guten auch die spielerischen Züge von Identifikation und Einfühlung in alles und jedes trägt und zu ungewöhnlichen, originellen Verknüpfungen aller Art be-fähigt. Ihre oft sehr farbige und differenzierte Privatwelt ist ihnen wertvoll. Extrem leidvoll ist ihnen die geringe Fähigkeit zur Selbst- und Umweltkon-trolle. Eine Privatwelt, in die man sich nicht selbstbestimmt hinein- und hinausbewegen kann, die sich, wie von außen gelenkt, ereignet und einen schutzlos jedem preisgibt oder von jedem trennt, und in der man sich schließlich auch selbst verliert und verirrt, ist kein Zuhause, in dem man die Türen öffnen und schließen kann.

Literatur

Beavin Bavelas, J., Black, A., Lemery, C. R., Mullet, J. (1991), Motor Mimicry as primitive Empathy. In: Eisenberg, N., Strayer J. (Eds.), Empathy and its Development. New York: 1991, Cambridge University Press, pp. 317–339.

Binder, U. (1990), Einige Thesen zur personzentrierten Psychotherapie mit Schizophrenen. In: Meyer-Cording, G., Speierer, G. W. (Hrsg.), Gesundheit und Krankheit. Köln, GwG, S. 216–233.

Binder, U. (1994), Empathieentwicklung und Pathogenese in der klientenzentrierten Psychotherapie. Eschborn: Dietmar Klotz.

Binder, U., Binder, J. (1991), Studien zu einer störungsspezifischen Psychotherapie – Schizophrene Ordnung – Psychosomatisches Erleben – Depressives Leiden. Eschborn: Dietmar Klotz.

Binder, U., Binder, J. (1981), Klientenzentrierte Psychotherapie bei schweren psychischen Störungen, 2. Aufl. Frankfurt, Fachbuchhandlung für Psychologie, Verlagsabteilung.

Binder, U., Binder, J. (1992), Überlegungen zum störungsspezifischen Umgang im Bereich der psychosozialen Versorgung am Beispiel von Schizophrenie, neurotischer Depression und passiv-aggressivem Verhalten. In: Straumann, U. (Hrsg.), Beratung und Krisenintervention. Köln: GwG, S. 115–131.

Bischof-Köhler, D. (1985), Zur Phylogenese menschlicher Motivation. In: Eckensberger, L. H., Lantermann, E. D., (Hrsg.), Emotion und Reflexivität. Wien: Urban und Schwarzenberg, S. 13–47.

Bischof-Köhler, D. (1989), Spiegelbild und Empathie. Bern, Hans Huber.

Brown, G., Birley, J., Wing, J. K. (1972), Influence of family life on the course of Schizophrenia; British Journal of Psychiatry, 121: 241–258.

Bryant, B. K. (1991), Mental health, temperament, family, and friends: perspectives on childrens empathy and perspective taking. In: Eisenberg, N., Strayer, J. (eds), Emphaty and its Development. New York, Cambridge University Press, pp. 245–271.

Burton, A. (1974), The Alchemy of Schizophrenia. In: Burton, A., et al. (Eds.), Schizophrenia as a Life-Style. New York, Springer.

Burton, A., Lopez-Ibor, J., Mendel, W. M. (1974), Schizophrenia as a life-Style. New York, Springer.

Clark, M. S. (1991), Prosocial Behavior. Newbury Park, Sage Publications.

Eisenberg, N. (1986), Altruistic Emotion, Cognition, and Behavior. Hillsdale, Erlbaum.

Eisenberg, N., Strayer, J. (Eds.) (1991), Empathy and its Development. New York, Cambridge University Press.

Fromm-Reichmann, F. (1976), Heilung durch Wiederherstellung von Vertrauen. In: Matussek, P. (Hrsg.), Psychotherapie schizophrener Psychosen. Hamburg, Hoffmann und Campe, S. 34–53.

Gendlin, E. T. (1967), Therapeutic Procedures in Dealing with Schizophrenics. In: Rogers, C. R. (Ed.), The Therapeutic Relationship and its Impact. A Study of Psychotherapy with Schizophrenics. The University of Wisconsin Press, pp. 369–401.

Grusec, J. E. (1991), The Socialization of Altruism. In: Clark, M. S. (Ed.), Prosocial Behavior. Newbury Park, Sage Publications, pp. 9–34.

Hattie, J. (1992), Self-Concept. Hillsdale, Erlbaum.

Helmchen, H., Linden, M., Rüger, V. (1990), Psychotherapie in der Psychiatrie. Berlin, Heidelberg, New York, Tokyo: Springer.

Hoffman, M. L. (1991), The contribution of empathy to justice and moral judgement. In: Eisenberg, N., Strayer, J. (Eds.), Empathy and its Development, Cambridge University Press, pp. 47–81.

Koch, S. (Ed.) (1959), Psychology: A Study of a Science. New York, Mc Graw-Hill.

Krueger, D. W. (1989), Body Self and Psychological Self. New York, Brunner/Mazel.

Lidz, Th. (1980), The developing Guidelines to the Psychotherapy of Schizophrenia. In: Strauss J. S., et al. (Eds.) The Psychotherapy of Schizophrenia. New York, Plenum Publishing Corporation, pp. 217–227.

Lopez-Ibor, J. (1974), The Delusional Mutation. In: Burton, A., et al. (Eds.), Schizophrenia as a Life-Style. New York: Springer.

Mahrer, A. R. (1975), Therapeutic outcome as a function of goodness of fit on an internal external dimension of interaction. In: Psychotherapy, Theory, Research, and Practice, Vol. 12, Spring.

Matussek, P. (1976), Psychotherapie schizophrener Psychosen. Hamburg, Hoffmann und Campe.

Melges, F. T. (1982), Time and the Inner Future. New York, John Wiley.

Mendel, W. M. (1974), A Phenomenological Theory of Schizophrenia. In: Burton, A., et al. (Eds.), Schizophrenia as a Life-Style. New York: Springer, pp. 106–157.

Meyer-Cording, G., Speierer, G. W. (Hrsg.) (1990), Gesundheit und Krankheit. Köln, GwG.

Prouty, G., Pietrzak, S. (1988), Pre-Therapy method applied to persons experiencing hallucinatory images, Person-Centered Review 3 (4): 426–441.

Rogers, C. R. (1959), A Theory of Therapy, Personality, and Interpersonal Relationship, as Developed in the Client-centered Therapy. In: Koch, S. (Ed.), Psychology: A Study of a Science. New York, Mc Graw-Hill.

Rogers, C. R. (Ed.) (1967), The Thera-

peutic Relationship and its Impact. A Study of Psychotherapy with Schizophrenics. Madison, Milwaukee, London: The University of Wisconsin Press.

Rosenblum, L. A., Moltz, H. (1983), Symbiosis in Parent-Offspring Interaction. New York, Plenum Press.

Speierer, G. W. (1990), Eine klientenzentrierte Krankheitstheorie für die Gesprächspsychotherapie. In: Meyer-Cording, G., Speierer, G. W. (Hrsg.), Gesundheit und Krankheit. Köln, GwG.

Straub, E. (1991), Commentary on Part I. In: Eisenberg, N., Strayer, J. (Eds.), Empathy and its Development. Cambridge University Press, pp. 103–119.

Straumann, U. (Hrsg.) (1992), Beratung und Krisenintervention. Köln, GwG.

Strauss, J. S., Bowers, M., Downey, T., Fleck, S., Jackson, S., Levine, I. (Eds.), (1980), The Psychotherapy of Schizophrenia. New York, Plenum Publishing Corporation.

Stern, D. N. (1992), Die Lebenserfahrung des Säuglings, Stuttgart: Klett-Cotta.

Swildens, H. (1991), Prozeßorientierte Gesprächspsychotherapie. Köln, GwG.

Teusch, L., Lange, H. U. (1982), Wert, Schwierigkeiten und notwendige Modifikationen eines klientenzentrierten Konzepts in der stationären Nachbehandlung schizophrener Patienten. In: Helmchen, H., et al. (Hrsg.), Psychotherapie in der Psychiatrie. Berlin, Heidelberg, New York: Springer, S. 100–107.

Tourney, G., Bloom, V., Lowinger, P. L., Schorer, C., Auld, F., Grisell, J. (1976), Neurotiker müssen anders psychotherapiert werden als Psychotiker. In: Matussek, P. (Hrsg.), Psychotherapie schizophrener Psychosen. Hamburg, Hoffmann und Campe, S. 229–239.

Whitehorn, J. C., Betz, B. (1975), Effective Psychotherapy with the Schizophrenic Patient. New York, Jason Aronson.

Whitehorn, J. C., Betz, B. (1976), Psychodynamisch orientierte Psychiater helfen besser, als klassisch orientierte. In: Matussek, P. (Hrsg.), Psychotherapie schizophrener Psychosen. Hamburg, Hoffmann und Campe, S. 215–229.

Wynne, L. C., Singer, M. T. (1963), Thought Disorders and Family Relations of Schizophrenics, 4. Archives of General Psychiatry, **9**: 191–206.

Korrespondenz: Dipl. Psych. Ute Binder, Böhmerstraße 13, D-60322 Frankfurt a. M.

Sonderdruck aus

Psychotherapie mit psychotischen Menschen

Herausgegeben von R. Hutterer-Krisch

Nicht im Handel

© Springer-Verlag 1994
Printed in Austria

Der gestalttherapeutische Ansatz in der Therapie psychotischer Störungen

Hans Peter Bilek und Hans Peter Weidinger

Zusammenfassung. Psychotische Phänomene wurden immer schon als Grenzerscheinungen der menschlichen Existenz angesehen und Menschen mit diesen Störungen im Laufe der Kulturgeschichte in zunehmendem Maße aus dem sozialen Leben ausgegrenzt. Mit der Eingliederung der Geisteskrankheiten in die Medizin in der 2. Hälfte des 19. Jahrhunderts und der Entwicklung der Psychotherapie im darauffolgenden Jahrhundert hat sich eine neue Situation ergeben. Beide Zugänge sind jedoch – was die Heilung derartiger Störungen anbelangt – in ihrem Ergebnis bescheiden: der schulmedizinische bedeutet in der Regel Verwahrung und eine lebenslängliche medikamentöse Therapie, oft um den Preis des Abbaus der Persönlichkeit; der psychotherapeutische kann in keiner Weise ein quantitativ brauchbares Ergebnis vorweisen. Erklärend muß man hinzufügen, daß noch vor gut einem Jahrzehnt die Meinung – auch bei Psychotherapeuten – vorherrschend war, daß Psychosen überhaupt nicht psychotherapierbar sind; dies hat sich in den letzten Jahren gewandelt. An dieser Wandlung war die Humanistische Psychologie, zu der auch die Gestalttherapie zählt, wesentlich beteiligt. Diese Arbeit versucht zu zeigen, daß mit Hilfe des Ansatzes der Gestalttherapie ein effektiver Zugang zum Patienten gefunden werden kann. Ausgehend von den psychoanalytischen Ergebnissen wird das Wesen der psychotischen Störung definiert und insbesondere dem Gedanken nachgegangen, die Krankheit als Heilungsversuch zu sehen. Anhand von theoretischen Überlegungen und Fallbeispielen wird gezeigt, welche wesentlichen Merkmale ein therapeutisches Modell für die Arbeit mit psychotischen Menschen enthalten sollte.

Einleitung

Wir leben in einem Jahrhundert, das mehr Veränderungen unserer Lebensbedingungen gebracht hat als das Jahrtausend zuvor. Wir erleben „Das Ende des naturwissenschaftlichen Zeitalters" (Pietschmann 1980) und das Relativieren eines der tragenden geistigen Grundelemente des Abendlandes, nämlich der christlichen Religion, und wir leben im Jahrhundert der „Erfindung" der Psychotherapie. Die „Urmutter" aller psychotherapeutischen Denkformen, die Psychoanalyse, hat nahezu zahllose „Kinder" geboren, viele allerdings mit einem groben Mangel an Eigenidentität. Wir sind der Ansicht, daß die von uns beschriebene Methode, die Gestalttherapie, eine hochspezifische Identität besitzt und sich als psychotherapeutisches Werkzeug erweist, welches sich auch in schwierigen therapeutischen Situationen bewährt.

In der vorliegenden Arbeit beschreiben wir den gestalttherapeutischen

Ansatz in der Behandlung von psychotischen Menschen. Ausgehend von der hauptsächlich in der Psychosomatik entwickelten Sicht, Krankheit als Konflikt zu sehen (Mitscherlich 1966), wenden wir diesen Grundsatz auch auf die Entstehung der Psychose an – alle biologischen und genetischen Überlegungen zur Pathogenese nicht ignorierend, sondern miteinbeziehend. Aus dieser psychodynamischen Sicht von Krankheitsentstehung ergibt sich eine „Hierarchie der Konfliktpotentiale", wobei die Psychose einen Endpunkt an Möglichkeiten darstellt. Mit anderen Worten: kränker kann man nicht werden (auf der psychischen Seite), ein Gedanke, den Bahnson in seinem „Komplementaritätskonzept" niedergelegt hat (Bahnson, in Uexküll 1981).

Wie jeder aus seiner eigenen Erfahrung weiß, wirken solche Grenzzustände sehr bedrohlich, und so sind die Geisteskranken – wie auch schon in den Jahrhunderten davor – eine Gruppe von „outcasts" der Gesellschaft (sie sind in gewissem Sinne mit den Kriminellen gleichgestellt, denn auch die werden ausgegrenzt und eingesperrt, weil auch sie eine Form – wenn auch eine andere – von „Uneinsichtigkeit" oder anders ausgedrückt, mangelnder Adaptationsfähigkeit haben). Die Form der Ausgrenzung wurde allerdings im Laufe der Geschichte variiert. Zur Zeit der Aufklärung (17. und 18. Jahrhundert) war Vernunft ein großes Schlagwort, und man versuchte, sich von allem Irrationalen – und somit auch von den Geisteskranken – zu befreien (Dörner und Plog 1986). Man tat dies, indem man sie gemeinsam mit Kriminellen, Vagabunden, politischen Aufrührern usw. in Lager steckte. Mit Kretschmer, Kräpelin und Bleuler wurde die Psychiatrie in der zweiten Hälfte des 19. Jahrhunderts allgemein als medizinische Disziplin anerkannt und somit auch das „Irresein" als Krankheit im medizinischen Sinne betrachtet. Es wurden erste Behandlungsversuche unternommen, wenn auch mit fragwürdigen Methoden. Die Entdeckung und Entwicklung der Psychopharmaka hat zwar einen entscheidenen Fortschritt in Richtung Humanisierung der Psychiatrie gebracht, aber auch diese Art der Behandlung hat – aus psychotherapeutischer Sicht – nur bescheidene Erfolge vorzuweisen. *Das „Einsperren" ist lediglich nach innen verlagert worden, und der häufig einsetzende Abbau der Persönlichkeit kann nicht verhindert werden.*

Die Versuche, Geisteskranke mit dem neuen „Werkzeug" Psychotherapie zu behandeln, sind erst in den letzten Jahrzehnten vereinzelt gemacht worden. Noch vor gut zehn Jahren haben auch erfahrene Psychotherapeuten es als Kunstfehler angesehen, psychotische Menschen in dieser Weise zu behandeln (Strotzka, persönliche Mitteilung). Es ist uns klar, daß ein Mensch, der so schwer krank ist, daß er – zumindest vorübergehend – am „unteren Ende" der Skala der Erkrankungsmöglichkeiten angelangt ist, nur selten geheilt wird. Wir glauben jedoch – und das entspricht auch unserer klinischen Erfahrung –, daß mittels Psychotherapie wesentliche Schritte in Richtung Heilung getan werden können und daß die Entwicklung erst am Anfang steht.

Die Zurückhaltung, die Psychotherapeuten gegenüber der Behandlung von psychotischen Menschen gezeigt haben, hatte sicherlich auch ihre Ursache in der Art des therapeutischen Zugangs. Die Grundannahmen, von denen die Gestalttherapie ausgeht, differieren nämlich von anderen psychotherapeutischen Ansätzen (insbesondere der Psychoanalyse) z. T. beträchtlich[1] und enthalten viel eher die Möglichkeit, existentiell bedeutsame Veränderungen zu induzieren. Diese unsere Erfahrung ist leider nicht sehr verbreitet – man braucht nur die Zahl der einschlägigen Publikationen zu betrachten. Wir bedauern dies sehr, weil wir der Auffassung sind, daß durch eine breitere Anwendung gestalttherapeutischer Methoden die Behandlungserfolge bei psychiatrischen Patienten steigen müßten.

Die Psychose aus psychodynamischer Sicht

Der Begriff „Psychose" wurde von E. von Feuchtersleben 1845 als Sammelbegriff für verschiedene Krankheitszustände, die mit einer erheblichen Störung der psychischen Funktionen einhergehen und meist offenkundige Fehleinschätzungen der Realität beinhalten (z. B. durch Wahnbildung, Halluzinationen, schwere Störungen des Gedächtnisses und der Affekte), eingeführt. In diesem Sinne verwenden wir auch den Begriff Psychose, und zwar in seiner breitesten Bedeutung (also auch den manisch-depressiven Formenkreis und organische Psychosen miteinbeziehend). In unseren Konzepten und Modellen ließen wir uns jedoch hauptsächlich von Beobachtungen an Personen mit schizophrener Psychose leiten. Uns ist dabei bewußt, daß wir damit mit einem Prinzip der Gestalttherapie in Konflikt geraten, nämlich der phänomenologischen Betrachtungsweise, die das Phä-

---

[1] Die Unterschiede vor allem zur traditionellen Psychoanalyse handelt Perls umfangreich in seinem Buch „Das Ich, der Hunger und die Aggression" ab. Zusammenfassend sind aus unserer Sicht folgende Punkte von Bedeutung:
– Die ursprünglich pathologisierende Sichtweise der Psychoanalyse, die die krankheitswertige Störung in den Mittelpunkt rückt (und somit ein düsteres Bild zeichnet), wird in der Gestalttherapie ersetzt durch eine Anschauung, die den gesamten Organismus sowohl mit seinen Störungen *als auch* mit seinen Ressourcen und gesunden Anteilen sieht. Eine Gesundung kann nur durch dem Organismus innewohnende Selbstheilungskräfte zustande kommen.
– Die ganzheitliche Sichtweise der Gestalttherapie bezieht in ihr Konzept auch den Körper mit ein und beschreibt den Organismus als eine Einheit von Geist, Seele und Körper. Der psychoanalytische Ansatz behandelt psychische Gegebenheiten, als würden sie isoliert vom Gesamtorganismus existieren.
– Dem Phänomen der Gestaltwahrnehmung (einem fundamentalen Vorgang des Erkennens) wird unseres Wissens nur in der Gestalttherapie in Diagnose und Therapie entsprechend Rechnung getragen.
– Kontakt mit dem Patienten im Sinne der Gestalttherapie (wo er eine zentrale Bedeutung besitzt) wird im ursprünglichen Setting der Psychoanalyse eher vermieden.
– Die Gestalttherapie orientiert sich am Phänomen im Hier und Jetzt und vermeidet – wie in der Psychoanalyse – zu deuten, d. h. die Gedanken und Handlungen des Patienten als eine kindliche Vorstellung oder Reaktion zu interpretieren. Im Zentrum des gestalttherapeutischen Prozesses steht u. a. das (Wieder-)Erleben und Durchleben spontan auftauchender (früh-)kindlicher Erfahrungen, das weit über das in der Psychoanalyse geforderte Erkennen hinausgeht.

nomen und nicht das Konzept (Diagnose) in den Vordergrund stellt. Zur besseren Kommunizierbarkeit erscheint es uns jedoch vertretbar, die in der Psychiatrie übliche Diagnostik zu verwenden. (Gestalttherapeutische Diagnostik ist immer prozessual und gibt eine Bestandsaufnahme der momentanen Situation. Sie wird im dialogischen Prozeß mit dem Patienten erarbeitet und kann daher nicht standardisiert werden.)

Betrachtet man die Definitionen für psychotische Erscheinungsbilder in einschlägigen klinischen Werken, so wird man bemerken, daß es sich immer um Beschreibungen handelt, wie sich eine Psychose auf das Verhalten auswirkt. Wie aber die Psychose entsteht und „zu verstehen" ist, bleibt unerwähnt. Bezogen auf die oben beschriebene Wandlung der Sichtweise psychotischer Störungen in der Geschichte, stehen wir an einer Wende. Einerseits gilt noch der in den fünfziger Jahren von Kurt Schneider geprägte Satz: „Es treten unter anderem Symptome auf, die im normalen Seelenleben und seinen abnormen Varianten keine Analogie haben" (Schneider 1950, S. 14), andererseits sieht insbesondere die zeitgenössische Psychoanalyse diese Störungen als verstehbare Ergebnisse einer gestörten Mutter-Kind-Beziehung in den ersten Lebensjahren (Kutter 1989). Somit wird erstmals ein psychodynamisches Geschehen vermutet, und die Symptome einer Psychose werden einer Deutung und Interpretation zugänglich. Aus der Sicht der Gestalttherapie können wir uns dem vollinhaltlich anschließen. Was aber die Psychose eigentlich *ist*, welche existentielle Bedeutung sie hat und „wozu sie gut ist", hat die Psychoanalyse nicht erklärt. Der Gestaltansatz hingegen bietet uns hierzu einen vortrefflichen Zugang.

Die Ergebnisse der psychoanalytischen Forschung sind so weit gediehen, daß man es als gesichert annehmen kann, daß die schädigende Phase, die späterhin zu psychotischen Störungen führt, sehr früh in der Kindheitsentwicklung abgelaufen ist (Kutter 1989). Von den vorhandenen Forschungsergebnissen, auf die wir in diesem Zusammenhang nicht weiter eingehen wollen, greifen wir insbesondere den Begriff der „double-bind-situation" (Bateson 1956), zu deutsch „Zwickmühle", heraus. Dies deshalb, weil er sowohl für die Ätiologie der Psychose, als auch für die psychotische Dekompensation und nicht zuletzt für die Therapie von besonderer Bedeutung ist.

Was die Sichtweise der biologisch-empirischen Psychiatrie betrifft, die ausschließlich von „Endogenität" (also einer nicht einsehbaren – biologischen bzw. biochemischen – inneren Wurzel der Krankheit) spricht und auch genetische Determinanten vermutet, so widerspricht unsere Anschauung diesen Erkenntnissen in keiner Weise. Im Sinne der ganzheitlichen Betrachtungsweise und des Analogieprinzips der Gestalttherapie drückt sich jede Krankheit im Geistigen, Seelischen *und* Körperlichen aus (Perls 1978, S. 41: „. . . die Worte ‚Leib' und ‚Seele' bezeichnen zwei Aspekte der selben Sache.") Auch sind wir der Ansicht, daß jedes Individuum in seiner speziellen Art auf einen Konflikt reagiert, entsprechend seinem „Angelegt-Sein".

Dazu eine Fallgeschichte: *Eine wohlhabende, adelige Familie aus Slowenien zerbricht an den Wirren des Zweiten Weltkrieges. Der Vater kommt um, die Familie verliert ihr ganzes Hab und Gut und flüchtet nach Österreich. Es existieren drei Kinder, zwei davon zweieiige Zwillinge. Die intrafamiliären Spannungen, die sich dar-*

aus ergeben, beantwortet der Knabe, einer der beiden Zwillinge, mit einer klassischen, paranoiden Psychose, die im Alter von 18 Jahren auftritt und die ihn im Rahmen eines Englandaufenthaltes für 6 Monate in eine psychiatrische Klinik bringt. Die Schwester, der zweite Zwilling, entwickelt Brustkrebs nach einem massiven Partnerkonflikt im Alter von 46 Jahren.

Bei beiden Kindern lag eine frühkindliche Schädigung vor, die sich später in einer entsprechenden „Zwickmühlensituation"[2] bei dem männlichen Zwilling als Psychose, bei dem weiblichen als Krebs (die komplementäre Erkrankung zur Psychose nach Bahnson) manifestierte.

Die Psychose aus phänomenologischer Sicht

Der von Perls gerne zitierte Satz Gertrud Steins „Eine Rose ist eine Rose ist eine Rose" (Perls 1979, S. 12) beschreibt die phänomenologische Sichtweise der Gestalttherapie. Wir können die Rose zwar in alle Einzelteile zerlegen und analysieren, das Wesen der Rose werden wir aber nicht erfassen. Wenn wir in Analogie dazu sagen „Eine Psychose ist eine Psychose ist eine Psychose", so meinen wir, die Phänomene, die wir bei psychotischen Menschen beobachten, sind das, was sie sind. Wir sind daher der Ansicht, daß es in der psychotherapeutischen Situation nicht sinnvoll ist, sich dem Patienten (denk-)analytisch zu nähern, sondern, wie in der Gestalttherapie üblich, phänomenologisch. S. Walch schreibt: „Die phänomenologische Einstellung kann als eine innere Haltung verstanden werden, in der wir uns in Ehrfurcht und Liebe und in dem Gefühl der Zusammengehörigkeit von Erkenntnisobjekt und Erkenntnissubjekt (...) durch einen Zustand innerer Offenheit einer Tiefenschau (Wesensschau) annähern. Das, was uns dann begegnet, sind sinnhafte Ganzheiten, die ihrem Wesen nach offene und dynamische Strukturen aufweisen ..." (Walch 1990, S. 137). Der Verzicht auf Interpretation und Deutung macht uns offen für die Anmutung durch den anderen. Wenn wir uns in dieser Weise einem Menschen nähern, findet Begegnung statt. Wenn wir deuten und analysieren, entsteht Distanz und eine „Wesensschau" ist nicht mehr möglich. Dies ist in der Arbeit mit psychotischen Menschen eine besondere Herausforderung, da die uns vertrauten „sinnhaften Ganzheiten" nur mehr eingeschränkt existieren bzw. auf uns oft unverständliche Weise „ver-rückt" sind und Angst machen. Daraus resultiert häufig – wie bereits eingangs erwähnt – der Wunsch nach vehementer Abgrenzung, der in schulmedizinischen Bezügen oft deutlich hervortritt: Ausgrenzung psychisch Kranker, psychopharmakologische Un-

---

[2] Die auslösende Zwickmühlensituation, die wahrscheinlich für den Ausbruch der Krebserkrankung verantwortlich war, bestand darin, daß der Ehemann der Patientin aufgrund seines materiellen Wohlstandes ihr jenen Lebensstandard bieten konnte, der dem der Ursprungsfamilie entsprach. Gleichzeitig nahm er jedoch seiner Frau gegenüber eine extreme Entwertungshaltung ein, und sie war permanent narzißtischen Kränkungen ausgesetzt. Die konkrete Zwickmühlensituation, die für die Psychose des Bruders auslösend war, ist den Autoren nicht bekannt. Im Zuge der Aufarbeitung der Krebserkrankung gelang es der Patientin, eine „horizontale" Beziehung zu ihrem Mann zu entwickeln.

terdrückung psychotischer Symptome, inflationäre Diagnostik etc. Wenn wir uns jedoch als Therapeut auf die „offenen und dynamischen Strukturen" des psychotischen Erlebens einlassen, werden wir vielleicht deren Sinnhaftigkeit und inneren Zusammenhang verstehen können. Wir können dann auf eine Interpretation oder Deutung verzichten, ohne diese jedoch aus unserem „Hinterstübchen" zu verbannen. Voraussetzung dafür ist ein gutes Verankertsein in den eigenen seelischen und sozialen Bezügen, da sonst die Gefahr besteht, die eigenen Ich-Grenzen zu verlieren.

Wenn wir also der Frage, was denn eine Psychose eigentlich *sei*, nochmals nachgehen, so können wir aus phänomenologischer Sicht lediglich antworten: Sie *ist*. Wir können uns darauf einlassen und im Kontakt mit dem jeweiligen Menschen ihre existentielle Bedeutung ausloten. Alles andere sind Konzepte, die die Wirklichkeit zu beschreiben versuchen, aber nicht die Wirklichkeit selbst sind. Es ist klar, daß man Konzepte braucht, um adäquat therapieren zu können. Im unmittelbaren Kontakt mit dem Patienten (im Hier und Jetzt) sind diese jedoch hinderlich. Hier spielt die „An-wesen-heit" des Therapeuten eine zentrale Rolle.

Gestalt-Zerfall

Die oben erwähnte sinnhafte Ganzheit („Gestalt") hat der Gestalttherapie ihren Namen gegeben. Der Mensch nimmt in der Regel sich und Einzelheiten seiner Umwelt nicht als unzusammenhängende Bruchstücke wahr, sondern organisiert sie mittels seiner Wahrnehmung zu einem sinnvollen Ganzen (Perls 1985). Wenn wir z. B. in ein Gesicht blicken, nehmen wir dieses als Einheit wahr, einschließlich des Ausdrucks. Wir sagen, jemand ist traurig, und nicht: er zieht die Augenlider zusammen, Tränen treten aus den Augenschlitzen, der Mundwinkel zieht sich nach unten, ein Ton entsteht etc. Gestaltwahrnehmung ist ein fundamentaler Vorgang, dessen wir uns im Normalfall nicht bewußt sind. Erst im Falle einer Störung treten ernste Probleme auf, wie im Falle einer Psychose oder auch bestimmter neurologischer Störungen (z. B. der Prosopagnosie).

Die Gestaltpsychologie (Wertheimer, Köhler, Koffka u. a.), eine wesentliche Säule der Gestalttherapie, befaßt sich mit den Strukturierungsprozessen und Gesetzmäßigkeiten der menschlichen Wahrnehmung. Folgende grundlegende Konzepte fanden Eingang in das Theoriegebäude der Gestalttherapie (Süß und Martin 1977):

1. Der Wahrnehmungsprozeß strukturiert das Feld in Figur und Grund;

2. bedeutungsvolle Ganzheiten bergen aktiv organisierende Kräfte und die natürliche Tendenz zur Einfachheit der Form (Prägnanztendenz, Tendenz zur guten Gestalt);

3. unerledigte Situationen haben die Tendenz zur Vervollständigung (Zeigarnik-Effekt) = Perls' „unfinished business".

Die Fähigkeit zur Gestaltbildung ist für unser psycho-physio-soziales Fortbestehen von existentieller Bedeutung. Ein Beispiel: Wenn wir großen Hunger haben, formt sich in unserer Phantasie vielleicht das Bild eines saftigen Steaks. Wenn wir z. B. in der Stadt unterwegs sind, richten wir unsere Aufmerksamkeit auf Hinweisschilder von Gasthäusern. Gleichzeitig knurrt unser Magen, d. h. wir nehmen diesen bewußt in einer ganz spezifischen Weise wahr. Wir sind mit dem Phänomen des Hungers konfrontiert. Das Steak, das Gasthaus und das Magenknurren bilden eine Gestalt. Alles, was sich sonst in unserer Phantasie oder der Umwelt ereignet, wird unwichtig, tritt in den Hintergrund, wird zum Grund, wie auch die Wahrnehmung unseres übrigen Körpers. Wenn der Hunger gestillt ist – wenn sich die Gestalt also geschlossen hat –, wird dieses Bedürfnis bis zum nächsten Mal ebenfalls Teil des Grundes, und ein anderes kann in den Vordergrund treten, wird zur Figur. Jetzt haben wir z. B. Lust auf ein Mittagsschläfchen etc.

Gestaltbildung scheint bereits in frühester Kindheit zu existieren, denn Bedürfnisbefriedigung ist ohne Gestaltbildung nicht denkbar. Die „gute" und die „böse" Brust als Repräsentanten zur Erfüllung bzw. Versagung der frühkindlichen Bedürfnisse (M. Klein 1989) erscheinen als die erste wesentliche „Gestalt". Die Bildung immer neuer Wahrnehmungseinheiten im Laufe der Entwicklung führt zu einer differenzierten Wahrnehmung von sich selbst und der Umwelt und wird von den jeweiligen Bedürfnissen der entsprechenden Entwicklungsstufe getragen (als sich gegenseitig beeinflussender Prozeß). *Voraussetzung für psycho-physische und soziale Entwicklung (Wachstum) und Gesundheit ist die komplette Gestaltbildung, denn nur eine „geschlossene Gestalt" kann als eine automatisch funktionierende Einheit in den Gesamtorganismus eingegliedert werden, indem sie assimiliert wird.* Jede offen gebliebene Gestalt zieht die Aufmerksamkeit und somit Energie auf sich und stört die Bildung einer neuen, lebendigen Gestalt. Anstelle von Wachstum und Entwicklung finden wir dann Stagnation und Regression (Perls, Hefferline, Goodman 1981).

In der akuten Psychose kommt es zu einem neuen „Seinszustand", der u. a. durch eine Veränderung der Gestaltwahrnehmung gekennzeichnet ist. Regelrechte Gestaltwahrnehmung basiert auf einer korrekten Wahrnehmung seiner selbst und seiner Bedürfnisse, wobei hier Ich- und Selbstanteile in geeigneter Weise ineinanderspielen und ein integriertes Ganzes bilden. So besitzen wir in der Regel die Gewißheit einer eigenen personellen, physiognomischen, sexuellen und biographischen Identität, fühlen uns lebendig und können uns von unserer Umwelt unterscheiden (Scharfetter 1986). Ist die Ich-Selbst-Beziehung aufgrund einer frühkindlichen Entwicklungsstörung brüchig, so wird im Falle einer Labilisierung bzw. eines Zusammenbruchs des psychischen Gleichgewichts auch die Wahrnehmung brüchig. Es können keine sinnvollen Ganzheiten mehr wahrgenommen werden, vielmehr kommt es zu einem „Gestalt-Zerfall" („morpholytischer Prozeß"; Conrad 1987). Die einzelnen Bruchstücke werden nun jedes für sich zum Objekt der Wahrnehmung und somit als getrennt voneinander erlebt. Für oben erwähntes Beispiel bedeutet dies, daß das Individuum sein Magenknurren, sein Bild vom saftigen Steak und das Erkennen eines Gasthauses am Weg *nicht mehr zu einem sinnvollen Ganzen vereinen kann, was bedeutet, daß die Bedürfnisbefriedigung ausbleiben muß.* Im Phänomen des Gestalt-Zerfalls identifiziert sich das Ich nur mehr mit Bruchstücken des Selbst in rasch wechselnder Folge, im Versuch, die Ganzheit wiederherzustellen. Dies führt zu dem bekannten Symptom der Zerfahrenheit, die sich in motorischer Unruhe, sprunghaftem Verhalten und im Bereich des Denkens in Gedankensprüngen und -abrissen manifestiert. Diese Phase stellt den oft sehr dramatisch verlaufenden psychotischen Zusammenbruch dar. Aus dem klinischen Alltag wissen wir, mit wie großer Angst und Panik dieser Zusammenbruch erlebt wird, wobei raptusartige Zustände oder der katatone Stupor den Versuch widerspiegeln, diesem Zustand zu entrinnen (Scharfetter 1986).

Leo Navratil beschreibt in seinem Buch „Die Künstler aus Gugging", wie es in der akuten Psychose zu Veränderungen der Gestaltwahrnehmung kommen kann. Die Künstler neigen dann dazu, Körperproportionen drastisch zu verändern, Gliedmaßen zu verdrehen und zu verzerren, Teile des Körpers überhaupt wegzulassen oder – im Extremfall – diesen völlig zerstückelt darzustellen, wobei sich Teile der Figur völlig aus dem Zusammenhang lösen und sich verselbständigen (Navratil 1983). Mit dem Abklingen des akuten Zustandes werden die Teile wieder zu einem Ganzen zusammengefügt.

Meist stabilisiert sich der Vorgang des Gestalt-Zerfalls über den Weg der Regression auf der Ebene des Primärvorganges. Die Stabilisierung wird jedoch mit einer Reihe von Problemen erkauft, da der Kontakt zur Realität und damit die aktuelle Überlebensfähigkeit stark abnehmen. In weiterer Folge können nun die Bruchstücke des Selbst im Lichte des Primärvorganges zu einer neuen „ver-rückten" Ganzheit (Gestalt) zusammengefügt werden, was den Kern der Wahnbildung darstellt. *Der Wahn ist das bestmögliche Ergebnis im psychotischen Zusammenbruch, was den Effekt der Stabilisierung anbelangt.* Dies ist der Grund, warum Wahnsysteme sich der alltäglichen Realität gegenüber so resistent erweisen.

Dazu ein Fallbeispiel: *Herr D., der an einer chronisch rezidivierenden paranoiden Schizophrenie leidet, berichtet nach durchlebter Psychose in einem Gespräch während des stationären Aufenthaltes: Die „Sache" hätte neuerlich damit begonnen, daß er plötzlich elektrische Schläge verspürte, vor allem am Kopf. Der Raum war völlig verändert, die Türen plötzlich um vieles kleiner, so daß er sich kaum mehr in der Wohnung bewegen traute. Eine Stimme rief ihm ständig „Stirb!" zu. Die Wohnung war in ein eigenartiges Licht getaucht. Herr D. berichtete, große Angst verspürt zu haben, obwohl er diese Zustände mittlerweile schon kennt. Als er sich „auf die Sache einen Reim machen" konnte, daß nämlich der Nachbar über ihm dahintersteckt und ihn mittels einer technischen Vorrichtung „therapiert", fühlte er sich deutlich entlastet. Auffällig wurde Herr D. erst durch lautes Klopfen an die Zimmerdecke. Die Nachbarn verständigten die Gendarmerie.*

Die „Zwickmühle"

Aus unserer Sicht ist ein unlösbares narzißtisches Dilemma, das im Erleben des Patienten die Angst vor einer psychischen Vernichtung wachruft, ausschlaggebend für die psychotische Dekompensation. Bateson hat dieses Phänomen als „double-bind-Situation" beschrieben (Bateson et al. 1956). Er illustriert diese mittels eines Fallbeispiels:

*Ein junger Mann, der sich von einem akuten schizophrenen Schub ziemlich gut er-
holt hatte, erhielt im Spital Besuch von seiner Mutter. Er freute sich, sie zu sehen und
legte ihr impulsiv seinen Arm um die Schulter, worauf sie erstarrte. Er zog dann seinen
Arm zurück, und sie fragte: „Liebst du mich nicht mehr?" Er wurde rot, und sie sagte:
„Lieber, du mußt nicht so leicht verlegen werden und Angst vor deinen Gefühlen haben."* – „Der junge Mann wird hier abgelehnt, wenn er den Arm um die
Schulter der Mutter legt, aber auch, wenn er ihn zurückzieht. Schizophrenie
wird als der Versuch verstanden, sich solcher ausweglosen Zwangslage zu entziehen" (in Scharfetter 1986, S. 109). Wir nehmen in diesem Fall an, daß dieser Kommunikationsstil das Verhältnis zwischen Mutter und Sohn bereits
seit frühester Kindheit prägt. Jede Situation, in der es um Nähe, Zuwendung
und Liebe geht, ruft dieses verinnerlichte Muster (im Sinne einer offenge-
bliebenen Gestalt) wach und bringt den jungen Mann in eine „Zwickmühle". Jedes Nicht-beachtet-werden, jede Kränkung, große Nähe, kurz alles was
dazu angetan erscheint, das sonst so mühsam gehaltene narzißtische Gleichgewicht zu stören, kann daher zur Entgleisung führen.

Die Antwort des Patienten auf diese Situation ist der Rückzug. Dieser
verhindert aber weiterhin die Bedürfnisbefriedigung, eine neue Zwickmühle entsteht. Der Teufelskreis eines chronisch schizophrenen Verlaufs
ist etabliert. Laing schreibt:

„Das Selbst fühlt sich, . . ., schon in einer normalen Konversation zermalmt und zer-
quetscht. Trotz seiner Sehnsucht, seines ‚wahren Selbst‘ wegen geliebt zu werden,
entsetzt Liebe den Schizophrenen. Jede Form des Verstehens bedroht sein ganzes
Abwehrsystem . . . Wenn das Selbst nicht erkannt wird, ist es sicher, nicht von Liebe
erstickt oder verschlungen zu werden, und es ist sicher vor Zerstörung durch Haß"
(Laing 1980, S. 139–140).

Dies ist der Grund, warum uns schizophrene Patienten häufig unerreichbar und kalt erscheinen, ein Kontakt mit ihrem „wahren Selbst" ist
kaum möglich. Schizophrene treten mittels eines „falschen Selbst" (Laing
1980, Winnicott 1960) mit ihrer Umwelt in Kontakt, wobei Kontakt im Sinne der Gestalttherapie kaum zustande kommt. Sie spielen Rollen, und die
Begegnung wirkt unreal, unlebendig, unwesentlich. Sein wahres Wesen
verbirgt der Schizophrene, wobei es zwangsläufig immer mehr verküm-
mert und leer wird. Unerträgliches „Nicht-Sein" auf der einen, mit
Schrecken erfülltes Sein auf der anderen Seite – die Psychose ist die rettende Ausflucht, die Entkoppelung von diesem existentiellen Dilemma
und schützt vor dem letzten Ausweg, dem Suizid bzw. dem völligen persönlichen Zerfall.

Zusammenfassend können wir sagen: Sowohl die Suche nach, als auch
die Vermeidung der Bedürfnisbefriedigung führt in die „Zwickmühle" und
somit zum psychotischen Zusammenbruch. Dieser ist eine Erscheinungsform menschlichen Ausdrucks als Ergebnis maximaler Not, in der das Individuum die maximal mögliche Angst hat. Diese Hypothese läßt sich auch
aus jenen Erfahrungen des „Normallebens" belegen, die uns lehren, daß *jeder* in einer entsprechenden Notsituation die klinischen Zeichen einer Psychose, wie Wahnbildung, Halluzinationen und die dazugehörigen kogniti-

ven Störungen, entwickeln kann: im Krieg, klassischerweise in Wüstenge-
bieten bei Exsikkose und überhaupt bei allen Formen krasser Deprivation
(Einzel-, Dunkelhaft etc.). Wie Benedetti betont (in einem Vortrag, gehalten im Zyklus „Psychopathologie des Ausdrucks", Köln 1981), *ist der psychotische Zustand für den Betroffenen das „kleinere Übel", d. h. psychotisch werden stellt
eine Lösung der „wahnsinnigen" inneren Spannung dar, die das Individuum zu
„zerreißen" droht (Schizo-Phrenia!).* Dies geschieht, wie wir bereits beschrieben
haben, durch „Ver-rückung" in einen veränderten Wahrnehmungsbereich.
Die Bedrohung scheint abgewendet zu sein. Die Patienten sind einfach
nicht mehr „ganz da", in einer „anderen Welt". Die innere Bedrohung wird
mittels Projektion weit nach außen verlegt: Der Teufel ist der Bedrohende,
„fremde Stimmen" beeinflussen den Patienten etc.

Dazu eine Fallgeschichte: *Die Patientin K. L. erleidet mit 46 Jahren eine Apo-
plexie, die eine Hemiparese rechts und eine ausgeprägte Aphasie zur Folge hat. Sie ist
mit einem etwa gleichaltrigen Mann verheiratet und hat zwei Kinder im Alter von 11
(Mädchen) und 15 (Knabe) Jahren. Nach rund zwei Jahren, als sich herausstellt,
daß alle Rehabilitationsmaßnahmen scheitern und insbesondere die Sprachstörung
irreversibel ist, entwickelt sie eine klassische paranoide Psychose. Sie phantasiert, daß
in der (leerstehenden) Nebenwohnung die Frau X. wohnt, die die Haushälterin ist
und von der sie meint, daß sie mit ihrem Mann ein sexuelles Verhältnis hat. Auf Anraten des Therapeuten wird die Patientin in ein Altersheim überwiesen, in welchem
die Wahnsymptomatik verschwindet.*

Wir deuten die Entwicklung so, daß die Patientin einerseits ihre Insuffizienz als Ehefrau und Mutter voll erkannt hat, aber andererseits heftig
bemüht war, diese voll zu erfüllen. In dieser „Zwickmühle" wird sie psychotisch, und der herausragendste Wahninhalt ist, daß die Haushälterin ihre
Konkurrentin ist und gleichsam „nebenan" lauert. Durch die Transferierung ins Altersheim fallen die Streßphänomene weg, und auch der Wahn
verschwindet.

Kontakt und Abwehrmechanismen

Der Begriff des Kontakts spielt in der Gestalttherapie eine zentrale Rolle.
Seine Funktion liegt in der Berührung von Organismus und Umwelt, was
einen Austausch zwischen beiden ermöglicht und dem Organismus das Leben in psycho-physio-sozialer Hinsicht ermöglicht. Bedürfnisbefriedigung
und Wachstum geschehen durch Interaktionen zwischen Organismus und
Umwelt, wobei das sensorische Nervensystem der Orientierung und das
motorische der Manipulation dient (Süss und Martin 1977). Kontakt tritt
an einer Grenzlinie auf. Polster schreibt: „. . . wo ein Gefühl des Getrenntseins beibehalten wird, sodaß die Vereinigung den Betreffenden nicht zu
überwältigen droht . . . Die Kontaktgrenze ist der Punkt, an dem man ‚ich'
in Beziehung zu dem, was ‚nicht-ich' ist, erfährt; durch diesen Kontakt wird
beides klar erfahren" (E. u. M. Polster 1977, S. 104–105). An der Kontaktgrenze finden die physiologischen (Kauen, Verdauen, Assimilieren), psychischen (Emotionen, Gedanken, Handlungen) und sozialen (zwischenmenschliche Interaktionen, Interaktionen Mensch – Umwelt) Ereignisse

statt. Guter Kontakt erfordert „awareness" (Bewußtheit), d. h. ein „Gewahrsein" des Hier und Jetzt. Dieses ist nach innen auf die physischen, psychischen und mentalen Bereiche und/oder nach außen auf die Umwelt gerichtet. Abwesenheit von awareness bedeutet Verlust an Lebendigkeit, Stumpfheit, Totsein. Kontakt führt zu Assimilation und somit Integration (die Nahrung – physiologisch und psychologisch gesehen – wird verdaut, in den Körper aufgenommen und zu körpereigener Substanz umgewandelt). Damit wird die Gestalt geschlossen.

Vermeidung von Kontakt führt unter anderem (z. B. Isolation) zu Konfluenz. Die Figur wird daran gehindert, klar hervorzutreten, sowohl innerpsychisch als auch in der Umwelt. Perls schreibt: „ . . . anstatt sich als zwei unterschiedene Teile des Feldes voneinander abzuheben, fließen nun, was Figur wäre, mit dem, was Grund wäre, ununterscheidbar zusammen" (Perls, Hefferline, Goodman 1985, S. 124). Sind die Kontaktgrenzen aufgehoben, findet keine wirkliche Interaktion mit der Umwelt statt. Anstelle von Kontakt tritt Schein-Kontakt. Für den Menschen bedeutet dies, mit seiner Umwelt und den Mitmenschen verstrickt zu sein. Sättigung im physischen wie im psychischen Sinne kann nicht stattfinden. Dies ist aus der Sicht der Gestalttherapie das Grundmuster der Neurose.

Im Falle des Psychotikers führt Kontaktvermeidung hingegen zu einer regelrecht existentiellen Bedrohung der gesamten psychischen Stabilität. Er „muß" aber den Kontakt vermeiden, denn die Kontaktgrenze, die normalerweise eine „Hülle" ist, die das Selbst umgibt und das awareness-Kontinuum einer Person als Ganzheit erzeugt (Körperbild, Körperschema), ist in seinem Falle löchrig, unvollständig, leicht zerreißbar (viele Patienten wirken in ihrer Erscheinung „dünnhäutig"); dadurch werden Spaltungsvorgänge ermöglicht, und es entsteht auch eine sogenannte Filterstörung (Scharfetter 1986), wobei alle von außen kommenden Reize mehr oder weniger ungehindert eindringen können, was für den Wahrnehmungsprozeß eine massive Überforderung darstellt. Patienten neigen in diesem Falle häufig dazu, diese Grenze durch Kleidungsstücke zu verstärken (z. B. durch mehrere übereinandergezogene Pullis). Dieser ungehemmte Einfluß von Eindrücken verstärkt die Bedrängnis des Selbst und trägt zu dessen Zersplitterung bei. Auch bei der Beschreibung der Kontaktphänomene zeigt sich, wie schon oben beschrieben, der Teufelskreis, in dem sich der psychotische Mensch befindet.

Da der zur Psychose neigende Mensch kaum seine inneren Bedürfnisse kennt bzw. sich vor ihnen schützen muß (und zwar in wesentlich umfangreicherem Maße als der Neurotiker), ist er gezwungen, sich nach anderen zu richten, deren Stimmungen, Meinungen, Erwartungen und Forderungen (Quirmbach 1990). Die einzige Möglichkeit, sich zu orientieren, ist die Identifikation mit dem, was außerhalb seiner selbst ist. Der Frage nach den eigenen momentanen Bedürfnissen stehen Psychotiker häufig verständnislos gegenüber. Häufig fühlen sich die Patienten ferngesteuert, willenlos, ohne eigenen Antrieb. Eine weitere Folge der Kontaktvermeidung ist, daß sich die Grenze zwischen „Ich" und „Nicht-Ich" verwischt, was die schizophrene Brüchigkeit wiederum verstärkt.

Spüren oder ahnen sie Bedürfnisse, übernehmen sie die Verantwortung dafür häufig nicht. *Herr D. hatte eine große Geschicklichkeit entwickelt, Entscheidungen den anderen zu überlassen. Auf die Frage, was er sich denn in einer bestimmten Situation wünschte, pflegte er seine Ablehnung mit äußerst umständlichen und nichtssagenden Wortkonstruktionen auszudrücken oder die Aussage offenzulassen. Er war nur dann mit einer Situation einverstanden, wenn er ein Bedürfnis des anderen ortete.* Seine wahre Person bleibt im Verborgenen, er erscheint nicht berührbar. Da es auch zu keiner regelrechten Figur-Grund-Bildung kommt, ist Stagnation die Folge.

Herr D. ist fast nur in der Lage, Rollen zu spielen, die er durch Introjektion erlernte. In seiner Kindheit hatte er kaum Gelegenheit (was durch seine Angehörigen auch bestätigt wurde), sich seinen organismischen Bedürfnissen gemäß zu entwickeln. Sein Vater herrschte wie ein Despot, und Angst war das alles überdeckende Gefühl. Herr D. wurde in der Folge zum „braven Kind", und so „verschluckte" er Weltbilder, Haltungen und Meinungen seiner damaligen Umwelt, ohne sie sortieren, „kauen" und assimilieren zu können. So spielte er dem Therapeuten gegenüber lange Zeit Rollen, mit dem Ziel, akzeptiert zu werden.

Hier wird sichtbar, wie die Introjektion der Abwehr von Angst dient. Allerdings erzeugen die verschiedenen sich zum Teil widersprechenden Introjekte Spannungen, intrapsychische Konflikte und sind verantwortlich für die innere Zerrissenheit. Der Betroffene versucht, sich von diesen Spannungen zu befreien, indem er die Inhalte nach außen projiziert.

„Introjiziertes Material bleibt außerhalb des eigentlichen Organismus und wird dann zu Recht als etwas empfunden, das dem Selbst fremd ist, ... Dieses Material wird nicht als Abfallstoff ausgeschieden, sondern als Projektionen. Es verschwindet nicht aus der Welt des Projizierenden, sondern lediglich aus seiner Persönlichkeit ... Da eine Konfluenz zwischen Organismus und Welt besteht, wird nicht bemerkt, wie Teile der Persönlichkeit das System verlassen ..." (Perls 1978, S. 169–170).

Gegen diese Projektionen, seien es Verfolger, bedrohende Stimmen, der CIA etc., zieht der nunmehr Paranoide zu Felde.

„Der Organismus setzt seine Versuche fort, das neue projizierte Material, das sich an geeignete Objekte an der Außenwelt heftet, anzugreifen und zu zerstören. Diese paranoische Verfolgung ... ist ein Versuch, die Ichgrenze zu errichten, die im Augenblick des Projizierens nicht vorhanden war. Aber der Versuch muß scheitern, da der Paranoide das als äußeres Material behandeln will, was in Wirklichkeit ein Teil seiner selbst ist ... Da jedoch diese Aggression nicht als dentale Aggression durchgeführt wird, ist die Zerstörung erfolglos und führt nur zu erneuter Introjektion" (Perls 1978, S. 198–199).

Zuletzt kann nur noch Retroflexion den völligen Zerfall verhindern, indem sich die gesamte Energie gegen die Betreffenden selbst richtet. Selbstbeschädigung, Autoaggression, Selbstverstümmelung stellen den oft letzten Versuch dar, die Ich-Grenze wiederherzustellen, sich zu spüren und so den Organismus vor einer Überflutung von außen oder innen und somit vor dem drohenden psychischen Zerfall zu schützen.

Therapeutische Konsequenzen

Mit dem Patienten in Kontakt zu treten, scheint uns das therapeutische Kernphänomen zu sein. *Ohne Kontakt keine Begegnung und keine Beziehung!* Die Beziehung ist à la longue das heilsame Prinzip. So wie der Psychotiker aus Angst Kontakt vermeidet, kann auch der Therapeut im Nicht-gewahr-Sein seiner eigenen psychotischen Radikale den Kontakt mit dem Patienten vermeiden.

Grundvoraussetzung für eine geglückte Beziehung zum Patienten ist daher, daß der Therapeut die eigenen psychotischen Anteile durchgearbeitet hat. Das heißt, er kann das Verhalten des Patienten verstehen und deuten und fürchtet sich nicht. Er weiß daher, wo er ansetzen kann und wie er dem Patienten begegnen muß – er fühlt sich weniger ohnmächtig.

In folgendem Fallbeispiel soll diese Kompetenz des Therapeuten verdeutlicht werden: *Herr D., der in psychosefreien Zeiten ein äußerst angepaßter Mensch war und große Schwierigkeiten hatte, Bedürfnisse zu äußern oder sich abzugrenzen, verwandelte sich während psychotischer Episoden ins genaue Gegenteil. Alleine in seiner Wohnung lebend, stellte er allerlei Unfug an: Er ließ die Badewanne überlaufen, zündete den Gasherd an und ließ ihn stundenlang brennen, stemmte Löcher in die Wand und nahm Änderungen in der Wohnung vor, die jeder Sinnhaftigkeit entbehrten. Die Angehörigen bekamen es ziemlich mit der Angst zu tun – was nur zu verständlich war – und sie fühlten sich ohnmächtig, der Situation zu begegnen. Üblicherweise endete das Ganze mit einer Zwangseinlieferung in eine psychiatrische Anstalt. Nachdem der Therapeut den Patienten kennengelernt hatte, besuchte er ihn einmal zu Hause. Herr D. war ziemlich verworren, angetrieben und aggressiv. Soweit ein Gespräch überhaupt möglich war, versuchte der Therapeut ihm klarzumachen, daß er ihn zwar verstehen könne, wie ihm zumute sei, aber daß er mit dem Unfug aufhören solle, da dies nur wieder in der Anstalt enden würde. Zum Erstaunen des Therapeuten wurde diesmal keine Einweisung notwendig, und die Psychose kam nach wenigen Tagen zum Abklingen. In der Arbeit mit den Angehörigen wurde es nun möglich, auch deren Angstpotential zu verringern und die Handlungen ihres Bruders verständlich und einfühlbar zu machen.*

Die psychotherapeutische Haltung in der akuten Psychose

Der akut psychotisch gewordene Mensch kommt in der Regel in eine psychiatrische Abteilung. Er befindet sich im Zustand maximaler Angst. Die Wahrnehmung und deren Bedeutungsinhalte sind verschoben, es werden nur Bruchstücke von Bedeutungszusammenhängen aus der Umgebung erfaßt, und es besteht eine Regression in frühkindliche Ebenen. Eine Psychotherapie im engeren Sinne ist in dieser Situation weder möglich noch angebracht. Um jetzt dem Patienten helfen zu können, muß uns klar sein, daß wir nicht einen Erwachsenen vor uns haben, sondern gleichsam ein Kind, möglicherweise auf einer präverbalen Entwicklungsstufe. Meist genügt die bloße „An-wesen-heit" des Therapeuten, was nicht heißt, nichts zu tun. Es ist vielmehr die innere Haltung, offen für das zu sein, was kommt, und adäquat darauf zu reagieren. S. Walch schreibt: „Als Psychotherapeut verstand ich mich dabei weniger als Experte, der weiß, wo es lang geht, sondern eher als Assistent einer Reise ins Ungewisse, auf deren Dynamik ich mich selbst einzulassen hatte, auch auf die Gefahr hin, selbst paranoid und zerfahren zu werden" (Walch 1990, S. 126–127). Wir haben diese Haltung bereits in einem früheren Kapitel als die phänomenologische Herangehensweise der Gestalttherapie beschrieben. *Das Phänomen weist uns den Weg, weniger die Diagnose oder die Routine!* Oft genügt es, einfach danebenzusitzen, eine Hand zu halten oder eine Geschichte zu erzählen. Wenn ein Patient sehr angetrieben und zerfahren ist, bleibt oft keine andere Wahl, als ebenfalls „einfach da" zu sein – eine ziemlich schwierige Aufgabe, die das Pflegepersonal häufig zu erfüllen hat. Dies gilt auch für aggressive Patienten, die eines besonderen Schutzes vor Verletzung bedürfen. Sollte Gewaltanwendung unumgänglich sein, ist es wichtig, die innere Haltung des Begleitens nicht aufzugeben und nicht mehr Widerstand zu geben, als notwendig ist. Für den Patienten da zu sein, kann natürlich auch heißen, Medikamente zu verabreichen, soweit sie der Angstreduzierung dienen.

Therapie im Intervall

Psychotherapie im Intervall findet in der Regel in einem anderen Setting statt und auch mit „anderen" Patienten. Oft nicht mehr wiederzuerkennen, meist frei von psychotischen Phänomenen, in Grenzen wieder fähig zu Kontakt und zu einem normalen Gespräch, sitzt er oder sie uns gegenüber. Erst auf den zweiten Blick und nach mehreren Gesprächen werden die schweren narzißtischen Störungen und die brüchige Ich-Selbst-Beziehung sichtbar. Die schwere Erreichbarkeit des Patienten im emotionalen Bereich bleibt aufrecht, der verletzliche Kern benötigt dringend Schutz, und gleichzeitig wird dieser Schutz zur scheinbar undurchdringlichen Mauer. Psychotherapie in dieser Situation gestaltet sich zum Balanceakt zwischen diesen beiden Aspekten. Das heißt, daß wir nicht versuchen dürfen, mit Gewalt – und Gewalt kann hier schon ein sehr geringer Anlaß sein – zum Kern des Selbst vorzustoßen, da dies mit Sicherheit zu einer neuerlichen psychotischen Dekompensation führen würde. Wir müssen die Widerstände, aus denen die Schutzmauer beschaffen ist, ernst nehmen und mit ihnen arbeiten. So kann es in einem Fall notwendig sein – besonders dann, wenn eine psychotische Entgleisung droht – den Widerstand zu stärken; in einem anderen Fall, den Sinn des Widerstandes aufzudecken und dem dahinterliegenden Bedürfnis helfen, zum Vorschein zu kommen.

Zwei Grundvoraussetzungen, die in der Arbeit mit psychotischen Menschen notwendig sind, *Beziehung und Zeit,* wollen wir gesondert hervorheben. Eine stabile Beziehung bringt Vertrauen. Vertrauen bedeutet, daß das wahre und innerste Selbst des Patienten sich langsam auf die Reise an die Oberfläche machen kann, ohne Angst haben zu müssen, vernichtet zu werden. Die Entwicklung einer stabilen Beziehung braucht Zeit. Der Sinn einer Psychotherapie im Intervall ist, dem Selbst die Möglichkeit zu geben, sich wieder langsam zusammenzufügen und der Welt ohne Angst zeigen zu können.

Ein weiterer wichtiger Aspekt in dieser Phase ist die teleologische Sicht des Prozesses. Wozu ist bzw. war die Psychose gut? Welchen Ausweg aus welcher Situation hat sie ermöglicht? Nur so können gemeinsam mit dem Patienten neue Lösungsmöglichkeiten entwickelt werden, die ihn aus der existentiellen Zwickmühle herausführen.

Dazu ein Fallbeispiel, aus dem dieser Balanceakt ersichtlich wird und zu erkennen ist, daß es uns nicht um die „Heilung" des Patienten geht, sondern daß unser Ziel ist, auf den Weg dorthin zu kommen:

Herr D. prägte den Satz: „Entweder ich bin krank oder ich habe meine Einbildungen." Wenn er „krank" war, litt er an dem Gefühl der Langeweile und inneren Leere, verbrachte die meiste Zeit im Bett und konnte sich zu nichts aufraffen, selbst der Gang in den Supermarkt war ihm eine Qual. Geistig fühlte er sich stumpf, interesselos. Wenn er seine „Einbildungen" hatte, wurde er lebendig. Er ging vermehrt außer Haus, tätigte häufigere Anrufe bei seinen Geschwistern, beschäftigte sich mit Mathematik und anderen philosophischen Fragen, wenn auch auf eine höchst verschrobene und autistische Art und Weise. Sein subjektives Krankheitsgefühl verschwand jedoch, und das Leben schien ihm leichter zu fallen. Medikamente lehnte er in diesen Phasen vehement ab. Erst als der Therapeut verstand, daß Herr D. seine Symptome brauchte, um sein Leben halbwegs zu ertragen und die innere Leere zu füllen, konnte er von seiner inadäquaten Heilungserwartung abrücken. Es wurden regelmäßige Telefonate vereinbart, bei denen Herr D. erzählen konnte, was er in letzter Zeit alles gemacht hatte. Er konnte auch über seine Geschwister schimpfen und über den Sinn des Lebens philosophieren. Der Sicherheitsabstand durch das Telefon war allerdings „lebensnotwendig", denn Besuche in der Praxis quittierte er regelmäßig mit einer psychotischen Dekompensation, da dies offensichtlich zu viel Nähe für ihn war und ihn mit der kränkenden Tatsache konfrontierte, Patient zu sein. So konnte er sich etwas zeigen, ohne Angst haben zu müssen, unterzugehen. Dieses neue Setting führte zu einer erstaunlichen Stabilisierung.

Unterstützung der Selbstheilungskräfte:
eine gestalttherapeutische Konsequenz

Wie schon wiederholt betont, sehen wir die psychotische Dekompensation nicht nur als etwas Krankhaftes, sondern als „vorletzte" Möglichkeit des Individuums, sich aus einer existentiellen Zwickmühle zu befreien. Die Krankheit als Lösungsversuch zu betrachten, bringt für den Therapeuten jedoch eine ganz andere Position als jene, die Krankheit nur als Übel zu sehen und sie beseitigen zu wollen (symptomatische Medizin). Die Haltung des Gestalttherapeuten besteht darin, den Selbstheilungsaspekt des psychotischen Prozesses aufzunehmen und zu verstärken. Das bedeutet, die organismische Selbstregulation zu unterstützen, offene Gestalten aufzuspüren und ernst zu nehmen und bei deren Schluß hilfreich zur Seite zu stehen. So kann es zur Integration abgespaltener und verdrängter Ich- und Selbstanteile kommen. Die „organismische Selbstregulation" ist für die Gestalttherapie ebenfalls ein zentrales Phänomen und meint, daß der Organismus aus sich selbst heraus „weiß", welche Bedürfnisse er hat und wie er zu deren Befriedigung kommt.

Dazu wieder ein Fallbeispiel: *Frau H. wurde mit einer schizoaffektiven Psychose stationär aufgenommen und war von Angst- und Schuldgefühlen gequält. Sie war in einer deutlich ausgeprägten Wahnstimmung, und es war anfänglich auch kaum möglich, eine positive Vertrauensbeziehung herzustellen, was dem Therapeuten im Laufe der Zeit jedoch gemeinsam mit einer Praktikantin, die zu dieser Zeit auf der Station arbeitete, gelang. Immer deutlicher wurde das Bild eines bedürftigen kleinen Kindes, das sich nichts sehnlicher wünscht, als einmal in den Armen der Mutter einzuschlafen, ohne Angst haben zu müssen, diese zu belasten oder zu überfordern. Die Sitzungen wurden immer länger und konnten vom Therapeuten nur mit Mühe abgebrochen werden. Eines Tages fragte der Therapeut die Patientin, als dieses „bedürftige Kleinkind" wieder so offensichtlich wurde, was sie sich denn im Augenblick wünsche. Sie blickte zur Couch, die im Arbeitszimmer stand, und der Therapeut forderte sie auf, sich darauf zu legen. Spontan stand sie auf, rollte sich auf der Couch ein, nahm die Hand der anwesenden Praktikantin und begann zu schluchzen. Der Therapeut setzte sich vorsichtig in die Nähe und ermunterte die Praktikantin, sich ganz auf die Situation einzulassen. Der Patientin vermittelte er, daß ihre Wünsche und Bedürfnisse angenommen worden seien. Nach einiger Zeit hörte die Patientin auf zu weinen. Als der Therapeut sich entbehrlich fühlte, ließ er die Praktikantin mit der Patientin allein – ein Berg Arbeit hatte sich mittlerweile auf der Station angesammelt. Die beiden blieben den ganzen Vormittag im Zimmer, und die Patientin konnte tatsächlich – erstmals wieder ohne Medikamente – einschlafen. Von diesem Augenblick an erfolgte ein rascher Genesungsprozeß. Die Patientin erlitt ein halbes Jahr später nochmals eine Episode mit allerdings manischen Zügen, in der es um vorwiegend aggressive Inhalte ging. Seither ist sie „gesund", d. h. es traten (über einen Zeitraum von 5 Jahren) keine nennenswerten psychotischen Dekompensationen mehr auf. Fallweise kommt die Patientin zu therapeutischen Sitzungen, wenn sie mit einem Problem nicht fertig wird.*

Dieses Beispiel zeigt einen gelungenen Gestaltschluß (das „unerledigte Geschäft" war das Bedürfnis, in den Armen der Mutter ohne Angst- und Schuldgefühle einschlafen zu können), der für die Einleitung des Genesungsprozesses von großer Wichtigkeit war. Leider ist dies nicht immer so idealtypisch möglich und stellt unserer Erfahrung nach im klinischen Alltag eher die Ausnahme dar. Viel häufiger scheinen die Prozesse zu sein, wo sowohl dieser Gestaltschluß mißlingt, als auch der Prozeß der organismischen Selbstregulation nicht greift und die Persönlichkeitsentwicklung in einen Defektzustand mündet. Die Gründe dafür sind sehr komplex. Nach unserer Erfahrung sind es mitunter die institutionellen Hürden, die für einen derartigen Verlauf verantwortlich sind. Damit sprechen wir auch die systemischen Aspekte der Krankheit an (der Kranke in seinem Umfeld). Aus unserer Sicht wäre es notwendig, daß im gesamten System der psychiatrischen Versorgung ein Umdenkprozeß stattfindet, der von ebenso grundsätzlicher Tragweite sein müßte wie seinerzeit die Veränderungen, die von Basaglia ausgingen.

Mißlingt der Selbstheilungsversuch, kommt es zu einer Chronifizierung. Der schizophrene Defektzustand ist das Endprodukt einer Reihe mißlungener Versuche, den Zustand inneren Gespaltenseins zu überwinden. D. Beck schreibt in seinem Buch „Krankheit als Selbstheilung" (1985):

„Mißlingen heißt, daß die Selbstheilung zeitlich begrenzt bleibt und daß nach einer gewissen Zeitspanne wieder eine körperliche Symptomatik als erneuter Reparationsversuch auftreten muß, ... Mißlingen kann bedeuten, daß die Persistenz der körperlichen Symptomatik die einzig mögliche Form ist, eine seelische Homöostase zu erreichen, ... Mißlingen heißt auch, daß die Krankheit ihre volle zerstörerische Kraft entfaltet, ..."

Was hier für den Bereich der Psychosomatik gilt, scheint uns auch im Bereich der seelisch-geistigen Störungen ein wichtiges Prinzip zu sein. Ein gelungener Selbstheilungsversuch zeichnet sich durch folgende Parameter aus: zeitlich andauernde und auffällige Veränderung im seelischen und körperlichen Wohlbefinden in Richtung weniger Spannungen, mehr Zufriedenheit und Reife; Abnahme oder gar Verschwinden psychotischer Entgleisungen; die Patienten selbst betrachten im Rückblick die Krankheit als entscheidende Schwelle in der Lebensentwicklung und können nachvollziehbare Gewinne daraus für sich ziehen (Beck 1985, S. 90).

Krankheit bedeutet Krise. „Krisis" heißt auf deutsch „Entscheidung". Auch das chinesische Schriftzeichen für Krise beinhaltet diesen Aspekt: Es setzt sich aus zwei Teilen zusammen, nämlich Chance und Gefahr; Chance zu einer positiven Veränderung und Neuorientierung, aber auch Gefahr eines weiteren Zerfalls. Wir sehen uns als Begleiter in derartigen Krisen, deren Verlauf wir entscheidend mitbeeinflussen können. Wir sehen uns dafür verantwortlich, daß dieser (Krankheits-)Prozeß unter günstigen Bedingungen abläuft und die Selbstheilungskräfte des Individuums die Oberhand erhalten. Nur so kann eine existentielle Veränderung zustande kommen.

Literatur

Bateson, G., Jackson, D. D., Haley, J., Weakland, J. H. (1956), Toward a theory of schizophrenia. Behav. Sci. 1: 251–264.

Beck, D. (1985), Krankheit als Selbstheilung. Wie körperliche Krankheiten ein Versuch zur seelischen Heilung sein können. Frankfurt a. M: Suhrkamp.

Conrad, K. (1958), Die beginnende Schizophrenie. Stuttgart: Thieme.

Dörner, K., Plog, U. (1986), Irren ist menschlich. Lehrbuch der Psychiatrie/Psychotherapie. Bonn: Psychiatrie-Verlag.

Klein, M. (1989), Das Seelenleben des Kleinkindes. Stuttgart: Klett-Cotta.

Kutter, P. (1989), Psychoanalytische Aspekte psychiatrischer Krankheitsbilder. In: Loch, W. (Hrsg.), Die Krankheitslehre der Psychoanalyse. Stuttgart: S. Hirzel, S. 187–286.

Laing, R. D. (1980), Das geteilte Selbst. Eine existentielle Studie über geistige Gesundheit und Wahnsinn. Reinbeck bei Hamburg: Rowohlt.

Mitscherlich, A. (1966), Krankheit als Konflikt. Frankfurt: Edition Suhrkamp.

Navratil, L. (1983), Die Künstler aus Gugging. Berlin: Medusa.

Perls, F. S. (1978), Das Ich, der Hunger und die Aggression. Die Anfänge der Gestalttherapie. Stuttgart: Klett-Cotta.

Perls, F. S. (1979), Gestalt-Therapie in Aktion. Stuttgart: Klett-Cotta.

Perls, F. S., Hefferline, R. F., Goodman, P. (1981), Gestalt-Therapie. Lebensfreude und Persönlichkeitsentfaltung. Stuttgart: Klett-Cotta.

Perls, F. S., Hefferline, R. F., Goodman, P. (1985), Gestalt-Therapie. Wiederbelebung des Selbst. Stuttgart: Klett-Cotta.

Perls, F. (1985), Grundlagen der Gestalttherapie. Einführung und Sitzungsprotokolle. München: J. Pfeiffer.

Pietschmann, H. (1980), Das Ende des naturwissenschaftlichen Zeitalters. Wien – Hamburg: Paul Szolnay.

Polster, E. et al. (1977), Gestalttherapie. Theorie und Praxis der integrativen Gestalttherapie. München: Kindler.

Quirmbach, I. M. (1990), Schizophrene Erlebens- und Verhaltensweisen. Eine Fallstudie auf der Grundlage der Theorie der Gestalttherapie. Gestalttherapie 4 (1): 11–21.

Scharfetter, C. (1986), Schizophrene Menschen. München: Urban und Schwarzenberg.

Schneider, K. (1950), Klinische Psychopathologie. Stuttgart: Thieme.

Süss, H. J., Martin, K. (1977), Gestalttherapie. In: Handbuch der Psychologie, 8/2: Klinische Psychologie, 2725–2759. Göttingen – Toronto – Zürich: Verlag für Psychiatrie, Dr. C. J. Hogrefe.

Uexküll, Th. von (1981), Psychosomatische Medizin. München – Wien – Baltimore: Urban & Schwarzenberg.

Walch, S. (1990), Einige Überlegungen zur Phänomenologie und Psychotherapie. Gestalt und Integration 1: 123–139.

Winnicott, D. W. (1960), Ich-Verzerrung in Form des wahren und des falschen Selbst. In: Reifungsprozesse und fördernde Umwelt. München 1974: Kindler, S. 93–105.

Korrespondenz: Dr. Hans Peter Bilek, Berggasse 20, A-1090 Wien.

Rollenverlust und psychodramatische Möglichkeiten

Christian Jorda

Zusammenfassung. Störungen des Psychotikers und psychodramatische Beziehungsmodi:

1. Psychotische Störungen sind definiert als Störungen der Kommunikationsfähigkeit.

Dabei ist die Funktionsfähigkeit des szenischen Verständnisses irritiert, ohne daß gleichzeitig die intellektuellen Fähigkeiten Einbuße erlitten haben müssen.

Die psychodramatischen Möglichkeiten beziehen sich dabei auf das „Anwärmen", das ist Lockerung für den Austausch von Begebenheiten in Form von szenischen Bildern. Weiters hilft der Psychodramatiker bei der Szenenfindung, beim Szenenaufbau, wie auch bei der Strukturierung. In dieser Rolle ist er als „Hilfs-Ich" tätig und begleitet durch den Szenenablauf.

2. Die „Ich-Grenzen" des Psychotikers sind diffus. Das führt zu Unklarheiten und Verwechslungen bezüglich dessen, was aus dem eigenen Selbst und was von außen kommt. Dies deutet auf Schwächen der Selbst-Integration und Ich-Differenzierung hin.

Dabei hilft der Psychodramatiker durch Förderung der Einfühlungsbereitschaft, um dem Patienten das Verständnis für andere Rollen zu erleichtern.

Ziel im Rollentausch ist es, dem Protagonisten scheinbar unvereinbar gegenteilige Anteile als integrierbar erleben zu lassen.

3. Die Elternteile von Psychotikern haben meist gestörte Kommunikationsformen und -störungen, welche die Fähigkeit des Kindes, eine abgegrenzte und integrierte Persönlichkeit zu bleiben, beeinträchtigen.

Auffallend dabei ist vor allem die intensive Involvierung zumindest eines der Elternteile an dem Leben des Kindes, ohne daß es zu einer echten Anteilnahme an den Bedürfnissen und Gefühlen des Kindes als ein selbständiges Individuum kommen kann.

Ziel des psychodramatischen Arbeit ist auch das Zeigen von emotionaler Betroffenheit und Anteilnahme, um auch so dem Patienten Identifikationsmöglichkeiten zu schaffen. Von irrational geleiteten Familientraditionen zu einem lebensnahen und realitätsadäquaten Lebensentwurf zu führen, ist das oberste Ziel in der psychodramatischen Arbeit mit Psychosen.

Einleitung

Rollenverlust ist in der psychodramatischen Arbeit ein häufiges Phänomen und bei vielen Störungen auffällig. Rollenverlust bedeutet keinen Mangel an Rollenrepertoire, sondern das Fehlen der Möglichkeit, dieses Rollenrepertoire zugänglich zu machen und in Realität umzusetzen. Wir finden eine Rolleneinengung bei neurotischen Störungen, z. B.: Zwangsneurosen und hysterischen Formen; wir finden Einengung auch bei narzißtischen Störungen, z. B. Borderline-Strukturen, und wir finden selbstverständlich Rollenverlust bei psychotischen Störungen. Bei psychotischen Störungen sind die Schwierigkeiten durch die Desintegration des Selbst und die Ich-Auflösungen klarerweise mit einer Rollendiffusion verbunden.

Wir können daraus deutlich erkennen, daß der Rollenverlust bei verschiedenen Störungen nicht nur ein quantitativer Unterschied ist, sondern auch ein qualitativer. Bei psychotischen Störungen ist der Zusammenhang zwischen der inneren Welt des Klienten und der äußeren Realität durch verschiedene Abwehrmechanismen und Desintegrationsmechanismen vielfach stark gestört und der Rollenverlust sehr deutlich, obwohl die innere Welt des Klienten oft sehr reich, auf- und anregend ist, aber auch voller Angstmomente. In akuten psychotischen Phasen wird der Patient oft von starken Angstaffekten überrollt; das bedeutet, daß die Arbeit mit den Psychotikern von allen Gruppen die schwierigste psychodramatische Arbeit ist, obwohl die inneren Rollenanteile meist reichhaltig sind, aber oft nur in einer verwirrenden und diffusen Anordnung zugänglich werden. Die Identitätsdiffusion des Patienten ist vor allem dadurch gekennzeichnet, daß sich ein schlecht integriertes Selbst-Konzept abzeichnet, aber auch die Wahrnehmung der anderen oft nicht realitätsbezogen, ja sehr vom eigenen Selbst bestimmt wird.

Da bei psychotischen Patienten primitive Abwehrmechanismen vorherrschen, wie Projektion, Introjektion und projektive Identifizierung, Verleugnung und Isolierung, Allmacht und Entwertungsmechanismen, ist die Arbeit nach einem psychodramatischen Konzept etwas schwierig, obwohl wir die Möglichkeit haben, psychodramatische Stabilisierungsmechanismen entwickeln zu können. Diese wären vor allem die Herstellung eines klaren Behandlungskontraktes, der eher zielorientiert ist, d. h. den Rollenverlust zu verringern und die damit verbundene Stabilisierung zu ermöglichen; weiters wird versucht, eine klare Strukturierung der Behandlung und zielgerichtetes Einsetzen der Psychodramatechniken, unter besonderer Beachtung der Übertragungsbeziehung, sowie Realitätskontrolle herzustellen.

Die Bearbeitung der Übertragungssituation bei psychotischen Patienten weist die größten Schwierigkeiten auf. Die klinischen Beobachtungen psychotischer Patienten zeigen, daß es oft zu einem Verlust der Realitätsprüfung kommt und daß in der Entwicklung von Übertragungen sehr stark Fusions- und Verschmelzungsphänomene auftreten. Psychotische Patienten zeigen vor allem im fortgeschrittenen Stadium ihrer Behandlung Verschmelzungswünsche mit dem Therapeuten; dies zeigt sich vor allem dann, wenn der Patient die wahnhafte Überzeugung vertritt, der Therapeut habe dieselben Emotionen wie er selbst und er selbst diese möglicherweise voraussetzt, ohne sie zu verbalisieren. Dies bringt eine sehr schwierige Übertragungssituation, bei der es zur Vermischung von Patient und Therapeuten zu kommen scheint – es fehlt eine Grenze zwischen den beiden. Dabei tritt außerdem die äußere Realität in den Hintergrund und wird oft unzugänglich.

Auch für den Therapeuten ist das eine sehr schwierige Gegenübertragungssituation, wobei verwirrende, beunruhigende und schmerzliche Erfahrungen in den Vordergrund rücken; der Therapeut wird in seiner Frustrationstoleranz sehr gefordert.

Der Therapeut kann sich in starken emotionalen Omnipotenzgefühlen oder in rasende Panik verstricken. In der psychodramatischen Arbeit haben wir hier die Absicht, uns auf das szenische Arbeiten strukturell zu verlassen und durch die Möglichkeiten des Doppelns und des Rollentausches, möglicherweise auch der Spiegelung, Integrationsmechanismen zu fördern, um die Einfühlung, die Emphatiefähigkeit des Patienten zu stabilisieren, wie wir versuchen, einen klaren Bezugsrahmen wiederherzustellen.

Otto Kernberg macht darauf aufmerksam, daß die Deutung der Abwehrformen bei psychotischen Patienten eher eine weitere Regression in ihrem Funktionieren bewirkt, aber sicher nicht eine Ich-Integration, wie dies z. B. bei Borderline-Persönlichkeitsstrukturen möglich ist (Kernberg 1988, S. 7). Dies liegt vor allem daran, daß primitive Abwehrmechanismen die Funktion bei psychotischen Patienten haben, vor einer weiteren Auflösung der Grenzen zwischen dem Selbst und dem Objekt zu schützen.

Kernberg nimmt diese Unterschiede zwischen Borderline-Persönlichkeitsstrukturen und psychotischen Patienten als Diagnostik an: *„Ob der Patient unter Einwirkung einer solchen Deutung direkt Besserung oder Verschlechterung zeigt, trägt in hohem Maße zur diagnostischen Differenzierung zwischen Borderline-Struktur und psychotischer Struktur bei"* (Kernberg 1988, S. 7).

Für unsere psychodramatische Arbeit bedeutet dies, daß wir uns eher auf die begleitenden und stützenden Möglichkeiten des Psychodramas verlassen. Über einen möglichen Rollengewinn und eine höhere Rollenflexibilität beim Klienten erreichen wir eine klarere Realitätsbezogenheit und versuchen über diesen szenisch strukturellen Ansatz eine stabilere Realitätsbezogenheit zu erreichen.

In diesem Artikel versuche ich, die analytischen Entwicklungsperspektiven der Abwehrmechanismen mit den möglichen psychodramatischen Techniken in Verbindung zu setzen und darüber hinaus die typischen „Beziehungsmodi" der Psychodramatiker in den verschiedenen Phasen der Therapie zu entwickeln.

Beginnen möchte ich mit den entwicklungsgeschichtlichen Aspekten der Abwehrmechanismen bei Melanie Klein und Artverwandten, um dies mit der Rollenentwicklung im Psychodrama zu verbinden.

Der theoretische Beitrag von Melanie Klein

Melanie Klein postuliert ein von Geburt an rudimentäres Ich, welches in der Lage sein sollte, wenn auch nur begrenzt, die angeborenen Triebe wahrzunehmen, Ängste zu spüren und Abwehrmechanismen zum eigenen Schutz zu schaffen.

Sie sieht vor allem zwei Kräfte, die gegeneinander wirken: nämlich einen Lebens- und einen Todestrieb. Diese beiden Triebe wirken gegensätzlich und können das Kind schon früh in Konflikte stürzen. Um diese zu ver-

meiden, werden zum Schutz Abwehrmechanismen gebildet, um Ängste abzuwehren, die sich aus diesen Konflikten ergeben. Die Triebtheorie ist
(auch) in der psychoanalytischen Schule heute umstritten – siehe Kernberg –, vor allem der Todestrieb wird angezweifelt. Dafür wird in der heutigen analytischen Literatur die Affekttheorie deutlicher unterstrichen, auf
die ich später noch eingehen werde.

Die Erfahrung, die uns Melanie Klein vermittelt, sind zwei unterschiedliche Entwicklungsperioden, sie nennt sie erstens die paranoid-schizoide
Position, in den ersten drei bis vier Monaten des Lebens, und die zweite,
die depressive Position, beginnt mit dem vierten Lebensmonat. In der ersten Position, meint Melanie Klein, könne das Kind seine Mutter noch
nicht als Gesamtes wahrnehmen, vorwiegend sieht es nur die Brust, also die
Mutter als Teilobjekt (möglicherweise sind es auch der Schoß, die Stimme
und die Hände). Die Hauptängste in dieser Position sind Verfolgungsängste, und die wichtigsten Abwehrmechanismen basieren auf einer Spaltung.
Die größte Angst in dieser Zeit ist es, die Mutter zu verlieren; sie entspringt
dem eigenen Agressionsanteil.

Entscheidend, in welche Richtung sich das Kind entwickeln kann, hängt
vom inneren Konflikt und diesen widerstreitenden Kräften zwischen Liebe
und Haß ab.

Zwei Abwehrmechanismen bestimmen diesen Kampf.

1. Die Introjektion: dabei wird das positive Teilobjekt (z. B. Brust) verinnerlicht und trägt zur Bildung und zum Wachstum des Ichs bei. Durch
die Introjektion wird ermöglicht, daß das Ich angenehme Objekte aufnehmen und sammeln kann, wodurch es gestärkt wird und die Möglichkeit findet, von innen mit Problemen, die von außen kommen, besser fertig werden zu können.

2. Die Projektion: Schlechte Gefühle, die das Ich überfordern können,
werden nach außen projiziert.

Das Kind muß sich vor diesen Gefühlen schützen und diese unangenehmen Gefühle von sich abwenden. Durch Projektion der unangenehmen Anteile (nach Melanie Klein: auf die Brust) fühlt sich das Kind erleichtert, und
es hilft ihm, sein inneres Gefühl der Sicherheit zu bewahren. Ergänzt werden
diese Mechanismen durch die projektive Identifikation: In diesen Mechanismen findet, psychodramatisch gesprochen, ein Rollentausch zwischen
dem Objekt (z. B. Brust) und dem Ich statt. Ganze unangenehme Teile des
Selbst, z. B. Aggressionsmuster, werden nach außen projiziert, während das
Kind sich mit den angenehmen Teilen des Objekts identifiziert.

Es findet also ein kompletter Tausch zwischen Selbst und Objekt statt.
In dieser Phase spielt der Neid eine große Rolle und für Melanie Klein – die
Gründung des prägenitalen Über-Ichs. Bei der Gier entsteht das Destruktive schon vorher dadurch, daß das Kind das Meistmögliche vom Objekt erwerben will. Der Neid entsteht dadurch, daß das Kind sich der Angewiesenheit auf die Brust klarer wird, aber so auch seine Omnipotenz in Gefahr
sieht. Da das Kind das beneidete Objekt nicht sein kann, so zerstört es dieses Objekt in der Vorstellung, um dadurch zu vermeiden, daß es von diesem
beneideten Objekt abhängig ist.

Die depressive Position

Die Integration des Selbst entwickelt sich parallel zur ganzheitlichen Wahrnehmung der Bezugsperson. Das Kind kann erkennen, daß die gefürchtete
und es verfolgende böse Mutter mit der Befriedigung bringenden Mutter
identisch ist.

Dabei entstehen neue Formen der Angst und des inneren Konfliktes; da
das Kind fürchtet, daß es die Mutter verlieren könnte und es ihr Schaden
zufügen könnte, resultieren daraus Schuldgefühle in dieser Phase. Anfälle
des Zornes werden von Verzweiflung und Schuldgefühlen abgewechselt, da
das Kind noch in der Omnipotenz glaubt, daß die Angriffe so gewaltig sein
könnten, daß es die Mutter zerstören könne.

Kommt es in diesen frühen Phasen zu starken, unüberwindlichen Konflikten, so wird eine psychotische Entwicklung dadurch möglich, daß das
frühe Ich den Aufgaben nicht mehr gerecht wird. Normalerweise hat das
Ich zwei Aufgaben zu erfüllen: „Es muß Selbstrepräsentanzen von Objektrepräsentanzen differenzieren" (Kernberg 1988, S. 13).

Weiters muß es libidinös und aggressiv determinierte Selbst- und Objektrepräsentanzen integrieren. Die erste Aufgabe mißlingt meist bei Psychosen, weil eine pathologische Verschmelzung oder Wiederverschmelzung die Differenzierung der Ich-Grenzen und damit auch die Differenzierung zwischen Selbst und Nicht-Selbst scheitern läßt.

Kritik an der Kleinianischen Schule

Kernberg kritisiert vor allem an dem Konzept von Melanie Klein die Postu-
lation des Todestriebes und setzt eine Ich-psychologische Kritik entgegen.
*„Die Konzepte eines angeborenen Todestriebes und des Todestriebes als der entschei-
denden und frühesten Determinante der Angst stellen ungerechtfertigte Erweiterungen von Freuds spekulativer Hypothese über einen Todestrieb dar, für die überzeugende Belege fehlen"* (Kernberg 1988, S. 47).

Rapaport hat sich 1953 mit der Affekttheorie, die sich von Freud aus
ständig weiterentwickelt, auseinandergesetzt.

Anfänglich wurde der Affekt mit der psychischen Energie gleichgesetzt,
wobei Affekt und Libido abwechselnd benutzt wurden und der Angsteffekt
als durch Verdrängung transformierter Libido erklärt wird (Rapaport 1953,
S. 480).

In seiner zweiten Auffassung werden Triebe von Vorstellungen und
Affektbetrag repräsentiert. Affektbetrag entspricht dem Triebe insofern,
als er sich von der Vorstellung abgelöst hat (S. 255). Die dritte Phase der
freudschen Affekttheorie ist mit der strukturellen Theorie verbunden. Angst wird zunächst vom Ich als Trauma erfahren und dann zu
einem Gefahrensignal verändert, und falls dieses Gefahrensignal versagt,
kann es wiederum zu einer überwältigenden Reizüberflutung kommen
(S. 505).

Es wird daraus geschlossen, daß der Aufschub von Triebabfuhr entweder verursacht durch reale Umstände oder durch die Abwehrmechanismen

bei einem gewissen Schwellenwert zu einer Abfuhr über angeborene Bahnen drängt.

Kernberg jedoch bezieht sich auf moderne psychologische und psychophysiologische Untersuchungen des Affekts, die sich aus der Theorie von James und Lange fortentwickelt haben, wobei er sagt, *„daß Affekte primär zentrale Phänomene sind, d. h. primär subjektive Zustände, und daß sie einen entscheidenden Anteil an den psychischen Motivierungssystemen haben"* (Kernberg 1985, S. 101).

Er bezieht sich auch auf die neurophysiologische Forschung von Schachter. Schachter verbindet kognitive und physiologische Faktoren miteinander. Wenn wir kognitive Annahmen hinzufügen, so meint er, können wir die Bedingungen spezifizieren und zu einer konkreteren Aussage, zu welchen Emotionen es kommen wird, gelangen (Schachter 1970, S. 119).

Magda Arnold (1970) hat den Zusammenhang zwischen der Emotion und der empfundenen Neigung zur Handlung deutlicher gemacht; Affekte drängen zur Handlung: alles was wahrgenommen, erinnert, vorgestellt wird, wird beurteilt. Nachdem es als wünschenswert oder als nachteilig beurteilt worden ist, wird die Neigung zur Handlung ausgelöst. Sie kommt zu dem Schluß, daß Emotion eine auf der Beurteilung basierende, empfundene Neigung zur Handlung ist.

Kernberg kommt auch zu dem Zusammenhang zwischen Umgebung und Affekten: Nach seiner Affekttheorie repräsentieren die Affekte angeborene Dispositionen für eine subjektive Erfahrung in der Dimension von Lust und Unlust. *„Sie werden gleichzeitig mit angeborenen Verhaltensmustern aktiviert, die reziproke (bemutternde) Reaktionen aus der Umgebung hervorrufen, und mit allgemeiner Erregung, welche die Wahrnehmung äußerer und innerer Reize verstärkt, die während dieser Interaktion auftreten"* (Kernberg 1985, S. 107).

Diese Affekttheorie, die eine Interaktion mit der Umgebung, subjektive Erfahrungsmuster und kognitive Determinanten miteinschließt und vor allem die Verhaltensperspektive deutlich macht, hat enge Zusammenhänge mit dem Rollenkonzept.

Diese Ergebnisse machen deutlich, daß starke Affekte, die z. B bei Psychosen eine große Rolle spielen, vor allem auf subjektive, dispositionale und interaktionale Muster rückführbar sind. Dies führt uns direkt zu den Grundannahmen eines Rollenkonzeptes.

Das psychodramatische Rollenkonzept/Rollenbegriff und Rollendefinitionen

Moreno definiert einerseits Rollen als Muster, die in einer spezifischen Kultur entwickelt wurden und zum anderen als Kristallisation von all den Situationen eines bestimmten Handlungsbereiches, den ein Individuum durchlaufen hat.

Dies erzeugt eine gewisse Spannung, da in dem Rollenbegriff eine Fusion von privaten und kollektiven Elementen enthalten ist:

Jede Rolle hat zwei Seiten – eine private und eine kollektive.

„Jedes Individuum lebt in einer Welt, die ihm gänzlich privat und persönlich erscheint und in der es durch eine Anzahl privater Rollen teilnimmt; aber die Millionen privater Welten überlappen sich in weiten Teilen, und die größeren Bereiche der Überschneidungen sind in Wahrheit kollektive Elemente" (Moreno 1943, S. 435).

„Rollen sind Systeme, die verschiedene Handlungen miteinander in Beziehung setzen und dadurch bestimmte Handlungsklassen von anderen Handlungsklassen abgrenzen. (. . .) An jede Rolle knüpfen sich kollektive Erwartungen, (. . .) Normen für Handlungen (Handlungsvorschriften) . . . Rollen sind mehr oder weniger stark genormt (. . .) Je weniger genormt eine Rolle ist, um so größer ist der Anteil an Handlungen, die das Individuum frei gestalten kann.
Eine solche Rolle kann als Teil eines Rollensystems gesehen werden. Ein Rollensystem ist dann gegeben, wenn die Einheit durch aufeinander bezogene Rollen hergestellt ist, wobei die Änderung jeder Einzelbeziehung bestimmte Konsequenzen für alle anderen Rollenbeziehungen hat, so daß Einzelrollen sinnvoll lediglich durch das jeweilige Rollen-Beziehungsgefüge beschrieben werden können" (Zeintlingen 1981a, S. 193).

Im Hinblick auf die Entstehung und Entwicklung der Rollen aus dem zwischenleiblichen Spiel psychosomatischer Rollen in der Mutter-Kind-Dyade wird das Rollen-Beziehungsgefüge evident.

Jede Rolle bedarf deshalb auch einer Komplementärrolle: Der Rolle des Essenden muß beim Kleinkind die Rolle der Nährenden komplementär gegenüberstehen.

H. Petzold/U. Mathias unterstreichen den angesprochenen Rollenprozeß, wobei wechselseitige Rollenerwartungen und Rollenzuweisungen stattfinden (Petzold und Mathias 1982, S. 105). Dabei beschreiben sie die Prozesse des „role-taking" und des „role-playing" als Genese eines gemeinsamen Ursprungs der Rollenentwicklung: Der Prozeß des „role-taking" ist nicht nur ein kognitiver, der Prozeß des „role-playing" nicht nur Verhalten im Spiel, sondern Kognition, Perzeption und Handlung sind ineinander verwoben und nicht genau voneinander trennbar (Petzold und Mathias 1982, S. 106).

Rollenentwicklungsbeginn (Warm-up-Phase)

Der kindliche Organismus wird mit der Fähigkeit zum spontanen Handeln geboren. Er hat die Möglichkeit, sich auf Situationen einzustellen, sich zu ihnen zu verhalten *(warm up)*. Spontaneität ermöglicht, daß im Rollenhandel adäquate Antworten auf Situationen mit verschiedenem Grad an Neuheit gefunden werden können. Spontaneität regiert nicht nur das Verhalten des einzelnen, sondern auch den Prozeß zwischen den Personen, also auch den Gefühlsfluß in Richtung der Spontaneität anderer Personen.

Durch die Kraft der Spontaneität gelingt es einzelnen Personen und Gruppen, mit den Anforderungen von Situationen fertigzuwerden, indem sie sich in angemessener Weise annähern, *ein Warm-up-Prozeß:* Jede Aktion setzt einen mehr oder weniger adäquaten Erwärmungsprozeß voraus und zielt immer auf Aktion, sei sie somatisch, psychisch oder sozial.

Das Kind lebt in der ersten Phase seines Lebens nur im Moment.

Hilfs-Ich

Die ursprüngliche Mutter-Kind-Dyade ist als Einheit zwischen Mutter und Kind zu verstehen: Das adäquate Verhalten der Mutter gegenüber dem Kind ist für dessen Überleben notwendig und stellt zugleich einen untrennbaren Teil im Leben und Erleben des Kindes dar.

Dieses kann in dieser Phase noch nicht zwischen sich und der Umwelt unterscheiden. Es schließt in seine Identität die Mutter mit ein, die als Helfer des Kindes sein sog. „Hilfs-Ich" ist. In der Art der Hilfsbedürftigkeit gibt es bei den Kindern individuelle Unterschiede, genauso wie bei den einzelnen Müttern die Hilfsbereitschaft und Fähigkeit variiert. Beidseitig können oben beschriebene Erwärmungsprozesse gefördert oder gehemmt werden. Bei der Mutter (als Hilfs-Ich) entsteht ein Bild, eine Vorstellung von ihrem Kind, seiner Befindlichkeit und seinen Bedürfnissen, während des Prozesses der Rollenannahme, in dem die Mutter „role giver" und das Kind „role receiver" ist.

Aus diesem interaktionalen Prozeß (role giver = Mutter mit role receiver = Kind) bilden sich wechselseitig die Rollenerwartungen heraus. Diese Rollenerwartungen bilden auch die Grundlage für alle zukünftigen Rollentausche zwischen dem Kind und seinen Hilfs-Ichs.

Im Verlauf der Entwicklung übernimmt das Kind mehr und mehr selbst die Funktion des Hilfs-Ichs und zwar in dem Maße, in dem die Mutter die wachsende Unabhängigkeit des Kindes in der eigenen Rollengestaltung zuläßt.

Die Rollenentwicklung beginnt schon vor der Geburt und durchläuft drei Entwicklungsphasen:

1. Die All-Identität (als erstes psychisches Universum: Mutter – Welt – Kind; alles wird als identisch erlebt).

2. Die All-Realität (hier vollzieht sich eine Trennung zwischen sich selbst und anderen im Sinne einer Figur-Hintergrund-Differenzierung.

3. Die Trennung und Differenzierung von Realität und Phantasie.

In diesen Phasen bilden sich verschiedene Kategorien von Rollen, die schließlich das Selbst konstituieren: Der Aufbau des Selbst vollzieht sich allmählich aus den verschiedenen Rollentypen, die cluster bilden" (Petzold und Mathias 1982, S. 120).

Versuch eines Wirkungszusammenhanges zwischen den zentralen psychodramatischen Techniken und den primitiven Abwehrmechanismen

Alfred Lorenzer kann als Wegweiser für szenisches Arbeiten gesehen werden, indem er Zugänge zwischen sprachlich nicht Ausdrückbarem und Bewußtsein herstellte: Er bezieht sich dabei auf ein szenisches Verständnis, welches den atmosphärischen Hintergrund miteinschließt. Visuelle, akustische und kinästhetische Elemente gehen Konglomerate ein. Beispielsweise kann zu einem inneren Bild der Tonfall und die Melodie einer Stimme assoziiert werden. Somit werden verschiedene Gefühle mit den dazugehörigen Situationen verbunden (Lorenzer 1983, S. 110).

In einer weiten Auslegung versuchen wir, gerade bei psychotischen Patienten, die einzelnen Szenen, die der Patient einbringt, in ihrer Wechselbeziehung zu sehen und zum Sinnganzen interpretativ zu erschließen.

Der Psychodramatiker hat die Aufgabe, den emotionalen Gehalt der Szenenabfolge zu übersetzen und klar strukturiert zu vermitteln. Er geht in weiten Phasen in der Begleitung von psychotischen Patienten als Hilfs-Ich mit und versucht, seine Gefühle, die in ihm geweckt werden, zu spüren und als Erkenntnismittel zu benutzen. Ähnlich dem Prozeß der Mutter-Kind-Dyade in der All-Identitätsphase und/oder All-Realitätsphase geht er als Helfer in die Hilfs-Ich-Position und läßt sich dabei auf die Rolle des „role-givers" ein, d. h. er versucht sich ein Bild, eine Vorstellung von der Befindlichkeit des Patienten zu machen.

In diesem interaktionalen Prozeß bilden sich wechselseitig die Rollenerwartungen heraus, welche er versucht, deutlich wiederzuspiegeln. Vor allem durch das szenische Aufarbeiten entsteht ein wechselseitiger Verständnisprozeß, d. h. auch der Therapeut bleibt nicht auf die verbalen Mitteilungen des Patienten bezogen, sondern kann sich über das Miterleben der inneren Szenen vertiefen.

Weitere Möglichkeiten, die Interaktionsmuster des Patienten zu erhellen, sind durch Strukturierung des Beziehungsfeldes des Patienten möglich. Dies geschieht meist durch Aufbau einer Familien- bzw. Beziehungsskulptur (eine Darstellungsweise des Beziehungsmusters des Patienten zu seinen wichtigsten Bezugspersonen).

Ziel dieser Rekonstruktion der Familien- und Beziehungsstrukturen ist es, Verstrickungsmuster bei den Interaktionen klarzustellen.

Der Konflikt des Patienten kann dabei auch als Interaktionsstörung (z. B. wechselnde Allianzen innerhalb der Familie) aufgedeckt werden (Lidz und Fleck 1965, S. 187).

Oft wird in diesem Arbeiten mit Beziehungsstrukturen deutlich, daß die weit auseinanderklaffenden Einstellungen und Maximen der Eltern sich für den Patienten als nicht integrierbar erweisen und dadurch die Eltern als unversöhnliche Introjekte erlebt werden. Weiters besteht die Möglichkeit, beim psychodramatischen Arbeiten an den Szenen den Rollenwechsel zu fördern, d. h. den Prozeß des Wechselns, aus einer Rolle des Rollenrepertoires in eine andere, zu stärken. Damit verbunden wird allgemein die Fähigkeit, gestärkt aus dem Rolleninventar eine entsprechende Rolle zu aktivieren, oder aus vorhandenen Elementen eine Rolle zu schaffen. Auf diese Weise wird gleichsam in einem projektiven Prozeß auch ein Rollenwechsel mit imaginierten Personen, Gefühlen, Gedanken möglich.

Ziel der psychodramatischen Arbeit ist es, den Patienten zu einem echten Rollentausch zu befähigen. Dabei soll ein echter Dialog stattfinden, ohne daß die „Spaltung" zwischen den Beteiligten als unüberwindlich erlebt wird. Ziel dabei ist die Integration von zuvor als unvereinbar gehaltenen emotionalen Anteilen und das Deutlichmachen der Irrationalität von Familientraditionen.

Oft verstrickt sich der Patient in Zwangsgedanken und -verhaltensweisen, die ursprünglich als Schutzmechanismen aufgebaut wurden, im Alltagsleben aber sehr hinderlich werden (siehe Rosenfeld 1981, S. 169). Durch die Entwicklung von „alternativen Rollensystemen" ist eine positive Bewältigung des Alltagslebens erleichtert.

Literatur

Arnold, M. B. (1970b), Perennial problems in the field of emotions. In: Arnold, M. B. (Ed.), Feelings and Emotions. New York: Academic Press, pp. 169–185.

Kernberg, O. F. (1985), Objektbeziehungen und Praxis der Psychoanalyse. Stuttgart: Klett.

Kernberg, O. F. (1988), Innere Welt und äußere Realität. Anwendungen der Objektbeziehungstheorie. Wien: Verlag Intern. Psychoanalyse.

Klein, M. (1962), Bemerkungen über einige schizoide Mechanismen. In: Klein, M. (Hrsg.), Das Seelenleben des Kleinkindes und andere Beiträge zur Psychoanalyse. Stuttgart: rororo.

Klein, M. (1962), Zur Theorie von Angst und Schuldgefühl. In: Klein, M. (Hrsg.), Das Seelenleben des Kleinkindes und andere Beiträge zur Psychoanalyse. Stuttgart: rororo.

Lidz, T., Fleck, S. (1979), Die Familienumwelt der Schizophrenen. Stuttgart: Klett.

Lorenzer, A. (1983), Sprache, Lebenspraxis und szenisches Verstehen in der psychoanalytischen Therapie. Psyche 2: 97–115.

Moreno, J. L. (1934), Who shall survive? (Deutsch: Die Grundlagen der Soziometrie. Wege zur Neuordnung der Gesellschaft.) Köln – Opladen: Westdeutscher Verlag 1954.

Moreno, J. L. (1943), The concept of soziodrama. Sociometry 4: 434–449.

Moreno, J. L. (1951), Sociometry. Experimental method and the science of society. Beacon 1951: Beacon House. (Deutsch: Soziometrie als experimentelle Methode. Paderborn: Jungfermann 1981.)

Moreno, J. L. (1973), Gruppentherapie und Psychodrama. Stuttgart: Thieme.

Petzold H., Mathias, U. (1982), Rollenentwicklung und Identität. Von den Anfängen der Rollentheorie zum sozialpsychiatrischen Konzept Morenos. Paderborn: Junfermann.

Rapaport, D. (1953), On the psychoanalytic theory of affects. In: Gill, M. M. (Ed.), The Collected Papers of David Rapaport. New York: Basic Books 1967, pp. 476–512.

Rosenfeld, H. A. (1981), Zur Psychoanalyse psychotischer Zustände. Literatur der Psychoanalyse. In: Mitscherlich, A. (Hrsg.), Frankfurt a. M.: Suhrkamp.

Schachter, S. (1970), The assumption of identity and peripheralist-centralist controversies in motivation and emotion. In: Arnold, M. B. (Ed.), Feelings and Emotions. New York: Academic Press, pp. 111–121.

Zeintlinger, K. E. (1981), Analyse, Präzisierung und Reformulierung der Aussagen zur Psychodramatischen Therapie nach J. L. Moreno. Dissertation, Salzburg.

Korrespondenz: Dr. Christian Jorda, Venusweg 26, A-1140 Wien.

4. Weitere Ansätze

Systemische Familientherapie bei psychotischem Verhalten

Reinhold M. Bartl und **Christian Moser**

Zusammenfassung. Die Autoren gehen zunächst von der Annahme aus, daß menschliche „Verrücktheit" als ein Abweichen von sozial akzeptierten Wirklichkeitskonstruktionen beschreibbar ist. In diesem Zusammenhang wird dann die Frage gestellt, wie eigentlich „Normalität", definiert als Wirklichkeitskonstruktion, die sich in einen sozialen Konsens einfügt, erklärt werden kann. Die Autoren ziehen zur Erklärung dieser Phänomene Grundannahmen der modernen Systemwissenschaften und die daraus ableitbaren Konzepte der systemischen Therapie heran. Die wesentlichen Grund- und Vorannahmen der systemischen Therapie werden vorgestellt. Es handelt sich dabei insbesondere um die Idee der zirkulären Kausalität, das Denken in Funktionen, das autopoietische Verständnis der Selbstorganisation lebender Systeme und die Unterscheidung von Kommunikationsstrukturen im Sinne einer harten bzw. weichen Wirklichkeit. Daraus ableitbare therapeutische Grundhaltungen und Handlungsstrategien werden anhand von Beispielen aus der praktischen Arbeit dargestellt. Im therapeutischen Prozeß geht es insbesondere um die Konstruktion von Wirklichkeitsbeschreibungen, die alternative und flexiblere Denk- und Handlungsmöglichkeiten im Umgang mit sogenannten psychotischen Phänomenen ermöglichen. Elemente zur Gestaltung therapeutischer Gespräche werden vorgestellt. Das Ziel der systemischen Familientherapie wird als ein Anstoßen von neuen Entwicklungsmöglichkeiten definiert, das erstarrte und blockierte Denk- und Handlungsmuster wieder in Bewegung bringen soll.

1. „Normalität" und „Verrücktheit" als Wirklichkeitskonstruktion

Wer sich mit Menschen beschäftigt, die psychotisches Verhalten zeigen, wird wohl mitunter von den seltsamen Wirklichkeitsbeschreibungen fasziniert sein, die diese Personen anlegen. Sie berichten z. B. von visuellen Halluzinationen, die ihre Raum- und Zeitwahrnehmung gegenüber dem, was wir „normal" nennen, stark verändert erscheinen lassen, von inneren Stimmen, die sie beherrschen und ihnen vorsagen, was zu tun sei. Sie konstruieren Gedankengebäude, die den Regeln der Logik widersprechen. In ihrem Erleben scheint etwas Äußeres und Fremdes die Kontrolle über ihr Denken, Fühlen und Verhalten übernommen zu haben. Die Grenze zwischen innerer und äußerer Realität ist aufgehoben.

Diese Art des Erlebens weicht deutlich von dem ab, was wir üblicherweise „Normalität" nennen. Gewöhnlich wird dann von „Normalität" gesprochen, wenn man sich auf eine bestimmte Art von Denken, Fühlen und Verhalten einigen kann. Sie ist somit Ergebnis eines sozialen Konsenses, innerhalb dessen wir mit anderen in der Beschreibung von Wahrnehmungen und Erlebnisweisen übereinstimmen. „Verrücktheit" ist in diesem Sinne ein Abweichen und Verlassen des sozialen Konsenses, das mit der Konstruktion von Wirklichkeitsbeschreibungen einhergeht, über die keine interpersonelle Einigung möglich ist.

Betrachtet man „Verrücktheit" als ein Abweichen von sozial akzeptierten Wirklichkeitsbeschreibungen, so kommt man nicht an der Frage vorbei, wie Menschen üblicherweise stabile Weltbilder konstruieren, Identität bilden und Grenzen zwischen innerer und äußerer Realität aufrechterhalten. Wie sich also ganz allgemein eine Art von Erkenntnis entwickelt, die sich in einen breiten sozialen Konsens einordnen läßt.

Die Frage, wie eigentlich „Normalität" entsteht, wird üblicherweise nicht gestellt, da sie zumeist als etwas Selbstverständliches und daher nicht Erklärungsbedürftiges betrachtet wird. Dies scheint einem allgemeinen Merkmal menschlicher Erkenntnis zu entsprechen, die ihre Aufmerksamkeit eher auf Abweichungen als auf sogenannte Selbstverständlichkeiten richtet. Will man jedoch erklären und verstehen, wie jemand „verrückt" wird, muß man auch danach fragen, wie normalerweise unser Bild der Realität konstruiert und aufrechterhalten wird.

Für Psychotherapeuten ist diese Fragestellung besonders bei der Behandlung von sogenannten Psychosen von höchster Relevanz, da es hier darum geht, Menschen zu unterstützen, subjektive Wirklichkeiten zu entwerfen, die sozial akzeptiertere Realitätsbeschreibungen darstellen.

In diesem Sinne ist Psychotherapie bei Psychosen auch beschreibbar als angewandte Erkenntnislehre. Es muß beantwortet werden, wie es dazu kommt, daß Menschen einen sozialen Konsens von Wirklichkeitsbeschreibungen verlassen, welche Art von Logik diesen abweichenden Prozessen zugrunde liegt und wie es gelingen kann, Menschen dazu einzuladen, sich wieder im Rahmen einer als „Normalität" akzeptierten Wirklichkeitsbeschreibung zu erleben und zu verhalten.

2. Therapeutische Implikationen von Erklärungsmodellen

Für Therapeuten ist die Reflexion der *Grund- und Vorannahmen,* mit denen im Rahmen der jeweiligen Konzepte „Verrücktheit" und „Normalität" erklärt wird, von erheblicher Relevanz. Denn die Art der Erklärung hat Auswirkungen auf therapeutische Vorgehensweisen. Es macht einen Unterschied, ob man Schizophrenie innerhalb eines biologisch-medizinischen Krankheitsmodells betrachtet, das im wesentlichen von der Idee eines entgleisten Neurotransmitter-Wechselspiels ausgeht, oder ob man bei als schizophren etikettierten Patienten Entwicklungsdefizite und Ich-Defekte vermutet, die dann pädagogisch-individualtherapeutisch korrigiert werden sollen. Oder ob man sie als „Opfer" destruktiver familiärer Konstellationen ansieht, aus denen man sie dann befreien möchte. Unterschiedliche Annahmen über das Entstehen solcher Phänomene bedingen also unterschiedliche Ziele und Strategien in der Behandlung.

Im psychotherapeutischen Umgang mit sogenannten psychotischen Erlebnis- und Verhaltensweisen haben in den letzten Jahren aus den modernen Systemwissenschaften (Kybernetik, System- und Regelungstheorie, Informations- und Kommunikationstheorie) sowie aus der erkenntnistheoretischen Position des Konstruktivismus (v. Glaserfeld 1985) abgeleitete Konzepte einen Beitrag zum Verständnis von menschlicher „Verrücktheit" geleistet. Innerhalb der Humanwissenschaften sind sie deshalb für Disziplinen wie die Psychiatrie (Simon 1988), die Psychologie (Watzlawick 1985) und die Soziologie (Luhmann 1985) von erheblicher Relevanz.

Für die Psychotherapie wurden diese Konzepte insbesondere durch die Arbeiten der sogenannten Mailänder Gruppe (Boscolo 1990) sowie die Arbeiten der Heidelberger Gruppe um Stierlin (Retzer 1991) nutzbar gemacht. Es handelt sich dabei um Modelle, die von einem interaktionellen Verständnis der Entstehung, Aufrechterhaltung und Veränderung psychotischer Phänomene ausgehen. Im weiteren sollen zunächst die theoretischen Grund- und Vorannahmen dieses therapeutischen Konzepts skizziert werden.

3. Grundannahmen der systemischen Familientherapie

3.1 Zirkuläre versus lineare Kausalität

Die Systemwissenschaften beschäftigen sich ganz allgemein mit Beziehungen zwischen Elementen eines Interaktionssystems und deren Dynamik. Für den Kontext von Therapie bedeutet dies zunächst nur, daß der Rahmen des Beobachtungs- und Untersuchungsfeldes *erweitert* wird. Statt einzelner Individuen wird eine Familie betrachtet, statt intrapsychischer Dynamik werden Interaktionsprozesse studiert. Dabei wird eine wesentliche Grund- und Vorannahme des traditionell-wissenschaftlichen Weltbildes, die Annahme einer geradlinigen Kausalität zwischen Ursache und Wirkung, in Frage gestellt. Diese Annahme ist dann von begrenztem Nutzen, wenn es um die Betrachtung von Lebensprozessen und lebenden Systemen (wie z. B. Familien) geht. Denn deren wesentliches Kennzeichen ist ihre *Selbstreferenz*: Die Verhaltensweisen eines lebenden Systems wirken auf es selbst zurück. Die Aufrechterhaltung der Organisationsform eines solchen Systems, seine Identität und Stabilität sowie Wachstum und Veränderung sind nur aufgrund zirkulärer Ursache-Wirkungs-Mechanismen zu verstehen (vgl. Bateson 1979),

Beobachtet man als Therapeut ein Familiensystem, so läßt sich als Beobachter *aus der Außensicht* nur die Aussage machen, daß sich die einzelnen Familienmitglieder in ihrem Verhalten wechselseitig beeinflussen. Jedes Mitglied des Interaktionssystems beeinflußt durch sein Verhalten das der anderen und wird seinerseits wiederum durch deren Verhalten beeinflußt. In diesem Sinne erzeugt das Verhalten eines Familienmitglieds eine bestimmte „Wirkung" auf das Verhalten der anderen, und diese Wirkung ist wiederum „Ursache" für sein eigenes Verhalten. Ursache und Wirkung stehen in einem zirkulär-kausalen Zusammenhang. Die Wirkungen erzeugen ihre eigenen Ursachen. Man spricht in diesem Zusammenhang von *Bezie-*

hungsmustern (also von sich wiederholend ablaufenden Interaktionssequenzen), innerhalb derer jede einseitig linear-kausale Erklärung der Charakteristik des Gesamtgeschehens (ihre wechselseitige Bedingtheit) nicht gerecht wird.

Die Annahme einer zirkulären Kausalität ist deshalb von besonderer Bedeutung, weil wir häufig Familien sehen, in denen einzelne Mitglieder aus
ihrer *Innensicht* linear-kausale Erklärungen für ihr Verhalten anbieten. Als
Beispiel sei ein als schizophren diagnostizierter Patient zitiert, der im Erstgespräch meinte, er könne sich ja nicht entwickeln, *weil* die Mutter so auf
ihm „draufsitze“. Die Mutter wiederum berichtete, daß sie ihren Sohn nur
so fürsorglich behandle, *weil* er sich nicht selbständig entwickle. Würde
man nun einer linear-kausalen Erklärung den Vorzug gegenüber der anderen geben, liefe man Gefahr, die zirkulär-kausale Bedingtheit des Gesamtgeschehens zu übersehen. Aus der *Außensicht* des Beobachters läßt sich
lediglich sagen, daß die aus der Innensicht abgeleitete Erklärungswirklichkeit der Familienmitglieder (Mutter und Sohn) das Interaktionsmuster aufrechterhält.

Linear-kausale Erklärungsmodelle dieser Art sind auch in einigen bekannten Schizophrenie-Modellen auffindbar. Man denke dabei nur an das
Konzept der schizophrenogenen Mutter (Bateson 1956). Aber auch das
Vulnerabilitätsmodell der Schizophrenie nach Zubin (Zubin 1977) ist in
diese Art der Theorienbildung einordenbar.

Auf dem Hintergrund der Prämissen der systemischen Therapie sind
diese linear-kausalen Vorannahmen nicht geeignet, um Kommunikations-
und Interaktionsprozesse in lebenden Systemen zu erklären. Tut man es
dennoch, und schreibt man einem Element des Beziehungssystems die
„Ursache“ für das Gesamtgeschehen zu (sei es einer Person oder einem bestimmten Kommunikationsstil), so läuft man Gefahr, die Beschreibung eines Prozesses (wir beobachten redundant ablaufende Interaktionsmuster)
mit seiner Erklärung (dies ist so, weil . . .) zu verwechseln.

Zudem haben linear-kausale Erklärungsmodelle aus systemischer Sicht
einen weiteren Nachteil. Wer denkt, für den Ablauf eines Geschehens keine Verantwortung zu haben, der hat auch keinen Einfluß. Wer aber keinen
Einfluß hat, der kann nichts verändern. Er/Sie bleiben in der Rolle des
„Opfers“ und sind abhängig von außengesteuerten Einflüssen.

Im Rahmen der systemischen Therapie ist es eine zentrale Aufgabe, den
Familien Wirklichkeitsbeschreibungen anzubieten, die eine zirkulär-wech-
selseitige Bedingtheit von menschlichem Erleben und Verhalten implizie-
ren und den aktiven Gestaltungsbeitrag der am Problem beteiligten Personen beinhalten. Dies öffnet die Chance, daß Menschen sich wiederum als
selbstverantwortlich-handelnd erleben und innengeleitete Verantwortung
und Kompetenz entwickeln.

3.2 Funktionalität versus Kausalität

Im Sinne einer zirkulär-kausalen Denkweise orientiert sich das Interesse systemischer Therapeuten weg von den individuellen Eigenschaften einzel-

ner Familienmitglieder hin zu den Kommunikations- und Interaktionsregeln, die eine Familie für sich als relevant erachtet. Der Fokus der Aufmerksamkeit gilt also nicht der individuellen Pathologie einzelner Familienmitglieder, sondern vielmehr den spezifischen Interaktionsweisen, die die Familie in ihrem Miteinander zeigt. Die psychotherapeutisch relevante Frage lautet: Gibt es spezifische Interaktions- und Kommunikationsmuster, die wir beobachten können, wenn das Mitglied einer Familie z. B. als „schizophren", „manisch" oder „depressiv" bezeichnet wird?

Dabei ist wiederum festzuhalten, daß damit keine Aussagen über irgendwelche Ursachen gemacht werden. In diesem Sinne ist also auch die Art der Kommunikation nicht die Ursache dafür, daß sich ein Familienmitglied psychotisch zeigt. Sie stellt lediglich den Nährboden dar, auf dem sich solche Prozesse entwickeln können.

Entscheidet man sich, ein Interaktionssystem statt menschlicher Individuen zu therapieren, so hat man es als Therapeut leichter. Denn während Gefühle und Gedanken einzelner Menschen höchstens der Selbstbeobachtung zugänglich sind, ist das interaktionelle Verhalten der Familienmitglieder direkt beobachtbar. Als Therapeut kann man so wiederkehrende und charakteristische Interaktions- und Kommunikationssequenzen beschreiben, die an der Entstehung und Aufrechterhaltung von Problemsituationen beteiligt sind oder damit in einem funktionellen Zusammenhang stehen. Man kann „Wenn-dann-Aussagen" formulieren, die das Verhalten der einzelnen Familienmitglieder miteinander logisch verknüpfen.

Dazu ein Beispiel aus einem Familiengespräch, in dem folgende Interaktionssequenz erfragt wurde: Wenn der Sohn angibt, Stimmen zu hören, dann stellt der Vater seine Forderungen nach Beschäftigung an ihn ein. Wenn der Vater seine Forderungen an den Sohn einstellt, dann kümmert sich die Mutter um den Sohn. Wenn sich die Mutter um den Sohn kümmert, ärgert sich der Vater über die Fürsorglichkeit der Mutter. Wenn sich der Vater über die Mutter ärgert, dann stellt sich die Schwester auf die Seite der Mutter. Wenn der Sohn dies beobachtet, zieht er sich eher zurück. Wenn er sich zurückzieht, versucht der Vater, ihn zu beschäftigen usw . . .

Diese Interaktionssequenz läuft immer wiederkehrend in der Familie ab und stabilisiert damit bestimmte Sichtweisen, die Familienmitglieder voneinander haben. Für systemische Therapeuten ist es daher von Interesse, die mit einer als pathologisch definierten Situation verknüpften Kommunikationsprozesse in ihrer Funktionalität kennenzulernen. Dabei geht es uns nicht um die Aufdeckung irgendwelcher Ursachen, sondern lediglich um die Erhellung der Frage, wie Familien problemstabilisierende Interaktionssequenzen miteinander gestalten und aufrechterhalten. Die weitere therapeutische Strategie ist darauf ausgerichtet, diese redundant ablaufenden Interaktionsmuster zu beeinflussen, um der Familie die Möglichkeit zu geben, neue Erfahrungen im Miteinander zu machen. Damit dies gelingen kann, ist es aber auch notwendig zu verstehen, welche *bedeutungsgebenden Regeln* diese Interaktionsprozesse organisieren.

3.3 Die rekursive Verknüpfung von Bedeutung und Verhalten

Will man erklären, wie es kommt, daß ein Familienmitglied auf das Verhalten eines anderen Familienmitglieds ein bestimmtes Verhalten zeigt, so muß man nach dem kommunikativen Gehalt der verschiedenen möglichen eigenen und fremden Verhaltensweisen fragen. Erst die Einbeziehung einer *semantischen Ebene*, also die Frage der individuellen und kollektiven Bedeutungsgebungen, macht in diesem Zusammenhang Erklärungen möglich. Wenn wir verstehen, was für den einzelnen die Verhaltensweisen der anderen bedeuten, dann können wir auch die Entstehung und Aufrechterhaltung der Interaktionsregeln der Familien erklären. Diese Bedeutungsgebungen stehen in einem engen Zusammenhang mit der Geschichte der einzelnen Familienmitglieder sowie der gesamten Familie.

Um in einer für ihn relevanten Umgebung sinnvoll handeln zu können, muß jeder Mensch ständig die unendliche Vielfalt seiner Wahrnehmungen filtern und in einer bestimmten Weise ordnen. Er muß aus der Menge der möglichen Wahrnehmungs- und Verhaltensweisen eine Auswahl treffen und zwischen wichtigen und unwichtigen, sinnvollen und nicht sinnvollen Verhaltensweisen unterscheiden. Mit anderen Worten: Er muß „Erkenntnis" über die für ihn relevante Welt generieren und ein in sich schlüssiges System von Bedeutungen konstruieren.

Das Ergebnis dieses Lernprozesses läßt sich als eine Konstruktion affektlogischer Schemata (Ciompi 1982), eine Art von „innerer Landkarte", in der die affektiven und kognitiven Erfahrungen von Individuen ihren Niederschlag finden, beschreiben. Diese Landkarten sind vergleichbar mit einem abstrakten Bild von dieser Welt, das es möglich macht, sich in der realen Welt zu orientieren. Sie enthalten wesentliche kognitive und affektive Interpretationsmuster, mit deren Hilfe man dem eigenen und dem Verhalten anderer Bedeutung geben kann. Sie zeigen sich in der Übernahme von bestimmten Werten, Einstellungen und Glaubenssystemen (ganz allgemein: Ideen), die einzelne Familienmitglieder für sich als relevant erachten.

Zwischen den Ideen einerseits und dem gezeigten Verhalten andererseits besteht zumeist eine rekursive, d. h. rückbezügliche Beziehung. Bestimmte Ideen führen zu bestimmten Verhaltensweisen, die wiederum die Ideen bestätigen. Wer z. B. glaubt, daß er/sie auf dieser Welt keinen Einfluß auf Entwicklungen nehmen kann (weil er/sie sich z. B. für krank hält), wird sich im Verhalten sich selbst und anderen gegenüber eher passiv zeigen. Die Auswirkung passiven Verhaltens wird aber sein, daß diese Person tatsächlich keinen Einfluß auf Entwicklungen hat. Damit wird sich seine/ihre Denkweise, daß man keinen Einfluß hat, bestätigen.

In dieser rekursiven Weise werden durch Verhaltensweisen bestimmte Ideen bestätigt, die wiederum spezifische Verhaltensweisen fördern. Systemische Therapie geht nun davon aus, daß bestimmte Ideen und Glaubenssysteme über die „Wirklichkeit" Familien in spezifische Dilemmata führen, die das Auftauchen von symptomatischen Prozessen begünstigen. Für die Therapie bedeutet dies, daß man sich auf dem Hintergrund der rekursiven

Verknüpfung von Ideen, Bedeutungsgebung und Verhaltensweisen für die kognitiven und affektiven Interpretationsmuster der einzelnen Familienmitglieder interessiert. Die Frage, die es zu verfolgen gilt, lautet: Inwieweit stehen bestimmte Glaubens- und Wertsysteme in einem funktionalen Zusammenhang mit dem Auftauchen von psychotischen Verhaltensweisen? Und wie läßt sich die rekursive Verknüpfung von Ideen und Verhaltensweisen dort beeinflussen, wo sie zur Aufrechterhaltung von krisenhaften Lebensentwicklungen beitragen?

3.4 Stabilität versus Dynamik; die Unterscheidung von Landkarte und Landschaft

Jede Familie folgt in ihrem Handeln bestimmten charakteristischen Grundannahmen, Ideen und Glaubenssystemen, die sich im Laufe ihrer Geschichte entwickelt haben. Dadurch entwerfen Familien mehr oder weniger stabile Sichtweisen von Realität (sogenannte Beziehungsrealitäten), die innerhalb dieses Beziehungssystem regeln, was als „gut" und was als „böse", was als „gesund" und als „krank", was als „stark" und als „schwach" usw. zu bezeichnen ist. Diese Sichtweisen sind verstehbar als kognitive und affektive Interpretationsmuster, die das Miteinander der Familie regeln. Derartige Glaubenssysteme (Landkarten) sind das Ergebnis eines sozialen Einigungsprozesses, der in bezug auf einen bestimmten Beziehungskontext entstanden ist. Damit ist aber Wissen, oder ganz allgemein Erkenntnis, nicht mehr etwas objektiv Bestehendes, sondern enthält jeweils die Perspektive des Beobachters, aus der er die Beobachtung macht. Die Merkmale des Beobachters fließen in die Merkmale der Beschreibung mit ein (v. Glasersfeld 1985).

An dieser Stelle wird es wichtig, sich den (nur zunächst selbstverständlichen) Unterschied zwischen einer Landkarte und einer Landschaft zu verdeutlichen. Jeder lebende Organismus erhält sich nur über *dynamische Prozesse* aufrecht. Seine Struktur bleibt nur dadurch relativ stabil, weil das System stetig seine eigenen Bausteine herstellt und funktionell zueinander in Beziehung setzt. Eine Zelle erhält sich z. B. dadurch lebendig, daß sie die Elemente, aus denen sie besteht, mit Hilfe der Elemente, aus denen sie besteht, ständig selbst produziert. Dieser selbstbezügliche Prozeß, bei dem ein lebendes System sich mit Hilfe der Teile eines lebenden Systems selbst herstellt, wird nach einem Vorschlag des chilenischen Neurobiologen Maturana auch Autopoiese genannt (Maturana 1987).

Dieses selbstbezügliche Organisationsprinzip von Lebensprozessen ist auch ein Charakteristikum von psychischen Strukturen, also unseres Denkens und Fühlens. Dies bedeutet, daß jede Art von Wissen (jede Idee, jede Einstellung, jedes Glaubenssystem) ebenfalls das Ergebnis einer ständigen Aktivität von selbstbezüglichen und selbstorganisierenden Prozessen ist. In diesem Sinne muß also auch das, was gedacht und gefühlt wird, ständig durch aktive Prozesse aufrechterhalten werden. Hier wird ein Unterschied zur Landkarte deutlich: Sie muß sich nicht ständig aktiv aufrechterhalten, sondern behält ihre Form bei, bis jemand von „außen" sie verändert.

Es leuchtet unmittelbar ein, daß es weitreichende Auswirkungen hat, wenn man die Merkmale geistiger Tätigkeiten, also Denken, Fühlen und Verhalten sowie die Entwicklung und Stabilisierung seelischer Strukturen als Ergebnis selbstbezüglicher und interaktioneller Prozesse ansieht. Das „verrückte" Verhalten eines Menschen kann dann nicht mehr auf eine früher einmal gestörte Struktur, auf psychische Traumata oder auf gegenwärtig gestörte biologische Funktionen zurückgeführt werden (vgl. Simon 1990, S. 33). Wenn menschliche Erkenntnis (also eine bestimmte Art des Denkens und Fühlens) das Ergebnis eines rekursiven Prozesses innerhalb eines bestimmten Beziehungskontextes darstellt, kann „Verrücktheit" nicht mehr als isoliertes und stabiles Merkmal einer Person allein betrachtet werden. Es steht dann im Zusammenhang mit kontextbezogenen Kommunikationsprozessen und ist damit ein Merkmal von Beziehungen.

Es scheint nun allerdings eine Eigenschaft der menschlichen Sprache zu sein, daß sie scheinbare Stabilität dort suggeriert, wo dynamische Prozesse beschrieben werden (Anderson 1990). Machen wir z. B. die Aussage, jemand „ist" depressiv oder jemand „ist" schizophren, wird mit dieser sprachlichen Beschreibung eine Annahme gefördert, daß es sich dabei um ein individuelles, kontextunabhängiges, stabiles und quasi „verdinglichtes" Merkmal einer Person (vergleichbar etwa der Körpergröße) handeln würde. Dynamische Prozesse des Denkens, Fühlens und Verhaltens werden mit einem Begriff bezeichnet, der die interaktionelle Verwobenheit und kontextuelle Eingebundenheit von dem, was wir als *symptomatisches Verhalten* beobachten können, nicht berücksichtigt. Die sprachliche Beschreibung „Schizophrenie" (die Landkarte) abstrahiert von den dynamischen Prozessen, die zu deren Entstehung und Aufrechterhaltung beigetragen haben (die Landschaft). Der Beziehungskontext, innerhalb dessen dieses Verhalten gezeigt wird, kommt in dieser sprachlichen Bezeichnung nicht zum Ausdruck. Statt dessen impliziert die Begriffsbildung, daß die gezeigte Symptomatik als kontextunabhängiges und individuelles Merkmal einer Person betrachtet werden kann. Dies kommt einer Verwechslung von Landkarte und Landschaft gleich.

Jede Form von klinisch-psychiatrischer Diagnostik, die die Bezogenheit menschlicher Erkenntnis auf einen bestimmten Beziehungskontext nicht berücksichtigt und die Erklärung für auffälliges Verhalten von Menschen durch *innerhalb* einer Person angenommene Eigenschaften versucht, läuft Gefahr, die Merkmale der Sprache, die Verdinglichungen impliziert, mit den Merkmalen der beobachtbaren dynamischen Interaktionsmuster zu verwechseln. Dadurch werden Sichtweisen gefördert, in der interaktionelle Einflußmöglichkeiten für die am Problem beteiligten Personen ausgeblendet werden.

Ausgehend von einem interaktionell-kommunikativen Verständnis von psychotischen Phänomenen wird im Rahmen der systemischen Therapie versucht, die gezeigten Symptome wieder in den Beziehungskontext zu stellen, in dem sie entstehen. Dies ist zunächst schwierig, da Familien zumeist mit sehr verdinglichten Vorstellungen über das, was als Krankheit bezeichnet wird, zu uns kommen. Sie berichten häufig von „der" Krankheit, die

„über die Familie gekommen ist", für die es zunächst keine Erklärung zu geben scheint und auf die man keinen Einfluß hat. Daher ist es uns ein wichtiges Anliegen, die Idee eines passiven Ausgeliefertseins an diese Prozesse in Frage zu stellen und Ideen zu unterstützen, die interaktionelle Beeinflußbarkeit und aktive Übernahme von Verantwortung für weitere Entwicklungen fördern. Aus „der Krankheit" soll wieder ein nach Zeit, Ort und Beziehungen differenziert gestaltetes, dynamisches Geschehen werden.

3.5 Die Unterscheidung von harter und weicher Wirklichkeit

Beobachtet man als Psychotherapeut Familienmitglieder und deren Verhalten untereinander, wird man nach einiger Zeit redundante Abläufe beschreiben können (Bateson 1968): Bestimmte Verhaltensweisen wiederholen sich. Diese Redundanzen ergeben sich aus den spezifischen Regeln, mit Hilfe derer die Familie ihr Miteinander organisiert. Diese Regeln sind wiederum Ausdruck und Folge von Wirklichkeitskonstruktionen der Familienmitglieder, die sich im Interaktionsverhalten realisieren und ihre Bestätigung finden. Unterschiedliche Wirklichkeitskonstruktionen führen zu unterschiedlichen Einstellungen über die Gestaltung von Beziehungen. Will man diese beschreiben, erscheint es sinnvoll, eine von Stierlin vorgeschlagene Unterscheidung zwischen harten bzw. weichen Beziehungsrealitäten einzuführen (Stierlin 1981). Der Begriff Beziehungsrealität bezieht sich dabei auf die Frage, ob und in welcher Weise einzelne Familienmitglieder denken, auf die in ihrem Beziehungskontext ausgehandelten Regeln, Werte und Glaubenssysteme Einfluß nehmen zu können.

Von einer *harten Beziehungsrealität* spricht man dann, wenn die ausgehandelten Beziehungsregeln den Charakter von Unveränderbarkeit und Unbeeinflußbarkeit durch die Beteiligten angenommen haben. Konsensuelle Regeln, die das tägliche Miteinander organisieren, scheinen so etwas wie Gesetze darzustellen, die lange Zeit bestehen. „Dies ist so, das war so, und daran werden wir auch morgen festhalten", könnte das Motto dieser Beziehungsrealität sein. Das System erscheint erstarrt und kann daher notwendige Anpassungen an innere oder äußere Veränderungen nicht in einer flexiblen und adäquaten Weise gestalten. Diese Beziehungsrealität ist zumeist bei Familien zu beobachten, in denen sogenannte psychosomatische Symptome beobachtbar sind. Sie wird daher an dieser Stelle nicht ausführlicher dargestellt.

Auf der anderen Seite des Spektrums können sogenannte *weiche Beziehungsrealitäten* beschrieben werden. Sie sind dadurch gekennzeichnet, daß in der Interaktion der Familie keine verbindlichen und stabilen Regeln, die die Beziehungsgestaltung des Systems organisieren, ausgehandelt sind. Dies zeigt sich vor allem darin, daß keine Konsens-Wirklichkeit über vertretbare Werte und Einstellungen erzielbar ist. Was heute als „gut" gilt, kann morgen schon als „schlecht" bezeichnet werden. Alles ist möglich, die Sprache ist vieldeutig, vage und nebulos. Viele unterschiedliche Ideen und Meinungen werden geäußert, aber sehr schnell auch wieder disqualifiziert und abgewertet. Beziehungen sind nicht verbindlich definiert, es

gibt keine wirklich verläßlichen Absprachen. Und ebenso kein mittelfristig
bestehendes, orientierungsgebendes Wertsystem, auf das man sich einigen
kann und anhand dessen familiäre Entwicklungen auf ihre Vor- bzw. Nachteile überprüft werden können. Grenzenloser Freiheit und scheinbarer
Toleranz steht ein Mangel an Sicherheit und Zuverlässigkeit gegenüber.
Gefühle von Ohnmacht, Sinnlosigkeit und Resignation sind eng damit
verknüpft.

Diese weiche Beziehungsrealität, wie wir sie typischerweise in Familien
beobachten können, in denen ein Mitglied als schizophren diagnostiziert
wird, führt häufig dann zu Problemen, wenn das Beziehungssystem durch
natürliche Veränderungsprozesse vor neue Entwicklungs- und Anpassungsaufgaben gestellt wird. Dies ist dann z. B. der Fall, wenn Kinder erwachsen
werden. Dieser Prozeß führt naturgemäß zu krisenhaften Entwicklungen,
während derer sich Sichtweisen und Handlungsanforderungen einzelner
Familienmitglieder verändern und umstellen müssen. Die Gesellschaft erwartet von Jugendlichen, daß sie zunehmend mehr Selbständigkeit zeigen
und Verantwortung für ihr Denken, Fühlen und Verhalten übernehmen.
Von den Eltern wird erwartet, daß sie ihre Verantwortung und Fürsorge
zurücknehmen. Gelingt es in einer Familie nicht, einen Wirklichkeitskon-
sens darüber herzustellen, in welcher Weise dies geschehen kann, wann der
richtige Zeitpunkt dafür gegeben ist und welche angemessenen Forderungen weiterhin aneinander bestehen, wird das Resultat früher oder später
Orientierungslosigkeit und Verunsicherung sein. Wenn die Regel gilt, daß
mehrere Wirklichkeitsbeschreibungen nicht nebeneinander bestehen dürfen und keine Sichtweise für einige Zeit als sinnvoller im Vergleich zu anderen gelten darf, muß es zu Konflikten kommen. Diese werden aber nicht
offen ausgetragen, da dies ja eine Einigung über den Gegenstand des Konflikts voraussetzen würde. Dadurch bleiben sie verdeckt, und es entstehen
zunehmend latente Spannungszustände, die sich weiterentwickeln, bis
Kommunikations- und Beziehungsabbruch drohen (wenn z. B. ein Mitglied aus der Familie weggehen will oder sich völlig zurückzieht). Zeitlich
zusammenhängend damit kommt es dann zu klinischen Auffälligkeiten,
die dazu führen, daß der spannungsgeladene Kampf um eindeutigere
Sichtweisen mit Hilfe von externen Experten (z. B. bei einem Klinikaufenthalt) zumindest für einige Zeit beendet wird. Aber der soziale Konsens wird
eben in einer Art verlassen, die wiederum Uneindeutigkeit fördert (wer
kennt die Ursache für Schizophrenie?). Der Versuch, Ordnung zu schaffen,
schafft Unordnung. Gezeigte Symptome sind verstehbar als Versuch, die
unterschiedlichen Erwartungen und Bedürfnisse auf den verschiedenen
Ebenen des Beziehungssystems in kompromißhafter Weise zu erfüllen.

Die Krankheitszuschreibung, die dann zumeist einem Mitglied allein
gilt, stabilisiert das System für einige Zeit und entlastet vor allem von
Schuld. Der Preis, den die Familie dafür bezahlt, ist jedoch hoch. Denn es
besteht die Gefahr, daß im weiteren alle konflikthaften Entwicklungsprozesse in der Familie wiederum als Zeichen für eine beginnende Krankheit
beschrieben werden. Und damit stagniert Entwicklung dort, wo sich eine
Chance für Veränderung öffnet.

4. Die Beziehungsrealität von Familien mit einem als schizophren diagnostizierten Mitglied

Im folgenden möchten wir, beispielhaft für psychotisches Verhalten, kognitiv-affektive Interpretationsmuster (und damit Grund- und Vorannahmen) beschreiben, die sich typischerweise bei Familien beobachten lassen, in denen ein Familienmitglied als *schizophren* diagnostiziert wurde. (Eine detaillierte Darstellung der unterschiedlichen Muster bei schizophrenen, manisch-depressivem und schizoaffektivem Verhalten siehe unter Retzer 1989, Retzer 1994.)

4.1 Harte versus weiche Wirklichkeit

Die Beziehungsrealität kann als „weich" beschrieben werden. Es besteht kein Konsens darüber, wie die Realität zu beschreiben ist. Alles ist möglich und zugleich unmöglich. Was heute als „wahr" und „richtig" bezeichnet wird, kann morgen als „falsch" gelten. Die innerfamiliäre Interaktion ist durch ständige Kommunikationsabweichungen und Verschiebungen des Aufmerksamkeitsfokusses gekennzeichnet. Es herrscht ein Klima der gegenseitigen Disqualifikation, in der sich kaum Stabilität und Sicherheit über das Bestehen von Normen und Regeln entwickelt. Ständige Unsicherheit und Verwirrung sind das Resultat dieser Interaktionsform.

Beispiel: In einer Familientherapie berichtet der Vater einer als schizophren diagnostizierten Tochter über seine Vorstellungen von einem Freund seiner Tochter. Der Tochter seien nie irgendwelche Vorschriften gemacht worden. Dies träfe auch auf die Wahl des Freundes zu, der er ganz offen gegenüberstehe. Allerdings käme als Freund natürlich nicht jeder in Frage, darauf würde er schon Wert legen. Am liebsten wäre ihm ein Lehrer, am besten aus einer Mittelschule, ein ordentlicher Kerl eben. Aber Vorschriften würde er der Tochter keine machen, sie hätte diesbezüglich jede Freiheit.

4.2 Entweder – oder versus sowohl – als auch

Die Familien folgen in ihren Wirklichkeitskonstruktionen einem „Schwarzweißmuster", die Welt wird in Extremen und Polaritäten wahrgenommen. Entweder ist jemand „gut" oder „böse", „ordentlich" oder „unordentlich". Es bestehen keine Wahlmöglichkeiten, die eine differenzierte Wahrnehmung von sich selbst und anderen erlauben. Die Folge davon ist, daß es zu Kämpfen über die Frage kommt, wer nun „recht" hat. Jeder scheint seiner individuellen Wirklichkeitskonstruktion zu folgen, so daß das gleichberechtigte Nebeneinander mehrerer Sichtweisen im Sinne eines „Sowohl-Als-auch" nicht möglich wird.

Beispiel: Auf die Frage, wie sie die Ablösung von ihrem Elternhaus geschafft habe, antwortet die Mutter einer 25jährigen Tochter, daß dies ganz einfach gewesen sei. Sie sei schon mit 16 Jahren von zu Hause abgehauen. Denn entweder man lebe in einer Familie und ordne sich den dort geltenden Regeln unter, oder man löse sich von der Familie. Dann sei man frei und habe nur für sich selbst Verantwortung. Einen Mittelweg gäbe es da nicht, da müsse man durch.

4.3 Beziehungsmuster und Koalitionen

Es sind zumeist keine klaren Koalitionen zwischen einzelnen Familienmitgliedern zu beobachten. Die Beziehungsdefinitionen wechseln ständig.
Dies führt wiederum dazu, daß man keine Klarheit über sich selbst und die
eigene Beziehung zu anderen erlangt. Als Therapeut hat man ständig den
Eindruck, man würde auf Treibsand wandern. Häufig kommt es dann zu
klinischen Auffälligkeiten, wenn die Familie durch äußere oder innere Veränderungen (wie Tod, Ablösung, Trennung) in eine Situation kommt, die
eindeutigere Beziehungsdefinitionen verlangen würden.

Beispiel: Auf die Frage, wer die 22jährige Tochter am meisten vermissen würde,
wenn sie außer Haus geht, antwortet sie, daß dies wohl alle anderen Familienmitglieder tun würden. Sie sei sich allerdings nicht sicher, ob sie überhaupt jemandem
abgehen würde, weil ja alle nur das Beste für sie wollten. Sie denke aber auch, daß
sie wohl der Mutter am meisten fehlen würde, weil diese dann allein sei, aber auch
dem Vater, obwohl die Eltern ganz gut ohne sie auskommen könnten. Sehr sicher
sei sie sich diesbezüglich aber nicht, da ihr die Mutter manchmal unglücklich vor-
komme.

4.4 Affektive Zuschreibungen

Weder auf einer individuellen noch auf einer kollektiven Ebene der Bedeutungsgebung gibt es Sicherheit darüber, welche Zuschreibungen für
Verhaltensweisen sinnvoll erscheinen. Es besteht kein Konsens darüber, ob
man Patienten die Verantwortung für ihr abweichendes Verhalten zu-
schreiben soll oder nicht und inwieweit man überhaupt jemanden für seine
Verhalten verantwortlich machen kann. Dies hat zur Auswirkung, daß eine
ständige Unklarheit über diese Frage besteht und die Familie sich nicht auf
einheitliche, orientierungsgebende und stabilitätsfördernde Verhaltensweise einigen kann.

Beispiel: Auf die Frage, wie man sich das Verhalten des 27jährigen Patienten, der
noch zu Hause lebt, von den Eltern versorgt wird und mehrere berufliche Ausbil-
dungen abgebrochen hat, erklärt, antwortet der Patient: „Wir erklären uns das mit
der Krankheit." Allerdings bestehe in der Familie darüber keine Einigkeit. Einige
Geschwister denken auch, daß er faul sei. Er würde bei jedem kleinsten Problem
gleich aufgeben. Dies auch deshalb, weil ihn seine Mutter so „verhätschelt" habe.
Aber die Eltern meinten es ja gut mit ihm, wenngleich der Vater schon denke, daß
man an ihn auch gewisse Forderungen stellen könnte. Aber dann komme die Mutter und sage, daß er ja krank sei. Er kenne sich manchmal selber nicht aus, was er
für wahr nehmen solle.

5. Systemtherapeutische Grundhaltungen und Handlungsstrategien

Im weiteren werden die aus den Grund- und Vorannahmen der systemischen Therapie ableitbaren Handlungsstrategien und therapeutischen
Grundhaltungen dargestellt. Das Prinzip ist einfach: Es sollen Interaktions-
bzw. kognitiv-affektive Interpretationsmuster erfragt werden, die in entwicklungsblockierender Weise zur Aufrechterhaltung der Problemsituation
beitragen. Diese Muster sollen erweitert und angeregt werden, so daß Ent-

wicklung wieder möglich wird. Die dargestellten Handlungsstrategien verstehen sich als *Gestaltungselemente in der systemischen Therapie*, die in Abhängigkeit vom Verlauf des therapeutischen Prozesses unterschiedliche Gewichtung erhalten.

5.1 Grundhaltung der Therapeuten

Von Beginn an leiten die Therapeuten sehr aktiv-strukturierend das Gespräch. Abwechselnd werden die einzelnen Familienmitglieder zu ihrer eigenen, aber auch zu der von ihnen phantasierten Meinung anderer Mitglieder befragt. Eine Kommunikation der Familienmitglieder untereinander findet während des Interviews kaum statt. Wir beschränken uns zumeist auf das Stellen von Fragen und halten uns mit Wertungen und Bewertungen, die einzelne Familienmitglieder auf- bzw. abwerten könnten, zurück. Wir vermeiden Eskalationen ebenso wie eine Bevorzugung bzw. Benachteiligung einzelner Mitglieder in puncto Redezeit. Die Art der Gesprächsführung soll der Familie *Anregungen* für eine erweiterte Gestaltung ihrer Interaktionen und Wirklichkeitsbeschreibungen geben. Veränderung soll zu Hause und nicht in der Therapie passieren.

Die Form der Gesprächsführung, in der man ein Familienmitglied über die Meinung eines anderen befragt, wird als zirkuläre Befragung bezeichnet. Sie wurde speziell für Interviews mit sogenannten Psychose-Familien von der Mailänder Gruppe entwickelt (Penn 1983). Die zirkuläre Befragung macht es von Anfang an möglich, den Prozeß der Befragung nicht nur als *Informationsschöpfung*, sondern vor allem als Prozeß der *Informationseingabe* von Therapeuten an die Familie zu gestalten. Das geschieht besonders durch das Stellen vieler hypothetischer Fragen nach Entwicklungsmöglichkeiten und deren Auswirkungen auf die familiären Beziehungen in der Zukunft sowie durch das ständige Anbieten von alternativen Beschreibungsmöglichkeiten für die krisenhafte Lebenssituation.

5.2 Therapeutische Neutralität

Gerade weil wir wissen, daß die verschiedenen subjektiven Wirklichkeitskonstruktionen die Interaktionsdynamik der Familie in unterschiedlicher Weise beeinflussen, erscheint es für uns als Therapeuten unabdingbar, allen Familienmitgliedern (aber auch den Sichtweisen der professionellen Helfer) gegenüber eine Haltung der therapeutischen Neutralität einzunehmen. Wir fragen daher zunächst nach den unterschiedlichen Ideen aller Mitglieder, um nicht einseitig für oder gegen die Sichtweisen und Einstellungen einzelner Personen Stellung zu beziehen. Werden wir zu Parteilichkeit aufgefordert (z. B. „Glauben Sie nicht auch, daß es besser wäre, wenn sich meine Frau nicht so intensiv um den Sohn kümmern würde?"), so versuchen wir zu klären, welche Auswirkungen es hätte, wenn wir eine Sichtweise mehr als die andere unterstützen. Meist wird schnell klar, daß dann einzelne Mitglieder nicht mehr zu Gesprächen kommen würden und damit die Familientherapie beendet wäre. Auf diese Weise wird Neutralität unsererseits zu einem gemeinsamen Anliegen für die konstruktive Gestaltung therapeutischer Gespräche.

Die Haltung der Neutralität gilt auch für die Gestaltung des therapeutischen Prozesses insgesamt. Wir lassen uns nicht darauf ein, nur einseitig den Prozeß der Veränderung zu vertreten, sondern besprechen immer wieder mit der Familie die Vor- und Nachteile von Veränderung. Dies bedeutet, autonome Wahlmöglichkeiten der Familie in Denken und Handeln zu erhöhen. Aus unserer Erfahrung stiftet diese Haltung Kooperation und fördert eine Atmosphäre, in der sich die Familienmitglieder mit ihren Ängsten, Wünschen und Bedürfnissen eher einbringen.

5.3 Klärung des Kontextes der Überweisung und der Therapie

Menschliches Verhalten erhält seine Bedeutung (was gilt als „gut", als „schlecht"; was wir unter Hilfe verstanden, was bedeutet Therapie? etc.) immer erst durch den Beziehungskontext, in dem dieses Verhalten gezeigt wird. Dies gilt natürlich auch für den Kontext Therapie. Daher ist es wichtig, am Beginn therapeutischer Gespräche zu klären, wie die Familie den Weg zu uns gefunden hat. Es macht einen Unterschied, welche Person und vor allem mit welchen Ideen die Empfehlung dafür ausgesprochen hat, was der Familie über Sinn und Ziele von Familientherapie gesagt wurde und wie die Familie selbst zu den Vorstellungen und Erwartungen der Überweiser steht.

Wir stellen daher Fragen wie: Wer hat Sie zu uns geschickt, und was hat sich die überweisende Person dabei gedacht? Welche Beziehung haben Sie zu ihr? Denkt diese Person, daß es in der Familientherapie darum geht, Ursachen zu finden oder eher, daß dadurch zusätzliche Fähigkeiten in der Familie aktiviert werden können? Warum wurde der Vorschlag ausgerechnet jetzt gemacht? Gibt es auch Helfer, die Ihnen abgeraten haben, Familiengespräche zu führen? Wer hat in der Familie den Vorschlag am meisten begrüßt, wer setzt wenig bis keine Hoffnung in eine Familientherapie?

Durch diese Fragen, die vor allem Unterschiede in den Sichtweisen der Familienmitglieder deutlich machen sollen, erhalten wir bereits am Beginn des Erstgesprächs sehr viele Informationen über Interaktionsdynamik und Beziehungsrealitäten in der Familie. Wir erhalten Vorstellungen darüber, wie die Familie bislang versucht hat, die krisenhafte Problemsituation zu bewältigen, welche professionellen Helfer mit welchen Erklärungs- und Lösungsvorstellungen wichtig waren, was dabei hilfreich war und wie die einzelnen Familienmitglieder in unterschiedlicher Weise dazu stehen.

Von Anfang an sprechen wir die zwischen Familie und Therapeuten geteilte Verantwortung für das Gelingen der Therapie an. Insbesondere interessieren wir uns für bislang erfolglose Lösungsversuche, bislang hilfreiche Angebote, aber auch für die Frage, wie Familientherapie erfolglos bleiben könnte.

Wir stellen daher Fragen wie: Was haben Sie bislang schon probiert, um das Problem zu lösen? Was war dabei hilfreich, was weniger? Was könnten Familiengespräche zusätzlich zu den bisherigen Angeboten bringen? Wie müßten die Gespräche ablaufen, damit sie sicher kein positives Ergebnis bringen? Welche Auswirkungen hätte dies? Wie müßten sie geführt werden, daß sich die Chance auf Erfolg erhöht?

Durch diese Fragen (im Sinne von „Gesprächen über Gespräche") erhalten wir einerseits Informationen darüber, mit welchen Ideen die Familie bislang versucht hat, ihr Problem zu lösen. Dies ist für Therapeuten wichtig zu wissen, um nicht etwas zu wiederholen, was die Familie schon versucht hat. Wir erfahren dann sehr häufig, daß linear-kausale Erklärungsmodelle vorherrschen (irgend jemand anderer müßte sich ändern oder sollte etwas mehr oder weniger tun, damit . . .) oder daß die Idee eines autonomen biologischen Prozesses besteht.

Außerdem werden durch die Art des Fragens die Familienmitglieder in indirekter Weise bereits zu Beginn an ihren aktiven Beitrag zum Gelingen der Therapie erinnert. Dies fördert ein Klima von geteilter Verantwortung und definiert Therapie als einen Kontext, in dem eine aktive und gemeinsame Beteiligung an dem Finden von neuen Lösungen im Vordergrund steht.

5.4 Klärung des Therapieziels

Im Erstgespräch interessieren wir uns besonders für Motivation, Erwartungen und Ziele der einzelnen Familienmitglieder. Wir fragen am Beginn, wie das Leben der Familie nach einer erfolgreichen Therapie ausschauen soll und was wir dazu beitragen können. Dies lassen wir uns möglichst konkret und erlebnisnah schildern, so daß der Fokus der Aufmerksamkeit im Gespräch zunehmend auf dem Finden von neuen Lösungen liegt. Durch eine gleichrangige Befragung aller Familienmitglieder werden zumeist deutliche Unterschiede in den Zielvorstellungen erkennbar. Dies gibt wiederum Informationen darüber, welche Wert- und Glaubenssysteme bislang eine erfolgreiche Problemlösung verhindert haben (etwa Loyalitäten, Ängste oder ungelebte Bedürfnisse), und wir haben die Möglichkeit, diese Glaubens- und Wertsysteme anzuerkennen und zugleich nach neuen und alternativen Lösungsmöglichkeiten zu fragen.

Außerdem kann durch diese Art der Befragung bereits die Verwobenheit der Problem- und Lösungssituation mit den Interaktionen in der Familie in indirekter Weise deutlich gemacht werden. Ohne über die Problemsituation selbst zu sprechen, werden damit Auswirkungen von Veränderungen auf die Beziehungskonstellationen in der Familie besprechbar. Wir stellen dazu Fragen wie: Woran würden Sie merken, daß Ihr Problem gelöst ist? Wer würde sich dann wie verhalten? An welchem Verhalten würden Sie merken, daß die Krankheit nicht mehr da ist? Auf welche Beziehungen würde sie dies am meisten auswirken? Wer hätte dann eine engere/weitere Beziehung? Wer würde mit dieser Veränderung am leichtesten/schwersten klarkommen? Was können wir zu einer von Ihnen gewünschten Entwicklung beitragen?

Diese Form der Befragung ist besonders darauf bedacht, phantasierte künftige Lösungsmöglichkeiten in ihren Auswirkungen auf die Beziehungsgestaltung der Familie durchzuspielen. Sie macht in impliziter Weise deutlich, daß eine positive Entwicklung eine Veränderung für alle am Problem beteiligten Personen bedeuten wird und löst die Idee auf, es läge nur an einer Person allein. Zugleich wird deutlich, daß alle (wenngleich in unterschiedlichem Ausmaß) etwas beitragen können.

5.5 Klärung von Erklärungen: Der Umgang mit der Idee Krankheit

Besonders bei langandauernden, chronifizierten Entwicklungen interessieren wir uns am Beginn therapeutischer Gespräche vor allem für die Frage, welche Erklärungen die Familienmitglieder dafür haben. Häufig begegnen wir der Idee einer autonom wiederkehrenden (und nur durch Medikamente beherrschbaren) biologischen Krankheit. Dieses Erklärungsmodell macht Sinn, indem es Orientierung gibt und von „Schuld" entlastet. Es impliziert aber wenig eigenverantwortliche Entwicklungschancen und verstellt daher eher den Blick auf vorhandene Fähigkeiten und Ressourcen. Daher interessieren wir uns schon am Anfang vorsichtig für zusätzliche Beschreibungsmöglichkeiten. Wir fragen nach Unterschieden in den Sichtweisen einzelner Familienmitglieder oder professioneller Helfer, nach Chancen, sich aktiv vor Krankheit zu schützen. Wir bieten metaphorische Beschreibungen an, wie die Möglichkeit einer „Verabschiedung von der Krankheit", und wir interessieren uns dafür, wie einzelne Familienmitglieder es schaffen könnten, das Auftauchen von psychotischen Phänomenen zu fördern.

Wir stellen dazu Fragen wie: Wer in der Familie denkt am meisten, daß man sich die Situation mit einer biologischen Krankheit erklären kann? Wer denkt am ehesten, daß dabei noch andere Faktoren eine wichtige Rolle spielen? Welche könnten dies sein? Auf wen würde es sich am meisten auswirken, wenn man denkt, daß es einen Einfluß gibt? Wer denkt am ehesten, daß man sich vor dem Wiederauftauchen der Krankheit aktiv schützen kann? Wie könnte das gehen? Wer glaubt am meisten, daß man sich von einer Krankheit auch wieder „verabschieden" kann? Wer hält dies für ausgeschlossen? Wie könnten Sie es schaffen, daß die Situation noch schwieriger wird? Wer könnte dazu am meisten beitragen?

Die Frage nach einer aktiv herbeigeführten Verschlechterung ist zunächst ungewöhnlich, kann aber zumeist sehr gut beantwortet werden. Sie erweist sich deshalb als sinnvoll und hilfreich, weil sie die Implikation enthält, daß man Einfluß hat. Wer aber Einfluß hat, der hat eine größere Chance, etwas zu ändern, und ist nicht mehr autonomen Prozessen ausgeliefert.

5.6 Rekontextualisierung psychotischen Verhaltens (Hypothesenbildung)

Im Rahmen systemischer Therapie wird versucht, das gezeigte auffällige Verhalten innerhalb eines Kontextes zu verstehen, in dem es gezeigt wird. Dazu ist es notwendig, sich zunächst einmal die Frage zu stellen, wer mit der krisenhaften Lebenssituation beschäftigt ist. Überall dort, wo eine Familie die für einen Symptomträger relevante Interaktionseinheit darstellt, werden Familienmitglieder zu gemeinsamen Gesprächen eingeladen. Bereits *vor* dem ersten Gespräch informieren wir uns über die Struktur der Familie und solche relevanten Lebensereignisse, die in zeitlichem Zusammenhang mit dem erstmaligen Auftauchen von psychotischen Phänomenen stehen. Unser Ziel ist es, dabei Hypothesen zu formulieren, die es möglich machen, das gezeigte auffällige Verhalten in sinnmachender Weise auf den relevanten Beziehungskontext zu beziehen (Selvini-Palazzoli 1981). Wir achten daher besonders auf Lebenssituationen (life-events), die Beziehungsveränderungen wie Tod, Trennung, Geburt oder Ablösung eines Familienmitglieds beinhalten.

Beispiel: Vor Beginn des Erstgesprächs erfahren wir nach telefonischer Rücksprache mit einer Mutter, daß die Familie aus vier Personen besteht. Vater (51), Mutter (44) sowie Töchter (25 bzw. 21 Jahre). Im gemeinsamen Haushalt lebt neben den Eltern und der jüngeren Tochter noch die Mutter des Vaters (71 Jahre). Ihr Mann ist vor sechs Jahren verstorben. Die ältere Tochter ist vor zwei Jahren aus dem gemeinsamen Haushalt ausgezogen und lebt mit ihrem Freund. Die Familie lebt in einem eigenen Haus in einem Dorf, in dem der Vater politische und kulturelle Aufgaben übernommen hat. Die Mutter stammt nicht aus dieser Gegend und hat wenig Kontakt zu den Dorfbewohnern. Die jüngere Tochter hat seit kurzer Zeit (erstmals) einen 27jährigen Freund, der sie gerne heiraten möchte. Zur ersten Aufnahme im psychiatrischen Krankenhaus (Diagnose: erster schizophrener Schub) kommt es unmittelbar nach dem ersten Auslandsaufenthalt der Tochter, der von einem kulturellen Verein des Dorfes organisiert wurde.

Vor Beginn des Gespräches wurden einige beziehungsdynamische Hypothesen über die krisenhafte Situation entwickelt. Im Mittelpunkt dabei standen anstehende Beziehungsveränderungen durch den heiratswilligen Freund und eine damit verbundene Ablösung von der Kernfamilie. Wir gingen von der Annahme aus, daß ein mögliches Weggehen der Tochter Loyalitäts- und Ambivalenzprobleme in der Familie aktiviert.

Im Gespräch erfahren wir von der Mutter, daß die Familie von der Entwicklung überrascht wurde und für die Erkrankung der Tochter zunächst keine Erklärung hat. Sie sei immer ein „braves" Kind gewesen, bei dem auffiel, daß sie (im Gegensatz zur älteren Tochter) eigentlich keine Pubertät gehabt habe. Der Vater berichtet von einer sehr engen Beziehung der Tochter zu seiner Frau. Seit die Tochter einen Freund hat, hätte sie sich jedoch zurückgezogen, und es wäre zu kleinen Meinungsverschiedenheiten zwischen Mutter und Tochter gekommen. Er würde das eher begrüßen, die Frau würde dem eher skeptisch gegenüberstehen, da sie keinen Streit wolle. Die ältere Tochter berichtet, daß es zwischen ihrer Mutter und der im Haus lebenden Mutter des Vaters schon seit jeher Spannungen gäbe, die der Vater allerdings nicht so mitbekomme, da er wenig zu Hause sei. Sie denke, daß diese Situation ihre Mutter schon belaste, zumal sie wenig soziale Kontakte im Dorf unterhält. Die Schwester wäre für sie in diesem Zusammenhang eine wichtige Bezugsperson. Sie findet es gut, daß die Schwester nun einen Freund hat („höchste Zeit!"), empfiehlt ihr aber, noch einige Erfahrungen zu machen. Die jüngere Schwester meint, daß ihr die Entwicklung zu schnell ginge und sie nicht wisse, wie sie sich nun verhalten solle. Im Gespräch wird deutlich, daß ein mögliches Weggehen der jüngeren Tochter Auswirkungen auf alle Beziehungen im Familienverband hätte.

Das Formulieren von Hypothesen hilft uns, aus der Fülle von möglichen Fragen eine orientierungsgebende Auswahl zu treffen. Die Art unseres Fragens versucht einen zeitlichen Zusammenhang zwischen möglichen Beziehungsveränderungen, dem Auftauchen von Symptomen und dem interaktionellen Beitrag aller zur Gestaltung der Situation herzustellen. Damit bieten wir implizit eine Sichtweise an, die eine psychiatrische Auffälligkeit („die Krankheit", „die Psychose" etc.) wieder in eine zeitlich fließende und interaktionell von den Beteiligten mitgestaltete, krisenhafte Lebenssituation einbettet.

5.7 Balancierung von Vergangenheit, Gegenwart und Zukunft

Häufig kommen Familien in Therapie mit der Idee, irgendwelche Ursachen in der Vergangenheit finden zu wollen. Sie berichten von Versäumnissen in der Erziehung, von leidvollen Ereignissen in ihrer Geschichte, von Anklagen an einzelne Familienmitglieder, die etwas zuwenig oder zuviel gemacht haben. Zumeist besteht die Idee, in der Vergangenheit den Schlüssel für die Lösung in der Zukunft finden zu können.

Wir halten diese Orientierung in die Vergangenheit für eine ungünstige Wirklichkeitskonstruktion und ziehen es vor, die Familie möglichst schnell an ihre eigenen Fähigkeiten und Ressourcen zu erinnern. Dies kann u. a. dadurch geschehen, daß wir den Schwerpunkt auf die gewünschte Gestaltung der Zukunft legen. Die Vergangenheit ist für uns nur unter zwei Aspekten von Bedeutung: Zum einen fragen wir nach Zeiten, in denen die Familienmitglieder in einer zufriedenstellenden Art miteinander umgegangen sind. Liegt dies schon lange Zeit zurück, so interessieren wir uns speziell für Ausnahmen und Situationen, in denen gegenwärtig positive Erfahrungen gemacht werden. Dadurch bekommt die Familie wieder mehr Blick auf bereits vorhandene Fähigkeiten.

Zum anderen fragen wir, besonders bei lang andauerndem Leid, nach Fähigkeiten, die die Familie entwickeln mußte, um mit dieser krisenhaften Situation fertig zu werden. Dies gibt uns die Möglichkeit, in einer wertschätzenden und zugleich fähigkeitsorientierten Weise mit leidvoller Vergangenheit umzugehen. Denn aus unserer Sicht gibt es nicht „die" Vergangenheit. Ihre Bedeutungsgebung ist vom Zeitpunkt der Gegenwart aus beeinflußbar, je nachdem auf welche Aspekte man im Rückblick fokussiert. Dies gilt im übrigen auch für den Ausblick in die Zukunft, der beeinflußt wird von unseren gegenwärtigen Vorstellungen.

Wir stellen Fragen wie: Welche Zeiten hat die Familie erlebt, als es gut ging? Was war damals anders als heute? Wer hat was getan? Wann gibt es gegenwärtig Zeiten, in denen sich die Symptome nicht bzw. weniger zeigen? Wem fällt das auf, und wer tut dann was? Welche Fähigkeiten mußten sie durch ihre leidvolle Geschichte entwickeln? Wer kann sich vorstellen, daß diese Fähigkeiten zu einer positiven Gestaltung der Zukunft genützt werden können?

Fragen dieser und ähnlicher Art regen zu intensiven Suchprozessen und Neuorientierungen in die Zukunft an. Sie dienen dazu, gemeinsam

Sichtweisen zu entwerfen, die Hoffnung und Glauben an eigene Gestaltungsmöglichkeiten fördern.

5.8 Erweiterung von kognitiv-affektiven Mustern

Die Beziehungsrealität am Beispiel von Familien, in denen ein Mitglied als schizophren diagnostiziert wurde, ist auf der Ebene der kognitiv-affektiven Interpretationsmuster durch das Vorherrschen einer zweiwertigen Logik im Sinne eines „Entweder-Oder" gekennzeichnet. Es werden häufig Extrempositionen bezogen und ein ständiger Kampf (offen oder verdeckt) um „die" Wahrheit und das „richtige" Verhalten geführt. Daher entstehen wenig Möglichkeiten, Situationen differenziert zu diskutieren, Ambivalenzen wahrzunehmen und mehrere Sichtweisen nebeneinander bestehen zu lassen. Entweder man ist „krank" oder „gesund", hat die gesamte Verantwortung oder keine, denkt entweder „richtig" oder „falsch" und ist entweder „frei" oder „abhängig". Durch ein Vertreten von Extrempositionen werden Entwicklungs- und Wachstumsprozesse erschwert oder blockiert. Es ist daher im therapeutischen Prozeß unser Anliegen, diese starren Denkmuster zugunsten von differenzierten, verschiedenen und gleichberechtigten Sichtweisen zu erweichen.

Wir stellen dazu Fragen wie: Wer am ehesten in der Familie kann es sich vorstellen, daß mehrere Sichtweisen gleichzeitig „richtig" sein können? Kennen Sie jemanden in Ihrer Umgebung, der es geschafft hat, in einer Gemeinschaft zu leben und sich dabei frei zu fühlen? Wer könnte es sich am ehesten vorstellen, sowohl seine eigenen Bedürfnisse deutlich zu vertreten, als auch damit in einer Beziehung gut leben zu können? Wer in der Familie würde den fließenden Übergang von Krankheit zu Gesundheit am deutlichsten bemerken? Wer denkt am ehesten, daß Verantwortung teilbar ist, und wie könnte das ausschauen?

Fragen dieser Art stellen indirekte *Informationseingabe* in das Beziehungssystem dar. Es soll eine Sichtweise angeboten werden, die die starre Entweder-oder-Logik zugunsten eines flexibleren Umgangs mit Wirklichkeitsbeschreibungen auflöst.

5.9 Verflüssigung von Eigenschaften und Verhaltenssequenzen

Zumeist kommen Familien mit der Idee, daß es sich bei dem, was sie als Krankheit bezeichnen, um ein isoliertes Phänomen handelt, dessen Erklärung mit den *innerhalb einer* Person liegenden Eigenschaften erschöpft ist.

Nach unserem Verständnis entstehen psychotische Phänomene aber im Zusammenhang mit dynamischen Wechselwirkungsprozessen innerhalb eines Beziehungskontextes. Wir versuchen daher, starre und verdinglichte Eigenschaftsbeschreibungen an eine Person (z. B. jemand „ist" psychotisch) wieder aufzulösen, indem beobachtbare Symptome in den Beziehungskontext gestellt werden, wo sie gezeigt werden (Rekontextualisierung). Deshalb sprechen wir im Zusammenhang mit Krankheitszuschreibungen immer von schizophrenem *Verhalten*, wir fragen, *wann* und *wo* dieses Verhalten gezeigt wird, wann nicht und welches Verhalten die Beteiligten dann ihrerseits *zeigen*. Diese Art der sprachlichen Formulierung enthält implizit die Idee, daß es sich um eine Auswahl von Verhaltensweisen in bezug auf einen Kontext und nicht um stabile Merkmale einer Person handelt. Aus einer „Krankheit" wird so ein in der Zeit fließendes, dynamisches Geschehen, das von den Beteiligten mitbeeinflußt werden kann.

Wir stellen Fragen wie: Wann genau zeigt der Sohn symptomatisches Verhalten? Wann nicht? Wo genau wird dieses Verhalten gezeigt? Wo und wann mehr bzw. weniger? Wer ist dann dabei? Wer nicht? Was tun die anderen, wenn dieses Verhalten gezeigt wird? Welche Auswirkungen hat es auf Beziehungen, wenn das Verhalten gezeigt/nicht gezeigt wird? Welche Beziehungen werden dadurch näher/abgegrenzter?

Durch Fragen dieser Art erhält die Familie Informationen darüber, durch welche Kontextbedingungen ein Mitglied eher dazu eingeladen wird, symptomatisches Verhalten zu aktivieren. Wenn diese Bedingungen bekannt sind, erhöht sich die Chance, darauf aktiv Einfluß nehmen zu können.

Wir sind in diesem Zusammenhang auch daran interessiert, mit der Familie eine Problemdefinition zu erarbeiten, die auf der Ebene des konkreten Verhaltens der Beteiligten angesiedelt ist. Dies bedeutet, daß wir uns darüber informieren, welches Verhalten genau als Krankheit bezeichnet wird und welches Verhalten die am Problem beteiligten Personen im Zusammenhang damit zeigen. Ziel dieser Fragen ist die Erhellung des problemstabilisierenden Interaktionsmusters um die krisenhaft erlebte Situation (Beispiel siehe 3.2: Funktionalität versus Kausalität).

Die beschreibbaren Interaktionsprozesse zeigen zumeist, daß die Frage, welches Verhalten welche Bedeutung hat und wer für welches Verhalten die Verantwortung hat, ständig ungeklärt bleibt. Ist der Rückzug des Sohnes ein Zeichen von Krankheit oder Ausdruck von aktiver Abgrenzung? Wer hat für die Aktivität des Sohnes die Verantwortung? Die Mutter, der Sohn, der Vater? Solange diese Frage ungeklärt bleibt, wird Entwicklung blockiert. Denn selbst wenn der Sohn etwas tut, was der Vater vorschlägt, wird es als Zeichen von Unselbständigkeit interpretiert (er tut es, weil der Vater es will). Die Interaktion stabilisiert sich.

Es zeigt sich, daß menschliche Entwicklung zu mehr Selbständigkeit und Autonomie gerade durch das Austragen von Konflikten gefördert werden kann. Solange aber Konflikte vermieden werden (durch Rückzug, gegenseitige Abwertung; durch die Idee Krankheit), kann diese Entwicklung auch nicht stattfinden.

Die Fragen zu den Interaktionssequenzen haben das Ziel, in der Familie wieder klare und orientierungsgebende Verhandlungsprozesse über die Bedeutung von Verhaltensweisen anzustoßen. In die weiche Beziehungsrealität sollen wieder stabilisierende und verbindliche Übereinkünfte eingeführt werden.

6. Ziele systemischer Therapie

Die dargestellten Grundhaltungen und Handlungsstrategien sind Bausteine in der Gestaltung der therapeutischen Gespräche. Sie erlangen ihre Ge-

wichtung in Abhängigkeit vom therapeutischen Prozeß. Ziel der systemischen Therapie ist es, gemeinsam mit Familien Wirklichkeitskonstruktionen zu entwerfen, die Entwicklung, Wachstum und selbstverantwortliche
Veränderungen wahrscheinlicher machen. Aus unserer Arbeit wissen wir,
daß es dafür hilfreich ist, bestimmte Grund- und Vorannahmen der Familien (kognitiv-affektive Interpretationsmuster) zu erweitern sowie erstarrte
und problemstabilisierende Interaktionsmuster wieder in Bewegung zu
bringen. Es ist nicht unser Ziel, Konflikte durchzuarbeiten oder im Sinne einer edukativen Therapie Familien zu erziehen und sie den „richtigen" Umgang mit einer Problemsituation zu lehren. Wir begnügen uns damit, Entwicklungen wieder anzustoßen und vertrauen darauf, daß Familien selbständig die für sie sinnvollen Lösungen finden. Unsere Erfahrung zeigt, daß
Menschen krisenhafte Entwicklungen bewältigen können, wenn sie Beschreibungen ihrer Situation anlegen, die sie ihre Fähigkeiten und Ressourcen wieder nutzbar machen läßt. Insbesondere ist es hilfreich, die mit
den gewohnten Bedeutungsgebungen der klinisch-psychiatrischen Diagnostik verbundenen Implikationen zu relativieren. So sinnvoll eine Krankheitszuschreibung ist, um Menschen von destruktiven Schuldzuschreibungen zu entlasten und ihnen es zu ermöglichen, Hilfe zu erhalten, so
problematisch ist dies auch, wenn damit individuelle Pathologie, Ausgeliefertsein an biologische Prozesse, Erwartung von langer Dauer und möglicher Unheilbarkeit, selbstentwertende Zuschreibungen und Verlust an Vertrauen in eigene Fähigkeiten und Ressourcen festgeschrieben wird. Die
Einbeziehung des Beziehungskontextes, in dem krisenhaftes Verhalten gezeigt wird, die Erinnerung an bereits jetzt und in der Vergangenheit vorhandene Fähigkeiten, ein Verständnis von symptomatischem Verhalten, das
Wertschätzung und Respekt erzeugt, sind Beiträge dazu. Die Erfahrung
zeigt, daß diese Voraussetzungen die Chancen der Familien zum Finden
neuer Lösungen deutlich erhöhen.

Literatur

Anderson, H., Goolishian, H. (1990),
Menschliche Systeme als sprachliche
Systeme. Familiendynamik **15**:
212–243.

Bateson, G., Jackson, D., Haley, J., Weakland, J. (1956), Vorstudien zu einer
Theorie der Schizophrenie. In: Bateson, G. (Hrsg.) (1981), Ökologie des
Geistes. Frankfurt a. M.: Suhrkamp,
S. 270–301.

Bateson, G. (1968), Redundanz und Codierung. In: Bateson, G. (Hrsg.) 1981,
Ökologie des Geistes. Frankfurt a. M.:
Suhrkamp.

Bateson, G. (1979), Geist und Natur.

Eine notwendige Einheit. Frankfurt
a. M.: Suhrkamp.

Boscolo, L., Ceccin, G., Hoffman, L.,
Penn, P. (1990), Familientherapie –
Systemtherapie. Das Mailänder Modell. Dortmund: Verlag Modernes
Lernen.

Ciompi, L. (1982), Affektlogik: über die
Struktur der Psyche. Stuttgart: Klett-
Cotta.

Glasersfeld, E. von (1985), Einführung
in den radikalen Konstruktivismus.
In: Watzlawick, P. (Hrsg.) (1985), Die
erfundene Wirklichkeit. München:
Piper.

Luhmann, N. (1985), Soziale Systeme. Grundriß einer allgemeinen Theorie. Frankfurt a. M.: Suhrkamp.

Maturana, H. R., Varela, F. J. (1987), Der Baum der Erkenntnis. Bern – München – Wien: Scherz.

Penn, P. (1983), Zirkuläres Fragen. Familiendynamik **8**: 198–220.

Retzer, A., Simon, F. B., Weber, G., Stierlin, H., Schmidt, G. (1989), Eine Katamnese manisch-depressiver und schizo-affektiver Psychosen nach systemischer Familientherapie. Familiendynamik **14**: 214–235.

Retzer, A. (Hrsg.) (1991), Die Behandlung psychotischen Verhaltens. Heidelberg: Auer.

Retzer, A. (1994), Familie und Psychose. Stuttgart – Jena – New York: G. Fischer.

Selvini-Palazzoli, M., Boscolo, L., Ceccin, G., Prata, G. (1981), Hypothetisieren – Zirkularität – Neutralität: drei Richtlinien für den Leiter der Sitzung. Familiendynamik **6**: 123–139.

Stierlin, H. (1981), Die Beziehungsrealität Schizophrener. Psyche **35**: 49–65.

Simon, F. B. (1988), Unterschiede, die Unterschiede machen: klinische Epistemologie: Grundlagen einer systemischen Psychiatrie und Psychosomatik. Berlin – Heidelberg – New York – Tokio: Springer.

Simon, F. B. (1990), Meine Psychose, mein Fahrrad und ich. Heidelberg: Auer.

Watzlawick, P. (Hrsg.) (1985), Die erfundene Wirklichkeit. München: Piper.

Zubin, J., Spring, B. (1977), Vulnerability – a new view of schizophrenia. Journal of Abnormal Psychology **86**: 103–126.

Korrespondenz: Dr. Reinhold Bartl, Psychiatrisches Krankenhaus des Landes Tirol, Thurnfeldgasse 14, A-6060 Hall/Tirol.

Integrationsversuch verschiedener Gruppentherapiemodelle in der Behandlung der schizophrenen Psychose

Christine Andreas

Zusammenfassung. Diese Arbeit vermittelt einen Überblick über verschiedene Thesen bezüglich der Ätiologie schizophrener Psychosen und der daraus folgenden Therapiekonzepte:

1. lerntheoretischer Ansatz: Das „Integrierte Psychologische Therapieprogramm" (IPT) bietet eine Anzahl von Übungen zur Behandlung kognitiver Störungen.

2. systemtheoretische und andere familientherapeutische Ansätze beleuchten die Rolle des Patienten im Familienverband.

3. psychoanalytische Therapieansätze:

a) Ausgehend von Benedettis Begriff „progressive Psychopathologie" wird versucht, eine Parallele zwischen Benedettis „Intersubjekt" und Winnicotts „Übergangsobjekt" zu ziehen.

b) Die Umsetzung der Individuationstheorie Mahlers auf Gruppensituationen bietet neue Ansatzpunkte für die Gruppentherapie mit schizophrenen Patienten.

4. Gruppendynamische Techniken lassen sich zwar wegen der Ich-Schwäche psychotischer Patienten häufig nicht direkt in der Gruppentherapie anwenden, gruppendynamische Sichtweisen sind jedoch hilfreich und wichtig für das Verstehen von Gruppenprozessen in Patientengruppen und Betreuerteams.

Weiters werden Richtlinien gegeben für das Verhalten eines Gruppenleiters bei plötzlicher psychotischer Erkrankung eines Gruppenmitglieds in einer Gruppentherapie für neurotische Patienten oder in einem gruppendynamischen Seminar.

Die abschließende Zusammenfassung stellt die therapeutische Gemeinschaft in einer ambulanten oder stationären Behandlungseinrichtung als Ort der Integration verschiedener Gruppenmethoden dar.

Einleitung

Schon immer übte das Erscheinungsbild der schizophrenen Psychose in seinen unterschiedlichen Ausformungen aufgrund seiner Uneinfühlbarkeit eine Art ambivalenter Faszination auf alle, die sich dem rationalen Denken verpflichtet fühlten. Während die Psychose in früheren Jahrhunderten ins Reich der Kriminalität oder Mystik verbannt worden war, wurde sie in den letzten Jahrzehnten Gegenstand intensiver Forschungsbemühungen. Dennoch konnte bis heute keine überzeugende Theorie hinsichtlich der verursachenden Faktoren dieser Erkrankung sowie kein allgemein anerkanntes Theoriekonzept gefunden werden. Sogar die prinzipielle Frage, ob eine psychotische Erkrankung letztlich eher durch ein organisches Defizit – etwa eine Disharmonie des Dopaminspiegels in limbi-

schen Strukturen des Zentralnervensystems, die sich in kognitiven Fehlleistungen oder in inadäquaten Affektbeimengungen äußern könnte – oder
eher durch Umwelteinflüsse, durch frühe Störungen erklärbar sei, ist bislang unentschieden. Relative Übereinstimmung herrscht nur in dem
Punkt, daß ein multifaktorieller Ansatz dem heutigen Stand der Wissenschaft am ehesten gerecht wird. So könnten sowohl genetische Faktoren als
auch Störungen der frühkindlichen Entwicklung und andere Umwelteinflüsse eine verletzliche, übersensible und ich-schwache Persönlichkeitsstruktur schaffen, die bei Überforderung psychotisch dekompensiert, indem die Beziehung zur Realität und zu den Mitmenschen schwer gestört
wird. Genetisch bedingte Enzymdefekte, neuronale Übererregbarkeit, verminderte elektrophysiologisch-neuronale Habituation, prä- und perinatale
zerebrale Schädigungen, prägende frühkindliche Störungen der Mutter-
Kind-Beziehung, widersprüchliche und zweideutige Kommunikationsmuster, abnorme Familienkonstellationen, soziale und kulturelle Einflüsse
scheinen pathogen zu wirken (Ciompi 1984).

Dieser mehrdimensionale Erklärungsansatz hinsichtlich der Ätiologie
findet in der Polypragmasie vieler psychosozialer Behandlungseinrichtungen seinen Niederschlag. Die Schwäche aller psychologischen Erklärungsmodelle liegt infolge des meist hermeneutischen Zuganges in der mangelhaften empirischen Überprüfbarkeit sowie in dem Übermaß an Betreu-
ungskapazität, das manche der auf diesen Theoriekonzepten basierenden
Therapiemodelle erfordern würden. Auch die durch eine gewisse Vererb-
barkeit dieser Krankheit nahegelegten biologischen Erklärungsversuche –
wie etwa die These der dopaminbedingten Überfunktion des limbischen
Systems in der produktiven Phase der Erkrankung oder der durch reduzierte Dopaminfunktion bedingten Minussymptomatik wie Affektverflachung und Verarmung der Denkinhalte (Crow 1980; Meltzer 1985) – überzeugen in der Einseitigkeit nicht ganz, zumal etwa 30% aller schizophrenen
Psychosen auf Behandlung durch Neuroleptika, die diese Dysfunktion im
Neurotransmitterbereich ausgleichen soll, nicht ansprechen. Vor allem
aber können weder psychologische noch biologische Erklärungsmodelle
allein den häufig vorkommenden Phasenwechsel in der Erkrankung, den
oft so plötzlich auftretenden Umschwung in Antrieb und Affektlage ausreichend erklären. Deshalb erscheint allgemein eine Kombination von Neuroleptika-Therapie, Psychotherapie und psychosozialen Konzepten am er-
folgreichsten.

Es folgt ein Überblick über bekannte Hypothesen bezüglich der Ätiologie der Schizophrenie und daraus resultierende Therapiekonzepte ohne
Anspruch auf Vollständigkeit:

1. Integriertes psychologisches Therapieprogramm für Schizophrene als Behandlung kognitiver Defizite, sogenannter Basisstörungen (lerntheoretischer Ansatz)

Süllwold stellte 1977 in experimentalpsychologischen Forschungen bei
Dauerkonzentrationsleistungen von Psychotikern ein extremes Schwanken

der Leistungskurve fest, die im Unterschied zu Befunden bei hirnorgani-
schen Störungen nicht ermüdungsbedingt abfiel. Diese ständige Fluktuation zwischen fehlerhaften und angemessenen Reaktionsweisen, diese
Störung der selektiven Aufmerksamkeit – die der Patient subjektiv als Verlust der Willensfreiheit im Sinne von Abgelenktwerden erleben kann –
könnte in einer mangelhaften Nutzung der gespeicherten Erfahrung liegen, in einer Unfähigkeit, Wesentliches von Unwesentlichem zu unterscheiden. Es ergibt sich daraus ein unökonomisch arbeitendes perzeptives
System, welches zum Erkennen eines Signals viele Alternativen prüfen
muß, anstatt sich auf die Erfahrung zu verlassen. Dadurch kommt es zum
Beachten unwesentlicher, nicht zum Kontext passender Reizaspekte. Bei
erfahrungsunabhängigen Klassifikationsaufgaben werden im Gegensatz zu
hirnorganisch Gestörten gleiche Leistungen wie bei Gesunden erbracht,
das heißt, das Abstraktionsvermögen an sich ist intakt. Diese selektive Auf-
merksamkeitsstörung könnte nun die Basis verschiedener anderer Störungen, wie Wahrnehmungsstörungen, Blockierungen im Denken und in motorischen Handlungsabläufen sein, was wiederum wahnhaft interpretiert
werden könnte. Diese Defizite bewirken, daß die Kranken zunehmend Belastungen in alltäglichen Situationen wie Lesen, Unterhaltung in Gesellschaft oder Fernsehen vermeiden, weil sie ihr Denken und Wahrnehmen
unter abgeschirmten Bedingungen besser unter Kontrolle halten können.
Dieses Vermeidungsverhalten, vor allem in komplexen oder ungewohnten
Situationen, kann schließlich bis hin zum Autismus, dem totalen Rückzug
von der Kommunikation mit der Umwelt führen. Der weitere Verlauf der
Schizophrenie hängt dann davon ab, ob zweckmäßige kompensatorische
Reaktionsweisen auf diese Störungen entwickelt werden können. Auf der
Grundlage einer zunächst organisch bedingten Behinderung könnten symbiotische Verklammerungen mit einer Bezugsperson entstehen, die sich
dann in der Pubertät als fehlende Ablösung und mangelnder Protest zeigen (Kisker 1968). Die Autoren des „Integrierten psychologischen Therapieprogramms" (Roder, Brenner, Kienzle, Hodel 1988) schlagen in diesem
Werk eine Reihe von aufeinander aufbauenden Übungen zur Verbesserung
der kognitiven Störungen (sogenannter Basisstörungen) vor, die am besten
in einer Übungsgruppe durchgeführt werden.

2. Systemtheoretischer (familientherapeutischer) Ansatz

Systemtheoretiker gehen von der Annahme aus, daß eine schwerwiegende
Kommunikationsstörung in der Familie ein Mitglied zum Symptomträger
macht; das heißt, der Patient wird von der Familie zur Systemstabilisierung
benötigt, seine Weiterentwicklung wird vom familiären System unterbun-
den.
Die Familientherapie kann den Platz, den der Patient im System einnimmt, verändern, die Schuldgefühle der Angehörigen können bearbeitet
werden. Zentrale Fragestellungen sind, wie die Erkrankung die Familien-
struktur verändert hat und was sich durch die Behandlung, beispielsweise
durch die Aufnahme in ein psychiatrisches Krankenhaus, im Familiengefü-

ge ändern soll. Der Behandlungsauftrag der Familie an die Institution muß klargestellt werden (Matakas 1992).

Gerade bei Schizophrenen erweist sich der Einbezug der Angehörigen als wichtig, da diese Krankheit oft im Adoleszenzalter, wenn der Patient noch im Familienverband lebt, ausbricht oder weil der Patient aufgrund seiner Unselbständigkeit häufig auch noch später in großer Abhängigkeit von seinen Angehörigen lebt.

Systemische Familientherapie ist ihrer Natur gemäß nur in einer Gruppenkonstellation durchführbar.

3. Psychoanalytische Therapieansätze

Nach relativ übereinstimmenden Thesen namhafter Psychoanalytiker läßt sich die Psychodynamik des Psychotikers folgendermaßen beschreiben:

Es besteht eine Schwäche der Ich-Grenzen durch eine mangelhafte Abgrenzung des Selbstbilds vom Objektbild, sowohl die Selbst- als auch die Objektbilder sind in gute und böse Teilbilder zerfallen (Mahler 1979, Kernberg 1975). Dieses Defizit bewirkt einerseits, daß der Patient kein einheitliches Identitätsgefühl besitzt, sondern zwischen verschiedenen Ich-Zuständen hin und her schwankt – und andererseits, daß er andere kaum als ganzheitliche Persönlichkeiten mit sowohl guten als auch schlechten Eigenschaften wahrnehmen kann. Auf andere Personen gerichtete Übertragungen sind daher ihrem gefühlsmäßigen Inhalt nach stark schwankend und können auch schnell wieder zurückgenommen werden, was die mangelnde Beziehungsfähigkeit erklärt. Statt Objektbesetzung herrschen die Mechanismen der Projektion, im Sinne von paranoider Abwehr, und der Introjektion, im Sinne von primitiver Identifizierung, vor (Matakas 1992). Es resultiert daraus ein mangelhafter Realitätsbezug, es kommt zu einer Fusion mit der Welt. Der Kranke ist in allen Dingen, und diese sind in ihm. Er ist gleichzeitig Verfolger und dessen Opfer. Sein Selbst erscheint ihm als verfolgende, entfremdete Macht (auf Plakatwänden, im Fernsehen), da die Integrierung der negativen Selbstanteile ins Selbst nicht möglich ist (Benedetti 1992). Versagt dieser Abwehrmechanismus der Projektion, so kann die Verfolgungsangst raptusartig in Aggression umschlagen. Das Selbst ist Spielball unbeeinflußbarer Mächte, die Welt ein Szenarium eigener Phantasien (Matakas 1992). Psychotiker kennen keine Zufälle, sie beziehen alles auf sich. So stellt die Auseinandersetzung um die Regeln des Zusammenlebens (beispielsweise um die Hausordnung im Krankenhaus) keinen Ausdruck von Autoritätsproblemen dar (kein Rivalisieren), sondern Klärung ihres Bezugs zur Realität. Deshalb sind klare Regeln in der therapeutischen Stationsgemeinschaft so wichtig, weil sie eine soziale Wirklichkeit darstellen, eine „triangulierte Situation schaffen, indem sie die primärnarzißtische Beziehung zwischen Patient und Therapeut stören". „Die Einsicht, daß Triebbefriedigung immer an Bedingungen geknüpft ist, fördert die Selbst/Objekt-Differenzierung" (Matakas 1992, S. 142, 143).

Benedetti (1992) beschäftigt sich intensiv mit den Phänomenen der produktiven Psychose, den Wahnbildungen und Halluzinationen, denen seiner Meinung nach nur der Therapeut aus der intuitiven Sicht seiner Gegenübertragung eine Bedeutung geben kann, da der Patient selbst nicht symbolfähig ist, sondern ständig die Symbole mit den durch sie symbolisierten Dingen verwechselt. Als progressive Psychopathologie (Progression ist hier als Weiterentwicklung in der Therapie im Gegensatz zur malignen Regression gemeint) bezeichnet Benedetti jene Wahnwelt und Wahnsprache, die der Therapeut gemeinsam mit dem Patienten kreiert. Die Leistung des Patienten besteht dabei darin, das Unbewußte des Therapeuten zu inspirieren, indem dieser beispielsweise die Situation des Patienten, dessen grenzenlose Ausweglosigkeit und Einsamkeit, in einem eigenen Traum selbst erlebt oder in der Begegnung erspürt. Der Therapeut übersetzt dann diese seine eigenen Gefühle (Gegenübertragung) in eine rationalisierende, verallgemeinernde Sprache, die gleichzeitig Anteilnahme ausdrückt. Er verwendet zwar die Wahnsprache, erspürt aber die darin enthaltenen Kommunikationsmodelle, benennt die darin verborgenen positiven Anteile des Patienten und schafft so eine stellvertretende Integration der negativen und positiven Selbstanteile des Patienten. Wesentlich erscheint dabei, daß der Therapeut lange genug die Aggressionen des Patienten und das in der Gesprächssituation entstehende Gefühl der Leere und Sinnlosigkeit aushält. Indem er dem Patienten „die richtigen Worte", die Symbole für dessen Erleben gibt, schafft er eine Dualisierung von dessen Einsamkeit, der Patient fühlt sich angenommen. Die Positivierung des psychotischen Erlebens macht den Kranken symbolfähig. Dieser „Autismus zu zweit" erschafft eine gemeinsame Wahnwelt als Intersubjekt, als Vorstufe der Beziehungsfähigkeit.

Diese recht spekulativ anmutenden Thesen werden verstehbar, wenn man sie in die Erlebniswelt einer normalen Mutter-Kleinkind-Beziehung überträgt. Das Übergangsobjekt im Sinne Winnicotts (Winnicott 1985), also beispielsweise ein Kuscheltier, repräsentiert die Symbiose zwischen Mutter und Kind, indem es gleichzeitig das Selbst des Kindes darstellt, als auch ein Mutterersatz sein kann. Es ermöglicht das Üben des Alleinseins mit der Gewißheit, nicht verlassen zu sein. Auch Wut und Enttäuschung sind an ihm auslebbar, ohne daß es dabei zerstört wird (Hochgerner 1992). Die meisten Mütter (auch Väter, so sie sich dafür Zeit nehmen) entwickeln um dieses Übergangsobjekt herum eine eigene Welt von Beziehungsstrukturen durch Geschichtenerzählen, szenische Ausgestaltung dieser und durch Erfinden eigener Sprachsymbole, was ermöglicht, daß dann das Kind mit Hilfe seines Übergangsobjekts auch Krisen überstehen kann (beispielsweise einen Arztbesuch mit Teddybär im Arm). Die Tatsache, daß das Kind ja einerseits durch zunehmende Reifung seiner kognitiven Fähigkeiten genau weiß, daß die Puppe nicht wirklich lebendig ist, andererseits trotzdem viele Jahre lang, ja sogar bis ins Erwachsenenalter hinein (Bedeutung von Maskottchen), lustvoll in diese Symbiose regredieren kann, bewahrt es möglicherweise später vor dem Ausbruch einer Psychose.

Man könnte also überspitzt formulieren, es gehe in der Psychotherapie von Psychosen darum, die Wahnsprache mit ihren häufig verborgenen positiven Anteilen in eine „Teddybärsprache" zu übersetzen, um den Kranken aus dieser Welt der grenzenlosen Verlassenheit in eine geglückte Symbiose hinüberzuretten, in der er dann weiter reifen könnte. Diese Sichtweise ermöglicht einen therapeutischen Umgang mit Halluzinationen und Wahnideen, ist aber von ihrer dyadischen Natur her eher in der Einzeltherapie anzuwenden.

Analytische Gruppentherapie im klassischen Sinn erscheint nicht möglich, da Psychotiker eben keine stabilen Übertragungsbeziehungen ausbilden können. Während beim Neurotiker die Übertragung zunächst zwar unbewußt, aber doch in sprachlichen Strukturen fixiert ist und er deshalb nach Überwinden des Widerstands Übertragungsdeutungen nachvollziehen und bestätigen kann, ist beim Psychotiker eine rudimentäre Übertragungsbereitschaft auf einer noch präverbalen Stufe fixiert, die er daher nicht wiedererinnern, sondern nur agieren kann, die statt als Erinnerung von innen her gleichsam von außen her, beispielsweise als Wahnidee oder Halluzination wiederkehrt (Lang 1981).

Außerdem ist der Psychotiker nicht „wir"-fähig im Sinne einer Gruppenidentität. Es fehlt ihm die „Valenz", jene Eigenschaft, die Bion (1974) jedem Gruppenmitglied zuschreibt als primitive Fähigkeit zu sofortiger, unbewußter Verbindung der Einzelpersonen miteinander, welche zu einer Homogenisierung des Erlebens in der Gruppe führt. Während sich nämlich nach den Thesen Bions (1974) in Gruppen von neurotischen oder gesunden Persönlichkeiten in manchen Phasen des Gruppenprozesses sogenannte „Grundeinstellungen" bilden, die eine relativ einheitliche unbewußte Haltung aller Gruppenmitglieder mit sich bringen – regressive, primärprozeßhafte Vorgänge, welche Bion mit den frühkindlichen Entwicklungsphasen der paranoid-schizoiden und der depressiven Position im Sinne Melanie Kleins vergleicht –, fehlt in Gruppen mit schizophrenen Patienten eben jene gemeinsame Grundhaltung; jedes Gruppenmitglied agiert zwar aus dem primärprozeßhaften Denken heraus, aber jedes von einem anderen Punkt aus, es schwankt zwischen verschiedenen Identitäten. Die Charakteristika einer Gruppe mit Schizophrenen werden von verschiedenen Autoren recht übereinstimmend beschrieben: Es ist allgemein wenig Anteilnahme, wenig Interesse füreinander, kaum ein Ansatz für ein „Wir"-Gefühl zu bemerken, es zeigt sich auch innerhalb einer Sitzung kaum Kontinuität hinsichtlich eines Themas oder einer affektiven Grundstimmung, wenn sich nicht der Therapeut entschieden darum bemüht (Greve 1976). Schindler (1968) beschreibt diese Gruppenkonstellation als eine, in der es noch keine Rangstruktur gibt: Die Mitglieder nehmen kaum aufeinander Bezug, schneiden einander oft recht unmittelbar das Wort ab, um eigene Sorgen vorzubringen. Jeder stellt auch seine Gedanken schon so abgeschlossen dar, als wollte er sich gegen die Einmischung fremder Gedanken wehren. Die zu beobachtende starke Abwehr bedeutet aber meist nicht primär Schutz vor verbotenen Libidoimpulsen, sondern Angst vor Verschmelzung mit anderen Menschen und Verlust von Individualität bei Eingehen von Beziehungen. Zuspätkommen und wiederholtes Hinausgehen während der Sitzungen können für die Patienten Beweise ihrer Unabhängigkeit sein (Krauth 1980).

Insgesamt läßt sich aus dem bisher Dargestellten schließen, daß das Ziel einer Gruppentherapie mit schizophrenen Patienten eigentlich darin liegt, die Gruppenmitglieder erst gruppenfähig zu machen.

Als hilfreich erweist sich hier die Sichtweise M. Mahlers hinsichtlich der Individuation des Menschen (1979): Nach diesem Konzept erlebt sich der Säugling in der symbiotischen Phase des ersten Lebensjahres gemeinsam mit der Mutter als leib-seelische Einheit mit gemeinsamen Grenzen, jenseits derer sich alles Böse und Unangenehme befindet. Die Größenphantasien werden durch das Reifen des Sensoriums und durch das Verhalten der Mutter allmählich verringert, das Kind wird sich seiner getrennten Existenz bewußt. Das Denken entwickelt sich aus den Erinnerungsspuren und macht Realitätsprüfung möglich. Durch das Gehenlernen entwickelt das Kind eine gewisse Unabhängigkeit von der Mutter, es bekommt allmählich eine Vorstellung von seiner Existenz und der der Mutter: die sogenannte Selbst- und Objektrepräsentanz. Diese Phase wird Loslösungs- oder Individuationsphase genannt. Etwa im Alter von 18 Monaten beginnt die sogenannte Wiederannäherungsphase. Das Kind hat ein starkes Bedürfnis nach Wiedervereinigung mit der Mutter, gleichzeitig genießt es seine erworbene Selbständigkeit. Dadurch kommt es zu starker Ambivalenz, zu Trotz und Angstzuständen. Das Kind fürchtet, bei zu starker Annäherung an die Mutter von dieser verschlungen zu werden, bei zu großer Selbständigkeit verlassen zu werden. In diesem Lebensalter ist es sehr wichtig, daß die Mutter die Ambivalenz und die Autonomiebestrebungen akzeptiert und trotzdem Geborgenheit gibt, der Vater soll bei der Loslösung von der Mutter helfen. Diese Entwicklung, die auch als psychische Geburt bezeichnet wird, führt schließlich zur sogenannten Objektkonstanz (Mahler, Pine, Bergman 1980), das heißt zur Fähigkeit, Beziehungen zu anderen trotz derer momentanen Abwesenheit und trotz Konflikten aufrechtzuerhalten, weiters zur Fähigkeit des Alleinseins, des Trauerns, zum Akzeptieren des eigenen Körpers und zum Aufbau von reifen Ich-Funktionen wie Denken, Realitätsprüfung und Abwehrmechanismen, das heißt, letztlich zur Liebes- und Leistungsfähigkeit.

Wenn aber die Mutter auf die Autonomiebestrebungen ihres Kindes mit symbiotischer Anklammerung oder mit Liebesentzug reagiert, so kann es durch Fixierung auf diese Entwicklungsstufe später zur Desintegration des Ichs kommen: Die Ich-Grenzen gehen verloren, das Identitätsgefühl schwankt zwischen wahnhaftem Größenerleben und schrecklichen Minderwertigkeitsgefühlen, der Bezug zum eigenen Körper ist gestört, Unselbständigkeit und Rückzug sind die sozialen Folgen. Auch schon vor dem ersten Ausbruch der Krankheit lassen sich bei den meisten Schizophrenen charakteristische Beziehungsstörungen finden: Ihre Beziehung zu den nächsten Angehörigen, vor allem zur Mutter, ist durch eine starke gegenseitige Abhängigkeit und der Sehnsucht nach Harmonie gekennzeichnet. Alles Böse ist außerhalb der innigen Beziehung angesiedelt. Konflikte werden als Bedrohung dieser Beziehung erlebt und mit großer Angst abgewehrt. Häufig sind diese Kranken in der Pubertät besonders brave Schüler gewesen. Erst im Ausbruch der akuten Psychose, der meist im Adoleszenzalter erfolgt, wenn sich der Jugendliche erstmals außerhalb der Familie bewähren soll, in Beruf oder Studium, kommt die starke Ambivalenz dieser scheinbar innigen Beziehung zum Vorschein. Sexualität und Aggressivität brechen hervor, die Mutter oder der Partner werden als vergiftend, bedrohlich, mit allen negativen Eigenschaften besetzt erlebt. Die Beziehung wird als zu eng und erdrückend erlebt. Es kommt zu erfolglosen Ausbrechversuchen mit Aggressionshandlungen gegen den Partner und gegen sich selbst (Donat 1982).

Zur Methodik der in diesem Sinn analytisch orientierten Gruppentherapie

„Therapie müßte Trennung möglich machen, die nicht als Zerstörung des Objekts, und Liebe, die nicht als Überwältigung erlebt wird" (Matakas 1992, S. 120). Als Ziel läßt sich definieren, daß der Patient lernen soll, sich selbst als ganze Person wahrzunehmen und mit ganzen Personen Beziehungen aufzunehmen. Er soll erleben, daß intensive Kommunikation, und zwar sowohl das Äußern von Zuneigung als auch von Aggression möglich ist, ohne daß in ihm oder im anderen etwas zerstört wird (Krauth 1980). Das Engagement füreinander und die Selbstachtung der Patienten steigen, wenn sie merken, daß ihre Äußerungen auch für andere wichtig sind. Anfangs ist allerdings die Neigung, sich zu distanzieren und den anderen in seiner Abwehrhaltung zu respektieren, so ausgeprägt, daß jedesmal nach einiger Zeit die Bemühungen der Gruppe um ein Mitglied zum Stillstand kommen. Die übrigen Gruppenmitglieder reagieren zunächst mit Hilflosigkeit und dann mit Abwendung. Wenn aber der Therapeut immer wieder anteilnehmend bei einzelnen nachfragt, wird er für die anderen Teilnehmer zum Modell. Die Gruppe macht die Erfahrung, daß sie aus der Isolation heraushelfen kann. Der Gruppenleiter muß in der Initialphase die Gruppenbildung dadurch fördern, daß er Gruppengefühle ausdrückt, ermutigt, Verständnis zeigt und orientierend zusammenfaßt (Krauth 1980). Wegen der Ich-Schwäche und der geringen Frustrationstoleranz ist ein aktiveres Vorgehen als bei Neurotikern notwendig, indem sich der Gruppenleiter um aufeinander bezogene Arbeit immer wieder bemüht, indem er Schweigen unterbricht, öfters Fragen stellt oder eigene Stellungnahmen einbringt. Diese Rolle soll aber immer wieder sofort abgegeben werden, sobald sich zeigt, daß reifere Teilnehmer sie übernehmen können. Allerdings ist die Gruppe jederzeit bereit, den Gruppenleiter auf diese mächtige zentrale Rolle zu fixieren. Die typische Gegenübertragung des Gruppenleiters ist das Gefühl der Bedrängnis einer Mutter, nach der alle Kinder gleichzeitig rufen, oder – soziometrisch gesehen – Zentrum einer sternförmigen Kommunikationsstruktur zu sein. Besonders ausgeprägt tritt diese Gesprächsstruktur dann auf, wenn der Gruppenleiter gleichzeitig der stationsführende Arzt ist, von dessen Entscheidungen maßgeblich Entlassungstermin und Reduktion der Medikamente abhängen. Hier erweist es sich als hilfreich, wenn die Gruppe von mindestens einem weiteren Teammitglied einer anderen Profession mitgeleitet wird, das immer wieder die dyadischen Ansprüche einzelner an den Arzt zur Gruppe hin öffnet. Individuell vorgebrachte Probleme mit hohem symbiotischen Anspruch sollen deshalb immer innerhalb einer allgemeinen Sichtweise neu definiert werden, indem man etwa die anderen Gruppenteilnehmer fragt, ob sie ähnliche Probleme bei sich kennen. Die symbolhafte Sprache mancher oder geäußerte Wahnideen könnten im Hinblick auf einen in ihnen verborgenen positiven Beziehungsaspekt übersetzt werden, indem man etwa fragt, was der Patient den anderen damit sagen will. Manchmal ist es auch hilfreich, ein gemeinsames Gruppenbild zu zeichnen, um die kreativen präverbalen Ressourcen der Gruppe zu nützen.

Außenseiter sollen gestützt werden, indem man ihre Gemeinsamkeiten mit anderen hervorhebt. Auf diesem Boden kann auch immer wieder versucht werden, die allen gemeinsame Nähe-Distanz-Problematik in den Beziehungen aufzuzeigen. Aggressionsäußerungen sollen primär nicht als Bedrohung angesehen werden, sondern als Abgrenzungsversuch, als Autonomiebestrebung positiv umgedeutet werden (Donat 1982). Es soll immer wieder versucht werden, das vorhandene Agieren in Worte zu fassen mit der Zielvorstellung, daß bisher präverbal gebliebene Affekte benannt und in die Persönlichkeit integriert werden können (Finger 1978). Das Ansprechen von Angst und Spannung in der Gruppe wirkt entlastend. Angst äußert sich in vermehrt autistischen und regressiven Verhaltensweisen und entsteht beispielsweise durch akut psychotische Gruppenmitglieder, die in den anderen die Angst vor einem eigenen Rückfall auslösen, oder durch längeres Schweigen, durch vehemente Aggressionsäußerungen oder durch starkes Schwanken der Teilnehmerzahl (Greve 1976).

Was das Setting anbelangt, so lassen sich Gruppen dieser Art am besten in Langzeitrehabilitationseinrichtungen (Stationen oder Tageskliniken) bei mehrmonatiger Aufenthaltsdauer durchführen. Bei rein ambulanten Gruppen bleiben die Patienten oft bald aufgrund mangelnder Motivation (oder Angst vor zu viel Nähe) fern. Neurotiker und Patienten mit Suchtproblematik dominieren die passiveren Schizophrenen infolge ihrer besseren Verbalisations- und Durchsetzungsfähigkeit bald. Sie haben daher nur in kleiner Anzahl in der größeren Stationsgruppe einen günstigen belebenden Effekt. Akut psychotische Patienten mit starker Erregung und Unruhe sowie mit lebhaften Halluzinationen und Wahnideen sollen in diesem Zustand ebensowenig in die Gruppe genommen werden wie manische Patienten.

4. Ansatz der dynamischen Gruppenpsychotherapie

Die Methodik der Gruppendynamik wurde in den letzten Jahrzehnten, auf sozialpsychologischen und tiefenpsychologischen Theorien basierend (Lewin 1951, Schindler 1969, Yalom 1970, Moreno 1974, Bion 1974), zur Erforschung der Prozesse von Gruppenstrukturen an sich gesunder Menschen entwickelt. Die Ziele der Gruppendynamik bestehen in einer Verbesserung von Kommunikationsstrukturen und Entscheidungsstrategien und in einer Reifung der einzelnen Gruppenmitglieder hinsichtlich interpersonaler Wahrnehmung und sozialer Kompetenz. Sie beinhalten somit auch einen emanzipatorischen Anspruch in Richtung auf eine Demokratisie-

rung der Gesellschaft. Im Fokus der Aufmerksamkeit steht nicht die individuelle Persönlichkeit, sondern die Interaktion der Gruppenmitglieder sowie die Analyse des Gesamtgruppenprozesses. Die speziellen Techniken –
wie Feedback, Arbeit im „Hier und Jetzt", Anwendung des Modells der
Rangdynamik, verschiedene Darstellungs- und Interaktionstechniken (Soziometrie, Rollenspiel) sowie Beziehungs-, Situations- und Widerstandsana-
lyse – vertrauen auf die Selbstregulation von Individuum und Gruppe. Deshalb lassen sich gruppendynamische Methoden nicht ohne weiteres auf die
Gruppentherapie mit Schizophrenen übertragen. Andererseits bietet die
Stationsgemeinschaft in einem psychiatrischen Krankenhaus reichen Boden für Gruppierungen unterschiedlichster Art. Auch finden sich dort immer bereits in ihrem Heilungsprozeß fortgeschrittene Patienten, die für
noch identitätsschwache Kranke Modellfunktion übernehmen können.

Nach der Theorie über die Rangdynamik (Schindler 1969) konstituiert
sich eine Gruppe über ein gemeinsames Ziel oder einen gemeinsamen
Feind. Phantasien über einen gemeinsamen Außenfeind entstehen regelmäßig in einer therapeutischen Gemeinschaft (die krankmachende Gesellschaft, die Angehörigen, die extramuralen psychosozialen Einrichtungen,
Polarität Ärzte – Pflegepersonal). Auch die in der Rangdynamik enthaltene
Sündenbockstrategie der Gruppe (oder psychoanalytisch gesehen: der Mechanismus der Projektion) läßt sich immer nachweisen. Während nämlich
der schizophrene Kranke meist in seiner Krankheitsrolle akzeptiert wird, so
er nicht durch ausgesprochen aggressives oder manisch-forderndes Verhalten Abwehr produziert, geraten Drogensüchtige und Alkoholkranke
schnell in die „Sündenbock"- oder Omegaposition, etwa nach dem Motto:
„Wer trinkt, ist selbst daran schuld." Diese Einstellung findet sich vor allem
bei jenen Angehörigen des Personals, die selbst durch ein gewisses Suchtverhalten (starke Raucher, Alkoholexzesse bei gemeinsamen Treffen in der
Freizeit) auffallen. Ebenso in die Omegaposition geraten jene Jungärzte
oder meist jüngeren Pflegepersonen, die die Anliegen dieser Patienten vertreten wollen. Sie bekommen die Ausstoßungstendenz der Gesamtgruppe
eindrucksvoll zu spüren. Die Anwendung gruppendynamischer Techniken
hilft daher, die Kommunikationsprozesse im therapeutischen Team zu verbessern, um das an solchen Arbeitsplätzen häufig anzutreffende „Burn-
out"-Syndrom zu minimieren. Wichtig erscheint dabei, daß die zuständigen
Autoritäten in der institutionellen Hierarchie ihre Führungsaufgabe vor allem dahingehend wahrnehmen, daß sie auf die Funktionstüchtigkeit und
Lebendigkeit des Teams achten. Innovationen sind über Konsens leichter
einführbar als durch Anordnungen. Teams in psychiatrischen Einrichtungen sind besonders störanfällig, da die Spaltungstendenz in der Psychodynamik schizophrener Patienten durch die daraus resultierende Gegenübertragung der Betreuer schnell zu einer Spaltung des Teams in gut –
böse, fortschrittlich – konservativ, gewährend – restriktiv etc. führt.

Das Phänomen der Zielgerichtetheit einer Gruppenstruktur hat jedoch
umgekehrt zur Folge, daß ein vorgegebenes Thema, ein hohes Maß an
Struktur, in Gruppen mit Schizophrenen doch ein gewisses Maß an Kohäsion, an „Wir"-Gefühl entstehen läßt. Das zeigt sich daran, daß *themenzentrier-*

te Gruppen von den Patienten meist lieber besucht werden als unstrukturierte Gruppen. Bewährt hat sich hier die gemeinsame Themensuche in den ersten zehn Minuten einer Sitzung und die Wahl eines Gesprächsleiters aus der Patientenrunde, der darauf achten soll, daß die Gruppe beim Thema bleibt. Beliebte Themen sind beispielsweise die Planung der Lebenssituation nach der Entlassung oder die Nebenwirkungen der medikamentösen Therapie. Konkrete Aufklärung an dieser Stelle über die Wirkungsweise und Nebenwirkungen von Medikamenten, über Ursache, Prognose und Therapiemöglichkeiten der Erkrankung wirken ich-stärkend. Die Patienten erfahren, wie sie drohende Rückfälle erkennen und vermeiden können. Diese Auseinandersetzung mit der Krankheit dient der Stärkung der kognitiven Fähigkeiten, der Orientierung und der Verarbeitung der oft sehr ängstigenden Vorgänge beim Ausbruch der Krankheit. Die Patienten erleben in der Stationsgruppe Rückfälle und Besserungen anderer Patienten; sie sehen sich nicht mehr allein mit ihren Symptomen und lernen, ihre Krankheit zu akzeptieren und zu handhaben (Donat 1982).

Das Hauptanwendungsgebiet gruppendynamischer Technik findet sich im sogenannten *Stationsparlament,* einer meist wöchentlich stattfindenden Versammlung aller Patienten und zumindest einiger Repräsentanten der dort tätigen Berufsgruppen, vorzugsweise der stationsführenden Pflegeperson, des Arztes und eventuell auch eines Sozialarbeiters oder Psychologen. Themen in dieser Großgruppe sind die Organisierung des Zusammenlebens (Hausordnung, allgemeine Informationsweitergabe, Planung von Tagesablauf und gemeinsamen Freizeitaktivitäten, von Ausgängen und Entlassungen, Verabschiedung eines Patienten) sowie auch die Besprechung aktueller Konflikte zwischen Patienten oder Patienten und Personal, wobei das gemeinsame Besprechen zu einer allgemeinen Entspannung führen soll.

Der Patient soll trotz seiner unterschiedlich ausgeprägten Behinderungen als mündiger Partner leben lernen. Die gesunden Persönlichkeitsanteile können in der Gruppe anerkannt und durch adäquate Rollen gefördert werden (Kayser 1973). Es geht darum, das gemeinsame Interesse für eine Aktivität zu wecken, den Kontakt unter den Patienten zu verbessern und den Realitätsbezug zu fördern. Die Patienten üben hier, Kritik zu äußern und zu ertragen, zuzuhören, Wünsche und Erwartungen zu artikulieren und bei vermeintlichen Kränkungen nicht sofort den enttäuschten Rückzug anzutreten, sondern sich erst zu vergewissern, wie etwas gemeint war.

Die gute Verbalisationsfähigkeit mancher Patienten hat für andere Modellcharakter, noch gehemmte Patienten können sich in der Anonymität der großen Gruppe verstecken und werden nicht so schnell überfordert.

Der Leiter dieser Gruppe muß nicht immer dieselbe Person sein, es können sich auch mehrere die Leitung teilen. Zu dieser Funktion gehört das Einbringen aktueller Probleme (Modellfunktion für das Ansprechen von Schwierigkeiten), das Umformulieren mancher individuell vorgebrachter Probleme im Hinblick auf einen höheren Allgemeinheitsgrad, das Aushalten von Kritik, das Geben konstruktiver Kritik und die Kontrollfunktion bezüglich Einhaltung von Regeln und Zeitstruktur. Vor allem sollen Feedback und Beziehungsklärungen unterstützt werden. Direktes gemeinsames Erleben im „Hier und Jetzt", auch Besprechung konkreter Themen fördert die Identifikation. Auch klare Formulierung unterschiedlicher Standpunkte macht einerseits Identifikation, andererseits Abgrenzung möglich (Zimmer und Uchtenhagen 1979). Ebenso wirkt es identitätsbildend, wenn sich der Therapeut auf Aussagen anderer Gruppenteilnehmer beruft, sie zitiert. Alle Impulse, die therapeutischen Normen entsprechen, sollen durch aufmerksame Zuwendung, interessiertes Nachfragen und eventuell auch durch persönliche Stellungnahme unterstützt werden.

Abschließend sei noch die Umkehrung des Themas „Gruppendynamik und Behandlung der Schizophrenie" erörtert. Es geht hier um die Frage, wie man sich als Gruppenleiter verhält, wenn ein Gruppenmitglied plötzlich psychotische Symptome zeigt. Der Ausbruch einer schizophrenen Psychose während eines gruppendynamischen Seminars oder einer Selbsterfahrungsgruppe mit sogenannten „Normalneurotikern" stellt ein völlig anderes Problem dar als die Gruppenarbeit mit Schizophrenen, die ja meist in einem relativ geschützten Rahmen stattfindet. Diagnostisch gesehen handelt es sich dabei meist um einen akuten Verlaufstyp der Erkrankung mit relativ plötzlichem Ausbruch, aber auch eher baldiger Heilungstendenz. Oft innerhalb weniger Tage kommt es dabei zu auffälliger, ja sogar dramatischer Symptomatik, vor allem auch zu schweren Schlafstörungen. Vor dem Ausbruch der Krankheit wirken die Patienten meist unauffällig, so daß die drohende Gefahr auch bei Durchführung einer Vorbesprechung zur Gruppe nicht immer erkannt werden kann. Als Auslöserfaktor gefährdend wirkt die Gruppensituation, wenn sie für den Betreffenden spezifische Versuchungs- und Versagungssituationen wiederholt, wenn Deutungen die Toleranzgrenze überschreiten, wenn es unter starkem Gruppendruck zu Selbstwertkrisen kommt (Payk 1979) und die Möglichkeit des Aussteigens, beispielsweise in einem Seminar fern vom Wohnort, nicht gegeben ist. Besonders gefährlich wirken wahrscheinlich sehr aktive Techniken, die den normalerweise vorhandenen, schützenden Widerstand rasch aufbrechen. Sobald einem Gruppenleiter die sich anbahnende psychotische Desintegration der Persönlichkeit eines Gruppenmitglieds bewußt wird, muß er dieses zunächst in jeder Hinsicht stützen und jeden Gruppendruck von ihm nehmen. Bei eindeutigem Vorliegen einer psychotischen Symptomatik soll der Gruppenleiter klar und entschlossen dem Gruppenmitglied zu einer medizinischen Behandlung raten, und zwar rechtzeitig, solange der Betreffende noch zu einer Kooperation fähig ist, was sich schnell ändern kann. Aber gerade im Anfangsstadium einer Psychose merken die Patienten meist recht gut, daß etwas mit ihnen nicht stimmt und sie der Hilfe bedürfen, vor allem dann, wenn sie schon durch Schlafmangel und Unruhe erschöpft sind. Für eine relativ junge Gruppe bedeutet der Ausbruch einer Psychose bei einem ihrer Mitglieder infolge der dadurch bedingten Verängstigung (die anderen befürchten unbewußt, in ähnlicher Weise die Beherrschung zu verlieren) eine Katastrophe, es kann zum Zerfall der Gruppe kommen. Hingegen kann eine schon seit längerem bestehende Gruppengemeinschaft manchmal recht gut damit umgehen, weil sie das jetzt psychotische Gruppenmitglied ja schon vorher als Person gekannt und verstanden hat. In diesem Fall können die Gruppenmitglieder therapeutische Hilfsfunktionen übernehmen und bei der Entscheidung hinsichtlich einer eventuell notwendigen Spitalseinweisung beratend mitwirken (Yalom 1970).

Abschließende Zusammenfassung: Die therapeutische Gemeinschaft als Ort der Integration verschiedener Gruppenmethoden

Unabhängig davon, ob es sich nun um eine frühkindliche psychische Entwicklungsstörung oder um eine eventuell auch genetisch mitbedingte organische Funktionsstörung handelt, versucht die moderne Sozialpsychiatrie, sowohl die primär aus der Krankheit resultierende Behinderung als auch die sekundären Krankheitsfolgen durch die manchmal jahrzehntelang ausgeübte Patientenrolle, wie Kontaktscheu und Verlernen von alltäglichen Fertigkeiten, durch entsprechende Maßnahmen zu bekämpfen. Als wirkungsvolles Medium zur Behandlung dieser Behinderungen erweist sich die sogenannte Milieutherapie, bei der das Betreuerteam einer psychiatrischen Station oder einer Tagesklinik gemeinsam mit den Patienten eine therapeutische Gemeinschaft darstellt, ein korrigierendes soziales Milieu, in dem der Patient den Therapieprozeß aktiv mitgestalten soll (Kayser 1973). In diesem Setting lassen sich verschiedene Gruppentechniken sinnvoll anwenden:

1. Spezielle *nonverbale,* in Gruppenform praktizierte Techniken wie Musik-, Bewegungs- und Beschäftigungstherapie, die für den im präverbalen Bereich gestörten Patienten oft wichtige Möglichkeiten des Ausdrucks darstellen.

2. Eher *pragmatisch orientierte* Gruppen, die im Hinblick auf die soziale Behinderung des Kranken eine allgemein sozialisierende, übende, oft auch pädagogische Zielsetzung haben:

a) „Stationsparlament";

b) „Gruppenvisite" statt der üblichen „Durchgehvisite": Die Patienten berichten über ihr Befinden, über Wünsche und Pläne. Änderungen in der medikamentösen Therapie, Ausgänge und Entlassungstermine können hier vereinbart werden.

c) themenzentrierte Gruppen: beispielsweise zur Vorbereitung der Entlassung, Informationen über Krankheit und Medikamente, Freizeitgestaltung, Wunschträume etc.

d) „Integriertes psychologisches Therapieprogramm für Schizophrenie" (IPT) als Übungsgruppe zur Behandlung kognitiver Defizite.

3. *Eigentliche Gruppentherapie,* die die spezielle Psychodynamik zu berücksichtigen sucht:

a) nach psychoanalytischen Gesichtspunkten (wie unter Punkt 3 vorher beschrieben);

b) andere spezielle Psychotherapietechniken wie Psychodrama und

Gestalttherapie (in anderen Kapiteln dieses Buches ausführlich beschrieben).

4. Psychotherapiemethoden in Gruppenstrukturen, die die *Angehörigen einbeziehen:*

a) Familientherapie mit systemischem Ansatz;

b) Angehörigengruppe als geleitete Selbsterfahrungsgruppe, eventuell auch mit beratendem Aspekt.

Literatur

Benedetti, G. (1992), Psychotherapie als existentielle Herausforderung. Göttingen: Vandenhoeck & Ruprecht.

Bion, W. R. (1974), Erfahrungen in Gruppen und andere Schriften. Stuttgart: Klett.

Ciompi, L. (1984), Gibt es überhaupt eine Schizophrenie? Der Langzeitverlauf psychotischer Phänomene aus systemischer Sicht. In: Lempp, R. (Hrsg.), Psychologische Entwicklung von Schizophrenien. Bern – Stuttgart – Toronto: Huber.

Crow, T. J. (1980), Positive and negative schizophrenic symptoms and the role of dopamine. Br. J. Psychiatry **139**: 379–386.

Donat, H. (1982), Langzeitrehabilitation endogener Psychosen auf Pav. 2, Rehabilitationszentrum PKH Wien. Nicht veröffentlicht. Dzt. Abteilungsvorstand der psychiatrischen Abteilung des Kaiser-Franz-Josef-Krankenhauses Wien.

Finger, U. D. (1978), Gruppenprozesse und subjektive Strukturbildung. Zeitschr. f. Gruppenpsychotherapie u. Gruppendynamik **13** (2/3): 117–133.

Greve, W. (1976), Gruppenarbeit mit Schizophrenen. Zeitschr. f. Gruppenpsychotherapie u. Gruppendynamik **11**: 130–149.

Hochgerner, M. (1992), Die Verwendung von Gegenständen als Übergangsobjekte in der Therapie früher Schädigungen. In: Hochgerner, M., Wildberger, E. (Hrsg.), Frühe Schädigungen, späte Störungen. Wien: Facultas.

Kayser, H. et al. (1973), Gruppenarbeit in der Psychiatrie. Stuttgart: Thieme.

Kernberg, O. (1975), Borderline-Störungen u. pathologischer Narzißmus. Frankfurt a. M.: Suhrkamp 1980.

Kisker, K. P. (1968), Der Egopath: Problemkind der Familienforschung bei Schizophrenen. Soc. Psychiat. **3** (1): 19–23.

Krauth, D. (1980), Der Trennungs-Individuations-Prozeß im Phasenverlauf einer Therapiegruppe. Zeitschrift für Gruppenpsychotherapie und Gruppendynamik **15**: 51–77.

Lang, H. (1981), Zur Problematik der Übertragung in der Psychose in Abgrenzung zur Neurose. Psyche **35** (8): 705–711.

Lewin, K. (1963), Feldtheorie in den Sozialwissenschaften. Bern: Huber.

Mahler, M. (1979), Symbiose und Individuation. Stuttgart: Klett-Cotta.

Mahler, M. Pine, F., Bergman, A. (1980), Die psychische Geburt des Menschen. Frankfurt a. M.: Fischer.

Matakas, F. (1992), Neue Psychiatrie. Göttingen: Vandenhoeck & Ruprecht.

Meltzer, H. Y. (1985), Dopamine and negative symptoms in schizophrenia: critique of the type I-II hypothesis. In: Murray, A. (Ed.), New York – London: The Guilford Press.

Moreno, J. L. (1974), Grundlagen der Soziometrie. Köln: Opladen.

Payk, Th. R. (1979), Gruppendynamische Auslöser schizophrener Episoden. Nervenarzt **50**: 467–471.

Roder, V., Brenner, H., Kienzle, N., Hodel, B. (1988), Integriertes psychologisches Therapieprogramm für schizophrene Patienten. München – Weinheim: Psychologie Verlags Union.

Schindler, R. (1968), Was lehrt uns die Gruppenerfahrung für das Verständnis der Psychodynamik bei schizophrenen Psychosen? Zeitschrift für Gruppenpsychotherapie und Gruppendynamik 1 (1): 40–50.

Schindler, R. (1969), Das Verhältnis von Soziometrie und Rangordnungsdynamik. Gruppenther. Gruppendynamik 3 (1): 31–37.

Süllwold, L. (1977), Symptome schizophrener Erkrankungen. Berlin – Heidelberg – New York: Springer.

Winnicott, D. W. (1985), Vom Spiel zur Kreativität. Stuttgart: Klett.

Yalom, I. (1970, 1974), Gruppenpsychotherapie. München: Kindler.

Zimmer, D., Uchtenhagen, A. (1979), Ambulante sozialtherapeutische Gruppenarbeit mit Schizophrenen. Zeitschrift für Gruppentherapie und Gruppendynamik 14: 155–165.

Korrespondenz: Dr. Christine Andreas, Messerschmidtgasse 34/13, A-1180 Wien.

Person und Psychose – existenzanalytische Aspekte und logotherapeutische Ansätze

Karl Ableidinger

Zusammenfassung. Es wird die Anthropologie der Existenzanalyse insbesondere im Hinblick auf ihre Bedeutung für Menschen mit Psychose skizziert. Dann folgt eine Einführung in die spezielle Existenzanalyse der „großen Psychosen", eben des schizophrenen Formenkreises und des manisch-depressiven Krankseins. Den Abschluß bildet die Kasuistik von zwei Fällen, in die die Darstellung von existentiellen Interventionen eingearbeitet ist.

1. Zur Existenzanalyse der Psychosen

Anliegen der Existenzanalyse ist es, das Personale an der Psychose aufzuzeigen und aufscheinen zu lassen (Frankl 1983). Es wird versucht, den Fall transparent werden zu lassen auf den Menschen hin. Das Krankheitsbild stellt für die Existenzanalyse ein bloßes Zerr- und Schattenbild des eigentlichen Menschen, dessen bloße Projektion aus einer Dimension des Menschseins in die klinische Ebene hinein dar. In dieser, der noetischen Dimension, entdeckt und erweckt die Existenzanalyse eine unversehrte und unversehrbare Menschlichkeit – auch noch hinter aller neurotischer Zerrüttung und psychotischer Verrückung.

Wie andere unbewußte Inhalte, so können auch solche im Sinne unbewußter Religiosität gerade in der Psychose ins Bewußtsein gehoben werden, kann Echtes und Ursprüngliches in der Psychose manifest werden, was sonst verborgen und ungelebt geblieben wäre.

Nach Auffassung der Existenzanalyse ist allerdings im allgemeinen ein funktionierender psychophysischer Organismus Bedingung für die Entfaltung personaler Geistigkeit. Eine psychophysische Funktionsstörung kann nun verhindern, daß sich die geistige Person nun nicht mehr entäußern, über das Seelisch-Leibliche nun nicht mehr als Medium seines Wirkens verfügen kann. In solchen Fällen und solange der Therapeut die geistige Person nicht erreichen, nicht an das Noetische appellieren kann, weil die Psychose sie verbarrikadiert und verstellt, kommt ein logotherapeutisches Vorgehen noch nicht in Betracht.

Psychose ist also Somatose, also keine Erkrankung des eigentlich Geistigen, der geistigen Person, des Noetischen, sondern es ist der psychophysische Organismus allein, der da erkrankt, der gleich einem Musikinstrument „verstimmt" ist (Frankl 1984). Die Psychose ist eine phänopsychische, aber somatogene Störung. Sie ist eine Störung des psychophysischen Organismus, aber nicht der noetischen Person. Die geistige Person wird durch sie nur „eingemauert". Die Person leidet unter dieser Psychose, leidet unter der Ohnmacht, zu der sie durch die Psychose verurteilt ist. Zur Selbstmanifestation bedarf die Person eines Organismus, der instrumental und expressiv funktioniert (Frankl 1984). Für die Existenzanalyse ist die noetische Person störbar, jedoch nicht zerstörbar. Die Krankheit kann „lediglich" den psychophysischen Organismus zerstören. Dieser Organismus jedoch stellt den Spielraum und das Ausdrucksfeld der Person dar. Von dieser relativen Autonomie des Geistes sehen wir aber in den meisten Fällen im Laufe der Behandlung so viel, daß es immer dafürsteht, sie existenzanalytisch aufzuspüren und logotherapeutisch an sie zu appellieren. Überall erweist sich ein Spielraum, der ausgespart bleibt von Bedingtem, bleibt ein Rahmen für freie Stellungnahmen des Geistigen. „Der Mensch ist faktisch bedingter, aber fakultativ unbedingter" (Frankl 1984, S. 110).

1.1 Sinndeutung

Es kann zwischen Sinngebung und Sinnfindung unterschieden werden. Der Versuch einer Sinndeutung einer Wahnbildung ließe sich als Sinnfindung verstehen. Es darf allerdings nicht außer acht gelassen werden, ob es sich bei der Deutung einer Wahnbildung um die Deutung eines Sinnes für den Therapeuten handelt, oder ob die Psychose auch einen Sinn für den Patienten in sich birgt. Die Existenzanalyse ist der Meinung, daß dieser Sinn nicht gegeben ist, sondern gegeben wird, und zwar vom Patienten selbst der Psychose gegeben wird. Weiters will die Existenzanalyse nicht nur etwas entdecken sondern auch etwas erwecken. Es sind die drei Existentialien Geistigkeit, Freiheit und Verantwortung, die das Spezifische am menschlichen Dasein konstituieren. Für die Existenzanalyse ist Geistigkeit auch noch im Psychotischen zu entdecken und auch noch darin Freiheit und Verantwortung zu erwecken. Auch noch dem Psychotischen eignet ein Freiheitsgrad gegenüber der Überwältigung durch die Psychose und ein letzter Rest Verantwortung für die Bewältigung der Psychose, denn dieses Schicksal ist immer noch gestaltbar (Frankl 1982).

1.2 Psychonoetischer Antagonismus

Für die Existenzanalyse ist noch eine unversehrbare Geistigkeit hinter der Psychose ekphorierbar und noch an eine Freiheit, die über der Psychose steht, appellierbar. Eine Freiheit, die sich mit der Psychose auseinandersetzen kann, entweder sich ihr erwehrend, als Trotzmacht des Geistes, oder sich mit ihr versöhnend. Im Fall einer endomorphen Depression ist der Mensch mit Leib und Seele depressiv, es handelt sich um ein organisches Krankheitsgeschehen, nicht jedoch mit seinem Geist. Ob sich ein Mensch von seiner Depression distanziert oder sich in sie fallen läßt, liegt allein an der geistigen Person. Diese Fähigkeit zur Selbstdistanzierung, diesen psychonoetischen Antagonismus gilt es aufzurufen. Die Logotherapie spricht zwar von der Schicksalhaftigkeit der Psychose, hat zu ihr jedoch keine fatalistische Einstellung. Sie anerkennt eine strikte Indikation zur Psychotherapie bei Psychosen, jedoch nur im Zusammenhang mit einem mehrdimensionalen Therapieansatz, der vor allem auch eine medikamentöse Behandlung mit einschließt (Frankl 1982).

1.3 Modus der Existenz

Psychogenese bei Psychosen gibt es für die Existenzanalyse nur im Sinne von psychischer Pathoplastik. In diesem Sinne gibt es auch eine Noogenese, also eine Pathoplastik vom Geistigen her. Für die Logotherapie gilt, nicht anders als bei Psychotherapie von Neurosen, das Krankheitsgeschehen zu objektivieren, den Patienten anzuleiten, sich vom Krankheitsgeschehen zu distanzieren. Gerade das Hinnehmen der Krankheit als schicksalhaft setzt den Patienten nur um so mehr in den Stand, den fakultativen psychonoetischen Antagonismus faktisch werden zu lassen und das primäre Krankheitsgeschehen von allen sekundären Überbauungen und Überlagerungen zu entkleiden und auf seinen wirklich schicksalhaften Kern zu reduzieren.

Die Logotherapie muß bei Psychosen allerdings das Krankheitsgeschehen nicht nur objektivieren, sondern auch subjektivieren lassen. Der Patient soll dazu angeregt werden, ihm sein Gepräge und seinen Stempel aufzudrücken (Frankl 1982).

2. Zur speziellen Existenzanalyse der endomorphen Depression

Es können nun auch sogenannte endogene Depressionen, wie sie von manchen Autoren genannt werden, Gegenstand logotherapeutischer Behandlung werden. Nun wird hier allerdings nicht die endogene Komponente behandelt, sondern die reaktiven, psychischen Komponenten, die jeweils im Spiel sein können. Es wurde bereits auf das pathoplastische Moment als Gestaltung beim schicksalhaften Geschehen einer psychotischen Krankheit hingewiesen. Noch vor jeder Änderung der geistigen Stellungnahme im Zuge einer Therapie, soweit Änderung überhaupt möglich ist, ist in der Pathoplastik bereits eine Stellungnahme enthalten. Diese Einstellung ist eine freie, und als solche untersteht sie für die Existenzanalyse der Forderung, eine richtige zu sein oder zu werden. So ist auch die Psychose letztlich eine Bewährungsprobe für den Menschen, für das Menschliche im psychotischen Kranken. Die Pathoplastik, die das Psychotische vom Menschlichen her erfahren hat, ist ein Test für dieses Menschliche. Der Rest von Freiheit, auch noch in der Psychose, ermöglicht dem Kranken die Verwirklichung von Einstellungswerten. Auch noch trotz Psychose gibt es für den Kranken die Möglichkeit zur Wertverwirklichung, und sei es auch „nur" die Verwirklichung von Einstellungswerten.

Es soll nun die endogene Depression als ein Modus der Existenz dargestellt werden. Für die Existenzanalyse steht im Vordergrund der Symptomatik die Angst. Somatisch gesehen stellt die endogene Depression eine vitale Baisse dar, die allerdings noch lange nicht die gesamte melancholische

Symptomatik erklärt. Für die Existenzanalyse ist diese Angst vorwiegend Todes- und Gewissensangst. Das depressive Angstgefühl und Schulderleben kann jedoch nur verstanden werden, wenn wir es als eine Weise des Menschseins, als eine Modalität des Daseins begreifen. Der Mensch macht aus der primär „nur" vitalen Baisse eine melancholische Weise des Erlebens, einen depressiven Modus der Existenz. Als bloße Krankheit wäre die Depression nur psychomotorische Hemmung und vegetative Symptomatik, erst das Erleben ist die Auseinandersetzung des Menschlichen mit dem Krankhaften. Schuldgefühle, Selbstvorwürfe, Selbstbezichtigungen sind für die Existenzanalyse pathognomonisch für das Menschliche in der Depression. Die Gewissensangst ist nur verständlich von jenseits des Physiologischen her, als existentielle Angst. Die vitale Baisse schafft nur ein Insuffizienzgefühl, das Gefühl des Ungenügens einer Aufgabe gegenüber. Die psychophysische Insuffizienz wird nun in der dem Menschen gemäßen Weise erlebt, nämlich als Spannung zwischen dem eigenen Sein und dem eigenen Sollen. Die Distanz von der Person zu ihrem Ideal wird als überdimensional erlebt. Die Daseinsspannung wird überhöht, zwischen Sein und Sollen klafft ein Abgrund. Die Gewissensangst des Depressiven ist zu verstehen aus dem Erlebnis der erhöhten Spannung zwischen Erfüllungsnotwendigkeit und Erfüllungsmöglichkeit.

Das Erleben radikaler Insuffizienz erscheint in verschiedenen Gestalten. In der wahnhaften Verarmungsangst des prämorbid aufs „Haben" akzentuierten Menschen. In der Todesangst des prämorbid Lebensunsicheren bezieht sich das Erleben wieder auf das Insuffizienzerleben, auf die Aufgabe der Lebenserhaltung. Die Gewissensangst des prämorbid Schuldbewußten oder Skrupulösen bezieht sich auf die Aufgabe der moralischen Rechtfertigung.

In der vitalen Grundstörung der endogenen Depression erscheint die Daseinsspannung erhöht, das Lebensziel unerreichbar, der Patient verliert das Gefühl für die Zukunft. Mit dem Gefühl der Zukunftslosigkeit geht einher das Gefühl, das Leben sei zu Ende, die Zeit habe sich erfüllt.

Dem Affekt der Trauer korrespondiert der Affekt der Freude beim Manischen. Der depressiven Angst entspricht das Erleben des manischen Übermutes. Während der Depressive das Können dem Sollen nicht gewachsen erlebt, erlebt der manische Mensch umgekehrt das Können dem Sollen überlegen. Das manische Machtgefühl entspricht dem depressiven Schuldgefühl. So wie die depressive Angst Zukunftsangst, Katastrophenangst ist, so lebt der manische Mensch in der Zukunft, nimmt ihre Möglichkeiten als Wirklichkeiten vorweg.

Aus dem Insuffizienzerleben heraus ist der Depressive gegenüber sich selbst wertblind. Zuerst nur das Ich betreffend, kann es fortschreiten zu einem Abbau der Wertschattierungen des Nicht-Ich. Zu Beginn wird also ein Wertgefälle erlebt, es kommt zum Erleben des depressiven Minderwertigkeitsgefühls. Der Depressive erlebt sich als wertlos und die Welt als sinnlos. Die Folge ist die Suizidneigung.

In den nihilistischen Wahnideen werden darüber hinaus nicht nur die Werthaftigkeit sondern auch noch die Wertträger selbst negiert. Auf das

Ich bezogen bedeutet das Depersonalisation („Ich bin gar kein Mensch").
Später wird die Welt einbezogen, und es kommt zur Derealisation.

Bei Ideen des Verdammtseins, des Nicht-Existierens und Nicht-sterben-
Könnens entsteht, aus dem Erleben der erhöhten Daseinsspannung und
dem vertieften Schuldgefühl, die Vorstellung, seine Schuld sei untilgbar.
Die Aufgabe, der der Patient sich nicht gewachsen fühlt, muß in unendli-
cher Lebenszeit unerfüllbar erscheinen.

Wie im Schwindelerlebnis kommt es auch in der Angst bei Depression
zu einer Scheinbewegung. Im Erleben des Abstandes von Sein und Sollen
als Abgrund kommt es zum Gefühl des Versinkens von Ich und Welt, von
Wesen und Wert.

In der Psychotherapie ist nun darauf zu achten, alle Appelle, sich „zu-
sammenzureißen", zu vermeiden. Der Patient wird angewiesen, die Depression über sich ergehen zu lassen, die Wertblindheit, die Unfähigkeit, in seinem Leben Wert und Sinn zu sehen, als zur Krankheit gehörig zu verstehen. Der Patient ist in diesem Zustand nur verpflichtet zu Vertrauen zum
Arzt und zu Geduld mit sich selbst (Frankl 1980).

3. Zur speziellen Existenzanalyse der Schizophrenie

Ausgehend von den klinischen Erfahrungen mit schizophrenen Menschen, versucht die Existenzanalyse ein Verständnis für das eigenartige Erleben dieser Patienten zu gewinnen. Immer wieder wird von Patienten berichtet, sie würden „abgehorcht", „belauscht", sie würden „gefilmt" oder
„gesucht", oder sie haben die nicht begründbare Gewißheit, es würde an sie
„gedacht". Was ist nun das Gemeinsame all dieser verschiedenen Erlebnis-
typen? In allen Fällen erlebt sich der Patient als Objekt verschiedenster in-
tentionaler Akte anderer Menschen. Bei diesen Fällen von Schizophrenie
handelt es sich somit um ein primär wahnhaftes Gefühl, das man Erlebnis
des reinen Objektseins nennen kann (Frankl 1980). Alles, was als Beein-
flussungsgefühl, Beachtungs- oder Verfolgungswahn aufgefaßt wird, sind
demzufolge Sonderformen des allgemeineren Erlebens des reinen Objektseins. Dieses Erleben ist eine Facette der zentralen Ich-Störung der Schizophrenie. Von den Primärsymptomen läßt sich auf das Wesen der schizophrenen Grundstörung schließen. Der Schizophrene erlebt sich so, als ob
er, das Subjekt, als ob all seine Akte und Intentionen ins Passive gekehrt
worden wären, es kommt zu einer erlebnismäßigen Passivierung der seelischen Funktionen.

Auch die Sprache zeigt die Passivierungstendenz des schizophrenen Erlebens. Es werden Verben, die „Tätigkeitswörter", vernachlässigt zugunsten
substantivischer Konstruktionen.

Die typische Sprache der autistischen Schizophrenen ist noch durch ein
weiteres Moment charakterisiert, nämlich durch ein Vorwiegen der expres-
siven zugunsten der Darstellungsfunktion.

Für die Existenzanalyse ist bei schizophrenen Menschen das Ich-Sein als
Bewußtsein „hypotonisch" und wird als Verantwortlichsein „erlebt, als ob"
es ebenfalls affiziert wäre. Der schizophrene Mensch erlebt sich dermaßen

eingeschränkt, daß er sich nicht mehr existent fühlen kann, die Schizophrenie wird als „antizipierter Tod" erlebt.

Für die existenzanalytische Interpretation besteht eine· Analogie zwischen der Schizophrenie und dem normalen Einschlaferleben. Auch hier kommt es zu einer Bewußtseinshypotonie, zu „Halbfabrikaten des Denkens", zu „leeren Gedankenhülsen", zum „Blankettcharakter" des Denkens.

Im Unterschied dazu steht das Traumdenken. Die im Einschlafen vollzogene Niveauverschiebung zu einem niederen Grad von Bewußtheit ist vollzogen, sobald das Träumen beginnt. Der Traum spielt sich bereits auf dem niedrigen Niveau ab. Gemäß dem Funktionswandel regrediert der träumende Mensch zur Symbolsprache des Traumes.

Außer für Ich-Störungen und Denkstörungen eignet sich das Prinzip einer durchgehenden erlebnismäßigen Passivierung auch für die Erklärung katatoner und kataleptischer Erscheinungen sowie für die Erklärung akustischer Halluzinationen, das schizophrene Stimmenhören. Diejenigen akustischen Elemente, die beim Gesunden als „innere Sprache" das Denken begleiten, werden beim Schizophrenen passiviert erlebt. Sie werden so erlebt, als ob sie fremd wären, von außen kämen, sie werden nach dem Schema äußerer Wahrnehmung erlebt.

Interessant ist in diesem Zusammenhang, daß ja bekanntermaßen ein Depersonalisationserlebnis durch forcierte Selbstbeobachtung provoziert werden kann. „Wissen ist jeweils nicht nur ein Wissen von etwas, sondern auch ein Wissen um dieses Wissen selbst und, im weiteren, ein Wissen darum, daß es vom jeweiligen Ich ausgeht" (Frankl 1980, S. 214). Der primäre Akt ist dem sekundären reflexiven Akt als psychischer gegeben. Die Erlebnisqualität psychisch konstituiert sich erst in und durch die Reflexion. Durch die „Überspannung" des „intentionalen Bogens" muß ein Erlebnis des gestörten Zusammenhanges der seelischen Funktionen, die dann als automatisiert erlebt werden, mit dem Ich entstehen. Der forcierte reflexive Akt verliert den Zusammenhang mit dem primären Akt und dem aktiven Ich. Es folgt ein Verlust des Aktivitätsgefühls und des Persönlichkeitsgefühls.

Für die Existenzanalyse ist die begleitende Reflexion eines psychischen Aktes Brücke zwischen Subjekt und Objekt, und gleichzeitig ist sich das Subjekt selber als Träger aller psychischen Aktivität gegeben. „Das Selbst ist also das seiner selbst bewußt gewordene Ich" (Frankl 1980, S. 215).

Der „intentionale Bogen" des reflexiven Aktes kann also im Fall der Depersonalisation gleichsam reißen, was zum Auftreten eines gestörten Ich-Gefühls bei forcierter Selbstbeobachtung führt. Die Existenzanalyse sieht hier einen Zusammenhang mit der „Hypotonie" des Bewußtseins bei Schizophrenie. Diese „Hypotonie" führt zum selben Resultat einer Ich-Störung wie die „Hypertonie" des Bewußtseins bei schizoiden Psychopathen und bei forcierter Selbstbeobachtung bei zwangsneurotischen Menschen. Bei Bewußtseinshypotonie ist der „Bogen" zuwenig gespannt, bei Bewußtseinshypertonie „gerissen".

Mit dem niedrigeren Bewußtseinsniveau des Schlafes geht eine physiologische Hypotonie des Bewußtseins einher. Im Traum wird der reflexive
Teil des Denkaktes gleichsam zurückgezogen, was dazu führt, daß „anschauliche Elemente der freisteigenden Vorstellungen ungestört ihr hallu-
zinatorisches Spiel treiben können" (Frankl 1980, S. 216).

Beim schizophrenen Menschen kommt es teils realiter, teils erlebnismäßig zu einer Einschränkung des Ich, des Bewußtseins, des Verantwort-
lichseins sowie des verantwortlichen Subjektseins. Die Existenzanalyse ist jedoch der Auffassung, daß trotzdem ein Rest von Freiheit gegenüber dem
Schicksal auch in der Krankheit bleibt (Frankl 1980).

3.1 Zur Selbstdistanzierung (Frankl 1949) bei Menschen mit Paranoia

Für die Existenzanalyse läßt sich die Freiheit des Menschen, eine Einstellung zu wählen, auch noch in pathologischen Fällen nachweisen. Es gibt
bekanntlich Fälle, in denen Menschen mit Verfolgungswahnideen ihre vermeintlichen Verfolger und Gegner getötet haben. Unbedingt zu erwähnen
ist jedoch, daß es ebenso Fälle von Menschen mit Paranoia gibt, die den vermeintlichen Feinden verziehen haben. Diese haben nicht aus ihrer Psychose heraus agiert, sondern auf die Psychose reagiert, aus ihrer Menschlichkeit heraus (Frankl 1970).

3.2 Zum psychosozialen Aspekt von Schizophrenie

Psychosoziale Interventionen schließen Formen der Therapie mit Angehörigen in vielen Fällen mit ein. Bei der psychosozialen Angehörigenarbeit erweist sich die Dereflexion (Frankl 1947) als wertvolle Ergänzung.
„Kritische Bemerkungen", „emotionales Überengagement" von Familienmitgliedern führt zu Symptomverstärkung und erhöht die Rückfallwahr-
scheinlichkeit (Brown und Rutter 1966). Häufig ist nun mit diesem Angehörigenverhalten ein überschießend heftiges Bemühen verbunden, eine
Hyperintention, den Patienten zu heilen. Hier kann Logotherapie in drei-
erlei Weise ansetzen: Objektivierung – Aufklärung über die biochemische
Grundlage der Schizophrenie, Erklären der Dopaminhypothese und des
Vulnerabilitätskonzeptes der Schizophrenie.

Selbstdistanzierung: Infragestellen der Familie als „Therapeut".

Dereflexion: Aufspüren von gemeinsamen, nicht-schizophreniebezoge-
nen Aktivitäten.

Diese Vorgangsweise führt zu einer Abnahme von Schuldgefühlen der
Angehörigen sowie einer verminderten Frustration durch Reduktion der
Hyperintention der „therapeutischen" Familienbemühungen. Durch als
sinnvoll erlebte Aktivitäten, durch Verwirklichung von schöpferischen und
Erlebniswerten kann der Patient ein existentielles Vakuum vermeiden,
kann der Tendenz des Patienten zum autistischen Rückzug, zur sozialen
Isolierung entgegengewirkt und damit die Bildung von kompensatorischen
Symbolbildungen und wahnhafter Beziehungssetzung zumindest partiell
hintangehalten werden (Lantz 1989).

4. Kasuistik

4.1 Existenzanalyse bei einem Patienten mit schizoaffektiver Psychose (Simhandl und Längle 1988)

Ein 20jähriger Patient kommt mit suizidaler Einengung zur stationären Aufnahme an die psychiatrische Universitätsklinik. Der Patient leidet an depressiven Gefühlen, erlebt sich schwunglos und als dauernder Versager. Es belasten ihn schwere Schuldgefühle, er hat Angst, sein Denken ist von Wahnvorstellungen und Zwangsgedanken irritiert. Er hat einen starken Zwang, seine Intelligenz ständig mit anderen Menschen zu vergleichen.

Der Patient schildert sich als introvertierten Menschen, der sich seit seinem 17. Lebensjahr deutlich verändert habe, seit damals habe er keinen „Lebenstrieb" mehr. Die depressiven Phasen dauern Wochen bis Monate. Immer wieder vergleicht er sich mit anderen, vor allem mit seinem Vater. Sein Vergleichen bezieht sich auf seine Intelligenz, ein Zwang, der ihn nicht mehr losläßt. Der Patient hat das Gefühl unablässigen Bedrohtseins, da er sich insuffizienter fühlt als seine Bekannten.

Drei Monate zuvor hat er einen Selbstmordversuch unternommen und mit antidepressiver Medikation eine vorübergehende Besserung erlebt.

In existenzanalytischen Therapiesitzungen zeigt sich der Patient von dem Zweifel gequält, ob er sich im Leben bewähren werde. Er verwende auch seine Freundin ständig als Objekt zum Intelligenzvergleich. Es wird herausgearbeitet, daß der Patient durch ständige Reflexion, Hyperreflexion in sich selbst verhaftet ist. Mit den unablässigen Vergleichen versucht er eine unbewußt gebliebene Verunsicherung loszuwerden. Der Vergleich macht ihn nicht sicherer, die Erwartungsangst führt in einen Teufelskreis, er gerät aus guten sozialen Beziehungen in zunehmende soziale Isolation. Der Patient lebt nur mehr für die Reduzierung seiner Erwartungsangst, seine Initiative nimmt ab, er gerät zunehmend in eine existentielles Vakuum. In ihm wächst die Todesangst „zu früh sterben zu müssen, ohne gelebt zu haben". Die angstgeleitete Mißachtung situativer Sinnansprüche wirft die radikale Sinnfrage auf und stellt ihn vor die Daseinsentscheidung. Wofür versuchte der Patient seit seiner Schulzeit zu leben? Dafür, sich in „produktive Leistung umzusetzen". Sein Leben ist Funktionieren, die Suche nach anerkannter Leistung. Auf die in der Jugendzeit aufbrechende „Wer-bin-ich"-Frage fehlte die Antwort. Der Patient begann seine Unsicherheit damit zu bekämpfen, sich produktiv umzusetzen. Jedoch Produkte kennen einen Feind – die Konkurrenz. Das veranlaßte ihn, sich ständig zu messen.

In der ersten Phase der Therapie wurde ein Erklärungsangebot für seine Krankheit gegeben. Die Erklärung biochemischer Zusammenhänge entlastete ihn. Die biographischen Zusammenhänge, die „Pathoplastik", vertiefte sein Verständnis für seine Lebensgestalt.

Als zweite Phase folgt eine dereflektorische Vorgangsweise. Die Aufmerksamkeit liegt auf der Suche und Verwirklichung ungenützter Möglichkeiten (hier Sport und Familienkontakte).

Mit Hilfe der paradoxen Intention gelingen humorvolle Distanzierung und Ausweitung des Lebensraumes.

In der letzten Phase geht es darum, im Leben längerfristig tragende Sinnmöglichkeiten zu erkennen und sich auf sie einzulassen. Die Veranlagung zur Genauigkeit kann der Patient für seinen Beruf als Musiker nutzen.

Der Patient hat unter Lithiumprophylaxe keinen Rückfall gehabt. Er arbeitet als Musiker in einem Orchester, nimmt Anteil an seiner Familie. Das quälende Sichvergleichen hat gänzlich aufgehört.

4.2 Existenzanalyse bei einer Patientin mit paranoider Schizophrenie

Die Patientin erlitt mit 23 Jahren ihren ersten paranoid psychotischen Schub und wurde gegen ihren Willen an der regional zuständigen psychiatrischen Fachabteilung aufgenommen. In den darauffolgenden zwei Jahren kam es zu drei weiteren Aufnahmen, wobei die letzte nahezu vier Monate dauerte. Die Patientin zeigte ein durchaus wechselndes klinisches Bild mit wahnhafter Erlebnisverarbeitung, Stimmenhören und zuletzt vor allem motorischen Auffälligkeiten, wie stereotype Wiederholung von bizarren Bewegungsabläufen, Manierismen, Grimassieren, negativistisch störendes Verhalten und passager auch Gebärden mit elementarem sexuellem Aufforderungscharakter. Das zum Aufnahmezeitpunkt stark angetrieben-erregte Bild wandelte sich in ein weitgehend autistisch-kontaktarmes. Eine stationäre Rehabilitationsbehandlung lehnte die Patientin ab. Die Patientin wurde mit einer vergleichsweise hohen therapeutischen Neuroleptikadosis nach Hause entlassen.

Eine Kontaktnahme fand zwar bereits im stationären Bereich statt, die eigentlich existenzanalytische Behandlung begann erst in der regionalen Beratungsstelle des psychosozialen Dienstes der Heimatgemeinde der Patientin.

Die Patientin lebt bei ihrer geschiedenen Mutter und den Großeltern. Die sicherlich auffällig überfürsorgliche Mutter brachte sie mit dem Auto einwöchig bis vierzehntägig zu den vereinbarten Terminen.

Anfangs war die Patientin kontaktscheu, ängstlich, unruhig, initiativarm, einsilbig in den Antworten. Es bestand wohl auch weiterhin ein beträchtlicher paranoider Hintergrund. Die einzelnen Sitzungen dauerten 20 bis 30 Minuten, der Aufmerksamkeitsspanne der Patientin entsprechend.

In der ersten Phase ging es darum, ihr zumindest die Situation der Beratungsstelle als ein Stück Welt zu zeigen, wert und vertrauenswürdig genug, ihre „splendid isolation", ihren mit Grandiositätsgefühlen getönten Autismus, zumindest ein Stück weit zu verlassen und Berührung mit der realen Welt aufzunehmen. Es wurde versucht, dies mit einer bestimmten Gesprächsstruktur und, zumindest ebenso wichtig, mit Schaffung einer geeigneten Atmosphäre zu bewirken. Die Initiative lag zunächst ganz beim Therapeuten. Einfache, eindeutige, klare Fragen nach vertrauten Alltagsvorgängen und, soweit überhaupt gegeben, nach Alltagsaktivitäten wurden gestellt. Die Fragen sollten einladend, aber nicht bedrängend sein, frei von Metaphern (keine Sprachbilder mit „übertragener" Bedeutung). Die Anfragen sollten unmittelbar an die Patientin, an die Person gerichtet sein, Metasprache sollte vermieden werden (lebensweltliches Sprechen „mit" der Person, nicht Besprechen eines Themas). In der Folge trat eine Reduktion des Angstniveaus ein, die Patientin freute sich sichtlich auf die Begegnungen. Die neuroleptische Dosis konnte reduziert werden.

In der nächsten Phase wurde versucht, „Quellen neuen Lebens" zu erschließen.

Die existentielle Kommunikation mit der Patientin wurde insofern weiterentwickelt, als durch intentionales Fühlen (nach A. Längle) ein Zugang zur Lebenswelt und somit zur Subjektivität der Patientin gesucht wurde. Hineinfindend in Ausdrucksformen und zentral in die Sprache, sollte sie ihre Möglichkeiten entfalten (Haeffner 1989). Aus der therapeutischen Intuition heraus erhielt sie, wo nötig, Angebote, um das „Ihre" in die Sprache zu heben.

Die folgende Phase war bestimmt von einer gemeinsamen „Schau" des in ihrer Lebenssituation Möglichen und Erreichbaren. Das Wertrelief dieser Möglichkeiten wurde herausgearbeitet, existentiell erhellt, um im Aufleuchten des Attraktiven daran an den „Willen zum Sinn" (Frankl 1949, 1983) zu appellieren. Das waren schöpferische Werte wie konkrete Tätigkeiten im Haushalt, später auch außerhäusliche Erledigungen, im weiteren Verlauf auch ohne Begleitung der Angehörigen. Das waren Erlebniswerte wie gezielte Auswahl des Fernsehprogrammes, abendliche Gesellschaftsspiele, Einladungen von Angehörigen annehmen, zuletzt auch Ausflüge und Aktivitäten anregen.

Auf dem Weg des „aktiven" Seinlassens, dieser Balance von „Raum" gewähren und „Halt" geben, gelang eine Ermöglichung von Freiheit in personalem Mit-Sein (Wucherer 1976). Es wurden Initiativen geweckt und gefördert, eine mitmenschliche Vermittlung des Ursprungseins. Die autistische Versunkenheit war über größere Zeiträume aufgegeben worden.

Eine paranoide Symptomatik war zumindest nicht mehr darstellbar. Die Patientin wirkte vitaler, ansprechbarer. Die neuroleptische Medikation war auf eine prophylaktische Dosis gesenkt worden. Ein Arbeitsversuch ist denkbar, aber aufgrund der regionalen Arbeitsmarktsituation nicht durchführbar. Die Klinikaufnahme liegt nun eineinhalb Jahre zurück.

„Es ist nicht wichtig, wie groß der Aktionsradius eines Menschen ist, wichtig allein ist, ob er seinen Aufgabenkreis ausfüllt" (Frankl 1980, S. 60).

Literatur

Frankl, V. E. (1980), Ärztliche Seelsorge, Grundlagen der Logotherapie und Existenzanalyse. München: Kindler.

Frankl, V. E. (1984), Der leidende Mensch. Anthropologische Grundlagen der Psychotherapie. Toronto: Huber.

Frankl, V. E. (1983), Theorie und Therapie der Neurosen. Einführung in Logotherapie und Existenzanalyse. München: Ernst Reinhardt.

Haeffner, G. (1989), Philosophische Anthropologie. Grundkurs Philosophie, Band 1. Stuttgart: Kohlhammer.

Rittmannsberger, H., Schöny, W. (1990), Neue psychosoziale Verfahren in der Behandlung schizophrener Patienten. In: Schönbeck, G., Platz, T. (Hrsg.), Schizophrene erkennen, verstehen, behandeln. Bd. 1. Wien – New York: Springer, S. 121–133.

Simhandl, C., Längle, A. (1988), Existenzanalyse bei einer schizoaffektiven Psychose. In: Längle, A. (Hrsg.), Entscheidung zum Sein. München: Piper, S. 87–96.

Wucherer-Huldenfeld, A. (1975/6), Philosophische Anthropologie 2. Vorlesungsskriptum. Wien: WUV.

Korrespondenz: Dr. Karl Ableidinger, Landesnervenklinik (LNK) West, A-3362 Mauer/Amstetten.

Neubeelterung

Zur Theorie und Technik der transaktionsanalytischen Psychosentherapie

Gerhard Springer

Zusammenfassung. Im geschützten Rahmen der *Cathexis-Institute* werden mit der Methode der Neubeelterung ohne Einsatz von Medikamenten Psychosen behandelt. Regression auf entwicklungspsychologisch präzise definierte Stadien, die Auseinandersetzung mit dem Therapeutenteam und mit konstruktiven Regeln führen zur Neubeelterung, vergleichbar der Nachentwicklung von gesunden Objekt- und Selbstrepräsentanzen.

Einleitung

Eric Berne, der Begründer der Transaktionsanalyse, stand schon von der Auswahl seiner Lehranalytiker (P. Federn und E. H. Erikson) der Arbeit mit schweren Störungen im sozialpsychiatrischen Bereich nahe.

Jaqui L. Schiff, eine Schülerin E. Bernes, begann 1965 zunächst experimentell, schizophrene Jugendliche in ihre Familie aufzunehmen und Übertragung und Regressionswünsche der jugendlichen Patienten anzunehmen und auf der Basis transaktionsanalytischer Konzepte zu behandeln. Ausdrücklich bezieht sich J. L. Schiff dabei auf die Pioniererfahrung P. Federns und seine Aufnahme einer Patientin in sein Haus (Schiff 1977).

J. L. Schiff nannte ihre Behandlungs- und Ausbildungseinrichtung *Cathexis-Institut*.

Anstatt die symbiotischen Abhängigkeitsbedürfnisse, wie üblich, einzugrenzen und damit die Psychose auf niedrigem Niveau einzudämmen, ging sie aktiv auf die Abhängigkeitsbedürfnisse ein, förderte die regressiven Prozesse und damit die Aktualisierung der Psychose. Sie bot sich den Patienten in der Psychose als eine reale Bezugsperson an (ähnlich einer Eltern-Kind-Beziehung), befriedigte real und unmittelbar die hinter der Psychose liegenden Bedürfnisse und Gefühle, ohne dabei Medikamente einzusetzen.

Die Entdeckung von J. L. Schiff war, daß in der Annahme und Auseinandersetzung mit den regressiven Bedürfnissen und Gefühlen der zumeist schizophrenen Patienten, deren intensiven Bindungs- und Sicherheitswünschen, den introjezierten, ablehnenden und gefährlichen Objektbeziehungserfahrungen ein Zugang zur psychotischen Welt der Patienten möglich ist (Schiff 1980).

Die grundsätzliche Behandlungsphilosophie beschreibt J. L. Schiff folgendermaßen:

„Two major components are that patients know cognitively and/or viscerally what they need to get well, and that they can take responsibility for their functioning during treatment if they have a supportive environment while they develop new internal structures and options for behaviour" (Schiff 1975, S. 98).

Durch die Auseinandersetzung mit dem Behandlungsteam und Konfrontation psychotischen Verhaltens, Denkens und Fühlens auf emotionaler, körperlicher, kognitiver und auf der Verhaltensebene tritt im Laufe der Zeit die Psychose aktiv heraus. In einer Fülle kumulativer korrektiver und Defizit-reparativer Interaktionen wird die Psychose Schritt für Schritt veränderbar und die der Psychose zugrundeliegende pathologische Symbiose auflösbar.

„Das Ziel des therapeutischen Vorgangs ist es, die Psychose anzunehmen, in das geschlossene System der Psychose einzusteigen und als reaktives alternatives Objekt auf die kindlichen Bedürfnisse gesund zu reagieren" (Welch 1993).

Nachdem jedoch einfaches Helfen zu größerer Abhängigkeit und nicht zur Entfaltung und Entwicklung interner Strukturen führt, sind folgende *behandlungstechnische Grundregeln der transaktionsanalytischen Psychosentherapie* wichtig:

1. Konfrontation von Passivität zunächst auf der sichtbaren Verhaltensebene in der Praxis des Alltags („auch wenn du Stimmen hörst, kannst du abwaschen").

Passivität wird von J. L. Schiff und A. W. Schiff als nicht-problemlösendes Verhalten in vier Formen beschrieben: 1. nichts tun im Hinblick auf das Lösen des Problems, 2. Überanpassung als passiv-aggressive Adaption, 3. agitiertes Verhalten, 4. sich unfähig machen oder Gewaltanwendung (Schiff und Schiff 1977).

2. Annehmen der ursprünglichen kindhaften Bedürfnisse, phasengerechte Befriedigung dieser Bedürfnisse ähnlich wie bei einem Kind.

Insbesondere die Bedürfnisse nach Bindung und Abhängigkeit, ein alters- und entwicklungspsychologisch korrektes Verhältnis von Befriedigung und Forderung, ein nicht-seduktives und nicht-vereinnahmendes Ausmaß an Körperkontakt, das Bedürfnis nach Zugehörigkeit und Kontinuität im Sinne einer „psychologischen Adoption" und Raum für die konstruktiven aggressiven Strebungen im sicheren therapeutischen Rahmen sind Voraussetzung für die therapeutische Arbeit.

Mit der Wiederherstellung der Bindung und der Katharsis der unerträglichen Gefühle nehmen die psychotischen Symptome Schritt für Schritt ab (Bettighofer 1994). Diese Erleichterung der Symptomatik und ein erstes Fühlen des eigentlichen Selbst in der vitalen, lustvollen Realität sind neben der Angewiesenheit und Abhängigkeit Triebfedern und Motor des therapeutischen Fortschritts und des persönlichen Wachstums.

3. Verinnerlichung der bedürfnisbefriedigenden und spannungsmindernden korrektiven Beziehungserfahrung auf der emotionalen Ebene als Alternative zu den verinnerlichten pathologischen Objektbeziehungserfahrungen der Kindheit.

4. Integration der durch Konfrontation, Befriedigung und Verinnerlichung erreichten Spannungslösung und deren emotionale, verhaltensmäßige und kognitive Schlüsse in die sich neu entwickelnden bzw. enttrübten Denkstrukturen und Affektbereiche.

Zusammenfassend kann gesagt werden:

1. Annahme von Übertragung, speziell psychotische Übertragung durch das Behandlungsteam wird gefördert. Das psychotische System als Einstieg und als Kontaktmöglichkeit führt zur Möglichkeit der

2. Konfrontation psychotischen Verhaltens, Denkens und Fühlens durch das Behandlungsteam. Dies führt zum

3. Wiederauftauchen ursprünglicher Bedürfnisse und Wünsche.

4. Die Befriedigung gesunder Bedürfnisse und die damit verbundenen psychophysiologischen Lernprozesse führen zur

5. Integration ins Denken und Neuorganisation der Ich-Zustände, des Ich-Zustandsnetzes und des Bezugsrahmens.

6. Die Auflösung der pathologischen Symbiose und die Entwicklung von umfassender Autonomie und eigenständiger Lebensmöglichkeit sind das Ergebnis gelungener Neubeelterungstherapie.

Zur transaktionsanalytischen Sichtweise von Psychose und Regression

Die Psychose als Bindungs- und Beziehungssuche

Der akute psychotische Zustand wird bei der Methode der Neubeelterung als ein Angebot des Patienten gesehen, in das psychotische System einzusteigen. Die regressiven Bedürfnisse werden als typisch kindliche Bedürfnisse angesehen, als intensivster Wunsch nach gelungenen Objektbeziehungserfahrungen und der damit verbundenen Ich-Reifungsmöglichkeit (Fairbairn 1952; Winnicott 1965; Blanck und Blanck 1980, 1985). Bindung als zentraler Aspekt der frühen Kindheit (Bowlby 1975, Mahler 1983) ist ein Prozeß, der sowohl vom Kind als auch von der Mutter gleichermaßen ausgeht. Bei Psychotikern trifft die Bindungsnot, der Bindungswunsch des Kindes auf eine äußerliche oder/und emotional abwesende Mutter, die nicht oder in schädlicher Weise auf das Kind reagiert. Das Kind paßt sich der so erlebten Mutter an und stellt störendes Verhalten, bis hin zum Abstellen des Reizes, z. B. des Hungerreizes, ein.

„Das Kind erlebt die Mutter entweder als ablehnend oder als gefährlich. Weil das Kind die Beziehung zur Mutter als Muster seiner eigenen Beziehung zur Realität nimmt, erlebt es auch die Realität als ablehnend und gefährlich. Zur Zeit der Verinnerlichung der Objektbeziehungserfahrungen sieht es diese gefährlichen und ablehnenden Eigenschaften auch als seine eigenen an" (Welch 1993).

So gesehen ist der akute psychotische Zustand des Patienten ein aktiver Reparationsversuch mißlungener Objektbeziehungserfahrungen und die

dramatisch-symbolische Suche nach neuer Beelterung, nach ursprüngli-
chem, ganzheitlich bedürfnisbefriedigendem Kindsein.

Die Umwandlung der Wiederholung in ein Nachholen im Sinne einer gesunden Regression

Die regressiven Bedürfnisse der Patienten werden als Resultat unbefrie-
digter Kindheitsbedürfnisse gesehen (vgl. Bettighofer 1994) und weniger
als Abwehr. Das therapeutische Ziel ist es, in dieses geschlossene System
einzusteigen als ein alternatives Objekt, das auf die Bedürfnisse des Kindes reagiert. Die Therapeuten übernehmen die elterlichen Bindungen
und damit auch die Objektfunktion der leiblichen Eltern. Erst dadurch ist
es möglich, eine neue Verbindung von inneren Prozessen mit der äußeren Realität zu knüpfen. Ein Psychotiker, der in einer akuten Phase z. B.
einen Hungerreiz spürt, hat keine innere Strategie, diesen Reiz zu befriedigen. Das erlernte Muster ist es, entweder diesen Reiz zu ignorieren (in
Anpassung an eine Mutter, die nicht reaktiv war) oder sich selbst zu schä-
digen (als Anpassung an eine Mutter, die versucht hat, das Geschrei ab-
zustellen). Beide Strategien geben keine realen Möglichkeiten, den Hunger zu befriedigen. Um diese Anpassungen zu durchbrechen, ist es zuerst
nötig, die ungesunden Verhaltensweisen zu konfrontieren, aktuelle reale
Möglichkeiten, den Hunger zu befriedigen, bewußtzumachen und danach
auch etwas anzubieten, um die regressiven Bedürfnisse nach Gefüttert-
Werden zu befriedigen (vgl. Welch 1993). Diese, in Konfrontation und
Enttrübung des Denkens eingebundene korrektive Erfahrung ermöglicht,
eine erste Brücke zwischen innerer und äußerer Realität herzustellen, und
wird unter bestimmten Bedingungen als geglückte Objektbeziehungs-
erfahrung verinnerlicht.

Die Neubeelterungstherapie geht davon aus, daß pathologische verinnerlichte Objektbeziehungserfahrungen und entsprechende Objekt- und
Selbstrepräsentanzen bei Schizophrenen „gelöscht" werden können. Entsprechend der Erfahrung von J. L. Schiff ist dies nur bei Schizophrenen,
nicht aber bei Neurotikern möglich. Diese umstrittene Theorie, die von
mir nicht geteilt wird, beruht meines Erachtens auf der Tatsache der beeindruckenden Veränderung, die bei Schizophrenen durch die Neubeelterungstherapie möglich ist. Schritt für Schritt wird vom pathologischen El-
tern-Ich-Zustand, der ja ein von bedeutsamen anderen übernommener
Ich-Zustand ist, Besetzungsenergie *(Cathexis)* abgezogen, und die neuen
Objektbeziehungserfahrungen werden energetisch besetzt. Dies führt zu
einem Punkt, an dem die alten Objektbeziehungserfahrungen und deren
Introjektionen ins Eltern-Ich plötzlich nicht mehr oder praktisch nicht
mehr energetisch besetzt werden (vgl. Bettighofer 1994, der den Punkt, an
dem die psychotische Symptomatik praktisch nicht mehr auftritt, ähnlich
umschreibt).

Voraussetzung für diese Minder-Besetzung oder Nicht-mehr-Besetzung
der elterlichen Introjekte ist die Erfahrung in der Regression. Die Neubeelterungsmethode fördert in jeder Hinsicht die Regression, sieht Regres-

sion als gesund und heilend an und strebt eine Umwandlung der regressiven Wiederholung in ein Nachholen an.

„Im Rahmen von Verträgen über Regression auf frühe Entwicklungsstadien, in denen die Störung lokalisiert ist, wird einerseits dem Psychotiker die Kontrollmöglichkeit über seine psychotischen Tendenzen zugemutet, andererseits die darunterliegende frühe Bedürftigkeit mit ihm zusammen herausgearbeitet, im Schutz des Settings auch auf der Körperebene zugelassen und anschließend reflektiert" (Springer 1992, S. 118, vgl. Springer 1988).

Neubeelterung und Übernahme der Elternrolle

In der Praxis geschieht Übernahme der Elternrolle ähnlich, wie Bettighofer in seiner Falldarstellung beschreibt, im Eingehen einer symbiotischen Beziehung von Patient und Therapeut, in realer und symbolisch-realer Befriedigung entsprechend dem Regressionsalter. Durch die Befriedigung von unbewußten-bewußten Bedürfnissen wird die Regression verstärkt, und das Strukturniveau der Ich-Zustände des „Kindes" zur Zeit der Traumatisierung in seiner infantilen Form tritt hervor. Dies ist in der Regel das verborgene, mit extremem Kraftaufwand und psychotischer Symptombildung vermiedene psychische Niveau, auf dem der Patient hinter der Fassade des „funktionierenden falschen Selbst" im wesentlichen gelebt hatte.

Für dieses unendlich verletzte, verlassene und in der Regel auch mißbrauchte Kind gilt es nun, elterliche Funktionen zu übernehmen, die einerseits dem aktuellen Entwicklungsstadium entsprechen, andererseits durch klare Therapieverträge Kontinuität, Sicherheit und Schutz sicherstellen.

Während der meisten Zeit in den regressiven Stadien wird darauf geachtet, daß der Patient immer auch über nicht regressive Ich-Zustände verfügt und daß er diese, außerhalb der Regressionszeit auch gebraucht (z. B. Körperpflege, selbständige Versorgung, soweit möglich, etc.).

Die Übernahme der Elternrolle beinhaltet also

1. Vor Beginn der regressiven Arbeit wird mit dem Patienten zusammen ein *Behandlungsvertrag* erarbeitet, sofern der Patient nicht akut psychotisch ist. Dabei werden die Verantwortung des Patienten für seine Veränderung sowie spezifische Therapieziele betont (Erskine und Moursund 1991). Weil Regression nur im therapeutischen Kontext als heilend angesehen wird, wird auch spontanes Helfen ohne therapeutisches Konzept als Agieren des Therapeuten angesehen.

2. Die Lernschritte der normalen Entwicklung sind die Landkarte zur *Spezifizierung des aktuellen regressiven Zustandes* mit entsprechenden Befriedigungs- und Frustrationserfahrungen. Dies beinhaltet eine entsprechende Kenntnis der verschiedenen Theorien der Entwicklungspsychologie und der speziellen Entwicklungsaufgaben, die in den entsprechenden Entwicklungsstadien vorrangige Notwendigkeiten sind (Schiff 1975).

3. Die *Annahme des Patienten in diesen regressiven Bedürfnissen durch den Therapeuten,* der sich, über das Übertragungsgeschehen hinaus, auch zu konkreter Beziehungs- und Befriedigungsmöglichkeit bereit finden muß, ist ein zentraler Heilungsfaktor. J. L. Schiff drückt dieses Anliegen durch die Adoption der geheilten Psychotiker aus (Schiff 1975).

Übertragung und Abstinenz werden in der Neubeelterungstherapie anders gehandhabt als im Setting der transaktionsanalytischen und psychoanalytischen Neurosentherapie. Die Neubeelterungstherapie arbeitet zwar mit der psychotischen Übertragung, betont jedoch die darin sichtbaren Beelterungsdefizite, indem sie dem Übertragungsgeschehen konfrontativ und aktiv mit korrektiven Beziehungserfahrungen entgegentritt. Dies bedingt, daß der Therapeut als reale Person und nicht nur als Übertragungsfigur dem Patienten gegenübersteht und zusammen mit dem Patienten Befriedigungserfahrungen erarbeitet und anbietet. Ohne gegenseitige Annahme der tiefen Abhängigkeitsbedürfnisse ist aus der Sicht der Neubeelterungstherapie eine hinreichend gute und tragfähige Beziehungserfahrung nicht möglich. Dies wiederum bedingt eine veränderte Sichtweise von Abstinenz als einer sicheren inneren Haltung des Therapeuten, die durch Teambesprechungen, Einzel- und Gruppensupervision sowie fortlaufende Eigentherapie immer wieder erarbeitet wird.

4. Das *Durcharbeiten verschiedener regressiver Stadien* und die Überwindung dieser Stadien im Sinne der fortlaufenden Ich-Entwicklung bis zur Loslösung berücksichtigen die Annahme, daß das Entstehen einer Psychose nicht durch Einzelereignisse, sondern durch spezifische Beelterungserfahrungen, die auf allen Altersstufen wiederholt werden müssen, entsteht.

Daher ist auch Neubeelterung auf allen Entwicklungsstadien nötig, um langfristige Symptomfreiheit und Strukturveränderung zu erreichen. Als Entwicklungsschema können die Theorien von J. L. Schiff über die psychische Entwicklung in den einzelnen Altersstadien oder die von M. Mahler verwendet werden.

5. Die Sicherstellung von *Kontinuität, Sicherheit, Schutz* durch ein auf lange Zeiträume angelegtes therapeutisches Arbeiten muß vor Beginn der regressiven Arbeit gewährleistet sein. Die Neubeelterungstherapie wird im voll- und teilstationären Setting vor allem in familienähnlichen Gruppen angewandt. Der Vorteil einer Behandlung in Gruppen besteht in den Möglichkeiten, die die Gruppe bei den Haltefunktionen bietet und in der besseren Kontrollmöglichkeit bei Suizidalität und Homizidalität. Bei der ambulanten Einzeltherapie stellt die Methode eine außerordentlich hohe Anforderung an den Therapeuten dar und erfordert oft eine Adaption der Praxisführung an die jeweiligen Regressionsstadien des Patienten (Springer 1992).

6. Die *Beachtung der nicht-regressiven Ich-Zustände des Patienten,* über die auch der psychotische Patient verfügt, wird als sehr wichtig erachtet. Im Gruppensetting wird in den regressionsfreien Zeiten vom Patienten erwartet, daß er seinen Teil zum gemeinsamen Unterhalt beiträgt und Verantwortung für seine Körperpflege und seine Gesundheit übernimmt. Im Einzelsetting können die Patienten neben ihren regressiven Ich-Zuständen

z. T. ein normales Leben führen oder brauchen über begrenzte Zeiträume eine Versorgung durch dritte Personen.

7. Die *Gegenübertragung des Therapeuten* wird von J. L. Schiff zu wenig beschrieben. Sie ist jedoch bei der Arbeit mit früh gestörten Patienten das zentrale Instrumentarium der Eigenbeobachtung, in dem theoretische Konzepte und praktische Interaktionserfahrungen zusammenfließen (Federn, E. 1987). Das Verständnis von Psychose ist immer auch ein Verständnis der psychosenahen Anteile des Therapeuten selbst im Sinne der identifikatorischen Gegenübertragung auf emotionaler und kinästhetischer Ebene. In der Praxis wird von J. L. Schiff die Gegenübertragung ständig als wichtiges Instrumentarium der Überprüfung verwendet, jedoch theoretisch zu wenig beschrieben.

8. Die *Integration der Beelterungserfahrung ins Denken und die Folgen auf der Handlungsebene* werden von J. L. Schiff besonders betont. Dies umfaßt Informationen über die eigene Pathologie, deren Entstehungsgeschichte, die Struktur und Funktion der Ich-Zustände in pathologischer und gesunder Weise, die mit dem Patienten erarbeitet werden. Die kognitive Durcharbeitung der regressiven Erfahrung ermöglicht, das neue Objektbeziehungsgeschehen der Neubeelterung auch über das Denken zu verinnerlichen.

Zwei Forschungsergebnisse über Veränderungen durch Neubeelterungstherapie

In zwei von Gurtner (1993) referierten Untersuchungen wird die Wirksamkeit der Neubeelterungstherapie bestätigt:

Erb, J. L. et al. (1981) untersuchten 55 schizophrene Patienten am Cathexis-Institut in Oakland, Kalifornien, im Vergleich mit 16 schizophrenen, nicht medikamentös behandelten Patienten der Lafayett-Klinik sowie einer Kontrollgruppe von 15 Personen des Betreuungspersonals dieser Klinik.

Ausgehend von der Hypothese eines gestörten Serotonin-Metabolismus als biochemischer Indikator für Schizophrenie stellt die erhöhte Aufnahme von Tryptophan im Blut einen biologischen Indikator für eine Störung in diesem Bereich dar.

Die Untersuchung ergab eine hoch signifikante Bestätigung der Frage, ob Neubeelterungstherapie zu biochemischen Veränderungen führen kann. Die Tryptophanaufnahme der schizophrenen Patienten des Cathexis-Instituts fiel nach einer durchschnittlichen Behandlungsdauer von 33 Monaten auf ein Ausmaß, das dem durchschnittlichen Wert des Klinikpersonals entsprach. Weniger dramatische, jedoch definitive Verbesserungen zeigten sich im MMPI und auf einer sozialen Funktionsskala (Schiff 1990).

„*Wilson, T. et al. (1985)* beschreiben die Anwendung der Neubeelterungsmethode in einem Krankenhaus zur Behandlung schizophrener Jugendlicher und junger Erwachsener. In einer Untersuchung zeigte die nach den Cathexis-Konzepten behandelte Gruppe signifikante Verbesserungen des Goldberg-Index des MMPI und des adaptiven Funktionsniveaus nach Achse 5 des DSM-III" (Gurtner 1993, S. 22).

Literatur

Bettighofer, S. (1994), Neubeelterung als Methode in der Behandlung der Schizophrenie oder „Endlich kann ich das Kind sein, das ich bin!" In: Hutterer-Krisch, R. (Hrsg.), Psychotherapie mit psychotischen Menschen. Wien – New York, Springer, S. 354–368.

Blanck, G., Blanck, R. (1980), Ich-Psychologie II. Psychoanalytische Entwicklungspsychologie. Stuttgart: Klett.

Blanck, G., Blanck, R. (1985), Angewandte Ich-Psychologie. Stuttgart: Klett.

Bolwby, J. (1975), Bindung. Eine Analyse der Mutter-Kind-Beziehung. München: Kindler.

Erb, J. L. (1981), Discrimination between Schizophrenic and Control Subjects by Means of Plasma Dehydroepiandrosterone Measurements. Journals of Clinical Endocrinology and Metabolism 52 (2): S. 43.

Erskine, R. G., Moursund, J. P. (1991), Kontakt. Ich-Zustände. Lebensplan. Paderborn: Junfermann.

Fairbairn, W. R. D. (1952), An Object-Relations Theory of the Personality. New York: Basic Books.

Federn, E. (1987), Die Gegenübertragung in der Psychoanalytischen Sozialarbeit mit psychotischen Kindern und Jugendlichen. Psychosozial 10: S. 67.

Gurtner, M. (1993), Informationspapier zur methodenspezifischen Ausrichtung und zur psychotherapeutischen Ausbildungseinrichtung „ARGE Transaktionsanalyse", verfaßt und redigiert von Gurtner, M., Rath, I., Sejkora, K., Springer, G. In: Archiv des österreichischen Arbeitskreises für tiefenpsychologisch orientierte Transaktionsanalyse. Salzburg.

Mahler, M. S. (1983), Symbiose und Individuation. Stuttgart: Klett-Cotta.

Schiff, J. L. (1975), Cathexis Reader. New York – Evanstone – San Francisco – London: Harper & Row.

Schiff, J. L., Schiff, A. (1977), Neubeeltern von Schizophrenen. Neues aus der Transaktionsanalyse 1 (3): S. 102–113.

Schiff, J. L., Day, B. (1980), Alle meine Kinder. Heilung der Schizophrenie durch Wiederholung der Kindheit. München: Kaiser.

Schiff, J. L. et al. (1990), A Programme for Schizophrenia. Alamo: Selbstverlag.

Springer, G. (1988), Therapeutische Interventionen im Eltern-Ich. Salzburg: Archiv des Österreichischen Arbeitskreises für tiefenpsychologisch orientierte Transaktionsanalyse.

Springer, G. (1992), Das Psychosenkonzept der Transaktionsanalyse. In: Hochgerner, M., Wildberger, E. (Hrsg.), Frühe Schädigungen – Späte Störungen. Wien: Facultas.

Wilson, T. et al. (1985), Reparenting Schizophrenic Youth in a Hospital Setting. Transactional Analysis Journal 15 (3): S. 211–215.

Welch, R. (1993), Neubeelterungstherapie. Mainz: Unveröffentlichtes Manuskript.

Winnicott, D. W. (1965), Reifungsprozesse und fördernde Umwelt. München: Kindler.

Korrespondenz: Dipl.-Theol. Gerhard Springer, Mühlstraße 10, A-5023 Salzburg.

„Das Ich ist vor allem ein körperliches . . ."

Psychosentherapie mit Konzentrativer Bewegungstherapie

Markus Hochgerner

" . . . das ist ein wesentliches Anliegen dieser Psychopathologiebetrachtung, daß wir uns vergegenwärtigen, wie tief in die elementarsten Schichten des sich lebendig Fühlens, bis in die Leibliche hinein, der Schizophrene gestört ist. Und woher könnte ein stärkerer Impuls kommen als aus dieser Einsicht, als eben den Leib in die Therapie miteinzubeziehen."
(Scharfetter 1979, S. 15)

Zusammenfassung. Ausgehend von Freuds Überlegung, daß das Ich vor allem ein körperliches ist, stellt der Autor nach einer historischen Darstellung körpernaher Psychosentherapie psychotische Phänomene aus bewegungstherapeutischer Sicht dar. Auf dem Hintergrund einer multifaktoriellen Psychosengenese wird das Körper-Ich in Bezug zur motorischen, kognitiven und emotionalen Entwicklung des Kindes gesetzt. Psychoserelevante Entwicklungsstrukturen werden benannt. Überlegungen zur psychotherapeutischen Wirksamkeit der Konzentrativen Bewegungstherapie in der Psychosentherapie und die Darstellung von Vorgangsweisen in der Behandlung zeigen die Haltung des Therapeuten im Umgang mit psychotischen Menschen.

Einleitung

Der Titel, ein bekanntes Freud-Zitat (Freud, Das Ich und das Es, 1923, GW III, S. 294), verweist auf die somato-psychische Verankerung des Ich in der frühen Persönlichkeitsentwicklung, während S. Freud die Entwicklung des Ich-Apparates aus der frühen Persönlichkeitsmatrix beschreibt. Noch deutlicher wird der Gedanke in der 1927 erschienen englischen Ausgabe:

„Das Ich ist zuerst ein Körper-Ich; es ist nicht nur eine Gemeinsamkeit von Oberfläche, nein, es ist selbst die Projektion einer Oberfläche" und weiter in einer dann beigefügten Fußnote – „Das heißt, daß das Ich letztlich Körpersensationen entspringt, hauptsächlich denen, die die Körperoberfläche betreffen. Das Ich könnte deshalb als eine Projektion der Körperoberfläche betrachtet werden und dabei . . . die Oberfläche des psychischen Apparates darstellen" (Freud 1923, in: Pankov 1982, S. 93)[1].

---

[1] Die Überschrift des Artikels ist der deutschen Freud-Ausgabe entnommen. Die weitere Textstelle entnehme ich einer von G. Pankov zitierten englischen Ausgabe, deren sprachliche Klarheit mir bezüglich Körper-Ich klarer erscheint.

Ich möchte mich im folgenden mit dem Aspekt des „Körper-Ich", dessen Relevanz in der motorischen, kognitiven und emotionalen Entwicklung und der Einbeziehung des Leiblichen in die Psychosentherapie auseinandersetzen. Die praktische Anwendung wird durch den Beitrag von B. Rossdeutscher in diesem Buch dargestellt.

Leiblichkeit in der Psychosenbehandlung: Ein historisches Problem

In der Literatur zur Psychosenbehandlung werden die körperlichen Phänomene überwiegend als Körper„sensationen" beschrieben, ein offensichtlicher Beweis des Ver-rücktseins. Weniger wurde zur theoretischen Begründung und Darstellung von Möglichkeiten leibbezogener Interventionen mit psychotischen Patienten geleistet. Auf praxeologischer Ebene existiert im Gegensatz dazu ein reiches Handlungswissen, das körpernäheren Berufsgruppen, wie etwa Physiotherapeutinnen überlassen wurde, während sich die Psychotherapie mit den gestörten kognitiven und emotionalen Vorgängen der Kranken beschäftigte.

Gertrud Heller, Schülerin Elsa Gindlers, der bekannten Bewegungspädagogin im Berlin der Zwischenkriegszeit, arbeitet im Exil der Kriegszeit am Crinchton Royal Hospital in Schottland mit psychotischen Patienten. In einem Vortrag (Heller 1949) stellt sie die Verbindung von emotionalen Konflikten und körperlicher Haltung im „Ver-Halten" der Patienten dar und benennt die Hauptziele ihrer so benannten „Entspannungstherapie": Gewahrwerden des Patienten für seine Haltung/sein Handeln/sein Ver-Halten, das Lösen von Spannungen in Angeboten zur Verbesserung der Selbst- und Fremdwahrnehmung und Konzentration auf eine „einfache, sinnliche Erfahrung", ... so daß es erneut zu einem „Gefühl persönlicher Identität und einer Hier-und-Jetzt-Realität" ... in „einem wirklich funktionellen Zusammenspiel von Körper und Geist" (Heller 1949, in: Stolze 1984, S. 246) kommen kann. Diese Arbeit an der Wahrnehmung zur Wiedererrichtung und Stützung des Ich im psychotischen Krankheitsverlauf entspricht ganz Freuds Ansatz: „Die Wahrnehmung spielt für das Ich die Rolle, welche im Es dem Trieb zufällt" (Freud 1923, S. 293).

Gertrud Heller berichtet 40 Jahre nach ihrer Arbeit in Schottland: „Wenn wir (hingegen) solche modernen Bezeichnungen gewählt hätten wie ... Konzentrative Bewegungstherapie – was genauer sein mag – die Patienten würden erschreckt gedacht haben: ‚Oh, davon versteh' ich nichts!' Aber Entspannung, das war etwas, was jeder brauchte" (Heller 1985, S. 2, zit. nach Ankersmit 1992).

Als früher Pionier sei insbesondere auch der später emigrierte Analytiker Paul Schilder und seine grundlegende Arbeit zum Körperschema genannt. Er veröffentlicht erste Ergebnisse 1923 (Schilder 1923), dem Erscheinungsjahr von Freuds zitiertem „Das Ich und das Es". Bereits in der Emigration entwickelt er die Begrifflichkeit hin zum „Körperbild" (siehe weiter unten) – auch auf dem Hintergrund seiner Arbeit mit psychotischen Kindern (Mühlleitner 1992).

Für die Kontinuität theoretischer Auseinandersetzung mit Körperlichkeit im psychotischen Geschehen möge hier Gisela Pankov stehen, die in ihren Arbeiten zu Körperbild, Symbolisierung und Leiblichkeit nach dem Zweiten Weltkrieg die Diskussion aufgenommen hat (Pankov 1990).

Die Konzentrative Bewegungstherapie: Psychotherapie als leibhafter Zugang im therapeutischen Dialog

Die Konzentrative Bewegungstherapie wurde als gruppentherapeutisches Verfahren besonders im deutschsprachigen Raum ab 1958 durch Prof. Stolze/München tiefenpsychologisch fundiert und psychotherapeutisch angewandt. Die Methode wurde besonders an psychosomatischen Kliniken schon früh aufgegriffen und hat in modifizierter Form auch in der Psychosentherapie Eingang gefunden.

Einleitend eine Kurzbeschreibung der Methode:

„Die Konzentrative Bewegungstherapie ist eine psychotherapeutische Methode für Gruppen- und Einzelarbeit auf der Basis entwicklungspsychologischer Denkmodelle (Piaget, Erikson, Mahler, Stern, Lichtenberg) und tiefenpsychologischer Theorien (Ich-Psychologie, Selbst-Psychologie). Ausgehend von der Theorie, daß sich Wahrnehmung aus Sinnesempfindungen und Erfahrungen zusammensetzt, geht die KBT den Weg der bewußten Körperwahrnehmung im ‚Hier und Jetzt' – auf dem Hintergrund der individuellen Lebens- und Lerngeschichte. Nachdem Wahrnehmung und Bewegung eine Einheit bilden (Weizsäcker: Gestaltkreis; Piaget: sensomotorische Intelligenz), ist in der therapeutischen Praxis die Akzentuierung von Wahrnehmung (sensorische und kinästhetische) und Bewegung Angelpunkt für Erfahren, Handeln und Erinnern. Die Erlebnisebene und die Ebene des sprachlichen Ausdrucks bilden eine Einheit. Dem Sprechen kommt dabei folgende Bedeutung zu:

das Erlebte wird durch Versprachlichung ins Bewußtsein gebracht, d. h. begrifflich erfaßt, und somit den Ebenen des Denkens, der Assoziation, der Reflexion und der Kommunikation zugeführt.

So wird die sinnlich-emotionale mit der sprachlich-kognitiven Ebene verbunden. Jederzeit kann sich Vergangenes – auch Vorsprachliches – aktualisieren, d. h., dem Erleben nicht mehr zugängliche Gefühle und die dahinterliegenden Konflikte können auftauchen und im aktuellen Beziehungsgeschehen wiederholt und durchgearbeitet werden. Gesamt betrachtet geht es um eine Beziehungsgeschehen im Sinne des dialogischen Prinzips (M. Buber), wobei dem Körperdialog besondere Bedeutung zukommt."

(Aus dem Jahresprogramm 1993 des Österr. Arbeitskreises für Konzentrative Bewegungstherapie – ÖAKBT)

Psychotische Störung aus bewegungstherapeutischer Sicht

Körperliche Phänomene psychotischen Erlebens

Auf dem Hintergrund tiefenpsychologischer Entwicklungstheorie steht die zerbrochene Ich-Struktur, das verlorene Ich-Gefühl im Mittelpunkt der Überlegungen zum psychotischen Geschehen.

Generell führt psychotisches Erleben zu einer abnormen Differenzierung des Irrealen und einer Entdifferenzierung des Realen (Bartuska 1992) im Realitätsverlust. Die Rückkehr in frühe Ich-lose Zustände etwa in der Entwicklung einer Körperphantasmas kann als Heilungsversuch eines zerbrochenen, konfluenten und affektüberfluteten Ich gedeutet werden in der Anstrengung, hoch angstbesetztes primärprozeßhaftes Erleben aushaltbar zu strukturieren.

Besonders hilfreich erweist sich Scharfetters Ich-Psychopathologie anhand der 5 basalen Dimensionen des Ich-Bewußtseins im Hinblick auf „Körper-Ich"-Störungen (Scharfetter 1991):

1. Die *Ich-Vitalität* als „Gewißheit eigener Lebendigkeit" ist nicht mehr gegeben: Auf körperlicher Ebene werden Körperteile als tot, abgestorben und bewegungsunfähig erlebt.

2. Die *Ich-Aktivität* als „Gewißheit der Eigenbestimmung des Erlebens, Denkens, Handelns" ist nicht mehr vorhanden: Körperteile fliegen weg, übernehmen das Kommando im Tun, werden von außen kontrolliert, sind von fremden Mächten besessen.

3. Die *Ich-Konsistenz* „als Gewißheit eines kohärenten Lebensverbandes" steht nicht zur Verfügung: Eindrücke des Zerstückelt-Seins, Angst auseinanderzufallen oder der Eindruck fehlender oder unpassend zusammengesetzter Körperpartien.

4. Die *Ich-Demarkation* als „Abgrenzung des Eigenbereiches" ist ungewiß oder aufgehoben: Organe werden als ungeschützt, freiliegend, außerhalb oder jedem Einfluß ausgesetzt erlebt, das Gefühl völliger Ausgeliefertheit erzeugt größten Rückzug.

5. Die *Ich-Identität* als „Gewißheit der eigenen personellen, physiognomischen, sexuellen, biographischen Identität" bricht zusammen: Körperteile beginnen sich zu verwandeln, wandern, müssen immer wieder gefaßt, im Spiegel betrachtet werden, um sich über ihr Dasein Gewißheit zu verschaffen, da das Gefühl für die Kontinuität des eigenen Seins nicht mehr gegeben ist. Auch ein Bewegungssturm, körperliche Aggression oder Selbstverletzung können noch eine letzte Gewißheit über das eigene Sein verschaffen.

Die exemplarisch hier benannten Zustände müssen als sinnliche Realität des psychotischen Menschen verstanden und gewürdigt werden. Lange wurden Körperphänomene als „Halluzinationen" kategorisiert – wohl auch um das unfaßbare psychotische Geschehen, das die Identität des neurotischen Betrachters erschüttert, sich selbst besser vom Leib zu halten – sowohl Benedetti als auch Scharfetter weisen darauf hin (siehe unter „Körperschema und Körperbild").

Einige Faktoren in der Entstehung psychotischer Erkrankung

Gesunde Entwicklung bedeutet letztlich, eine Grenzlinie zwischen dem eigenen Selbst und der Außenwelt herstellen zu können und mit „Grundvertrauen, Daseinsgewißheit, Selbstgefühl, Selbstgewißheit, Selbstempathie, Selbstwertgefühl" und „Selbsterkenntnis im Sinne einer Selbstverständlichkeit" (Petzold 1992, S. 195) in Kontakt zur umgebenden Welt zu treten.

Im Sinne Petzolds multifaktorieller Genese psychotischer Erkrankung (Petzold 1990, S. 1014) wird psychotische Erkrankung unter Berücksichtigung genetisch-somatischer Einflüsse und insbesondere Entwicklungsschädigungen in den ersten Lebensjahren durch fortgesetzte Störungen/Konflikte/Traumata und Defizite in einem krankmachenden psychosozialen Milieu angesiedelt. Eine fortgesetzte Negativkarriere im weiteren Lebensverlauf kann in kritischen Lebenssituationen Dekompensation in psychotisches Erleben bewirken. Eine „verletzliche, sensible, unklar strukturierte Persönlichkeit mit brüchigem Selbst, schwachem Ich und diffuser Identität" (Petzold 1990, S. 1014) erlebt im Wortsinn „leibhaftig" die teilweise und manchmal auch vollständige Auflösung des basalen Ich-Bewußtseins.

Diese Entwicklung kann eintreten, falls insbesondere in den ersten Entwicklungsabschnitten die nahen Bezugspersonen nicht als „good enough mother" (Winnicott 1971) mit dem Kind in Dialog treten. Frühes Grundvertrauen, Daseinsgewißheit und Differenzierung werden im Körperdialog der präverbalen Zeit im Spielraum zwischen Mutter und Kind eingeübt und erfahren. Nach Sander (Sander, zitiert n. Grohte 1991) entwickeln sich verschiedene „Themen" in der frühen Interaktion – als erstes die „Grundregulation" (0–3 Monate): Mutter und Kind entwickeln ein Grundschema des Mit-einander-Seins. Phasen von gemeinsamem Tun in der Pflege und Stillen wechseln mit Ruhephasen. „Gegenseitige Aktivierung" folgt im 3. bis 6. Monat, das „Lächelspiel" steht im Vordergrund. Die Mutter greift Bewegungen, Laute des Kindes auf, Lächeln drückt gegenseitiges Erkennen aus, und die Mutter variiert den Dialog. Schon früh ist diese Interaktion „selbst- und weltbestätigend", wie Jessica Benjamin (Benjamin 1990) darstellt. Daniel Stern beschreibt dieses Wechselspiel treffend als „Tanz" (Stern 1992) zwischen dem Baby und seiner frühen Bezugsperson, der gelingen oder auch mißlingen kann – durch etwa (nach Petzold 1988) eine Defizitumgebung (mangelnde Stimulierung/zu homogene Stimulierung), fortgesetzte Störungen (uneindeutige oder inkonstante Stimulierung) oder Traumata (in externer oder interner Überstimulierung).

Verkörperte Lebensgeschichte

Welche Entstehungsgeschichte läßt sich angesichts des psychotischen körperlichen Störungserlebens analog zur affektiven Verwirrung und kognitiven Ungeordnetheit psychotischen Erlebens vermuten?

Die Grundannahme in der Konzentrativen Bewegungstherapie liegt in einer „verkörperten Lebensgeschichte" (Roßdeutscher 1991, S. 3): Jedes Erleben des Menschen wird in einem motorisch-affektiven, szenisch strukturierten Gesamteindruck im Sinne des Wortes in-karniert, eingefleischt und einverleibt in einer individuellen Lebens-Leibesgeschichte.

Ist das Ich nun vor allem ein körperliches – wie eingangs benannt, erscheint es notwendig, im weiteren Verlauf die Bezüge des Körper-Ich zur motorischen, emotionalen und kognitiven Entwicklung darzustellen.

Die Entwicklung des Körperbildes in der frühen Kindesentwicklung (P. Schilder), die Entwicklung der sensomotorischen Intelligenz als Basis begrifflich-sprachlicher Intelligenz (Piaget) in seiner gestaltkreishaften Entwicklung (v. Weizsäcker) und die emotional-körperliche Entwicklung von Objektkonstanz in der Begrifflichkeit der neueren Säuglingsforschung

(Stern/Papousek u. Papousek/Sander) wird im folgenden in Grundzügen benannt, ohne hier näher ausgeführt werden zu können.

Körperschema und Körperbild

In den ersten Lebensmonaten kommt es zur Ausprägung eines Körperschemas. Dies meint vorerst lediglich eine rein neuro-physiologische Funktion des Zentralnervensystems, „die eine topografische Darstellung des Körpers hervorbringt, die jeder mit sich trägt" (Hammerich 1989). Innere und äußere Wahrnehmungsreize werden über spezielle Reizleitungen (Exterozeptoren/Propriozeptoren) aufgenommen und ermöglichen die Wahrnehmung der aktuellen Lage/Haltung und Bewegung in einer Oberflächen- und Tiefensensibilität. Im frühen tonischen Dialog wird nun die Tiefenwahrnehmung des Körpers (protopatische Sensibilität) durch Drücken, Tragen, Herzen, „Begreifen" des Kindes entwickelt, die Wahrnehmung der Außengrenzen durch besonders zugewandten Umgang mit der Haut des Kindes gefördert. Im Kontakt und an der festen Grenze des/der anderen erfährt das Kind erste Differenzierungen des Außen/Innen als eine Grundkonstante früher Ich-Entwicklung.

Paul Schilder (Schilder 1935, zit. n. Hammerich 1989) erweitert das Körperschema um eine psychologische Komponente zum Körperbild: Nicht bloß das neurophysiologische Äquivalent unserer Wahrnehmungsreize bildet sich ab, sondern auch die Selbst- und Fremdzuwendung (im Schauen und Begreifen/Angesehen und Begriffenwerden), und die libidinöse Besetzung einzelner Körperzonen spiegelt sich im Erleben des Körperbildes wider. Und so „entsteht wirklich so etwas wie (der) Eindruck des Körpers. D. h. obwohl er durch die Sinne wahrgenommen wird, ist er nicht eine bloße Empfindung. Es gibt nämlich Vorstellungsinhalte und Bilder, die sich in ihnen zeigen. Es ist also nicht eine bloße Widerspiegelung" (Bednarek 1985, zit. n. Hammerich 1989, S. 2).

Das Körperbild ist somit ein subjektiv empfundenes Konstrukt, determiniert durch ständige Interaktion zwischen neurophysiologischem Körperschema und dazu einverleibten, in Korrespondenz stehenden psychischen Qualitäten: Etwa am Beispiel der Repräsentanz der Geschlechtsmerkmale im Körperbild wird deutlich, wie sie im Laufe der Libidoentwicklung und mit welcher Besetzung einverleibt wurden, aber auch, wie diese Körperbereiche nun aktuell einerseits innerpsychisch „verhandelt", andererseits auch bedeutet werden im Kontakt zur umgebenden Welt (Umgang in der Partnerschaft/kulturelle Schamgrenzen/Schönheitsideale etc.).

Die Gewinnung von Ich-„Funktionen, die den Zugang zur Realität herstellen" (Lempa 1992, S. 47), geschieht in der frühen Entwicklung im Kontakt mit der Bezugsperson, das reifende Ich des Kindes übernimmt mehr und mehr Fertigkeiten, die erst von der Mutter ausgeführt wurden. Lempa (Lempa 1992) beschreibt diesen Prozeß drastisch als eine Invasion des Ich, einer Übernahme von Körperregionen und Funktionen durch das Ich, die vorerst durch die Umgebung kontrolliert waren, also einer Aneignung des eigenen Körpers in Abgrenzung zur Umwelt. Das „Ich" wird so Zentrum in-

nerhalb eines „Körperbildes" („Körper-Ich"), das wiederum in ein umge-
bendes „Welt-Schema" (konkrete Umwelt) eingebettet ist (Waldvogel 1992,
S. 101).

„Wir erfahren diejenigen Prozesse und Dinge als der Außenwelt zugehörig, welche
in unserem Kopf außerhalb unseres Körper-Ichs lokalisiert werden. Das Körper-Ich
umfaßt alle unsere körperlichen Erfahrungen. Innerhalb des Körper-Ichs werden
unsere unkörperlichen Ich-Zustände und -Erlebnisse, also Vorstellungen, Gedanken und Gefühle empfunden."
(Waldvogel 1992, S. 101)

Psychotische Phänomene lassen sich so als radikaler „Wechsel der Be-
sitzverhältnisse" begreifen, indem die Funktionen des Ich, die den Zugang
zur Realität (sowohl der inneren als auch der äußeren) herstellen, in intra-
personelle und interpersonelle Enteignung und Okkupation (Lempa
1992) münden.

Auf dem Hintergrund der Körperbildentwicklung als Aneignung des eigenen Körpers und der Abgrenzung zur Umwelt in einem „Innen" und
„Außen" gewinnt nun der Begriff der Regression im psychotischen Geschehen eine ganz reale körperliche Dimension, und der Begriff „körperliche
Halluzination" im Wahnerleben entpuppt sich als reales Empfinden, konkrete Realität: Der Arm fliegt tatsächlich weg, der Bauch verfault spürbar von
innen heraus. Diese Wahrheit psychotischen Erlebens ist für neurotisch
strukturierte Menschen schwer aushaltbar und, wie Benedetti (Benedetti
1991, S. 87) beschreibt, ist die „Halluzination (der Psychotiker, M. H.) . . .
nichts anderes als die Wahrnehmung einer Realität, mit der wir uns nicht
identifizieren können. Indem wir dem Erleben der Kranken reale Dimension absprechen, stempeln wir das eigene zu einer ‚negativen Halluzination'."
Regression meint hier die Rückkehr zur frühen, undifferenzierten Körper-
Ich-Matrix unter Ausschaltung vieler höherer Kontroll- und Motivations-
strukturen. Die Deneutralisation der Triebe, so sinngemäß Benedetti (Benedetti 1992), ist nun einer Überschwemmung gleichgesetzt. Sublimation,
Abwehr ist nicht möglich, das Ich wird „überschwemmt von riesigen Qualitäten entfesselter Impulse, die der Kontrolle ontogenetisch höher ent-
wickelter Organisationsstrukturen entglitten sind" (Benedetti 1992, S. 90).
Leibimpulse (propriozeptive Reize) werden ungeheuer (im Wortsinn) erlebt, äußere Sinnesreize als überwältigend wahrgenommen oder irreal verknüpft (etwa: sich durch Töne in der Handbewegung gesteuert fühlen).

Bewegungstherapeutische Arbeit setzt hier im leiblichen Erleben an:
Arbeit an den Wahrnehmungsfunktionen im körperlichen Dialog kann in
Lempas Sinn zur Wiederaneignung des überschwemmten Körper-Ichs
führen und realitätsgerechtere Körperbilder rekonstruieren helfen. Die
Resomatisierung des fragmentierten Selbsterlebens kann allmählich wieder in der strukturierenden Verknüpfung von Körpererleben, Benennung
und dialogischem Geschehen im körperlichen und verbalen Bereich aufgehoben werden und Realitätsanteile des Patienten aktivieren. Benedetti
spricht in diesem Zusammenhang davon, daß „diese Patienten die Existenz
des eigenen Körpers (skotomisieren) und . . . sich gleichzeitig durch die
neue Körperschemarepräsentanz eine ausgemergelte, kümmerliche Selbst-

identität beschaffen. Das Gefühl negativer Existenz, das sonst das ganze Ich zu besetzen droht, wird also vom Körper gebunden, resp. absorbiert" (Benedetti 1992, S. 89). Heilsame Entwicklung kann so im Körpererleben, Anregung der frühen Funktionslust und vielfältigem Erleben integrierter Wahrnehmungsfunktionen (etwa den Fuß anfassen, ihn benennen und anfassen lassen, ihn betrachten und dabei bewegen) angeregt werden. Auch die Körperlichkeit des Therapeuten wirkt hier im nonverbalen Austauschprozeß im Sinne der Imitation und Identifikation seitens des Patienten. Rückgewinnung des Körperbilderlebens hat somit entscheidenden Anteil in der Wiedererrichtung des Selbst- und Fremdkonzeptes, der Neutralisierung von Triebenergie und der Eindämmung primärprozeßhafter Überschwemmung.

Die frühe Koppelung von Wahrnehmung/Bewegung und Denken/Sprechen

Piagets Darstellung der Sprach- und Intelligenzentwicklung schlägt eine Brücke vom vorsprachlichen zum sprachlich-symbolischen Raum. Die Einführung der Sprache in den gelebten Kommunikationsprozeß zwischen Kind und Umwelt erlaubt eine ungeheure Beschleunigung der Interaktionsvorgänge in der symbolischen Interaktion mittels Zeichen. Die präverbale Form des Wahrnehmens und Bewegens wird dadurch jedoch nicht beendet, sondern tritt lediglich zurück – als sichernde Hintergrunderfahrung in der sinnhaften Selbst- und Fremdgewißheit des umfassenden Selbst- und Fremderlebens. Für besonders tiefe Erlebnisse auch im Leben des gesunden Erwachsenen jedoch „fehlen uns einfach die Worte" – frühe Atmosphären bleiben oft unbenennbar, wiewohl besonders wirksam als Grundgefühle und Grundhaltungen, die unser Lebensgefühl förderlich oder hemmend untermalen. Psychotische Patienten können auf kein gesichertes positives Selbst- und Fremderleben im sensomotorischen Bereich zurückgreifen – das Unbenennbare bleibt uneingebettet und bedrohlich.

Wie wirken nun frühes Körpererleben und kognitive Strukturierung zusammen? Frühe, sensomotorische Intelligenz entsteht in einem Kreislauf von „Wahrnehmen" und „Bewegen" in den ersten Lebensmonaten und ist Basis von „Denken" und „Sprechen", das erst in der weiteren Entwicklung einen zweiten Kreislauf bildet. Die Koppelung dieser beiden Kreisläufe ermöglicht ein „Be-greifen" im doppelten Wortsinn. Eine geglückte Ausprägung der frühen sensomotorischen Intelligenz bildet „die Grundlage für Selbstbewahrung, Selbsterfahrung und Selbstentfaltung des Ich" (Stolze 1984, S. 74). Frühe Selbsterfahrung im ersten Lebensjahr gründet auf dem genannten ersten Kreislauf, wie schon im Weizsäckerschen Gestaltkreis (Weizsäcker 1986) dargestellt. Piaget konstatiert nun eine strukturell äquivalente Prozeßhaftigkeit zur späteren Abstraktions- und Symbolisierungsfähigkeit des Kindes:

„Die große Bedeutung der sensomotorischen Periode liegt nicht zuletzt darin, daß hier, zunächst noch auf der Ebene des konkreten Handelns und der Koordination von Wahrnehmung und Handlung (Bewegung, M. H.), die *Basis* des späteren verinnerlichten und extrem generalisierten Koordinierens . . . kurz des reifen *logischen*

Denkens gelegt wird . . . Aus dem noch ganz konkreten ‚*Begreifen*‘ der sensomotorischen Periode wird das verinnerlichte erkennende Begreifen der späteren Stufen"
(Hervorhebungen von Buggle, Buggle 1985, S. 52).

Was in der Sensomotorik nicht begründet ist, scheint auch in der späteren Abstraktion nicht gut begreifbar zu sein, bleibt brüchig im Benennen
des Erlebten und „Sinn-los", also nicht sinnlich erfaßt. Sensomotorische
Störungen können so Basis kognitiver und auch emotionaler Störungen
sein (Cserny 1989). Affekte können schlechter differenziert und verarbeitet werden, unbenennbar und somit auch im inneren Erleben unverhan-
delbar bleiben, und eine exzentrische Position zum eigenen Erleben (im
Sinne einer selbstreflexiven Fähigkeit) ist schwer einnehmbar: Eine Persönlichkeitsstruktur entwickelt sich, die wenig belastbar erscheint. „Solche
Menschen sind, um es in einem bildkräftigen, in der Psychologie allerdings
nicht gebräuchlichen Wort zu bezeichnen, unzulänglich ‚inkarniert‘" (Stolze 1984, S. 74).

Körper-Ich und emotionale Entwicklung auf dem Hintergrund
neuerer Säuglingsforschung

Die Säuglingsforschung der letzten 20 Jahre stellt die Interaktion zwischen
Kleinkind und Bezugsperson in den Mittelpunkt der Forschung
(Stern/Sander/Lichtenberg/Papousek u. Papousek). Konstatiert werden
insbesondere ein Repertoire verschiedener angeborener Affekte (etwa Interesse, Freude, Zorn, Ekel, Kummer, Traurigkeit, Scham, Erstaunen) und
die Fähigkeit des Säuglings und auch sein Impuls, mit der Umwelt von Beginn an Kontakt aufzunehmen, insbesondere mit seinen bereits aktivierten
Sinnesmodalitäten (Sehen, Hören, Riechen, Schmecken, Tast- und Bewe-
gungssinn). Interesse erscheint als grundlegendes Motiv, daß in einer gesunden Erwachsenenumwelt, wie insbesondere Papousek u. Papousek er-
forschten, auf intuitive transkulturell verankerte Verhaltensweisen der Eltern treffen, die die kindlichen Impulse adäquat aufgreifen können
(Hochgerner/Wildberger 1992, S. 16).

Frühe Interaktionserfahrungen bilden die Vorstufe zur Beziehungsfähigkeit des Kindes. Beziehungsfähigkeit signalisiert einen Entwicklungs-
sprung hin zur Eigenständigkeit in der Unterscheidung selbst/andere. Einer der zentralen Grundzüge von Beziehung ist „ein überdauerndes geisti-
ges Bild oder Schema, oder eine überdauernde Repräsentation der
anderen Person" (Stern 1979, S. 117). Diese Repräsentation ermöglicht
Objektpermanenz, als die innere Gewißheit der Existenz anderer Menschen auch ohne ihre direkte Anwesenheit. Dies ist ein entscheidender
Schritt auf dem Weg zur Selbstwerdung und bedeutet ersten Autonomiege-
winn. Die Qualität dieser Repräsentanzen hat entscheidenden Anteil an
der Ich-Organisation und wird von Kernberg (Kernberg 1988, zit. n. Waldvogel 1992, S. 179) als „essentieller Ich-Organisator" dargestellt.

Die verinnerlichte emotionale Färbung der frühen Beziehungserfahrungen und die gelingende Errichtung der Objektpermanenz kann als
Schneidelinie für mögliches späteres psychotisches Geschehen bezeichnet

werden. Winnicott (Winnicott 1985) beschreibt in seiner Darstellung der „Traumatisierung" sehr genau den frühen Zusammenbruch des sich entwickelnden Inbildes, falls das Kind mit einer abwesenden Mutter konfrontiert ist: Eine kurze Zeit kann das noch unsichere Inbild gehalten werden, danach entsteht Verzweiflung, letztendlich ein Bruch der Erfahrung der Kontinuität von Kontakt. Wird der Kontakt in der Phase der Verzweiflung erneut aufgenommen, kann das Inbild rekonstruiert werden – nach dem Bruch der Kontinuität ist Desintegration der beginnenden Ich-Struktur zu beobachten. „Nach der ‚Genesung' von einem Verlassenheitserlebnis ... muß ein Kind neu beginnen und ist dabei für immer seiner Wurzeln beraubt, die eine Kontinuität mit dem eigenen Ursprung bieten könnten" (Winnicott 1985, S. 113).

Besonders Daniel Stern (Stern 1979) beschreibt die Bildung von Repräsentationen im Menschen sehr anschaulich. Ausgehend von der Verinnerlichung von unbelebten Objekten (etwa Spielzeug) in geistige Schemata durch motorische Erfahrung und sensorische Eindrücke im Umgang mit dem Gegenstand beschreibt Stern, daß im Umgang mit Menschen und deren Repräsentation ein drittes Element hinzukommt, „die erregend-affektive Erfahrung des Kleinkindes" (Stern 1979, S. 122). Nur die Verknüpfung aller drei Elemente – des sensorischen, des motorischen und des affektiven – ergeben eine Art kleinste Erfahrungseinheit, die als Repräsentation verinnerlicht werden kann. Diese Repräsentationen werden in ihrer Vielzahl durch Wiederholungen zu „Netzen von Repräsentationen" verknüpft, die „einer Beziehung gleicht, die im Geiste existiert oder weitergeführt wird". So kommt es zu einer „Geschichte der Beziehung in Form der Repräsentation", und es entsteht eine „dynamische Interaktion zwischen dem Vergangenen und dem Gegenwärtigen" (Stern, ebenda). Auf diese Weise wird plausibel, wie Funktionen des Ich – Motorik und Sensorik – sich mit affektiver Besetzung im Erleben verbinden und somit Ursprung von Selbst- und Fremdgewißheit sind.

Nur auf der Basis dieser komplexen Entwicklungsvorgänge läßt sich nun die „psychotoxische Störung" (Spitz 1957) des Kleinkindes durch ungeeignete oder unzureichend gute Bezugspersonen auch als das Körper-Ich unmittelbar betreffenden Prozeß begreifen, da mit dem Affekt auch immer eine motorische und sensorische Erfahrung gespeichert zu werden scheint, was die Tiefe, Nachhaltigkeit und Wucht früher Defiziterfahrungen verständlicher macht und die äquivalente Prozeßhaftigkeit von körperlichen/emotionalen/kognitiven Prozessen in der Psychose verständlich erscheinen läßt. Einen nicht unbedeutenden Hinweis gibt Stern jedoch damit, daß er die Fähigkeit des Menschen zur Bildung solcher Repräsentationen lebenslang erhalten sieht. Möglicherweise liegt hier eine Erklärung vor, wie durch lange, geglückte Therapie Stabilisierung psychotischer Verläufe erreicht werden kann – im Sinne eines erneuten „Lern"vorganges in den dann möglichen Repräsentationen guter Inbilder.

Auf dem Hintergrund dieser Überlegungen erweist sich bewegungstherapeutisches Vorgehen als Heilungsansatz, der Vernetzung von Repräsentationen im über den kognitiven Moment hinausgehenden motorisch-sensorisch-affektiven Kontakt Therapeut – Patient entwickeln kann. Die „Einverleibung" der wohlwollend- zugewandten Beziehung kann Ich-stützende Funktion entwickeln im Sinne eines nachnährenden Kontaktes, ohne sich der Hoffnung hingeben zu wollen, primäres Versagen ungeschehen machen zu können. Übende, wieder-holende Angebote der Bewegungstherapie (siehe unter „Schwerpunkte bewegungstherapeutischen Arbeitens . . .") greifen so die frühe Übungsatmosphäre des Kleinkindes auf: Sensomotorisches Differenzieren, Erproben von Unterscheidung „Selbst – Andere" und Entwicklung von förderlichen Inbildern erlebter Erfahrung im therapeutischen Kontakt sind Ziele bewegungstherapeutischen Handelns.

Überlegungen zum bewegungstherapeutischen Handeln

Wenn, wie Scharfetter meint, Psychosynthese und nicht Analyse des psychotischen Menschen Aufgabe der Therapie ist, so kann als Ziel bewegungstherapeutischen Handelns die Entwicklung des Körper-Ichs als Basis einer umfassenderen Ich-Stärke mit verbesserter Selbstwahrnehmung und Selbstwertgefühl gesehen werden. Der „Wirklichkeitssinn des Patienten" (Thäkä 1981, S. 127) im Sinne einer Differenzierung und Integration des Ich soll – soweit möglich – wiederhergestellt werden.

Psychotherapeutische Wirksamkeit

Der Bewegungstherapeut hat die Möglichkeit, alle drei Bereiche integrierten Ich-Erlebens anzusprechen:

Im *körperlichen Bereich* durch Zuwendung zum Körpergeschehen mit Angeboten zur Körperwahrnehmung, die aktivierenden oder beruhigenden Charakter haben können – im Sinne der Anregung oder des Reizschutzes, den die „hinreichend gute Mutter" (Winnicott 1971) in der frühen Entwicklung übernimmt. Die Besetzung des Körpers kann erneut eingeübt werden – bis hin zur Benennung von Körperteilen und Funktionen. Interaktion im tonischen Dialog des direkten Berührens im Sinne des frühen Umgangs ist möglich. An den festen Grenzen des Therapeuten kann der Patient so das Eigene neu und ordnend erfahren.

Im *kognitiven Bereich* übernimmt der Bewegungstherapeut eine Art Übersetzerfunktion zwischen frühem averbalen Erleben im sensomotorischen Kreislauf des Wahrnehmens und Bewegens des Patienten hin zum Denken und Sprechen. So bekommen auch verwirrende, privatsprachliche und gestische Ausdrucksweisen des Patienten kommunikativen Gehalt, indem der Therapeut in die Welt des psychotischen Erlebens mitschwingt, antwortet und be-deutet. „Deutung" meint hier vor allem auch die Formulierung von Bewegungs- und Begegnungsangeboten, die das verschlüsselt Ausgedrückte in ein gemeinsam erfahrenes, kommunikatives Muster einbringt und interaktionellen Wert erhält. Die Herstellung eines gemeinsamen „Sinns", einer beginnenden sinnvollen Kommunikation ist so möglich (siehe dazu Bayerl-Roßdeutschers Fallbeschreibung in diesem Buch!).

Im *emotionalen Bereich* ist Kontakt durch die Verwendung von Gegenständen im gestaltenden Erleben psychotischer Vorgänge herstellbar. Grenzen können durch Seile dargestellt werden, Decken werden zu schützenden Hüllen oder lebensbewahrenden Inseln. Durch die Darstellung erfolgt ein Nach-außen-Kehren der psychotischen Innenwelt und damit auch schon „eine gewisse Objektivierung, der Patient hat etwas nach außen gestellt, was vorher in ihm war, und damit ist es auch schon begreifbarer" (sinngemäß zitierte pers. Mitteilung Prof. Stolze). Die Gegenstände können symbolischen Charakter erlangen – hier sei insbesondere auf die hohe Strukturierungskraft des Symbols im primärprozeßhaften Erleben hingewiesen (dazu: Lang 1992, S. 90, in: Hochgerner/Wildberger 1992). Im gestaltend-spielerischen Umgang mit Gegenständen in der Gruppe und Einzeltherapie fließen Spielelemente in einen erneut entstandenen frühen Spielraum ein, indem das noch Ungerichtete im Patienten präsent werden darf. Insbesonders Winnicott (Winnicott 1985, S. 66/67) beschreibt plastisch die grundlegende Wirkung des Spiels als schöpferischen Austausch von Zeichen zwischen zwei Menschen (hier Patient und Therapeut) für die Entstehung von Selbst-Gefühl. Voraussetzung dafür ist genügendes Vertrauen und daraus folgende Entspannung, die zu schöpferischem Spielverhalten führt, das den Beginn eines Selbstgefühles ermöglicht. Wichtig erscheint hier die wohlwollende Rückspiegelung des Therapeuten im Mitteilen seiner Gefühle und Gedanken, denn was L. Köhler für die menschliche Frühgeschichte formuliert, scheint hier zu gelten:

„Nur das an inneren Befindlichkeiten und Zuständen der Frühgeschichte gewinnt Wirklichkeit, was gezeigt und gespiegelt, mitgeteilt und geteilt, wahrgenommen und für wahr genommen wurde. Affektive Reaktionen und Reaktionen des autonomen Nervensystems werden dadurch, daß die Mutter sie erfaßt und versteht, benennt und auf sie eingeht, allmählich zu Gefühlen . . . Das Gefühl nicht wirklich, nicht lebendig zu sein, das wir bei manchen Patienten finden, hat seine Ursache in fehlender ‚shared awareness'. Etwas hat keine Resonanz gefunden" (L. Köhler 1984, S. 130, zit. n. Grohte 1991, S. 28).

„Shared awareness" („geteiltes Gewahrsein") und „Affect attunement" („Affekt-Einstimmung") werden als zentrale Begriffe der Babyforschung von Sander und Stern eingeführt (Grohte 1991). Affekt-Einstimmung meint, daß die Mutter Handlungsimpulse des Kindes in den ersten Lebensmonaten aufgreift, imitiert, jedoch leicht verändert – und so einerseits den Impuls des Kindes bestätigt und zu neuem, variiertem anregt. (Zum Beispiel: Die Mutter begleitet eine Bewegung des Kindes mit einem Ton.) Dies kann wiederum vom Kind aufgegriffen und verändert werden. Geteiltes Gewahrsein setzt dann ein, wenn das Kind beginnt, Erlebtes, Gefühltes in sprachlichen Ausdruck umzusetzen und mitzuteilen. Die Erfahrungen werden von der Bezugsperson geteilt und bestätigt – das Kind erfährt, daß eigenes inneres Erleben aufgenommen, geteilt und verstanden wird – und somit Realität erhält. Dieses bestätigte Gewahrwerden innerer Realität führt zur Selbstwahrnehmung eines selbstorganisierenden Kerns im eigenen Inneren – eine Art ursprüngliches Wissen um die eigene Existenz (selbst- und fremdbestätigt). Im Umgang mit Spielangeboten in der Psychosentherapie auf leibhafter Ebene ist nun die Vermittlung von Affect attunement und Shared awareness erneut im konkreten Erleben möglich, das zur Verinnerlichung von Erfahrungseinheiten (siehe oben) und Bildung positiv besetzter, innerer Objekte führen kann.

Schwerpunkte bewegungstherapeutischen Arbeitens in der Psychosentherapie [2]

Grundsätzlich werden stützende und strukturierende, regressionsmeidende Angebote im Vordergrund stehen.

Übungszentriert-funktionale Wahrnehmungangebote

Umgang mit Bodenerfahrung, Raumerfahrung im Liegen, Sitzen, Stehen und Gehen. Wahrnehmen und Bewegen von Körperteilen, Funktionen erproben, benennen, in Beziehung setzen zu sich und anderen. Erfühlen von Gewicht, Ruhe und Bewegung, körperlicher Beschaffenheit, insbesonders der Hauterfahrung im Sinne einer Hülle. Muskel-, Gelenks- und Sehnenwahrnehmung in der Kraft und Beweglichkeit, deren Grenzen und vor allem die Erfahrung des Stützgerüstes in den Knochen als festes Grundgerüst des eigenen Leibes. Der direkte, klar abgegrenzte leibliche Umgang im Sinne des tonischen Dialoges ist wichtiges Medium bewegungstherapeutischen Vorgehens.

Diese Angebote können in Einzel- oder Gruppentherapie, im Umgang mit sich selbst, dem Therapeuten oder Gruppenteilnehmern individuell gestaltet werden.

Umgang mit Gegenständen

Der Einsatz von Gegenständen erweist sich hilfreich in der Herstellung von Kontakt. Gemeinsamer Umgang wird erleichtert in der Triangulierung der Situation Patient – Therapeut durch den Gegenstand, Beziehung kann etwa über einen Ball entstehen. Das gemeinsame Tun mit dem Gegenstand wirkt angstmindernd, entspannend und eröffnet den Weg zu gemeinsamem Spielraum (siehe oben unter „psychotherapeutischer Wirksamkeit“). Der Gegenstand wird so zum Intermediärobjekt – zum Übermittler – und kann übend eingesetzt werden (etwa mit einem Ball die Körpergrenzen abrollen und so erlebbar machen), als szenisches Gestaltungsmittel oder als Symbolgegenstand bei positiver Besetzung auch im Sinne eines Übergangsobjektes.

Umgang mit Raum und Zeit

Bewegung im Raum und Erfahrungen zum Thema Rhythmus/Tempo/Zeit erlauben eine neue Orientierungsfähigkeit im realen Raum-Zeit-Kontinuum. Angebote zu Nähe und Distanz, Standpunkt einnehmen, Wechsel von Ruhe und Bewegung allein, zu zweit, zu mehrt, mit dem Therapeuten bet-

[2] Wichtige Überlegungen zu diesem Abschnitt verdanke ich Frau Prof. Dr. Thea Schönfelder, Hamburg.

tet eigenes Erleben erneut in ein Hier und Jetzt im Kontext von Vergangenheit und Zukunft.

Spielangebote

Strukturierte Spiel- und Gestaltungsangebote bieten den Rahmen für integriertes Handeln – etwa einfache Ballspiele sorgen für verbessertes Verweilen im Hier und Jetzt und haben verbindende Funktion zur Umwelt. Im Anknüpfen an frühere Spielerfahrung werden gesunde Ich-Anteile belebt und eine Aktivierung auf aushaltbarem Erregungsniveau angeboten.

Angebotsrichtlinien anhand der Scharfetterschen Ich-Dimensionen

Im folgenden die von Krietsch-Mederer formulierten Angebotsrichtlinien anhand der Scharfetterschen Ich-Dimensionen (Krietsch-Mederer, zit. n. E. Ankersmit 1992, S. 103/104).

Ich Dimension	*Angebote*
Ich-Vitalität:	Den Atemrhythmus des Patienten aufnehmen und verstärken. Bewegungen im Raum, die Lust und Spaß machen und den Patienten aus seiner Starre herausholen. Das Gefühl des körperlichen Wohlseins und der Kraft in den eigenen Bewegungen spüren lassen.
Ich-Aktivität:	Eigene Gerätewahl, Übungswahl und Partnerwahl. Mitspielen wie man möchte und aufhören, wann man möchte. Sich in verschiedenen Haltungen im Raum bewegen. Die Stimme und andere Signale wahrnehmen und Änderungen vornehmen. Vorzeigen von Bewegungen, die alle nachmachen, dabei das Ende selbst bestimmen und Führung abgeben.
Ich-Konsistenz:	Vermittlung von Körperstruktur im Sinne geordneten Ganzseins: Verbindungen von Wirbelsäule, Kopf, Rumpf und Extremitäten durch die Gelenke. Mechanischen Bewegungsabläufen entgegenwirken, der ganze Mensch soll beteiligt sein. Impulse für Ordnung und Zusammenhang geben.
Ich-Demarkation:	Jeder hat den eigenen Platz gekennzeichnet (z. B. Decke), Zueigenmachen des Platzes durch Tun und Erfühlen; er kann verlassen und wieder in Anspruch genommen werden. Den eigenen Platz verteidigen. Die eigenen Körpergrenzen über Gegenstand oder direkten Kontakt (Partner) erleben.
Ich-Identität:	Das eigene Gesicht mit den Händen spüren, die eigenen Hände im Kontakt mit Geräten und Partner erleben. Identität durch den eigenen Namen erleben (Namenrufspiele in verschiedenster Form).

Die Haltung des Therapeuten

„Die anzustrebende ‚Egofizierung' (Benedetti) der psychotischen Welt, d. h. die Auseinandersetzung ihrer Elemente und deren Integration und Zusammenschluß einerseits zu einem stabilen kohärenten Ich, anderseits zu der konstanten, mitmenschlich gemeinsamen, mit-teilbaren Umwelt setzt die Dualisierung der psychotischen Welt in einem Dialog voraus. Dualisierung bedingt ein Entgegenkommen des Therapeuten . . ." (Brücker 1989, S. 5). Der Therapeut hat die Aufgabe, Beziehung zum Patienten in dessen desintegrierter Welt herzustellen im Sinne einer Hilfs-Ich-Funktion. Einfühlung und Teilhabe an der leibhaften, bildhaften magischen Gestaltung psychotischen Erlebens ist Voraussetzung zur Begegnung auf dem Weg zu Kontakt und im geglückten Fall Beziehung zwischen Patient und Therapeut. Ein hohes Maß an Zuwendungsbereitschaft einerseits und klare Abgrenzung der Arbeitsebene im Sinne eines besonders verläßlich strukturierten Therapievertrages ermöglicht ein Setting, das Zuwendung und Abgrenzung erlaubt, im Winnicottschen Sinne „Holding function" darstellt – als Erfahrung von Gewähren und Versagen als Voraussetzung gesunder Ich-Entwicklung.

Die psychotisch-konfluenten Anteile können so angesprochen werden, und zugleich kann die nur in Akutphasen ganz zurückgedrängte, im Patienten aber vorhandene Realitätsebene angesprochen und verstärkt werden. Die Haltung des Therapeuten entspricht so dem Verständnis von „Psychotherapie als Phasenspezifische Aktivität" (Thäkä 1989, S. 124), indem der Therapeut die Aufgabe hat, frühe Defizitanteile (etwa des Gehaltenwerdens, der Zuwendung, des Herstellens Sinn-hafter Kommunikation) aufzugreifen und durch Einsatz seiner Komplementärreaktion auf die Bedürfnisse des Patienten einzugehen.

„Nähe und Distanz" ziehen sich als Grundthema durch die gesamte Beziehung Therapeut – Klient mit der Aufgabe des Therapeuten, hier achtsam den entsprechend förderlichen Umgang zu erfassen und adäquat herzustellen. Gelassenheit als Grundhaltung im Sinne des Gewährenlassens schützt vor zu großer Involviertheit in der Begegnung mit psychotischen Patienten.

Einbettung bewegungstherapeutischer Ansätze in einem integrierten Betreuungskonzept

Mehrdimensionale Betreuungskonzepte (Ankersmit 1992) mit medikamentöser Therapie, Sozialtherapie und Psychotherapie in Einzel- und Gruppenbetreuung scheinen den Erfordernissen psychotischer Patienten am gerechtesten zu werden. Nicht eine Person, sondern „die Station" als Ganzes bzw. Proponenten der Station sind als gesamt für die Therapie zuständig. Bewegungstherapeutische Ansätze sind gut in psychiatrische Settings einfügbar und ergänzen das Betreuungskonzept um die leiblich-interaktionelle Dimension.

Literatur

Ankersmit, E. (1992), Die Konzentrative Bewegungstherapie als therapeutische Intervention bei schizophrenen Kranken. Diplomarbeit, Universität Klagenfurt.

Bartuska, H. (1992), Dynamische Gruppenpsychotherapie. In: Hochgerner, M., Wildberger, E. (Hrsg.), Frühe Schädigungen – Späte Störungen. Beiträge aus der Sicht acht psychotherapeutischer Methoden. Wien: Facultas, S. 56.

Benedetti, G. (1992), Todeslandschaften der Seele, Vandenhoeck & Ruprecht, Göttinger.

Benjamin, L. (1990), Die Fesseln der Liebe. Basel – Frankfurt a. M.: Stroemfeld – Roter Stern.

Buggle, F. (1985), Die Entwicklungspsychologie Jean Piagets. Stuttgart – Berlin – Köln: Kohlhammer.

Ciompi, L. (1982), Affektlogik. Stuttgart: Klett.

Cserny, S. (1989), Das Leib-Seele-Problem. Entwicklungspsychologische Grundlagen für eine körperorientierte Therapie am Beispiel der Konzentrativen Bewegungstherapie. Dissertation, Universität Salzburg.

Freud, S. (1982), Das Ich und das Es. Freud-Studienausgabe. Frankfurt a. M.: Fischer.

Grohte, K. D. (1991), Weder Autismus noch Symbiose. Konzentrative Bewegungstherapie 20: 19–32. (Reutlingen: Deutscher Arbeitskreis für Konzentrative Bewegungstherapie.)

Hammerich, Ch. (1989), Körperschema – Körperbild – Körperimage. Unveröffentlichte Seminarunterlage, Köln.

Heller, G. (1949), Über meine Arbeit am Crinchton Royal Hospital. In: Stolze, H. (Hrsg.), Die Konzentrative Bewegungstherapie. Berlin: Mensch und Leben, S. 243–248.

Hochgerner, M., Wildberger, E. (1992), Frühe Schädigungen – Späte Störungen. Beiträge aus der Sicht acht psychotherapeutischer Methoden. Wien: Facultas.

Lang, O. (1992), katathymes Bilderleben bei Frühstörungen in: Hochgerner, M., Wildberger, E. (1992), Frühe Schädigungen – Späte Störungen. Beiträge aus der Sicht acht psychotherapeutischer Methoden, S. 90–92.

Lempa, G. (1992), Zur psychoanalytischen Theorie der psychotischen Symptombildung. In: Mentzos, S. (Hrsg.), Psychose und Konflikt. Göttingen: Vandenhoeck & Ruprecht, S. 83.

Mühlleitner, E. (1992), Biographisches Lexikon der Psychoanalyse. Tübingen: Edition diskord.

Pankov, G. (1982), Körperbild, Übergangsobjekt und Narzißmus. Jahrbuch der Psychoanalyse, Bd. 14. Stuttgart – Bad Cannstalt: Frommann-Holzboog, S. 93.

Pankov, G. (1990), Schizophrenie und Dasein. Stuttgart: Frommann-Holzboog.

Petzold, H. (1988), Integrative Leib- und Bewegungstherapie. Paderborn: Junfermann.

Petzold, H., Orth, I. (1990), Die neuen Kreativitätstherapien. Paderborn: Junfermann.

Petzold, H. (1992), Ein integratives Modell früher Persönlichkeitsentwicklung als Beitrag „klinische Entwicklungspsychologie" zur Psychotherapie. Integrative Therapie 1–2: 156–199.

Roßdeutscher, B. (1991), Konzentrative Bewegungstherapie: Behandlung einer chronisch-schizophrenen Patientin mit schweren Ich-Störungen. Diplomarbeit, Psycholog. Institut, FU Berlin.

Scharfetter, Ch. (1979), Psychopathologie und Therapie der Schizophrenen – Transkript eines Vortrages anläßlich des Deutschschweizertreffens der Lehrerinnen und Lehrer in Psychiatrischer Krankenpflege vom 2. Februar 1979.

Scharfetter, Ch. (1990), Schizophrene Menschen. Wien: Psychologische Verlagsunion Urban & Schwarzenberg.

Schilder, P. (1923), Das Körperschema. Ein Beitrag zur Lehre vom Bewußtsein des eigenen Körpers. Berlin.

Spitz, R. (1957), Die Entstehung der ersten Objektbeziehungen. Stuttgart: Klett.

Stern, D. (1979), Mutter und Kind. Die erste Beziehung. Stuttgart: Klett.

Stern, D. (1992), Die Lebenserfahrung des Säuglings. Stuttgart: Klett.

Stolze, H. (1979a), Selbsterfahrung und Bewegung. In: Stolze, H. (Hrsg.), Die Konzentrative Bewegungstherapie. Berlin: Mensch und Lebens, S. 74.

Stolze, H. (1979b), Über die Erweiterung des therapeutischen Raumes durch Konzentrative Bewegungstherapie. In: Stolze, H. (Hrsg.), Die Konzentrative Bewegungstherapie. Berlin: Mensch und Leben, S. 467.

Stolze, H. (1984), Die Konzentrative Bewegungstherapie. Berlin: Mensch und Leben.

Thäkä, V. (1981), Psychotherapie als phasenspezifische Interaktion. Jahrbuch der Psychoanalyse. Stuttgart: Frommann-Holzboog.

Waldvogel, B. (1992), Psychoanalyse und Gestaltpsychologie: Jahrbuch der Psychoanalyse (Beiheft) 18. Stuttgart. Frommann-Holzboog.

Weizsäcker, V. v. (1986), Der Gestaltkreis. Stuttgart: Thieme.

Winnicott, D. W. (1971), Therapeutic Consultations in Child Psychiatry. London: Hogarth Press.

Winnicott, D. W. (1985), Vom Spiel zur Kreativität. Stuttgart: Klett.

Korrespondenz: Dipl. Soz. Arb. Markus Hochgerner, Hütteldorfer Straße 173/5, A-1140 Wien.

Körpertherapeutische Ansätze in der Psychotherapie von Psychosen

Klaus-Dieter Maes

Zusammenfassung. Der Boom körperorientierter Psychotherapiemethoden in den letzten Jahren wirft die Frage nach der Brauchbarkeit dieser Ansätze für die Psychotherapie von Psychosen auf. Der Beitrag zeigt, daß körpererfahrungsorientierte Methoden in der psychiatrischen Psychosetherapie eine lange Geschichte haben. Forschungsansätze zu Körperbildstörungen bei psychotisch Erkrankten und teilweise darauf bezogene Psychotherapieansätze, die es in den USA seit den vierziger Jahren immer wieder gab, sind weitgehend in Vergessenheit geraten. Ältere und neuere Forschungsergebnisse und Erfahrungsberichte zur körperorientierten Psychotherapie von Psychosen werden dargestellt und grundlegende Aussagen herausgearbeitet. Die Vorgehensweisen einiger verbreiteter körperorientierter Methoden (Integrative und konzentrative Bewegungstherapie, Tanztherapie und Musiktherapie) in der Psychosetherapie werden auf Gemeinsamkeiten untersucht. Eine vom Autor durchgeführte bundesweite Befragung von Körpertherapeuten in psychiatrischen Krankenhäusern zeigt einen weitgehenden Konsens bezüglich grundlegender Arbeitsprinzipien. Positiv zu bewerten sind danach der Einsatz von Musik und Tanzelementen, die Beachtung der Beziehungsdimension und die Verwendung „intermediärer Objekte".

Einleitung

Die klassische psychoanalytische Behandlung beeinflußt bis heute die Vorstellung, daß verbale Kommunikation das vorrangige Medium der Psychotherapie ist. Diese Norm ist durch die Entwicklung, die sich auf dem Markt der Psychotherapiemethoden in den letzten Jahren vollzogen hat, immer mehr ins Wanken geraten. Methoden, die Körpererfahrung und Bewegung als therapeutische Medien einsetzen, erfreuen sich zunehmender Beliebtheit.

Ich möchte im folgenden zeigen, daß „körpertherapeutische" Methoden bei der Behandlung schwerer psychischer Erkrankungen ein Gefahrenpotential beinhalten, daß sie aber auch eine besonders erfolgversprechende therapeutische Perspektive eröffnen.

Hintergründe der Körpertherapie-Welle

Der Boom der körperorientierten Methoden hat nicht nur den bekannteren Ansätzen, wie etwa konzentrative Bewegungstherapie, Tanztherapie, Atemtherapie u. ä. zu mehr Popularität verholfen, sie hat auch neue Methoden ohne Bezug zu den klassischen psychotherapeutischen Systemen entstehen lassen. Insbesondere neuere Ansätze beziehen sich häufig auf fernöstliches Gedankengut oder sind der Esoterikbewegung zuzurechnen. Die Feldenkrais-Methode (Feldenkrais 1977, 1978), die sich auf neuropsychologische Modellvorstellungen bezieht, nimmt eine gewisse Sonderstellung ein.

Wodurch ist es zu einer Zunahme körperorientierter Methoden auf dem freien Psychomarkt gekommen?

In den vergangenen zwei Jahrzehnten hat sich eine Abkehr von der Vorstellung entwickelt, der Mensch könne durch Wissenschaft und Technik zum Beherrscher der Natur werden. Ereignisse wie der Reaktorunfall von Tschernobyl, aber auch Waldsterben, Ozonloch und Klimaveränderungen haben die Befürchtung wachsen lassen, im globalen Rahmen Opfer der eigenen Eingriffe ins Ökosystem zu werden. Das Gefühl der persönlichen Ohnmacht gegenüber dem Prozeß der Zerstörung der eigenen Lebensgrundlagen begünstigt *individuelle* Bewältigungsstrategien. Dazu gehören die verstärkte Beschäftigung mit Gesundheit und Körperlichkeit, aber auch das Aufkeimen eines neuen parareligiösen Mystizismus. Kann man schon die globale Zerstörung nicht verhindern, so muß um so sorgfältiger darauf geachtet werden, sich körperlich fit zu halten, sich gesund zu ernähren usw. Auch das zunehmende Interesse an Okkultismus und Esoterik seit Beginn der achtziger Jahre, in dem sich besonders drastisch die Abkehr von einem naturwissenschaftlich-rationalen Weltbild zeigt, muß als Bewältigungsstrategie gesehen werden: Nachdem die Menschen erkennen müssen, daß die Anwendung wissenschaftlicher Erkenntnisse eben doch nicht ermöglicht, sich die Erde „untertan" zu machen, treten sie die Flucht ins Übersinnliche an. Hier können die eben erst enttäuschten Allmachtsvorstellungen weiterleben.

Diese Entwicklungen führen zu einem wachsenden Mißtrauen gegenüber der Schulmedizin, die Erfahrungsheilkunde findet einen expandierenden Markt. Unter dem Schlagwort einer „ganzheitlichen Behandlung" werden die Grenzen zur Metaphysik fließend. Die Distanz zur akademisch-wissenschaftlichen Medizin und Psychologie verdeutlicht sich nicht nur in der Ablehnung einer empirischen Überprüfung der als erfolgreich propagierten Behandlungsmethoden; sie zeigt sich auch darin, daß gestaltpsychologische oder psychosomatische Modelle, die eine Überwindung des klassischen Leib-Seele-Dualismus versucht haben (etwa von Weizsäcker 1940, Buytendijk 1956, Mitscherlich 1967, von Uexküll 1963, 1986) nicht zur Kenntnis genommen werden.

Gefahren

Der Nimbus des Helfens und Heilens, der die psychotherapeutischen Methoden umgibt, verschleiert allzu leicht die Tatsache, daß es sich hier um einen *Markt* handelt, auf dem hart konkurriert wird, ein Dialog unter den Methoden in der Regel aber nicht stattfindet. Die vermeintliche Überlegenheit körperorientierter Methoden gegenüber traditionellen Methoden verbaler Psychotherapie beschreibt Gross (1984):

„Bei der konventionellen Therapie grübelt und redet der Patient. Bei den neuen ‚Blitz'-Therapien, die ein paar Tage, vielleicht ein paar Monate dauern, ist er mit seinen Gefühlen, Schreien, Spielen, Obszönitäten, mit seinem ganzen Körper dabei. Nicht nur, daß die neuen Therapien weniger kosten, nicht so lange dauern und ebensoviel versprechen wie die traditionellen Methoden, sie scheinen vielen gestreßten Patienten auch mehr Spaß zu machen" (Gross 1984, S. 336–337).

Die Konkurrenzsituation unter den Methoden und die zunehmende Distanz der „Psychoszene" von ihren klinischen Ursprüngen hat zur Folge, daß die Indikationsfrage: *Welche Behandlung ist für welche Störungsform geeignet?* nicht mehr gestellt, geschweige denn beantwortet wird. Die Gefahr besteht, daß die jeweiligen Methoden von sich behaupten, für alles und jeden geeignet zu sein und keine Ausschlußindikation mehr formulieren. Dies zeigt sich besonders da, wo der Markt körperorientierter Methoden von parareligiösen Psychosekten infiltriert wird. Ein Beispiel liefert die Sekte des Baghwan Shree Rajneesh, die nach Goldner (1990) die Psychoszene weltweit unterwandert hat. Hier werden nicht nur die klassischen psychotherapeutischen Ideale von Nachreifung und Ich-Autonomie durch Abhängigkeit ersetzt, es kommt auch zu einem inflationären Gebrauch des Therapiebegriffs ohne jeden klinischen Bezug: Alles ist Therapie, Therapie ist für jeden gut.

Gefahren scheint der Einsatz körperorientierter Methoden allerdings auch dort zu beinhalten, wo der Bezug zur wissenschaftlichen Psychotherapie gewahrt ist. Bezugnehmend auf die konzentrative Bewegungstherapie (KBT) warnt S. Becker davor, daß in der KBT-Arbeit der Widerstand des Patienten gegen die Preisgabe unbewußter Inhalte viel leichter als in einer verbalen Methode unterlaufen werden könne: „Dies ist zwar einerseits eine Chance der KBT, andererseits kann sie aber auch gerade dadurch zu einem potentiell gefährlichen Instrument werden, das äußerst behutsam gehandhabt werden muß" (Becker 1983, S. 207).

Stoffels (1986, 1988) hat besonders für die Psychosebehandlung einen positiv akzentuierten Widerstandsbegriff entwickelt. Er betont die Schutzfunktion des Widerstandes und rückt ihn in die Nähe des Autonomiebegriffes.

Chancen für die Psychosetherapie

Nach den bisherigen Ausführungen könnte der Eindruck entstehen, daß die Zunahme körpertherapeutischer Ansätze ein Gefahrenpotential bedeutet, wenn diese in der Behandlung von Psychosen zum Einsatz kommen. Besonders das Forcieren von Gefühlsäußerungen, die Reduktion der bewußten Kontrolle durch den Patienten, die vorübergehende Schwächung des Realitätsbezuges (durch meditative Techniken oder Verlagerung der Wahrnehmung von der Außen- zur Innenwelt) und nicht zuletzt mystische Erklärungsmodelle scheinen insgesamt eher geeignet, psychotische Erkrankungen zu begünstigen als sie zu behandeln. Trotz dieser Gefahren glaube ich, daß die zunehmende Popularität körpertherapeutischer Methoden eine Chance eröffnet für die Psychotherapie von Psychosen, die bisher als nicht „psychotherapiefähig" galten, wenn die durch die Psychoanalyse beeinflußten Kriterien angelegt wurden.

Beim überwiegenden Teil der psychotischen Erkrankungen ist die sprachliche Symbolisierungsfähigkeit erheblich gestört. Sprache kann ihre Kommunikationsfunktion verlieren, indem der Bezug auf vereinbarte Sprachkonventionen verlorengeht; besonders im postakuten Krankheitsstadium kommt es häufig zu einem Rückzug aus der verbalen Kommunikation, der Patient erlebt seine Sprache als defizitär und hat den Eindruck, sich nicht mehr mitteilen zu können. Wird therapeuticherseits die verbale Kommunikation forciert, so kommt es zu erheblichen Frustrationen und Mißerfolgserlebnissen, die wiederum den Rückzug des Patienten verstärken. Huber (1983) und Süllwold (1977) haben in ihrem Modell der „schizophrenen Basisstörung" die kognitiven Defizite beschrieben, die dem Patienten eine effiziente sprachliche Kommunikation erschweren.

Körperorientierte Arbeit läßt sich so gestalten, daß dem Patienten weniger Frustrationen auferlegt werden als im Gespräch. An das sprachliche Symbolisierungsvermögen, die Merkfähigkeit und das Konzentrationsvermögen werden geringere Anforderungen gestellt, so daß dem Patienten die aus der Gesprächsbehandlung bekannten Mißerfolgserlebnisse erspart bleiben. Die Abläufe in der Therapie sind konkret, handlungsbezogen und unmittelbar, was dem vorrangigen Ziel der Realitätsorientierung in der Psychosebehandlung entgegenkommt.

Ein weiteres Argument spricht für die Anwendung körperorientierter Verfahren: Psychosen greifen so weit in die Identität des Erkrankten ein, daß es zu umfassend und damit leibnah erlebten Störungen kommt. Aus diesem Grund haben die Körperbildstörungen von Psychosekranken immer wieder das Forschungsinteresse geweckt.

Ältere Forschungsergebnisse

In den fünfziger und sechziger Jahren wurde von einer Autorengruppe um Fisher und Cleveland eine ausgiebige experimentelle Forschung betrieben, die vor allem die genauere Aufklärung der Körperwahrnehmungsstörungen psychotischer Patienten zum Ziel hatte (Fisher 1963, 1964). Es ist erstaunlich, daß diese empirische Forschung in der aktuellen Diskussion um körperbezogene Psychotherapie von Psychotikern im deutschen Sprachraum allgemein keine Beachtung findet.

In ihrem Werk „Body Image and Personality" stellten Fisher und Cleveland 1958 umfangreiche Forschungsergebnisse zum Zusammenhang von Körperselbstwahrnehmungen und Persönlichkeitsstruktur vor (1968²). Die Autoren haben Meßgrößen für die Durchlässigkeit bzw. Konstanz der subjektiv wahrgenommenen Körpergrenzen entwickelt, die sie aus den Antworten von Versuchspersonen auf die Tintenkleckse des Holtzmann- bzw. des Rorschach-Tests ableiteten. Die beiden Meßgrößen, „Barrier"- und „Penetration Score" genannt, differenzierten nicht zwischen der Kontrollgruppe und einer Neurotikergruppe, unterschieden aber deutlich zwischen Psychotikern und Nicht-Psychotikern. Es wurde nachgewiesen, daß sich bei einer Besserung des Krankheitsbildes beide Meßgrößen veränderten; dies wurde von den Autoren im Sinne einer Festigung der subjektiv erlebten Körpergrenzen interpretiert.

Cleveland, Fisher, Reitman und Rothaus berichteten 1962 von einer sehr elaborierten experimentellen Versuchsanordnung, in der die Versuchspersonen unter Laborbedingungen Größenschätzungen von Körperteilen, inneren Organen, aber auch von nicht zur Person gehörenden Größen wie etwa einem Baseball oder einer Entfernung von 12 Zoll abgeben sollten. Die Größenschätzung mußte dabei u. a. durch Verschiebung zweier Leuchtstäbe in einem dunklen Raum oder durch Auswahl von Abbildungen in der „richtigen" Größe vorgenommen werden. Es stellte sich heraus, daß schizophrene Patienten die Körperteile in der Größe erheblich überschätzten, während die Größe des Baseballs richtig eingeschätzt wurde. Eine Gruppe von nicht psychotischen Patienten und eine Gruppe von College-Studenten wichen bei der Einschätzung der Körperteile nicht signifikant von der tatsächlichen Größe ab. Auch die Entfernung von 12 Zoll wurde von den psychosekranken Patienten signifikant genauer eingeschätzt als von der Kontrollgruppe. Am Rande bemerken die Autoren, daß in einem Vorversuch eine Mitarbeitergruppe von Psychologen und Studenten die Größe des Kopfes ebenso stark überschätzte wie die Schizophrenen.

Die Forschungsergebnisse zur Wahrnehmung von Körpergrenzen und -dimensionen bringen die Autoren in folgender Hypothese zusammen: Dadurch, daß der schizophrene Patient seine Körpergrenzen als schwach und unbestimmt erlebe, blähe sich das Körperbild gewissermaßen auf, so daß es zu einer Überschätzung der Körperdimensionen bei ansonsten intakter Wahrnehmung komme.

Burton und Adkins (1961) untersuchten ebenfalls unter experimentellen Laborbedingungen eine vergleichbare Fragestellung, haben aber offenbar ein tiefenpsychologisches Bezugssystem, das sie bei der Interpretation der Ergebnisse zu Hilfe nehmen. Sie fanden ebenfalls, daß schizophrene Versuchspersonen die Größe von Körperteilen stärker überschätzten als die Kontrollgruppe. Die größten Differenzen traten bei Fingern, Auge, Nase und Mund auf, obwohl diese Körperteile im Gegensatz zu den ebenfalls eingeschätzten inneren Organen sichtbar sind. Die Autoren glauben, daß „unbewußte pathologische Bedürfnisse" dazu führen, daß psychosekranke Patienten Körperteile besonders stark überschätzen, die als Sinnesorgane der Kontaktaufnahme mit der Umwelt dienen (Burton und Adkins 1961, S. 137).

Mit der schnell wachsenden Zahl der experimentellen Untersuchungen zu diesem Thema wuchs schließlich auch die Zahl der Widersprüche zwischen den Ergebnissen. Es ist zu vermuten, daß die Vielzahl experimentell kaum kontrollierbarer Variablen des psychiatrischen Praxisfeldes dazu beigetragen hat, daß mit wachsender Zahl der Untersuchungen die Ergebnisse immer widersprüchlicher wurden und damit die grundlegenden Annahmen immer fragwürdiger.

Bemerkenswert ist es, daß die empirische Forschung zu den Körperbildstörungen von Psychotikern praktisch keine therapeutischen Konsequenzen hatte. Die Untersuchungen beschränkten sich offenbar auf ein diagnostisch-experimentelles Interesse und befaßten sich nicht mit der Entwicklung entsprechender therapeutischer Strategien. Inwieweit die Ergebnisse von Fisher und Cleveland von praktisch tätigen Therapeuten rezipiert wurden, ist schwer zu beurteilen, weil sich ein solcher Einfluß nicht unbedingt in wissenschaftlichen Veröffentlichungen niederschlagen würde. Ein Brückenschlag zwischen der klinischen Forschung und der praktischen Psychotherapie wäre bei der hier beschriebenen Thematik wünschenswert und produktiv gewesen.

Erfahrungsberichte aus den USA

Die Herrschaft des Nationalsozialismus und die Emigration vor allem der analytisch orientierten Therapeuten führte dazu, daß sich körperorientierte Ansätze der Psychosebehandlung seit den vierziger Jahren vor allem im angloamerikanischen Sprachraum entwickelten. Über diese therapeutischen Ansätze liegen nur wenige Veröffentlichungen vor. Bei diesen handelt es sich eher um Erfahrungsberichte aus der klinischen Praxis als um theoretisch fundierte Therapiesysteme.

Einen der frühesten Erfahrungsberichte über klinische Tanztherapie geben Bender und Boas bereits 1941. Sie berichten über ihre Arbeit mit zwölfjährigen Kindern einer psychiatrischen Beobachtungsstation. Die Autorinnen bringen die Kinder häufig am Boden in Bewegung, lassen sie rollen, krabbeln, „Schubkarren spielen" und Purzelbäume schlagen. Sie betonen die ordnungsstiftende Funktion des Rhythmus und beobachten, daß die rhythmische Vorgabe bei den Kindern ein Gruppengefühl entstehen läßt.

Zu Beginn der sechziger Jahre berichtet eine amerikanische Autorengruppe, zu der auch die Tanztherapeutin Trudi Schoop gehört, über die Entwicklung einer „Body-Ego Technique", BET (May, Wexler, Salkin und Schoop 1963; Goertzel, May, Salkin und Schoop 1965). Die Autoren bezeichnen ihr Vorgehen als „vorwiegend nonverbaler Ansatz der Psychosebehandlung mit theoretischer Fundierung in der Ich-Psychologie" (Goertzel et al. 1965, S. 54) und beziehen sich auf die Forschungsergebnisse von Fisher und Cleveland.

Es wurde offenbar ein differenzierter Behandlungsansatz für Einzel- und Gruppentherapie entwickelt, mit dem auch stark regredierte und autistische Patienten behandelt wurden. Fast durchgehend werden Rhythmus und Musik eingesetzt. Es wird sehr variantenreich mit vorgegebenen Haltungen und Bewegungen gearbeitet, es wird aber betont, daß die Patienten nie gebeten werden, ihre *eigenen* Gefühle zum Ausdruck zu bringen. Vielmehr wird hervorgehoben, daß es darum gehe, durch die Erkrankung verlorene Bewegungs- und Gefühlsmöglichkeiten wieder aufzubauen, und daß die Arbeit somit einen erzieherischen Schwerpunkt habe. Emotionale Probleme sollten nicht thematisiert werden, soziale Interaktion sei „eher ein Ergebnis als ein zentrales Ziel" (Goertzel et al. 1965, S. 56). Schließlich betonen die Autoren, daß die BET der verbalen Psychotherapie zuarbeite bzw. sie vorbereite. Hier deutet sich ein Statusproblem körperorientierter Psychotherapie an, auf das ich weiter unten noch eingehen werde.

Neben Marian Chace war die Schweizerin Trudi Schoop die erste, die in den USA den Tanz als therapeutisches Mittel bereits ab den vierziger Jahren bei psychotischen Patienten einsetzte. Erst 1981 erschien die deutsche Übersetzung von Schoops „. . . komm und tanz mit mir!". Die Autorin gibt keine Rezepte für die Arbeit mit Psychosekranken, sondern berichtet über ihre Arbeit unter Einziehung ihrer persönlichen Biographie. Sie betont vor allem, daß sie Tanztherapie nicht als wissenschaftliche klinische Disziplin betrachtet. Ausgangspunkt könne für sie nur die künstlerische Gestaltung sein (Schoop 1981, S. 113).

Beiträge aus Deutschland und aus der Schweiz

Auch im deutschen Sprachraum finden sich Berichte über körpertherapeutische Arbeit mit Psychosekranken, die ihren Ausgangspunkt nicht bei einer der etablierten körpertherapeutischen Methoden nehmen, sondern eher in der klinischen Praxis entwickelt wurden.

Sophie Mederer (später Krietsch-Mederer) berichtet 1968 von ihrer körpertherapeutischen Arbeit mit schizophrenen Patienten im Landeskrankenhaus Schussenrieth. Sie gibt einen sehr anschaulichen Bericht und bezeichnet ihre Methode schlicht als „Bewegungstherapie mit Schizophrenen". Mederer hält eine freundliche und warme Atmosphäre für die wichtigste Arbeitsgrundlage zum Abbau von Angst und Mißtrauen. Sie geht davon aus, daß psychosekranke Patienten nach extrem angsteinflößenden Körpererfahrungen eine reduzierte Körperwahrnehmung entwickeln und gleichsam ihren Körper als „Außenwelt" betrachten. Sie folgert:

„Die wesentlichste Aufgabe, die sich hier für die Bewegungstherapie stellt, ist die, den Schizophrenen seine Körperlichkeit wieder spüren zu lassen, und zwar lustvoll spüren zu lassen, damit er sie gerne annimmt" (Mederer 1968, S. 8).

Wichtig sei das spielerische Herangehen, das eine Überwindung der Angst des Patienten vor seiner Körperwahrnehmung ermögliche. Mederer setzt Geräte wie Bälle, Reifen und Rhythmusschlaginstrumente ein. Leibliche Erfahrungen werden allein oder mit den Mitpatienten gemacht. Themen sind u. a.: Gewicht, Kraft, Standfestigkeit spüren. Auch die soziale Erfahrung sei wichtig, z. B. „sich in eine Gemeinschaft einfügen, aufeinander Rücksicht nehmen, jeden in seiner eigenen Art gelten zu lassen" (Mederer 1968, S. 6) usw. Die Autorin nennt zahlreiche Beispiele für das Experimentieren mit Raum und Zeit, beide Begriffe seien bei den psychosekranken Patienten schwer gestört. Als wichtigste Elemente werden dabei Musik, Lieder und vor allem Rhythmus eingesetzt.

Maurer-Groeli stellt in einer 1975 veröffentlichten Studie an vier Patienten eine Technik vor, die sie als „Körperzentrierte Gruppenpsychotherapie mit schizophrenen Kranken" bezeichnet. Das Vorgehen unterscheidet sich durch den stark strukturierten Übungscharakter deutlich von den bisher vorgestellten Ansätzen.

Die Patienten sitzen wie in einer Gesprächsgruppe im Kreis auf Sesseln.

Ein einleitendes Gespräch soll eine ruhige, wohlwollende und entspannte Atmosphäre vermitteln, Fokus ist „die Wertschätzung des Körpers bzw. die Beziehung zum eigenen Körper" (Maurer-Groeli 1975, S. 312). Die Patienten betasten bzw. beklopfen dann ihre Körperoberfläche wechselnd mit der linken und rechten Hand. Zur Auflockerung werden anschließend Arme und Beine ausgeschüttelt, die Patienten hüpfen dann im Stand, es folgt ein Fühlen des eigenen Pulses im Sitzen und eine Konzentration auf das Körpererleben im Ruhezustand. Die Behandlung wird dreimal wöchentlich maximal 50 Minuten lang durchgeführt, die Patienten werden gebeten, die Übung auch außerhalb der Gruppe zweimal täglich 10–15 Minuten lang zu praktizieren. Der Versuch eines empirischen Nachweises der Wirksamkeit dieses Vorgehens (Maurer-Groeli 1976) ist auch wegen der erheblichen methodischen Mängel als mißlungen anzusehen. Später nimmt die Autorin den Anspruch zurück, daß es sich bei ihrem Vorgehen um ein psychotherapeutisches Verfahren gehandelt habe, sie spricht nur noch von „körperzentrierter Gruppentherapie" (Maurer 1987).

Der Ansatz des Schweizer Psychiaters Scharfetter zur „Leiborientierten Theorie schizophrener Ich-Störungen" (Scharfetter 1982, Scharfetter und Benedetti 1978) ist im deutschen Sprachraum besonders populär. Viele Praktiker beziehen sich auf Scharfetter, obwohl dieser, genau betrachtet, kein brauchbares therapeutisches System entwickelt hat.

Scharfetter versteht schizophrene Psychosen im wesentlichen als Störungen des leiblichen Ich-Bewußtseins und definiert fünf „basale Dimensionen des Ich-Bewußtseins", in die er die vielfältigen Störungen psychotischer Patienten, wie sie im klinischen Alltag zu beobachten sind, einordnet. Bei einer Störung der Gewißheit des Lebendigseins spricht er von *Ich-Vitalitätsstörung*, bei Fremdsteuerungs- oder Beeinflussungserlebnissen von *Ich-Aktivitätsstörung*, bei Auflösungserlebnissen des leiblichen oder leibseelischen Zusammenhangs von *Ich-Konsistenzstörung*, bei Schwächung oder Aufhebung der Ich-Nicht-Ich-Abgrenzung von *Ich-Demarkationsstörung* und bei Unsicherheit über die eigene Identität schließlich von *Ich-Identitätsstörung*.

Scharfetter nennt zahlreiche klinische Fallbeispiele. In die fünf Dimensionen läßt sich eine breite Palette klinischer Symptomatik einordnen. Aus der Deskription der Symptome leitet Scharfetter körpertherapeutische Empfehlungen ab, deren Ziel die Korrektur und Wiederherstellung der gestörten körperlichen Wahrnehmung ist. Dabei geht die Therapie „vom Erleben des Betroffenen aus und nimmt von seinen ‚Symptomen‘ den Hinweis auf das Vorgehen" (Scharfetter 1982, S. 246). Seine Vorschläge, die hier nicht im einzelnen aufgeführt werden können, setzen direkt am psychopathologischen Symptom an und haben die Aufhebung der Störung zum Ziel.

Es ist zu vermuten, daß Scharfetters System deshalb so populär geworden ist, weil es eine überaus einfache Zuordnung komplexer klinischer Phänomene auf lediglich fünf Dimensionen ermöglicht und daraus auch noch unmittelbare körpertherapeutische Empfehlungen ableitet. Das Verständnis schizophrener Psychosen als leibnah erlebte Ich-Störungen durch einen etablierten Psychiater wertet die körperorientierte Arbeit mit Psychosekranken erheblich auf. Trotzdem dürfen die wesentlichen Schwächen von Scharfetters System nicht übersehen werden: Seine Vorschläge sind sehr unmittelbar am Symptom orientiert und enthalten kaum Überlegungen zur therapeutischen Realisierbarkeit. Insbesondere wird nicht berücksichtigt, daß das Hinlenken der Aufmerksamkeit des Patienten auf defizitäre, beängstigende und deshalb gemiedene Bereiche der Körperwahrnehmung, wie schon bei Mederer deutlich wird, zur Aktualisierung von Angst und zum Rückzug führen kann.

Das Modell Scharfetters trägt eher die Handschrift des Psychopathologen als die des Therapeuten. Auch wenn es, anders als die meisten hier beschriebenen Ansätze, eine Verbindung von wissenschaftlicher Diagnostik und Therapie versucht, liefert es letztlich ein weiteres Beispiel für das Auseinanderfallen von wissenschaftlicher Erforschung der psychischen Erkrankung einerseits und ihrer praktischen Behandlung andererseits.

Ich möchte mich im folgenden weiter der Behandlungspraxis zuwenden und die Aussagen einiger bekannter körpertherapeutischer Systeme zur Psychosebehandlung untersuchen. Dabei werden vier Ansätze aus der Vielzahl der Methoden herausgegriffen: Integrative und konzentrative Bewegungstherapie, Tanztherapie und Musiktherapie. Alle vier Methoden machen mehr oder weniger deutliche Aussagen zur Psychosetherapie, haben aber ein darüber hinausgehendes Indikationsspektrum.

Integrative Bewegungstherapie (IBT)

Die integrative Bewegungstherapie (IBT) ist ein Teil der vom Fritz-Perls-Institut angebotenen Weiterbildung. Die IBT hebt sich vor allem durch ein äußerst eklektisches Vorgehen von anderen Methoden der Körpertherapie ab. Petzold, der Hauptprotagonist der Methode, nennt eine Vielfalt von erlebens- und bewegungsorientierten Methoden, auf die Bezug genommen wird. Das Spektrum reicht von der Bioenergetik über fernöstliche Meditationsmethoden bis zur Verhaltenstherapie. Petzold rechtfertigt diese Vielfalt als „pragmatischen Eklektizismus" (1985[5]) und geht davon aus, daß die IBT (bei entsprechender Modifikation des Vorgehens) für alle Situationen und Patienten geeignet ist. Auch die Arbeit mit akut psychotischen Patienten sei möglich, wenn im einzeltherapeutischen Setting gearbeitet werde (Petzold 1985, S. 377). In der IBT werden drei Arbeitsmodi unterschieden:

1. *Übungszentriert-funktionelles Arbeiten:* Dieser Ansatz versteht sich als „komplexes Verhaltenstraining, das sich Erkenntnisse der Lerntheorie und Verhaltenstherapie zunutze macht" (Petzold und Berger 1977, S. 455).

2. *Erlebniszentriert-agogisches Arbeiten:* Hier werden Bewegungsimprovisation und freie Bewegungsgestaltung eingesetzt. Ziel ist die „Förderung der Persönlichkeitsentwicklung" (Petzold und Berger 1977, S. 457).

3. *Konfliktzentriert-aufdeckendes Arbeiten:* Hier hat man die „biographische Dimension" im Auge, man geht davon aus, daß früh erlebte Konflikte und Traumatisierungen in Bewegung und Haltung ihren Niederschlag gefunden haben, man strebt an, daß der Patient sein gegenwärtiges Verhalten

„in einem lebensgeschichtlichen Zusammenhang verstehen lernt und dadurch integrieren kann" (Petzold und Berger 1977, S. 458).

Die Übergänge zwischen den drei Modi sind fließend, in der Arbeit können sie je nach Situation und Patient mit unterschiedlicher Gewichtung zur Anwendung kommen. Petzold und Berger bemerken, daß die Behandlungsmethodik bei langzeithospitalisierten Psychosekranken „vorwiegend übungszentriert sei . . ., wenngleich die erlebniszentrierte und konfliktorientierte Dimension im Auge behalten werden muß und, wenn möglich, vorsichtig zum Einsatz kommen sollte" (Petzold und Berger 1977, S. 463). In ihrer Kasuistik über die Arbeit mit langzeithospitalisierten schizophrenen Patienten berichten die Autoren auch von starken Gefühlsausbrüchen, die, für den klinischen Praktiker wenig plausibel, bei den Patienten zur Besserung geführt haben sollen. Man gewinnt den Eindruck, daß in der IBT-Arbeit mit psychisch kranken Patienten durchaus zeitweise der emotionale Ausdruck forciert und karthartische Reaktionen provoziert werden; dies steht in deutlichem Widerspruch zu der Empfehlung des pädagogischübenden Arbeitens in dieser Indikationsgruppe. Wegen der großen Bandbreite der verwendeten methodischen Ansätze ist davon auszugehen, daß die IBT-Arbeit von Therapeut zu Therapeut eine starke Variabilität zeigen wird.

Konzentrative Bewegungstherapie (KBT)

Der Begriff „Konzentrative Bewegungstherapie" geht zurück auf Helmut Stolze, der diese Arbeitsform als tiefenpsychologisch fundierte Körpertherapie 1958 bei den Lindauer Psychotherapiewochen einführte. Stolze systematisierte eine Reihe therapeutischer Ideen, die aus der Gymnastikbewegung der zwanziger Jahre hervorgegangen sind. Vor allem Elsa Gindler hatte eine Arbeitsform entwickelt, in der Gymnastik nicht als Körperbildung, sondern als somato-psychischer Bewußtwerdungs- und Veränderungsprozeß verstanden wurde. Betont wurden dabei Autonomie und Individualität und nicht ein vom Leiter gestecktes Übungsziel. Getrud Heller, Tänzerin und Tanzlehrerin, war bei ihrer Flucht vor den Nationalsozialisten mit Elsa Gindler zusammengekommen und wandte die neue Form der Bewegungsarbeit in ihrer Arbeit mit psychiatrischen Patienten in einem schottischen Krankenhaus an. Stolze wiederum nahm an einigen Kursen bei Heller teil und ging mit ihr nach Lindau. Es wurde schließlich ein körpertherapeutischer Ansatz entwickelt, der seine Indikationsschwerpunkte bei der Behandlung neurotischer und psychosomatischer Störungen setzte. Dieser Behandlungsansatz kann hier nicht ausführlich dargestellt werden (siehe dazu Stolze 1984, Becker 1981 und Gräff 1983).

Obwohl einige Grundmerkmale der KBT ihre Anwendung bei psychotischen Krankheitsbildern erschweren dürften, hat diese Methode in den vergangenen Jahren in der Psychiatrie eine starke Verbreitung gefunden. Insbesondere die am freien Einfall der psychoanalytischen Technik orientierte Offenheit des therapeutischen Angebots (Stolze 1966 spricht von der „Freiheit des Geschehen-lassens") und das häufig praktizierte konzentrative Erspüren der Körperwahrnehmung mit geschlossenen Augen führen in der Arbeit mit Psychosekranken zu Problemen. Becker geht denn auch davon aus, daß die therapeutische Technik bei der Psychosebehandlung stark modifiziert werden müsse: „Grundregel ist hier ein mehr strukturierendes Angebot des Therapeuten im Sinne des Übernehmens von Ich-Funktionen, Grenzziehungen und Vermeiden eines zu offenen regressiven Angebotes" (Becker 1981, S. 48). Auch Heuer und Schürmann-Walker (1990), die über langjährige Erfahrung in der KBT-Arbeit mit Psychosekranken verfügen, haben das klassische Vorgehen stark modifiziert. Sie strukturieren den Ablauf der Gruppentherapie zur Angstreduktion so stark, daß die Patienten erst allmählich einen Entscheidungsspielraum erhalten. Sie setzen häufig Musik und Tanz ein und lassen die Patienten ihr Körpererleben während der Durchführung oder nach kurzen Einheiten verbalisieren. Die Arbeit mit geschlossenen Augen oder im Liegen wird weitgehend vermieden.

Tanztherapie

In den USA hat die Tanztherapie eine vergleichsweise lange Tradition. Heute werden oft rückblickend die Frauen aufgezählt, die Tanz als therapeutisches Medium einsetzten, etwa Chace, Espenak, Whitehouse, Bernstein, Siegel oder Schoop. 1966 wurde die „American Dance Therapy Association" gegründet. Seit etwa 1970 gibt es in den USA ein Universitätsstudium „Tanztherapie". In Deutschland ist es seit Mitte der achtziger Jahre zu einer explosionsartigen Zunahme tanztherapeutischer Verbände und Institute mit jeweils eigenen Weiterbildungsrichtlinien gekommen; die entsprechenden Rivalitäten dürften der Qualität und dem Ansehen der Methode nicht zuträglich sein (siehe z. B. Willke 1988).

In der Tradition der Ausdruckstanzbewegung der zwanziger Jahre ist die Wiederherstellung der verlorengegangenen Beziehung zwischen tänzerischem Ausdruck und subjektivem Befinden ein Hauptanliegen der Tanztherapie. Tanztherapie hat dabei eine diagnostische Funktion (sie verdeutlicht Einschränkungen der Bewegungs- und Ausdrucksmöglichkeiten) und natürlich eine therapeutische Funktion. Willke betont, daß die Tanztherapie heute kein „Hilfsverfahren" mehr sei, das der verbalen Psychotherapie zuarbeite. Durch die theoretische Integration klassischer Psychotherapiesysteme sei Tanztherapie heute als „Primärverfahren" anzusehen (1985).

Durch die breite Anerkennung der Arbeit von Trudi Schoop in der Psychiatrie hat Tanztherapie den Ruf, für die körpererfahrungsorientierte Arbeit mit Psychosekranken besonders geeignet zu sein. Ein Vorteil der Tanztherapie besteht darin, daß die Arbeit sehr unterschiedlich stark strukturiert werden kann. Finden Rhythmus und/oder Musik Verwendung, was beim Tanz naheliegend ist (in der Tanztherapie aber nicht sein muß), ist per se ein stark strukturierendes Element vorhanden. Willke betont die angstreduzierende Funktion von Strukturierung und bemerkt, daß für schwer gestörte Patienten Bewegung überhaupt erst möglich wird, wenn die Komplexität der Möglichkeiten durch den Therapeuten eingeschränkt wird.

Deckt die Tanztherapie auch einen breiten Indikationsbereich ab, so scheint sie zumindest für beide Geschlechter nicht gleich gut geeignet zu sein: Es gibt fast keine männlichen Tanztherapeuten.

Musiktherapie

Die Musiktherapie ist ohne Einschränkung zu den körperorientierten Verfahren zu rechnen: Bei Naturvölkern waren Musik und rhythmische Bewegung untrennbar miteinander verbunden, die Trennung von Bewegung und Musikerleben ist nach Schwabe (1983) eher ein Ergebnis kultureller Normierung, die in der Therapie in Frage gestellt werden muß. In der therapeutischen Praxis dürften die Übergänge zwischen Musik- und Tanztherapie deshalb fließend sein.

Musiktherapie ist das älteste und am besten eingeführte der hier diskutierten Verfahren. Ein Hochschulabschluß ist z. B. in Hamburg möglich.

Über die musiktherapeutische Behandlung von Psychosen sind differenzierte Vorstellungen entwickelt worden. So hat Willms (1975a, 1975b) einen Behandlungsplan für stationäre psychosekranke Patienten veröffentlicht, der vier Stufen umfaßt: Er beginnt mit Bewegungstherapie (tänzerische Gymnastik) über rezeptive Musiktherapie (gemeinsames Musikhören), gefolgt von produktiver Musiktherapie (Einzel- und Gruppenimprovisation) und nennt als vierte Stufe die verbale Psychotherapie. Der Autor unterstreicht den lustbetonten und realitätsbezogenen Charakter der Arbeit. Die Thematisierung von Konflikten sei nicht Aufgabe der Musiktherapie, diese habe der konfliktbearbeitenden Gesprächstherapie zuzuarbeiten (Willms 1975a, S. 168). Die Musik könne zunächst als „intermediäres – zwischenmenschlich vermittelndes – Objekt" angesehen werden, das stufenweise eine zwischenmenschliche Beziehungsaufnahme erleichtere. Unbelebte Objekte hätten sich in der Psychotherapie von Psychosen als entscheidende Hilfsmittel erwiesen, die man zu Beginn der Therapie einführen müsse, um später zu belebten Objekten, also menschlichen Objektbeziehungen, übergehen zu können (Willms 1975a, S. 42).

Willms befaßt sich auch ausgiebig mit dem Thema der Strukturierung in der Arbeit mit Psychosekranken und kommt, ähnlich wie Willke, zu dem Schluß, daß bei zu geringer Strukturierung Angst vor nicht bewältigter Leere und Reizüberflutung entstehen könne. Auf der anderen Seite führe eine zu starke Einengung der Möglichkeiten durch den Therapeuten dazu, daß Entfaltung und Selbstfindung verhindert würden.

Die Musiktherapeuten streiten sich darüber, ob ihr Verfahren als vollgültige Psychotherapie anzusehen ist; die ärztlichen Musiktherapeuten scheinen eher dazu zu neigen, ihre Methode zu den „Heilhilfsverfahren" zu zählen (Boller 1985). In zwei Punkten ist man sich allerdings einig:

„1. Nicht jede Musikbetätigung in einem Krankenhaus ist Musiktherapie ...
2. Es ist ein Irrtum anzunehmen, daß der Einsatz von Musik in der Therapie allenfalls nützen, keinesfalls aber schaden könne" (Schwabe 1975, S. 152).

Diese Warnung führt zurück zu den eingangs beschriebenen Gefahren einer unqualifizierten Anwendung von Körpermethoden in der Psychosetherapie.

Die Situation in der Praxis

Eine vom Autor durchgeführte Befragung, an der 98 in psychiatrischen Krankenhäusern tätige Körpertherapieexperten teilnahmen, zeigte einen erstaunlichen Konsens unter den Vertretern verschiedener Methoden (Maes 1992). Die Beurteilung grundlegender Dimensionen körpertherapeutischer Arbeit, differenziert nach Psychosekranken und Nichtpsychosekranken („Neurotiker") ist in der Abbildung wiedergegeben. Die Befragten halten spielerisches und lustbetontes Arbeiten unabhängig von der Diagnose der behandelten Patienten für sinnvoll. Die stärkste Differenz zwischen den Diagnosegruppen zeigt sich, wenn es um konfliktorientiertes Arbeiten geht: Aufdeckendes Arbeiten wird bei Psychosekranken eher nicht für sinnvoll gehalten. Dafür wird eine Beschränkung auf das „Hier und Jetzt" (d. h. Vermeidung von Regression) und ein Steuern des Gruppenverlaufs (d. h. Strukturierung durch den Therapeuten) in der Psychosebehandlung angestrebt. Einen geringen, wenn auch signifikanten Unterschied zugunsten der Psychosepatienten gibt es bezüglich der Dimension „Der Therapeut sollte Persönliches preisgeben" (siehe Abb. 1).

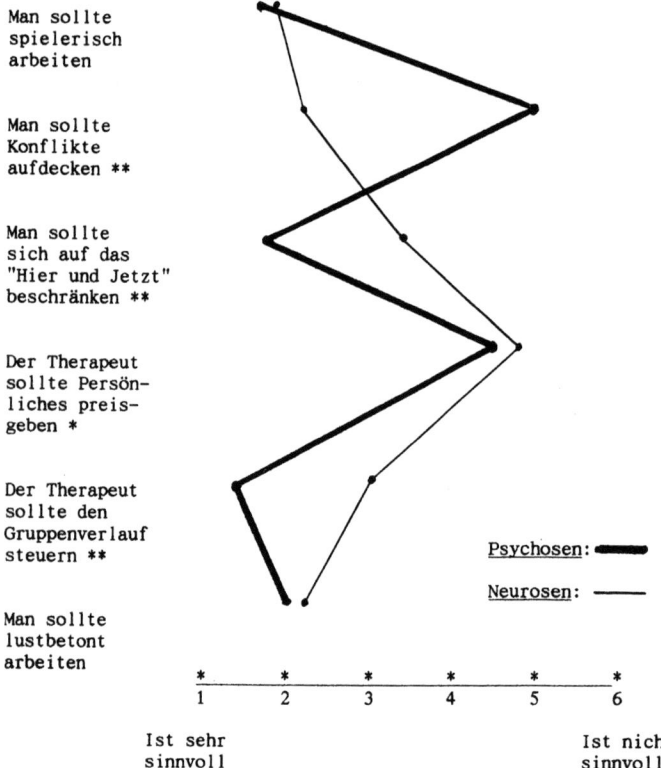

Abb. 1. Die Beurteilung grundlegender Dimensionen körpertherapeutischer Arbeit durch Praktiker in der Psychiatrie. Das Urteil wurde differenziert nach den Indikationsbereichen „Neurotiker" und „Psychotiker" abgegeben. Signifikante Differenzen nach T-Test sind durch * markiert (** p ≤ .01; * p < .05 und > .01)

Hier zeigt sich eine weitgehende Übereinstimmung mit den Arbeitsprinzipien, die in der Literatur zur körperorientierten Psychosetherapie zu finden sind. Trotzdem scheinen die etablierten Verfahren keine qualifizierte Weiterbildung für die Psychosebehandlung anbieten zu können: Unabhängig von der angewandten Methode waren die Befragten der Meinung, daß das praktische Handwerkszeug für ihre Arbeit mit Psychosekranken am ehesten durch „praktisches Ausprobieren" zu erwerben sei; die meisten Befragten arbeiten sehr eklektisch und verwenden Elemente aus mehreren Methoden gleichzeitig. Diese Tendenz ist besonders stark, wenn die Methode in ihrer ursprünglichen Form nicht für die Psychosebehandlung geeignet ist und stark modifiziert werden muß (etwa funktionelle Entspannung oder KBT). Tanztherapeuten und Musiktherapeuten verwenden besonders selten Elemente aus anderen körperorientierten Methoden, was einmal mehr für die Eignung dieser Verfahren für die Psychosebehandlung spricht.

Ein weiteres Ergebnis der Umfrage muß nachdenklich stimmen: Viele Körpertherapieexperten halten die Wirksamkeit ihrer Arbeit bei Psychosen für vergleichsweise gering und „bevorzugen" psychosomatische Störungen und Neurosen. Ein Ausnahme dazu bilden Therapeuten mit den Schwerpunkten Tanztherapie, Sporttherapie oder Krankengymnastik. Es ist anzunehmen, daß die Anwendung nicht-psychosespezifischer Körpermethoden zu Frustrationen bei allen Beteiligten führt und letztlich die Tendenz fördert, sich die „richtigen" Patienten auszusuchen; das sind in diesem Fall die Nicht-Psychosekranken. Die Patienten werden an die Methode angepaßt, nicht mehr die Methode an die Patienten.

Wichtig ist also die Auswahl ausreichend indikationsspezifischer Methoden, die dann eben nicht mehr „modifiziert" werden und mit Versatzstücken anderer Vorgehensweisen ergänzt werden müssen. Es ist bezeichnend, daß die Tanz- und die Musiktherapeuten in der Arbeit mit Psychotikern am wenigsten Anleihen bei anderen Methoden machen. Bei den befragten Therapeuten sind aber körperorientierte Methoden mit und ohne Psychose-Indikation bunt gemischt (KBT ist häufigste Methode, es folgen Musiktherapie, IBT, Funktionelle Entspannung und Tanztherapie).

Adäquater als die Auswahl der „richtigen" psychosespezifischen Therapiemethode wäre die Entwicklung einer Systematik körpererfahrungsorientierter Psychosetherapie, die das therapeutische Vorgehen aus einem psychopathologischen bzw. ätiologischen Modell entwickelt. Nicht eine vorgegebene Therapiemethode ist dabei der Ausgangspunkt, sondern der zu behandelnde Mensch und seine Störung.

Worauf kommt es an?

Der körpertherapeutische Weg ist ohne Zweifel ein erfolgversprechender Ansatz in der Psychosebehandlung. Ich möchte vier Aspekte herausarbeiten, die in der körpertherapeutischen Psychosebehandlung von Bedeutung sind:

Das spielerisch-lustbetonte Arbeiten

Psychosekranke sind mit ihrem hohen Angstpotential nicht über die Antizipation des Gesundseins in fernen Tagen dazu zu motivieren, in der Therapiesituation Frustration, Versagung und Anstrengung auf sich zu nehmen. Die angstbesetzte und abgespaltene Körperwahrnehmung ist nur wiederherstellbar, wenn sie durch den Einsatz von Spiel und Bewegung lustvoll erfahren wird. Spielerisch-lustbetontes Arbeiten ist somit gewissermaßen als *Basisvariable* der Therapie anzusehen. Der Therapeut muß sich von der Vorstellung befreien, keine „richtige" Psychotherapie durchzuführen, wenn den Patienten ein Gruppenspiel offenbar „nur" Vergnügen bereitet. Mit zunehmender Stabilisierung sind durchaus auch Interventionsformen denkbar, die etwas stärkeren Arbeits- oder Trainingscharakter bekommen. Wichtigste motivationale Voraussetzung dürfte aber immer die Erwartung der Patienten sein, daß die körperbezogene Therapie Spaß macht.

Die Verwendung von Musik und Tanz

Bewegung nach Musik wird immer wieder als besonders günstige Arbeitsform geschildert. Musik gibt emotionale Qualitäten und eine rhythmische Struktur vor, die geeignet ist, den intrapsychischen Strukturverlust, der mit der Psychose eingetreten ist, zu kompensieren. Sie wirkt auch dem Verlust der realitätsorientierten emotionalen Steuerung entgegen, indem sie emotionalen Ausdruck ermöglicht und gleichzeitig einen strukturierten Rahmen dafür bietet. Nicht zuletzt dürfte die Verwendung von Musik und Tanz dazu beitragen, die Motivation der Patienten für die Körpertherapie zu erhöhen.

Die Therapie der Beziehungsfähigkeit

In der Psychose kommt es zu einer tiefgreifenden Störung der Beziehungsfähigkeit der Patienten. Die Wahrnehmung des eigenen Körpers darf hier (wie allgemein in der körperbezogenen Therapie) nicht als individuelles Phänomen verstanden werden; sie hängt stets mit der Beziehung zu anderen Menschen zusammen. Die körperbezogene Psychosebehandlung darf deshalb nicht bei der Arbeit des einzelnen an seiner persönlichen Körperwahrnehmung stehenbleiben. Sie sollte die Beziehungen der Patienten in der Gruppe miteinbeziehen. Dabei muß berücksichtigt werden, daß die Ich-Grenzen psychosekranker Patienten häufig instabil sind. Partnerübungen etwa dürfen nicht so zur Anwendung kommen, daß sie das Rückzugsbedürfnis der Patienten trickreich unterlaufen, dies würde lediglich das Symptom verstärken, das man zu therapieren hofft. Wenn die Beziehung zum anderen Menschen Thema wird, ist der Einsatz verschiedenster Gegenstände in der Therapie von besonderer Bedeutung.

Die Verwendung von Objekten

In der körperbezogenen Therapie von Psychosen hat die Arbeit mit unterschiedlichsten Gegenständen ein besonderes Gewicht:

Zum einen werden Gegenstände als *„intermediäre Objekte"*, d. h. als beziehungsvermittelnde Medien, eingesetzt (z. B. Bälle, Stäbe oder Seile). Sie erleichtern, gegebenenfalls im buchstäblichen Sinne, das In-Beziehung-Treten, indem sie Verbindung und gleichzeitig Distanz ermöglichen.

Zum zweiten können Gegenstände als Instrumente der *nichtsprachlichen Symbolisierung* eingesetzt werden. Diese Interventionsform rückt in die Nähe der Gestaltungstherapie. Die Verwendung unterschiedlichster Objekte wie z. B. Steine, Muscheln, Murmeln, Holzkugeln usw. ist denkbar. So eingesetzt dienen Gegenstände der Symbolisierung, stehen also als Abstraktion für etwas, das benannt werden soll, sind aber gleichzeitig „handfest", konkret-sinnlich wahrnehmbar. Der Psychosekranke, der in der akuten Phase in der Regel eine private, für andere nicht wahrnehmbare oder nachvollziehbare Symbolwelt aufbaut, hat hier die Möglichkeit einer korrigierenden Erfahrung: Die gegenständliche Symbolisierung ist sinnlich wahrnehmbar und kommunizierbar.

Die Objektwahrnehmung kann schließlich als therapeutische *Vorstufe der Subjektwahrnehmung* eingesetzt werden und macht so besonderen Sinn in einer von der subjektiven Körperwahrnehmung ausgehenden Therapie. Die Wahrnehmung der eigenen Körperlichkeit ist bei postakuten Psychosekranken meist angstbesetzt und von Versagens- und Defiziterlebnissen begleitet: Der eigene Körper wird fragmentiert oder mit geringer Intensität wahrgenommen. Die Wahrnehmung eines Objektes, das der Patient vorübergehend „besitzt", das also zu ihm gehört, aber noch nicht er selbst ist, ist gegenüber der eigenen körperlichen Wahrnehmung unproblematisch und nicht angstbesetzt. Es lassen sich zahlreiche Interventionsformen denken, die den Patienten von der Objektwahrnehmung, die bei der Psychosebehandlung i. S. einer Realitätsorientierung ohnehin ein Therapieziel ist, zur Subjektwahrnehmung führen.

Die Perspektive

Es gibt gewichtige Argumente für „körpertherapeutisches" Vorgehen in der Psychotherapie von Psychosen. Die Störung wird häufig vital und leibnah erfahren, das sprachliche Symbolisierungsvermögen ist reduziert. Die therapeutische Intervention läßt sich so gestalten, daß sie dem Patienten wenig Frustrationstoleranz und Belastungsfähigkeit abverlangt.

Der Boom körperorientierter Verfahren auf dem freien „Psychomarkt" bedeutet zunächst eine Chance für die bessere Behandlung psychosekranker Patienten, die immer noch zu häufig als nicht psychotherapiefähig gelten und damit eine Abwertung und Vernachlässigung erfahren. Wenn körperorientierte Ansätze von den Verantwortlichen in der Psychiatrie positiv zur Kenntnis genommen und ihrem Indikationsbereich entsprechend eingesetzt werden, besteht nicht die Gefahr, daß in der Praxis ungeeignete oder gar gefährliche Arbeitsformen ausprobiert werden.

Nicht nur der Einsatz geeigneter Verfahren ist zu fordern, sondern ein theoretisch und empirisch fundiertes Vorgehen, das sich am Störungsbild der Patienten orientiert.

Literatur

Becker, H. (1981), Konzentrative Bewegungstherapie. Integrationsversuch von Körperlichkeit und Handeln in den psychoanalytischen Prozeß. Stuttgart – New York: Thieme.

Becker, S. (1983), Die Bedeutung des Widerstandes in der Konzentrativen Bewegungstherapie. In: Stolze, H. (Hrsg.) (1984), Die Konzentrative Bewegungstherapie. Grundlagen und Erfahrungen. Berlin: Verlag Mensch und Leben, S. 203–209.

Bender, L., Boas, F. (1941), Creative Dance In Therapy. American Journal of Orthopsychiatry 11: 235–244.

Boller, R. (1985), Musiktherapeut als Beruf. Anspruch und Wirklichkeit musiktherapeutischer Arbeit in der Bundesrepublik Deutschland. Stuttgart – New York: Fischer.

Burton, A., Adkins, J. (1961), Perceived Size of Self-Image Body Parts in Schizophrenia. Archives of General Psychiatry 5: 131–140.

Buytendijk, F. J. J. (1956), Allgemeine Theorie der menschlichen Haltung und Bewegung. Als Verbindung und Gegenüberstellung von physiologischer und psychologischer Betrachtungsweise. Berlin – Göttingen – Heidelberg: Springer.

Cleveland, S. E., Fisher, S., Reitman, E. E., Rothaus, P. (1962), Perception of Body Size in Schizophrenia. Archives of General Psychiatry 7: 277–285.

Feldenkrais, M. (1977), Abenteuer im Dschungel des Gehirns. Der Fall Doris. Frankfurt a. M.: Suhrkamp.

Feldenkrais, M. (1978), Bewußtheit durch Bewegung. Der aufrechte Gang. Frankfurt a. M.: Suhrkamp.

Fisher, S. (1963), A Further Appraisal Of The Body Boundary Concept. Journal of Consulting Psychology 27: 62–74.

Fisher, S. (1964), Body Image And Psychopathology. Archives of General Psychiatry 10: 519–529.

Fischer, S., Cleveland, S. E. (1968²), Body Image and Personality. New York: Dover Publications.

Goertzel, V., May, P. R. A., Salkin, J., Schoop, T. (1965), Body-ego Technique: An Approach to The Schizophrenic Patient. Journal of Nervous and Mental Disease 141: 53–60.

Goldner, C. (1990), Rebirthing: Gefährlicher Weg zurück zur Geburt. Psychologie Heute 7: 30–34.

Gräff, Chr. (1983), Konzentrative Bewegungstherapie in der Praxis. Stuttgart: Hippokrates-Verlag.

Gross, M. L. (1984), Die psychologische Gesellschaft. Kritische Analyse der Psychiatrie, Psychotherapie, Psychoanalyse und der psychologischen Revolution. Frankfurt a. M. – Berlin – Wien: Ullstein 1984.

Heuer, B., Schürmann-Walker, Chr. (1990), Konzentrative Bewegungstherapie mit schizophrenen Kranken. Konzentrative Bewegungstherapie 19: 53–71.

Huber, G. (1983), Das Konzept substratnaher Basissymptome und seine Bedeutung für Theorie und Therapie schizophrener Erkrankungen. Nervenarzt 54: 23–32.

Maes, K.-D. (1992), Bewegung und Körpererfahrung als Medien der Psychotherapie von Psychosen. Eine Bestandsaufnahme zum Einsatz körperorientierter Methoden in der psychiatrischen Praxis. Dissertation Universität Dortmund.

Maurer, Y. (1987), Körperzentrierte Psychotherapie. Behandlungskonzepte, Erfahrungen, Beispiele. Stuttgart: Hippokrates.

Maurer-Groeli, Y. A. (1975), Gruppentherapie mit Schizophrenen. Zur Einführung und Begründung der körperzentrierten Gruppenpsychotherapie mit schizophrenen Kranken. Schweizer Archiv für Neurologie, Neurochirurgie und Psychiatrie 2: 309–324.

Maurer-Groeli, Y. A. (1976), Körperzentrierte Gruppenpsychotherapie bei akut schizophren Erkrankten. Archiv für Psychiatrie und Nervenkrankheiten 221: 259–271.

May, P. R. A., Wexler, M., Salkin, J., Schoop, T. (1963), Non-verbal techniques in the re-establishment of body-image and self-identity – a preliminary report. Psychiatry Research Report 16: 68–82.

Mederer, S. (1968), Bewegungstherapie mit Schizophrenen. Sonderdruck aus „Krankengymnastik" 1: 6–9.

Mitscherlich, A. (1967), Krankheit als Konflikt. Studien zur psychosomatischen Medizin. Frankfurt a. M.: Edition Suhrkamp.

Petzold, H. (1985[5]), Integrative Bewegungstherapie. In: Petzold. H. (Hrsg.), Psychotherapie & Körperdynamik. Paderborn: Junfermann, S. 289–406.

Petzold, H. (1985), Die modernen Verfahren der Bewegungs- und Leibtherapie und die „Integrative Bewegungstherapie". In: Petzold, H. (Hrsg.), Leiblichkeit. Philosophische, gesellschaftliche und therapeutische Perspektiven. Paderborn: Junfermann, S. 347–389.

Petzold, H., Berger, A. (1977), Integrative Bewegungstherapie und Bewegungspädagogik als Behandlungsverfahren für psychiatrische Patienten. In: Petzold, H. (Hrsg.), Die neuen Körpertherapien. Paderborn: Junfermann, S. 452–477.

Scharfetter, C. (1982), Leiborientierte Therapie schizophrener Ich-Störungen. In: Helmchen, H., Linden, M., Rüger, U. (Hrsg.), Psychotherapie in der Psychiatrie. Berlin – Heidelberg – New York: Springer, S. 70–76.

Scharfetter, C., Benedetti, G. (1978), Leiborientierte Therapie schizophrener Ich-Störungen. Vorschlag einer zusätzlichen Therapiemöglichkeit und grundsätzliche Überlegungen dazu. Schweizer Archiv für Neurologie, Neurochirurgie und Psychiatrie 2: 239–255.

Schoop, T. (1981), . . . komm und tanz mit mir! Ein Versuch, dem psychotischen Menschen durch die Elemente des Tanzes zu helfen. Zürich: Verlag Musikhaus Pan.

Schwabe, C. (1975), Die Methodik der Musiktherapie und deren theoretische Grundlagen. Versuch einer Konzeption. In: Harrer, G. (Hrsg.), Grundlagen der Musiktherapie und Musikpsychologie. Stuttgart: Fischer, S. 143–164.

Schwabe, C. (1983), Aktive Gruppenmusiktherapie für erwachsene Patienten. Stuttgart: Fischer.

Stoffels, H. (1986), Umgang mit dem Widerstand. Eine anthropologische Studie zur psychotherapeutischen Praxis. Göttingen: Vandenhoeck & Ruprecht.

Stoffels, H. (1988), Widerstand und Autonomie. Ein Beitrag zur Psychotherapie der Schizophrenie. Praxis der Psychotherapie und Psychosomatik 33: 292–301.

Stolze, H. (1966), Die praktische Arbeit mit der konzentrativen Bewegungstherapie. In: Stolze, H. (Hrsg.) (1984), Die Konzentrative Bewegungstherapie. Grundlagen und Erfahrungen. Berlin: Verlag Mensch und Leben, S. 285–309.

Stolze, H. (1958), Psychotherapeutische Aspekte einer Konzentrativen Bewegungstherapie. In: Stolze, H. (Hrsg.) (1984), Die Konzentrative Bewegungstherapie. Grundlagen und Erfahrungen. Berlin: Verlag Mensch und Leben, S. 15–27.

Stolze, H. (Hrsg.) (1984), Die Konzentrative Bewegungstherapie. Grundlagen und Erfahrungen. Berlin: Verlag Mensch und Leben.

Süllwold, L. (1977), Symptome schizophrener Erkrankungen. Uncharakteristische Basisstörungen. Monographien aus dem Gesamtgebiet der Psychiatrie, Bd. 13. Berlin – Heidelberg – New York: Springer.

Uexküll, T. von (1963), Grundfragen der psychosomatischen Medizin. Reinbeck: Rowohlt.

Uexküll, T. von (1986), Lehrbuch der psychosomatischen Medizin. München: Urban & Schwarzenberg.

Weizsäcker, V. von (1940), Der Gestaltkreis. Theorie der Einheit von Wahrnehmen und Bewegen. Leipzig: Thieme.

Willke, E. (1985), Tanztherapie. Zur Verwendung des Mediums Tanz in der Psychotherapie. In: Petzold, H. (Hrsg.), Leiblichkeit. Philosophische, gesellschaftliche und therapeutische Perspektiven. Paderborn: Junfermann, S. 465–498.

Willke, E. (1988), Zur Tanztherapie in Deutschland. Praxis der Psychomotorik 1: 44–47.

Willms, H. (1975a), Musiktherapie bei psychotischen Erkrankungen. Stuttgart: Fischer.

Willms, H. (1975b), Musiktherapie bei psychotischen Erkrankungen. In: Harrer, G. (Hrsg.) (1975), Grundlagen der Musiktherapie und Musikpsychologie. Stuttgart: Fischer.

Korrespondenz: Dipl.-Psych. Dr. Klaus-Dieter Maes, Alexianer-Krankenhaus, Tagesklinik, Oberdießemerstraße 146, D-47805 Krefeld.

II. Spezifische Probleme und Erfahrungen in der Psychotherapie bei Menschen mit psychotischen Störungen

Es gibt immer nur so viele Problemlösungen
wie Fragestellungen.

In der Psychiatrie fehlen die meisten Fragestellungen,
zumindest aus der Sicht des Patienten,
der mehr Fragen hat als sein Arzt.

Auch bei dieser Diskrepanz
zwischen den Fragen des Arztes und denen des Patienten
wird das Gesicht der Psychiatrie deutlich,
das von einer Geschichte der Unempfindlichkeit geprägt ist
– der Unempfindlichkeit gegenüber der individuellen Lebensgeschichte
und dem Sinn der Beschwerden.

Paul Matussek (Die Rekonstruktion
der analytischen Psychosentherapie, 1993, S. 103)

1. Tiefenpsychologie

Das Höllenriff

Psychoanalytische Zugänge zum psychotischen Menschen

Rainer Danzinger

Zusammenfassung. Freud hatte die Paranoia als eine Abwehrneurose, die hauptsächlich auf dem Mechanismus der Projektion fußt, gedeutet. Er hatte die Wahnbildungen als Heilungsversuche aufgefaßt. „Die Paranoia zerlegt, die Hysterie verdichtet", meinte er und konnte so Verfolgungsideen, Geschlechtsumwandlungsphantasien, assoziativen Verfall usw. eigentlich überzeugend erklären. In der Folgezeit wurde etwas einseitig nur die Regression der Ich-Funktionen auf ein frühkindliches Niveau in den Vordergrund des Verständnisses und der Therapieversuche gerückt. Die konflikthafte Sicht geriet immer mehr in Vergessenheit. Vielleicht ist dies mit schuld daran, daß in den USA die Bewertung der psychoanalytischen Psychosentherapie immer geringschätziger wurde und zur Zeit nicht einmal die Krankenversicherungen bereit sind, diese Therapieformen zu bezahlen. In Europa gibt es jedoch eine fruchtbare und rasch wachsende neue Bewegung, die sich wiederum um die psychoanalytische Therapie der Psychosen bemüht (beispielsweise Mentzos 1993). In der vorliegenden Skizze werden diese konflikthaften Gesichtspunkte symbolisiert durch den Begriff eines Höllenriffes stark in den Vordergrund gestellt.

Der Psychosentherapeut ist nicht nur der Begleiter des Patienten in die Unterwelt, in die Hölle der Psychose, aus der er ihn an der Hand zurück ins Licht der Realität führen soll. Er ist in dieser Unterwelt auch ein Lotse, der die gefährlichen Riffe ortet, die stets den durch die Regression auftauchenden unheimlichen und übermächtigen frühen strafenden und ermordenden Vater verkörpern. Aspekte dieses Vaters werden von den Therapeuten gerne auf die bösen Pharmakopsychiater, auf die verständnislose Gesellschaft, auf die Zwangsmaßnahmen in der Psychiatrie und auf strenge sozialpsychiatrische Programme projiziert. Durch den bewußten Einbezug des Gesamtbehandlungssettings wird der ganze mörderische psychotische Konflikt mit seinen frühen oralen Themen der Erzeugung und Vernichtung von menschlichen Gestalten erst voll sichtbar. Aus diesem Horrorfilm mit apokalyptischen Visionen und nach Menschenblut gierenden Zombies ist es schwer, gemeinsam mit den Patienten einen anderen Ausweg als die wahnhafte Restitution von charismatischen Größenideen oder den autistischen Rückzug zu finden. Es ist sicher in der allgemeinen Theoriebildung, ebenso wie in der einzelnen Therapie, noch ein mühsames Herumirren in einem Labyrinth, in dem wir den Ariadnefaden noch nicht überzeugend gefunden haben.

Einleitung

Im Rahmen des vorliegenden Artikels kann eine systematische Aufarbeitung der verschiedenen Ansätze psychoanalytischer Interpretation und Behandlung schizophrener Psychosen wohl nur skizzenhaft und weitgehend subjektiv geleistet werden. Ein Hauptanliegen ist jedoch, den psychotischen Konflikt im Gegensatz zu einer nur ich-psychologischen Sicht der psychotischen Dynamik in den Vordergrund zu stellen. Dazu schien der Titel „Das Höllenriff" besonders geeignet, was sicherlich einer gewissen Erklärung bedarf. Diese Erklärung soll gewissermaßen im Sinne einer Ouvertüre in die phantastische, entsetzliche und abenteuerliche Thematik der psychoanalytischen Psychosentherapie einführen.

Ein ungefähr 25jähriger Schizophrener überreichte dem Autor im Rahmen einer Therapie eine mit Filzstiften in roten und orangen Farbtönen gemalte Zeichnung. Die ganze, in wilden verschlungenen Linien bemalte Fläche bezeichnete der Patient als das Flammenmeer der Hölle der Psychose. In der Mitte der Zeichnung war mit schwarzem Filzstift ein bizarres, zackiges, schwarzes Riff gemalt.

Jedesmal, wenn er einen neuerlichen psychotischen Schub habe, zerschelle er an diesem Riff am Hölleneingang, meinte der Patient.

„Warum ist die psychotische Regression nun so bedrohlich?" fragte sich wie schon so oft der Therapeut. Wie bei vielen anderen hatte eine Verführung und gleichzeitige Bedrohung durch eine mögliche Liebesbeziehung meist den Beginn psychotischer Episoden bei dem Patienten ausgelöst. Die aufkeimende sexuelle Verbindung zu einer Frau ließ die labile psychische Struktur dekompensieren und den Patienten auf eine infantile symbiotische Beziehungsform regredieren.

Wie so oft dachte ich mir auch, daß die tiefe symbiotische Regression, die wir doch alle jeden Abend erleben, wenn wir im Bett einschlafen, die in sehnsüchtiger und bedrohlicher Form in den Todesphantasien der Selbstmörder anklingt oder auch im allerdings an Psychosen gemahnenden Rauschzustand von Verliebten und Betrunkenen aktiviert wird, noch nicht ausreicht, um die spezifische Qualität des akuten schizophrenen Zerfalls zu verstehen. Das besondere ist, daß ein erwachsener Mensch mit seiner biologisch reifen Sexualfunktion psychisch wieder auf inzestuöse, früh orale Beziehungsformen zu seiner Umgebung zurückgreift. Diese Regression ist deshalb so speziell bedrohlich, weil dadurch auch früheste Aspekte des Vaters in mörderischer und zerstörender Form mit in den Strudel des symbiotischen Erlebens hineingezogen werden.

Viele Psychotherapeuten haben diese Dramatik verleugnet. In der Säuglingsstube der Psychosentherapie, oft niedlich im Sinne der Milieutherapie von Sozialpsychiatern eingerichtet, versuchen sie mit dem Kohutschen Gießkännchen der wohldosierten Zuwendung eine neuerliche Reifung in Gang zu setzen. Das Bild des Pflänzchens soll auch andeuten, daß diese neuerliche Reifung ohne den elterlichen Geschlechtsverkehr, ohne den Samen des Vaters im Sinne eines der modernen Gentechnologie entnommenen Szenarios angestrebt wird. Der Vater ist aus diesem Kindergarten der psychoanalytischen Psychotherapie vertrieben. Allerdings kehrt er in Gestalt der die Einhaltung von sozialen Normen fordernden Gesellschaft, in Gestalt der Institution Psychiatrie und auch in Gestalt des „Depot-Sheriffs", der auf „Compliance" insistiert, wieder zurück.

Um zu dem Patienten zurückzukehren, der das Höllenriff des Eintritts in die Welt der Psychose in so beeindruckender Form gemalt hatte: In seinen produktiven Zeiten stand er in der Klinik gerne etwas versteckt nahe einem Fenster. So konnte er einerseits die Marsraketen und Raumschifftruppen, die die Klinik angriffen und auch ihn erschießen wollten, sehen und hören, sich andererseits in einer Ecke des Raumes ein wenig vor ihnen schützen. Er war der Meinung, daß er einigermaßen vor diesen halluzinierten Attacken sicher war, solange seine Mutter ihn in der Klinik nicht besuche. Eines Tages, der Patient saß gerade in der Beschäftigungstherapie und malte wie so oft an einem phantasievollen und dramatischen Bilde, konnte man vor der therapeutischen Werkstätte die Stimme seiner Mutter hören, die lautstark fragte, ob ihr Sohn da sei. Daraufhin glitt der Patient zu Boden, schloß die Augen und erstarrte in einem Stupor, der von den Therapeuten für einen Ohnmachtsanfall gehalten wurde. Dadurch löste er aus, daß sich verschiedene Therapeuten und auch ein herbeigerufener Arzt um ihn bemühten; als er die Augen aufschlug, blickte er direkt seiner Mutter ins Gesicht und sagte in ruhigem Tonfall: „Wer sind Sie?"

„Ja, kennst du mich denn nicht, ich bin deine Mutter", sagte die Mutter, und der Patient konterte cool: „Zeigen Sie mir Ihren Ausweis."

Er mußte also seine Mutter durch eine vollständige Personenverkennung verleugnen, um die halluzinierten Bestrafungen für die frühe oral-inzestuöse Rückkehr zu ihr in Grenzen zu halten. Aufgrund der in ihrer Buntheit und Vielfalt hier nur angedeuteten Symptomatik des malenden jungen Mannes sollte mit dem Bild des „Höllenriffes" eingangs gezeigt werden, daß die speziell dramatische Qualität der schizophrenen Regression mit ihren Weltuntergangssymptomen auch dadurch zustande kommt, daß mit der Rückkehr zur frühen Mutter auch der Vater oft als Teufel wieder heraufbeschworen wird. Dies ist mit einer der wichtigen Gründe, warum die Psychose oft so höllisch ist. Teuflisch repräsentiert der Vater als Störer in der Psychose soziale Normen, Gesetze, z. B. die Straßenverkehrsordnung. Deshalb versuchen akut Schizophrene oft, indem sie sich auf die Autostraße legen, den Verkehr regeln, auf Autobahnen wandern, zu beweisen, daß ihr magischer Zauber den Vater bannen kann und ihre Regression möglich ist.

Euphorie und Resignation in der Geschichte der psychoanalytischen Theorie der Psychosen

Wie schon erwähnt, können die vielfältigen, oft widersprüchlichen Erklärungsansätze der Psychoanalyse zur psychotischen Symptomatik hier nicht systematisch dargestellt werden. Es ist jedoch unerläßlich, einige besonders wichtige Entwicklungslinien der Theoriegeschichte nachzuzeichnen.

Auf einer Sizilienreise mit seinem engen Freund S. Ferenczy hat bekanntlich S. Freud als Reiselektüre die berühmte Autobiographie des Senatspräsidenten Daniel Paul Schreber mitgeführt. Gewiß hat das seine Erklärungsversuche der Halluzinationen und Wahnideen des Senatspräsidenten mit Ferenczy ausführlich diskutiert. Im wesentlichen entwickelte Freud zwei frühe Theorieelemente: Zum einen nahm er an, daß die Psychose aus abgewehrten homosexuellen Triebimpulsen entstünde, zum anderen wies er auf den Rückzug der Libido von der äußeren Realität hin.

Der erste Ansatz, der später auch durch Jaques Lacans Dissertation über Freuds Schrift unter dem Titel „Deklination der Paranoia" berühmt wurde, ist bald bestritten worden. Die häufigste Form der Paranoia erotica besteht nämlich nicht darin, daß Männer sich von anderen Männern verfolgt fühlen, sondern vor allem in der Verfolgung älterer Frauen durch ein heterosexuelles Objekt. In einer ein wenig an den Haaren herbeigezogenen Erklärung rechtfertigte Freud seinen Theorieansatz der homosexuellen Verfolgung, indem er meinte, daß sich diese älteren Frauen ja eigentlich von der Gattin des phantasierten Verfolgers verfolgt fühlen und lediglich die Paranoia auf den Ehemann verschoben hätten.

Faszinierend an Freuds frühen Erklärungsansätzen ist auf jeden Fall die Virtuosität, mit der er den Satz „ich liebe ihn" abwandelt, indem er jeweils ein Element des Satzes in sein Gegenteil verkehrt. So wird der Reihe nach aus diesem Satz die Aussage er liebt mich, ich hasse ihn, er haßt mich etc.

Weitere frühe psychoanalytische Erklärungen der Schizophrenie, die ausgesprochen den Konflikt und die Abwehr in den Vordergrund der Interpretation stellen, finden sich beispielsweise bei Viktor Tausk oder bei Karl Abraham. H. Nunberg beschrieb 1921 einen interessanten Fall, in dem ein Patient sich von ihm als Therapeuten nicht unterscheiden konnte, indem er eigene sadistische und aggressive Wünsche auf Nunberg projizierte. Paul Federn hatte schon an der Wiener Psychiatrischen Klinik therapeutische Experimente durchgeführt, in denen er ein Therapeutenpaar einen Patienten behandeln ließ. In dieser Weise wollte er sozusagen den Patienten aus der Regression durch eine neuerliche psychische Entwicklung herausführen. Seine Erfahrungen sind jedoch erst nach dem Zweiten Weltkrieg einem größeren Leserkreis zugänglich gemacht worden. Vom großen Einfluß auf die Theorieentwicklung der Psychosen waren natürlich auch Melanie Kleins Vorstellungen von einem in eine böse und gute Brust gespaltenen frühen Objekt und von einer obligatorisch durchzumachenden paranoiden Phase in der psychischen Entwicklung.

Um andeutungsweise ein Gefühl für die Chronologie dieser ersten Schritte auf dem Weg zu einer psychoanalytischen Theorie der Psychosen zu vermitteln, sollen einige ganz wichtige Arbeiten nunmehr in chronologischer Reihenfolge aufgelistet werden.

1907: Karl Abraham: Über die Bedeutung sexueller Jugendträume für die Symptomatologie der Dementia praecox.

1908: Karl Abraham: Die psychosexuelle Differenzierung der Hysterie und der Dementia praecox.

1911: S. Freud: Über einen autobiographisch berichteten Fall von Dementia paranoides.

1914: S. Freud: Zur Einführung des Narzißmus.

1919: Viktor Tausk: Über den Ursprung der Beeinflussungsmaschinerie in der Schizophrenie.

1921: H. Nunberg: Der Verlauf des libidinösen Konfliktes in einem Fall von Schizophrenie.

1944: W. R. D. Fairbairn: Innerpsychische Struktur in Ausdrücken von Objektbeziehung.

Nach dieser frühen Phase der Theorieentwicklung trat sicher ein entscheidener Einschnitt durch die Verfolgung der Psychoanalytiker und ihrer Theorie im Nazi-Deutschland ein. Wie bekannt ist, emigrierten nahezu alle Psychoanalytiker, vorwiegend in die USA. Dort kam es zu einer grundsätzlichen Änderung des Umgangs mit Theorie. Die Emigranten integrierten sich sehr stark in die Medizin, das heißt in die Psychiatrie. Sie versuchten nicht, den psychiatrischen Umgang mit psychotischen Patienten in einem übergeordneten psychoanalytischen Rahmen zu verstehen, sondern ordneten ihre psychoanalytischen therapeutischen Bemühungen mit in das Angebot der verschiedenen Therapieformen ein.

Mit einer gewissen Kritiklosigkeit wurde angenommen, daß die psychoanalytische Standardmethode, auf schizophrene Psychosen angewandt, ohne weiteres Heilung bringen müßte. Diese Einordnung in die medizinische Vorstellung von Verletzung, Heilung und neuem Wachstum bedingte möglicherweise mit die Entstehung der New Yorker Ich-psychologischen Schule. Ein Meilenstein dieser Schulentwicklung ist der Aufsatz über Anmerkungen zur Entwicklung der psychischen Struktur von Hartmann, Kris und Löwenstein. Ein späterer typischer Meilenstein ist die Formulierung der weitgehend auf dem Wachstum des Kindes in der Zweierbeziehung mit der Mutter basierenden Entwicklungspsychologie Margret Mahlers. Die Vorstellung vom heranwachsenden Menschen ist nun nicht mehr eine Folge von schweren Triebkonflikten, die schließlich unter Einsatz phasenspezifischer Abwehrmechanismen aufgelöst werden, sondern eine mehr oder weniger konfliktfreie Aneinanderreihung von gesunden Entwicklungsschritten. Von nun an stehen die Theorien der Triebentwicklung und Objektbeziehung in einer seltsamen Indifferenz neben den Theorien der Ich-Entwicklung.

Die Psychose wurde dementsprechend als aus einer gestörten Interaktion mit der Mutter entsprungene gescheiterte Entwicklung angesehen, die Therapie als nochmalige Aufzucht des falsch gewachsenen Menschen. Der Therapeut ist sozusagen die freundliche Gießkanne, welche durch regelmäßiges Bewässern aus dem verkümmerten Pflänzchen des Patienten doch noch einen vollwertigen Menschen macht.

Ein besonders paradigmatisches Werk einer derartigen Sicht psychoanalytischer Psychosentherapie ist die „Symbolische Wunscherfüllung" von M. Sechehaye (1970). Die Therapeutin schildert darin, wie sie in einer jahrelangen therapeutischen Arbeit mit einem 16jährigen Mädchen, das angeblich von der Mutter mit stark verdünnter Milch gefüttert wurde, schließlich erfolgreich die Psychose behandeln konnte. Beispielhaft sei folgende Textstelle zitiert:

„Erst als ich begriff, daß sich das tiefe Bedürfnis nach mütterlicher Nahrung befriedigen mußte, konnte ich Renée sowohl von ihrer Aggressivität wie von ihren selbstzerstörerischen Trieben befreien. Denn indem ich ihr zu festgelegten Stunden ein

Stück Apfel gab, das symbolisch die mütterliche Brust verkörperte, stillte ich das Ur-
bedürfnis, ein Bedürfnis, welches im Erwachsenenalter fortdauerte und das sich im
Zustand tiefer Regression gefangen gehalten hatte. Indem sie sich zum ersten Mal
und auf die einzige Weise geliebt fühlte, die ihr angemessen war, das heißt auf magische Weise, empfand Renée ein wunderbares Realitätsgefühl, das sie in Erstaunen
setzte und zugleich entzückte. Wie durch einen Zauberstab – das kann man wirklich
sagen! – trat die normale Wahrnehmung an die Stelle der kranken Wahrnehmung.
Statt die Dinge wie ausgeschüttet, riesengroß, isoliert, ohne Beziehung zueinander
zu sehen, sah sie sie von nun an in ihrer normalen Dimension und in ihren interin-
dividuellen Beziehungen. Sie besetzte die gesamte Realität mit libidinöser Energie,
die sie aus der mütterlichen Liebe schöpfte" (Sechehaye 1970, S. 121 f.).

Ein weiterer wichtiger und viel umstrittener Psychosentherapeut dieser
Entwicklungsphase ist John N. Rosen. Rosen, der übrigens ein Lehranaly-
sand des emigrierten Paul Federn war, welcher wiederum Entscheidendes
über den Begriff der Ich-Grenzen geschrieben hatte, entwickelte an der
Temple-University seine „direkte Psychoanalyse". Auch dieser Ausdruck
stammt übrigens von Paul Federn.

Rosen führte zahlreiche, auch körperliche Parameter der Interaktion in
seine Therapie ein, zum Beispiel fütterte er die Patienten selbst mit dem
Löffel, hielt sie fest, ging in der Diskussion massiv auf ihre Wahnideen ein
etc. Er verglich die Psychose mit einem Traum, der die früheste, meist
schmerzliche und unbefriedigte Beziehung zur Mutter in verschlüsselter
Form wiedergibt. Dazu ein Zitat:

„Die Psychose ist oft wie ein fortgesetzter Albtraum, aus dem der Schläfer, das heißt
der psychotische Mensch, nicht aus eigener Kraft aufwachen kann. Gelegentlich ist
die Psychose ferner wie ein einfacher Traum, fernab von Schrecken und Ängsten,
aber dennoch ein Traum, aus dem es kein Erwachen gibt" (Rosen 1964).

Rosen, der die verschiedenen Phasen der Psychose und ihre zugrundeliegenden Leitmotive systematisch gliederte, bezeichnete auch die typischen konflikthaften Themen der Psychose als „Träume". Die Hebephrenie etwa nannte er einen Traum, ein dummes Baby zu sein, das mit Fingern
und Zehen spiele und glaube, sie seien die Welt, die Katatonie nannte er einen Traum, in dem der Patient vor Angst erstarrt sei, weil er fürchte, von
der Mutter getötet zu werden, den katatonen Erregungszustand als einen
Traum, in dem der Patient vom Entsetzen vor der Mutter gepackt sei und
dabei zugleich nach ihr schreie, etc.

Der Therapeut, der diese „Träume" versteht, übernehme die Verantwortung für die nochmalige Aufzucht des Menschen. Durch Setzen von
Grenzen, Disziplinierungen und Kameradschaftlichkeit biete er einen Ersatz für die Haltungen und Qualitäten, die in der frühen Kindheit bei der
Mutter vermißt worden seien.

Aus den sicher interessanten Fallberichten Rosens kann man die praktische Anwendung dieser Theorie ablesen. Beinahe alle Verhaltensmanife-
stationen der Psychose wurden von ihm in diesem Sinne gedeutet. Motorisch besonders aktive Patienten schrie er zum Beispiel an: „Ein derartiges
Herumhampeln kann Sie auch nicht vor tödlichen Geistern bewahren."
Bei unmäßigem Essen intervenierte er: „Wie kann denn eine Portion Kar-

toffelpüree auf dem Teller Sie liebhaben? Essen ist nicht Liebe." Wenn die Patienten in bezug auf Rosen paranoide Phantasien entwickelten, äußerte er gerne: „. . . Sie fangen an, meine Macht zu fühlen und zu schätzen."

Besonders wichtige Keimzellen und Pflegestätten psychoanalytischer Psychosentherapie in den USA waren natürlich die Menninger-Klinik und die Klinik in Chestnut-Lodge im Staate Washington. In Chestnut-Lodge arbeiteten so berühmte Therapeuten wie Frieda Fromm-Reichmann, H. S. Sullivan, J. Foudraine, H. Searles und viele andere. Vor allem Frieda Fromm-Reichmann hob hervor, daß der Psychoanalytiker den Patienten nicht beweisen wollen dürfe, daß es sich um Halluzinationen oder Wahnideen handle. Er solle ganz einfach und klar feststellen, daß er das nicht sehe und höre, was der Patient zu sehen und hören meine. Ein besonders kreativer Therapeut scheint H. Searles gewesen zu sein. Er stellte eine Liste von Verhaltensweisen in der Familie auf, die dazu dienen, eine andere Person in den Wahnsinn zu treiben (1959). Die wichtigsten dieser Motive sind, daß der Wahnsinn ein Äquivalent für die Ermordung darstelle, der Versuche, eigene drohende Verrücktheit zu externalisieren und in den Patienten zu projizieren, eine konflikthafte Situation durch eine Diagnose zu beenden, ein seelenverwandtes Wesen zu finden, eine Lösung des Kindes von der Mutter zu vermeiden usw. Faszinierend sind auch die Vorstellungen von Searles, daß der Wahn des Patienten gewissermaßen unbewußten Gegenübertragungsreaktionen des Therapeuten entspräche. Als erster beschrieb er Beispiele der durch Psychotiker provozierten sozialen Interaktionen, die ich weiter unten unter dem Titel „projektive Manipulation" näher beschreiben möchte. Zum Beispiel lockert der Therapeut die Krawatte, und die Patientin sagt: „Ich weiß, ich bin ein schlampiger Mensch!", oder ein Patient läßt einen lauten Flatus in einen neuen Polstersessel des Therapeuten, und dieser kann die Bemerkung nicht unterdrücken: „Du Dreckskerl, wenn du mir in den Sessel scheißt, bringe ich dich um." Nahezu erleichtert stellt der angesprochene Patient fest, daß er diese Einstellung vom Therapeuten ja schon seit fast einem Jahr fürchte.

In einer groben Zusammenfassung haben die fruchtbaren Bemühungen der genannten Therapeuten und vieler anderer in den fünfziger bis siebziger Jahren unseres Jahrhunderts eine Klassifikation der Symptome ermöglicht. Auf der einen Seite stehen Regressionssymptome, auf der anderen Seite Restitutionssymptome. Typische Regressionssymptome sind Weltuntergangsphantasien, Depersonalisation, Hypochondrie, Größenwahn, Denkzerfall, hebephrener Rückzug und katatone Symptome.

Restitutionssymptome sind Weltaufbauphantasien, Halluzinationen, Wahnbildungen wie Verfolgungswahn, Erotomanie, querulatorischer Wahn, primitive Objektbeziehungen, schizophasische Symptome und katatone Restitution.

Diese Symptome variieren, je nachdem, ob die Regression oder die wahnhafte Wiederherstellung einer Privatwelt im Vordergrund steht. Sie manifestieren sich in den verschiedenen wichtigen basalen Funktionen des Ich, wie sie Scharfetter aufgelistet hat. Zum Beispiel kann ein Zerfall des Vitalitätsgefühls zum Erleben führen, eine lebende Leiche zu sein, welches bis zu Halluzinationen von Leichengeruch und Zerstückelungsphantasien gehen kann. Der Ich-Grenzverlust führt zu einer Verwechslung von Selbst und Umgebung, wie es in den klassischen Symptomen von Transitivismus und Appersonierung imponiert. Störungen der Identität und Konsistenz führen zu vielfältigen, mehr oder weniger beängstigenden Erlebnissen der körperlichen und sozialen Veränderung. Die körperlichen Veränderungen imponieren als Leibhalluzinationen, als eingebaute Geräte, als diffuses Brennen, Schmerzen, Taubheitsgefühle, als Transplantationen und als bizarre Vorstellungen, wie beispielsweise die Einbildung, Sterne, Sonne und Mond im Bauch zu haben, etc.

Eine charakteristische Leibveränderung ist beispielsweise die phantasierte Schwangerschaft, sozusagen in der existentiellen Bedrohung ein imaginärer halluzinierter Regenerationsreflex. Wenn ich schon sterbe, so soll wenigstens eines von den Tausenden Kindern, die ich in einer Nacht gebäre, mich überleben.

In den USA ist es durch die nicht so überzeugenden therapeutischen Erfolge in Chestnut-Lodge und durch den Boom der biologischen Psychiatrie zu einer gewissen Skepsis den psychoanalytischen Behandlungsansätzen bei schizophrenen Psychosen gegenüber gekommen. Ein bisheriger Höhepunkt war sicher die Kontroverse um den erkrankten Osheroff, der monatelang vergeblich in Chestnut-Lodge behandelt wurde und schließlich einen Schadenersatzprozeß gegen die Klinik anstrengte. Dieser Prozeß wurde in mehreren amerikanischen psychiatrischen Zeitschriften abgedruckt.

Natürlich hat es trotz der großen Emigration in die USA auch in Europa eine Entwicklung der psychoanalytischen Psychosentherapie gegeben. Als besonders klingende Namen seien hier Ludwig Binswanger erwähnt, weiters aus der englischen Kleinianischen Schule H. Rosenfeld und W. Bion, in Frankreich M. Mannoni und das Ehepaar Lefort, zur Zeit wirken in der Schweiz und in Deutschland Gaetano Benedetti und Stavros Mentzos. In den letzten Jahren ist auch eine gewisse Rückkehr zur klassischen Theorie bei vielen Psychosentherapeuten erkennbar, zum Beispiel bei dem aus Irland stammenden Thomas Freemann. Dies ist eine gewisse Abwendung von der noch von Arlow und Brenner vertretenen Auffassung (1969), die die Ich-Schwäche und den damit zusammenhängenden Zusammenbruch der Realitätsprüfung im Gegensatz zur konflikthaften Sicht der Psychose in den Vordergrund stellte. Insgesamt läßt sich doch deutlich ablesen, daß auf die ursprüngliche, etwas kritiklose Euphorie der in die USA emigrierten Psychoanalytiker hinsichtlich der Behandelbarkeit der Psychosen mehr und mehr eine Ernüchterung und schließlich eine Resignation gefolgt ist. Der Trend hat sich von der Einzelpsychotherapie mehr zur Teambehandlung des Psychotikers hin entwickelt, wobei das Team als Container im Sinne Bions bzw. als „Holding function" im Sinne Winnicotts aufgefaßt wird, indem der regressive und fehlentwickelte Patient eine gesündere neuerliche Entwicklung durchführen kann. Gelegentlich geht es so weit, daß Symptomkataloge von Ich-Störungen erstellt werden und einer entsprechenden Ich-Störung bestimmte Verhaltensweisen des therapeutischen Teams auf der Station zugeordnet werden. Manchmal, wie beispielsweise bei Kutter, wird das Ich-psychologische Modell der Psychosen so weit getrieben, daß ganz bestimmte klinische Zustandsbilder wie eine paranoid-halluzinatorische, katatone oder paranoide Psychose bestimmten Entwicklungsschritten der Margret Mahlerschen Entwicklungspsychologie zugeordnet werden. Dem Autor der vorliegenden Arbeit erscheint dies eine eher zwanghafte und durch klinische Beobachtungen nicht zu untermauernde Bildersprache.

Nach diesem kurzen, mehr oder weniger subjektiven und kritischen Exkurs durch die Entwicklung der psychoanalytischen Psychosentherapie sollen nun einige Anregungen geboten werden, bei denen die Forderung der Gesellschaft nach Anpassung, das Verbot des Vaters zu regredieren, welches in der Einleitung als „Höllenriff" symbolisch dargestellt wurde, in den Vordergrund gestellt werden.

Anmerkungen zur Zusammenarbeit von Psychoanalyse und Psychiatrie

Vor allem in den USA hat die Psychoanalyse versucht, sich als ein zusätzlicher Behandlungsansatz im Konzert der Therapieformen in die Psychiatrie und damit in die Medizin zu integrieren.

Die Psychoanalyse verfügt nämlich über eine sehr umfassende Theorie der menschlichen gesunden und pathologischen Kommunikation, bei der der Therapeut und seine Gefühlsreaktionen maßgeblich mit in den Verstehenszusammenhang einbezogen werden. Im Sinne Maturanas (1982) wird Erkennen dabei immer als Aspekt der lebendigen Kommunikation gesehen, und es wird stets das gesamte „System" vom beobachtenden und zuhörenden Analytiker sowie den assoziierenden Patienten als Ganzes gesehen, was sich am ehesten mit den konstruktivistischen Theorien eines H. von Foerster (1974) vergleichen läßt. Ohne mit einer übergeordneten Theorie jetzt irgendeinen institutionellen Führungsanspruch zu erheben, muß man doch klar sehen, daß alle Interaktionen, welche ein Psychotiker auf sich zieht, im weitesten Sinne psychoanalytisch gesehen werden können. Dazu gehören die sozialen Dramen bei der Einweisung ebenso wie die Zwangsmedikation durch den Arzt, die Fixierung an ein Bett, die mühsame Einbindung in eine beschäftigungstherapeutische Werkstätte etc. Auch die mehr oder weniger engagierten Reaktionen der Angehörigen sind als Parameter der Therapie zu sehen.

Im Falle einer klassischen psychoanalytischen Einzelpraxis wird es keinen Zweifel geben, daß es mit ein ausagierter Teil der Therapie ist, wenn ein Analysand nach seiner Stunde im Kaffeehaus im Parterre der Ordination des Analytikers mit den nachfolgenden Analysanden über die Therapie plaudert. Derlei Agieren findet zwangsläufig bei psychotischen Störungen im wesentlich größeren Umfang statt, und die Therapie kann nur ein sinnvolles Ergebnis bringen, wenn all diese Aktivitäten Gegenstand der therapeutischen Auseinandersetzung werden. So gesehen ist die Medikation mit den Ängsten vor der Kontrolle durch das symptomverändernde Medikament ein Teil der psychoanalytischen Therapie und nicht umgekehrt.

Wird ein Psychotiker psychoanalytisch behandelt, so sind alle weiteren zusätzlichen Behandlungsformen wie Hospitalisierung, sozialpsychiatrische Rehabilitationsmaßnahmen, Depot-Neuroleptika etc. als notwendig gewordene zusätzliche Parameter der psychoanalytischen Therapie anzusehen und zu reflektieren. Keineswegs ist die psychoanalytische Therapie sozusagen ein zusätzliches Medikament u. a., das vom koordinierenden Psychiater verordnet wird.

Nur vor dem Hintergrund einer derartigen Integration psychiatrischer Bemühungen in den größeren Zusammenhang psychoanalytischen Verständnisses ist eine sinnvolle Psychosentherapie meines Erachtens durchführbar.

Das Setting der psychoanalytischen Psychosentherapie ist dementsprechend von wichtigen Parametern gekennzeichnet, von denen nun abschließend einige aufgezählt werden sollen. Die Dauer und der Rhythmus der Gespräche sind unregelmäßig und werden weitgehend vom Patienten gesteuert und nicht von einem starren Therapieschema. Die produktiv-kreative Seite der Symptome muß als quasi poetische Leistung des Patienten hervorgehoben werden. Körperliche Parameter bis hin zu Massagen, Fixierungen, Bädern usw. sind mit in das Therapiesetting einzubeziehen. Dazu gehören auch kontrollierende Medikamente wie Neuroleptika, Antidepressiva und Zwangsmaßnahmen dem Patienten gegenüber, die selbstverständlich in ihrer Bedeutung interpretiert werden müssen.

Viele Psychotiker können nur in einem therapeutischen Team behandelt werden, wobei die Abspaltung der verschiedenen Übertragungselemente auf die einzelnen Teammitglieder bei der Bearbeitung besondere Delikatesse erfordert.

All diese Parameter dienen dazu, zu verhindern, daß der Patient aus panischer innerer Angst und Reizüberflutung gezwungen wird, zu projizieren und dementsprechend äußere Realität zu verleugnen. Dadurch wird ein gewisser Circulus vitiosus, wie es Mentzos (1992) meint, unterbrochen. „Der Schutz des sozialpsychiatrisch angestrebten Milieus verhindert die ungünstigen Rückwirkungen und Rückkoppelungen innerhalb des Sozialfeldes mit dem Ziel, solche Circuli vitiosi zumindest abzuschwächen."

Alle diese Parameter des therapeutischen Settings der psychoanalytischen Psychosentherapie in der Psychiatrie müssen natürlich in ihrer psychodynamischen Bedeutung diskutiert werden.

Beispielsweise schaffen sich viele schizophrene Psychotiker, indem sie Fragmente ihres Selbst, Maschinenteile und Verfolger in die Umgebung projizieren, eine geisterhafte äußere Umgebung, welche sie daran hindert, die reale Umwelt wahrzunehmen. So gesehen bleiben Psychotiker im Käfig ihrer wirren Monologe gefangen und können keine echten zwischenmenschlichen Beziehungen mehr anknüpfen, was die bekannten Erscheinungen der Abstumpfung und Isolierung mit sich bringt.

Durch gewisse manipulative Maßnahmen seitens der Patienten wird die soziale Umwelt gezwungen zu reagieren, zum Beispiel den Patienten zu reglementieren, wenn dieser sich selbst gefährdet, ihn, wenn er zu störend, lästig und auffällig ist, durch Medikamente zu beruhigen usw. So gesehen gelingt es ihnen, die Umwelt tatsächlich zum Teil in das Szenario ihres Wahns umzuwandeln. Dies ist mit ein Grund der oft unheimlichen und phantastischen Szenerie psychiatrischer Krankenhäuser.

Nochmals das Höllenriff – die schrecklichen Bedrohungen in der psychotischen Regression

Die konfliktfreie Brutschrank- und Schrebergartentheorie der Psychosentherapie eines Winnicott, einer Mahler, Sechehaye oder Fromm-Reichmann erklärt eigentlich nicht, warum gerade in der Adoleszenz, bei Männern meist ab dem 15., bei Frauen ab dem 25. Lebensjahr, der erste psychotische Schub ausbricht. Dies kann doch nur damit zusammenhängen, daß in diesem Alter reale Sexualbeziehungen möglich werden und gleichzeitig aber die regressive Annäherung an die Mutter in der Symbiose durch die mögliche Sexualität etwas besonders Dramatisches bekommt. Die Rückkehr zur Mutter bedeutet nunmehr nicht nur die Möglichkeit des realen Inzestes, sondern auch, daß der Vater als teuflischer Dämon oder aber als bessere Ersatzmutter mit auf den Plan tritt. Entweder heißt es, daß die Mutter den Vater umbringt und das Kind in einer neuerlichen besseren Geburt parthenogenetisch erzeugt oder aber, daß der Vater das psychotisch regredierte Kind vernichtet usw. Dies erklärt die Häufigkeit von Blut, Leichengeruch, Zerstückelungen und Operationen, die weit in die autoerotische Fragmentierung zurückreichen und über das Schauspiel der Kastration hinausgehen. Die Abwehr dieser gräßlichen Zerfallsphantasien sind natürlich die charismatischen Wiedergeburtsphantasien, die Vorstellungen von Retortenbabys usw.

In dieser Abwehr ist eine neue göttliche Schöpfung des Menschen im Sinne eines Homunkulus verborgen. Bis zu einem gewissen Grad führt das erste Buch Moses, wo in einer wahnhaften Erzeugung von Menschen Gott Vater aus der Rippe eines Mannes eine neue Frau erzeugt, oder die Schöpfungsmythologie der Buddhisten, wo Buddha aus der Achselhöhle seiner Mutter geboren wird, ein derartiges schizophrenes Selbsterzeugungssystem ohne die irdische Zeugung und Geburt vor.

Wie wir den Wahnideen Schizophrener entnehmen können, spielen auch die neuen gentechnologischen Möglichkeiten eine verführerische Rolle. In ähnlicher Weise wurden ja die neuen Mittel der Nachrichtentechnik immer rasch von den paranoiden Patienten aufgegriffen und in ihre Wahnsysteme eingebaut.

Eine rein lineare Regressionstheorie der Psychose, welche annimmt, daß die Entwicklungsphase von Separation und Individuation zurück zur Symbiose und dann zum autistischen Stadium durchlaufen werden, übersieht gewissermaßen die Tatsache, daß schlußendlich das Kind in einem Sexualakt von Vater und Mutter gezeugt wurde. Dies ist das altbekannte Mysterium am tiefen Grund der psychotischen Regression und spielt hier ebenso eine große Rolle wie der Ödipuskomplex bei hysterischen Störungen.

Wo bleibt aber in den Settings der psychoanalytischen Psychosentherapie dieser böse Vater? Meist wird er agierend auf die Forderungen der Institution und der bösen Umwelt, welche die Rehabilitation des Patienten verhindert, projiziert, gelegentlich auch auf die Angehörigen. Dies ist mit ein Grund, warum in einer Art von Persönlichkeitsspaltung viele Psychosenpsychotherapeuten heimlich die Institution, in der sie arbeiten müssen, hassen. Sie wollen ja keine Kontrolleure, sondern nur gewährende Mutterbrüste sein, was nun im Anschluß am Beispiel einiger charakteristischer Gegenübertragungsreaktionen geschildert werden soll. Dies nenne ich projektive Manipulation.

Der Ablauf dieser projektiven Manipulation soll nun nochmals deutlich geschildert werden. In der akuten Psychose zerfallen das Ich und das Über-Ich des Patienten im Sinne regressiver Identifizierung. Frühe, fragmentierte Introjekte, die recht und schlecht in die psychischen Strukturen integriert waren, tauchen intrapsychisch wie Gespenster auf und stiften Unruhe, Angst und Verwirrung. Um seinen Frieden zu finden, projiziert der Patient diese Introjekte auf Objekte der Umgebung.

In einem ersten Schritt werden die Objekte projektiv mit den bedrohlichen Merkmalen identifiziert. Da die meisten Therapeuten aus Gegenübertragungswiderstand die Annahme kontrollierender, streng väterlicher Züge abwehren, kommt es zu vielfältigen Nebenübertragungen auf die Polizei, die Politiker, die Nachbarn, die Fernsehansager, die bösen, giftigen Medikamente usw. Natürlich wollen auch die diese gestrenge, teuflische Rolle nicht annehmen. Darum verhalten sich nun die Patienten oft auffällig und störend, um die Objekte quasi zur Annahme der Projektion zu zwingen.

Aus der Sicht der Objekte handelt es sich um agierte Gegenübertragung. Diese vielfältige Nebenübertragung wird in der schizophrenen Behandlung bekanntlich sehr oft agiert. Bei psychotischen Regressionen kommt es, wie gesagt, zu sogenannten regressiven Identifizierungen. Introjekte im Ich, aber auch im Über-Ich zerfallen dabei; und ihre primitiven dämonischen und bedrohlichen oder auch ideal guten Vorläufer werden freigesetzt. Dies ist intrapsychisch für den Patienten schwer erträglich, weshalb er sich von seiner Angst befreit, indem er diese archaischen Objekte auf die Umgebung projiziert. Derlei Syndromsequenzen (Mentzos 1992), die zu einem raschen Symptomwechsel führen können, sind oft recht kurzfristig, aber charakteristisch. Diffuse Angst verwandelt sich in Paranoia, Paranoia in Größenwahn, dieser wiederum in Depression usw. Wir kennen ganz bestimmte über Sekunden bis Jahre sich erstreckende Abfolgen von Symptomkonstellationen bei Psychotikern.

Ein wichtiges Beispiel: Die Patienten halten strenge impulskontrollierende, innere archaische Objekte schlecht aus. Sie projizieren sie auf die Therapeuten ihrer Umgebung. Die Therapeuten haben aber nun den Auftrag der Institution, durch Kontrolle der Patienten diese Personengruppe, die sich unberechenbar verhält, in Schranken zu halten. Dieses Aufpassen hat eine beruhigende Funktion. Es ist ähnlich, wenn jemand aufpaßt, ob sich der Partner an die Regeln hält, zum Beispiel eifersüchtiges Checking, ob er wohl treu sei, oder Überwachung der Arbeitsleistung im Rahmen einer beruflichen Institution. Beim Kontrolleur bewirkt dieses Checking eine

Reduktion von Verunsicherung, weil die Komplexität vermindert wird. Der Kommunikationspartner wird wieder berechenbar.

Oft verhalten sich schizophrene Patienten tatsächlich so, daß sie eine derartige Kontrolle provozieren, ein Mädchen versucht sich mit einem Feuerzeug die Haare anzuzünden, ein anderer läßt immer das Hosentürl offen oder läßt den Kaffee hinunterrinnen etc.

Im Gegensatz zu Kriminellen, die bei ihren Normverletzungen nicht erwischt werden wollen, hat man bei Psychotikern den Eindruck, daß sie meist schon „erwischt", sanktioniert werden wollen. Beispielsweise hat im letzten Sommer vor einem kleinen Springbrunnen vor dem Fenster des Autors eine verworren manische Patientin lautstark im Goldfischteich ein Bad genommen und dabei vergnügte obszöne Reden geführt, dies so lange, bis der Autor telefonisch einen Pfleger herbeirief, der sozusagen als „Polizist" die Patientin auf die Station abführen sollte.

Die meisten auch als Psychotherapeuten arbeitenden Psychiater haben natürlich einen massiven Gegenübertragungswiderstand gegen das Bewußtwerden der erleichternden und entlastenden kontrollierenden Gegenübertragung. Sie wollen ja keine Kontrolleure im Sinne der bösen Psychiatrie sein. Auch von der Bevölkerung, von Angehörigen, von Psychotherapeuten werden im Sinne einer moralischen negativen Bewertung diese kontrollierenden Tendenzen auf die „Einsperrpsychiatrie" projiziert. Die Psychiatrie wird zum bösen Gefängnis etikettiert.

Derlei projektive Manipulationen führen zwangsläufig zu einem realen Sozialverhalten, einem „Ausagieren" in der Gegenübertragung. Sie können also vom Mechanismus der projektiven Identifizierung, wie Melanie Klein 1946 beschrieben hat und wie ihn andere, wie Kernberg oder Sandler, aufgegriffen haben, klar abgegrenzt werden. Weitere Beispiele für projektive Manipulationen durch Psychotiker sind die Distanzierung, die Dämonisierung und Entwertung, die Symbiotisierung und die Verwandlung in eine nährende gute Brust. Das Gemeinsame daran ist, daß Real-Ich-Funktionen sowie Über-Ich-Funktionen auf den Therapeuten übertragen werden und der Therapeut sozusagen als intrapsychischer Teil des Patienten diese Ich-Funktionen wie Realitätsprüfung, sprachliche Formulierung, notwendige Maßnahmen der Selbstpflege und Ernährung usw. wahrnimmt.

Bei den affektiven Psychosen werden übrigens in erster Linie zerstörerische und entwertende bzw. idealisierende und gewährende Über-Ich-Funktionen auf die Umgebung projiziert.

Nun ist es leider nicht so, wie die Ich- und Selbst-Psychologen annehmen, daß ein harmonisches therapeutisches Team ein liebevolles Kinderzimmer bilden kann, in dem der Patient, von den bösen Reizen der Außenwelt abgeschirmt, diese verlorenen Ich-Funktionen allmählich introjizieren kann. Der Arme hat sie doch gerade deshalb nach außen projizieren müssen und die Realität verleugnen müssen, weil sie in ihm in einem mörderischen Kampf standen.

Dieser Kampf setzt sich in der Außenwelt fort. Seine Träger sind die Polizei, der Geldgeber der psychiatrischen Anstalt, die Angehörigen, der biologische Psychiater und der Psychotherapeut. Zwischen all diesen Personen wiederholen sich archaische psychotische Konflikte, dies ist die einzige Erklärung, warum beispielsweise die Anhaltegesetze in der Psychiatrie, die Diskussion über die Neuroleptika, die Diskussion für Freiheitsbeschränkungen oder über das ideale Ausleben des Wahnsinns eine derartig irrationale und schwer verständliche Note bekommen. Wir werden erst dann Psychosentherapie mit gewissen minimalen Erfolgen durchführen können, wenn wir die Angst vor der neuroleptischen Depot-Injektion, die massiven öffentlichen Vorurteile gegen die giftigen Medikamente, die Vorstellungen vom gefährlichen Irren, der kleine Kinder frißt, die mehr oder weniger glücklichen, von der sozialen Realität abgegrenzten, klosterartigen, paradiesischen oder höllischen Therapieinseln in verschiedenen Institutionen, die mörderischen Tätlichkeiten zwischen Schizophrenen und ihren Müttern als Elemente von Gegenübertragungen in der Therapie verstehen lernen.

Dies ist sicher eine möglicherweise zu hoch gegriffene, fast utopische Forderung. Die Neigung des Schizophrenen, seine Umgebung projektiv zu manipulieren, macht dies jedoch notwendig.

Abschließend sollen zur Verdeutlichung des Gesagten einige Fallvignetten im komplexen therapeutischen Setting zwischen Institution, Familie und Therapeuten kurz beschrieben werden.

Neuroleptika und ausagierte Gegenübertragungsreaktionen

Durch den charakteristischen Mechanismus der projektiven Manipulation, den schizophrene Patienten zur Abwehr ihrer existentiell bedrohlichen psychotischen Konflikte einsetzen, stiften sie in ihrem sozialen Umfeld oft beträchtliche Verwirrung. Aus interpersoneller psychodynamischer Sicht können viele Aktivitäten der mit der Betreuung schizophrener Psychotiker befaßten Betreuergruppen auch als Reaktion auf eine Provokation durch den Wahn gedeutet werden. Die Gabe beruhigender Neuroleptika, die zwangsweise Hospitalisierung, die Planung von Rehabilitationsprogrammen usw. werden in einem gewissen Sinn durch die psychotischen Verhaltensweisen der Patienten als kontrollierende und normalisierende Reaktion der sozialen Umgebung ausgelöst. Über die spezifischen dabei auftretenden Übertragungs- und Gegenübertragungskonstellationen wurde weiter oben schon einiges mitgeteilt. In einer gewissen Simplifizierung kann gesagt werden, daß die Reaktionen der Therapeuten und der Gesellschaft häufig den Wahn des Patienten in Handlungssprache übersetzen. Mit anderen Worten: Die unbewußte Gegenübertragungsreaktion des Therapeuten entspricht der Halluzination und den Wahnideen des Patienten.

Wenn ein Patient nackt auf der Autobahn geht, ein anderer in der Öffentlichkeit komplizierte parareligiöse Zeremonien aufführt oder ein dritter hartnäckig bei allen möglichen öffentlichen Stellen erbitterte Beschwerden vorbringt, so lösen diese Handlungen ganz charakteristische Reaktionen aus. Diese Reaktionen entsprechen meines Erachtens einem unbewußten Bedürfnis des Patienten und sind immer auch als Teil der Wahnthematik mit in die Therapie einzubeziehen. Dies bedeutet, daß die

Schlüsselereignisse einer Psychotherapie mit schizophrenen Psychotikern sehr oft außerhalb der eigentlichen Therapiesitzungen stattfinden.

Als besonders wichtiges Beispiel sei hier die psychodynamische Bedeutung bei Gabe von Neuroleptika kurz reflektiert. Bekanntlich stärken Neuroleptika intrapsychisch gewisse Ich-Funktionen wie Realitätsprüfung und unterdrücken übermäßige Aktivitäten der Phantasie und vor allem auch Projektionen nach außen. Dies bedeutet, daß Halluzinationen, welche dadurch zustande kommen, daß die Patienten inkompatible, regressiv zerfallene Anteile ihrer psychischen Struktur auf die Umgebung projizieren, mitunter verschwinden. Die dadurch quasi mit Gewalt wieder in das Innere des Patienten zurückgedrängten Anteile lösen dort Angstzustände, innere Unruhe und Unbehagen aus. Gewiß ist dies mit einer der Gründe, warum die Hälfte der schizophrenen Patienten keine neuroleptische Behandlung will. Sie spüren, daß sie sich danach weniger wohlfühlen, gewiß auch durch die Nebenwirkungen. Zudem werden ja durch die Applikation als Depot-Neuroleptikum paranoide Gedanken forciert. Wenn man eine psychisch wirksame Droge in der Glutealmuskulatur mit sich herumträgt und ihr nicht entrinnen kann, so ist dies ein Verfolger par excellence.

Selbstverständlich werden durch Dauergabe von Neuroleptika, wobei eben bei den Depot-Neuroleptika die Verläßlichkeit der Einnahme am höchsten ist, die sozial oft schwere Verwüstungen anrichtenden akuten Schübe gruppenstatistisch reduziert. Es ist verständlich, wenn heutzutage international empfohlen wird, daß man nach dem ersten psychotischen Schub etwa ein bis zwei Jahre, nach mehreren Schüben fünf Jahre eine präventive Dauertherapie in einer gewissen Dosis geben soll. Noch simpler ist es im Akutzustand. Irgendwie wird zwischen wechselnden Neuroleptika gewählt, um die die Umgebung und den Patienten am meisten irritierenden Akutsymptome zu bremsen.

Ist es nicht verwunderlich, daß diese vergleichsweise simplen und doch einigermaßen wissenschaftlich abgesicherten Fakten der neuroleptischen Behandlung, die man im Prinzip in einigen Stunden erklären kann, derartige individuelle Reaktionen bei den Patienten, ihren Angehörigen und bei der Bevölkerung auslösen? Zum einen geht es dabei um die Problematik einer unfreiwilligen Behandlung mit psychisch wirksamen Substanzen, zum anderen jedoch darum, daß kreative Symptome der Psychose, die ja in gewisser Weise schon Lösungsversuche und Selbstheilungsversuche darstellen, mit den Medikamenten pauschal bekämpft werden. Dadurch wird das innere Gleichgewicht im Sinne der Glücksbilanz beim Patienten oft sehr ungünstig beeinflußt. Von den gravierenden Nebenwirkungen, in erster Linie von den Spätdyskinesien, soll hier gar nicht weiter gesprochen werden. Bekannt ist unterdessen jedoch, daß zumindest während der ersten sieben Jahre der Behandlung die Häufigkeit von Spätdyskinesien jährlich um drei Prozent steigt, so daß schließlich nach sieben Jahren jeder fünfte Patient an solchen schwerwiegenden und häufig irreversiblen Folgen leidet. Dies ist doch ein beachtlicher Preis, den man für die Symptomreduktion und die Rückfallsprävention in Kauf nimmt.

All diese Dinge erklären das massive Mißtrauen in der Öffentlichkeit gegen diese „chemischen Keulen", gegen diese Gifte, mit denen die Patienten „vollgepumpt" werden. Interessanterweise sind diese Negativstereotypien bei mit den Psychiatern mehr oder weniger konkurrierenden Berufsgruppen wie klinische Psychologen, Psychotherapeuten und auch beim Pflegepersonal am stärksten ausgeprägt. Psychodynamisch läßt sich dies ohne weiteres daraus erklären, daß die stark sozial kontrollierende Droge Neuroleptikum den nicht medikamentösen Behandlern ermöglicht, die Kontrollimpulse, die sie den unberechenbaren Patienten gegenüber spüren und schlecht mit ihrem Selbstkonzept als sanfte, gewährende Therapeuten vereinbaren können, auf die bösen Kerkermeister und Neuroleptika-Psychiater zu projizieren. Infolge dieser Mechanismen rutschen die Psychiater teilweise wohl zu Unrecht in unserer Gesellschaft mehr und mehr in eine Sündenbockrolle hinein.

Solange die massiven Kräfte, die aus dem therapeutischen Gesamtsetting in Zusammenhang mit der Neuroleptika-Behandlung entstehen und die natürlich die Wirkung der Medikamente beträchtlich beeinflussen, nicht psychodynamisch mitreflektiert werden, ist ein einigermaßen kooperatives Gesamtbehandlungskonzept gewiß undurchführbar.

Der Einbezug der Neuroleptikagabe in den Gesamtrahmen einer Psychosenpsychotherapie ist nur ein Beispiel für einen erweiterten Zugang zum psychotischen Menschen. Die Reaktionen der Polizei und der Öffentlichkeit sind weitere Beispiele. Schließlich sind die Gesamtreaktionen therapeutischer Teams besonders wichtig. Abschließend sollen nun einige kurze Fallvignetten zur plastischeren Verdeutlichung des Gesagten angeschlossen werden.

Ein Schattengespenst narrt die Psychiatrie

In einem Fallseminar berichtet der behandelnde Arzt von seinen vergeblichen Versuchen, während mehrerer stationärer Aufenthalte einen jungen Mann zur Teilnahme am täglichen Behandlungsprogramm zu bewegen. Die Präzision der Angaben des Arztes über die Aufenthaltsdauer und die Behandlungsprogramme kontrastiert fast bizarr zur überwältigenden Unpünktlichkeit und Verschwommenheit des zur Diskussion stehenden Patienten. Fast wirkt es, als würden die Schattenhaftigkeit und die diffuse quallige Konturlosigkeit des Patienten einen ohnmächtigen und oft etwas ärgerlichen pädagogischen Impuls in seiner Umgebung im Sinne der projektiven Manipulation wachrufen.

Vergeblich wurde versucht, verbindliche Behandlungsverträge mit dem Patienten herzustellen, alles ist an der Unpünktlichkeit und fehlenden Verläßlichkeit des Patienten gescheitert.

Wie schaut nun dieser Typ aus, der so viel Hilflosigkeit und Ordnungswünsche bei den Psychiatern, Schwestern und Pflegern hervorruft?

Es handelt sich um einen schlaffen, 20jährigen, schmächtigen Burschen, der mit langen, weit in die Stirne hängenden Haaren leicht gebückt über die Gänge schlurft und in irgendwelchen dunklen Winkeln der Klinik verschwindet. An sonnigen Nachmittagen kann man ihn in einer Mauernische nahe einer Garage der Klinik kauern sehen, und gelegentlich klimpert er dabei kraftlos auf einer klapprigen Gitarre. Es ist nahezu unmöglich, ihm in die Augen zu schauen, und seine Stimme, mit der er nur leise und spärliche Auskünfte erteilt, klingt wie ein ersterbender Seufzer.

Die Therapeuten, besonders aber ältere Mitpatientinnen, welche selbst vor der Nähe des Todes mit ihren welken Gliedern zittern, versuchen ihn liebevoll und energisch, immer aber mit einer gewissen Kritik zu maßregeln und zu aktivieren.

Der junge Mann aber entzieht sich geschickt den meisten Forderungen, sagt zwar halb ja zur Beschäftigungstherapie, um seine Ruhe zu haben, verduftet jedoch bald wieder wie ein Gespenst aus der Werkstätte. Zwar benützt er die Psychiatrie als Unterschlupf, nimmt das Essen, das warme Bett und eine gewisse Umsorgung an, verweigert aber alle Ansprüche, die an ihn als erwachsenen Menschen gestellt werden.

Wenn an der Theorie, daß sich in der Beziehung zum Therapeutenteam etwas von der frühen Beziehung zu den Eltern wiederholt, etwas dran ist, dann reproduziert der Patient im therapeutischen Team eine einerseits ablehnende, andererseits überfordernde und letztlich doch lieblose Einstellung seiner Eltern. Jedenfalls könnte man vermuten, daß er zeitlebens agierend das sucht, was er in seiner Kindheit nicht bekommen konnte und gerade damit aber in tragischem Wiederholungszwang die verfahrene, gestörte frühere Beziehung reproduziert.

Durch seine Weigerung, energisch, verläßlich und pünktlich in die Welt der Erwachsenen einzusteigen, erzeugt er eben jene kritische und fordernde Haltung, die er wieder als lieblos und böse mißdeuten kann. Übrigens geht daraus auch hervor, daß es nicht um ein tatsächliches Psychosen erzeugendes Verhalten der Eltern und damit um eine Schuld der Eltern gehen kann, sondern lediglich um die subjektive Verarbeitung des Erziehungs- und Betreuungsstils durch das Kind.

Wo bleibt aber die ganze kindliche Kraft und Sehnsucht nach Glück bei diesem Waschlappen? Sie bleibt offenbar abgespalten und in leuchtenden Phantasien nach idealen Vorbildern und glücklichen Ich-Zuständen gefangen. Beim zur Diskussion stehenden Patienten sind dies Kontakte mit exotischen Figuren, sogenannten Freunden, die nicht ganz von dieser Welt zu sein scheinen. Er selbst nennt sie „Indianer".

Zu den „Indianern" zählen beispielsweise Mitpatienten wie ein merkwürdiger, einzelgängerischer Wüstenmönch, eine hübsche, nahezu mutistische, junge Drogenabhängige oder gelegentlich auch gewisse sich malerisch gebende Sozialarbeiter und Psychotherapeuten.

Aus seiner Vergangenheit idealisiert er ehemalige, angebliche Freunde aus der Drogenszene. All diese Personen sind mit einem verschwimmenden, ins Grenzenlose gehenden Ich-Zustand verknüpft, der wohl das ersatzlos verlorene Kindheitsparadies symbolisiert, das er allerdings weder in seinen immer wieder aufflammenden psychotischen Schüben, noch in den Heroinräuschen während seiner Fixerzeit wiederfinden konnte. Seine Sucht nach Wahnsinn, Trance, Ich-Losigkeit ist derzeit auf die Bibel gerichtet.

So deutlich die Störung dieses Patienten in seinem Verhalten in den Reaktionen der Umgebung, also in den Strukturen, die er auf der psychiatrischen Krankenstation rund um sich bewirkt, ablesbar sind, so strukturlos
und schattenhaft bleibt sein Innenleben. Offenbar besteht ein reziprokes
Verhältnis zwischen dem, was agierend dargestellt werden kann, und dem,
was zur inneren Struktur geworden ist.

Am deutlichsten wird der vergebliche Versuch des Patienten, seine Ich-
Grenzen aufzugeben und die Erwachsenenwelt zurückzuweisen, durch ein
phantastisches Ereignis symbolisiert: Als 18jähriger wollte er durch einen
Pistolenschuß ins Herz sein Leben beenden. Die Kugel prallte aber an einer Rippe ab, und er erlitt nur einen leichten Streifschuß.

Solange das therapeutische Team nicht die eigene Sehnsucht nach
mehr Urlaub und Krankenständen, nach verlorenen Paradiesen, nach
Selbstaufgabe und nach heiligen Indianer-Gurus besser versteht, wird es
diese eigenen Sehnsüchte abspalten und auf den Patienten projizieren und
dadurch in der Gegenübertragung dessen Symptomatik stabilisieren. Nur
scheinbar parasitär, in Wirklichkeit jedoch im Dienste des Gleichgewichts
seiner Behandler, wird dieser skurrile, langhaarige und unpünktliche
Gammler weiterhin über die schön geputzten Gänge der hellen, modernen
psychiatrischen Stationen schleichen.

Durch projektive Manipulation der sozialen Umgebung
inszenierte Märchen

Die nicht sehr intelligente junge Frau L. lebt allein bei ihren Eltern, die sie
wie eine Puppe ausstaffieren und die sie, seit sie vor fünf Jahren aufgehört
hat zu arbeiten, betreuen. In die psychiatrische Klinik eingeliefert,
schimpft sie jeden Morgen pünktlich um 6 Uhr 30 lautstark aus dem Fenster, man möge sie doch endlich in Ruhe lassen. Frau L. wähnt nämlich,
jede Nacht von einem großen Kran von der Feuerwehr abgeholt und verschleppt zu werden. Dann werde sie aus- und umgezogen und in einem einsamen Gebirge geschlagen und vergewaltigt. Anscheinend wirft sie sich
tatsächlich nachts im Bett herum, daß sie immer wieder blaue Flecken vorweisen kann.

In einer Gesprächsrunde mit anderen Patienten kommt Frau L. neben
einem munteren manischen Burschen zu sitzen, der dem Pflegepersonal
durch seine kritiklose Überaktivität recht zu schaffen macht. Beispielsweise
kommandiert er immer die anderen Patienten herum und mißbraucht die
Kleiderschränke der anderen Patienten, um darin „Lift" zu fahren. Abgesehen davon, daß er ein internationales Büro eröffnen möchte, präsentiert
er sich in erster Linie als Feuerwehrhauptmann. Dies ist natürlich Wasser
auf die Mühlen von Frau L. In seiner Rolle als Feuerwehrhauptmann habe
er, der tatsächlich sehr kleinwüchsig ist, nun, obwohl schon über 30, zu
wachsen begonnen, und in einigen Jahren werde er den um mehr als einen
Kopf größeren Primararzt überflügelt haben.

Zur allgemeinen Erheiterung der Patientenrunde erklärt er der von
ihren nächtlichen Abenteuern phantasierenden Frau L., er könne sich|

ohne weiteres vorstellen, daß tatsächlich die Feuerwehr dahinterstünde. Dabei erklärt er gestenreich, wie uniformierte Feuerwehrmänner mit einer großen Spritze auf der Leiter zum Fenster zur Frau hinaufklettern, um sie zu nächtlichen Eskapaden abzuholen.

Ein anderer Patient greift das erotische Element auf und reflektiert länger den ländlichen Brauch des sogenannten „Fensterlns". Dann erzählt er, wie in einem nahegelegenen Wallfahrtsort Kirchenräuber den Opferstock geplündert hätten und einen Zettel mit dem nachfolgenden Spruch, der die Unbefleckte Empfängnis verunglimpft, hinterlassen hätten:

„Kriegt Maria ein Kind ohne Verkehr, braucht sie auch keine Büxn mehr" (Büxen = volkstümlich für das weibliche Genitale).

Hört man diese sich ineinander verschränkenden Phantasien und Wahngebäude mehrerer Patienten, so fühlt man sich an Märchen aus Tausendundeiner Nacht erinnert. Die magischen Wunscherfüllungen der Märchen gleichen den Wahngebilden der Patienten. Meist gelingt es nicht, das graue und kümmerliche reale Leben dieser psychotischen Phantasien durch ihre Märchenbilder zu neuer Blüte zu bringen. Vor Angehörigen und Nachbarn imponieren die Geschichten als die soziale Ordnung gefährdender Wahn, alle werden mißtrauisch, und die ganze Märchenwelt landet in der Regel hinter den Mauern der Psychiatrie.

Die Ich-psychologische Standardvorstellung wäre nun, zum gesunden Ich des Patienten ein tragfähiges Bündnis herzustellen, die Wahnideen und Halluzinationen möglichst zu übergehen und für einen Ausbau der vorhandenen gesunden Anteile im Sinne der Nachreifung zu sorgen.

Eine konfliktorientierte Psychotherapie geht auf die Zauberer, Feen und Fabeltiere dieser früheren regressiven Welt ein. Dabei erhebt sich natürlich wiederum gefährlich das Höllenriff, der strafende Vater, der eine solche regressive Wunscherfüllung und symbiotische Annäherung an die frühe Mutter nicht dulden will und mit Kastration und noch schlimmerer Zerstückelung droht. In ihrer Todesangst übertragen die Patienten frühe Teilaspekte der zerstörerischen und gebärenden Kräfte ihrer ersten Objekte auf die Betreuer. Dies äußert sich beispielsweise im ewigen Spiel von Annäherung und Distanzierung, das vor allem solange es unverstanden bleibt, nervtötend sein kann. Alle Elemente der Klinik, die mütterlich bergend, aber auch erstickend und erdrückend erlebt werden, werden von den Patienten rhythmisch geflüchtet und wieder aufgesucht. Beispielsweise stehen viele Patienten in Gesprächsgruppen unentwegt unter fadenscheinigen Vorwänden auf, gehen auf die Toilette, eine Zigarette rauchen, kommen nach wenigen Minuten wieder herein. Oder unter Mithilfe der Betreuer flüchten sie aus der Klinik, werden entlassen und kommen in Form der Drehtürpsychiatrie oft nach wenigen Tagen wieder zurück. Auch in persönlichen Gesprächen rücken sie manchmal ganz nahe heran und brauchen kurz darauf wieder größere räumliche Distanz. Dieses körperliche Pendeln reflektiert den Ablösungsvorgang von Objekten, die noch keine sichere innere Repräsentanz haben. In tieferen Schichten widerspiegelt es jedoch den Vorgang des Abstillens und Loslassens von der mütterlichen Brust und der neuerlichen Suche dieser Brust zur Regulation des Selbstgefühls. In der tiefsten und vielleicht nur symbolisch zu verstehenden Schicht geht es aber auch um einen regelmäßig wiederholten Vorgang der Wiedergeburt. Die Gruppe der Mitpatienten und Therapeuten stellt so etwas wie eine künstliche Mutter dar, von der man ohne Zuhilfenahme des Vaters geboren werden kann und zu der man dann wieder zurückflüchten kann.

Therapeutisch wirksam werden diese Vorgänge erst dann, wenn diese Wiedergeburtsphantasien, die ja auch von den Patienten verbal geäußert werden, durch die Zuhilfenahme der Vatersurrogate in der Institution mehr Realistik bekommen. Dabei geht es um das Geld, um den Träger des Krankenhauses, um die soziale Ordnung der Gesellschaft im größeren Zusammenhang. Solange diese väterlichen Prinzipien ausgeblendet bleiben, ist die gesamte therapeutische Wiedergeburt eine wahnhafte gemeinsame Phantasie des Betreuungspersonals und der Patienten.

Zurück zu Frau L. Durch die Feuerwehr, die sie in einsame Gebirgsgegenden entführte, um sie dort sexuell zu mißbrauchen, wird natürlich ein phantasiertes oder reales Vergewaltigungstrauma durch den Vater durchgespielt. Dieses Trauma ist die Strafe für die symbiotische Heimkehr zu den Eltern, bei denen sie wie ein Kind, wie ein Puppe lebt. Jede Nacht muß sie dafür mit körperlichen Qualen büßen. Erst der manische Mitpatient hebt das traumatische Geschehen auf einer primitiven psychischen Ebene in eine mögliche, aber noch immer phantastische Erwachsenenerotik.

Gerade bei Patienten mit solchen Phantasien und oft damit verbundenen starken Vitalitätsstörungen, die sich in blutigen Zerstückelungsphantasien, in Halluzinationen von Leichengeruch und in Vorstellungen, Retortenbabys zu gebären, äußern, sind die Analysen der Gegenübertragungen besonders wichtig. Oft geht es dabei darum, daß die Therapeuten bizarre Phantasien haben, als wunderbare Mütter künstlich in ihren Patienten durch Heilung neue Menschen schaffen zu können, homunkulusartige Kinder gebären zu können. Die Phantasien sind ähnlich der biblischen Geschichte, in der ein Ingenieurgott aus der Rippe Adams einen neuen Menschen schafft. Die unbewußte konfliktfreie Brutschranktheorie der Heilung von Psychotikern wird erst dann transparent, wenn die den Patienten gegenüber aggressive, strukturierende Gegenübertragung ebenfalls bewußt wird. Diese Gegenübertragung wurde ahnungsweise bereits von Freud im Fall Schreber erfaßt, indem er zeigt, wie Professor Flechsig zum gestrengen Verfolger, der zur Gottheit erhöht wurde, hochstilisiert wird. Wahrscheinlich ist es durchaus sinnvoll, auch auf diese allerersten Ansätze zum psychodynamischen Verständnis von Psychosen zurückzugreifen.

Literatur

Arieti, S. (1965), American Handbook of Psychiatry. 7. Aufl., Bd. I. New York: Basic Books.

Abraham, K. (1971), Die psychosexuellen Differenzen der Hysterie und der Dementia praecox (1908). Frankfurt a. M: S. Fischer.

Benedetti, G. (1983), Todeslandschaften der Seele. Göttingen: Vandenhoeck & Ruprecht.

Binswanger, L. (1957), Schizophrenie. Pfullingen: Neske.

Buckley, P. (Ed.) (1988), Essential Papers on Psychosis. New York: University Press.

Fairbairn, W. R. D. (1944), Endopsychic Structure Considered in Terms of Object Relationships. Int. Journ. Psychoanalysis **25**: S. 72–95.

Federn, P. (1952), Ego Psychology and the Psychoses. London: Imago.

Foerster, H. von (1985), Kybernetik einer Erkenntnistheorie. In: ders. (Hrsg.), Sicht und Einsicht. Braunschweig: Vieweg, S. 65–79.

Freud, S. (1911), Psychoanalytische Betrachtungen über einen autobiographisch beschriebenen Fall von Paranoia. Wien: Imago.

Fromm-Reichmann, F. (1959), Intensive Psychotherapie. Stuttgart: Hippokrates.

Frosch, J. (1983), The Psychotic Process. New York: Int. Univ. Press.

Mannoni, M. (1973), Der Psychiater, sein Patient und die Psychoanalyse. Olten: Walter.

Maturana, H., Varela, F. (1984), Der Baum der Erkenntnis. Bern: Scherz.

Mentzos, S. (Hrsg.) (1992), Psychose und Konflikt. Göttingen: Vandenhoeck & Ruprecht.

Nunberg, H. (1921), Der Verlauf des Liebeskonfliktes in einem Falle von Schizophrenie. Int. Z. f. Psychoanalyse: S. 7.

Rosen, J. N. (1964), Psychotherapie der Psychosen. Stuttgart: Hippokrates.

Rosenfeld, A. (1981), Zur Psychoanalyse psychotischer Zustände. Frankfurt a. M.: Suhrkamp.

Scharfetter, Ch. (1983), Schizophrene Menschen. München: Urban & Schwarzenberg.

Schilder, P. (1925), Entwurf zu einer Psychiatrie auf psychoanalytischer Grundlage. Wien: Int. Psychoan. Vlg.

Searles, H. F. (1974), Der psychoanalytische Beitrag zur Schizophrenieforschung. München: Kindler.

Sechehaye, M. (1947), La réalisation symbolique. New York: Int. Univ. Press.

Tausk, V. (1919), Über die Entstehung des „Beeinflussungsapparates" der Schizophrenie. Int. Z. f. Psychoanalyse **5**: S. 1–33.

Ursano, R. J. et al. (1991), Psychodynamic Psychotherapy. Washington: Am. Psychiatr. Press Inc.

Winnicott, D. W. (1982), Bruchstück einer Psychoanalyse. Stuttgart: Klett-Cotta.

Wolf, M. (1992), Die weiche Mauer. Zur wechselseitigen Ergänzung von analytischer Psychotherapie, Supervision und Gemeindepsychiatrie. In: Mentzos, S. (Hrsg.), Psychose und Konflikt. Göttingen: Vandenhoeck & Ruprecht, S. 72–112.

Korrespondenz: Univ.-Prof. Dr. Rainer Danzinger, Landesnervenklinik Salzburg, I. Psychiatrische Abteilung, Iganz-Harrer-Straße 79, A-5020 Salzburg.

Neubeelterung als Methode in der Behandlung der Schizophrenie oder „Endlich kann ich das Kind sein, das ich bin!"

Siegfried Bettighofer

Zusammenfassung. Nach einer Darstellung des oft hospitalisierungsbedürftigen Zustandes schizophrener Patienten wird die psychotische Regression erklärt als ein unbewußter Ausdruck eines extremen Bedürfnisses, im Rahmen einer intensiven und zunächst symbiotischen Beziehung zu einem Betreuer aus der frühesten Kindheit stammende Bedürfnisse nach Abhängigkeit zu erleben und sie in diesem neuen Anlauf so zu verarbeiten, daß die damals abgebrochene emotionale und kognitive Entwicklung wieder progressiv aufgegriffen und die innere Spaltung überwunden werden kann. Bei der Methode der Neubeelterung stellt sich der Therapeut als reale Person zur Verfügung, erfüllt so weit wie möglich die regressiven Bedürfnisse auf der jeweiligen kindlichen Stufe und wird dadurch für einige Zeit zur zentralen Bezugsperson im Sinne eines Ziehvaters und einer Ziehmutter. Durch die partielle Erfüllung der Bedürfnisse nach emotionaler Zuwendung und Bindung, jedoch auch nach Grenzsetzung und Struktur entsteht keine bleibende regredierte Abhängigkeit und Infantilisierung des Patienten, sondern es kommt durch die Bearbeitung vieler kindlich-liebevoller und aggressiver Prozesse im Rahmen der kontinuierlichen therapeutischen Eltern-Kind-Beziehung zu einer tiefgreifenden und nachhaltigen Umstrukturierung der Persönlichkeit, die sich durch eine weitaus größere Stabilität, interaktive Kompetenz und Arbeitsfähigkeit auszeichnet.

Die persönliche und soziale Situation Schizophrener

Die persönliche und soziale Situation von Schizophrenen läßt trotz der weltweiten Bemühungen um teilstationäre und ambulante Behandlungseinrichtungen keinen großen Optimismus zu. Möller et al. (1982) konnten in einer 5-Jahres-Katamnese zeigen, daß die Prognose dieser Patienten auch durch die Einführung der Neuroleptika kaum verbessert werden konnte. Franzek und Beckmann (1991) fanden, daß die neuroleptische Therapie keinen entscheidenden Einfluß auf die Form des Residualzustandes nimmt. Auch Vaitl et al. (1987) kommen in ihrer Evaluationsstudie zu einem sehr pessimistischen Ergebnis hinsichtlich einer „Heilung i. S. einer Restitutio ad integrum" (S. 120) und sprechen von einer lebenslang bestehenden Chronizität und Behinderung. Zwar füllen diese Patienten weniger die psychiatrischen Kliniken, bedürfen jedoch als „neue" Langzeitpatienten (Wing 1987, S. 343) der langfristigen Betreuung in Heimen, Tagesstätten und beschützten Wohn- und Arbeitsstätten.

Untersuchungen zum „sozialen Netzwerk" Schizophrener (Hirschberg 1988) haben ergeben, daß nur 20% verheiratet sind und die Hälfte von ihnen allein oder noch bei ihren Eltern wohnen. Daran ändert sich auch im weiteren Verlauf wenig, außer daß die Zahl der in einem Wohnheim lebenden zunimmt. Kontakte bestehen vorwiegend zu Familienangehörigen oder innerhalb eines Netzes von Mitpatienten, während bedeutsame Kontakte im weiteren sozialen Umfeld eher die Ausnahme sind und mit zunehmender Krankheitsdauer kontinuierlich abnehmen. Durch ihre geringe interaktive Kompetenz kommt es auch im beruflichen Bereich regelmäßig zu einem gravierenden sozialen Abstieg, der für ein Drittel der Schizophrenen in der Frühberentung endet und den Kontaktrahmen zusätzlich verkleinert. Angesichts dieser Situation spricht McCabe (1988) durchaus mit Berechtigung von den „Lost Schizophrenics".

Schizophrene erreichen offensichtlich selten ein hinreichendes oder auch nur neurotisches Ausmaß an personaler Autonomie, die ihnen ein selbständiges Leben ermöglichen könnte, und bleiben oft lebenslang von den unterstützenden und fürsorgenden Leistungen von Institutionen abhängig. Wie große Mütter (Weymar 1991) übernehmen diese für die dauernd auf regressivem Niveau funktionierenden Kranken Versorgungsleistungen, zu denen sie selbst nicht mehr in der Lage sind. Wie wichtig und für die weitere Entwicklung entscheidend diese „mütterlichen" Versorgungsangebote sind, zeigt sich auch in dem interessanten Befund von Hell und Zingg (1991), daß bei größerer Nachbehandlungsakzeptanz und bei höherer Kontaktdichte zu den nachbetreuenden Personen die Rehospitalisierungsrate deutlich niedriger ist.

Die im wesentlichen aber dadurch nicht veränderte Gesamtsituation der Schizophrenen weist jedoch darauf hin, daß diese Versorgungsleistungen nicht introjiziert und strukturbildend umgesetzt werden, sondern daß sie bei rein oberflächlicher Anpassung unterschwellig auf dem gleichen regressiven Niveau weiterleben, das dann erst wieder bei der nächsten Dekompensation mit florider Symptomatik deutlich wird. Auch ein von Hildenbrand (1991) exemplarisch untersuchtes „Familien-Heim" mit einer relativ engen persönlichen Anbindung war nicht in der Lage, ein therapeutisch ausreichendes Lernfeld zu konstituieren, in dem nachhaltige Veränderungen i. S. einer zunehmenden personalen Autonomie und der Fähigkeit zur Selbstversorgung und -verantwortung möglich sind. Bei der Untersuchung der Frage, unter welchen Bedingungen die Aufnahme von Psychotikern in Gastfamilien zu konstruktiven Resultaten führt, fanden Schmidt-Michel et al. (1991) „... in der Interaktion die entscheidende Determinante ..." (S. 227). Es kommt immer darauf an, diese interaktiven Prozesse so zu gestalten, daß die auftretenden und oft schwierigen „... Konflikte in eine positive Richtung ..." (S. 227) gelenkt werden können.

Schizophrene Menschen fühlen sich derartig verunsichert, ihr Mangel an Vertrauen ist so groß und ihre innere „... Einsamkeit so schlimm ..." (Müller 1991, S. 282), daß sie ein relativ geringes Potential zur Eigenständigkeit haben. Ihr unbewußtes Bedürfnis nach Bindung und Unterstützung ist so groß und von ihnen gleichzeitig gefürchtet, „daß Therapeuten sich oft lieber zurückhalten, statt sich darauf einzulassen". (Müller 1991, S. 282). Wie Hildenbrand (1991) und Schmidt-Michel et al. (1991) aufzeigen, reicht es allerdings nicht aus, einfach Unterstützungen irgendeiner Form zu bieten. Denn sonst neigen Schizophrene bestenfalls dazu, davon abhängig zu werden und zu bleiben, da Unterstützung allein keine ausreichende und nachhaltige innere Veränderung gewährleistet.

Demgegenüber stellt das Neubeelterungsmodell einen radikalen Behandlungsansatz bereit, der auf diese Abhängigkeitsprozesse bei Schizophrenen nicht nur durch äußere Versorgungsleistungen und auch nicht nur symbolisch eingeht. Vielmehr bietet sich der Therapeut als eine reale Bezugsperson an und geht im Rahmen einer zunächst symbiotischen Therapeut-Patient-Beziehung, die sich an der Eltern-Kind-Beziehung orientiert, direkt und real befriedigend auf die unbewußten Gefühle und Bedürfnisse des Schizophrenen ein. Gleichzeitig werden diese so bearbeitet, daß keine Fixierung an diese regressive Abhängigkeit entsteht.

Historischer Hinweis

Schizophrene Menschen befinden sich meistens und insbesondere während der akuten psychotischen Phasen in einem dauerhaften und nicht kurzfristig reversiblen Zustand tiefer Regression, der sich von der neurotischen Regression v. a. dadurch unterscheidet, daß er weitaus tiefer reicht und weite Bereiche der Gesamtpersönlichkeit erfaßt. Der Realitätsbezug geht verloren, und es herrscht ein eher frühkindliches Erleben und Denken vor. Freuds Schüler Ferenczi (1930) hatte intuitiv wahrgenommen, daß hinter der lärmenden Symptomatik ein hilfloses Kind um Hilfe schreit und sich die „Segnungen einer normalen Kinderstube" (S. 272) dringend wünscht. Auch Gertrud Schwing (1940) ahnte als analytisch ausgebildete Krankenschwester, daß Schizophrene eigentlich eine gute und fürsorgliche Mutter brauchen.

Federn (1956) erkannte die Abhängigkeit „von der Unterstützung durch das Milieu" (S. 110). So nahm er anfangs eine junge schizophrene Frau mit gutem Erfolg für zwei Jahre in sein eigenes Haus auf und ging später dazu über, systematisch Helfer in der Behandlung einzusetzen, die diese mütterlichen Funktionen übernehmen konnten. Auch Sechehaye (1956) ging in ihrer Methode der symbolischen Wunscherfüllung auf die kindlichen Bedürfnisse der Schizophrenen ein und sorgte für realen Halt, indem sie eine Patientin vorübergehend für einige Wochen in ihr Haus aufnahm.

Gegenwärtig am einflußreichsten ist die auf der Basis der Transaktionsanalyse (z. B. Berne 1975) durch J. L. Schiff (1970) entwickelte Methode der Neubeelterung. Sie hatte in den sechziger Jahren begonnen, schizophrene Patienten in ihre Familie aufzunehmen, sich gezielt auf deren kindliche Bedürfnisstruktur einzustellen und mit dem regressiven Zustand zu arbeiten, anstatt ihn möglichst rasch durch die übliche Medikation zu unterbrechen. Kernstück war ihre Bereitschaft, das äußerst intensive kindliche Bedürfnis des regredierten Schizophrenen nach Sicherheit, Halt und

Zugehörigkeit im Rahmen einer zuverlässigen und kontinuierlichen symbiotischen Elternbeziehung aufzunehmen und diese so lange weiterzutragen, bis er in einem Prozeß der schrittweisen Loslösung aus dieser kindlichen Symbiose seine Persönlichkeit ausreichend neu strukturiert hat und zu einem selbständigen Leben fähig ist (Smith 1990).

Die psychotische Regression und das Neubeelterungsmodell

Lempp (1984) konzipiert die Schizophrenie als einen Zustand einer „funktionellen Regression" und stellt fest, daß alle auftretenden psychopathologischen Phänomene auch während der „Phase der frühen psychischen Entwicklung" (S. 204) auftreten und im Grunde genommen typische frühkindliche affektive und kognitive Erlebnismuster darstellen. Die Ursache der Pathologie sieht Lempp (1984) im Verlust der Fähigkeit, den Übergang von der kindlichen Neben- und Traumwelt in die Hauptrealität zu schaffen. Die psychotische Symptomatik und die zugehörige Ich-Auflösung lassen bei näherem Hinsehen ein Denken und Verhalten erkennen, das mehr und mehr durch kindliche Züge geprägt ist. Auch wenn in Einzelbereichen ein partieller Realitätsbezug durchaus bestehen bleiben kann, wird der Schizophrene immer mehr zu dem Kind, auf dessen Niveau er immer funktioniert hat und das durch die rein äußere Anpassung i. S. eines „falschen Selbst" (Winnicott 1960a) von der übrigen Person abgespalten und lediglich notdürftig zugedeckt war. In diesem akuten psychotischen Zustand fühlt der Patient nicht nur wie ein Kind, sondern er *ist* seinem emotionalen Befinden dieses meist durch kumulative Erfahrungen schwer traumatisierte Kind. Er befindet sich im Zustand einer weitgehend kindlich geprägten Bedürfnisstruktur.

Was demnach oberflächlich gesehen als akuter psychotischer Zusammenbruch mit florider Symptomatik erscheint, erweist sich in psychodynamischer Hinsicht in Wirklichkeit als ein Zusammenbruch des „falschen Selbst", ohne den es nach Winnicott (1960b, S. 214) zu keiner bedeutsamen Veränderung kommen könne. Dieser Zusammenbruch ermöglicht erst den direkten Zugang zu den persönlichen Bereichen, die der Schizophrene als sein „wahres Selbst" empfindet. Hier ist auch sein echtes Gefühl für sich selbst und seine Identität aufzufinden, wenn auch in einer vollständig infantilen und unentwickelten Form.

Dieses Regressionsmodell betrachtet die psychotische Regression also nicht als einen pathologischen Vorgang oder als einen Abwehrmechanismus, sondern sieht darin einen letztlich adaptiven und progressiven Versuch, mit Hilfe der Regression an das in der Kindheit abgeschnittene Gefühl der wirklich gefühlten eigenen Identität wieder anzuknüpfen. Meine Erfahrung mit diesen Patienten legt sogar nahe, den Zusammenbruch unter einem finalen Aspekt zu sehen. Ihm liegt das unbewußte Bedürfnis zugrunde, einen Menschen zu finden, der sich auf diese regressive Ebene einzulassen bereit ist, um mit ihm zusammen im Rahmen einer symbiotischen Beziehung zu einer Mutter-/Vaterersatzperson eine neue und für ihn ungeheuerlich bedeutsame Interaktionserfahrung zu machen.

Somit ist das Motiv für eine psychotische Regression also ein Bedürfnis nach einer neuen Objekterfahrung, letztlich nach einer erneuten „Beelterung", um fehlende und für ein eigenständiges Leben erforderliche Beziehungserfahrungen nachzuholen. Ihn bewegt somit die Hoffnung auf eine neue, korrigierende Erfahrung und ein unbewußtes Wissen darüber, was er für seine Entwicklung braucht. Er ist sich dieser inneren Vorgänge selbst nicht bewußt und kann deshalb seine Gefühle und Bedürfnisse auch nicht selbst erkennen und ausdrücken. Jedoch bewegt er durch sein Verhalten die Angehörigen und die ihn behandelnden Personen dazu, für ihn Verantwortung zu übernehmen und ihm ein gewisses Maß an Fürsorge angedeihen zu lassen.

Wird dieser Prozeß jedoch nicht bewußt im Rahmen einer kontinuierlichen und festen therapeutischen Beziehung aktiviert und systematisch durchgearbeitet, so zeigt die Erfahrung, daß diese Fürsorgeleistungen häufig zu keiner nachhaltigen inneren Veränderung des Patienten führen.

Der Neubeelterungsansatz geht nun davon aus, daß der regredierte schizophrene Patient auf eine Person angewiesen ist, die bereit ist, ihm auf dieser regressiven Ebene zu begegnen, seinen kindlichen Bedürfnissen so weit wie möglich entgegenzukommen und der auch fähig ist, sich den Reaktionen des Patienten auf seine realen Mängel und die Grenzen seines Angebots zu stellen. Da der Patient sich innerlich auf einer kindlichen Stufe befindet, wird der Therapeut für ihn zu einer realen Mutter und einem wirklichen Vater. Das Bewußtsein für den Als-ob-Charakter der therapeutischen Beziehung, der für neurotische Patienten sehr deutlich und schmerzhaft sein kann, ist bei psychotischen Menschen wesentlich geringer und fehlt im akuten Stadium fast ganz.

Zwar übertragen auch Schizophrene ihre frühen Elternbilder auf den Therapeuten, sie sind aber im Gegensatz zu neurotischen Patienten vielmehr „ . . . auf der Suche nach dem, was nicht war" (Blanck und Blanck 1989, S. 106) und sehen in ihm eine neue Bezugsperson, zu der sie auch eine für sie selbst reale Beziehung eingehen.

Sowohl Winnicott (1960b) wie auch Weymar (1991) weisen in diesem Zusammenhang auf die wichtige Unterscheidung zwischen Ich-Bedürfnissen und Trieb-Bedürfnissen hin. Sie betonten ausdrücklich, daß es sich hierbei keineswegs um die Befriedigung von triebhaften Bedürfnissen handelt, sondern um eine Ich-Unterstützung in einer tragenden symbiotischen Beziehung.

Eine Fallskizze

Es wird im folgenden über die intensive Behandlung einer schizophrenen Patientin in der Praxis eines niedergelassenen Psychoanalytikers berichtet.

Die Patientin, eine zu Beginn der Behandlung 23jährige Studentin mit einer paranoiden Schizophrenie i. S. des DSM-III-R (1987), mußte wegen zunehmender Dekompensation ihr gerade angefangenes Studium aufgeben und kam nach mehreren Behandlungsversuchen in einer psychiatrischen Klinik zu mir in analytisch orientierte Psychotherapie, die zunächst über 1½ Jahre im Sitzen durchgeführt wurde. Während dieser Zeit, in der sie den Therapeuten unbewußt auf dessen Zuverlässigkeit und Tragfähigkeit „getestet" (Sampson und Weiss 1983) hatte, kam es zu einem fruchtbaren therapeutischen Prozeß mit einer spürbaren Verbesserung der zunächst als schwer depressiv imponierenden Symptomatik. Für drei Monate konnte sie sogar den Versuch einer allerdings äußerst ambivalenten partnerschaftlichen Beziehung unternehmen. Jedoch hatte sie dadurch auch schon versucht, die vorbewußt empfundene und zunehmende existentielle Abhängigkeit vom Therapeuten abzuwehren.

Die Brüchigkeit dieses Zustandes zeigte sich nach ihrer Trennung von diesem Freund und während des anschließenden Sommerurlaubs des Therapeuten. Während das Gewicht der 1,73 m großen Patientin bis auf 40,5 kg reduziert war und die paranoiden Vernichtungsängste allmählich ein katastrophales Ausmaß angenommen hatten, wurde ich von ihrer besorgten Mutter darüber informiert, daß die bisher allein wohnende Patientin Essen und Trinken fast vollständig verweigere. Da ich ihre Abhängigkeit von mir spürte und ihr deshalb eine weitere traumatische Trennung durch die abermalige Einweisung in die Klinik ersparen wollte, ermöglichte ich ihr, sich täglich für einige Stunden in einem leerstehenden Praxisraum in meiner unmittelbaren Umgebung aufzuhalten. Dort konnte sie gemeinsam mit mir, geschützt vor der introjizierten verfolgenden und auch real intrusiven Mutter, wieder zu trinken und zunächst minimale Mengen zu essen beginnen.

Die weiter zunehmenden panischen Ängste und auch partielle Gehstörungen riefen immer häufiger nach therapeutischem Schutz. Gleichzeitig stellte sie auf diese Weise unbewußt meine Bereitschaft auf die Probe, mich über den bisher üblichen therapeutischen Rahmen hinaus um sie zu kümmern.

Innerlich und äußerlich hatte ich die komplementäre Elternrolle bereits übernommen, indem ich mit ihr nicht nur ich-unterstützend arbeitete, sondern ihr realen Schutz und Sicherheit anbot.

In einer dramatischen Sitzung eröffnete sie mir ihre bisher verheimlichte ausgedehnte wahnhafte und halluzinatorische Welt und vertiefte dadurch die mehr und mehr symbiotisch geprägte Beziehung zu mir. Mein Vorgehen zielte darauf ab, die abgeschlossene innere Welt der Patientin kennenzulernen und ihr als Alternative dazu eine tragende Beziehung zu mir anzubieten. Die völlig abgespaltenen und in den Symptomen gebundenen Gefühle sollten auf diese Weise vermehrt auf mich übertragen werden, um sie dadurch allmählich ihrem Erleben und der Bearbeitung direkt zugänglich zu machen.

Dieses „Öffnen der Psychose" (Schiff und Day 1970) führte zunächst hinsichtlich der Symptomatik zu einer Verschlimmerung. In den täglichen therapeutischen Sitzungen, die nun meist bis zu 2 Stunden in Anspruch nahmen, wurden auf meine Anregung hin kathartische Erfahrungen immer wichtiger. Dabei zeigte sich regelmäßig, daß ihre akustischen, optischen und haptischen Halluzinationen zugleich symbolischer Ausdruck und gleichzeitig Deckmantel für unerträgliche Gefühle von totaler kindlicher Verlassenheit, von Schmerz und ungeheurer Wut waren, die meist in direktem Zusammenhang mit einem bestimmten traumatischen Erlebnis oder einer ausweglos erscheinenden Beziehungskonstellation während der ersten Lebensjahre standen. Wenn diese intensiven Affekte kathartisch bearbeitet wurden, war die Patientin danach für einige Stunden frei von diesen Halluzinationen. Auch befand sie sich während dieser Sitzungen in einem völlig regredierten und kindlichen Zustand und war manchmal nur noch über direkte körperliche Berührung durch mich erreichbar.

Infolge eines kränkenden Erlebnisses bei ihren Eltern kann es nach fünf Monaten zu einer totalen „Regression auf Abhängigkeit" (Winnicott 1954), in der das Verhalten der Patientin phänomenologisch dem eines Kleinkindes im 1. Lebensjahr und teilweise dem Zustand der Wochen nach der Geburt zu entsprechen schien. Zwar verlor sie nie den Kontakt zu mir. Sie erlebte jedoch das Stadium einer floriden Psychose, in dem sie den Kontakt zur Realität und die zeitliche Orientierung weitgehend verloren hatte. Sie fühlte sich krank, wollte den ganzen Tag liegen und die Praxis nun nicht mehr verlassen.

In ihrem paranoiden Zustand hatte sie den Kontakt zur Außenwelt, zu Mitmenschen und ihren Eltern vollständig abgebrochen. Während einer Zeit von ca. ½ Jahr war ich die einzige Bezugsperson, zu der sie eine intensive Beziehung zulassen konnte. Ich begann, die realen Aufgaben einer Mutter teilweise zu übernehmen, wie dies ja auch während einer Klinikbehandlung notgedrungen geschieht, wenn auch diese Prozesse nicht systematisch therapeutisch verwertet werden. Wie ein Kleinkind wollte sie nun von mir mit der Babyflasche gefüttert werden. Während ich für ca. ein ¾ Jahr direkt auf diesen Wunsch einging, lag sie mit ihrem Kopf auf einem Kissen in meinem Schoß und hielt dabei einen lang anhaltenden und kindlich-offenen Augenkontakt zu mir. Alle ihre sprachlichen Äußerungen während dieser Sitzungen waren sehr kurz und in ihrer grammatikalischen Struktur äußerst einfach. Daß sie von sich selbst wie auch von mir in der dritten Person sprach, verdeutlicht, daß sie nicht nur hinsichtlich ihrer emotionalen Befindlichkeit, sondern auch in ihren kognitiven Funktionen weitgehend, jedoch nicht ganz, auf das Stadium eines kleinen Kindes regrediert war.

Das Behandlungssetting sah vor, daß ich täglich mit ihr eine einstündige Frühstückssitzung und im Laufe des Tages eine weitere zweistündige Sitzung hatte. Durch häufige und regelmäßige Kontakte in den Pausen meiner üblichen therapeutischen Arbeit versuchte ich, ihr das Gefühl meiner permanenten Präsenz und Verfügbarkeit zu vermitteln und so die Introjektion meiner Person als ausreichend gutes mütterliches Objekt zu fördern. Die übrige Zeit verbrachte sie v. a. anfangs vorwiegend noch im halluzinatorischen Zustand. Später befaßte sie sich mit gestalterischen Arbeiten, wobei sie ihren inneren Zustand in eindrucksvollen Bildern zum Ausdruck brachte und nächtelang mit dem Bauen von Papplabyrinthen beschäftigt war. Darin stellte sie sich selbst mit Hilfe eines Teebeutels als einen „leeren Sack" dar und verdeutlichte damit symbolisch, wie leer, nichtig und öde sie sich innerlich fühlte.

Zu den Kollegen der Praxisgemeinschaft hatte sie anfangs wegen ihrer

extremen paranoiden Sensibilität nur gelegentlich Kontakt. Weil sie zu dieser Zeit noch nicht ohne die Anwesenheit des Therapeuten in der Praxis allein sein konnte, nahm sie in dieser Zeit manchmal Schlafmittel und ging
früh ins Bett. Das abendliche Ins-Bett-Bringen dauerte manchmal lange,
und die allabendlichen Trennungen von mir waren für sie sehr schlimm,
da sie auf dieser Entwicklungsstufe noch keine Objektkonstanz entwickelt
hatte und sie mit meinem Wiederkommen noch nicht sicher rechnen
konnte. Diesen Zustand der Objektlosigkeit bewältigte sie anfangs noch
durch autistischen Rückzug und indem sie mich nachts häufig als anwesend halluzinierte.

Erst später wurden die damit verbundenen Gefühle zugänglich. Manchmal weinte sie hemmungslos, abgrundtief und lange, wenn ich gehen mußte, und bewegte mich dadurch gelegentlich zum Bleiben, bis sie getröstet
war und sich wieder einigermaßen beruhigt hatte. Im zweiten Jahr reagierte sie bei solchen Anlässen allmählich vermehrt mit Schimpfen, heftigsten
Aggressionsausbrüchen und indem sie einige Male etwas nach mir warf.
Die nachträgliche Bearbeitung dieser Erlebnisse eröffnete dann auch den
Zugang zu ihren frühkindlichen Objektverlustängsten, in denen sie wegen
der häufigen Suiziddrohungen ihrer Mutter während der ersten acht Lebensjahre ständig gelebt hatte.

Während einerseits diese regressive Bindung an mich zugenommen hatte, war gleichzeitig eine deutliche Abnahme der schizophrenen Symptome
zu bemerken. Dieser Vorgang des allmählichen Abbaus der psychotischen
Abwehr versetzte die Patientin in große Angst und Unsicherheit. Sie spürte,
daß sie sich mit der zunehmenden Gebundenheit an mich immer weniger in
ihre halluzinatorische Welt zurückziehen konnte und hatte Angst vor dem
Zustand kindlichen Anhängig- und Ausgeliefertseins, den sie in ihrer frühen
Kindheit als so überaus schmerzlich und unerträglich empfunden hatte. Gerade diese frühen Erfahrungen, die als Bereiche ihres „wahren" Selbst völlig
abgespalten waren, drängten jedoch unweigerlich ins Zentrum der therapeutischen Beziehung. Das ermöglichte die schon von Searles (1955) beschriebene Aufarbeitung des Schicksals der frühen Abhängigkeits- und Bin-
dungsbedürfnisse. Diese Anteile ihres „wahren" Selbst wurden zunächst in
die Beziehung zu mir und dadurch in ihr Ich integriert.

Nach einigen Wochen, in denen die Patientin noch zwischen der Bindung an mich und ihrer Wahnwelt hin und her oszillierte, schien ich dem
Kind in ihr offensichtlich ausreichend verläßlich und verfügbar. Die halluzinatorische Symptomatik verschwand buchstäblich über Nacht. In einer
Phantasie sei ihre innere Alternativwelt wie eine Kugel davongeflogen. Das
war geschehen, nachdem ich ihr in einer schwierigen Zeit angeboten hatte,
einen Feiertag bei mir zu Hause zu verbringen, was sie allerdings nur sehr
widerstrebend angenommen hatte.

Von diesem Zeitpunkt an reagierte sie nur noch relativ selten und meistens im Zusammenhang mit einer gewaltigen Wut, die noch die Beziehung
zu mir zu gefährden drohte, kurzfristig mit der ehemaligen halluzinatorischen Symptomatik.

Nach diesem Vorgang, den man auch als ein Ausschlüpfen aus der psychotischen Abwehr bezeichnen könnte, befand sie sich in einem intensiven Zustand kindlicher Anhänglichkeit an mich als einer realen mütterlichen Bezugsperson. Sie erschien nun wie ein kleines und sehr abhängiges verletzbares Kind und fühlte sich selbst sehr hilflos und klein. Sie hatte ihre Abwehr völlig aufgegeben und befand sich in einem prätraumatischen Zustand kindlichen Vertrauens. Gleichzeitig waren jedoch wesentliche Ich-Funktionen weiterhin verfügbar, so daß sie ihre hygienische Pflege selbständig erledigen und auch für sich einkaufen konnte.

Das therapeutische Vorgehen blieb weiterhin auf die regressiven Bedürfnisse bezogen, die, soweit es möglich war, erfüllt wurden. In ihrer kindlichen Art waren diese jedoch von einem derartig riesigen Ausmaß, daß ich nicht nur eine ideale und gute Mutter sein konnte, sondern durch die real gegebenen Grenzen auch versagende böse mütterliche Anteile repräsentierte. Auch lösten unvermeidliche Empathiemängel und Fehler meinerseits intensive Gefühle von Schmerz und Wut aus, die sie zum ersten Mal in ihrem Leben als echte Gefühle in sich selbst wahrnehmen und gegenüber einer Bezugsperson direkt ausdrücken konnte. Grundlegend für das Zustandekommen dieser neuen korrigierenden Erfahrung war die Tatsache, daß ich als therapeutischer Adressat diesen Emotionen standhielt. Damit hatte auch die Beziehung einen tragfähigen und verläßlichen Charakter und ermöglichte, diese intensiven und in ihrer kindlichen Form bisher abgespaltenen psychischen Bereiche aufzunehmen und zu integrieren.

Dies galt insbesondere für die sehr intensiven Abhängigkeitsbedürfnisse (Searles 1955) und für die aggressiven Bereiche. Die Durcharbeitung im Rahmen der therapeutischen Beziehung ist für eine grundlegende und nachhaltige Veränderung von zentraler Bedeutung. Während die Abhängigkeit wie beschrieben dem Erleben zugänglich wurde, war die Patientin im ersten Jahr der Regression noch kaum in der Lage, intensive Aggression zu spüren. Diese wurde zunächst nur über psychotische Projektionen in der Außenwelt wahrgenommen. Etwas später wurde ich über den Mechanismus der projektiven Identifikation (Jimenez 1992) von ihr wie ein Teil ihrer selbst verwendet, indem ich in mir selbst Aggression wahrnahm, die sie bei sich noch abgespalten hatte und nicht aushalten konnte. So kam es z. B. gelegentlich vor, daß ich beim Betreten ihres Zimmers ohne direkten aktuellen Anlaß eine plötzliche ungeheure Wut hatte und mich manchmal nur mit Mühe kontrollieren konnte. Immer wieder gelang es ihr jedoch, mich mit subtilen nonverbalen Signalen, durch penetrant bösartige Vorwürfe oder durch massive Wut so sehr zu provozieren, daß sie mit meinem Ärger und auch mancher ungerechten Reaktion meinerseits konfrontiert war. Die Bearbeitung zeigte regelmäßig, daß sie auf diese Weise unbewußt eine früher sehr häufige traumatisch erlebte Situation mit ihrer unberechenbar depressiv und hysterisch agierenden Mutter reinszeniert hatte. Diese Klärung der übertragenen Kindheitssituation bereinigte relativ schnell die therapeutische Beziehung von diesen Übertragungsanteilen und ließ eine intensive Durcharbeitung der Ursprungssituation zu. Immer wieder war es auch äußerst wichtig, sie direkt zur bewußten Wahrnehmung und zum Ausdruck ihrer Gefühle zu ermutigen.

Die Patientin konnte somit in einem Zustand der Regression auf ihre wirkliche Erlebnisebene im Rahmen einer verläßlichen Beziehung eine zentrale emotionale und kognitive Nachreifung vollziehen. Für ihr Erleben war dabei kennzeichnend, daß sie in dieser engen und zunächst rein symbiotischen Beziehung zum erstenmal Gefühle und Bedürfnisse bewußt spüren konnte, die sie als echt empfand und ihr das Gefühl der Lebendigkeit auf eine bisher unbekannte Weise vermittelten. Dieses Erleben lebendiger Echtheit beschränkte sich noch für längere Zeit ausschließlich auf die Beziehung zu mir und erweiterte sich nach ausreichender Festigung im Prozeß der Loslösung auch auf andere Personen und die weitere Umwelt.

Hatte sich während dieser ganzen Zeit der inneren Symbiose die Ich-Bildung, das immer deutlichere Gespür für sich selbst entwickelt, so begann nach ca. 9 Monaten, äußerlich immer noch in ihrem Praxiszimmer lebend, spontan der für sie sehr schmerzhafte Prozeß der inneren Abgrenzung und Loslösung aus der therapeutischen Symbiose. Von zunächst großer Angst und heftigen Aggressionen begleitet, entstand in ihr die emotionale Gewißheit (kognitiv war es ihr klar), daß sie und ich zwei verschiedene und voneinander getrennte und unabhängige Personen sind. Analog beschreiben Mahler et al. (1975) das Verhalten des Kindes während der sog. Wiederannäherungsphase ab dem 18. Monat, wo das Kind kognitiv allmählich in der Lage ist, die Mutter als eigene unabhängige Person wahrzunehmen, und es deshalb zwischen Unabhängigkeitsstreben und Bindung hin und hergerissen ist.

Auf die Beschreibung des weiteren Verlaufs, der sich weiterhin sehr gut in den Begriffen des analytischen Phasenmodells von Mahler et al. (1975) beschreiben ließe, muß an dieser Stelle verzichtet werden. Die Patientin hat sich im Laufe eines insgesamt sechsjährigen therapeutischen Prozesses aus dieser regressiven Basis herausentwickelt, ist innerlich ein größeres und älteres Kind geworden und inzwischen den Anforderungen des Lebens ungleich besser gewachsen als früher (s. auch Lassers 1986). Inzwischen ist sie seit fast fünf Jahren ohne Rückfall und frei von jeglicher psychotischer Symptomatik. Ihre inzwischen gut entwickelte interaktive Kompetenz, die Fähigkeit, auf andere zuzugehen und sich ausreichend abzugrenzen, ermöglicht ihr befriedigende soziale Kontakte und eine gute Beziehung zu ihren Eltern auf einer völlig neuen Basis. Seit zweieinhalb Jahren studiert sie an einer entfernten Universität, hält durch Telefonate und Besuche den Kontakt zu mir und hat kürzlich mit sehr gutem Erfolg das Vordiplom bestanden.

Diskussion

Aus räumlichen Gründen muß hier auf die Darstellung des weiteren Verlaufs verzichtet werden. Ebenso kann nicht näher auf spezifische Fragen der Technik eingegangen werden. Der Schwerpunkt lag hier auf der Darstellung einer Möglichkeit, mit der regressiven Entwicklung während einer akuten psychotischen Phase so umzugehen, daß der psychotische Zusammenbruch für eine konstruktive Weiterentwicklung der Persönlichkeit genützt werden kann.

Das zentrale Kennzeichen dieses Neubeelterungsansatzes besteht darin, die regressiven Ich-Bedürfnisse des Schizophrenen in der altersgemäßen und oft kindlichen Form soweit wie möglich zu erfüllen, auch wenn die gesamte Therapie weitaus komplexer ist und alle wesentlichen Konflikte der schizophrenen Grundstörung durchgearbeitet werden. Der Therapeut bietet sich in diesem Prozeß als Person und nicht nur als Übertragungsfläche an. Er geht mit dem Schizophrenen eine sehr persönliche und intensive Beziehung ein, die sich im Laufe des Therapieprozesses stark verändert und von seiten des Patienten allmählich reifer wird.

Meine bisherige Erfahrung bestätigt die Grundannahme dieses Ansatzes, daß der psychotische Mensch insbesondere während der akuten Phase sehr davon profitiert, wenn er im Rahmen einer symbiotischen Beziehung in einer tiefen Abhängigkeit sein darf und sich dieser intensiven Abhängigkeitsbedürfnisse bewußt wird. Der Therapeut, der auf diese regressiven Bedürfnisse in ihrer jeweils altersspezifischen Form nicht nur deutend, sondern teilweise als reale und antwortende Person eingeht, wird dadurch tatsächlich zu einer Elternperson und wird vom Patienten auch als väterliche und mütterliche Person empfunden. Das Erlebnis einer solchen ausreichend guten und tragfähigen Beziehung auf der Erlebnisebene eines Kindes scheint die Voraussetzung dafür zu sein, daß der Schizophrene auch seine weit abgespaltenen destruktiven Bereiche und sein blockiertes Autonomiebestreben aktualisieren und in die therapeutische Beziehung einbringen kann. Auch die Befunde von Kayton (1973) weisen eindeutig darauf hin, daß v. a. solche Patienten eine nachhaltige und substantielle Veränderung aufweisen, die im Rahmen eines festen Bezugssystems dieses regressive Stadium durchleben konnten, das geprägt ist durch ein einerseits liebevolles anhängliches Vertrauen zum Therapeuten und andererseits durch extreme Verlassenheitsängste, durch Aggression und durch das Wiederaufleben traumatischer Kindheitssituationen.

Es versteht sich selbst und wurde implizit bereits gesagt, daß die Konstanz und Kontinuität der Beziehung zum Therapeuten eine unabdingbare Voraussetzung für eine konstruktive Entwicklung und ein Therapeutenwechsel absolut kontraindiziert ist, wenn die Grundbeziehung einmal etabliert wurde. Auch von seiten neuerer Ansätze insbesondere aus den sozialpsychiatrischen Bereichen wird die Wichtigkeit dieser Kontinuität ausdrücklich hervorgehoben (z. B. Ciompi 1982, Ciompi und Bernasconi 1986). Aus dieser verläßlichen Beziehungsmatrix heraus entwickeln sich dann die bisher nur rudimentär ausgebildeten grundlegenden Ich-Funktionen der konstruktiven Aggression, der Grenzbildung und der angstfreieren Bindungsfähigkeit.

Angesichts der großen Abhängigkeit des Patienten wird in diesem Setting eine große Einsatz- und Bindungsbereitschaft vom Therapeuten gefordert, wenn der Schizophrene seine primären Bedürfnisse auf ihn richtet und seine verinnerlichten destruktiven Objektbeziehungen auf ihn überträgt. Um korrektive Interaktionserfahrungen zu ermöglichen, braucht er die Fähigkeit, auf die jeweils vorherrschenden und sich im Laufe der Therapie verändernden Entwicklungsbedürfnisse entsprechend einzugehen.

So sind es in den Anfangsphasen eher fürsorgliche und unterstützende Funktionen, die er wahrzunehmen hat und die als Techniken auch das körperliche Halten (Bonding) und das Füttern mit der Flasche oder anderer Kindernahrung beinhalten können. In den späteren Phasen stehen dann eher die analen Bereiche der aggressiven Auseinandersetzung und der inneren Loslösung im Zentrum der therapeutischen Arbeit. Dafür bieten sich im gemeinsamen Alltag genügend reale Anlässe, da die klare Trennung in die reale und die therapeutische Beziehung nicht mehr möglich und auch nicht wünschenswert ist. Die Bearbeitung und Aufarbeitung des Alltags ist wesentlicher Inhalt der Therapie.

Dabei konnte ich ebenso wie Kayton (1973) und Cox und Esau (1974) einen charakteristischen therapeutischen Prozeß beobachten. Nach der eigentlichen psychotischen Disorganisation leitet eine relativ lange Phase der postpsychotischen gutartigen Regression über zu einer psychischen Reorganisation, die zunächst noch typisch neurotische und psychosomatische Züge trägt und deshalb von Rosen (1983) als sog. „Neo-Neurose" bezeichnet worden war. In diesem Stadium sind die bekannten starken Übertragungen anzutreffen und werden der Bearbeitung zugänglich. In symptomatischer Hinsicht verarbeiten die Patienten konflikthafte Situationen noch mit meist kurzen psychotischen Reaktionen. Häufig neigen sie zu schweren depressiven Zuständen und starken psychosomatischen Beschwerden. Der in diesem Stadium weiterbestehende Kontakt zum Therapeuten, der oft auch Anlaß für diese konflikthaften Reaktionen ist, gewährleistet jedoch die konstruktive Aufarbeitung dieser oft äußerst heftigen Konflikte und Übertragungen. Die zuvor in der psychotischen Symptomatik gebundenen kognitiven und affektiven Prozesse treten nun zusehends in ihrer extremen und manchmal erschreckenden Heftigkeit und in ihrer kindlich-undifferenzierten Roheit ins Bewußtsein und werden teilweise ausagiert.

Gleichzeitig befindet sich der Patient meist in einem Zustand freudiger und argloser Anhänglichkeit an den Therapeuten und erprobt eine spontane und echte Natürlichkeit im Verhalten, wie er sie bisher nicht gekannt hatte.

Vergleichbare Behandlungsansätze stimmen insofern mit dem hier vorgestellten Neubeelterungsmodell überein, als sie alle die Regression des Patienten konstruktiv in ihre Vorgehensweise miteinbeziehen und die zentrale Bedeutung einer gelingenden realen symbiotischen Therapeut-Patient-Beziehung betonen. Schon für Winnicott (1954) war die tiefe Regression von frühgestörten Patienten keine pathologische Erscheinung mehr, sondern wurde von ihm als ein integraler und notwendiger Bestandteil einer Psychosentherapie angesehen.

Während Sechehaye vorwiegend in ambulanter Einzeltherapie mit gelegentlichen stationären Perioden und der Aufnahme einer Patientin in die eigene Wohnung arbeitete, wurden die meisten derartigen Behandlungsversuche in therapeutischen Wohngemeinschaften und Kliniken durchgeführt (Barnes, 1983; Becker 1990; Du Bois et al. 1987; Cox und Esau 1974; Freeman, Cameron und McGhie 1969; Günter 1987; Mosher und Menn 1985; Rosen 1983; Schiff und Day 1970). Im Gegensatz zu den übrigen Autoren legen jedoch Cox und Esau (1974) größten Wert darauf, daß sich zwischen Therapeut und Patient keine Eltern-Kind-Beziehung entwickelt, sondern führen die Neubeelterung in der beschriebenen Art mit den leiblichen Eltern des Patienten durch.

Einen eigenständigen, am gezielten Umgang mit der sog. funktionellen Regression Schizophrener orientierten Ansatz vertritt auch Becker (1990) im Rahmen seiner psychoanalytischen Sozialarbeit. Auch dabei gestalte sich das Vorgehen „oft als Verhältnis von therapeutischen Zieh-Müttern und Zieh-Vätern" (S. 130), „die schwierige, zunächst einmal sehr kleine und allmählich wachsende Kinder großziehen" (S. 130).

Bei vielen Psychiatern und Psychotherapeuten bestehen große Ängste, durch eine solche Antwort auf die regressiven Bedürfnisse des Schizophrenen die bestehende Abhängigkeit zu verstärken und damit seine Lebensuntüchtigkeit zu zementieren. Die Ergebnisse der unten genannten Autoren wie auch meine eigenen Erfahrungen sprechen jedoch vielmehr dafür, daß bei richtigem Vorgehen diese tiefe Regression reversibel ist. Der Schizophrene wächst langsam wie ein Kind aus der total regressiven Bindung heraus, wenn der Kontakt zu ihm entsprechend seinen jeweils altersgemäßen Bedürfnissen gestaltet wird.

Die therapeutische Wirkung ergibt sich aus der allmählichen Introjektion der kumulativen Interaktionserfahrungen mit dem Therapeuten. Diese bilden die z. T. neu hinzugekommenen Bestandteile der inneren psychischen Strukturen, wobei sie die frühen Objektbilder teilweise ersetzen, in den meisten Fällen jedoch eher ergänzen und deren destruktiven Einfluß relativieren. Nicht zutreffend ist deshalb die ursprüngliche Theorie der Reparenting-Schule (s. Schiff und Day 1970), daß der positive Einfluß des Therapeuten ausreiche, ein destruktives Eltern-Ich (entspricht in etwa dem Über-Ich) auszulöschen und es durch die entwicklungsfördernden Botschaften des Therapeuten zu ersetzen. Sehr häufig konnte bei der hier dargestellten Patientin beobachtet werden, wie intensiv und nur schwer korrigierbar die therapeutische Beziehung durch die Übertragung früher Elternbilder überlagert wurde und zu massiv verzerrten Wahrnehmungen und unangemessenen Gefühlen führte.

Der Einfluß der therapeutischen Behandlung ist weitaus komplexer und läßt sich nicht in ein derartig einfaches Modell pressen. Ein weitaus angemesseneres Entwicklungsmodell, das auch den im Rahmen einer Therapie ablaufenden Prozessen mehr gerecht wird, wurde von Stern (1985) vorgeschlagen. Er geht davon aus, daß Entwicklung während des ganzen Lebens stattfindet und daß die während der frühen Kindheit gemachten Erfahrungen in ständigen Neuauflagen im Rahmen von späteren sozialen Beziehungen eine Neubearbeitung erfahren und bis zu einem gewissen Grad korrigiert werden können.

An dieser Stelle setzt auch der hier vertretene Behandlungsansatz an. Der Therapeut tritt als eine bedeutende Bezugsperson in die internalisierte Objektwelt des Patienten ein und leitet durch seinen Einfluß eine weitgefächerte Neubearbeitung und Neubewertung dieser inneren Niederschläge aus früheren Erfahrungen ein.

Auf die wichtige Frage der Indikation kann hier nicht mehr näher eingegangen werden. Da diese Behandlungsmethode sich auch noch viel zu sehr im Experimentierstadium befindet, liegen einigermaßen verläßliche Angaben noch nicht vor. Nach ersten Erfahrungen hat sie sich jedoch für die Behandlung sowohl akuter wie auch chronischer Schizophrener geeignet erwiesen.

Literatur

Barnes, M. (1983), Meine Reise durch den Wahnsinn. Frankfurt a. M.: Fischer.

Becker, S. (1990), Objektbeziehungspsychologie und katastrophische Veränderung. Zur psychoanalytischen Behandlung psychotischer Patienten. Tübingen: Edition diskord.

Berne, E. (1975), Was sagen Sie, nachdem Sie „Guten Tag" gesagt haben? München: Kindler.

Blanck, R., Blanck, G. (1989), Jenseits der Ich-Psychologie. Stuttgart: Klett-Cotta.

Ciompi, L. (1982), Affektlogik. Stuttgart: Klett-Cotta.

Ciompi, L., Bernasconi, R. (1986), „Soteria Bern". Erste Erfahrungen mit einer neuartigen Milieutherapie für akute Schizophrene. Psychiatrische Praxis 13: 172–176.

Cox, R. H., Esau, T. G. (1974), Regressive Therapy. Therapeutic regression of schizophrenic children, adolescents and young adults. New York: Brunner & Mazel.

Diagnostisches und Statistisches Manual Psychischer Störungen (1987). (Dt.: hrsg. v. Wittchen, H. U., Saß, H., Zaudig, M., Köhler, K. Weinheim: Beltz 1989).

Du Bois, R., Günter, M., Kleefeld, H. (1987), Der betreuerische Alltag in der Langzeitpsychotherapie psychotischer Jugendlicher am Beispiel von Störungen der Reifung und Loslösung. Eine Bestandsaufnahme. In: Lempp, R. (Hrsg.), Reifung und Ablösung. Bern – Stuttgart – Toronto: Huber, S. 118–142.

Federn, P. (1956), Ichpsychologie und die Psychosen. Frankfurt a. M.: Suhrkamp 1978.

Ferenczi, S. (1930), Relaxationsprinzip und Neokatharsis. In: Ferenczi, S. (1982), Schriften zur Psychoanalyse. Bd. II. Frankfurt a. M.: Fischer, S. 257–273.

Franzek, F., Beckmann, H. (1991), Syndrom- und Symptomentwicklung schizophrener Langzeitverläufe. Der Nervenarzt 62: 549–556.

Freeman, T., Cameron, J. L., McGhie, A. (1969), Studie zur chronischen Schizophrenie. Frankfurt a. M.: Suhrkamp.

Günter, M. (1987), Die therapeutische Regression als Möglichkeit zur Reifung in der Behandlung psychotischer Jugendlicher. In: Lempp, R. (Hrsg.), Reifung und Ablösung. Bern – Stuttgart – Toronto: Huber, S. 95–105.

Hell, D., Zingg, P. (1991), Klinikaustritt schizophrener Patienten: Behandlungsabbruch oder Übergang? Eine katamnestische Untersuchung zur gemeindenahen psychiatrischen Versorgung. Psychiatrische Praxis 18: 202–208.

Hildenbrand, B. (1991), Alltag als Therapie. Ablöseprozesse Schizophrener in der psychiatrischen Übergangseinrichtung. Bern – Stuttgart – Toronto: Huber.

Hirschberg, W. (1988), Soziale Netzwerke bei schizophrenen Störungen – eine Übersicht. Psychiatrische Praxis 15: 84–89.

Jimenez de la Jara, J. P. (1992), Der Beitrag des Analytikers zu den Prozessen der projektiven Identifizierung. Forum der Psychoanalyse 8: 295–310.

Kayton, L. (1973), Good outcome in adult schizophrenia. Archives of General Psychiatry **29**: 103–110.

Lassers, E. (1986), A psychotic recovers: From symbiosis to adulthood. American Journal of Psychoanalysis **46**: 350–359.

Lempp, R. (1984), Psychische Entwicklung und Schizophrenie. Bern – Stuttgart – Toronto: Huber.

Mahler, M. S., Pine, F., Bergman, A. (1975), Die psychische Geburt des Menschen. Symbiose und Individuation. Frankfurt a. M.: Fischer 1978.

McCabe, E. (1988), The lost schizophrenics: A retrospective cohort study of discharged patients. Health Bulletin **46**: 26–31.

Möller, H. J., Wüschner, K. W., von Zerssen, D. (1982), Verlauf schizophrener Psychosen unter gegenwärtigen Versorgungsstrategien. Ergebnisse einer 5-Jahres-Katamnese. In: Kryspin-Exner, K., et al. (Hrsg.), Ergebnisse der psychiatrischen Therapieforschung. Stuttgart: Schattauer.

Mosher, L. R., Menn, A. Z. (1985), Wissenschaftliche Erkenntnisse und Systemveränderungen. Erfahrungen im Soteria-Projekt. In: Stierlin, H., Wynne, L. C., Wirsching, M. (Hrsg.), Psychotherapie und Sozialtherapie der Schizophrenie. Berlin – Heidelberg – New York: Springer, S. 105–122.

Müller, P. (1991), Psychotherapie bei schizophrenen Psychosen – historische Entwicklung, Effizienz und gegenwärtig Anerkanntes. Fortschritte der Neurologie und Psychiatrie **59**: 277–285.

Rosen, J. N. (1983), Direkte Psychoanalyse. In: Corsini, R. J. (Hrsg.), Handbuch der Psychotherapie. Bd. I. Weinheim – Basel: Beltz, S. 132–145.

Sampson, H., Weiss, J. (1983), Testing hypothesis. The approach of the Mount Zion Psychotherapy Research Group. In: Greenberg, L., Pinsof, W. (Eds.), The psychoanalytic process. A research handbook. New York: Guilford.

Schmidt-Michel, P.-O., Konrad, M., Heiter-Metzger, B. (1991), Die Genese problematischer Konstellationen in der psychiatrischen Familienpflege. Psychotherapie, Psychosomatik und medizinische Psychologie **41**: 224–231.

Schiff, J. L., Day, B. (1980), Alle meine Kinder. Heilung der Schizophrenie durch Wiederholen der Kindheit. München: Kaiser.

Schwing, G. (1940), Ein Weg zur Seele des Geisteskranken. Zürich: Rascher & Cie.

Searles, H. F. (1955), Abhängigkeitsprozesse bei der Psychotherapie von Schizophrenie. In: Searles, H. F. (Hrsg.) (1974), Der psychoanalytische Beitrag zur Schizophrenieforschung. München: Kindler, S. 9–47.

Sechehaye, M. (1956), Eine Psychotherapie der Schizophrenen. Stuttgart: Klett-Cotta 1986.

Smith, S. (1990), Regressive work as a therapeutic treatment. Transactional Analysis Journal **20**: 253–262.

Stern, D. N. (1985), Die Lebenserfahrung des Säuglings. Stuttgart: Klett-Cotta 1992.

Vaitl, P., Bender, W., Hubmann, W., Krug, M., Oberecker, L. (1987), Rehabilitation chronisch schizophrener Patienten in Dauerwohngemeinschaften. Der Nervenarzt **58**: 116–120.

Weymar, W. (1991), Psychoanalytische Aspekte in der Betreuung langfristig hospitalisierter chronisch Psychosekranker. Psychiatrische Praxis **18**: 78–84.

Wing, J. K. (1987), Rehabilitation, Soziotherapie und Prävention. In: Kisker, K. P., Lauter, H., Meyer, J.-E., Müller, C., Strömgren, E. (Hrsg.), Psychiatrie der Gegenwart. Bd. 4. Berlin – Heidelberg – Tokio: Springer, S. 325–355.

Korrespondenz: Dipl.-Psych. Siegfried Bettighofer, Maximilianstraße 71, D-86150 Augsburg.

Rehabilitation schizophren erkrankter Menschen aus der Sicht eines Individualpsychologen

Günther Ratzka

Zusammenfassung. Rehabilitation als umfassender Begriff für alle Vorgangsweisen zur Wiederherstellung bei Behinderung oder drohender Behinderung infolge Krankheit oder Verletzung geschieht aus Zielvorstellungen, die viele Parallelen zu den Auffassungen und dem Menschenbild der Individualpsychologie Alfred Adlers aufweisen. In dieser Sichtweise wird der Aufgabenbereich der Rehabilitation von schizophren erkrankten Menschen – nach kurzer Befassung mit relevanten Schwerpunkten der individualpsychologischen Theorie sowie mit Fragen der Genese schizophrener Störungen – aus der Praxis von fachspezifischen Krankenabteilungen, Rehabilitationseinrichtungen und deren Therapieformen dargestellt. Es wird dabei versucht, die Komplexität des rehabilitativen Ansatzes und Geschehens aufzuzeigen, entsprechend der möglichen Vielfalt der Störungen und dadurch benötigter Zugangswege, wie auch der individuellen Besonderheit und Bedürfnislage des einzelnen Rehabilitanden.

Grundsätze der Rehabilitation

Rehabilitation (R) als Begriff und Prinzip in der Medizin, und daher auch in einem Teilgebiet, der Psychiatrie, gibt den Blick frei auf den *ganzen Menschen* in all seinen Ausdruckserscheinungen und Lebensvollzügen. Es geht nicht nur um den Kranken oder Behinderten, der durch Krankheit oder Behinderung definiert oder charakterisiert wird, sondern auch um dessen Auseinandersetzung mit sich als einem Menschen, der Sinn im Leben sucht, der Selbstwert und Selbstachtung anstrebt und damit auch eine entsprechende Rolle in Familie und Gesellschaft. Diese Bestrebungen können durch beeinträchtigte körperliche, geistige oder seelische Funktionen verstellt oder behindert werden.

R versucht, über die medizinischen Heilmaßnahmen hinausgehend, alle Bereiche des persönlichen und gesellschaftlichen Lebens für den Rehabilitanden (Rd) wieder aufzuschließen und in bestmöglicher Weise wiederherzustellen. Dabei darf das Augenmaß für bleibende oder schwer zu beeinflussende Funktionsdefizite nicht verlorengehen. Es soll ein Wiederherstellungsniveau angestrebt werden, das dem jeweiligen Individuum eigen und möglich erscheint – in Abstimmung mit dem Helferteam.

Jedes Resultat eines R-Prozesses ist bestimmt durch Art und Ausmaß der Behinderung, die Persönlichkeit des Rd, die Kooperation im R-Team (einschließlich Rd) und Umgebungsfaktoren.

Da die Wiederherstellung über Bereiche der medizinischen Wissenschaften hinausgehen muß, ergibt sich von selbst die Notwendigkeit, Vertreter verschiedener helfender Berufe und Hilfspersonen anderer Provenienz heranzuziehen. Dieser Personenkreis soll – um den Rd zentriert – zu dessen weitestgehender Wiederaufnahme seiner Funktionen als Mensch und Mitmensch zusammenwirken. Dieses vielfältige Geschehen soll und muß durch die Kompetenz- und Funktionsaufteilung in sich ergänzender, austauschender, partnerschaftlicher Weise vor sich gehen.

Aus der Natur des R-Prozesses, der meist über eine längere Zeitdauer, in Stufen, in ineinandergreifenden Abfolgen und letztlich umfassend vor sich geht, ergibt sich die Zusammenarbeit in *Teams:* Medizinische sowie sog. paramedizinische Berufe finden dabei ihren Platz, wie auch nicht-medizinische Berufe, wie Sozialarbeiter, Berufsberater, Berufsbildner und andere Pädagogen, schließlich Personen aus dem Berufsleben und Personen, die ohne professionelle Qualifikation als Helfer in diversen Alltagsaufgaben zur Verfügung stehen. Es kann ein kleiner Kosmos sein, der den Rd umfängt.

Da der Weg zum Ziel der Wiederherstellung nicht nur von den Hindernissen bestimmt wird, sondern auch von den *entwicklungsfähigen Ressourcen,* wird das Interesse im besonderen den verbliebenen Fähigkeiten des Rd, den konstitutionell bedingten wie auch den erlernten, gelten, den Eigenheiten der (prämorbiden) Persönlichkeit, ihrem Stil, Schwierigkeiten zu meistern, ihrer Bereitschaft und Motivation, ihrer Kontakt- und Kooperationsfähigkeit. Der Verlauf der R hängt ganz wesentlich von der Mitarbeitsbereitschaft des Rd ab, gleichgültig, ob somatische oder psychische Behinderung vorliegen. *In diesem Prozeß ist der/die Rd nicht PatientIn im Sinne eines oder einer passiv zu Behandelnden, sondern aktive R-MitgestalterIn eines Heilungs- und Entwicklungsvorganges.*

Die gerichtete Aktivität des Rd, beruhend auf entsprechender, ausreichender Information, ist Kennzeichen eines Vorganges, der auf Selbständigkeit und Übernahme von Verantwortung abzielt. Dies entspricht auch den allgemeinen Forderungen nach einem „mündigen Patienten" mit seinen Rechten auf Information, Beratung, Zustimmung, Anregung usw. Das hohe Ziel einer Restitutio ad integrum wird oft durch das einer *Restitutio ad optimum* ersetzt werden müssen. Es ist nicht der absolut erreichte Grad einer Teilfunktion wesentlich, sondern die für die Gesamtperson optimale Funktion in somatopsychischer und sozialer Hinsicht und deren subjektives Wohlbefinden und Selbstverständnis. So wird R nicht nach den Sternen greifen können, sondern auch mit kleineren Teilerfolgen zufrieden sein, manchmal im Sinne eines Stufenschrittes, immer aber aus der Sicht der subjektiv bedeutsamen Größe in Anbetracht eines objektiv faßbaren Störungsgrades. Der in der R Tätige soll seine Ziele ganz mit dem Rd und dem R-Team abgestimmt und ohne falschen Ehrgeiz setzen.

Vorgänge und Hilfestellungen im Sinne der R finden auf verschiedenen Fachgebieten der Medizin statt, z. B. dem der Unfallheilkunde, der Orthopädie und Neurologie, der inneren Medizin, der Pädiatrie und Psychiatrie. Die Prinzipien sind dieselben, die einzelnen Fördermaßnahmen spezifisch. R-Zentren sind zur Umsetzung dieser spezifischen Maßnahmen geschaffen; die Grundsätze der R sollen und können aber auch an anderer Stelle, z. B. an Spitalsabteilungen, in Heimen oder im Privatleben angestrebt werden, um Behandlung plus Förderung, Fremdhilfe bei Unvermögen plus Hilfe zur Selbsthilfe, und Wahrung oder Wiederherstellung der Integration der Persönlichkeit des Betroffenen zu ermöglichen.

Um die Ziele einer medizinischen R zu erreichen, sind fachliche Kompetenz und persönliches Engagement gleich wichtige Voraussetzungen. Dazu kommen in den letzten Jahrzehnten entwickelte technische Hilfen, Einrichtungen und Geräte, die beeinträchtigte Funktionen fördern oder ersetzen können, die den Behindertenalltag wesentlich erleichtern und unabhängig von persönlicher Hilfe machen. Eine besondere Rolle spielen auch Fortschritte in der medizinischen Behandlung auf pharmakologischem, chirurgischem und medizinisch-technischem Gebiet. Dadurch können manchmal erst wirksame Schritte der R eingeleitet und unterstützt werden, dadurch besteht aber auch für die Gesellschaft die Verpflichtung, wirksame Maßnahmen zu versuchen und anzuwenden. In Extremfällen können durch neue wirksame therapeutische Maßnahmen Menschen am Leben erhalten werden, die dann der rehabilitativen Prozesse bedürfen. (Scholz und Jochheim 1975; Hartmann 1979)

Schwerpunkte der Individualpsychologie (IP) im historischen Kontext der Theorieentwicklung

Alfred Adler, der Begründer der IP, hat seine Vorstellungen über das Wirken der menschlichen Seele neun Jahre lang im Kreis um Sigmund Freud eingebracht. Er akzeptierte Grundthesen der Psychoanalyse, wie die Lehre vom Unbewußten, die Bedeutung der frühen Kindheitsjahre für die Entwicklung der Persönlichkeit, den Zugang zum Verständnis der Psyche über Träume, Fehlleistungen, Körpersprache u. a. m. Von Adlers ersten Publikationen an war sein Interesse für sozialmedizinische Fragen und für den Einfluß der Gesellschaft, ihrer Kultur und zeitabhängigen Normen auf das Individuum zu erkennen.

Die Basis für psychische Störungen suchte er zunächst in organischen Schwächen und in körperlich verursachten Funktionsstörungen. So entstand die Lehre von der „*Minderwertigkeit der Organe*" und den Folgen (Adler 1907).

Adler griff dabei auf die in der Biologie begründeten *Kompensationsvorgänge* bei Minderfunktionen oder Funktionsausfällen von Organen oder Organsystemen zurück, z. B. die Übernahme beider Nierenfunktionen durch eine Niere bei Verlust der anderen, die Entwicklung verfeinerter Gehörs- und Gefühlsqualitäten bei Blinden u. a. Das Ergebnis erfolgt über ein Training der Minderfunktion oder der intakten Ersatzfunktion auf unwillkürlich-unbewußter oder willkürlich-bewußter Basis. Beides kann auch parallel laufen. Wexberg (1931) spricht von der *Teleologie des Lebendigen* im Zusammenhang mit dem restitutiven Element im Biologischen oder der immanenten Wiederherstellungstendenz.

Die Kompensation einer organisch bedingten Funktionsstörung kann aber auch zugleich oder in erster Linie auf psychischem Gebiet versucht werden, indem der Betroffene entweder ein ausweichendes oder unzweckmäßiges Verhalten wählt und trainiert, damit auch eine Einengung der Lebensabläufe und ev. psychopathologische Symptome erzeugt, oder aber erfolgreich ausgleicht bis zu einer *Überkompensation*, die zu einem besonders guten Ergebnis führen kann, z. B. durch Überwindung einer Funktionsstörung im Bewegungs- oder Sinnesapparat zu überdurchschnittlichen sportlichen oder geistig-künstlerischen Leistungen. Es gibt aber auch mißlungene Überkompensationen. In der Gestaltung und Effektivität eines solchen Kompensationsvorganges zeigt sich die Individualität und die je eigene Form der Bewältigung.

Bei der Weiterentwicklung seiner Lehre wurde Adler die subjektive Erfahrung der „Minderwertigkeit" oder der „Mangellage", also das *Minderwertigkeitsgefühl* oder nach jüngerer IP-Literatur (Antoch 1981, Datler und Matschiner-Zollner 1992) die *„subjektiv erlebte Mangellage"* immer wichtiger als die objektivierbare Organstörung. Er maß dem Individuum seine ihm eigene Bewegungsform zu: Nicht die Störung in ihrer Eigenart sei allein bestimmend, sondern das, was das Individuum daraus mache. Es „mache" eben seine Erfahrungen (Adler 1927, S. 25).

In seinen Vorstellungen über die Entwicklung des Menschen gehören die Hilfsbedürftigkeit des Säuglings und Kleinkindes und die mit dem Alter zunehmende Wahrnehmung dieser Mangellage zu den wesentlichen Anstößen zur Etablierung unbewußt entworfener Bewältigungsstrategien, die er mit dem Begriff eines bestimmten *„Lebensstiles"* charakterisierte.

Mit den internalisierten Handlungsanweisungen verbunden sind die individuell gestalteten Wahrnehmungen, Meinungen und Auswahlkriterien für Haltung und Verhalten im Rahmen eines *„subjektiven Apperzeptionsschemas"* als des „kognitiven Substrats des Lebensstils" (Titze 1985, S. 34). Dieses unverwechselbare individuelle Erscheinungs- und Handlungsbild ist zum Verstehen des Menschen und für Hilfeleistungen grundlegend wichtig.

Der Lebensstil charakterisiert den Menschen in seiner Ganzheit, wie in seinen zusammengehörigen einzelnen Ausdrucksformen. Der Begriff Individualpsychologie bringt diese Sichtweise in Zusammenhang mit der „in-dividuellen", also unteilbaren Persönlichkeit, die einmalig ist. „Adler betrachtet das Individuum als Ganzes, nicht die einzelnen Merkmale, als die Variante" (Ansbacher und Ansbacher 1975, S. 180, Adler 1920). Man kann das Individuum an seinen Bewegungen und Handlungen „erkennen", in helfender Position seine Motivationen und „geheimen" (unbewußten) Zielvorstellungen zu ergründen versuchen, aber auch seine subjektiven Gestaltungen respektieren und ihm Letztverantwortung einräumen.

Nach dem Ende des 1. Weltkriegs wandte sich Adler, noch unter dem Eindruck des Kriegsgeschehens und den anschließenden Revolutionen oder evolutionär verlaufenden Sozialreformen, in verstärktem Ausmaß sozialen Fragestellungen zu, wobei er auch sehr offen an aktuellen politischen Ereignissen Interesse bekundete.

In seiner theoretischen Argumentation vertrat er die Ansicht, daß der Mensch auf Gemeinschaft hin angelegt sei, also ein „Zoon politikon" (Aristoteles) sei, dessen „*Gemeinschaftsgefühl*" – „ein Kriterium für psychische Gesundheit" (Kausen 1979, S. 29) – aber erst durch Erziehung, beginnend bei den Kontakten mit der Mutter, zu entwickeln ist.

Er geht damit nicht von der Psychopathologie aus, die ja ursprünglich den Anstoß zur Erstellung tiefenpsychologischer Konzepte gegeben hat, sondern von einer in jedem Menschen zu findenden „normalen" Anlage zur Entwicklung sozialer Fähigkeiten. Damit ergibt sich die Erziehungsaufgabe in Richtung soziale Kommunikation und Kooperation, zugleich für den Sozialmediziner ein wichtiger Faktor zur *primären Prävention* psychischer Störungen oder Erkrankungen.

Um für seine Bestrebungen Breitenwirkung zu erzielen, nahm Adler Kontakt mit dem Schul- und Erziehungswesen seiner Heimatstadt auf und befaßte sich mit Fragen der Erziehung „in persönlicher Zusammenarbeit mit psychiatrisch geschulten Ärzten, Lehrern und Erziehern" (Adler 1929), nach heutigen Begriffen einem multiprofessionalen Team.

In der Praxis der Schule sollte die Kooperationsfähigkeit in der „Arbeits- und Verwaltungsgemeinschaft", die soziale Zuwendung in der „Erlebnis- und Aussprachegemeinschaft" gefördert werden, aber auch schulischen und persönlichen Schwierigkeiten der Schüler stützend und verstehend in therapeutischer Grundhaltung begegnet werden (Spiel 1979, Benkmann 1985). Dieses ganzheitliche Modell einer präventiven, pädagogischen und therapeutischen Vorgangsweise kann mit entsprechenden Abwandlungen in Parallele zu den multidimensionalen Ansätzen in einem Rehabilitationsprozeß gesetzt werden. Die Wiedererlangung von instrumentellen und sozialen Kompetenzen und dem damit verbundenen Selbstwertgefühl und Selbstvertrauen bedarf eines Ansatzes, bei dem das Training des Rd mit therapeutischer Einfühlung verbunden und Psychotherapie auch im Hinblick auf lebenspraktische Fähigkeiten geführt werden soll.

Schizophrenien und individualpsychologische Konzepte

Über die Genese der Schizophrenien gibt es zahlreiche somatisch oder psychologisch orientierte Theorien, nicht notwendigerweise als Gegensätze zueinander. Nach Krüger (1981, S. 227) konnten zwischen psychodynamischem und psychobiologischem Denken zahlreiche Brücken geschlagen werden. Viele Autoren, auch der jüngsten Zeit, sind der Meinung, daß es sich beim Zustandekommen schizophrener Erkrankungen um ein multifaktorielles Geschehen handelt (vgl. Scharfetter 1986, S. 21), daß etwa sowohl genetische Faktoren, die den Gehirnstoffwechsel beeinflussen, wie auch psychische Faktoren bei der Verarbeitung von Beziehungs- und Umweltschwierigkeiten in der Kindheit, bei der prämorbiden Entwicklung und der Auslösung und dem Auftreten der manifesten Störung eine Rolle spielen könnten.

Die IP hat keinen Beitrag zur Feststellung von *spezifischen* Ursachen, die Schizophrenie erzeugen können, zu leisten, wie sie auch keine mit psychiatrischen Diagnosen verbundene Krankheitslehre anbietet (Kretschmer 1985). Die IP versucht aber sehr wohl, menschliche Störungs- und Leidensbilder schizophrener Art zu verstehen, in ihren Zusammenhängen mit nicht vollziehbaren individuellen und sozialen Lebensaufgaben zu erfassen und daraus ableitbare Hilfestellungen zu geben. IP-Autoren weisen auf prämorbid sich abzeichnende Fehlentwicklungen hin, die durch einen hohen Grad an Adaptationsdefiziten aufgrund der individuellen Form der gewählten Bewältigungsstrategien entstehen (Wilheim 1926, Shulman 1980, Hellgardt 1982, Lehmkuhl et al. 1985). Arieti (1985, S. 64) beschreibt, daß sich der paranoide Patient beschuldigt, unzulänglich und von Natur aus minderwertig zu sein, bevor er unübersehbar krank wird.

Durch auslösende Umstände kommt es dann zur vollen Ausprägung eines Zustandsbildes, in dem die Realität verleugnet und eine „private" Welt mit „privater Logik" und extrem „tendenziöser Apperzeption" aufgebaut wird, „subjektive Regungen objektiviert werden" (Adler 1920, S. 277) und als Ersatz für die verlorene Realität gelten. Adler sieht darin einen Kompensationsversuch und eine konstruktive Leistung der Psyche (Adler 1912, S. 278).

Shulman (1980) stellt zur Entwicklung einer schizophren werdenden Persönlichkeit vier Hypothesen auf:

1. Ein Individuum entwickelt als Folge eines irrtümlichen Trainings (von nicht voll reflektierten bzw. unbewußten Lebensbewältigungsstrategien, Anm.) irrtümliche Meinungen, wie z. B. daß es dermaßen insuffizient in der Bewältigung von Lebensaufgaben sei, bzw. daß es die Umgebung dermaßen feindselig erlebt, daß es keinen passenden Platz in der Gesellschaft finden könne und daher einen besonderen Platz oberhalb oder außerhalb erringen müsse. Bei dieser schwierigen Aufgabe fühle sich das Individuum bedroht, müsse also um so rigoroser vorgehen.

2. Es kommt zur Krise, wenn durch ein Ereignis, wie einen Mißerfolg o. ä. dieser Lebensweg auf die Probe gestellt wird und das Individuum sich für die Psychose „entscheidet" und sich für alle anderen erkennbar in die Irrealität begibt.

3. Der nunmehr schizophren Gewordene hat die Grenzen des „Common sense" (Gemeinsinn, Vernunft in Übereinkunft mit den jeweiligen gesellschaftlichen Normen, gemeinschaftsförderndes Verhalten) hinter sich gelassen und baut sich systematisch ein autistisches Phantasieleben auf, das seinen Bedürfnissen gerecht wird.

4. Um seine private Welt abzusichern, begibt er sich in die Isolierung, etwa durch Mutismus, Stupor, bizarres, unverständliches Verhalten. Sein letztes Ziel ist die „Allüberlegenheit" und Unangreifbarkeit zur Sicherung des Selbstwertgefühls. Adler spricht auch von „Gottähnlichkeit".

Der Kranke hat im Extremfall Gemeinschaftsgefühl und Kooperationsfähigkeit verloren.

Angesichts der weitläufigen und reichhaltigen Palette der Konzepte in der Schizophrenieforschung sind die hier skizzierten IP-Ansätze nur *ein* Beitrag und *eine* Betrachtungsweise, allerdings mit entsprechender Relevanz für therapeutische und rehabilitative Ansätze. Die Problematik wird im besonderen in der tiefen Verunsicherung und im Verlust des Selbstverständnisses in der menschlichen Gemeinschaft gesehen, die den schizophren Erkrankten wohl im Sinne einer versuchten Kompensation und Überkompensation zur Erreichung einer privaten Scheinwelt veranlaßt. Im Mittelpunkt der Störung aus IP-Sicht stehen seine Entmutigung und soziale Isolierung sowie seine verschütteten Fähigkeiten, seinen Platz und seine Aufgaben im Rahmen der Gesellschaft wiederzufinden.

Eine Reihe von Symptomen der Schizophrenien können durch das IP-Modell nicht ausreichend erklärt werden. Dies gilt besonders für die Minus- oder Defizienzsymptomatik bei chronischen Verläufen oder die immer wieder in den Mittelpunkt des Interesses gerückte Störanfälligkeit informationsverarbeitender Prozesse, die sich erlebnismäßig als Störung von Denk-, Wahrnehmungs- und Handlungsabläufen manifestieren können (Huber 1989), auch als „substratnahe Basissymptome" bezeichnet (Huber 1966). Dabei stehen fluktuierende neurochemische Hirnfunktionsstörungen zur Diskussion.

Auch Adler hielt ein organisches Substrat für möglich (Adler 1920, S. 253); in seinem Frühwerk „Studie über Minderwertigkeit von Organen" (1907) sind organisch bedingte Funktionsstörungen die Basis für psychische Fehlentwicklungen. Aber auch in einer neueren IP-Publikation werden genetische und biochemische Ursachen als ätiologische Konzepte nicht ausgeschlossen und eine Wechselwirkung von neurophysiologischen, psychosozialen und psychischen Faktoren angenommen (Lehmkuhl 1985, S. 49; vgl. auch Resch in diesem Buch [S. 120 ff.]).

Um den einzelnen schizophren erkrankten Menschen zu verstehen, können die angeführten Hypothesen als Modelle Hilfe leisten, doch wird die prämorbide Persönlichkeit mit unterschiedlicher Ausprägung und Entwicklung der Störung ein individuell einmaliges Herangehen erfordern. Es wird in einem Fall gelingen, Elemente des oben beschriebenen Lebensstils von Kindheit an bis zum Ausbruch und der Ausformung der Krankheit zu verfolgen, während es im anderen Fall nicht gelingen wird, charakteristische prodromale Entwicklungen zu erfassen. Nach Scharfetter (1986, S. 188) gibt es keine einheitliche und keine spezifische prämorbide Persönlichkeit später schizophren werdender Menschen.

Mit welchen Schwerpunkten einer multifaktoriellen Genese auch immer gerechnet werden muß, bleibt die psychologische Verarbeitung des Dysfunktions- und Defizienzerlebens ein wichtiges Aufgabengebiet der Psychotherapie.

Für den Individualpsychologen wird jeder Mensch auf an ihn herantretende körperlich oder psychisch behindernde Ereignisse mit den Bewältigungsstrategien, die er im Rahmen seines Lebensstiles erlernt und trainiert hat, reagieren. Unter ungünstigen und schwierigen Situationen treten die typischen Verhaltensweisen verstärkt und klarer hervor (Adler 1929, S. 53), so etwa auch die nach dem Modell von Shulman.

Wenn allerdings kognitive Primärstörungen (Süllwold 1973) anzunehmen sind, wie Störungen in der Aufmerksamkeit, Wahrnehmung oder Informationsverarbeitung, dann wird die psychische Bewältigung oder Kompensation nach neuen Mustern vor sich gehen, weil auch die Apperzeptionsformen beeinträchtigt sind. Es wird von diesen Störungen her das

Weltbild verändert bzw. „verrückt" werden (vgl. Strobl 1990). Die daraus resultierenden Folgen für die subjektive Integration und soziale Kommunikation können über die Beeinträchtigungen durch „werkzeugstörungsarti-
ge Phänomene" (Berner 1977) hinaus als Kompensationsversuche einer
„subjektiv erlebten Mangellage" (s. o.) angesehen werden.

Verständnis und therapeutische Bestrebungen liegen nach dem eben
Gesagten auf verschiedenen Ebenen: Psychische und somatische Behandlung, tiefenpsychologisch orientierte Vorgangsweisen und bewußte Trainingsmethoden sind angezeigt, um der Komplexität der Bedürfnisse gerecht zu werden (vgl. Häfner 1989, S. 9).

Rehabilitative Ansätze im akuten Stadium von Schizophrenien

Wie aus obigen Ausführungen hervorgeht, bedarf es für die Behandlung
von schizophrenen Störungen in ihren unterschiedlichen individuellen
Ausprägungen eines breiten sozialpsychiatrischen Ansatzes. Die akut auftretenden Störungen betreffen in der Regel den Kranken in seiner körperlichen und psychischen Befindlichkeit, in seinen Fähigkeiten des äußeren
Verhaltens und der Kommunikation, der geistigen Leistungsfähigkeit, der
Realitätseinschätzung und Lebensplanung. Da die Beeinträchtigungen dermaßen umfassend sein können, daß sie sozusagen alle Lebensbereiche betreffen, ist von vornherein darauf in den therapeutischen Maßnahmen
Rücksicht zu nehmen, also bereits im Sinne eines ganzheitlichen rehabilitativen Denkens.

Es wird nicht nur wichtig sein, daß die im akuten Fall meist angezeigte
psychopharmakologische Behandlung eingeleitet wird, sondern daß auch
jede Maßnahme des psychiatrischen Managements als therapeutisch, aber
auch als *sekundär präventiv* bedeutsam eingestuft wird. Dies beginnt schon
bei der Entscheidung, ob der Kranke ambulant oder stationär behandelt
wird und unter welchen Umständen die Behandlung jeweils erfolgen kann.
Es ist nach Tunlichkeit eine *Behandlung auf freiwilliger Basis* anzustreben, die
eine wichtige Grundlage für Partnerschaft, gemeinsame Verantwortung
und Übereinstimmung für weitere Vorgangsweisen bildet. Die *rehabilitative
wie psychotherapeutische Grundhaltung* soll vom ersten Moment des Zusammentreffens von schizophren Erkrankten und Behandlern vorhanden sein.

Dörner und Plog (1980, S. 73) meinen, daß Therapie, Prävention und
Rehabilitation in jedem Einzelfall unteilbar sind und am ersten Tag des
Kennenlernens gemeinsam beginnen.

So sind bei der Aufnahme und *Behandlung im stationären Bereich* Details
der Kommunikation, Information, der räumlichen Gegebenheiten und des
Tagesablaufs wohl zu überlegen. Der Kranke, der mit seiner neuen räumlichen Umgebung vertraut gemacht wird, soll deutlich und „ausgesprochen"
erfahren, daß er für seine Reaktionen auf das Außerordentliche, Beängstigende oder Befremdliche seines Zustandes Verständnis findet, wenn ihm
auch niemand in seine Welt ganz folgen kann. Aktuelle therapeutische
Maßnahmen werden mit einfachen Erklärungen verbunden. Es erweist
sich günstig, wenn einzelne Personen aus dem Kreis des Behandlungs-

teams, z. B. Pflegepersonen (Schuster und Donat 1979), über die erforderlichen Zeiträume kontinuierlich Ansprechpartner bleiben und Vertrauenspersonen in ungewiß erscheinenden Situationen werden.

Die Hausordnung der Abteilung, die klar dargestellt werden soll, muß Rücksicht auf die Gemeinschaft und auf die notwendige Organisation der Behandlungsmaßnahmen und sonstigen Versorgung nehmen, zugleich aber die individuellen Bedürfnisse und Eigenheiten respektieren, und seien es auch begrenzte Rückzugsmöglichkeiten, sowie persönliche Kleidung und Besitz wichtiger Habseligkeiten ermöglichen.

Bei akuten Zuständen mit massiven Wahnvorstellungen oder starker Unruhe wird manche der beschriebenen Forderungen suspendiert sein; ihnen soll aber sobald wie möglich entsprochen werden.

Die geschilderten Vorgangsweisen im Anfangsstadium der Psychose gehen nicht nur auf alle Facetten des Krankheitszustandes ein, sowie auf die individuelle Persönlichkeit des Kranken mit seiner Betroffenheit und Einengung, sondern auch auf seine Potenzen zur Bewältigung. Daher sollen sie auch zukunftsgerichtet sein für den Aufbau gemeinsamer Behandlungs- und Wiederherstellungsstrategien und präventiv zur Vermeidung zusätzlicher Belastung und Schädigung, wie Identitätsverlust durch anonyme Behandlung, Spitalskleidung, Unsicherheit und Verfremdungseffekte, Beunruhigung durch unerklärte, dann um so eher wahnhaft verarbeitete Vorgangsweisen der Behandler oder Zwangsmaßnahmen mit subjektiv empfundenem Bestrafungseffekt. Es kann also hier schon von den ersten Schritten einer Rehabilitation gesprochen werden.

Für den Individualpsychologen stimmen die genannten Überlegungen mit seinem Menschenbild und seinen Konzepten überein: Der schizophren Erkrankte, der sich in hoffnungsloser Entmutigung aus der Gesellschaft und engeren Gemeinschaft zurückgezogen hat, soll nicht weitere Entfremdung erfahren, sondern einen gangbaren Weg zurück finden. Leicht faßbare, einfache und eindeutige Information, „in kurzen, kleinen Einheiten" der sprachlichen Kommunikation (Süllwold 1983, S. 90), verhelfen ihm, mit seiner Umgebung in Kontakt gehalten zu werden oder wieder zu kommen. Es werden ihm Helfer vorgestellt, derer er sich nach eigener Entscheidung bedienen kann, die in klaren Rollen einen partnerschaftlichen Kontakt ohne Herauskehrung der Hierarchie anbieten, die Brücken bauen zu einer (Probe-)Gemeinschaft an der Krankenabteilung, die die Realität von im Team arbeitenden Menschen darstellt.

Tiefenpsychologisch orientierte Gespräche, die die Problematik des Lebensstils und das Scheitern an den Lebensaufgaben betreffen, sind in diesem Stadium noch nicht angezeigt. Vielmehr soll eine „stützende Identifikationsmöglichkeit" (Resch und Schuch 1990) angeboten werden, sowie versucht werden, Vertrauen zu gewinnen und eine therapeutische Beziehung zu finden, deren Grad an Distanz und Intensität der Kranke selbst bestimmt (ausführliche „psychotherapeutische Grundlinien" bei Resch in diesem Buch, S. 120–135).

Im Zusammenhang mit dem Tagesablauf ist die Übernahme von Verantwortung durch den Kranken anzustreben. Er soll nicht die passive Patientenrolle annehmen oder erlernen, wie auch nicht den Eindruck bekommen, „Opfer" seiner Krankheit, der Umstände oder des „falschen" Verhaltens seiner Angehörigen zu sein, um nicht seine verbliebenen Kräfte und Fähigkeiten aus den Augen zu verlieren.

Rehabilitation nach dem akuten Stadium

Nach dem Abklingen der akuten Symptomatik kommt es in einem nicht geringen Prozentsatz zur völligen Wiederherstellung, nach Huber et al. (1979) in 22%, nach M. Bleuler (1972) dieselbe Rate langfristiger Heilungen.

Wenn Störungen weiterbestehen, verändern sie oft ihren Charakter, die Eindringlichkeit und Produktivität nehmen ab oder gehen verloren, die Plussymptomatik weicht der Minussymptomatik. Zustände mit großer Unruhe und Angst, bedrängende Halluzinationen oder Wahnideen, beängstigende Veränderungs- und Entfremdungsgefühle, Zerfahrenheit, Gefühle manischer Stärke oder depressive Verzweiflung sind abgeklungen. Im Vordergrund können nun Antriebsstörungen, vor allem Antriebsarmut, Affektabschwächung, Denk- und Konzentrationsstörungen, Kontaktscheu, aber auch weiterbestehende Wahnideen und Halluzinationen vorhanden sein. Der Patient steht in Gefahr, sein „extrasoziales" Verhaltensmuster zu verfestigen und *sekundär behindert* oder beeinträchtigt zu werden (Wing und Brown 1970, Wing 1982).

Wie die inneren haben sich auch die äußeren Umstände des Rd gegenüber dem akuten Stadium geändert. Er befindet sich auf dem Weg aus dem Krankenhaus oder ist bereits entlassen. Alle Fragen der sozialen und speziell der beruflichen Wiedereingliederung stehen offen.

Nun soll die große Palette einer Rehabilitationsabteilung oder eines *Rehabilitationszentrums* zum Einsatz kommen. Ich greife dabei auf Darstellungen des seit 1961 von O. Hartmann u. Mitarb. aufgebauten Rehabilitationszentrums des Psychiatrischen Krankenhauses der Stadt Wien – Baumgartner Höhe (Hartmann 1963, 1979 a, b, d) und auf eigene Erfahrungen zurück.

Die im folgenden beschriebenen Zielvorstellungen und Vorgangsweisen einer R-Abteilung sind nicht auf dem Boden der IP entstanden und entsprechen doch in vieler Hinsicht deren Grundannahmen, wie ganzheitliche Erfassung des Menschen und dessen individuelle Einmaligkeit, innewohnende Tendenz zur Kompensation und Überwindung von „Mangellagen", Gemeinschaftsbezogenheit und Zielgerichtetheit.

Training als wiederholte Aktivität in Form von Vorstellungen, Intentionen und Handlungen spielt in der IP eine wichtige Rolle beim Erwerb diverser, bes. auch sozialer Fähigkeiten und Bewältigungsstrategien, somit auch bei der Gestaltung des Lebensstils.

Für die komplexe Aufgabe bedarf es komplexer Einrichtungen und vielfältiger Berufszweige zur Abdeckung rehabilitativer Erfordernisse und der möglichen Zugangswege zum Rd. Diese beinhalten somatotherapeutische, verbal psychotherapeutische Methoden, wie Einzel- und Gruppentherapie, aber auch primär non-verbale Annäherungen, wie Musik- und Bewegungstherapie, rhythmische und bildnerische Therapie, Ergotherapie mit diversen Techniken und Materialien, weiters Selbsthilfetraining und das weite Aufgabengebiet der Sozialarbeit.

In diesem Stadium entspricht die Vielfalt der Angebote den individuell sehr unterschiedlichen Bedürfnissen und Empfänglichkeiten, den sehr verschiedenen Graden und Arten der Störung, wie auch den entwicklungsfähigen Potenzen. Diese sollen in einem individuell gestalteten *Rehabilitationsplan* zum Ausdruck kommen, der sich realistische Ziele setzt und der eine Auswahl der möglichen Therapieformen und Trainingsmöglichkeiten bietet. Der Plan wird vom Team erstellt und in Zeitabständen neu überlegt und ev. modifiziert. Dabei wird auf die wertvollen Beiträge der Mitarbeiter zurückgegriffen, die nach verschiedenen Methoden, mit verschiedenen Medien und in verschieden beschaffenen räumlichen Gegebenheiten mit dem Rd arbeiten. Es kommen so Eigenheiten oder Übereinstimmungen bei verschiedenen Therapieformen zum Ausdruck. Die Persönlichkeit des Rd wird plastisch, Störungen oder Fähigkeiten werden praktisch greifbar.

R soll in *vielen kleinen Schritten* und jeweils erreichbaren Stufen erfolgen. Dazu ist eine Vielfalt und Differenziertheit der R-Angebote wünschenswert. Außer verschiedenen Therapieformen sind *Übergangseinrichtungen* zweckdienlich, die den graduellen Wiederaufbau von Fähigkeiten fördern. Dazu gehören die teilstationären Einrichtungen der Tages- und Nachtklinik (Tag- und Nachtspital). Sie entsprechen dem Prinzip von Berücksichtigung, Behandlung und Abbau von Störungen, zugleich dem der Förderung vorhandener und wiederauftretender Fähigkeiten.

In der *Tagesklinik* wird der Tagesablauf strukturiert, z. B. durch Ergotherapie (s. d.), als Vorbereitung für Berufstätigkeit und Freizeitgestaltung bei vorhandener Bewältigungsmöglichkeit von Wohn- und Transportsituation. Es sind außerdem medizinisch-psychiatrische Behandlungen und Kontrollen in hoher Frequenz möglich (Hörl 1979).

Die *Nachtklinik* kann im Sinne eines Managements bei nicht vorhandener eigener Wohnmöglichkeit, die im Laufe eines sozial schädigenden Ablaufs einer Psychose verloren gegangen sein kann, eine vorübergehende Unterbringung darstellen. In anderen Fällen dient aber die Einrichtung einer möglichst baldigen Entlassung aus stationärer Behandlung bei weiterbestehender intensiver Betreuungs- und Förderungsmöglichkeit. Sie dient auch dem Wohn- und Haushaltstraining bei zunehmender Selbstverantwortung oder auch der Stützung in Wohn- und Versorgungsfragen bei vorhandener Gelegenheit für geschützte Arbeit, Arbeitsversuche oder berufliche Arbeit tagsüber (Hartmann 1972, Donat 1979).

Beide genannten Einrichtungen bedeuten Stütze und aktive Förderung in Richtung „*Arbeitsachse*" und „*Wohnachse*" (Ciompi et al. 1977). Die Tagesklinik kann bei R-Fortschritten von geschützten Werkstätten außerhalb des Klinikbereichs, geschütztem Arbeitsplatz, Teilzeitarbeit und letztlich voller Berufstätigkeit abgelöst werden, die Nachtklinik vom therapeutischen Heim, Übergangsheim, Wohnheim, Wohngemeinschaft und letztlich selbständigem Wohnen (vgl. Ciompi 1989, S. 30).

Die verschiedenen Therapeuten des R-Teams haben die Aufgabe, den extrasozialen oder dissozialen Tendenzen oder der vom Rd selbst merkbaren „Defizienz" (Huber 1989, S. 58) im alltäglichen Leben durch Hilfestellungen gegenüberzutreten, die Aktivierung, Ermutigung, Kontaktförderung zur belebten und unbelebten Welt, und Kommunikationshilfen über verschiedene Formen der Wahrnehmung, Handhabung und Gestaltung zum Ziel haben. Manche der Symptome, wie Kontaktscheu in Haltung („Körpersprache") und Sprache, Zurückgezogenheit, Passivität und geringe affektive Ansprechbarkeit, können als „Sicherungsverhalten" (vgl. Ansbacher und Ansbacher 1975, S. 251 ff.) gegen Überforderung, Reizüberflutung oder Angst vor Desintegration verstanden werden. Sie bedürfen vor allem eines empathischen Verständnisses und des richtigen Maßes an verbalen oder non-verbalen therapeutischen Initiativen von seiten der Behandler. Erst nach längerdauerndem Aufbau einer vertrauensvollen Beziehung sind Fragen des Lebensstils mit seiner „privaten Logik", seinen unbewußten oder unverstandenen Sicherungs- und Abwehrtendenzen und seiner Entferntheit vom Gemeinschaftsgefühl und Common sense zu erörtern.

In *Gesprächs-Kleingruppen* kann der Focus auf aktueller Betroffenheit mit Funktionseinschränkungen und Ängsten und praktischen Wegen der Lösung im Alltag liegen. Oft geht es auch um den verbalen Austausch von Befindlichkeiten und Erlebnissen, um persönliche Meinungen und gegenseitige Stützung – „aus dem Erleben eigenen Irrens den Irrtum eines anderen verstehen" (Spiel 1947, S. 42) – und um den Versuch eines Gemeinschaftserlebnisses.

Großgruppen können zur Verbesserung demokratischer Umgangsformen, zu verbesserten Organisationsstrukturen und Anhebung der therapeutischen Kultur in Institutionen verhelfen. Sie sind Basis für Bestrebungen zur teilweisen Selbstverwaltung in Richtung „therapeutische Gemeinschaft" (Jones 1976).

Einem sozialen Lernen im engeren Sinn kann das *Rollenspiel* in der Gruppe und vor der Videokamera dienen. Eine der belastenden und aufregenden Situationen für den Rd ist z. B. das Vorstellungsgespräch bei einer Stellenbewerbung. Dieses Gespräch kann fingiert werden in der Rolle des Bewerbers und des Stellenanbieters und prospektiven Chefs. Die anderen sind kritische Zuseher und Zuhörer, die als direkte Zeugen und anhand des Videobandes Meinung und Hilfestellungen anbieten (Domayer 1979).

Bei dieser gruppendynamischen Trainingsmethode ist *Lernen* und damit der pädagogische Aspekt angesprochen, der mit dem therapeutischen verbunden ist. Das erzieherische Element wird von manchen Individualpsychologen auch im psychotherapeutischen Prozeß gesehen (Adler 1920, S. 41, Sperber 1970, S. 127, 143). In der Schlußphase einer tiefenpsychologisch orientierten Psychotherapie stehen unter dem Begriff der „Synthese" Lernen, Handeln und Training zur Diskussion (Ringel 1978). Datler und Matschiner-Zollner (1992, S. 150) fällt es vor dem Hintergrund der IP-Theoriebildung schwer, „präzise Unterscheidungen zwischen psychotherapeutischen und anderen psychosozial helfenden Interventionen anzugeben". Methoden des Lernens und Trainings sind niemals losgelöst von der individuellen Persönlichkeit zu praktizieren. Es sollte besonders bei Verdacht auf Behinderung oder feststellbarer Funktionseinschränkung das Maß der Forderung und Belastung möglichst genau eingeschätzt werden. Dies gilt sowohl für somatische wie psychische Behinderungen. Über diesen instrumentellen Aspekt hinaus sind beim Lehren und Lernen die jeweiligen Persönlichkeitsmerkmale, ihre lebensstiltypischen Bewältigungsmöglichkeiten und apperzeptiv bestimmte Weltsicht zu berücksichtigen.

Lernvorgänge werden von der IP nicht im Zusammenhang mit Kontroll- und Zurichtungsmechanismen (vgl. Chorover 1982) betrachtet, sondern im Sinne „der humanistischen Orientierung der IP, wie sie in den Ideen des Gemeinschaftsgefühls und der Mitmenschlichkeit zum Ausdruck kommen" (Brunner 1985, S. 264).

Non-verbale aktivierende Therapien

Außer den verbal getragenen Therapien und Übungs- und Förderungsmethoden haben primär non-verbale Vorgangsweisen gerade in der R bei Schizophrenien ihren Platz. Eines der häufigen Symptome sind verbale Kommunikationsstörungen, die mit Denkstörungen, Angst und Kontaktscheu in üblichen sozialen Situationen zusammenhängen können. Für den Therapeuten gilt es, einerseits Wege des Zugangs zum Rd zu finden, die nicht von vornherein auf Festlegungen oder die Bestimmtheit des verbalen Ausdrucks beruhen oder als eindringend oder bedrängend erlebt werden, andererseits über die non-verbalen Medien es dem Betroffenen zu ermöglichen, sich in Richtung Selbstfindung, Anhebung des Selbstwertgefühls, Kontaktzuwachs mit der belebten und unbelebten Welt zu entwickeln.

Diese Therapieformen beziehen in besonderer Weise den *Körper* ein, seinen Ausdruck, seine Sinnes- und Bewegungsfunktionen. Sie komplementieren die anderen beschriebenen Formen, um zusätzliche, gestörte oder intakte Dimensionen des ganzen Menschen zu erfassen und zu fördern. Für Adler war es wichtig, den Menschen in seiner Somatopsyche zu erkennen, nicht nur seine Worte zu hören und zu verstehen, sondern auch seinen Körperausdruck zu sehen und zu verstehen, vielleicht auch den Widerspruch zwischen beiden (Adler 1920, S. 63), seine Mimik und Gestik, seine Körpersprache (Kummer 1984) oder auch „Organdialekt" (Adler 1933, S. 50). Dieser Sichtweise folgend benützen manche Individualpsychologen im Rahmen der verbalen Psychotherapie auch körperorientierte Methoden, in denen leibliche und analytische Zugänge zum Patienten einander ergänzen (Reinelt und Gerber 1991).

Schon im akuten Stadium von Schizophrenien, aber auch weiter folgend in späteren Phasen der R kann *Musiktherapie* in rezeptiver, aber vor allem in aktiver und aktivierender Form zur Anwendung kommen. Rezeptive Musiktherapie als Zuhören wirkt auf Einstimmung und Umstimmung von Affektlagen. Kommunikationsmöglichkeiten ergeben sich schon aus dem aktiven Gebrauch von einfachen Schlag- und Klanginstrumenten, z. B. aus dem Orff-Instrumentarium. Dadurch kommt es zu Gruppenbildungen mit ersten Regeln der Übereinkunft, der Harmonie oder gewählten Disharmonie, der Spannung und Entspannung, der Rollenverteilung im „Orchester". Als wesentlicher Faktor der Beziehungsgestaltung wird innerhalb des musikalischen Handlungs- und Erlebnisbereiches u. a. die Möglichkeit geboten, die Fähigkeit des „Sich-Einlassens" und des „Sich-Auseinandersetzens" zu erproben und dann dabei das meist eingeschränkte Wahrnehmungs-, Erlebnis- und Ausdrucksvermögen zu erweitern. Methodisch dienen dazu das Anregen, Auslösen, Motivieren, Gestalten bzw. Mitgestalten verschiedener Formen des improvisierten, instrumentalen Dialogs, spontanes, elementar-musikalisches Umsetzen und Ausdrücken von Stimmungen, Befindlichkeiten, Emotionen, Vorstellungen und Assoziationen sowie musikalisch-psychologische Rollenspiele. Rhythmisch betonte Geräusche, Klänge oder Töne wirken auf das Vegetativum und die Motorik und damit auf Affekt und Körperbewegung, die zum regelhaften oder freien *Tanz* werden kann. Dieser kann erstarrten, verzögerten oder gehemmten Körperausdruck mobilisieren und damit auch Emotionen (Havlicek 1979, Gathmann und Schmölz 1991, Decker-Voigt 1991).

Rhythmik als Therapieform, von ausgebildeten RhythmikerInnen vermittelt, oft bei Kindern oder stark regredierten Erwachsenen angewandt, regt primär Körperbewegung und -ausdruck in rhythmisch-musikalischer Gestaltung an, die Wechselbeziehung von Akustik und Motorik, damit Körper- und Bewegungserfahrung, wie auch Konzentration und Aufmerksamkeit (Gutzeit 1979).

Die Schulung der Körperwahrnehmung – diese bei Schizophrenien oft gestört oder vermindert – stellt sich als eine der Aufgaben der psychiatrischen *Bewegungstherapie*. Sie findet im Gymnastikraum statt mit seiner Ausstattung für Physiotherapie und sportliche Aktivitäten. Individuell geführtes *Körperwahrnehmungstraining* kann in Ruhe und Entspannung oder in konzentrierter Bewegung stattfinden. Bewegungsspiele sollen das Interesse für körperlichen Einsatz, Geschicklichkeit, Wetteifer und vor allem für die Zuwendung und Auseinandersetzung mit Mitmenschen fördern. In dem Programm dürfen nicht nur Kampfspiele stehen, die manchen herausfordern, aber auch zurückschrecken können aus Angst vor Aggression oder Körpertrauma. Therapeutisch konzipierte Spiele sind z. B. „Vertrauensübungen", bei denen sich der Rd im wahrsten Sinn des Wortes fallen lassen kann (in die Arme der Mitspieler). Spiele, die nicht auf Wettkampf, sondern auf Kooperation ausgelegt sind, werden als „new games" bezeichnet.

Durch lange Untätigkeit sind manche Rden körperlich geschwächt und Anforderungen mancher beruflicher oder nicht-beruflicher Tätigkeiten nicht mehr gewachsen. In diesem Falle wäre ein *Konditionstraining* angezeigt.

Körperliche Aktivitäten bringen auch psychische Aktivierung mit sich (Kummert 1979). Scharfetter spricht von *leiborientierter Therapie,* in der der Therapeut mit dem Patienten atmet, Übungen der Bewegung, des Haltens, des Stehens, Gehens, Greifens, Stoßens, Fangens macht. Die Zentrierung des Körpers sei wichtig (Scharfetter 1986, S. 212).

Während die genannten Therapieformen primär den akustisch-kinästhetischen Zugangswegen und Ausdrucksformen gewidmet sind, wird mit der *bildnerischen Therapie* der optische Bereich angesprochen. Die Gestaltungen können über Malen, Zeichnen und Modellieren mit verschiedenen Werkzeugen und Materialien vor sich gehen. Die Ergebnisse der Bemühungen, die von vornherein nicht den Anspruch auf Kunst, sondern auf jede nur mögliche Form des Ausdrucks oder der subjektiven Annäherung an ein gewähltes oder vorgegebenes Thema haben sollen, sind bleibende, „anschauliche" Dokumente einer Befindlichkeit und ihrer Darstellung zu einem bestimmten Zeitpunkt. Sie sind ein klar umrissener, mit Einfühlung und gebotener Vorsicht deutbarer Beitrag zum Selbst- und Fremdverständnis des Rd. Das Werk kann Grundlage für verbale Erörterungen in der Einzeltherapie oder Gruppe sein, Anstoß für weiteres Gestalten, Überwindung von Ausdruckshemmung auf diesem oder auch anderen Gebieten, es kann auch ein Vorzeichen für sonst nicht faßbare Entwicklungen im psychischen Zustand sein (Hartmann und Haslehner 1979).

Für manche Rden besteht eine Schwierigkeit, sich auf die genannten Therapieformen einzulassen. Sie erinnern sich z. B. an beschämende Situationen in den Gegenständen „Singen", „Turnen" oder „Zeichnen" in der Schule. Die Frage einer fehlenden *Begabung* und damit einer entmutigenden, aussichtslosen Position und Selbstwertkrise können bei dieser Gelegenheit in der Therapie aktualisiert, aber auch günstig beeinflußt werden. IP-Autoren sind der Meinung, daß angebliche Begabungsmängel nicht unumstößliche Gegebenheiten sind, sondern daß ihnen durch Ermutigung und Training beizukommen ist (Birnbaum 1928, Rogner 1985, vgl. auch Jacoby 1980).

Schließlich möchte ich noch auf eine Therapieform im Rahmen der R zu sprechen kommen, die in Richtung der drei Adlerschen Kriterien psychischer Gesundheit, nämlich der Fähigkeit zu Partnerbeziehungen, zu sozialer Aufgeschlossenheit und der Arbeitsfähigkeit, einen wichtigen Beitrag leisten kann: Die *Ergotherapie* (s. auch Pfäfflin 1974, Haerlin 1974, Künstner 1979, Lempke 1989) mit ihrer reichen Palette an geistig und körperlich anregenden Programmen spielerisch-kreativer und handwerklich-exakter Art. Die Tätigkeiten finden in Werkstätten statt, die so reichhaltig wie möglich mit Materialien und Werkzeugen ausgestattet sein sollen, um nach individueller Auswahl möglichst vielfältige Anregungen und Verwirklichungsmöglichkeiten abgeben zu können.

Die Materialien sind nicht nur durch ihre physikalischen Eigenschaften ausgezeichnet, von denen sich Art, verschiedene Grade an Schwierigkeit und Kraftanstrengung bei der Bearbeitung ableiten, sondern auch durch den vom Bearbeiter subjektiv empfundenen Charakter, wie etwa Freundlichkeit und Wärme des Holzes, Schmiegsamkeit von Wolle, Sinnlichkeit von Leder, Härte und Kälte von Metall u. ä. Beide Dimensionen eines Materials zeigen die prinzipiellen therapeutischen Einsatzmöglichkeiten in einer mehr instrumentell-übenden oder kreativ aufdeckenden und reintegrativen Richtung. Die Zusammenstellung der Angebote hängt vom Individuum und seinem Krankheits- und Behinderungsbild ab. Im Ablauf eines akuten zum subakuten und chronischen Bild mit einer produktiven oder einer Minus-Symptomatik verlagern sich die Schwerpunkte der Ergotherapie. Es werden immer wieder pädagogische und/oder psychotherapeutische Elemente zu erkennen sein, die als stabilisierend, aktivierend-strukturierend, kreativ-aktivierend oder trainierend beschrieben werden können.

Über Fragen von Material und Technik hinaus gehen die Herstellung einer therapeutischen Beziehung zur Ergotherapeutin, die oft mehrere Stunden pro Tag mit dem einzelnen Rden arbeitet, und im Werkstättenmilieu der Kontakt zu den Mit-Rden – als Beitrag zur Resozialisierung. Diese kann durch gezielte Gruppenarbeiten mit gemeinsamer Planung und Arbeitsteilung oder gemeinsamen Organisationsaufgaben noch intensiver gefördert werden. In manchen Fällen ist es aber auch notwendig, dem Rd vorher in Einzeltherapie die Möglichkeit zu geben, mit sich und seiner Behinderung zurechtzukommen. Es fehlt auch nicht an Versuchen, symptomorientiert Techniken und Vorgangsweisen vorzuschlagen (Ratzka 1982, Lempke 1989, S. 168). Dies darf nicht losgelöst von der Persönlichkeit des Rd oder vom Gesamt-Rehabilitationsplan geschehen.

Eine Defizienz- oder Störsymptomatik kann im Ablauf der Ergotherapie oder eines Werkstätten-„Betriebes" deutlich zum Ausdruck kommen, z. B. durch erschwerte Aufnahmefähigkeit von Mitteilungen und Tätigkeitsanleitungen, erschwerte Differenzierung von Bedeutsamem und Wesentlichem, verminderte Informationsverarbeitungskapazität, auch mit verminderter Aktivierung von Eigenerfahrungen, Verringerung der automatisierten Fähigkeiten, verminderte Konzentrationsfähigkeit und leichte Ablenkbarkeit (vgl. Süllwold 1983). Dabei gilt es, einen Anforderungs- und Leistungsrahmen zu schaffen, der dem jeweils bestehenden Funktionsniveau des Individuums entspricht, die Störungen nicht aufschaukelt, sondern zur besseren Strukturierung und Reintegration der gestörten Funktionen beitragen kann. Dies kann durch Aufgabenstellungen gefördert werden, die übenden Charakter haben und die Art und das Ausmaß der spezifischen Störung berücksichtigen. Dabei sind einfache und klare Anleitungen wichtig, ferner Tätigkeiten mit deutlich erfaßbarer Struktur, Abschirmung von Störfaktoren und intensive Zuwendung in Einzeltherapie.

Anleitungen und Übungen zum Leben im Alltag – eine für manche schizophrene Rden schwer zu bewältigende Aufgabe – werden als *Selbsthilfe* bezeichnet und bilden in ihrer sehr konkreten, aber auch höchst individuellen Aufgabenstellung einen wichtigen Tätigkeitsbereich der Ergotherapie.

Auch vorbereitende Maßnahmen für eine Wiederaufnahme beruflicher Arbeit, wie allgemeines oder berufsspezifisches *Arbeitstraining*, fallen noch in therapeutisch bestimmte didaktische Aufgaben der Ergotherapie, bis berufsbildende Institutionen ihre spezifischen Funktionen übernehmen.

Alle oben beschriebenen primär non-verbalen Therapieformen sind in einen verbalen Motivations- und Einführungsrahmen gefaßt, können und sollen auch gefolgt und begleitet werden von verbalen Kontakten. Oft gibt die non-verbale Aktivität die Grundlage für einen verbalen Zugang zum Rd, vorerst im Zusammenhang, dann unabhängig von der Aktivität, damit auch für die Eröffnung psychotherapeutischer Gespräche.

Die in Kürze und Knappheit verfaßte Darstellung der R-Einrichtungen und der mit dem Anliegen der R eng verbundenen Therapieformen soll ein Gesamtbild über die Vielschichtigkeit und Komplexität der Angebote geben und erhebt keinen Anspruch auf Vollständigkeit. Wichtige Aufgaben, wie die der Arbeit mit Angehörigen oder die der Sozialarbeit in verschiedenen Bereichen, können hier nur erwähnt werden.

Ziele und Erfolge der Rehabilitation

Das R-Team versucht, mit dem Rden das R-Ziel in erreichbarer Höhe anzusetzen und dabei flexibel zu sein. Es wird auch bei sorgfältigen Überlegungen und Prognosestellungen Überraschungen in negativer und positiver Hinsicht erleben. Wenig erfahrene Mitarbeiter können trotz hohem persönlichen Einsatz Enttäuschungen erfahren. Förderungen in den beschriebenen, vielfältigen Formen können Erfolge bringen, ohne daß die einzelne Maßnahme oder Therapieart allein als dafür maßgeblich hervorgehoben werden kann. Manchmal ist es auch die Aufgabe des Betreuerteams, den Rden ein Stück Weges auf dem Niveau zu begleiten, das er nicht mehr zu verlassen scheint, bis vielleicht zu einem unvorhergesehenen Zeitpunkt eine Änderung möglich ist.

Von verschiedenen Autoren wurden die Prädiktoren für einen R-Erfolg diskutiert. Im Literaturüberblick nach Weis (1990, S. 60) wird R „übereinstimmend als ein *komplexes Prozeßgeschehen* betrachtet, welches nicht durch eindimensionale Kriterien erfaßt werden kann". Nach Ciompi et al. (1979) hängt der Erfolg in erster Linie von sozialen Variablen, speziell von den beruflichen Sozialbeziehungen und den Erwartungshaltungen von Patienten und Umgebung ab, und scheint nicht so sehr durch die Krankheit selbst bestimmt zu sein. Für den Individualpsychologen weisen die Variablen auf die Bedeutung von Gemeinschaftsgefühl, Selbstwertgefühl, „Mut" beim Rd und von ermutigender Haltung der Helfer.

Zusammenfassender Vergleich:
Rehabilitationspsychologie – Individualpsychologie

In der vorliegenden Darstellung wurde versucht, die Ähnlichkeit oder Verwandtschaft zwischen dem Menschenbild in der R im allgemeinen, der R schizophren Erkrankter im besonderen, und dem Menschenbild in der IP Alfred Adlers aufzuzeigen.

Die Ausgangslage einer Minusposition oder „Mangellage" des Rd erfordert Kompensationsvorgänge, die auf bewußter oder unbewußter Ebene vollzogen werden und die auf dem Wege der Bahnung und Förderung intakter Kräfte und Fähigkeiten vor sich gehen. Dazu können verschiedene Hilfen, wie somatische Behandlung, tiefenpsychologisch orientierte Psychotherapie oder direktes, bewußtes Training angeboten werden.

Der Rehabilitationspsychologe W. Witte (1988, S. 14) geht von der „Selbstrehabilitation des Menschen aus triebhaftem Drang" aus, der Individualpsychologe würde von einem dem Menschen eigenen „*Überwindungsstreben*" und seiner Kreativität sprechen.

Auf beiden Gebieten wird versucht, den Menschen in seiner Ganzheit zu erfassen (daher auch: In-dividualpsychologie), ihm in möglichst vielen Teilaspekten gerecht zu werden als Einzelwesen, wie auch als Gesellschaftswesen, das sich wiederum mit seiner Umwelt austauscht. Die R-Maßnahmen sollen entsprechend vielgestaltig sein, Körper, Geist und Seele ansprechen, sich mit Familie, Nachbarschaft, Berufswelt und Gesellschaft auseinandersetzen und die Umwelt zu adaptieren versuchen. Die IP in ihrem Anspruch auf „Heilen und Bilden" trachtet, den therapeutischen Erfordernissen in tiefenpsychologischen Verstehens- und Vorgangsweisen, aber auch durch Stützung und Training gerecht zu werden. Oft sind die Elemente nicht scharf voneinander zu trennen, da das R-Geschehen mit seiner umfassenden Aufgabe komplex sein muß.

In der R mit gemischten sozialen und medizinischen Aufgaben kann es kein starres Rollenbild geben, entsprechend Adlers *„horizontaler mitmenschlicher Beziehung"*, z. B. überlappende interprofessionale Aufgaben oder cotherapeutische Funktionen eines Rd in einer Trainingsgruppe.

Der Schwerpunkt der R auf sozialer und beruflicher Wiedereingliederung entspricht dem IP-Bild vom Menschen als Gemeinschaftswesen, das zur Erfüllung eines „gesunden" Lebens und Wohlbefindens der Fähigkeit des Liebens, der mitmenschlichen Kommunikation und der beruflichen Arbeit bedarf. Der schizophren Erkrankte soll ermutigt werden, aus seiner „privaten Welt" herauszutreten, „irrtümliche" Lebensbewältigungsstrategien zu erkennen und zu korrigieren, d. h. einseitige, starre und einengende Apperzeptionsweisen aufzugeben und „produktive" (Fromm) Lebensstilelemente aufnehmen zu können und in kleinen Schritten Lebensaufgaben erfüllen zu lernen. Nicht nur das Erkennen, sondern das danach Handeln wird das Kriterium der Besserung sein.

Mit R und/oder IP Befaßte verweilen nicht bei kausalgenetischen Fragen, sondern sind an der gegenwärtigen und zukünftigen Lebensbewältigung interessiert. Bedeutsam erscheint der finale Aspekt in der Psychodynamik und den therapeutischen Maßnahmen.

Beide Grundkonzepte gehen vom Einzelfall aus, von den Eigenheiten der Person des Rd und ihren individuellen Störungen, und nur sekundär von diagnostischen Kategorien. Der Ansatz ist also idiographisch (Ratzka 1982).

Die Vorgangsweisen in der R sollen für alle greifbaren Möglichkeiten der Hilfe offengehalten werden, es sollen keine Verfahren aus Prinzip oder bloßer Routine zur Anwendung kommen, keine Institution sollte eine Monopolstellung behaupten. Vielgestaltigkeit entspricht dem Leben und den Individualitäten der Rd.

Die IP bietet eine Lehre vom Menschen mit charakteristischer Sichtweise seiner Entwicklungen, Bewegungen und Interaktionen, und von deren Störungen. Theorie und Praxis zeigen aber auch die Offenheit gegenüber anderen psychologischen Schulen und Therapieformen (Reinelt et al. 1984) und die flexible oder weiterführende Handhabung hergebrachter Konzepte.

Wenn auch in der IP immer wieder einmal versucht wurde, Typologien aufzustellen, die ihre didaktische Verwertbarkeit haben, so muß jedoch in der Grundhaltung immer von der Einmaligkeit des einzelnen Menschen ausgegangen werden mit der Offenheit für Überraschungen, Unwägbarkeiten und neuen Erkenntnissen. Adler war sich des hypothetischen Charakters seiner Theorie selbst bewußt. Wie eine Mahnung an sich selbst und immer bereit zur Selbstkritik, brachte er dies in seinem Spätwerk „Der Sinn des Lebens" (1933, S. 7) zum Ausdruck: „. . . da ich mich an keine strenge Regel und Voreingenommenheit gebunden glaube, vielmehr dem Grundsatz huldige: alles kann auch anders sein."

Literatur

Adler, A. (1907), Studie über Minderwertigkeit von Organen. Frankfurt: Fischer 1977.

Adler, A, (1912), Über den nervösen Charakter. Frankfurt: Fischer 1972.

Adler, A., Furtmüller, C. (1914), Heilen und Bilden. Frankfurt: Fischer 1973.

Adler, A. (1920), Praxis und Theorie der Individualpsychologie. Frankfurt: Fischer 1974.

Adler, A. (1927), Menschenkenntnis. Frankfurt: Fischer 1966.

Adler, A. (1929 a), Individualpsychologie in der Schule. Frankfurt: Fischer 1973.

Adler, A. (1929 b), Lebenskenntnis. Frankfurt: Fischer 1978.

Adler, A. (1933), Der Sinn des Lebens. Wien – Leipzig: Passer.

Ansbacher, H. L., Ansbacher, R. R. (1975), Alfred Adlers Individualpsychologie. München – Basel: Reinhardt.

Antoch, R. F. (1981), Von der Kommunikation zur Kooperation. München – Basel: Reinhardt.

Arieti, S. (1985), Schizophrenie. Ursachen, Verlauf, Therapie, Hilfen für Betroffene. München – Zürich: Piper.

Benkmann, K.-H. (1985), Schule. In: Brunner, R. et al. (Hrsg.), Wörterbuch der Individualpsychologie. München – Basel: Reinhardt, S. 372–378.

Berner, P. (1977), Psychiatrische Systematik. Bern – Stuttgart – Wien: Huber.

Birnbaum, F. (1914), Begabung und Erziehung. In: Adler, A., Furtmüller, C. (Hrsg.), Heilen und Bilden. Frankfurt: Fischer, S. 274–296.

Bleuler, M. (1982), Die schizophrenen Geistesstörungen im Lichte langjähriger Kranken- und Familiengeschichten. Stuttgart: Thieme.

Brunner, R., Kausen, R., Titze, M. (Hrsg.) 1985, Wörterbuch der Individualpsychologie. München – Basel: Reinhardt.

Brunner, R. (1985), Lernen. In: Brunner, R. et al. (Hrsg.), Wörterbuch der Individualpsychologie. München – Basel: Reinhardt, S. 263–264.

Chorover, S. L. (1982), Die Zurichtung des Menschen. Frankfurt.

Ciompi, L., Dauwalder, H. P., Ague, C. (1977), Ein Forschungsprogramm zur Rehabilitation psychisch Kranker. I. Konzepte und methodologische Probleme. Nervenarzt **48**: 12–18.

Ciompi, L., Dauwalder, H. P., Ague, C. (1979), Ein Forschungsprogramm zur Rehabilitation psychisch Kranker. III. Längsschnittuntersuchungen zum Rehabilitationserfolg und zur Prognostik. Nervenarzt **50**: 366–378.

Ciompi, L. (1989), Resultate und Prädiktoren der Rehabilitation. In: Hippius, H. et al. (Hrsg.), Rehabilitation in der Psychiatrie. Berlin – Heidelberg – New York – Tokio: Springer, S. 27–38.

Datler, W., Matschiner-Zollner, M. (1992), Der Krankheitsbegriff in der

Individualpsychologie. In: Pritz, A., Petzold, H. (Hrsg.) 1992, Der Krankheitsbegriff in der modernen Psychotherapie. Paderborn: Junfermann, S. 127–156.

Decker-Voigt, H.-H. (1991), Aus der Seele gespielt. Eine Einführung in die Musiktherapie. München: Goldmann, S. 372–378.

Domayer, E. (1979), Gruppentechniken in der Psychiatrischen Rehabilitation. Österr. Ärztezeitung **34** (18) (Titelblatt).

Donat, H. (1979), Das Nachtspital in der Psychiatrischen Rehabilitation. Österr. Ärztezeitung **34** (21) (Titelblatt): 274–296.

Dörner, K., Plog, U. (1980), Irren ist menschlich. Rehburg-Loccum: Psychiatrie-Verlag.

Gathmann, P., Schmölz, A. (1991), Musiktherapie. In: Stumm, G., Wirth, B. (Hrsg.), Psychotherapie, Schulen und Methoden. Eine Orientierungshilfe für Theorie und Praxis. Wien: Falter-Verlag, S. 262–266.

Gutzeit, M. (1979), Rhythmik als Therapie in der Rehabilitation. Österr. Ärztezeitung **34** (9) (Titelblatt).

Haerlin, C. (1974), Beschäftigungstherapie nach Akutstadium. In: Jentschura, G. (Hrsg.), Beschäftigungstherapie. Stuttgart: Thieme, S. 106–119.

Häfner, H. (1989), Rehabilitation zwischen Anspruch und Wirklichkeit. In: Hippius, H. et al. (Hrsg.), Rehabilitation in der Psychiatrie. Berlin – Heidelberg – New York – Tokio: Springer, S. 3–19.

Hartmann, O. (1963), Rehabilitation in einer Heil- und Pflegeanstalt. Wien: Zeitschr. f. Nervenheilk. **21**: 166–168.

Hartmann, O. (1974), Das Nachtspital des Rehabilitationszentrums im Psychiatrischen Krankenhaus der Stadt Wien. Psychiatr. Praxis **1**: 202–205.

Hartmann, O. (1979a), Rehabilitation Geisteskranker. Österr. Ärztezeitung **34** (1) (Titelblatt).

Hartmann, O. (1979 b), Ein Überblick über Einrichtungen zur Rehabilitation Geisteskranker. Österr. Ärztezeitung **34** (2) (Titelblatt).

Hartmann, O., Haslehner, H. (1979c), Bildnerische Therapie in der Psychiatrischen Rehabilitation. Österr. Ärztezeitung **34** (7) (Titelblatt).

Hartmann, O. (1979d), Psychiatrische Rehabilitation als Reflexion einer Geisteshaltung. Österr. Ärztezeitung **34** (24) (Titelblatt).

Havlicek, I. (1979), Musiktherapie in der Psychiatrischen Rehabilitation. Österr. Ärztezeitung **34** (6) (Titelblatt).

Hellgardt, H. (1982), Die Psychosen. In: Schmidt, R. (Hrsg.) 1982, Die Individualpsychologie Alfred Adlers. Stuttgart – Berlin – Köln – Mainz: Kohlhammer, S. 98–112.

Hörl, L. (1979), Das Tagspital. Österr. Ärztezeitung **34** (29) (Titelblatt): 262–266.

Huber, G. (1966), Reine Defektsyndrome und Basisstadien endogener Psychosen. Fortschr. Neurol. Psychiatr. **34**: 409–426.

Huber, G., Gross, G., Schüttler, R. (1979), Schizophrenie. Eine verlaufs- und sozialpsychiatrische Langzeitstudie. Berlin – Heidelberg – New York: Springer, S. 106–119.

Huber, G. (1989), Gibt es den schizophrenen Defekt? In: Hippius, H. et al. (Hrsg.), Rehabilitation in der Psychiatrie. Berlin – Heidelberg – New York – Tokio: Springer, S. 56–59.

Jacoby, H. (1980), Jenseits von „Begabt" und „Unbegabt". Hamburg: Christians.

Jentschura, G. (Hrsg.) 1974, Beschäftigungstherapie: Stuttgart: Thieme.

Jones, M. (1976), Prinzipien der therapeutischen Gemeinschaft. Bern – Stuttgart – Wien: Huber.

Kausen, R. (1979), Krankheit und Gesundheit – ein ganzheitliches Problem. In: Brandl, G. (Hrsg.) 1979, Vom Ich – zum Wir. Individualpsychologie konkret. München: Reinhardt, S. 17–34.

Kretschmer, W. (1985), Krankheit. In: Brunner, R. et al. (Hrsg.), Wörterbuch der Individualpsychologie. München – Basel: Reinhardt, S. 241–243.

Krüger, H. (1981), Die Schizophrenien. Stuttgart: Enke.

Kummer, I. E. (1984), Körpersprache als Ausdruck des Lebensstils. Zeitschr. f. Individualpsychologie 9: 142–152.

Kummert, H. (1979), Physiotherapie im Rahmen der Psychiatrischen Rehabilitation. Österr. Ärztezeitung 34 (8) (Titelblatt).

Künstner, I. (1979), Ergotherapie in der Psychiatrischen Rehabilitation. Österr. Ärztezeitung 34 (11/12) (Titelblatt): 98–112.

Lehmkuhl, G., Lehmkuhl, U. (1985), Psychotherapie der Psychosen. Beiträge zur Individualpsychologie 6: 47–61.

Lehmkuhl, G., Lehmkuhl, U., Hellgardt, H. (1985), Schizophrenie. In: Brunner, R. et al. (Hrsg.), Wörterbuch der Individualpsychologie. München – Basel: Reinhardt, S. 363–368.

Lempke, G. (1989), Beschäftigungstherapie in der Psychiatrie. Stuttgart – New York: Thieme.

Pfäfflin, E. (1974), Beschäftigungstherapie im Akutstadium. In: Jentschura, G. (Hrsg.), Beschäftigungstherapie. Stuttgart: Thieme, S. 97–106.

Ratzka, G. (1976), Behinderungsfaktoren bei der Wiedereingliederung Schizophrener in den Arbeitsprozeß. Beschäftigungstherapie u. Rehabilitation 1: 28–38.

Ratzka, G. (1982), Das Individualpsychologische in der Rehabilitation Behinderter (unveröffentl. Vortrag beim 15. Internationalen Kongreß für Individualpsychologie).

Reinelt, T., Otalora, Z., Kappus, H. (Hrsg.) 1984, Die Begegnung der Individualpsychologie mit anderen Therapieformen.

Reinelt, T., Gerber, G. (1991), Der Beitrag der Funktionellen Entspannung zur Analyse und zum Wandel des Lebensstils. Zeitschr. f. Individualpsychol. 16: 125–129.

Resch, F., Schuch, B. (1990), Beitrag zu einem Verständnis schizophrener Denkungsart. Zeitschr. f. Individualpsychol. 15: 126–133.

Resch, F. (1994): Individualpsychologisch orientierte Psychotherapie bei Menschen mit psychotischen Störungen. In: Hutterer-Krisch, R. (Hrsg.), Psychotherapie mit psychotischen Menschen. Wien – New York: Springer, S. 120–135.

Ringel, E. (1978), Zur Identitätsfindung der Individualpsychologie. In: Beiträge zur Individualpsychologie – Bericht über den 13. Internationalen Kongreß. München – Basel: Reinhardt.

Rogner, J. (1985), Begabung. In: Brunner, R. et al. (Hrsg.), Wörterbuch der Individualpsychologie. München – Basel: Reinhardt, S. 44–47.

Scharfetter, C. (1986), Schizophrene Menschen. München – Weinheim: Urban & Schwarzenberg.

Scharfetter, C., Benedetti, G. (1978), Leiborientierte Therapie schizophrener Ich-Störungen. Vorschlag einer zusätzlichen Therapiemöglichkeit und grundsätzliche Überlegungen dazu. Schweiz. Arch. Neurol. Neurochir. Psychiatr. 123: 239–255.

Scholz, J. F., Jochheim, K.-A. (1975), Rehabilitationsmedizin. In: Jochheim, K.-A., Scholz, J. F. (Hrsg.) 1975, Rehabilitation, Bd. I. Stuttgart: Thieme, S. 52–62.

Schuster, U., Donat, H. (1979), Neue Aufgaben für das Pflegepersonal in der psychiatrischen Rehabilitation. Österr. Ärztezeitung 34 (5) (Titelblatt): 97–106.

Shulman, B. H. (1980), Individualpsychologische Schizophreniebehandlung. München – Basel: Reinhardt.

Sperber, M. (1971), Alfred Adler oder Das Elend der Psychologie. Frankfurt: Fischer.

Spiel, O. (1947), Am Schaltbrett der Erziehung. Wien: Verlag für Jugend u. Volk.

Strobl, R. (1990), Das schizophrene Weltbild – psychopathologische Aspekte der ontogenetischen Regression. Fortschr. Neurol. Psychiatr. **58**: 1–6.

Süllwold, L. (1973), Kognitive Primärstörungen und die Differentialdiagnose Neurose/beginnende Schizophrenie. In: Huber, G. (Hrsg.), Verlauf und Ausgang schizophrener Erkrankungen. Stuttgart – New York: Schattauer.

Süllwold, L. (1983), Schizophrenie. Stuttgart – Berlin – Köln – Main: Kohlhammer.

Titze, M. (1985), Apperzeptionsschema. In: Brunner, R (Hrsg.), Wörterbuch der Individualpsychologie. München – Basel: Reinhardt, S. 34–36.

Weis, J. (1990), Die berufliche Wiedereingliederung psychisch Kranker – ein Literaturüberblick zur Erforschung und Evaluation der berufli-

chen Rehabilitation. Psychiatr. Praxis **17**: 44–47.

Wexberg, E. (1931), Individualpsychologie. Stuttgart: Hirzel 1974.

Wilheim, I. (1926), Die Schizophrenie im Lichte der Individualpsychologie. In: Wexberg, E. (Hrsg.), Handbuch der Individualpsychologie. Amsterdam 1966, S. 583–617.

Wing, J. K. (1982), Sozialpsychiatrie. Berlin – Heidelberg – New York: Springer.

Wing, J. K., Brown, G. W. (1970), Institutionalism and schizophrenia. A comparative study of three mental hospitals 1960–1968. Cambridge: University Press, S. 583–617.

Witte, W. (1988), Einführung in die Rehabilitations-Psychologie. Bern – Stuttgart – Toronto: Huber.

Korrespondenz: Dr. Günther Ratzka, Pötzleinsdorfer Straße 194/4, A-1180 Wien.

Das Märchen von der Schneekönigin

Zur Psychodynamik und Therapie einer schizophrenen Psychose

Margit Türtscher-Drexel

Zusammenfassung. H. Ch. Andersens Märchen von der Schneekönigin folgend sollen in dieser Falldarstellung einer jungen Frau, die mehrere Episoden einer schizophrenen Psychose durchmachte, die wichtigsten psychodynamischen Faktoren der Erkrankung skizziert werden. Ich versuche, die Krankheit im Adlerschen Sinn unter dem Aspekt der Finalität zu interpretieren. Im speziellen geht es um Überlegungen, die den Zusammenhang von früher unzureichender Mutterbeziehung, Vater-Tochter-Inzest und psychotischer Erkrankung betreffen. Das Auftreten der Psychose sowie einzelne psychotische Symptome sollen im Lebenszusammenhang der Patientin verstehbar werden. Teil 2 befaßt sich mit dem therapeutischen Prozeß und betont u. a. die Notwendigkeit, von den gesunden Strukturanteilen der Persönlichkeit auszugehen und diese zu festigen, und die Notwendigkeit einer empathischen und fördernden Einstellung auf die positive Übertragung, damit diese für die Patientin eine narzißtisch stabilisierende Wirkung entfalten kann.

Einführung

Die folgende Falldarstellung, die ich, angeregt durch die Patientin selbst, anhand des Märchens von der Schneekönigin aufrollen möchte, ist die Geschichte von Frau B., deren Therapie zum Zeitpunkt dieses Berichts eineinhalb Jahre dauerte.

Die Patientin ist eine 28jährige Frau, die zu Therapiebeginn drei z. T. schwere Episoden einer schizophrenen Psychose hinter sich hatte. Es gab jeweils keine Residualzustände, aber nach der dritten Psychose litt sie über längere Zeit unter Depressionen und hatte Suizidgedanken. Während ihres letzten stationären Aufenthaltes hatte sich die fast gleichaltrige Schwester das Leben genommen. Frau B. hatte inzwischen ihre Arbeitsstelle verloren, und der berufliche Wiedereinstieg gestaltete sich mühsam. Das soziale Netz war nur noch dürftig, nachdem sie aus Scham über ihre Erkrankung von sich aus die Kontakte zu Freunden und Bekannten abgebrochen hatte.

Das Ziel der vorliegenden Arbeit ist, die wichtigsten psychodynamischen Faktoren, die zu Frau B.s Psychose führten, zu skizzieren. Die Krankheit soll dabei im Sinne A. Adlers unter dem Aspekt der Finalität und im Lebenszusammenhang von Frau B. verstehbar werden. Im zweiten Teil will ich auf den therapeutischen Prozeß eingehen, und zwar auf die Auswirkungen der typischen Abwehrmechanismen von Frau B.; auf die therapeutische Beziehung; und schließlich auf das Therapieziel: die Aufhebung der Spaltung, das verstehende Wiederherstellen des Lebenszusammenhangs, die Stärkung der vorhandenen Strukturen und Kompetenzen und den Dazugewinn neuer.

Es soll an dieser Stelle betont werden, daß im folgenden – auch nicht implizit – eine Theorie der Schizophrenieentwicklung, sondern eine Psychoentwicklung beschrieben werden soll. Bei aller Betonung und Erhellung der Psychodynamik bei Psychosen kann nämlich sicherlich nie ein einseitiger Kausalitätsanspruch im Sinne einer reinen Psychogenese erhoben werden. Wir würden hier auf das Thema der Vulnerabilität stoßen, das im Rahmen dieser Arbeit aber nicht diskutiert werden soll.

H. Ch. Andersens Märchen „Die Schneekönigin" war teilweise therapeutisches Medium: Die Patientin und ich haben über viele Stunden mit ihm gearbeitet; darüber hinaus bot es sich an, mit seiner Hilfe therapeutische Faktoren sichtbar zu machen bzw. es tiefenpsychologisch und therapeutisch zu interpretieren.

„Die Schneekönigin": Der Text von H. Ch. Andersen[1]

Andersens Märchen erzählt in lose zusammenhängenden und manchmal fast skurrilen Geschichten, wie das Böse in die Welt kam, ein Menschenkind sein Opfer und verführbar wurde, in seiner Verblendung selbst seine Einsamkeit und seelische Erstarrung für gut und richtig hält und schließlich durch den Mut und die Liebe eines Mädchens erlöst wird.

In der ersten Geschichte des Märchens wird erzählt, der Teufel habe einen Spiegel gemacht, „der die Eigenschaft besaß, daß alles Gute und Schöne, das sich darin spiegelte, zu fast nichts zusammenschwand, aber was nichts taugte und sich schlecht ausnahm, das trat recht hervor und wurde noch ärger". Als die Trollteufel sich mit dem Spiegel einen Spaß bei Gott und den Engeln machen wollen, zerbricht der Spiegel und dessen kleine und kleinste Teile fallen auf die Erde hinunter. Bekam nun ein Mensch solch ein Spiegelkörnchen ins Auge, sah er „alles verkehrt", bekam er es aber ins Herz, so wurde es „gleichsam zu einem Klumpen Eis".

Das passiert Kay, dem kleinen Freund des Mädchens Gerda. Er entfremdet sich von Gerda und wird eines Tages von der Schneekönigin, an deren großen Schlitten er „zufällig" seinen kleinen band, mit in ihr Reich genommen. Zwar ist es in den Sälen der Schneekönigin „leer, groß und kalt", und sie verläßt ihn, um „nach den warmen Ländern" zu fliegen, trotzdem findet Kay dort alles nach „Gefallen und Wunsch". Inzwischen macht sich das Mädchen Gerda auf den Weg, Kay zu suchen. Sie gelangt zuerst zu einer alten Frau, die zaubern kann. Diese will Gerda behalten und versucht, sie vergessen zu machen, warum sie unterwegs ist. Dank ihres Mutes und der Hilfe verschiedener Menschen und Tiere überwindet sie gefahrvolle Situationen und Irrwege. Einmal gerät sie unter die Räuber; die Räubertochter hilft ihr jedoch zu fliehen. Das kluge Rentier des Räubermädchens bringt Gerda zunächst zur Lappin, wo sie

---

[1] H. Ch. Andersen: Gesammelte Märchen, 2 Bde., Manesse Bibliothek der Weltliteratur, Zürich 1989.

sich wärmen kann und zu essen und zu trinken bekommt, und schließlich zur Fin-
nin, die mächtig und weise ist und ihr erklärt, wo Kay ist und wie sie dorthin ge-
langt. Mehr kann sie für Gerda nicht tun. Diese brauche auch nicht die Macht von
ihr, „die sitzt in ihrem Herzen". Vor dem Eispalast hat Gerda noch einen Kampf mit
den „Vorposten der Schneekönigin" zu bestehen. Drinnen findet sie Kay, fast erfroren,
und ihre Tränen schmelzen den Splitter aus seinem Herz und „tauen den Eisklum-
pen auf", und „er war gesund und munter". Die Kinder kehren nach Hause zurück
und merken, daß sie inzwischen erwachsen geworden sind.

Der psychodynamische Hintergrund

Das Märchen von der Schneekönigin war in der Kindheit das Lieblings-
märchen der Patientin. Sie besaß es auf Schallplatte, die sie sich als Kind
wieder und wieder vorspielte.

In der ersten therapeutischen Phase trat das Märchen als Teil der kindlichen Phantasiewelt auf, in die sich die Patientin zurückversetzte. Wie damals identifiziert sie sich mit Kay, dem armen, verblendeten, in der Kälte
gefangengehaltenen Kind. Sie erinnerte sich an die Phantasiewelt, in der
sie als Kind lebte, ihrer oft rettenden Gegenwelt zur Realität.

Die Realität war geprägt durch eine kühle und emotionsarme, vom Vater abhängige, ihm fast hörige Mutter, die durch permanente massive Verleugnung der Wirklichkeit ihr psychisches Gleichgewicht erhielt und darauf bedacht war, der Familie nach außen eine korrekte Fassade zu geben.

Der Vater war wechselnd anwesend und abwesend, der Familie zugetan
und gewalttätig, letzteres besonders unter Alkoholeinfluß. Er schien aber
im Gegensatz zur Mutter Lebendigkeit und Emotionalität zu verkörpern.
Er hat seine drei Töchter offenbar schon früh sexuell mißbraucht. Die älteste Tochter lehnte ihn ab, von den jüngeren Töchtern wurde er geliebt,
bewundert und während seiner Abwesenheit herbeigesehnt.

Die Eltern hatten wegen des gemeinsamen Geschäfts wenig Zeit für die
fünf Kinder. Die älteste Schwester ist Mutterersatz für die zwei jüngeren
Schwestern. Frau B., die jüngste, kümmert sich um die zwei nachfolgenden
Brüder. Das Verhältnis der Geschwister beschrieb Frau B. immer als gut; sie
scheinen füreinander eine wichtige stützende Objektfunktion gehabt zu
haben. Eine sehr wichtige väterliche Rolle spielte der Großvater. Er stellte
wahrscheinlich die wichtigste haltgebende Objektbeziehung der Kindheit
der Patientin dar. Daneben kam eine solche Funktion auch der ältesten
Schwester zu.

Die machtvolle Schneekönigin

Frau B. assoziiert zur Schneekönigin zuerst eine frühere Chefin, dann die
Mutter. Die Patientin wohnte zu dieser Zeit wieder vorübergehend bei dieser. Frau B. damals über die Mutter: „Sie kocht und macht für mich. Und
ich esse und esse, aber nie bin ich satt." Hier ist sehr deutlich der Vorwurf
an die frühe, orale Mutter herauszuhören.

Die Schneekönigin gibt alles, was sie zu geben hat, und ist Kay auf ihre

Art zugetan. Aber sie kann nur Kälte und Einsamkeit, nicht Wärme und Geborgenheit geben. Frau B. lebte damals in einem angespannten Verhältnis zur Mutter und versuchte immer wieder, zumindest kleine Kratzer an deren Fassade aus Lebenslügen anzubringen. Sie stellte fest: Je schroffer sie zur Mutter war, um so besser wurde sie von ihr bedient und versorgt. Insgesamt beeindruckt das Verhältnis von Frau B. zu ihrer Mutter durch eine sehr große Ambivalenz. Ihre widerstrebenden Gefühle wechseln zwischen Solidarität, Zuneigung, Enttäuschung, Wut und Protest der Mutter gegenüber. Die Beziehung zum Vater ist dagegen klarer: Er hat sie in nie wieder gutzumachender Weise verraten.[2]

Mehr und mehr kommt schließlich der Vater ins Spiel. Das Märchen spiegelt die von der Patientin erlebte Macht des Vaters: Das leichtsinnige teuflische Spiel und die daraus folgende „Seelenvergiftung", die Verführung, die Gefangenschaft, die magische Anziehung.

Frau B. über den Vater: „Ich liebte ihn als Kind abgöttisch. Auch wenn er mich schlug, saß ich danach wieder auf seinen Knien und hatte alles vergessen." Bei seinen Züchtigungen habe sie „nichts gefühlt". Um den Vater als gutes Objekt erhalten zu können, spaltet sie Teile ihrer Empfindungen ab. Sie idealisierte den Vater und war oft aufgebracht gegen die älteste Schwester wegen deren Kritik am Vater. Auch als Erwachsene hat sie den Kontakt zu Bekannten abgebrochen, die sich negativ über den Vater äußerten. M. Hirsch nennt den Abwehrvorgang der Verzerrung der Objektbilder einen der spezifischen Abwehrmechanismen von Inzestopfern. „So bleibt das Gefühl von den – lebensnotwendig gebrauchten – äußeren Objekten erträglich, das Kind kann bei ihnen bleiben, und übrigens bleiben auch die aus inneren (Trieb-)Kräften stammenden Phantasien und Gefühle, die dem äußeren Objekt gelten, erträglich" (Hirsch 1990, S. 101 f.).

Die ersten Aufdeckungen des latenten sexuellen Mißbrauchs durch den Vater betrafen gemeinsame Zeiten in entfernten Städten. Der Vater versuchte dort, Frau B. allein oder zusammen mit der Schwester zu Geschäftsanbahnungen dienstbar zu machen. Er appellierte dabei wie immer an Hilfsbereitschaft und Loyalität der Töchter angesichts seiner tatsächlich oft bankrotten geschäftlichen Situation. Diese vom Vater erlebte Absicht, sie als sexuelles Objekt für seine Zwecke zu mißbrauchen, spiegelte sich später in der psychotischen Wahnvorstellung der Patientin, von den Eltern entführt und verkauft zu werden.

Etwa ein Jahr nach Therapiebeginn tauchten erste Erinnerungen des frühen manifesten sexuellen Mißbrauchs auf. Das Auftauchen dieser ersten vagen Erinnerungen an inzestuöse Handlungen des Vaters führte zu intensiven und drängenden Gesprächen mit der Schwester, in deren Verlauf die Schwester ihre eigene konkrete Erinnerung an den gewalttätigen sexuellen Übergriff des Vaters preisgab. Beides überstieg damals die Belastbarkeit der Patientin und verursachte zusammen mit einer zugleich aufgetretenen beruflich kritischen Situation und meiner urlaubsbedingten Abwesenheit eine kurze psychotische Krise. Die Patientin erholte sich zwar schnell, die

---

[2] Vgl. Hirsch 1990, S. 90.

Folge war aber, daß die Inzest-Thematik über einen langen Zeitraum tabuisiert, ja verleugnet wurde und Frau B. sich mit Gedanken an Therapieabbruch trug.

Im Märchen ist die Schneekönigin für Kay die ersehnte Frau und
machtvolle Verführerin. Sie ist aber auch Elternfigur, die ihm viel verspricht und ihn dann allein läßt. Ähnlich kommt es für Frau B. in der Beziehung zum Vater als dem „Verführer" zu einer Verschmelzung präödi-
paler und ödipaler Beziehungsmuster bzw. -wünsche. Für das Defizit der
mütterlichen Fürsorge sucht die Patientin beim Vater Kompensation; dieser kann auch tatsächlich mehr Emotionalität geben als die Mutter. Dafür
ist die Patientin bereit, ihre Abhängigkeitswünsche in genitale Bestrebungen zu „verkleiden". Hirsch faßt diesen Punkt der psychodynamischen Zusammenhänge des Vater-Tochter-Inzests, über den sich die meisten Autoren einig sind, so zusammen: „Die scheinbar genitale Sexualität (ist) ein
Surrogat für die Erfüllung frühkindlicher oraler Bedürfnisse" (Hirsch,
ebd., S. 83).

Dieser Zusammenhang des Inzestes mit oraler Frustration läßt sich beispielsweise bei Frau B. in jenem seltsamen Phänomen sehen, daß im Anschluß an die erwähnte kurze psychotische Episode in Zusammenhang mit
dem Auftauchen inzestuöser Erinnerungen alle ihre Träume intensiv und
ausschließlich das Thema Hunger und Essen zum Inhalt hatten.

Die als so gefährlich erlebte Verschmelzung von präödipalen und ödi-
palen Beziehungsanteilen ist einer der Gründe für die tiefe Angst der Patientin vor ihren Wünschen nach Hingabe und Nähe (prägenital, symbiotisch) in Partnerbeziehungen. In diesen folgt sie – oft rasch wechselnd – einer defensiven oder einer aggressiven Leitlinie. In der defensiven Leitlinie
läßt sie sich von Partnern umwerben, geht ein Stück weit die Beziehung ein
und bricht diese enttäuscht und abrupt ab. Während so in der defensiven
Tendenz mögliche Kränkung durch das Objekt präventiv abgewehrt werden soll, setzt sich demgegenüber in der aggressiven Leitlinie das Vergel-
tungsinteresse durch: Sie sucht den Partner zu erniedrigen und zu kränken; sie läßt ihn „auflaufen" oder schickt ihn weg unter dem Motto „Ich
habe meinen Spaß gehabt, du kannst jetzt gehen". Da vom Objekt auf dem
Hintergrund der generalisierten frühen Erfahrung die Kränkung mit Sicherheit erwartet wird, soll es durch diese Wendung vom Passiven ins Aktive seinerseits gekränkt und bloßgestellt werden.

Natürlich hat dies alles auch mit dem zu tun, was häufig von Autoren
bei weiblichen Inzestopfern als kompensatorisches Streben nach Macht
über Männer beschrieben wurde.

Die kalte Welt des Eispalastes

Die Welt des Eispalastes, in die Kay von der Schneekönigin mitgenommen
wurde, ist „leer, groß und kalt". Er selbst ist einsam, „ganz blau vor Kälte, ja
fast schwarz", und „sein Herz war so gut wie ein Eisklumpen". Trotzdem findet er dort „alles nach Gefallen und Wunsch und glaubt, es sei der beste
Ort der Welt".

Das Familienmotto, mit dem Frau B. aufwuchs und mit dem sie sich identifizierte, war ein zweifaches. Es hieß, gemäß der Strategie der Verleugnung der Realität, wenn sie nicht dem vorgestellten Idealbild entsprach: „Wir sind eine intakte Familie, unkonventionell und modern; wir haben keine besonderen Probleme."

Der zweite Leitsatz, besonders vertreten durch den Vater, hieß: „Durchschnittlich sein ist wie nichts sein. Das Normale ist minderwertig, nur das Besondere gilt."

In ihrem überhöhten Persönlichkeitsideal konnte Frau B. vor sich selbst nur bestehen, wenn sie überall die Beste war. Ihr Ideal der völlig freien, unabhängigen, bindungslosen jungen Frau spiegelte sich besonders in ihrer Schilderung jener Jahre, die sie kreuz und quer durch Europa und auch in Amerika verbrachte. „Ich habe damals getan, was ich wollte. Ich war heute hier, morgen da . . . Ich konnte auch mit den Menschen tun, was ich wollte."

Als Kind hatte Frau B. gestottert, eingenäßt und „immer gleich geweint". Mit neun Jahren verschwanden diese Symptome, sie hatte gelernt, „sich zu kontrollieren". Ein wesentlicher Teil ihres Selbstideals hieß immer Kontrolle; das bedeutete, ruhig und gelassen zu sein, alle Situationen im Griff zu haben, immer unerschrocken und rational zu reagieren.

In ihrem omnipotenten Größen-Selbst, alles zu können und alles zu kontrollieren, wehrt die Patientin ihre Identitätsschwäche ab. Als sie in der Therapie langsam fähig wird, dies zu thematisieren, erinnert sie sich an ihren psychotischen Zwang des Kleiderwechsels während eines stationären Aufenthaltes. „Ich schlüpfte sofort in die Kleider einer alten Frau, einer Mitpatientin, die gerade in die Klinik gebracht worden war . . . Wenn ich eine weite Pyjamahose anzog, war ich ein ganz kräftiger Mann, saß da wie ein Mann, redete und rauchte wie ein Mann. Plötzlich fühlte ich mich nicht mehr wohl. Ich wechselte in ein kurzes Nachthemd, fand mich darin aber zu angreifbar mit den nackten Schenkeln . . ." Dann erinnert sie sich, daß sie kürzlich von der Schwester darauf aufmerksam gemacht wurde, immer Sprache, Akzent, Dialekt ihres Gegenübers anzunehmen.

In ihren Aufzeichnungen, die sie mir später zu lesen gab, schrieb sie während der letzten Krise: „Auch heute noch identifiziere ich mich mit anderen Personen. Die wirkliche P. hat nicht aufgehört Angst zu haben – vor dem Alleinsein, dem Verlassenwerden, dem Verletztwerden – ja, eigentlich vor was . . . Ich bin immer noch ein Kind und ich weiß nicht einmal wie alt ich bin. Irgendwo auf der Strecke geblieben."

Frau B. spricht hier den Zusammenhang von Identitätswechsel und Sehnsucht nach Selbstwertgefühl an. P. Matussek schreibt: „Es läßt sich (. . .) sagen, daß die jederzeit austauschbare Identität bei Schizophrenen mit der Sehnsucht nach einem Selbstwertgefühl in Zusammenhang steht, welches an der eigenen Überlegenheit über die anderen gemessen wird" (Matussek 1991, S. 210).

Über die Anlässe, die zur psychotischen Dekompensation führen, schreibt Matussek: „Für den Schizophrenen wird die Situation zum Anlaß, bei der die selbst konstruierte Einzigartigkeit in Frage gestellt wird" (ebd.).

Die Rekonstruktion der Anlässe der psychotischen Episoden von Frau B. ergab ein jeweils ähnliches Muster. In einer Phase von Belastung und Streß kam ein verletzender Anlaß hinzu. Es handelte sich um Situationen, in denen Frau B.s Selbstbild der Erfolgreichen, Tüchtigen, Unabhängigen und damit ihr narzißtisches Gleichgewicht erschüttert wurde. Dazu kam (in drei von vier Fällen eindeutig rekonstruierbar), daß das Mißbrauchtwerden durch den Vater in irgendeiner Form akut wurde. In einem Fall z. B. erfuhr Frau B. während eines langen Auslandsaufenthaltes, daß der Vater unter Zuhilfenahme ihres Namens dubiose Geschäfte machte. Vorübergehende präpsychotische Symptome setzten zum ersten Mal ein, als sie dem Vater wie oben erwähnt zur Kontaktaufnahme mit Geschäftspartnern behilflich sein sollte.

Das Symptom Psychose kann so als Abwehr der unerträglichen Realität verstanden werden. R. Ekstein beispielsweise schreibt: „Bestimmte Situationen werden mit so überwältigender Angst oder Schmerz wahrgenommen, daß sie ein Ich-Stadium bzw. eine Abwehroperation erzwingen, durch die der schmerzhafte Reiz soweit wie möglich von der Wahrnehmung des Ichs entfernt gehalten wird" (Ekstein 1973, S. 33).

Neurose und Psychose versteht Ekstein als verschiedene solcher Ich-Stadien. Das psychotische Ich-Stadium ist lediglich ein solches größerer Entfernung vom Bewußtsein, wodurch eine Zunahme der Verstellungen und Verzerrungen des Konflikts zustande kommt. Die Wahl des Ich-Stadiums ist dabei „eine Funktion des Ichs, die Qual der Erkenntnis ertragen zu können" (ebd., S. 29). Andere psychodynamisch interessierte Autoren sprechen von „Gleichgewichtszuständen" wie Ciompi oder von „auf unterschiedlichen Regressionsgraden beruhenden Abwehrorganisationsebenen" (Mentzos 1992, S. 8). Dasselbe meint A. Adler, wenn er von Gesundheit, Neurose und Psychose als „drei Stufen der Sicherung" (Adler 1912, 1973, S. 123) des Selbstwertgefühls spricht.

Über psychotische Reaktionen bei Inzestopfern schreibt Hirsch, daß sie nicht sehr häufig berichtet würden, daß aber umgekehrt in den Familien psychotisch Reagierender häufig inzestuöses Agieren oder eine inzestuöse Atmosphäre gefunden worden sei (Hirsch, ebd., S. 192 f.). Besonders in den Fällen, in denen das Inzestgeschehen in einem frühen Alter stattfinde und das Kind noch nicht in der Lage sei, bei aller Ambivalenz sich doch als ausgebeutet und den Täter als ein Unrecht begehend zu sehen, kann es zu psychotischen Reaktionen kommen. „. . . wenn das Kind die innere (ödipale Wünsche, Schuld) von der äußeren Realität (der des Täters bzw. der ganzen Familie) nicht mehr genügend unterscheiden kann, bleibt es nicht bei irrationalen Schuldgefühlen, dem Gefühl ‚anders zu sein', Depersonalisation und körperlichen Reaktionen, sondern es kommt bei entsprechenden Belastungen zum Zusammenbruch der Ich-Organisation, zur Psychose" (Hirsch, ebd., S. 193).

Eine „verrücktmachende" Dynamik ist jedenfalls jedem Inzestgeschehen immanent: „Das Kind ist schlecht, weil es sexuelle Regungen verspürt, der Erwachsene, der sie ihm verbietet, darf aber aggressiv an diesem Kind seine eigenen sexuellen Bedürfnisse befriedigen, darüber hinaus darf das

Kind mit niemandem darüber kommunizieren (...). Die Formel würde lauten: ‚Ich liebe dich, aber ich beute dich (sexuell) aus, und wehe, du sprichst darüber!‛" (Ebd.)

In Frau B.s Erinnerungen gab es immer wieder Hinweise auf die Verwirrung und den Realitätsverlust des Kindes. Das frühe Inzestgeschehen erschwerte die Abgrenzung, der Aufbau von Ich-Grenzen konnte nicht ausreichend erfolgen.

Der therapeutische Prozeß und seine Leitlinien

Der zweite Teil des Märchens schildert den Weg, den das Mädchen Gerda zu Kays Erlösung zu durchlaufen hat. Die Figur des Mädchens personifiziert einen der Selbstanteile der Patientin, ebenso andere hier auftretende Figuren wie z. B. die des Räubermädchens. Dieser Teil der Geschichte läßt sich verstehen als der therapeutische Prozeß – aber nicht als geradliniger Weg, sondern vielmehr als spiralförmiger, sich in immer neuen Zyklen wiederholender. Gerda repräsentiert die gesunden Selbstanteile, an die therapeutische Intervention immer anknüpft – die allerdings oft erst verfügbar gemacht werden müssen. In der Therapie von Frau B. ist es besonders wichtig, vom potentiell Gesunden her sich dem Pathologischen zu nähern. Wie für frühe Störungen prinzipiell gilt es hier, die Heilung der strukturellen Ich-Defekte am Gesunden vorzubereiten und nicht am Defekt. Letzteres würde die pathologischen Strukturierungen aktivieren, die an sich gesunden Ich-Anteile könnten nicht weiterreifen.

Die Frau, die vergessen machen konnte

In dieser Geschichte Andersens Märchens fand ich in Bildern das Thema des Widerstands in der Anfangsphase der Therapie und den für die Patientin charakteristischen Abwehrvorgang des Vergessens.

Das Mädchen Gerda will sich zunächst nicht auf den Weg der Suche nach Kay machen, obwohl sie ihn so schmerzlich vermißt. Sie versucht, mit dem Fluß ein Geschäft zu machen. Als sie diesem ihre neuen Schuhe schenken will, damit er ihr Kay wiederbringe, reißt sich das Boot los, auf dem sie steht; Gerda wird vom Fluß weggetragen und kann nicht mehr zurück. Über die Anfangsphase der Therapie schrieb Frau B. in ihren Aufzeichnungen, wie sie gegen ihren Willen jede Stunde wiederkam; wie sie versuchte, mir eine Rolle vorzuspielen; wie sie gegen ihre Vorsätze zu erzählen begann – mit der qualvollen Angst, „sich dabei nichts Gutes anzutun".

Im Märchen kommt die Reise des Mädchens gleich nach der ersten Etappe wieder ins Stocken. Die alte Frau mit dem bunten Blumengarten und den schönen Kirschen macht das Mädchen vergessen, warum es überhaupt auf dem Weg ist. Der goldene Kamm der alten Frau, mit dem sie dem Mädchen durchs Haar fährt, wirkt wie der Kuß der Schneekönigin für Kay: Er nimmt die Erinnerung.

Wir wissen, daß das Erinnern der Vergangenheit immer gegen den Erinnerungswiderstand des Patienten durchgesetzt werden muß. P. Haerlin schreibt: „Die Vergangenheit des Kranken ist ein Ort der Demütigungen; insofern erkennt er sie nicht an; er verdrängt sein unglückliches Bewußtsein von ihr. (...) Die Erinnerung ist (...) eine verbotene ‚Revolte durch Regression'. Auch insofern ist sie tabuisiert" (Haerlin 1976, S. 158).

Nach ungefähr 30 Stunden tauchen bei Frau B. zum ersten Mal in einer lebendigen und emotional beteiligten Erinnerung ihre aggressiven Impulse gegen die Mutter auf. Sie erinnert sich an eine Szene voller Wut und Zorn beim Besuch der Mutter in der Klinik und an psychotische Vorstellungen, in denen sich an die Eltern gerichtete Wünsche und Ängste manifestierten. Nach dieser Sitzung wurde Frau B. krank und sagte mehrere Termine ab. Zur nächsten Stunde kam sie verschlossen, mürrisch, begleitet vom körperlichen Erscheinungsbild der „eingemummten Verschnupften" und konnte sich offensichtlich an nichts mehr aus der vorangegangenen Stunde erinnern. In späteren Phasen der Analyse tauchte der Erinnerungswiderstand z. B. in der Form auf: „Jetzt ist es genug. Es gibt nichts Wichtiges mehr zu erinnern."

Am ausgeprägtesten war der Erinnerungswiderstand nach der erwähnten kurzen psychotischen Episode im Zusammenhang mit dem Auftauchen inzestuöser Erinnerungsspuren; hier stellte sich eine lange Phase geprägt von Angst vor der Erinnerung und Vermeiden der Erinnerungsregression ein.

In der Rekonstruktion der kindlichen Abwehrvorgänge der Patientin zeigte sich, daß Verdrängung, Verleugnung und Isolierung die Hauptrolle spielten – bewerkstelligt z. B. durch Phantasieren, Ausblenden, Vergessen. Die Amnesien tauchten in für sie selbst oft erschütternder Weise auf, als sie in Gesprächen mit der ältesten Schwester, die sie während der Analyse häufig suchte, bedeutsame Familienereignisse erfuhr, von denen sie bei sich keine Spur einer Erinnerung fand. Eines davon betraf beispielsweise die Heimkehr des über ein Jahr in einer entfernten Stadt inhaftierten Vaters. Die Kinder hatten auf Anweisung der ältesten Schwester die Wohnungstüre verriegelt und mit Möbeln verbarrikadiert, um den Vater nicht hereinzulassen. Als es dem Vater Stunden später zusammen mit der Mutter gelang, in die Wohnung zu kommen, sei Frau B. ihm um den Hals gefallen, was die Schwester ihr lange nicht verzieh. Eine andere nicht erinnerte Familienszene betraf eine der häufigen Gewalttätigkeiten des Vaters gegen die Mutter. Der Vater stieß die Mutter durch eine Glastüre; dabei sei alles voll Scherben und Blut gewesen. Einmal erzählte Frau B.: „Der Vater hatte die Gewohnheit, zu Hause oft nackt herumzulaufen." Und gleich darauf: „Aber ich habe mit 18 Jahren eigentlich nicht gewußt, wie ein Mann ausschaut."

In der Literatur über Inzest wurde von Autoren mehrfach (Hermann und Hirschmann 1977, S. 71; Shengold 1979, S. 538; Hirsch 1987, S. 101) auf einen direkt auf die Bewältigung realer unerträglicher Reize gerichteten Abwehrmechanismus hingewiesen, das sogenannte „Abschalten". Wir sind ihm schon in Zusammenhang mit der körperlichen Züchtigung durch den Vater begegnet: Frau B. hat mit völliger Empfindungslosigkeit reagiert und die Schläge „sofort wieder vergessen". L. Shengold schreibt:

„Wenn der psychische Apparat mit Angst überschwemmt wird, sind massive und das Seelenleben beeinträchtigende (mind-distorting) Abwehroperationen notwendig, damit das Kind weiter in der Lage ist, zu denken und zu fühlen. Bei akuten Ereignissen kann man ohnmächtig werden oder alle Gefühle abschneiden, bei wiederholt einwirkenden Traumen wird auch dieser Mechanismus chronisch. Was geschieht, ist so furchtbar, daß es nicht gefühlt werden darf und nicht registriert werden kann – eine massive Isolation der Gefühle, verbunden mit Konfusion und Verleugnung, wird bevorzugt" (Shengold 1979, S. 538).

Das Räubermädchen

Auf ihrem Weg wird Gerda Opfer von Räubern. Da lernt sie das Räubermädchen kennen, das sie zunächst davor rettet, von der Räubermutter gefressen zu werden. Das Räubermädchen „gebärdete sich so wild und unartig, daß es eine Lust war". Sie beißt ihre Mutter ins Ohr und nennt sie „Ziegenbock". Sie ist mutig und verläßt sich nur auf sich selbst: „Ich schlafe immer mit dem Messer! Man weiß ja nie, was kommen kann." Das Räubermädchen ist auch schlau und listig; heimlich läßt es Gerda frei, nicht ohne sie vorher mit ihrem Rentier und den entwendeten Fausthandschuhen der Räubermutter auszustatten.

Das Räubermädchen steht für das mutige, freche, revoltierende Selbst. Es vertritt den verdrängten Affekt der Aggression, und zwar in der von Adler beschriebenen positiven Kraft des „Aggredi". H. Marcuse schrieb, daß das Erinnern „explosive Kraft" habe (Marcuse 1968, S. 25).[3] In dieser „Erinnerung in Gefühlen" (M. Klein) tauchen die ursprünglichen Affekte wieder auf.

Frau B.s Zugang zu ihren unterdrückten aggressiven Affekten geschah nur langsam und zögernd. Im folgenden zwei Beispiele solcher Annäherung: Während sie selbst bei den Schlägen des Vaters „nichts gespürt" habe, allenfalls Trauer, habe die fast gleichaltrige Schwester sich gewehrt, erinnert sich Frau B.; die Schwester habe dem Vater einen regelrechten Kampf geliefert oder das Fenster aufgerissen und in die Nachbarschaft hinausgeschrien. Über den Umweg der Wehrhaftigkeit der Schwester konnte die Patientin hier nachträglich ihren damals nicht gefühlten, aber zur damaligen Szene gehörigen Affekt des Zorns aktivieren.

Ein zweites Beispiel: Das Auftauchen der ersten Erinnerung an die sexuellen Übergriffe des Vaters – er griff beim abendlichen Fernsehen den Töchtern in die Unterhöschen – war verbunden mit heftiger Wut gegen die Mutter, die „dabeisitzt und es einfach mitansieht". Dabei verlor plötzlich die Rationalisierung, die die Patientin von der Mutter übernommen hatte, nämlich: „Der Vater hatte eben ein freies Verhältnis zur Sexualität und wollte das seinen Töchtern auch vermitteln", seine Gültigkeit. Die ungeheure Verletzung ihrer seelischen und körperlichen Integrität wurde für sie erfahrbar.

---

[3] „Die psychoanalytische Befreiung des Erinnerungsvermögens wirft die Vernunfthaltung des unterdrückten Individuums über den Haufen. Während das Erkennen dem Wiedererkennen weicht, beginnen die verbotenen Bilder und Impulse der Kindheit von der Wahrheit zu reden, die die Vernunft ableugnet" (Marcuse 1968, S. 25).

„Der grundlegende emanzipatorische Affekt (. . .) ist der aggressive", schreibt Haerlin. „Er entzweit das Subjekt mit dem Objekt, das ihm ‚aufsitzt'" (Haerlin, a. a. O., 164). „Mit dem aggressiven Gefühl hat (das Subjekt) den Mut zur Realitätsprüfung, es erkennt die rohe Gewalt und die banalen Affekte (. . .), die hinter dem Dogma stehen, und es reißt die Rationalisierungen ein, hinter denen sie versteckt waren" (ebd.).

Die Lappin und die Finnin

Die Lappin und die Finnin, zu denen das Mädchen Gerda auf ihrem Weg gelangt, wohnen nah am Land der Schneekönigin. „Deutung und Objektbeziehung", schreibt M. Balint, „sind die wichtigsten Faktoren der Analyse" (Balint 1970, S. 193 f.). Die Lappin steht für „Objektbeziehung", sie ist die mütterlich gebende Therapeutin; die Finnin steht für „Deutung", für die abstinente Therapeutin.

Bei der Lappin kann sich Gerda wärmen und sie bekommt zu essen und zu trinken. In der Person der mütterlich zugewendeten Lappin hatte ich als Therapeutin die Bedingungen für den therapeutischen Diskurs grundzulegen, mit anderen Worten die positive Übertragung herzustellen.[4] Wie für alle früh angelegten Störungen ist in der Therapie von Frau B. das positive Übertragungsgeschehen der therapeutische Hauptfaktor. In ihm darf sie mich zum Selbstobjekt machen und die narzißtisch stabilisierende Komponente der Therapiebeziehung realisieren. Sie kann den ihr in der Kindheit von den zuständigen Bezugspersonen verweigerten Konsolidierungsprozeß des Selbst nachholen.

Bei Frau B., die zu Beginn voll Skepsis und Mißtrauen war, stellte sich die positive Übertragung nicht sprunghaft, sondern langsam, aber konstant her. Parallel zur positiven Übertragung auf mich kam auch ihre älteste Schwester, zu der sie damals über längere Zeit ein distanziertes, enttäuschtes Verhältnis hatte, zunehmend in ein positives Licht. Die im Grunde gute Imago der ältesten Schwester war wohl eine der Grundlagen der positiven Übertragung auf mich als Therapeutin. Zugleich schien die Herstellung der positiven Übertragung eine Reaktivierung der guten mütterlichen Erfahrungen mit der Schwester zu ermöglichen.

E. R. Zetzel, die die therapeutische Allianz nach dem Modell der Mutter-Kind-Beziehung interpretiert, sieht in mancher Hinsicht eine Entsprechung zwischen den frühen Phasen einer Analyse und den frühkindlichen Entwicklungsphasen. Zetzel zieht daraus den Schluß, daß der Analytiker

---

[4] S. Freud war klar, daß es neben der Motivation des Patienten und der durch ihn zu vollziehenden Einsicht noch einen weiteren grundlegenden Therapiefaktor gibt, nämlich die positive Übertragung. „Ohne solche Übertragung, oder wenn sie negativ ist, würde er (der Patient) den Arzt und seine Argumente nicht einmal zu Gehör kommen lassen" (Freud, G. W. XI, S. 463, zit. in Haerlin, Recht und Anerkennung, a. a. O., S. 153). Die positive Übertragung ist „libidinöse Objektbesetzung"; mit ihr reiht der Patient den Analytiker „an eine der Imagines jener Personen an, von denen er Liebes zu empfangen gewohnt war" (Freud, G. W. VIII, S. 473, zit. ebd.).

besonders zu Beginn der Therapie sein Verhalten nach dem der guten Mutter ausrichten sollte (Zetzel 1956, zit. in Thomä/Kächele 1989, S. 64).

Bei H. Thomä/H. Kächele heißt es zu Freuds „unanstößiger Übertragung", jenes Teil der Übertragung, der die Bedingung des therapeutischen Prozesses ist und „bestehen bleibt", also nicht der Übertragungskritik unterworfen wird (Freud, a. a. O., S. 371), daß sie das mütterliche Element der Analyse sei und „den stillen, lebensgeschichtlich früh angelegten tragfähigen Vertrauenshintergrund bildet" (Thomä/Kächele, ebd., S. 64).

In meiner Reflexion der Einleitung der positiven Übertragung ergaben sich in der Therapie von Frau B.. folgende behandlungstechnische Faktoren als bedeutsam: Ich übernahm oft die Gesprächsaktivität, vermied allzulange Schweigepausen, insistierte nicht auf unangenehmen Themen, versuchte nichts aufzudrängen. Weiters habe ich die Übertragung lange Zeit nicht, später nur selten und sehr vorsichtig einer Deutung unterzogen.[5]

Auch im Haus der Finnin ist es warm. Aber es ist nicht mehr so behaglich warm, sondern so heiß, daß die Finnin „gleich die Kleider der kleinen Gerda löste, denn sonst wäre es ihr zu heiß geworden". Die Finnin scheint zunächst überaus mächtig. „Du bist so klug", sagt das Rentier, „ich weiß, du kannst alle Winde der Welt in einen Nähfaden knüpfen", und will sie überreden, dem kleinen Mädchen mittels eines Tranks Zwölf-Männer-Kräfte zu verleihen. Die Finnin weiß Bescheid. Auf dem zusammengerollten Fell, das sie besitzt, steht in „sonderbaren Buchstaben" offenbar alles, was nötig ist, um das Schicksal Kays zu verstehen; sie verfügt über die Modi der „Deutung". Die Finnin hilft der Suchenden, den Weg zu finden, aber sie weiß, daß ihr Wissen nicht die Rettung herbeiführt. Gerda selbst muß erkennen, was zu tun ist: „Kann sie nicht selbst zur Schneekönigin hineingelangen und die Glassplitter aus dem kleinen Kay herausbekommen, dann können wir ihr nicht helfen!"

Die therapeutische Abstinenzregel besagt, daß der Patient dazu gebracht werden soll, seine Fixierung an das Ideal des allwissenden und allgütigen Objekts aufzugeben. Der Analytiker soll nicht Befriedigungs- und Anklammerungsobjekt sein, sondern „stilles" Objekt, durch das hindurch der Patient die „freundlichen Weiten" wiedergewinnt und „hinter dieser Welt die der primären Liebe, die einen sicher hält, ohne irgendwelche Forderungen zu stellen" (Balint, o. J., S. 86). Das autonome Subjekt bildet sich aus diesem Urvertrauen, wie Balint meint, aus der Gewißheit, mit der Welt eins zu sein (ebd., S. 76–90) – oder aus dem „Gemeinschaftsgefühl" wie es Adler nennt.

Gesund und erwachsen

Am Schluß des Märchens ist Kay „gesund" und beide Kinder sind „erwachsen" geworden. Im Märchen heißt es zu Kays Erlösung: „Da tauten die Eis-

---

[5] Ich finde mich hier in Übereinstimmung mit P. Matussek, der schreibt: „Der Schizophrene braucht zunächst weniger Einsicht, als eine durch die Übertragung herzustellende Struktur, die erst sekundär eine solche Einsicht vermittelt" (Matussek 1990, S. 187 f.).

klumpen in seinem Herzen auf." Das Auftauen meint das Wiederbeleben der Gefühle und Empfindungsfähigkeit. Bei Frau B., deren Therapie zum Zeitpunkt dieses Berichts noch lange nicht abgeschlossen ist und in der noch unklar ist, was „gesund" heißen kann, bedeutet diese Gefühlsaktivierung jedenfalls, wie Matussek es für die Therapie von Psychosepatienten beschreibt, die Aufhebung der Ab-Spaltung, der Spaltung (Matussek 1991, S. 213).

Aufhebung der Abspaltung heißt zweitens auch Wiederherstellung der guten Erinnerungen an das frühe Objekt, das völlig als schlechtes, als traumatisches Objekt verworfen wurde. Bisher konnte Frau B. über den Vater nur sagen: „Er ist für mich gestorben. Er hat mich nur belogen und betrogen." Der Schritt zur teilweisen Rehabilitierung des Vaters ist wahrscheinlich einer der schwersten. Er hieße den Wert anerkennen, den der Vater als frühes Objekt hatte, und doch das Recht von Haß und Trauer zu erhalten.

Das „Auftauen" ist drittens auch Auftauen der eingefrorenen „auf Eis gelegten" Interessen der Patientin. Es findet dann eine „Öffnung zur Welt" (Haerlin, a. a. O., S. 168) statt; „gute Erfahrungen mit aktuellen Lebensobjekten" (ebd.) können gesucht werden.

Als Kay noch nicht erwachsen war, hielt er sein durch die teuflischen Splitter verzerrtes Erleben seiner Objekt- und Bedürfniswelt für Realität. Nach der Auflösung des Objektivismus wird der naive Realitätsglaube als ein System von Meinungen erkennbar. Bei Frau B. heißen diese Meinungen z. B.: „Alle Männer wollen nur das eine, nämlich Sex." Oder: „Nur wenn ich perfekt bin und alles unter Kontrolle habe, kann ich mich in der Welt sicher fühlen."

Für das psychisch kranke Subjekt heißt Auflösung des naiven Objektivismus: „Die Welt des pathologisch Erfahrenen (...) wird als sein Lebens- und Deutungsgebilde deutlich" (Haerlin, ebd., S. 170); dasselbe beschrieb Adler mit seinen Begriffen des „Lebensstils" und der „tendenziösen Apperzeption".

„Damit werden Symptome und Verhaltenszwänge, die als Naturereignisse imponieren, als Produkte von Überzeugungen, als intentional aufgeklärt. Äußere Realitäten, die dem Kranken zuvor als unveränderliche, als unentrinnbares Schicksal entgegengetreten sind, erhalten den neuen Sinn, durch eine Überzeugungsänderung bewegt werden zu können" (ebd., S. 171).

Das „unentrinnbare Schicksal" Psychose wird für Frau B. langsam in seinen verschiedenen finalen Funktionen verstehbar. Zu diesen Funktionen gehört die der Sicherung, z. B. vor unerträglichen Erlebnis- und Erinnerungsinhalten; die der Wunscherfüllung: Die ersten Phasen der Psychosen standen oft im Zeichen der imaginierten Wunscherfüllung durch nur gute Menschen; und die Funktion der Symbolisierung ihrer tiefen Verletzungen, z. B. die Wahnvorstellung, von den Eltern entführt und verkauft zu werden. Wenn es in diesem Sinn gelingt, zu einem tieferen Verständnis der psychotischen Symptome als „Technik, Darstellungen und Ausgestaltungen individueller Lebenslinien" (Adler 1930, S. 255) zu gelangen, so könnte sich langsam der „zerrissene Lebenszusammenhang" (Matussek 1991, S. 209) wiederherstellen.

Literatur

Adler, A. (1912), Über den nervösen Charakter, Frankfurt a. M.; Fischer 1990.

Adler, A. (1930), Praxis und Theorie der Individualpsychologie, Frankfurt a. M.: Fischer 1974.

Andersen, H. Ch. (1989), Gesammelte Märchen, 2 Bde., Manesse Bibliothek der Weltliteratur. Zürich: Manesse.

Balint, M. (1970), Therapeutische Aspekte der Regression. Stuttgart: DTV.

Balint, M. (o. J.), Angstlust und Regression. Stuttgart: DTV

Ciompi, L. (1992), Affektlogik. Stuttgart: Klett-Cotta.

Ekstein, R. (1973), Grenzfallkinder. Klinische Studien über die psychoanalytische Behandlung schwerst gestörter Kinder. München Basel: Ernst Reinhardt.

Haerlin, P. (1976), Recht und Anerkennung. Philosophische Untersuchungen zum psychoanalytischen Prozeß. Stuttgart: Klett.

Hermann, J. L., Hirschmann, L. (1977), Father-daughter-incest, J. Women Cult 2: 735 ff.

Hirsch, M. (1987), Realer Inzest. Psychodynamik des sexuellen Mißbrauchs in der Familie. Berlin – Heidelberg: Springer.

Marcuse, H. (1968), Psychoanalyse und Politik. Frankfurt a. M.: Suhrkamp.

Matussek, P. (1991), Vom Anspruch zur Wirklichkeit in der Psychosenpsychotherapie. Prax. d. Psychother. Psychosom. 36: 207 ff.

Matussek, P. (1990), Beiträge zur Psychodynamik endogener Psychosen. Berlin – Heidelberg: Springer.

Mentzos, S. (1992), Psychodynamische Modelle in der Psychiatrie. Göttingen: Vandenhoeck & Ruprecht.

Shengold, L. (1979), Child abuse and deprivation. J. Am. Psychoanal. Assoc. 27: 533 ff.

Thomä, H., Kächele, H. (1985), Lehrbuch der psychoanalytischen Therapie, 2 Bde. Berlin – Heidelberg: Springer.

Zetzel, E. R. (1956), Current concepts of transference. Int. J. Psychoanal. 37: 369 ff.

Korrespondenz: Dr. phil. Margit Türtscher-Drexel, Frühlingstraße 8, A-6850 Dornbirn.

Das katathyme Bilderleben
(die katathym-imaginative Psychotherapie)

Kurze Darstellung der Theorie und Praxis.
Indikationen insbesondere im Bereich der Frühstörungen

Otto Lang

Zusammenfassung. Es wird zunächst anhand der Phänomenologie des Geschehens in der K. I. P. (Katathym-imaginativen Psychotherapie) dargestellt, daß sich Psychoanalyse sowie moderne Selbstpsychologie zwar ausgezeichnet zum Verständnis der in der Therapie (Bilder und Gespräche) zum Vorschein kommenden Psychodynamik eignen, daß das eigentliche therapeutische Agens aber das Symbol und sein Wandel ist. Das Auftreten des Symbols kann ebenso wie sein (in gewissen Grenzen möglicher) Wandel vom Therapeuten beeinflußt werden samt den korrelierten Verdrängungen der Affektkonstellationen, so daß der früher gebrauchte Name „Symboldrama" (zugleich Affektdrama) angemessen wäre. Die eigentliche therapeutische Arbeit findet aktuell am Symbol und seinen Änderungen statt, die Übertragung spielt angesichts der „Projektion auf dem Bildschirm" eine nachgeordnete Rolle, verbleibt für lange Zeit auf der Ebene der „anaklitischen Übertragung" (Leuner), der „primären Liebe" (Balint) bzw. der „holding function" (Winnicott). Der Therapeut begleitet ähnlich dem „unaufdringlichen Analytiker", kann aber durch Focussieren einzelner Details und Verläufe Veränderungen bewirken: In der Spannung der reinen Empathie und dem geplanten, dem jeweilligen aktuellen Entwicklungsstadium des Patienten sorgfältig angepaßten Manipulieren ereignet sich der therapeutische Prozeß – in der Regression.

Von diesen Überlegungen ausgehend wird die ausgezeichnete Eignung der K. I. P. für Frühstörungen, insb. auch Borderline-Patienten (mit Modifikationen) diskutiert. Diese Indikation konnte sich erst im Laufe der Erfahrung von einigen Jahrzehnten durchsetzen, am Anfang überwog die (begründete) Vorsicht angesichts einer so wirksamen „invasiven" Technik.

Die K. I. P. (KB) ist ein auf tiefenpsychologischen, aber auch allgemein-anthropologischen Grundlagen beruhendes Verfahren der Psychotherapie. Wegen der zentralen Rolle der Symbole wurde es auch (in Schweden noch jetzt) „Symboldrama" genannt, englisch „Guided Affective Imagery".

Sehen wir uns einmal ganz vordergründig an, was in der katathym-imaginativen Psychotherapie (K. I. P.) geschieht:

Zunächst eine Instruktion: „Bitte stellen Sie sich ein(en) ... vor!" – keinesfalls etwa: „Vor Ihrem inneren Auge entwickelt sich ein Bild, und zwar ..." wie in der Oberstufe des AT, wobei auch manche gut trainierte Patienten anfangs überfordert sind. Beim KB ist dies durch die Aufforderung

zum mehr willentlichen Vorstellen und die Vorgabe eines konkreten Bildes
nicht der Fall; ganz selten haben stark leistungsorientierte oder depressiv-
erwartungsängstliche Patienten dennoch Schwierigkeiten, die dann aber
durch die Aufforderung, im normalen Gespräch (und mit offenen Augen)
eine reale Erinnerung zu erzählen, umgangen werden können. Die Einengung auf eine Vorstellung (Mono-Ideismus) führt schon zu einem entfernt hypnoidähnlichen Zustand, und dieser wieder fördert die Anschaulichkeit der zunächst recht abstrakten und blassen Vorstellung – und so fort
in einem Kreisprozeß, so daß auch Patienten mit technischen Problemen
am Schluß der ersten Sitzung meist schon ein typisches katathymes Bild erleben (Anschaulichkeit, Plastizität, Farbigkeit und insb. die Tendenz, sich
von selber unwillentlich zu verändern). Im Unterschied zu anderen Imagi-
nationsmethoden kommen Versager kaum vor. Trotz der skizzierten zuverlässigen Technik sollte sich der Therapeut aber anfängliche Versager-
tendenzen als Hinweis auf starke Widerstände und zu erwartende schwere
Konflikte merken.

Im Routinefall wird aber ein kleines Entspannungsritual vorweg durchgeführt, heterosuggestiv oder besser (wegen der Betonung der Eigeninitia-
tive) nach der progressiven Relaxation nach Jacobson. Der Zweck liegt im
Erreichen eines leichten Hypnoids (das durch die geschilderten Kreis-
prozesse ohnehin in Kürze zu erreichen wäre), mehr aber noch ebenso wie
das AT-artige Zurücknehmen zum Schluß im ritualartigen Abgrenzen des
Ausnahme-Bewußtseins von der alltäglichen Bewußtseinslage – eine vor allem bei Frühstörungen mit Steuerungs- und Abwehrschwäche des Ich wichtige Maßnahme.

Anschließend wird meist der Blumentest durchgeführt: Die Vorstellung
einer Blume (samt Betasten, Beriechen) ist eine erstaunlich aufschlußrei-
che Projektion der Persönlichkeit – aber eben deshalb bei Patienten kontraindiziert, bei denen nach Anamnese, Symptomatik usw. schon der Verdacht auf eine Frühstörung vorliegt: Entsprechend ihrem erstaunlichen
spontanen Symbolverständnis geht oft die Schutzwirkung des Symbols verloren, und es findet schon zu Beginn der Therapie eine sehr ungünstige
plötzliche Konfrontation mit der eigenen Persönlichkeit und ihren De-
fekten statt. In solchen Fällen ist es besser, gleich mit dem 1. Standardmotiv
„Wiese" zu beginnen. Hier herrscht eine breitere Projektionsmöglichkeit
(Aufforderungscharakter: gegenwärtige Situation) und außerdem auch die
Möglichkeit, die Aufmerksamkeit des Patienten bevorzugt auf positive Bild-
elemente zu lenken (fokussieren). (Dies empfiehlt sich zu Beginn der Behandlung auch für Patienten mit Neurosen auf höherer Fixierungsebene!)

Weitere Standardmotive:

2. Bach, Quelle – auch bachabwärts: Fluß, Meer.
3. Berg.
4. Haus.
5. Waldrand.

An den Standardmotiven ist viel Kritik geübt worden – unsinnige. Denn
das feste Motiv dient nicht nur als am Anfang wichtiger Kristallisationskern
der Vorstellung (s. o.), sondern gerade die Standardisierung schafft – ganz

ähnlich dem standardisierten Testmaterial bei projektiven Tests (Rorschach, TAT) – ideale Vergleichsmöglichkeiten. Vor allem der Anfänger in der KB-Therapie ist sehr froh über die Möglichkeit, auffallende Abweichungen vom Durchschnittsbild oder auch vom Bild einer typischen Untergruppe (Depressive, Hysterische usw.) rasch in den Blick und ins diagnostische Bewußtsein zu heben. Die weitere Behandlungsführung baut weitgehend auf den hier gewonnenen Einsichten auf – Einsichten, die aber nicht nur das Bewußte (und auch Unbewußte) des Therapeuten erhält, sondern auch das Unbewußte des Patienten! Er „erzählt" sich in symbolischer Einkleidung wichtige Dinge – nur noch im Schutz des Symbols – und auch in der Vielschichtigkeit des Symbols! So ist der Berg bevorzugt ein Vater-Symbol, aber auch allgemein ein männlich-phallisches, sowie in seiner Höhe ein Symbol der Leistungserwartung (Ich-Ideal) des Patienten. Der Bach zeigt die fließende (oder gestaute) Dynamik des Lebens, die Quelle aber hat fast immer mit der Mutter zu tun. Das Haus kann von Reminiszenzen an das Elternhaus bestimmt sein (Auftreten von Erinnerungen und spontanen Altersregressionen), ist vor allem aber auch ein aussagekräftiges Symbol der Persönlichkeit des Patienten. Bei den Motiven, auch schon der Grundstufe, haben ganz unscheinbare Differenzierungen große diagnostische und – für den Patienten – kathartische Bedeutung: durch konsequentes Betrachten oder aber auch (Grundstufentechnik!) durch ein sinnvolles Verändern, Agieren, „Operation" am Symbol (bekanntes Beispiel: Füttern des Löwen oder sonst eines wilden Tieres) werden gelegentlich dramatische, meist aber subtile („Mikrokatharsis", Leuner 1987, S. 344) Veränderungen in der Affektlage und in der ganzen Psychodynamik des Patienten erreicht: Vorher in der Abwehr gebundene Energien werden frei, das Befinden bessert sich, die Motivation zur Therapie (auch für spätere anstrengendere Phasen!) steigt. Und das alles mit den ausgesprochen „langweiligen" Grundstufenmotiven, die höchst selten einen dramatischen oder stärker ängstigenden Verlauf nehmen und daher (auch für den Frühgestörten) keine Gefahr, aber auch kein Anlaß zur Verstärkung des Widerstandes sind! R. Dessoille, der das Verdienst hatte, die dialogische Situation in die Imagination einzuführen, macht den Fehler, den Patienten zu früh mit machtvollen Symbolen zu konfrontieren (z. B. Aufstieg – Abstieg, Schwert – Vase, Hexe – Hexenmeister [Dessoille 1945, 1961]).

Das Resultat kann eine Überschwemmung mit Affekten sein, häufiger wird es eine Verhärtung der Widerstände sein, durch die sogar eine inflatorische „Entwertung" der Symbole eintreten kann: Hat der Patient gelernt, sich gegen machtvolle Symbole zur Wehr zu setzen, so sagen ihm „banale" erst recht nichts mehr. Die technische „Anfahrtsrampe" der Leunerschen Grundstufenmotive ist also nicht nur ein formaler Einübungsvorgang in Imagination anhand leicht vorstellbarer Alltagsmotive, sondern auch eine weitgehend angstfreie und relativ widerstandsarme Sensibilisierung in (zunächst und auf längere Sicht unbewußtem!) Symbolverständnis! Die Aufzählung der Mittel- und Oberstufenmotive ist aus Raumgründen verzichtbar, es sei hier nur die Möglichkeit der Einstellung des Nachttraumes erwähnt: Also einen durch Erwachen abgebrochenen Nachttraum als Tagtraum fertigträumen oder einen Nachttraum mit unbefriedigendem Verlauf in einer anderen Variante als Tagtraum zu versuchen; ebenso können (abgesehen von den erwünschten spontanen Altersregressionen) auch Erinnerungen, ob aus einem Bild oder aus dem Gespräch stammend, eingestellt und auf der Bildebene bearbeitet werden, was fast immer unter großer affektiver Beteiligung (also kathartisch) vor sich geht.

Nach der Darstellung des Phänomens „KB" nun noch historische Daten, soweit sie für unser Thema von Bedeutung sind.

H. Leuner betrieb seit 1948 systematische Vorstudien, die ursprünglich der experimentellen, wiederholbaren (naturwissenschaftlich-exakten) Darstellung der Traummechanismen (insb. Verdichtung, Verschiebung) dienen sollten (daher ursprünglich EKB = experimentelles katathymes Bilderleben), es erwies sich als überraschend stark therapeutisch wirksam (Leuner 1955).

Im Unterschied zur bahnbrechenden imaginativ-symbolischen Methode der Aktiven Imagination von C. G. Jung ist jedoch der Therapeut in die Genese der Imagination mit einbezogen, und er übt dadurch nicht nur eine angstmindernde Funktion (der Patient getraut sich leichter, „aktiv" ins Bild hineinzugehen und im Bild zu agieren, statt alles nur filmartig ablaufen zu lassen!), sondern überhaupt eine behutsam anregende und steuernde Funktion, die eine große Chance der KIP darstellt, manchmal allerdings auch rein analytisch ausgerichteten Therapeuten Angst machen kann (= im Primärprozeß oder jedenfalls bei seinen unmittelbaren Abkömmlingen, den Bildsymbolen, selber aktiv „mitzumischen"). Die Chance der KIP aber besteht darin, nicht nur wie bei der Nachttraum-Analyse die Inhalte verstehen und verarbeiten zu können, sondern sie auch in statu nascendi in gewissem Grade beeinflussen zu können, was wegen der starken affektiven Rückwirkung des Symbols auf den Affekt (insb. im regressiven hypnoiden Zustand) von großer therapeutischer Bedeutung ist.

Im systematischen Überblick:

1. Das Symbol ist einerseits *Ausdruck* von seelischem Geschehen und oft von vornherein von großer Differenziertheit und Vielschichtigkeit, die in den Nachgesprächen erst allmählich bewußt wird, wobei die Deutung durch den Therapeuten prinzipiell Nachrang und diese wiederum Nachrang gegenüber einem primären, im Bildhaften und Symbolischen verbleibenden Umgang mit den Symbolen hat. (Analytiker: „Was fällt Ihnen dazu ein?" – KB-Therapeut: „Lassen wir das Bild einstweilen einmal so stehen!")

2. Das Symbol als projizierter psychischer Inhalt kann aber auch selber wieder als selbständiges Phänomen angeschaut und von Patient und Therapeut in gewissem Ausmaß verändert werden, bevor es in der Betrachtung wieder introjiziert wird! „In gewissem Ausmaß" – d. h., daß dem bewußten Willen des Patienten und der Suggestivkraft des Therapeuten Grenzen gesetzt sind.

Zur Veranschaulichung ein Beispiel aus einer eigenen Supervisionsgruppe: Ein unerfahrener Therapeut hatte einem stark zwanghaften Patienten das Motiv „Autostopp" gegeben (auf einer Straße solle ein Auto, ev. ein Kutsche, halten und den Patienten mitnehmen); im konkreten Bild geschah dies nicht, vielmehr fuhren alle Autos vorbei (Kontaktproblematik!) und bespritzten den Patienten auch noch mit schmutzigem Regenwasser (anales Motiv), was ihn wütend machte (narzißtische Regression). Als der Patient an einem Bundeswehrdepot vorbeikam, machte der Therapeut den Vorschlag, einen Panzer zu stehlen und damit auf der Straße weiterzufahren, was dieser zunächst auch tatsächlich durchführte; nach kurzer Zeit wachte er unter heftiger Angst aus dem Hypnoid auf, was eine lange Krise in der Therapie einleitete. Was war geschehen? Der Therapeut hatte in guter, aber unreflektierter Empathie „ins Schwarze getroffen": die Wut des Patienten hatte durch das Angebot des Panzers eine struktur-adäquate Gelegenheit zum Ausleben gefunden: einen intensiven Analsadismus („alles niederwalzen, zerquetschen . . ."). Diese Versuchung aber weckte augenblicklich massive Ich- und Über-Ich-Abwehren: Der Konflikt steigerte sich zur Panik. Der Therapeut hatte in seiner unkritischen „Empathie aus dem Seelenbauch" die alte analytische, prinzipiell auch für das KB geltende Regel übersehen, daß die Abwehr unbedingt vor den Triebinhalten und ihrer Freisetzung im KB bearbeitet werden muß. Das KB ist eine sehr wirksame, auch die intellektualisierende und Charakterwiderstände durch die Bildsymbole relativ rasch unterwandernde Methode, erfordert daher eine gute Schulung in der Interventionstechnik, vor allem aber ein sehr gutes allgemeines psychodynamisches Verständnis. Die behutsame Beeinflussung des Patienten hat ihre Grenzen in dem für ihn – nach seinem jeweiligen aktuellen Gleichgewicht zwischen Impuls und Abwehr – Möglichen. Es empfiehlt sich also das Prinzip der kleinen Schritte, in denen die Abwehren verbal, d. h. meistens gleich im Nachgespräch, oder aber im nächsten Bild bearbeitet werden. Diese Bearbeitung im Bild erfolgt durch immer besser und differenzierter wahrgenommene Bildqualitäten (auch außervisuelle: „be-greifen" von Objekten) und durch konsequentes Voranschreiten insb. bei den Landschaftsmotiven der Grundstufe („das innere Panorama" – Leuner 1989).

Das Prinzip der kleinen Schritte ebenso wie etwa die Möglichkeit, die Angst-Intensität durch vorgestellte Variationen der Entfernung zum angstmachenden Objekt dosieren zu können, sind übende verhaltenstherapeutische Techniken, jedoch mit dem bedeutsamen Unterschied, daß sich das Üben nicht auf ein reales Verhalten, sondern auf Symbole bezieht. Manchmal verwischen sich die Grenzen, so insb. bei der Desensibilisierung in der Vorstellung – auf der Couch: Die bekannte, aber eigentlich im VT-System nicht erklärbare Tatsache, daß diese Technik eher bessere Resultate als die Desensibilisierung „in vivo" liefert, könnte darin eine Erklärung finden, daß die Verhaltenstherapeuten bei der Arbeit am entspannten, also in einem leichten Hypnoid und in der Regression befindlichen Patienten, ohne es zu wissen, mit Symbolen arbeiten (z. B. bei einer Brückenphobie mit der Vorstellung, d. h. dem Symbol „Brücke", und damit wird sicherlich nicht nur die Angst vor der realen Brücke „verlernt", sondern es werden auch alle symbolhaften „Verweisungen", die im Überschreiten einer Brücke enthalten sind, implizit bearbeitet: von der elementaren sexuellen Symbolik (Phallus) über allgemeine Kontaktsymbolik bis hin zu initiatorischen Bedeutungen des

Brücken-Überschreitens (rîtes des passage). Diese – bewußt nicht gewollte – Bedeutsamkeit von Symbolen in der Verhaltenstherapie wird von dieser aber, soweit ich sehe, nicht reflektiert und auch innerhalb des KB noch nicht genügend betont. Denn es ist zwar die Psychodynamik im KB nach dem Begriffssystem der Psychoanalyse verstehbar, das *eigentliche Movens der Therapie* aber *ist das Symbol* und seine *Veränderbarkeit*, wobei die Nähe des Bildsymbols zum Primärprozeß die leichte Verschiebbarkeit der Besetzungen bedingt, so daß das Symbol sich ausgezeichnet zum Ausdruck des gegenwärtigen emotionalen Zustandes, ebenso wie – infolge der prompten Rückwirkung jeder (auch der kleinsten!) Symboländerung auf die Affekt- und Triebsituation[1]) – das Symbol hervorragend geeignet ist, eigenen Entwicklungsbedürfnissen des Patienten wie der (bewußten und unbewußt-empathischen) Beeinflussung durch den Therapeuten zu dienen. – Ich glaube, es ist einigermaßen gelungen, sowohl den *projektiven* wie den *re-introjektiven* Teil der Symboländerung begreiflich zu machen als auch die Tatsache, daß das Symbol im projizierten Zustand, als Bild, einer Beeinflussung, wenn auch in Grenzen, zugänglich ist. Die notwendige Vertrauensgrundlage für das Sich-beeinflussen-Lassen schafft eine sog. „anaklitische Übertragung", d. h. eine „primäre Objektbeziehung im Schoße der Beziehung zu zweit" (Leuner 1987, S. 267), ähnlich der „holding function" nach Winnicott oder der „primären Liebe" nach Balint. Dem entspricht dann eine „diatrophische" nährend-mütterliche Gegenübertragung des Therapeuten. (Dies erklärt im übrigen auch, warum depressiv strukturierte Therapeuten mit dem KB besonders gut und erfolgreich arbeiten können.) Das Schicksal dieser anaklitischen Übertragung ist nun ein unterschiedliches: Sie mischt sich allmählich mit anderen Übertragungsanteilen, welche der Therapeut (anhand der Symbole wie der Verhaltenssignale) „mitlesen", aber *nicht* deuten soll. Durch die Deutung würde die überwiegende „Projektionsneurose" (Leuner 1987, S. 267, 414, 417) des KB zu einer „normalen" Übertragungsneurose im analytischen Sinne werden, welche den Projektionsdruck in die Übertragung zieht und dann unbedingt auch im KB eine gründliche Übertragungsanalyse erfordert. Ansonsten aber gilt die alte Regel Freuds: „Man warte mit dieser heikelsten aller Prozeduren, bis die Übertragung zum Widerstande geworden ist" (Freud, GW Bd. VIII, S. 473), was im KB fast immer eher spät, manchmal gar nicht der Fall ist. In letzterem Fall steht es dem Therapeuten frei, in der Schlußphase der Therapie doch noch eine Übertragungsneurose zu provozieren (ist selten nötig, weil der gesunde Entwicklungsdruck des Patienten die anale oder ödipale Auseinandersetzung fordert), eine Übertragungsneurose durch Forcieren der haltenden, begleitenden, nährenden Aspekte in der Therapie zu verzögern oder überhaupt zu verhindern; letzteres empfiehlt sich unbedingt in der Psychosentherapie, weil das „gute Objekt" zur Integration der fragmentierten Selbst-Anteile sowie schließlich zur zuverlässigen Differenzierung vom primären Objekt notwendig ist.

---

[1] Andererseits wirkt hier wiederum die veränderte Affektlage auf das Bild zurück, das sich spontan in die Details wie insb. Wetter oder Jahreszeit verändert („synchrone Wandlung", Leuner 1987, S. 359).

Bei Borderline-Patienten haben wir prinzipiell immer mit einer „vorzei-
tige(n) Aktivierung von sehr frühen, konfliktbeladenen Objektbeziehungen in der Übertragung" zu rechnen (Kernberg 1992, S. 166). Die Chance
des KB-Therapeuten ist es, durch starke Betonung der holding function
(Winnicott) diese Entwicklung zu vermeiden! Er wird schon eine sehr em-
pathisch-anteilnehmende Aufnahme der biographischen Anamnese und
der Symptome durchführen, also weder die von Kernberg zu diagnostischen Zwecken für nötig gehaltenen Konfrontationen noch die bei klassischen Neurosen natürlich indizierte szenenfördernde biographische
Anamnese im Sinne von Argelander (Argelander 1970) – beides würde die
vorzeitige Aktivierung der sehr frühen konfliktbeladenen Objektbeziehungen in der Übertragung prompt herbeiführen. Und der KB-Therapeut wird
nicht in einer längeren Phase einer analytischen Psychotherapie Gefahr
laufen, daß diese frühe Aktivierung der negativen Übertragung eintritt,
sondern er wird nach einer *kurzen*, aber betont „nährenden" verbalen Phase das KB (primäres Motiv hier: Wiese) einführen und Gelegenheit zu
anaklitischer Übertragung und möglichst (unterstützt von gezieltem Fokussieren) auch zu positiven narzißtischen Bildern geben. – Schon in der
(eher kurzen!) verbalen Vorstufe des KB spiegelt der Therapeut dem Patienten zwar auch sein Leid und seine Klagen wider, betont deren Berechtigung, aber er läßt erkennen (oder sagt es auch explizit), daß er an einen
starken, autonomen Kern im Patienten glaube und an seine Entwicklungs-
möglichkeit. Wenn auch noch so spärliche positive Kindheitserinnerungen
(eine nette Tante u. dgl.) werden aufgegriffen und lebendig gemacht,
Nachtträume werden aufgegriffen, wenn eine anagogische (Jung) oder
eine allgemein Ich-integrative Deutung möglich ist, und das ist wegen der
Vielschichtigkeit der Symbole oft möglich, auch bei belastenden Träumen.
Ich möchte die These vertreten, daß das oben skizzierte Therapeutenverhalten (neben anderen, „mitgebrachten" Faktoren wie insb. dem Grad der
frühkindlichen Deprivation und der Schwere der frühen Konflikte, aber
auch den Faktor „erfolglose Vorbehandlung") ein entscheidender Faktor
ist, ob sich ein Borderline-Patient zu einem „Kohut-Patienten" oder einem
„Kernberg-Patienten" entwickelt – vgl. die treffende Unterscheidung von
Mertens (1991, S. 118). Je nach Verlauf der Therapie kann eine frühe Deutung der negativen Übertragung absolut notwendig oder aber nicht dring-
lich, oft sogar schädlich sein (bei „Kohut-Patienten"). Dies ist der Fall bei
gut laufenden Therapien, in denen der Patient nicht nur den Therapeuten
als gute Eltern-Imago gebraucht, sondern auch aus einem gut funktionierenden Bildgeschehen Nutzen für die Integration von abgespaltenen
Selbst- und Objektanteilen ziehen kann. Und zwar kann auf der Bildebene
sowohl das ganz frühe Defizit an narzißtischer Zufuhr weitgehend ausgeglichen werden (dazu gleich mehr) als auch konflikthaftes Material unter
dem Schutz des Therapeuten notfalls in dramatischer Weise bearbeitet werden: So wird z. B. berichtet von einem Patienten, der sich durch 5 (!) Sitzungen in einer langen dunklen Röhre weiterquälte, bis diese sich nach
langer Zeit erweiterte zu dunklen Hallen mit verschlossenen Türen, bis er
schließlich in eine halbverfallene Mauer ein Loch schlagen konnte, um

sich dann im Freien in einer oral lustvollen Szene nach Art von Breughels „Bauernhochzeit" wiederzufinden; in der nächsten Stunde berichtete er von erstmaliger Freude an sozialen Kontakten ohne das übliche Gefühl des Isoliertseins (Krippner, Jollet, Krägeloh 1990, S. 4), übrigens sicherlich ein drastischer Geburtstraum. Oder es wird immer wieder einmal berichtet von einer Zuspitzung der Konflikte bis zur Tötung von Eltern-Imagines, welche Leuner ausdrücklich als kontraindiziert bezeichnet hat (Leuner 1987, S. 315), nicht ohne allerdings von einem positiv verlaufenden eigenen Fall zu berichten (Leuner 1987, S. 316). Es kam ihm offenbar nur darauf an, die Experimentierlust unerfahrener oder mit nicht durchgearbeiteten eigenen Problemen belasteter Therapeuten auszuschalten. Manchmal läuft ein so gravierender Vorgang allerdings so rasch ab, daß er vom Therapeuten nicht mehr gehemmt werden kann. Beispiel: Eine Patientin sieht hinter der Hecke eines Schloßparks eine alte hexenhafte Frau herantreten; die Therapeutin fordert sie lege artis zum Beschreiben und Betrachten der Details auf, aber die Patientin: „Ich hab' sie schon erschossen." Nach der Sitzung zunächst depressive Stimmung der Patientin, da ihr klar war, daß sie ihre Mutter getötet hatte; die Intervention der Therapeutin: „Welchen Anteil der Mutter haben Sie denn getötet?" wirkte ausgesprochen befreiend: Zahlreiche spontane Einfälle zur „bösen", aber auch zur „guten Mutter" bearbeiteten in wirksamer Weise die Spaltung (die aber ihrerseits die Voraussetzung zur Tötungsszene gewesen war!).

Günstiger ist es, wenn die kritische Tötungsszene gründlich vorbereitet werden kann (z. B. Erinnerungen an böse, kränkende Szenen mit der bisher idealisierten Mutter und die Erkenntnis, daß „gut" und „böse" in der Mutter selber in dauerndem Kampf lagen). Günstiger auch, wenn sich für die Symbolisierung ein der Menschengestalt ferner stehendes Symbol findet, z. B. eine große Vase, die zertrümmert wird (Sacher pers. Mitt. 1990), wobei aber wichtig die anschließende Frage der Therapeutin war: „Und was machen Sie jetzt mit den Scherben?" – die Patientin baute ein Dorf (positives soziales Miteinander); oder wenn als Muttersymbol eine sehr bedrohliche Katze auftritt, die in zweifachem Anlauf (Widerstände!) getötet werden muß, worauf die Stimme der Mutter sagt: „Ich danke dir, du hast mich erlöst!" Diese, wegen ihrer Psychodynamik und z. T. sehr archaischen Symbolik und wegen der im Symbol gut möglichen Durcharbeitung der Spaltung hochinteressante Katzengeschichte kann ich aus Platzgründen hier nicht erzählen, sondern muß auf die Publikation verweisen (Lang 1982; in: Leuner und Lang 1982, S. 133–151). Im übrigen ist bemerkenswert, daß 1980, als ich diesen ersten geglückten Fall einer Boderline-Therapie mit dem KB auf dem 2. KB-Kongreß in Salzburg vorstellte, ich ihn im Titel „tarnen" mußte („schwere narzißtische Störung") und die Borderline-Diagnose lediglich im Text diskutierte: Eine KB-Borderline-Therapie galt damals als streng kontraindiziert, als Tabubruch! In den sechziger und auch noch siebziger Jahren beschränkte sich die Indikation für KB auf die klassischen Neurosen, ausgenommen aber die Zwangsneurosen (symptombildende Neurosen), die sich erst durch die bahnbrechenden Arbeiten von H. Salvisberg als prinzipiell therapierbar herausgestellt haben (Salvisberg 1982, in: Leuner und Lang 1982, S. 94–111); Schwerpunkte der Indikation waren noch Kurztherapien (ev. auch nur zur Symptomheilung) u. Kriseninterventionen einerseits, intellektualisierende Neurosen (insb. Zwangscharaktere) andererseits, ferner Patienten mit unterdurchschnittlicher Intelligenz, bei denen die Fähigkeit, Emotionen zu verbalisieren, voraussichtlich für eine klassische Analyse nicht hinlänglich war. Vergleichen wir den aktuellen Stand der Kontraindikationen: „floride Psychosen, präpsychotische Zustände, – IQ < 85, hirnorganische Defekte mit Beeinträchtigung der intellektuellen Leistungsfähigkeit" (Methodendarstellung 1992²); hier sehen wir das wesentlich erweiterte Anwendungsspektrum des KB.

Natürlich gingen diese Veränderungen teils aufgrund breiten empirischen Materials, das seit 1980 zunehmend anwuchs, vor sich, teils aber auch in Form einer ernsten wissenschaftlichen Diskussion, insb. mit U. Sachsse (Sachsse 1990, S. 8–9, *für* eine Indikation des KB bei Frühstörungen [mit Kasuistik] insb. auch Bartl 1989, 1993 und S. Roßmanith 1989).

Als ernstzunehmende Einwände erwiesen sich:

a) Gefahr der Überflutung eines schwachen Ich durch archaische Bilder. Kautele: relativ selten im Behandlungsverlauf bildern lassen, keinesfalls routinemäßig jedes Mal, wie dies bei leichten Neurosen möglich ist. Je tiefer die Beunruhigung durch die Bilder, desto mehr Zeit zur Verarbeitung im Gespräch muß dem Patienten gegönnt werden: Es ergeben sich so 3–6, ja bis zu 10 Gesprächsstunden zwischen den einzelnen Bildern. Seltene obsedierende Bilder können meist in einer kurzfristig eingeschobenen Sitzung hinlänglich bearbeitet werden, um sie zum Verschwinden zu bringen. Extrem selten ist eine stationäre Behandlung nötig, die aber auch nur in einer zwei- bis dreitägigen Angstsedierung (Block mit Neuroleptika) zu bestehen braucht; Prozeßschizophrenien entwickeln sich nie.

b) Immer tieferes in der Problematik Versinken und auch längerfristig klinische Verschlechterung: Konsequenz müßte dann eine Beendigung des Bilderns in der Therapie bedeuten. (Kreative Therapeuten mit positiv bleibender Gegenübertragung können allerdings oft noch einen Umschwung erzielen.)

c) Besonders tückisch sind Nebenwirkungen gerade bei sehr gut laufenden Therapien mit KB. Die dabei auftretende Idealisierung des Therapeuten ist bekanntlich an sich schon ein wichtiger therapeutischer Faktor (Kohut), ist aber für eine gute Bildproduktion besonders wichtig. Nur kann es in solchen Fällen vorkommen, daß die Idealisierung die Spaltung vertieft und dadurch auch die Projektionen der bösen Selbst-Objekte massiver und bedrohlicher werden. Hier ist die sorgfältige Aufmerksamkeit des Therapeuten gefordert: Wenn in der ohnehin den größten Raum einnehmenden verbalen Therapie, die ja zugleich vor allem eine Realitätstherapie ist, sich stärkere paranoide Motive finden („die Leute in meinem Haus werden immer boshafter!" u. dgl.), dann muß die Idealisierung durch Ansprechen negativer Übertragungsanteile gestoppt werden – unter Inkaufnahme von Nachteilen für die Bildproduktion. Ich meine aber, daß man diese Maßnahme auf wirklich sozial bedrohliche paranoide Entwicklungstendenzen beschränken kann. Die erhöhte Belastung eines Ehepartners, der dann in gesteigertem Maße als „böses Objekt" figuriert, muß wohl in Kauf genommen und durch eine begleitende stützende Therapie desselben abgefangen werden, wie sich das ja oft auch bei langen Analysen von nicht so frühen Störungen als notwendig erweist.

d) Es kann versucht werden, im Bild selber die Spaltung zu bearbeiten, indem man bei den „schönen" Bildern auf „schlechte" Details und umgekehrt hinweist: Die Ambivalenztoleranz des Patienten wird dabei geübt bzw. die Mischung von Libido und Aggression gefördert.

e) Am günstigsten aber ist es, wenn es durch geschickte Gestaltung des Vorgesprächs (Konstellieren des jeweils anstehenden Themas, Anknüpfen an die letzte Stunde durch Betrachten der vom Patienten mitgebrachten bildlichen Darstellungen) gelingt, eine Art „Roman in Fortsetzungen" zu etablieren, in welchem der Patient gestuft immer tiefere Regressionen und immer schwierigere Probleme zuläßt. Neben dem „Durchleben und Durchleiden" (Leuner 1987, S. 148, 206) und späterem Betrauern seiner Lebensgeschichte ist es aber wichtig, die in Regression und Bildsymboldenken sehr gesteigerte Mobilität der Besetzungsenergien (= Geschehen in unmittelbarer Nähe des Primärprozesses!) auch zur Korrektur emotionaler Erfahrungen im Bild zu nutzen, so z. B. im Falle eines günstigen Verlaufes die Ersetzung von hilfloser Wut durch gezielte und dosierte Aggression. Bei all diesen sehr nützlichen Möglichkeiten zu tiefreichenden Erlebnisveränderungen durch geeignete Bilder darf natürlich nicht vergessen werden, daß letzten Endes nicht die technische Kunstfertigkeit des Therapeuten bei der Gestaltung einzelner Schlüsselszenen entscheidend ist (vgl. das über die Grenzen der Manipulation Gesagte!), sondern die Bearbeitung der narzißtischen Matrix (Kernberg 1981, S. 70, 100) und die Grundhaltung des Therapeuten, die begleitend, akzeptierend, widerspiegelnd sein sollte. Es können im Laufe der Therapie beim Therapeuten aber auch deutliche Faszinationserlebnisse auftreten, etwa bei Fortschritten des Patienten oder einer besonders interessanten Symbolproduktion. Dies ist ein sehr wertvoller Faktor, von dem der Patient (nonverbal) Kenntnis nehmen darf und soll, ist dies doch ein Äquivalent des frühen „Glanzes im Auge der Mutter" und für die narzißtische Integration des Patienten besonders wertvoll.

Wir erwähnten bereits die Befriedigung archaischer Bedürfnisse und die sog. positiven narzißtischen Bilder (Leuner 1987, S. 159, 266, 269). Die Geschichte des Phänomens und der Versuche seiner Konzeptualisierung ist hochinteressant: Schon früh fiel auf, daß bei den Therapien nicht nur konflikthafte und stimmungsmäßig eher neutrale Bilder auftraten, sondern auch solche mit höchst angenehmem Inhalt: glückliches Ansehen einer schönen Landschaft, wohlige Körpergefühle durch Schwimmen, ev. Fliegen oder Schweben. Während nun alle Mitarbeiter Leuners diese Phänomene als hartnäckigen Widerstand beklagten, wies Leuner darauf hin, daß sich die Patienten nicht nur subjektiv sehr wohl fühlten, sondern sich auch ihr klinischer Befund objektiv besserte. So etwa ein eindrucksvoller Fall von Depression, vegetativen Herzbeschwerden und vermuteter Thyreotoxikose: Die 30jährige Patientin war zu keinem anderen Motiv zu bewegen als zum Schwimmen im Meer, ihr Befinden besserte sich rasch, nach acht Tagen (u. 6 KB-Sitzungen) kann sie entlassen werden. Bezüglich des Wirkungsmechanismus diskutiert Leuner zwar auch hypnotisch induzierte „Gefäßgymnastik" nach Art einer Kaltwasserkur, aber er sieht als entscheidend die primärnarzißtische Bedürfnisbefriedigung (Fruchtwasser!) (Leuner 1987, S. 269). Ähnlich steht es mit den Gefühlen des Schwebens und Fliegens (wir sehen heute in Flugträumen das narzißtische Motiv als viel wichtiger an als das sexuelle!), oft auch selbstvergessenes glückliches Spiel (insb. Purzelbäume – wobei diese in Tagträumen auch bei Kobolden als Stellvertreter des Ich gemacht werden können). Und ebenso alle Landschaftsbilder, insb. z. B. Blumenwiesen, die als beglückendes Verschmelzungserlebnis empfunden werden. Leuner beharrte aufgrund der allgemein günstigen Erfahrungen auf einer positiven Bewertung, benannte das Phänomen einstweilen „orale Subventionierung" (Leuner 1987, S. 271), konnte es aber erst nach der Rezeption der amerikanischen Narzißmuslehren (insb. Kohut) korrekt einordnen als Befriedigung eines sehr frühen, symbiotischen, narzißtischen Bedürfnisses, gewissermaßen ein „Auftanken", ein Kraftschöpfen für die schwierige Realität oder auch für den konfliktbearbeitenden Teil der Therapie. Häufig stellt sich in Therapien von selber ein gewisser Rhythmus ein, dergestalt, daß nach einigen Stunden Konfliktbearbeitung das Ich sich wieder Kraft holt durch ein „positives" narzißtisches Bild, das sich von selber konstelliert, aber auch vom Therapeuten durch behutsames „Fokussieren" (= Aufmerksammachen auf psychodynamisch wichtige Symbol-Details – im Bild) gefördert werden kann.

Es wird auch von erstaunlich raschen und extremen Besserungen durch ein solches Bild berichtet (Leuner 1987, S. 270; Lang 1989, S. 243). Der von mir beschriebene Fall hatte eine voll ausgebildete depressive Symptomatik (Zuweisungsdiagnose: endogene Depression) nach Partnerverlust und zeigte nach einer einzigen, wenngleich sehr intensiv erlebten Stunde (Enzian, Almwiese, Bergbesteigung) eine totale Symptomheilung (natürlich auch nicht mehr). Ich erwähne solche Fälle nicht als „Wunderheilung", was sie natürlich nicht sind, sondern als eindrucksvolle Beweise für die Kraft von narzißtischen Bildern im besonderen, von Symbolen im allgemeinen.

Zur Frage der Wirksamkeit des Symbols und ihrer Rolle bei der Frei- und Umbesetzung seelischer Energie sei insb. auf C. G. Jung (Jung 1973, S. 573) – „Habentibus symbolum facilis est transitus" – und seine Schule verwiesen. Und noch eine anthropologische Überlegung: Durch die Instinktreduktion (= Entdifferenzierung der AAS, der angeborenen auslösenden Schemata und der AAM, der angeborenen auslösenden Mechanismen) entsteht beim Menschen tendenziell ein Chaos, nämlich auf der Input-Seite eine Reizüberflutung, auf der Output-Seite ein Antriebsüberschuß (Angst): Es läßt sich zeigen (Lang 1993, S. 43), daß der Mensch nur lebensfähig ist durch ein steuerndes, funktionelles Analogon der Triebmechanismen, und das sind die Symbole: Nur mit dem wesentlichen Unterschied zu tierischen Instinkten, daß Symbole kulturbezogen und veränderungs- und entwicklungsfähig sind, allerdings auch stör- und defektanfällig; man kann die Neurosen insgesamt als Symbolisierungsstörungen begreifen (Lorenzer 1970), ganz besonders gilt dies für die Frühstörungen: also die

Psychosomatiker (vgl. das Alexithymiekonzept), die narzißtischen Störungen, die Borderline-Patienten. Nach einer Beobachtung Leuners (pers. Mitt. 1982), die sich seither vielfach bestätigt hat, erfolgt bei den genannten Frühstörungen eine nicht zu übersehende Angstreduktion (bzw. Besserung der klinischen Symptome, z. B. bei Colitis ulcerosa) *sofort* nach der ersten KB-Sitzung, auch wenn diese weder ein positives narzißtisches Bild noch eine Konfliktbearbeitung enthielt: Es genügt offenbar, dem defizienten „2. Symbolsystem", der Sprache („diskursive" Symbolik sensu Langer, Lorenzer), als Ergänzung das „1. Symbolsystem", das Bild („präsentative" Symbolik), zur Verfügung zu stellen, um den chaotischen Primärprozeß ein Stück zu strukturieren und den davon ausgehenden Druck zu mildern.

Diese knappe Darstellung müßte noch ergänzt werden: etwa durch Erwähnung von „negativen" narzißtischen Bildern: Sie sind aber eigentlich nicht negativ, sondern therapeutisch gleichfalls nützlich und haben oft mit dem Feuer zu tun, insb. in Gestalt des Vulkanes (= ein Standardmotiv der Mittel- bzw. Oberstufe); wenngleich die Handhabung dieses Motives nicht leicht ist (z. B. Schuldgefühle des Patienten, wenn der Lavastrom etwa Dörfer zerstört), so ist ein Vulkanausbruch doch eine großartige Symbolisierung narzißtischer Wut: Deren symbolisches Ausagieren ist oft die Voraussetzung dafür, daß die Therapie an die Aggressionsthematik heran kann oder daß sie überhaupt fortgeführt werden kann („Aggressions-Stöpsel").

Bei chronischen Psychosen kann das KB manchmal die starren psychotischen Abwehren aufweichen, jedoch ist das konkretistische Denken der Schizophrenen für ein Arbeiten mit Symbolen störend: Diese werden oft als schlichte Realität erlebt, der Verweisungscharakter tritt in den Hintergrund (E. Bölcs, pers. Mitteilung 1993). Die Arbeit mit dem Symbol konzentriert sich am besten auf bildnerisches Gestalten und konkrete Gegenstände (Sechehaye 1955; Benedetti insb. 1989; Pohlhammer, in diesem Band).

Als letzte Dimension des KB und auch als weitere praktische Anwendung ist die Förderung der Kreativität (Leuner 1987, S. 282) zu nennen, angefangen von der intellektuellen Produktivität: Intelligenz wurde auch schon als Leichtigkeit der Umstrukturierung bezeichnet (vgl. die Dzw-Deutungen im Rorschach), und die leichte Verschieblichkeit der Besetzungsenergien und gute Strukturierungs- und Umstrukturierungsfähigkeiten sind uns schon als Charakterika des primärprozeßnahen Bildsymbols bekannt. Natürlich geht die verbesserte Kreativität dann weit hinein in den Bereich des Künstlerischen – aber auch in die Kunst, einen Menschen zu verstehen, in die Psychotherapie. Ich gebe den Therapeuten in meinen Supervisionsgruppen gerne den Ratschlag, einen schwierigen Patienten (insb. solche, mit denen sie Gegenübertragungsschwierigkeiten haben) sich im Bild vorzustellen, ihn im Bereich seiner (vermuteten) sozialen Umgebung agieren zu lassen, ev. sogar, sich empathisch in ihn hineinversetzend, „in seiner Haut" zu bilden, z. B. den Blumentest. Die Erweiterung der kreativen Phantasie bedingt auch eine Verbesserung der kreativen Problemlösungsstrategien auf allen Gebieten, nicht zuletzt im Bereich der Psychotherapie, wo der Therapeut ja dem Patienten helfen soll, fixierte Einstellungen kreativ zu verändern. Das von der Kreativität des Therapeuten mit angeregte Probehandeln – manchmal realistisch, lernpsychologisch, meistens aber in Vermittlung durch Symbole – führt den Patienten zu neuen Möglichkeiten, besseren Gleichgewichten der inneren Instanzen und zu einer reiferen Form des Narzißmus.

Literatur

Argelander, H. (1970), Das Erstinterview in der Psychotherapie. Darmstadt: Wissenschaftl. Buchgesellschaft.

Bartl, G. (1989), Strukturbildung im therapeutischen Prozeß. In: Bartl, G., Pesendorfer, F. (Hrsg.), Strukturbildung im therapeutischen Prozeß. Wien: Literas, S. 15–19.

Bartl, G. (1993), Therapie von Frühstörungen. In: Leuner, H., Herwig, H., Fikentscher, E. (Hrsg.), Katathymes Bilderleben in der therapeutischen Praxis. Stuttgart: Schattauer, S. 58–63.

Benedetti, G., Peciccia, M. (1989), Das katathyme Spiegelbild. In: Bartl, G., Pesendorfer, F. (Hrsg.), Strukturbildung im therapeutischen Prozeß. Wien: Literas, S. 125–131.

Bölcs, E., Hexel, M., Sedlak, F. (1993), Methodendarstellung des KB (K. I. P.) z. H. des Psychotherapiebeirates beim Bundesministerium für Gesundheit, als MS veröff. Wien 1993.

Dessoille, R. (1945), Introduction à une psychotherpaie rationelle. Paris: P. U. F.

Dessoille, R. (1961), Théorie et pratique du rêve éveillé dirigé. Genève: Mont Blanc.

Freud, S. (1943), Zur Einleitung der Behandlung. GW Bd. VIII, S. 473.

Jung, C. G. (1973), Symbole der Wandlung, GW. Bds., Olten: Walter.

Kernberg, O. F. (1981), Objektbeziehungen und Praxis der Psychoanalyse. Stuttgart: Klett-Cotta.

Kernberg, O. F. (1992), Schwere Persönlichkeitsstörungen. Theorie, Diagnose, Behandlungsstrategien. Stuttgart: Klett-Cotta.

Krippner, K., Jollet, M., Krägeloh, Ch. (1990), Das KB bei Objektbeziehungsstörungen. Katathymer Bilderbote 1989/90: 4–8.

Lang, O. (1989), Kasuistische und systematische Beiträge zur Depression. In: Bartl, G., Pesendorfer, F. (Hrsg.), Strukturbildung im therapeutischen Prozeß. Wien: Literas, S. 243–251.

Lang, O. (1993), Macht des Symbols. In: Leuner, H., Hennig, H., Fikentscher, E. (Hrsg.), Katathymes Bilderleben in der therapeutischen Praxis. Stuttgart: Schattauer, S. 43–49.

Leuner, H., Lang, O. (Hrsg.) (1982), Psychotherapie mit dem Tagtraum, Katathymes Bilderleben, Ergebnisse II, Fallanalysen, Theorie. Bern: Huber.

Leuner, H. (1955), Experimentelles katathymes Bilderleben als ein klinisches Verfahren der Psychotherapie. Psychot. Med. Psychol. 5: 185, 233.

Leuner, H. (1989), Katathymes Bilderleben. Grundstufe, Seminar. 4. Aufl. Stuttgart: Thieme.

Lorenzer, H. (1970), Kritik des psychoanalytischen Symbolbegriffes. Frankfurt a. M.: Suhrkamp.

Mertens, W. (1991), Einführung in die psychoanalytische Therapie, Bd. 3. Stuttgart: Kohlhammer.

Sechehaye, M. A. (1955), Die symbolische Wunscherfüllung. Bern: Huber.

Korrespondenz: Prof. Dr. Otto Lang, Bayernstraße 19, A-5020 Salzburg.

Und das Bild ist Wort geworden oder Das katathyme Bilderleben in der Psychosenpsychotherapie

Heidi Pohlhammer

Zusammenfassung. Spezifische Verwendung des KB bei Psychotikern. Beispiele wie man Psychotikern helfen kann, aus primärprozeßhaften Bildern ans Sekundärprozeßhafte anzuknüpfen – Erweiterung des Verständnisses für die Bildsymbolik des Psychotikers über auch biologischen Denkansatz.

Themen: Liebe und Aggression: Fallbeispiele, wie man

1. Liebeserlebnisse aus früherem Erleben des Patienten aus dem KB revitalisieren und stärken kann;
2. Erweiterung der psychotischen Aggressionssymbolik – Umgang mit Aggression im KB erarbeiten;
3. Krankheitsbilder verstehen und im Hinblick auf das jeweilige Bild von gesunder Gestalt ergänzen zu suchen.
4. Das Gesunde an der Psychose erkennen!

Diskussion: KB ist nicht nur Methode, sondern aus der Arbeit mit Psychotikern wird abgeleitet, daß KB etwas Allgemeingültiges, Gestalt hat – eine Theorie ist.

Meine langjährige klinische Erfahrung mit psychotischen Patienten hat mich zu der Arbeitshypothese veranlaßt, das katathyme Bilderleben nicht nur im herkömmlichen Sinne (Leuner 1985) bei Neurosen zu verwenden, sondern auch bei Psychosen. Man kann davon ausgehen, daß sich der Psychotiker bereits im Primärprozeßhaften, d. h. sich schon im KB bewegt und nicht erst dahinein versetzt werden muß. Es liegt an der Kunst des Therapeuten, sich im und über das KB direkt einen Zugang in das psychotische Geschehen des Patienten zu verschaffen. Er kann versuchen, aufgrund des eigenen Symbolverständnisses die Bilder des Psychotikers zu verstehen, zu strukturieren und auf diese Weise dem Patienten vorsichtig helfen, aus dem Primärprozeßhaften ans Sekundärprozeßhafte anzuknüpfen.

Über die Arbeit mit der Psychose erfahren wir eine neue theoretische Dimension des katathymen Bilderlebens. Auf dem Hintergrund der elementaren Sehnsucht des Menschen zu symbolisieren, die Innenwelt mit der Außenwelt zu verbinden – Vergangenheit, Gegenwart und Zukünftiges zu verweben, entwicklungspsychologisch zu wachsen – gewinnt der Mensch über das Symbol Gestalt, geschieht Heilung.

Unter diesem Gesichtspunkt gesehen, ist KB meines Erachtens nicht, wie bisher in wissenschaftlichen Kreisen immer wieder diskutiert, nur als blanke Methode zu verstehen, sondern KB ist Gestaltwerdung, ist Theorie.

Die Psychose ist ein schillerndes, multidimensionales, grenzüberschreitendes, überbordendes Geschehen, das außer Kontrolle geraten zu sein scheint. Aber alles in allem, wenn wir es zu lesen verstehen – auf den verschiedensten Ebenen und Ausdrucksweisen –, ist Psychose ein sichtlich stehengebliebener Versuch, die Psyche zu regenerieren. Ich möchte fast sagen, es geht hier darum, ein genetisch imaginäres Entwicklungsziel dem Leben gegenüber – nämlich die menschliche Freiheit – zu erreichen. Harmonie in der Ganzheit und Vollendung der Gestalt in mannigfaltigster Weise zu finden. Ich denke dabei: in Farbe, Form, Musik, Sprache, Klang, Rhythmus oder Bewegung – alles in Bezug gesetzt zur Entwicklung menschlicher Beziehungsfähigkeit. Dieser Gedanke findet seine Entsprechung in der Evolutionstheorie der Naturwissenschaft, wo Ernst Haeckel (1864) dies in seinem Gesetz der biogenetischen Grundregel erkannt und folgendermaßen formuliert hat: „Die Phylogenese wiederholt sich in der Ontogenese des Menschen." Wenn man auch psychotische Vorgänge unter diesem Gesichtspunkt begreift, einerseits als Regression oder Steckengebliebensein in einem entwicklungsgeschichtlich früheren Lebensniveau, kann dies den rationalen und emotionalen Zugang für das Verständnis psychotischer Vorgänge erleichtern und erweitern. Wenn die reale äußere Umwelt für den Patienten unerträglich geworden ist, können wir seinen Rückzug z. B. als die Flucht auf ein entwicklungsgeschichtlich früheres Lebensniveau deuten und einordnen.

Die Psychose umfaßt den Menschen in all seinen Bezügen zur gesamten Lebens- und Weltentstehung. Wenn wir helfen wollen, sie unter Kontrolle zu bringen, verlangt dies von uns die Wendigkeit, uns unserer biologischen, psychischen und philosophischen Entstehung bewußt zu sein. Es bedarf auch der Fähigkeit, kausalanalytisch-naturwissenschaftliches Denken mit analogen Vergleichen in der Bezogenheit auf die Entwicklung menschlicher Liebesfähigkeit zu verbinden und fruchtbar zu nützen, wie es auch z. B. schon Teilhard de Chardin (1982) in seinen Denkansätzen gewagt hat. Es ist dazu z. B. nötig, Querverbindungen zwischen Gesteins-, Pflanzen- und Tierwelt analog zu Gefühlszuständen des Psychotikers herstellen zu können. Oder beispielsweise Märchen, Mythen, Religionen, Spirituelles, Transzendentes als Rekapitulation des Psychischen aus der Sicht der Evolutionstheorie zu betrachten. Auch körperlich-medizinisches Wissen muß der Therapeutenpersönlichkeit zugänglich sein. Gleichermaßen muß man begreifen, was es heißt, aus einem Traum herauszuwachsen – was es heißt, für eine Seele (Ben Okri 1991), ein Kind, aus dem Spirituellen (Grof 1985), aus dem existentiellen Nichts in die Welt geworfen zu sein (Heidegger 1927). Was es bedeutet, sich im Leben, auf der Welt festzukrallen, einzunisten, Fuß zu fassen – um dann schließlich als freier Mensch das Dasein, den Sinn des Lebens zu erfüllen. Im Spannungsfeld der zentrifugalen und zentripetalen Anziehungskraft sich einzurichten und zu bestehen, wie ein Baum zwischen Himmel und Erde (Recheis 1991) – Archetypisches (C. G. Jung 1987), Träume, Stadien zu rekapitulieren und in Raum und Zeit zu verweben. – Oder so, wie es in der Kybernetik (Wieser 1959) genannt wird, aus der Gebundenheit eines geschlossenen Systems in ein offenes hineinzuwachsen, an jenem Punkt, an dem wir unsere tierische Vergangenheit grundlegend verlassen und über die Fähigkeit zu symbolisieren in die größtmögliche Freiheit unseres Menschseins wachsen. Wir werden situationsgerecht anpassungsfähig, indem wir erlernen, das „Und es kann so, oder auch ganz anders sein" zuzulassen (mündliches Zitat Marinelli, Wien 1960) und, wie Konrad Lorenz (1963) meint, wir – als das „unvollkommenste Tier im Tierreich" – die Mannigfaltigkeit als Überlebensprinzip für uns Menschen, ohne die wir verloren wären, entdecken.

Ich betrachte die Psychose einerseits als „Geschenk" an uns Menschen, all dies immer wieder neu zu reflektieren. Wir müssen die Psychose, wie es uns auch schon aus dem Altertum bekannt ist, zutiefst als „heilige, heilende Welterkrankung" begreifen. Ich finde es schön, daß es uns gegeben ist, in unserer heutigen Zeit so viel darüber zu wissen und so viel über unsere Bestimmtheit, als Mensch zum Menschen geboren zu sein, erfahren zu können.

Die Psychose ist aber auch gefährlich. Sie trägt in sich alle Kraft der Destruktivität und des Zerfalls (Fromm 1981). Sie macht uns unseres Grenzgängertums zwischen Leben und Tod bewußt (Grof 1990). In der Manie und der tiefsten psychotischen Depression bis zum Suizid, werden wir auch mit der Eigendynamik und Eigengesetzlichkeit menschlichen Daseins bis ins Kosmische konfrontiert. Naturwissenschaftliche Forschungserkenntnisse (z. B. Raestrup oder Griebnitz und Mitterauer mit neuen Untersuchungsergebnissen an der Landesnervenklinik Salzburg) berichten davon. Ein Mensch, der aus den verschiedensten Umständen heraus in tiefe menschliche Beziehungslosigkeit geraten ist, scheint in einer besonderen Eigengesetzlichkeit dem Tod geweiht zu sein. Ab einem gewissen Punkt scheint der Todestrieb immer dominanter zu werden. Ebenso ist es in der Manie (wie ich später noch im praktischen Teil meiner Arbeit erläutern werde), in der Menschen in einer allumfassenden Sehnsucht nach Liebe, Gottes Angesicht zu sehen und ins grelle Licht zu gehen meinen. Das ist dem Menschen jedoch fürs Leben nicht mehr zuträglich. Er ist zu klein dafür. Schon Moses wird von seinem Herrn davor gewarnt und beschützt. Er darf das Licht des Herrn nur als vorüberhuschenden Glanz aus einer Höhlenspalte heraus sehen – weil er im Licht nicht verbrennen darf und noch für das Volk gebraucht wird. Für therapeutische Zwecke können wir uns diese Überlieferung zunutze machen. Aus altem Indianerkulturgut wissen wir, daß es auch dort bereits rituellen Umgang gibt, den Menschen langsam auf das Licht vorzubereiten und ihn nicht zu kraß hineinzuführen. Wenn man Ausdrucksmalereien von Psychotikern (gesehen z. B. in der Maltherapie bei Eva Kiefer, Rehab. Station, LNK Salzburg) betrachtet, kann man immer wieder beobachten, wie Maniker versuchen, mit dem Lichteinfluß zurechtzukommen. Sie versuchen Lichtmotive, Sonnenkugeln zu malen und sie in die Dunkelheit der Farbe einzubetten, einzufangen, malerisch ein Zuviel an Licht zu bändigen, um überleben zu können. Zuviel Licht bedeutet ebenso Gefahr wie zuwenig. Ich habe einmal einen Patienten erlebt, einen Sizilianer, der in der Helligkeit eines gleißenden Schneetreibens in unseren Breiten psychisch „in die Sonne gefallen ist" und die Symptome der Manie zeigte.

Dagegen gibt es wiederum Heilmethoden, die in tiefster Depression mit der Zufuhr grellen Lichtes arbeiten (Tageslichtbestrahlung, Kasper 1990), das – richtig dosiert – Heilungstendenzen unterstützt.

In der Hysterie und bei Borderline-Patienten (Rossmanith 1993) werden wir ebenfalls mit Phänomenen unseres Grenzgängertums auf anderen Ebenen konfrontiert. Wir sehen, wie schwer es für manche Patienten ist, zwischen dem Innen und dem Außen in der Bezogenheit auf einen Menschen Gestalt in Raum und Zeit zu gewinnen und zu erhalten. Man betrachte dazu die Malereien von Hieronymus Bosch, Kubin oder Chagall. Das gleiche findet man in der Literatur („Traumgrenzen" von Barbara Frischmuth; „Das Leben ein Traum" von Calderon de la Barca; „Der Traum ein Leben" von Franz Grillparzer). Es ist naheliegend, wenn wir bei der Heilung von Psychosen – und sie ist möglich, wie viele Ansätze zeigen – auf ein multidimensionales Angebot von Theorien und Methoden stoßen. Es wäre mißverständlich, dies als ein „Je mehr desto besser – irgendwas wird schon helfen", wie es auch Petzold (1988) ablehnt – zu begreifen. Es ist nicht richtig, einem willkürlichen Eklektizismus bei der Wahl der Methoden zu frönen, sondern wir müssen es als eine Herausforderung an die Flexibilität des Therapeuten ansehen, sich gezielt dessen zur Heilung der Psychose zu bedienen, was im Augenblick zum Wohle des Patienten gerade erforderlich ist. Es erschiene mir unmenschlich, sich über die theoretische Diskussion der Reinhaltung von Methoden davon abhalten oder dabei irritieren zu lassen, einen Patienten dort abzuholen, wo und wie er gerade ansprechbar erscheint.

Bei der Behandlung von Psychosen wird an den Therapeuten gleichermaßen wie an den Patienten die Anforderung an das Wissen und den Glauben an ein humanistisches Weltbild gestellt. Das ist schwere Arbeit und erfordert den ganzen Menschen. Dabei ist eine individuelle Therapie allein nicht genug, sondern er braucht zur Heilung der Psychose auch die Einbettung in ein ganz besonderes institutionelles Setting. Arbeiten von Mentzos (1991) über institutionelle Rahmenbedingungen oder Searles (1986), das Neubeelterungsmodell zur Heilung von Psychosen nach Jacqui Schiff (1980), aber auch laufende Forschungsarbeiten an der Rehabilitationsstation der Landesnervenklinik Salzburg, (Wildberger 1993), lassen uns dies erkennen.

Ein einzelner Therapeut ist durch seine Arbeit mit Psychosepatienten auch immer selbst gefährdet. Man denke nur an die verschiedensten Übertragungs- und Gegenübertragungsphänomene, endbundene Energiepotentiale archaischer Inhalte, Wirksamkeiten, die wir uns im Positiven, z. B. bei der Herstellung von Hochpotenzen in der Homöopathie, zunutze machen. Man denke auch an die Erfahrungen in den verschiedensten Kulturen mit spiritueller Entwicklung, etwa das Steckenbleiben energetischer Kraftströme und deren krankmachende Manifestationen im Körperlichen, z. B. bei fehlgesteuerten Kundalinierfahrungen (Sanella 1989). Als einzelne Therapeuten müssen wir gelernt haben, diszipliniert mit unseren eigenen Energiepotentialen umzugehen und unseren eigenen Größenwahn, unser Größenselbst, unsere Machtgelüste sowie -ängste zu bändigen wissen. Wir müssen uns vor dem Vorwurf, aber auch der Gefahr der Selbstüberschätzung und Manipulation des Patienten durch den Therapeuten befreien.

Ich denke dabei an möglichen Mißbrauch in hypnoseähnlichen Zuständen oder auch in Rebirthing-Situationen. Wie leicht kann dabei der Therapeut die Selbsteinschätzung verlieren, die äußerst wichtige Übertragungssituation im Auge zu behalten und durch schwer wieder gutzumachende Fehler unauflösbare negative Abhängigkeiten bewirken. Zugegebenermaßen ist es für Psychosenpsychotherapeuten manchmal auch wirklich schwer, die eigenen körperlichen Gegenübertragungsphänomene richtig einzuschätzen, wenn etwa der Körper des Therapeuten vor all dem Elend der Psychose, den unbändigen Symbiosewünschen, dem Transzendenten, plötzlich mit einem nichtendenwollenden Orgasmus reagiert oder wenn das Herz von plötzlich aufbrechenden Liebesgefühlen überzuquellen droht.

Ebenso ist es mit dem Tod. Jedesmal, wenn er im Raum steht, es mein Verstand noch nicht begriffen hat, dann eilt mein Körper mir mit seinen typischen Symptomen voraus: Venenentzündung und Schüttelfrost sind für mich unweigerliche Zeichen nahenden Todes – Trennungsschmerzen als Gegenübertragung. Wenn man jedoch seine eigene Gegenübertragung zu lesen versteht und der Tod wie im Märchen am richtigen Bettende steht, dann gelingt es in vielen Fällen, eine richtige Diagnose zu stellen und den Patienten doch noch zu retten.

Auf der einen Seite ist hier also die Fähigkeit gefragt, in die Regression mitzugehen – ihn emotional zu begleiten –, auf der anderen Seite muß der Therapeut sich Wege offenhalten, aus dieser Regression selbst wieder herauszufinden. Nur so wird es möglich, die verschiedenen Ebenen der Beziehung mitzulesen.

Um also unseren Einsatz ethisch und moralisch wirklich verantworten zu können, müssen wir uns in ständige Reflexion, Supervision und den Austausch mit anderen Gleichgesinnten begeben – in demütigem Wissen um uns selbst –, um uns bei unserer schweren Arbeit schützen zu können.

Der von mir beschrittene neue Weg besteht nun darin, Leuners Methode bzw. die Theorie des katathymen Bilderlebens in erweiterter Form in der Psychosentherapie einzusetzen. Die ursprüngliche Sehnsucht des Menschen, über das Symbol, über die Symbolisationsfähigkeit ganz allgemein, das Innen und das Außen zu überwinden und zur Gestalt in sich selbst und in der Welt zu finden, scheint in der Psychose zum Stillstand gekommen zu sein (Ciompi 1988). Der Psychotiker lebt in einer neuen symbolischen Wirklichkeit, einer selbsterfundenen Welt des konkret gewordenen Symbols, Begriffes (Lorenzer 1984). Der Konnotationsradius des Symbols ist bei ihm auf ein Minimum reduziert, zumeist als Abwehr gegen eine unerträgliche äußere Wirklichkeit (Wurmser 1989). Sechehayes Arbeiten mit Psychotikern legen die Annahme eines solchen Geschehens nahe.

Ich habe die Idee Sechehayes aufgegriffen, und es ist mir gelungen, sie in und mit dem KB methodisch zu verfeinern. Wenn man versteht, daß der Psychotiker wie ein Kind in seinem eigenen Traum gefangen ist – was ist näherliegend, als in seinen Traum wie im KB wiederum einzusteigen und sich mit dem Patienten darin zu bewegen, um ihn dort, wo er eben gerade ist, zu erkennen und abzuholen, ihn vorsichtig aus der Primärprozeßhaftigkeit seines Denkens ans Sekundärhafte heranzuführen.

Es gelingt nicht so leicht wie beim Neurotiker, dem die Symbolisation noch leidend bewußt ist, sondern es geht über den Umweg, ein neues, meist reales Übergangsobjekt, welches an die Übertragungsliebe zum Therapeuten gekoppelt ist, einzuführen und dieses wiederum an eine libidinös besetzte Erinnerung des Patienten aus seiner Vergangenheit – auch im allerweitesten Sinne – zu binden. Dieses Herstellen von Kontinuität in Raum und Zeit (Wilber 1988) und von neuer Bezogenheit wirkt unglaublich ichstärkend. Man wirkt sozusagen, um es mit Didier Anzieu (1991) zu benennen, an einer neuen Projektionsschicht zwischen Mutter und Kind, an einem Puffer zwischen Traum und Wirklichkeit, und ermöglicht dadurch dem Patienten, innerlich zu wachsen und frühe Formen der Abwehr aufzugeben.

Ich habe im KB mit psychotischen Patienten mit äußerster Hellhörigkeit aus fragmentösen Erzählungen ansprechbare libidinös besetzte Symbole sehr gut ausfindig machen können (wie ich später im Text noch berichten werde) und diese als konkrete Dinglichkeit in der realen Therapie wieder eingeführt. Es handelte sich zumeist um oral oder narzißtisch befriedigende Objekte, z. B. grüner Salat, Äpfel, Joghurt, Pudding, alkoholgefüllte Bonbons, eine gefüllte Teekanne, rhythmische Musik oder Lieder, Duftsprays (besonders Vanille), Mutter-Kind-Motive, Kuscheltiere, Plüschdecken etc. Mit diesen eingeführten Objekten, ob real oder auch aus der Bildebene – jeder Patient, und sei er noch so psychotisch, hat einen Erwachsenen-Ich-Anteil und knüpft z. B. an die Vorstellung „Haus" eine bestimmte persönliche Erinnerung –, beginnt man die Symbolisationsfähigkeit des Patienten wieder neu zu beleben, ebenso wie es beim KB mit Neurotikern geschieht. KB mit Psychotikern auf Tonband aufgenommen, hört sich natürlich ganz anders an als beim Neurotiker. Beim Psychotiker wird das Fühlen, Schmecken, Spüren, Riechen nicht so klar ausgeprägt auf der Bildebene angesprochen und verstärkt. Man unterstützt eher eine weitschweifige Bildbeschreibung und hilft mit, eine einfach geordnete Welt zu sehen. Erst im Nachgespräch kann man vorsichtig versuchen, mögliche Gefühle anzusprechen. Man muß wissen und spüren, daß ein Psychotiker aufgrund seiner Sensibilität und Regression in die „Vergangenheit der Weltentstehung" in der Meditation z. B. den Wechsel von der Farbe Grün nach Rot als fürchterliche Aggression empfinden und die Angst, die daraus resultiert, gerade noch in der Vorstellung von Himmelblau oder Türkis bewältigen kann.

Aus der besonderen Fähigkeit des Patienten, im konkretisierten Symbol in der konkreten Phantasie (Bartel 1984, Lang 1989) zu leben, wie ein Kind, das am Höhepunkt der Phantasieentwicklung, des Rollentausches, aus einem umgekippten Sessel eine Lokomotive werden läßt, auf der es Lokführer ist, und damit nach Amerika – in die Küche, vor die bewundernden Augen seiner Mutter – fährt, kann man anknüpfen und ihn auch wieder zurückholen. Man darf die Phantasie des Kindes nicht überdimensional ins Strukturlose hineinborden lassen, sondern muß sie über die Zuwendung an einen Menschen binden.

Ich habe Psychotiker über konkrete Symbole, wie es auch Sechehaye beschreibt (Apfel, Kaffeekanne, Likörbonbon etc.) in der Übertragungsliebe an neue Bilder und Wirklichkeiten gewöhnt. Ich habe ihnen Malereien gezeigt, z. B. von Escher und Attersee, um sie über Umwandlungsformen von Äpfeln, Birnen, Blumen, Rehlein, Liebhabern, Mutterbrust dazu anzuregen, die Verinnerlichung einer guten, nährenden Mutterimago zu sehen. Ich habe sie optisch ins Volle greifen lassen. Die schwere Hysterie einer 18jährigen Patientin konnte mit dieser Arbeitshypothese fast ausgeheilt werden. Ich habe, wie Mentzos (1989) es beschreibt, den Wunsch der Patientin, nach dem „Hab mich lieb" verstanden und das identifikatorische Wechselspiel zwischen dem Innen und dem Außen, das Sprunghafte der Patientin, an ein Übergangsobjekt und meine Zuwendung verknüpft.

Diese Patientin war, als ich sie in Therapie übernahm, so gefährdet, daß sie täglich zwei bis drei Selbstmordversuche inszenierte. Immer wenn sie etwas kränkte und sie, weil sie keine andere Lösung erlernt hatte, ihr Selbst, ihre Gestalt zu erhalten, zwischen Leben und Tod pendelte, um Gestalt zu finden. Ich habe getrachtet, ihre inneren Bilder zu verändern und zu erweitern. Ich habe ihren Wunsch zu sterben, in die Frage „Hat irgend jemand in der Welt mich lieb?" umgemünzt. Jedesmal, wenn sie sich beim Fenster hinausstürzen wollte oder versuchte, sich mit Haarspray zu ersticken oder drohte, sich ihre brennende Haut aufzuschneiden, habe ich sie mit „mon chérie"-Likörbonbons gefüttert. Manchmal hat sie, bis zu leichter Berauschung, eine ganze Bonbonniere „aufgefuttert". Ich habe sie in ihrer rauschhaften, oralen Gier immer mehr an meine Person gebunden.

Ich danke an dieser Stelle dem Team der damaligen Rehabilitationsstation der Landesnervenklinik Salzburg, welches in unermüdlichem Einsatz „mitgespielt" hat und meiner Patientin auch in meiner Abwesenheit, wenn es der Patientin schlechtging und sie Sehnsucht nach ihrer Mutter (Therapeutin) hatte, nach Liebe und Zuwendung, Tag und Nacht bereit war, sie zu beruhigen und mit monchérie-Bonbons zu „füttern". Auf diese Weise wurde zugleich das Repertoire ihrer Handlungsmöglichkeiten und ihr Glaube an eine erweiterte, tragende Umwelt gefestigt. Orale Zuwendung in der Regression bekam diese Patientin auch über entsprechende Medikation, in Form von Infusionen, vergleichbar der Ernährung eines Embryos im Mutterleib über die Nabelschnur.

Wir haben die Patientin auf der Station, wie es auch Jacqui Schiff in ihrem Konzept beschreibt, in einem wunderbar funktionierenden Setting neu beeltert. Nach einer fast vierjährigen Therapie, mit immer wieder auftretenden Rückfällen, doch mit Geduld und unerschütterlichem Glauben an das theoretische Konzept, symbolisieren zu erlernen (Medard Boss 1975, Freud, Jung, Lorenzer), hat diese Patientin mit 22 Jahren eine Arbeitsrehabilitation gemacht. Sie versucht derzeit, fern von der Klinik, an einer geriatrischen Pflegeanstalt die Lehre einer Stationsgehilfin durchzustehen. An freien Wochenenden kommt sie „heim" in die Klinik und – statt ihrer wöchentlichen Therapiestunde bei mir – schreibt sie ein Briefchen, oder wir telefonieren. Ich liebe diese Patientin fast so wie meine eigenen Töchter. Ich habe sie innerlich adoptiert. Ich bin der Meinung, daß sie sich eines Tages genauso wie meine inzwischen flügge gewordenen eigenen Kinder von mir lösen wird können.

Ich will damit sagen, daß man eine Psychosentherapie nur führen kann, wenn es gelingt, den Patienten in der Übertragung emotional anzunehmen, so wie eine Mutter ihr Kind annimmt. Weil es hier vor allem darum geht, den Patienten durch eine symbiotische Bindung an den Therapeuten zur Nachreifung zu verhelfen. Wobei das Ziel dieses Reifungsprozesses immer sein muß, daß es dem Patienten schließlich möglich wird, die Trennung aus der Symbiose zu vollziehen (Caruso 1974).

Es folgt nun ein weiteres Beispiel aus meiner praktischen Arbeit:

Einer meiner Lieblingspatienten, eine überaus geschändete, mißachtete Menschenseele, das ledige Kind einer unscheinbaren Magd auf einem Bergbauernhof, lebte aus den Bildern seiner grünen Heimatwiese, dem sanften Wind, der seine Wangen als Kind gestreichelt hat, dem ruhigen Atmen der Kühe im Stall, die ihm wohl die Liebe seiner Mutter ersetzt hatten und ihn die Fußtritte und Brennesselschläge seines Vater ertragen und vergessen ließen.

Wenn er Angst hatte und Schutz und Struktur suchte, klammerte er sich zwanghaft an die Bäume des Waldes an. Einen verrückten Holzfäller nannten ihn die Leute. Und als er einmal halb erfroren an einem Baum hing und nicht mehr loslassen konnte, da wurde er in die Nervenklinik in die Stadt verfrachtet. Und so lernte ich ihn kennen, begann mit ihm zu arbeiten und versuchte seine Sprache zu verstehen. Einmal erzählte er mir in der Psychose ein Bild, seine einzige Erinnerung an die positive Zuwendung eines Menschen zu ihm: Eines Abends saß sein Großvater mit der Großmutter am Kachelofen und schälte für sich Apfelspalten. Ab und zu steckte er auch dem kleinen Buben, der sich in der Ofennische verkrochen hatte, ein Stückchen zu. Das war ein glücklicher Festtag, an den sich der Patient schamhaft erinnerte!

Aus diesem Bild „stahl" ich mir die Äpfel für therapeutische Zwecke und vor allem die Erinnerung des Patienten daran, daß auch er menschliche Zuwendung erfahren hatte. Von diesem Zeitpunkt an gab ich ihm täglich in seinen Therapiestunden auch ein Apfelspältchen, später dann einen ganzen Apfel, einen grünen, einen verführerisch roten und manchmal auch mehrere, oder ich legte demonstrativ zwei Äpfel vor meine Brüste und hoffte, damit das Bild der gütig nährenden Mutterbrust zu stimulieren. Dazu legte ich Fotos aus von Kindern, die von ihren Müttern gestillt wurden. Ich erzählte ihm Geschichten und hörte ihm zu und bemühte mich, seinen sprunghaften Assoziationen in irgendeiner Weise zu folgen und sie zu verstehen. Alles habe ich wohl nie verstanden!

Jedenfalls wurde ich im Laufe der Zeit zu seiner Großmutter, seinem Großvater, den Kühen und dem zärtlichen Wind, und manchmal wollte er mich heiraten. Ich wurde Anziehungspunkt für all das, was er an Lebenswertem bruchstückhaft in seiner Seele gespeichert hatte. Es wurde eine tief berührende Übertragungsliebe, und der Patient wurde dabei immer gesünder. Er konnte sich wieder normal bewegen und vernünftig sprechen. Er wurde von seinen Mitpatienten „unser gescheiter Philosoph" genannt. Er machte eine Arbeitsrehabilitation in einer Wäscherei, und ich hatte den Eindruck, daß er sich zeitweise recht glücklich fühlen konnte und mit der Außenwelt gut zurechtkam.

Leider wurden zu diesem Zeitpunkt an der Klinik die institutionellen Rahmenbedingungen, die für das Gelingen der Therapie unumgänglich erforderlich (Leeb 1991) sind, stark verändert. So beendete ich meine Tätigkeit an der Klinik und konnte die Therapie mit dem Patienten nicht mehr fortsetzen. Zum Therapeutenwechsel kam noch ein Ortswechsel innerhalb der Klinik. Der Patient wurde auf eine andere Station verlegt. Ich hatte ca. 80 Stunden im Laufe von zwei Jahren mit ihm verbracht, und er hätte mich sicher noch länger gebraucht, um eine anhaltende Stabilisierung seines Zustandes zu erreichen. Ich habe in den nachfolgenden Jahren noch ab und zu etwas von ihm gehört. Es begann ihm wieder schlechter zu gehen. Er konnte die im therapeutischen Setting erworbene Gestalt allein noch nicht halten. Er faßte schlußendlich in seinem Leid immer stärker den traurigen Mut, sein Leben selbst zu beenden. Die letzte Nachricht über ihn war: Er wurde tot aus einem reißenden Fluß geborgen.

Diese Therapie hat mich sehr berührt. Sie zeigte einerseits die wunderbaren Möglichkeiten, wie man helfen kann, zugleich aber auch die enorme Verantwortung und was passiert, wenn man so einen Patienten zu früh verlassen muß und ihn damit schwer enttäuscht. Aus der Sicht der Bindungstheorie ist dieser Tod erklärbar, weil der Patient aus der Übertragungsliebe in eine Welt der Beziehungslosigkeit gestürzt ist. Er konnte diese traumatische Wiederholung seines Schicksals, das ursprünglich seine Krankheit ausgelöst hatte, nicht ein weiteres Mal ertragen.

Bei allen Fällen ging es nicht um die Fokussierung von Liebe, sondern vielmehr um die Entbindung von Aggression als Lebenskraft. Diese zu mobilisieren, feinst dosiert aus der Seele des Patienten herauszulocken und aus der symbolischen Bildsprache, diese in die Sprache der realen Wirklichkeit – das Sekundärprozeßhafte – zu übersetzen und beides miteinander zu verknüpfen.

Manche Patienten regredieren in ihrem Aggressionsverhalten zu unbeweglichen Steinen, zu erstarrter, kalter Lava. Manche bedienen sich unbewußt eines pflanzlichen Aggressionsverhaltens, sie werden standortgebunden, sie strömen in sich selbst, sie brennen nach innen und außen, sie bleiben auf einem Fuß am gleichen Fleck stehen. Sie werden heiß, sie schwitzen, es juckt sie, sie kratzen sich, sie tropfen, sie welken, sie vertrocknen oder schuppen sich. Sie regredieren beileibe nicht nur in ihr Säuglingsalter, indem sie zur Abreaktion ihrer inneren Spannungen mit den Fingerspitzen spielen oder ihre Fußknöchel reiben, defäzieren und in ihre Hüllen urinieren.

Der Psychotiker neigt auf die leiseste Berührung hin sanft wie die Pflanze Mimosa puddica seinen Kopf und verschließt die Blattantennen aus „Wut". Dann muß man warten, bis er sich edel wieder öffnet und sich für eine nächste Berührung bereitmacht. Heute weiß man übrigens, daß auch Pflanzen ein plasmatisches Erinnerungsvermögen für aggressives Verhalten besitzen und energetisch darauf reagieren. Auch der Psychotiker ist so fein-fühlig wie eine Pflanze und spürt alles, obwohl man von außen oftmals keine Veränderung bemerkt. Psychotiker identifizieren sich leicht mit Pflanzen, und sie essen sie auch gerne. Ihre Lieblingsspeise ist in vielen beobachteten Fällen Salat und Rohkost. Energetisch höherwertiges, tierisches Eiweiß, Fleisch, mit Ausnahme von Huhn und Fisch, wird häufig verschmäht.

Psychotiker haben tödliche Angst vor ihrer eigenen Aggression und sie können sich selbst dabei schlecht einschätzen. Sie lieben es, auf der Bild-ebene weit entfernt ausbrechende Vulkane in ihrem Farbenspiel zu be-wundern, majestätisch tosende Wasserfälle zu beobachten. Daß es dabei um archaische Aggressionssymbole und -potentiale gehen könnte, ist natür-lich keinem von ihnen bewußt. Ich komme mir manchmal fast infam vor, wenn ich zu einem späteren Zeitpunkt der Therapie – beinahe verhal-tenstherapeutisch – Bilder anrege wie einen Vulkan, der am Grunde der Hinterseite angebohrt werden soll, um eventuell enthaltene Lavamassen abzulassen und als nützlichen Dünger für die umliegenden Felder zu ge-winnen. Bei Wasserfällen rege ich an, sie zu Kraftwerken zu stauen. Ich schlage vor, Turbinen zu bauen, um Elektrizität zu erzeugen, um Licht für die Bevölkerung zu gewinnen, dabei Schalthebel zu bedienen und sorgsam dosiert mit der Energie umzugehen. Selbständiger Umgang mit Aggression wird so ganz nebenbei probiert und einigermaßen angstfrei zugelassen.

Weiters fiel mir bei Psychotikern auf, daß sie je nach dem Entwicklungs-stand ihres Aggressionsverhaltens als Selbstsymbole verschiedene Bäume bilderten und in sich trugen. Vornehmlich Nadelhölzer, dann Lärchen und erst später Laubbäume wurden gesehen. Die Korrelation von phylogene-tisch älteren Nadelbäumen auf der Bildebene mit entwicklungspsycholo-gisch frühesten Formen der Aggressionsverarbeitung und von phylogene-tisch jüngeren Laubbäumen mit späteren und reiferen Formen der Ag-gressionsverarbeitung legt die These nahe, daß sich auch auf der Ebene der Symbolisierung die Phylogenese in der Ontogenese wiederholt.

Die phylogenetisch älteren Nadelhölzer wurden fast ausschließlich von Patienten gebildet, die in ihrem Aggressionserleben noch völlig unselb-ständig an die Mutter als Selbstobjekt gebunden waren. Gelang es jedoch, auf der Bildebene einen Nadelabfall zu bewirken oder stellte er sich als Rei-fungsprozeß beim Patienten von selbst ein, so ging das mit einer sprung-haften Verbesserung des Aggressionsverhaltens des Patienten in der Außen-welt einher. Wenn sich der Patient hingegen als einen Laubbaum bilderte, der im Herbst seine Blätter abwerfen kann, um der Kälte des Winters zu trotzen, dann handelte es sich zumeist um einen Patienten, der bereits viel flexibler mit sich selbst und seinen Aggressionen umgehen konnte. Er hat-te Erfahrung im Aushalten von Trennungen und war allgemein beweg-li-cher. Vielleicht bahnt sich hier aus dem Standhalten gegenüber Aggressi-vität eine neue Stufe des Verhaltens an, das Flüchten vor Aggressivität?

Je stärker sich die Aggressivität entwickelt, um so mehr wird es Zeit, den Zustand der Symbiose zu verlassen, sich vom Innen nach Außen zu wagen.

Im KB entsteht im Symbol sanfte Annäherung zwischen Bewußtem und Unbewußtem und rundet sich zur Gestalt. Das Kind, mit dem Teddy als Übergangsobjekt in der Hand, hebt sich vom Hintergrund der gemeinsamen Projektionsschicht zwischen Mutter und Kind ab und versucht, selbständig den Schritt in die Welt zu tun, sich im Schutze der Mutter von der Mutter zu trennen, eigene Gestalt anzunehmen. KB setzt auch dort an, wo das Kind im sprachlosen Raum die Welt zu „be-greifen" beginnt.

Ich habe Psychotiker dazu bewogen, in Trance ihr Körpergefühl in Plastilin auszudrücken. Es entstanden die verschiedensten Formen und Bilder: gallertige Massen, Pünktchen, Kügelchen wie Morula-Zellhaufen angesammelt, dann wiederum Würstchen oder Stäbchen, wie vielleicht einstmals die stabförmige Wirbelsäule eines Lanzettfischchens, als erster Ansatz zur Struktur der heutigen Wirbelsäule des Menschen. Manche Patienten empfanden sich als flachgedrückte Blätter oder Scheiben, manchmal durchlöchert oder aufgerollt. Sie wurden zu Schalen, Vasen, Körben, zerbrochenen Eierschalen, viel Bruchstückhaftem, aber immer wieder war auch die Tendenz zur Ganzheit der Kugel, zur Rundung gewinnenden Linie zu erahnen (Pankow 1990).

Ich habe in meinen Therapien wiederholt angeregt, sich Bilder zur Gewinnung dieser imaginären Ganzheit vorzustellen, das Innen und Außen zu begreifen, Vasen zu füllen oder zu leeren, Gallertiges, Wäßriges in Dosen und Behältern einzufangen, gebrochene Stäbe mit Zahnstochern und Drähten zu stützen, Löcher zu flicken, als Rolldisteln zu rollen und sich in der Erde einzunisten, festzukrallen, Boden zu gewinnen, um sich dann wiederum vom Wind forttragen zu lassen und zu trennen.

Ich habe mit Psychosepatienten das Öffnen und Schließen von Blüten im KB eingeübt. In der Imagination tauchten sie unter Wasser und suchten nach Schätzen und Perlen in Muscheln. Patienten waren Fische im Wasser und schwammen in schummrig grünem Licht, das von oben durchschimmerte. Sie haben als Fische von unten hinauf auf der Wasseroberfläche abgefallene Blätter von Erdenbäumen schwimmen gesehen, immer von neuen Standpunkten aus Grenzen bemerkt. Auf der Bildebene ermunterte ich Patienten dazu, sich Schutz vor Feinden zu suchen, sich in Schneckenhäusern zu verstecken, den Panzer von Schildkröten zu tragen, Igel mit Stacheln zu sein oder zu versuchen, sich in braun glänzende Kastanien mit halbabgefallener Stachelschale zu verwandeln.

Sie wurden angeregt, wie Nacktschnecken eine klebrige Spur zu hinterlassen, selbst klebrig zu sein, um Feinde abzuwehren. Manche Patienten liebten es, Fliegen zu sein (übrigens ein häufiger Tierwunsch im Vergleich mit dem KB bei Schizophrenen). Sie wollten im Zickzackkurs das Ziel unbemerkt erreichen, oder im Hin-und-Her-Wiegen Gestalt einpendeln (Spitz 1965). Sie wollten in der Bewegung, im Schwung zur Ganzheit der Drehung z. B. im Orgasmus finden. Ich habe mit Patienten im Bild und in der Wirklichkeit getanzt. Sie sind von der starren Schmetterlingspuppe zum Fliegen, vom Liegen zum Krabbeln auf vier Beinen und bis zum aufrechten Gang des Zweibeiners gekommen. Einige übten nicht nur in der Imagination, sondern bei gemeinsamen Radausflügen in die Umgebung von Salzburg, durch das Treten und Lenken ihre Aggression zu bändigen. Einige bewegten sich wie Marionetten an Schnüren, bis sie endlich frei zu gehen wagten, bis sie sprangen und sich in der Vollendung des Tanzes zur Ganzheit drehten. Manche Patienten kamen mir dabei so schön wie japanische Bhutotänzer vor.

Meine Patienten wurden von mir in Düfte von Parfüm, in Musik, in Farbe, in Klänge, in Rhythmen, in Herzklopfen, in Kälte und Wärme, in Pelze, in Samt und Seide gehüllt. Sie wurden von mir auf ihren Imaginationsreisen durch kalte Bäche von der Quelle bis zur Mündung begleitet. Wir haben uns im Bild Schlammschlachten geliefert und an der Wasseroberfläche eines Teiches Steine „geplattelt". Meine Patienten haben sich vorgestellt, daß sie als Prinzen und Prinzessinnen in Seerosen und Lotosblüten an der Wasseroberfläche schaukeln. Ein transsexueller Mann bestand in einem dieser Bilder interessanterweise darauf, nicht direkt auf der Wasseroberfläche in der Blüte sein zu wollen, sondern sich auf einer schon vom Wasser abgehobenen, herausstehenden Lotosblüte zu wiegen. Eine am Ufer oder überhaupt am Land wachsende Blume, von mir im Bild angeboten, verschmähte er allerdings schnöde. Er wolle doch von einem Mann zur Frau werden, argumentierte er.

Ich schlug Psychosepatienten vor, in der Phantasie Kraft aus der Sonne zu tanken, ohne zu verglühen. Sie wurden angeregt, im Boden Wurzeln zu schlagen. Mit mir sind Patienten vom Wasser ans Land gegangen, von der Dunkelheit ins Licht, immer als Gratwanderer zwischen den verschiedenen Wirklichkeiten, als Grenzgänger, ganz vorsichtig Gestalt gewinnend. Später sind wir dann in der Wiese gelegen, im Dufte des Heus und im Grün, ans Meer gewandert, auf Berge gestiegen und haben in der Imagination Häuser gebaut. Heimatlos Heimat gefunden – herein ins Leben geholt – lebenslustig geworden – aus Freude gelallt, geschmatzt – aus Wut gegrunzt und gekotzt – die Sprache der Tiere verstanden – geweint, gelacht und geschrien – den Blues in der Hose gespürt – Knaben zu Männern geworden – Klarinette gespielt – den Taktstock des Dirigenten geschwungen und am Ende ein Liedchen zweistimmig gesungen ...

Das alles ist KB mit Psychotikern. Und es bewirkt Heilung, wenn man die Bilder des Psychotikers auf allen Ebenen als Versuche versteht, in die Freiheit des menschlichen Daseins hineinzuwachsen. Dann wird man auch ganz plötzlich in der Manie des Patienten den Versuch, das Numinose, das Heilige zu erfassen, wohin den Patienten seine übergroße Sehnsucht nach Liebe und menschlicher Zuwendung treibt – ich möchte fast sagen „katapultiert" – begreifen. Da kann dann auf der Bildebene das Wunder geschehen, daß eine Patientin mir erklärte: „Die Manie ist meine Mutter. Der liebe Gott persönlich hat mir dieses Geschenk gemacht, damit ich das Gesicht meiner Mutter sehen kann, nach der ich mich zeitlebens gesehnt habe, um leben zu können. Die Beobachtungsstation der Nervenklinik ist ein Gotteshaus. Hier sind alle Patienten Heilige. Sie reden alle hier von Gott. Hier schenkt uns der Schöpfer als eine überirdische Gabe die Fähigkeit, zu lieben."

Hier finden die Patienten in der Liebe Gestalt als Menschen. Und wenn es dem Therapeuten dann gelingt, ein bißchen von diesem ekstatischen

Gefühl ins alltägliche Leben herüberzuretten, wenn er in kleinen Schritten entsprechende Bilder anbietet und in lebbare Vergleiche umzulenken versteht, dann geschieht Heilung. Man muß die Hand des Patienten an die Hand eines ihn liebenden Menschen binden. Dann muß er nicht mehr so viel Kraft und Energie aufwenden, ins Transzendente „abzufliegen", um sich die Liebe im Überirdischen zu suchen. Ich habe Patienten „gezähmt", indem wir auf der Bildebene wilde Pferdeherden gesehen, Lassos geschwungen haben, um sie einzufangen. Und zum Schluß fütterten wir dann die Fohlen von Hand mit Zucker. Ich reichte den Patienten die Hand und habe sie auf die Erde zurückgezogen.

Allerdings muß man dazu als Psychosentherapeut „sattelfest" sein, sich in allen Medien frei bewegen können, zumindest geistig! In der Luft, zu Wasser und am Land. Man muß sich trauen, mit ihnen fliegende Höllenhunde an silbernen Nabelschnüren auf einer Spule aufzuwickeln und einzufangen. Man muß bei der Angst vor dem Zerfall der Gestalt mit von der Partie sein. Dann vollzieht sich der Wandel am Symbol, und es wird aus den Monstern die Erinnerung an fliegende Kinderdrachen auf der Herbstwiese werden, und der Patient (wohl ein seinerzeit im magischen Denken zu sehr allein gelassenes Kind) wird endlich von seinem Vater an die Hand genommen und abends wieder heim zur Mutter ins Nest gebracht. So bindet man archaische Angst und Sehnsüchte mit dem KB.

Ich möchte zum Abschluß noch den Titel, unter dem ich meine Arbeit begonnen habe, im Hinblick auf die Vision im Johannesevangelium erweitern: „Und das Wort ist Fleisch geworden und hat unter uns gewohnt." Ich meine damit, daß wir uns – einem humanistischen Weltbild verpflichtet – im Umgang mit Psychotikern auch um Antworten auf folgende Fragen bemühen müssen: Was sind die auslösenden Faktoren in unserer Umwelt, die einen Menschen in die Psychose als letzten Ausweg treiben? Warum werden psychobiologische Konstanten, deren Einhaltung für das menschliche Leben unumgänglich nötig ist, so sträflich mißachtet? Unser Wissen um das Wesen und die Heilung von Psychosen muß also seinen Niederschlag auch im sozialpolitischen Bereich finden. Vor allem müssen wir uns darum bemühen, den gesundenden Patienten eine reale Lebensalternative anzubieten, ihnen endlich auch eine Chance auf Arbeit und Heimat geben.

Literatur

Anzieu, D. (1991), Das Haut-Ich. Frankfurt a. M.: Suhrkamp.

Artmann, H. C. (1982), Die Sonne war ein grünes Ei. Salzburg: Residenz Verlag.

Bach, J. S., Goldberg Variationen, BWV 988.

Bartl, G. (1984), Der Umgang mit der Grundstörung in Katathymen Bilderleben. In: Roth, J. W. (Hrsg.), Konkrete Phantasie. Neue Erfahrungen mit dem KB. Bern, Stuttgart, Wien: Huber.

Benedetti, G. (1991), Todeslandschaften der Seele. Göttingen: Vandenhoeck & Rupprecht.

Benedetti, G., Rauchfleisch, U. (Hrsg.) (1988), Welt der Symbole. Göttingen: Vandenhoeck & Rupprecht.

Biser, E. (1984), Menschsein und Sprache. Salzburg: Otto Müller Verlag.

Boss, M. (1975), „Es träumte mir vergangene Nacht . . .“ Sehübungen im Bereiche des Träumens und Beispiele für die praktische Anwendung eines neuen Traumverständnisses. Bern: Verlag Hans Huber.

Brosse, J. (1992), Magie der Pflanzen. Olten: Walter.

Calderon de la Barca (1956), Das Leben ist ein Traum. Schauspiel in 3 Akten. Stuttgart: Reclam.

Caruso, I. (1974), Die Trennung der Liebenden. Reinbek: Rowohlt Verlag.

Chardin, P. T. (1982), Der Mensch im Kosmos. München: dtv.

Ciompi, L. (1988), Außenwelt – Innenwelt. Die Entstehung von Zeit, Raum und psychischen Strukturen. Göttingen: Vandenhoeck & Ruprecht.

Cooper, J. C. (1986), Illustriertes Lexikon der traditionellen Symbole. Wiesbaden: Drei Lilien Verlag.

Diamond, J. (1987), Lebensenergie in der Musik. Südergellersen: Verlag Bruno Martin.

Dröscher, V. B. (1992), Spielregel der Macht im Tierreich. Weiße Löwen müssen sterben. München: Goldmann Verlag.

Drewermann, E. (1985), Tiefenpsychologie und Exegese Bd. II. Wunder, Visionen, Weissagungen, Apokalypse, Geschichte, Gleichnis. Olten: Walter Verlag.

Drewermann, E. (1990), Über die Unsterblichkeit der Tiere. Hoffnung für die leidende Kreatur. Olten: Walter Verlag.

Drewermann, E. (1992), Milomaki oder vom Geist der Musik. Eine Mythe der Yahuna-Indianer. Olten: Walter Verlag.

Ebner, J. (1992), Zauberer und Verzauberte. Graz – Wien: Verlag Styria.

Eibl-Eibesfeldt, I. (1973), Der vorprogrammierte Mensch. Wien: Verlag Fritz Molden.

Eibl-Eibesfeldt, I. (1984), Liebe und Haß. Zur Naturgeschichte elementarer Verhaltensweisen. München: Piper.

Eliade, M. (1978), Das Okkulte und die moderne Welt. Salzburg: Otto Müller Verlag.

Eliade, M. (1982), Schamanismus und archaische Ekstasetechnik. Frankfurt a. M.: Suhrkamp.

Fast, I. (1991), Von der Einheit zur Differenz. Psychoanalyse der Geschlechtsidentität. Berlin – Heidelberg – New York – Tokio: Springer.

Frischmuth, B. (1988), Traumgrenze. München: dtv.

Fromm, E. (1981), Anatomie der menschlichen Destruktivität. Reinbek: Rowohlt.

Gilmore, D. D. (1991), Mythos Mann. München: Artemis und Winkler.

Griscom, Ch. (1992), Der Weg des Lichts. München: Goldmann.

Grof, St. (1985), Geburt, Tod und Transzendenz. Neue Dimensionen in der Psychologie. München: Kösel.

Grof, St., Grof, Ch. (1990), Spirituelle Krisen. Chancen der Selbstfindung. München: Kösel.

Grzimeks Tierleben (1974), Enzyklopädie des Tierreichs. Zürich: Kindler.

Hacker, F. (1973), Aggression. Die Brutalisierung der modernen Welt. Reinbek: Rowohlt.

Haller, J. (1992), Das neue Gehirn. Verlag Benno Martin.

Heidegger, M. (1927), Sein und Zeit.

Holl, A. (1981), Religionen. Stuttgart: Deutsche Verlagsanstalt.

Jung, C. G., Franz, M.-L., Jacobi, J., Jaffé, A. (1987), Der Mensch und seine Symbole. Olten: Walter.

Kasper, S. (1990), Saisonale Befindlichkeitsschwankungen in der Allgemeinbevölkerung, deren biologische Grundlagen und der therapeutische Effekt der Fototherapie. Universität Bonn: Habilitationsschrift.

Landsman, S. G. (1984), Found: A Place For Me. Farmington Hills: Treehouse Enterprises.

Lang, O. (1989), Kasuistische und systematische Beiträge zur Depression. In:

Bartl, G., Pesendorfer, F. (Hrsg.), Strukturbildung im therapeutischen Prozeß. Wien: Literas, S. 243–251.

Leeb, W. (1991), Psychodrama in der psychiatrischen Rehabilitation. In: Vorweg, M., Alberg, T. (Hrsg.), Psychodrama. Leipzig – Heidelberg: Verlag Johann Barth.

Leuner, H. (1985), Lehrbuch des Katathymen Bilderlebens. Bern: H. Huber.

Lorenz, K. (1963), Das sogenannte Böse. Wien: Schöller Verlag.

Lorenz, K. (1988), Hier bin ich – Wo bist du? Ethologie der Graugans. München: Piper.

Lorenzer, A. (1984), Das Konzil der Buchhalter. Frankfurt a. M.: Fischer.

Magiure, A. (1991), Hauterkrankungen als Botschaften der Seele. Olten: Walter.

Mentzos, St. (1989), Hysterie. Frankfurt a. M.: Fischer.

Mentzos, St. (1991), Psychodynamische Modelle in der Psychiatrie. Göttingen: Vanderhoeck.

Mitterauer, B., Griebnitz, E. (1993), Zur Frage des Selbstmords nach Schädel-Hirnverletzungen. Salzburger Nachrichten, 16. 1. 1993.

Meyring, G. (1981), Der Golem. Frankfurt a. M.: Ullstein.

Morris, D. (1971), The Naked Ape. New York: Dell.

Mozart, W. A.: Krönungsmesse, KV 317; Requiem, KV 626.

Navradil, L. (1986), Schizophrenie und Dichtkunst. München: dtv.

Okri, B. (1991), The Famished Road. Reading: Cox & Wyman.

Otto, R. (1979), Das Heilige. München: C. H. Beck.

Pankow, U. (1990), Schizophrenie und Dasein. Stuttgart: frommann-holzboog.

Perdersen, L. E. (1992), Das Weibliche im Mann. Bern: Scherz Verlag.

Petzold, H. G. (1988), Vorabdruck aus: H. Petzold, I. Orth, Wege und Schulen der Kunsttherapie. Junfermann,

Paderborn. In: Integrative Therapie 2–3/87, S. 104–140.

Pohlhammer, H. (1989), Behandlung eines psychoreaktiven Depression mit KB-Kurztherapie. In: Bartl, G., Pesendorfer, F. (Hrsg.), Strukturbildung im therapeutischen Prozeß. Wien: Literas.

Recheis, K. (1991), Weißt du, daß die Bäume reden? Wien: Herder.

Rhode-Dachser, Ch. (1992), Expedition in den dunklen Kontinent. Berlin – Heidelberg – New York – Tokio: Springer.

Richter, H. E. (1982), Flüchten oder Standhalten. Reinbek: Rowohlt.

Riedl, R. (1988), Biologie der Erkenntnis. München: dtv.

Roth, J. W. (Hrsg.) (1984), Konkrete Phantasie. Neue Erfahrungen mit dem KB. Bern: H. Huber.

Sanella, L. (1989), Kundalini-Erfahrungen und die neuen Wissenschaften. Essen: Synthesis Verlag.

Schiff, J. L., Day, B. (1980), Alle meine Kinder. Heilung der Schizophrenie durch Wiederholen der Kindheit. München: Kaiser.

Schultz-Zehden, W. (1992), Das Auge – Spiegel der Seele. Neue Wege zur Ganzheitstherapie. München: Artemis & Winkler.

Schutting, J. (1991), Wasserfarben. Salzburg – Wien: Residenzverlag.

Searles, H. F. (1974), Zur Behandlung der Psychose. Über die therapeutische Symbiose. München: Kindler.

Sechehaye, M. (1973), Tagebuch einer Schizophrenen. Frankfurt a. M.: Suhrkamp.

Spitz, R. (1985), Vom Säugling zum Kleinkind. Stuttgart: Klett-Cotta.

Vaz, J. (1993), Hypnose bei Psychosen. München: Quintessenz.

Werfel, F. (1988), Stern der Ungeborenen. Frankfurt a. M.: Fischer.

Wieser, W. (1959), Organismen, Strukturen, Maschinen. Zur Lehre der Organismen. Frankfurt a. M.: Fischer.

Wilber, K. (1988), Psychologie der Befreiung. Bern – München – Wien: Scherzverlag.

Wildberger, E. (1993), Frühe Störungen – Späte Folgen. Wien: Facultas.

Wurmser, L. (1989), Die zerbrochene Wirklichkeit. Berlin – Heidelberg – New York – Tokio: Springer.

Korrespondenz: Dr. phil. biol. Heidi Pohlhammer, Eduard-Baumgartner-Straße 7, A-5020 Salzburg.

2. Verhaltenstherapie

Verhaltenstherapie bei schizophrenen Psychosen: II. Praxis

Norbert Kienzle

Zusammenfassung. Im zweiten Teil des Beitrages über Möglichkeiten verhaltenstherapeutischer Schizophreniebehandlung wird das Spektrum derzeit existierender Interventionsmöglichkeiten praxisbezogen aufgefächert. Zunächst wird auf „operante Methoden" (Verhaltensanalyse, Interventionen zur therapeutischen Beeinflussung bestehender funktionaler Zusammenhänge, Interventionen zur Etablierung neuer Wirkzusammenhänge) eingegangen, wobei kognitiven Erweiterungen dieses Ansatzes besondere Beachtung gilt. Danach werden soziale Kompetenztrainings und daran anknüpfend das „Integrierte Psychologische Therapieprogramm" als Erweiterung des klassischen „social-skills"-Ansatzes dargestellt. Anschließend wird der an Befunde der Coping-Forschung anknüpfende Selbstmanagement-Ansatz skizziert. Der Beitrag endet mit der Erörterung der behavioralen Familientherapie sowie der Möglichkeiten der Angehörigenarbeit.

Einleitung

Aufbauend auf den im ersten Teil des Beitrages entwickelten wissenschaftlichen Grundlagen sollen im folgenden die wichtigsten Vorgehensweisen verhaltenstherapeutischer Schizophreniebehandlung praxisnah skizziert werden. Die geschilderten Interventionsweisen unterscheiden sich sowohl im Hinblick auf ihre Indikationsstellung als auch bezüglich ihrer Anwendbarkeit in verschiedenen therapeutischen und rehabilitativen Zusammenhängen (ambulant, teilstationär, stationär) erheblich. Die entsprechenden Indikations- und „Setting"-Fragen werden jeweils im Kontext der Darstellung der Therapiemethodik erörtert.

Ein besonders wichtiger Punkt sei vorausgeschickt: Die Sicherheit der Schizophreniediagnose, der differentialdiagnostische Ausschluß anderer, z. B. „exogener" Psychoseformen sowie die Prüfung, Einleitung und Kontrolle psychopharmakologischer und/oder anderer somatischer Behandlungsmaßnahmen stellen zentrale Grundvoraussetzungen weiterführender verhaltenstherapeutischer Interventionen dar. Gerade in der Schizophreniebehandlung ist deshalb stets eine besonders enge Kooperation und gegenseitige Konsultation zwischen Psychotherapeut und Psychiater zu fordern.

1. Operante Methoden

Die operanten Methoden der Verhaltenstherapie (vgl. zu deren Grundlagen Reinecker 1987) galten lange (und gelten vielfach immer noch) als repräsentativ für „die Verhaltenstherapie" schlechthin. Ihre Bedeutung für die Schizophreniebehandlung resultiert einerseits aus den zwar recht erfolgreichen, nichtsdestotrotz umstrittenen „token-economy"-Programmen, andererseits jedoch aus den sich aus individuellen Verhaltensanalysen (Kanfer und Saslow 1965) ergebenden Möglichkeiten zu fundiertem und rational begründetem therapeutischen Handeln.

1.1 Verhaltensanalyse

Ausgangspunkt des verhaltensanalytischen Vorgehens sind problematische und/oder symptomatische Verhaltensweisen und Einstellungen („Konzepte") schizophrener Menschen. Sie werden einer verhaltensanalytischen Betrachtung zugänglich, wenn sich Hinweise darauf ergeben, daß unter zu spezifizierenden situativen Bedingungen systematische Zusammenhänge zwischen ihnen und regelhaft mit ihnen verbundenen Konsequenzen bestehen.

In der Verhaltensanalyse wird in bezug auf manifestes Verhalten grob zwischen „verstärkenden" (verhaltensstabilisierenden und -fördernden) sowie „bestrafenden" (verhaltenslabilisierenden und -mindernden) Konsequenzen getrennt. In bezug auf kognitive „Konzepte" lassen sich analog „verifizierende" („verstärkende") und „falsifizierende" („bestrafende") Konsequenzen unterscheiden.

„Verstärkende" Konsequenzen lassen sich weiter in „positiv verstärkende" und „negativ verstärkende" Handlungsfolgen differenzieren. Während bei der „positiven Verstärkung" unmittelbar positive Konsequenzen wirksam werden, ergibt sich der verhaltensfördernde Effekt der „negativen Verstärkung" aus dem Wegfall unangenehmer Umstände – also z. B. aus der Beendigung von Angst. Analog lassen sich zwei Formen der „Bestrafung" unterscheiden.

Die Verhaltensanalyse kann sehr individuelle Wirkzusammenhänge enthüllen. Einige bei schizophrenen Menschen häufig anzutreffende, recht typische Formen „lernender Erfahrungsverarbeitung" sollen an dieser Stelle als Beispiele dienen:

Viele Verhaltensweisen schizophrener Menschen folgen den verhaltensetablierenden Einflüssen der „negativen Verstärkung". So motiviert sie eine Vielzahl unterschiedlicher Ängste (wie z. B. Angst vor der Irritierbarkeit von Wahrnehmungs- und Denkprozessen; Angst vor sozialer Stigmatisierung; paranoide Ängste vor Verfolgung und Bedrohung) zur Wahl angstmindernder Verhaltensstrategien (z. B. Rückzugsverhalten), die, sind sie erfolgreich, „gelernt", d. h. fest etabliert werden. In überfürsorglichen familiären Systemen erfahren manche Patienten „positive Verstärkung" in Abhängigkeit von unselbständigen Verhaltensmustern, umgekehrt „verstärken" die dadurch verfestigten Abhängigkeitsverhältnisse überfürsorgliche elterliche Haltungen, etwa indem sie den Wunsch/das kognitive Konzept „Ich werde noch gebraucht" verifizieren. Auch „bestrafende" Einflüsse können das Verhalten schizophrener Menschen nachhaltig beeinflussen, man denke nur an die entmutigenden, allzu oft in Resignation und tiefe Depression mündenden Folgen wiederholten Scheiterns (= „Bestrafung") im Gefolge überzogener eigener oder rehabilitativer Bemühungen.

Analog zur Verhaltensebene lassen sich auch auf der kognitiven Ebene operante Prozesse des „Lernens" von Konzepten beschreiben. Wahnhafte Verfolgungsideen können durch als feindselig erlebtes Verhalten weiter „verifiziert" und damit „verstärkt" werden, Vorstellungen eigener Inkompetenz erfahren durch Erlebnisse des Versagens „Verifikation"/„Verstärkung". Umgekehrt werden Inkompetenzideen durch Erfolgserlebnisse „falsifiziert"/„bestraft" und damit unter Umständen nach und nach in ihrer Stabilität erschüttert. „Falsifizierend"/„bestrafend" (und damit mindernd) wird sich die fortgesetzte Selbstwahrnehmung eigener Defizite auf Hoffnungen auf eine rasche und umfassende Genesung auswirken.

1.2 Verhaltensanalytisch bedingte Interventionen zur Beeinflussung bestehender Wirkzusammenhänge

Aus den verhaltensanalytisch gewonnen Einsichten in bestehende funktionale Wirkzusammenhänge ergeben sich vielfältige Hinweise auf sinnvolle therapeutische Zielsetzungen. Diese Zielsetzungen entscheiden dann über die Auswahl geeigneter therapeutischer Maßnahmen.

Diese Entscheidungsprozesse sollen anhand der oben erwähnten Beispiele illustriert werden:

Häufig ziehen sich schizophrene Patienten (z. B. nach Abklingen der akut psychotischen Symptomatik) aus Angst vor Reizüberflutungsphänomenen, Wahrnehmungs- und anderen kognitiven Störungen mehr und mehr zurück und mindern auf diese Weise das aversive Angsterleben („negative Verstärkung"). Psychodiagnostische Untersuchungen belegen vielfach, daß derartige Ängste durchaus berechtigt sind. Der Verhaltenstherapeut wird deshalb mit diesen Patienten z. B. spezifische kognitive Trainingsmaßnahmen durchführen, um auf diese Weise ihre Informationsverarbeitungsmöglichkeiten zu stabilisieren.

Auch das durch „negative Verstärkung" etablierte soziale Vermeidungsverhalten des Stigmatisierung befürchtenden Patienten hat häufig reale Hintergründe. Deshalb verbieten sich (zumindest bei diesen Patienten) konfrontative Expositionstechniken, in Frage kommen allenfalls vorsichtig und sorgfältig konzipierte in-vivo-Desensibilisierungsstrategien, die den Patienten nach und nach langsam wieder in soziale Zusammenhänge zurückbegleiten. Zumal bei Patienten mit mehr oder minder ausgeprägten Residualsyndromen werden diesen Vorgehensweisen spezifische Maßnahmen zur Förderung der sozialen Wahrnehmung und der sozialen Kompetenz vorausgehen.

Die paranoiden Ängste des psychotischen Patienten stoßen zwar u. U. ebenfalls „negativer Verstärkung" unterliegende Lernprozesse an, können allerdings wegen der schweren Beeinträchtigungen der Möglichkeiten des Realitätstestens in akuten Verlaufsabschnitten psychotherapeutisch kaum korrektiv angegangen werden. Neben psychopharmakologischen Interventionen bieten sich bei diesen Patienten auch alle psychosozial beruhigenden Maßnahmen an, also etwa die Gestaltung einer ruhigen, sicheren, angenehmen, reizarmen Umgebung, konstante Beziehungsangebote, eine freundlich-zugewandte Beziehungsgestaltung und weitestgehende Entlastung.

Die gerade bei jüngeren schizophrenen Patienten oft noch recht ausgeprägte Unselbständigkeit und Abhängigkeit wird von überfürsorglichen Elternteilen häufig „positiv verstärkt". Oft genug verstärken vielfältige „Gewinne" umgekehrt das überfürsorgliche Erziehungsverhalten. Derartige reziproke Verstärkungsmuster lassen sich durch psychoedukative Maßnahmen allein nur unzureichend angehen, die betroffenen Familien benötigen zusätzlich aufwendige familientherapeutische Hilfestellungen.

Besonders gefährliche operante Wirkzusammenhänge stellen fortgesetzte Erlebnisse des Scheiterns und Versagens als Folge eigener (z. B. schulischer oder beruflicher) Bemühungen her. Sie wirken als „Bestrafung" für bemühendes Tun und als „Verstärkung" („Verifikation") für negative Selbstkonzepte. Werden diese oft unvermeidlichen Prozesse therapeutisch günstig begleitet, lassen sich diese Wirkzusammenhänge durch geeignete rehabilitative Anpassungen (z. B. der Schul- oder Berufslaufbahn) beenden, im ungünstigen Fall drohen Apathie, Depression und Suizidalität.

Legt die Verhaltensanalyse den Schluß nahe, daß dysfunktionale kognitive „Konzepte" modifiziert werden sollten, bieten sich kognitive Gesprächsführungstechniken zu ihrer „Falsifikation" und zur gleichzeitigen „Verifikation" alternativer Konzepte an. Darüber hinaus fördert eine Vielzahl unterschiedlichster therapeutischer Interventionen (z. B. aus den Bereichen Arbeits-, Ergo-, Musik-, Gestaltungs- oder Bewegungstherapie) direkt oder indirekt die funktionalen Aspekte der besonders bedeutsamen Selbstkonzepte. An Grenzen stoßen alle diesbezüglichen Vorgehensweisen in der Regel in der akuten Psychose.

Die skizzierten Beispiele stellen nur einen kleinen, exemplarisch konzipierten Ausschnitt der bei schizophrenen Patienten verhaltensanalytisch zu ermittelnden Zusammenhänge und daraus abzuleitender Interventionen dar. Die Verhaltensanalyse und die auf sie aufbauende Therapieplanung müssen (und können) für jeden schizophrenen Patienten unabhängig vom Behandlungssetting individuell durchgeführt und gestaltet werden.

1.3 Interventionen zur Etablierung neuer Wirkzusammenhänge

Heben die bisher geschilderten Vorgehensweisen darauf ab, in der Realität eines Patienten vorab bestehende, aus therapeutischer Sicht jedoch ungünstige Lernzusammenhänge zu erkennen und durch geeignete Maßnahmen zu modifizieren, verfolgen die hier behandelten operanten Interventionen das Ziel, therapeutisch sinnvolles Verhalten und funktionale kognitive Konzepte gezielt zu fördern und zu entwickeln. Sie kommen, abgesehen von operanten Gesprächsführungstechniken, vor allem in der stationären Schizophreniebehandlung zum Einsatz.

Voraussetzung entsprechender Vorgehensweisen ist die Identifikation anzustrebender Zielverhaltensweisen und -konzepte einerseits sowie die Verfügbarkeit „verstärkender" Konsequenzen andererseits. Im Therapieprozeß sollen die Zielverhaltensweisen und -konzepte kontingent mit „verstärkenden" oder „verifizierenden" Konsequenzen verknüpft werden. Gelegentlich werden inadäquate Verhaltensweisen und ungünstige kognitive Konzepte auch „bestraft"/„falsifiziert". Derartige Vorgehensweisen scheinen dann legitim, wenn zu erwarten ist, daß diese therapeutischen Interventionen nicht als feindselig erlebt werden: So wird die „Bestrafung"/„Falsifikation" des Konzeptes „Ich werde abgelehnt" durch eine freundlich-akzeptierende, zugewandte Beziehungsgestaltung wohl kaum aversiv erlebt werden.

Auf vielfältige Weise „verstärkt" werden bei schizophrenen Patienten im Therapieverlauf (ohne Anspruch auf Vollständigkeit) z. B. identitätsstiftende Selbstkonzepte, kognitive und verhaltensmäßige Aspekte der „Selbstwirksamkeit", konstruktiv-krankheitsbewältigende Coping-Verhaltensweisen, die Wiederaufnahme sozialer Kontakte, direkte Kommunikation und adäquater Affektausdruck oder – gerade bei schwerer beeinträchtigen Patienten – das Leistungs-, aktive Freizeit- und Selbstversorgungsverhalten. Neben „verstärkenden" Rückmeldungen, sozialer Zuwendung und korrektiven, kognitiven Gesprächsführungstechniken kommen dabei in der Rehabilitation chronischer Patienten mit schwerster Residualsymptomatik auch „tokens" (oder „Münzen"), die gegen zuvor individuell vereinbarte Vergünstigungen eingetauscht werden können, zum Einsatz (vgl. Florin et al. 1973; Paul und Lentz 1977).

„Token-economy"-Programmen haftet nach Meinung mancher Kritiker ein etwas degoutanter, an Dressurmethoden erinnernder Beigeschmack an. Diese Kritik scheint insbesondere dann berechtigt, wenn zu befürchten ist, daß die Patienten selbst entsprechende Vorgehensweisen als unangemessen, infantilisierend und stigmatisierend empfinden. Andererseits lassen sich die positiven Forschungsergebnisse zur Effizienz dieser Vorgehensweise gerade bei den durch ein hohes Maß an Minus-Symptomatik besonders eingeschränkten Patienten mit Residualsyndromen nicht einfach vom Tisch wischen. Denn Patienten, die im Gefolge entsprechender therapeutischer Bemühungen lernen, sich wieder selbst um ihre Hygiene zu kümmern, sich adäquat zu kleiden, einzukaufen, zu kochen, putzen und zu arbeiten, können unter Umständen aus rein verwahrenden Kontexten in Wohngruppen, Heime oder beschützte Werkstätten übergeleitet werden und ein deutliches Mehr an selbständiger Lebensgestaltung und -qualität erreichen.

2. Soziales Kompetenztraining

Die überwiegend als Gruppentherapie durchgeführten Trainings sozialer Kompetenz sind bei schizophrenen Patienten indiziert, die krankheitsbedingt erhebliche Einbußen im Bereich der sozialen Fertigkeiten erlitten haben oder sich aufgrund des frühen Beginns der Erkrankung nie in der Lage sahen, ein adäquates Repertoire sozialer Fertigkeiten zu entwickeln. Auch ein hohes Ausmaß sozialer Angst kann als Indikationshinweis gelten. Eine ausreichende Motivationslage im Sinne eines Mindestmaßes an Kontaktbereitschaft sowie eine durch kognitive Störungen möglichst wenig beeinträchtige Lernfähigkeit stellen wesentliche Voraussetzungen für den Erfolg eines sozialen Kompetentrainings dar.

Soziale Kompetenztrainings scheinen ferner um so erfolgversprechender, je realistischer sich die Therapieinhalte darstellen. Die Therapieinhalte standardisierter Therapieprogramme sind zwar auf den Alltag schizophrener Menschen zugeschnitten, wo immer möglich, ist darüber hinaus jedoch eine individuelle Adaptation an die Notwendigkeiten des Einzelfalls sinnvoll. Ein möglichst realitätsnahes Therapiesetting bietet darüber hinaus erheblich mehr Transfermöglichkeiten als artifizielle, abgeschiedene Lebenswelten. Schließlich sollten grundsätzlich Hilfestellungen beim „invivo"-Transfer gewährleistet werden können.

Soziale Kompetenztrainings fokussieren auf sehr basale Aspekte des Interaktionsverhaltens wie z. B. die situationsadäquate Gestaltung der Stimmlautstärke und -modulation, des Blickkontakts, mimischer und gestischer Elemente oder auch äußerer Aspekte der Selbstdarstellung. Darüber hinaus führen sie in der Regel analog zu desensibilisierenden therapeutischen Strategien von relativ einfachen, risikoarmen zu zunehmend komplexeren, risikoreicheren Situationen (vgl. Liberman 1988, Liberman und Eckman 1989).

Die Durchführung einer (ca. zweistündigen, inkl. Pause) Therapieeinheit eines Trainings sozialer Kompetenz beginnt mit der Präsentation einer ausgewählten sozialen Situation. In der sich anschließenden Phase der kognitiven Aufarbeitung der präsentierten Situation ist ihre adäquate Konzeptionalisierung zu gewährleisten. Neben der möglichst konkreten Veranschaulichung kommt dabei der Erarbeitung der affektiven Implikationen der Situation eine besondere Bedeutung zu. Außerdem muß geklärt werden, nach welcher Art sozialer Interaktion die vorgestellte Situation verlangt und welches Interaktionsziel erreicht werden soll. Danach wird ein Interaktionsverlauf – je nach Patientengruppe – entweder detailliert entwickelt (z. B. Dialogerarbeitung) oder zumindest in Grundzügen skizziert. Ein Modell-Rollenspiel, durchgeführt von im Idealfall mitwirkenden Co-Therapeuten, schließt sich an, gefolgt von einer zunächst ebenfalls modellhaften Feedback-Runde. Daraufhin folgen die eigentlichen Patientenrollenspiele, begleitet von ermutigenden Hilfestellungen, verstärkendem Feedback und dosierter konstruktiver Kritik in Form möglichst verhaltensnaher Empfehlungen. Video-Feedback kann, sofern von den Patienten akzeptiert, verbale Rückmeldungen sinnvoll unterstützen. Im Zentrum der Rückmeldungen stehen mikrosoziale Fertigkeiten. Sehr wichtig ist, sich mit der Patientengruppe abschließend auf „Live-Übungen" gleichen oder – in der Regel – ähnlichen Inhalts zu verständigen. Stationär behandelte Patienten benötigen dafür allerdings zumindest anfänglich viel Unterstützung.

Die Erfahrungen der Patienten mit diesen Übungen werden eingangs der nächsten Therapieeinheit erörtert.

Eine Erweiterung klassischer „social-skills"-Ansätze stellt die explizite Hereinnahme des „Scheiterns" einer Interaktion in die Therapie dar. Von „Scheitern" ist immer dann die Rede, wenn eine soziale Interaktion nicht im Sinne des die Interaktion Initiierenden endet. „Scheitern" wird subjektiv als „Bestrafung" erlebt. Es wirkt damit nicht nur unmittelbar aversiv, es vermindert darüber hinaus die Wahrscheinlichkeit entsprechenden zukünftigen Sozialverhaltens. Eine Therapie, die dieses für viele schizophrene Menschen so allgegenwärtige Erleben sozialen Versagens nicht berücksichtigt, wird von den Betroffenen allzu leicht als irrelevante „Happy-End"-Veranstaltung abgewertet. Ziele einer „soziales Scheitern" berücksichtigenden Gruppentherapie sind u. a. die Thematisierung individueller, kognitiver und emotionaler Verarbeitungsmöglichkeiten, die Entwicklung verhaltensmäßiger Bewältigungsstrategien sowie ihre Umsetzung und Erprobung im Rollenspiel.

Soziale Kompetenztrainings entwickelten sich zu wichtigen Bestandteilen moderner Schizophrenietherapie. Dennoch werfen sie auch, wie die Therapieforschung zeigt, erhebliche Probleme (die Dauerhaftigkeit und Generalisierung der Therapieeffekte betreffend) auf. Einigen der Schwierigkeiten versucht das „Integrierte Psychologische Therapieprogramm" zu begegnen, andere, eher in der rezidivpräventiven Behandlung remittierter, wenig beeinträchtigter oder noch sehr junger Patienten auftretende (Unterforderungs-)Probleme lassen es geraten erscheinen, sich der Einsichten und Methoden der auf Kurt Lewin zurückgehenden psychologischen Tradition des sozialen Lernens zu erinnern (vgl. Rechtien 1992), um das Methodenrepertoire sozialer Kompetenztrainings fundiert zu erweitern.

3. Das „Integrierte Psychologische Therapieprogramm"

Traditionelle Trainingsmaßnahmen zur Förderung sozialer Fertigkeiten finden derzeit noch überwiegend bei jenem Teil schizophrener Patienten Anwendung, deren soziale Kompetenz nach protrahiertem, teilweise rezidivierendem Störungsverlauf im Kontext residualer Minus-Symptomatik erheblich beeinträchtigt ist. Diese Patientengruppe weist in der Regel auch mehr oder weniger deutliche intellektuelle Einbußen sowie Lern- und Gedächtnisstörungen auf. Mittlerweile hat sich die Einsicht durchgesetzt, daß das Ausmaß kognitiver Störungen die Erfolgsaussichten isoliert auf das Sozialverhalten bezogener Therapiemaßnahmen limitiert.

Das „Integrierte Psychologische Therapieprogramm" (IPT) (Roder et al. 1992) sucht dieser Problematik durch gezielte, kognitive Trainingsmaßnahmen und eine erhebliche Erweiterung spezifischer Therapieangebote zu begegnen. Es umfaßt neben therapeutischen Interventionen zur Entwicklung sozialer Kompetenz („Soziale Fertigkeiten") ein Kommunikationstraining („Verbale Kommunikation"), ein problemlösungsorientiertes Gruppentherapieprogramm („Interpersonelles Problemlösen") sowie zwei innovative Therapiebausteine zur aufgabenbezogenen Förderung des kognitiven Leistungsvermögens ("Kognitive Differenzierung") sowie zur Schärfung und Überprüfung der sozialen und emotionalen Wahrnehmung ("Soziale Wahrnehmung"). Auf das sozialen Kompetenztrainings weitgehend entsprechende Therapieunterprogramm "Soziale Fertigkeiten" sei an dieser Stelle nicht näher eingegangen, die vier anderen Therapieansätze möchte ich im folgenden kurz skizzieren.

3.1 Kognitive Differenzierung

Das IPT-Therapieprogramm "Kognitive Differenzierung" besteht aus verschiedenen, primär für die Arbeit in der Gruppe konzipierten Aufgaben und übenden Vorgehensweisen, die der Förderung von Aufmerksamkeitsfunktionen, der Verbesserung des Abstraktionsvermögens, der Korrektur defizienter Konzeptbildung sowie der Entwicklung eines adäquaten Assoziationseinganges dienen. Die zu bearbeitenden Aufgabenstellungen umfassen non-verbale Sortieraufträge, Aufgaben zur Differenzierung verbaler Konzepte, Bearbeitungen von Redewendungen und Sprichwörtern zur Förderung des Abstraktionsvermögens sowie Übungen zur Überprüfung assoziativer Prozesse. Das freundlich-direktive Therapeutenverhalten ist u. a. von aktiven Hilfestellungen bei der Aufrechterhaltung des Aufmerksamkeitsfokusses, häufigem Wiederholen und Zusammenfassen (lassen), der Ermöglichung von Erfolgserlebnissen sowie verstärkenden Rückmeldungen geprägt. Kommen zu Beginn der therapeutischen Arbeit primär sachliche, in affektiver Hinsicht neutrale Therapiematerialien zum Einsatz, sollen die kognitiven Leistungen im weiteren Verlauf zunehmend in der Beschäftigung mit "affektiven" Begriffen (v. a. Affektbezeichnungen) erbracht werden. Ähnliche Intentionen verfolgen mittlerweile verschiedene computergestützte Trainingsprogramme.

3.2 Soziale Wahrnehmung

Die kognitiven Störungen chronisch schizophrener Menschen stellen sich dem Kliniker gelegentlich relativ statisch dar. Dazu tragen jedoch neben schizophreniespezifischen Störungen auch andere Faktoren wie etwa die unerwünschten Nebenwirkungen neuroleptischer Langzeitmedikation, Hospitalisierungsschäden sowie Intelligenzminderungen anderer Genese bei. Bei jüngeren Patienten mit kürzerer Krankheitsdauer herrschen hingegen in der Regel statt stabiler Einbußen fortdauernde Fluktuationen in unterschiedlichen kognitiven Leistungsparametern vor. Besonders störanfällig zeigt sich die Informationsverarbeitung bei diesen Patienten unter Belastung sowie in komplexen sozialen und affektprovozierenden Kontexten.

Die übende Beanspruchung informationsverarbeitender Prozesse in neutralen Leistungssituationen scheint daher für sich allein unzureichend. Das IPT-Unterprogramm "Soziale Wahrnehmung" intendiert darüber hinaus eine Stabilisierung attentionaler, perzeptiver und konzeptbildender Funktionen im Kontext der Verarbeitung sozialer und emotionaler Reize.

Zu diesem Zweck werden der Patientengruppe Dia-Abbildungen unterschiedlicher sozialer Situationen sowie verschiedener mimisch und gestisch vermittelter Affekte präsentiert. Die Aufgabenstellung besteht darin, deskriptive und interpretativ-vermutende Aspekte der dargebotenen Abbildung möglichst genau auseinanderzuhalten. Schließlich sollen auch eigene, ähnliche soziale Erlebnisse und/oder Affekte erinnert werden, um im Anschluß daran Möglichkeiten des bewältigenden Umgangs mit ihnen bzw. ihren desorganisierenden Qualitäten zu erörtern.

3.3 Verbale Kommunikation

Das IPT-Unterprogramm „Verbale Kommunikation" intendiert die systematische Förderung grundlegender kommunikativer Fertigkeiten wie „sich dem Gesprächspartner zuwenden", „Fokussieren der Aufmerksamkeit auf den Kommunikationsprozeß", „aktives Zuhören", „verständnisförderndes Nachfragen" und „adäquates Antworten". Kommunikative Fertigkeiten dieser Art werden zunächst in Zusammenhang mit sehr einfachen Kommunikationsaufgaben (z. B. Vorlesen eines Satzes – Nachsprechen des Satzes), später in spielerischen Frage-Antwort-Aufgaben oder simulierten Interviews und schließlich im Kontext freier, therapeutisch moderierter Diskussionsrunden geübt. Die Kommunikationsinhalte variieren erheblich, die Bandbreite erstreckt sich vom Nachsprechen des kurzen, sachlichen, neutralen Satzes bis zur offenen Diskussion affektiv recht aufwühlender Themenstellungen. Seitens des Therapeuten werden die Kommunikationsprozesse soweit als nötig in Gang gesetzt (und gehalten). Darüber hinaus werden die avisierten kommunikativen Fertigkeiten gegebenenfalls maßvoll korrigiert und, wo immer möglich, glaubhaft verstärkt.

3.4 Interpersonelles Problemlösen

Das IPT beinhaltet schließlich eine kognitive Form der Gruppentherapie, das „Interpersonelle Problemlösen". Dieser Therapieansatz verfolgt eine dreifache Zielsetzung: Zum einen sollen wichtige, die Patienten bedrückende und damit den Störungsverlauf möglicherweise ungünstig beeinflussende Belastungen pragmatisch angegangen, reale Probleme also „gelöst" oder zumindest entschärft werden, zum anderen soll paradigmatisch eine konstruktive Herangehensweise an Probleme vermittelt und damit die individuelle Problemlösungskompetenz befördert werden; schließlich sollen erfolgreiche Problemlösungsbemühungen das Vertrauen eines Patienten in seine Bewältigungsmöglichkeiten verbessern. Mit dem Erreichen dieser Therapieziele (Verminderung von Streß – Erhöhung der Streßbewältigungskompetenz – Verstärkung der Selbstwirksamkeitserwartungen) verbinden sich erhebliche rezidivprophylaktische Erwartungen.

Der therapeutische Problemlösungsprozeß durchläuft mehrere Phasen: Zunächst verständigt sich die Gruppe auf eine zu bearbeitende Problemstellung, um daraufhin das in einer repräsentativen Situation verankerte Problem möglichst genau, konkret und verhaltensnah zu definieren. Wich-

tig dabei ist allerdings nicht nur die Beschreibung des belastenden „Ist-Zu-
standes", sondern darüber hinaus die Bestimmung eines realistischen „Soll-
Zustandes" sowie die Benennung der die Realisierung des erwünschten
Soll-Zustandes behindernden „Hürden". An die Konzeptionalisierung des
Problems schließt sich eine Phase der gemeinsamen, kreativen Suche nach
Lösungsmöglichkeiten an. Danach werden die entwickelten Alternativen
kritisch reflektiert und bewertet, ehe die Entscheidung für eine der Lösungsstrategien fällt. Der ausgewählte Problemlösevorschlag wird konkreti-
siert und, soweit möglich, im Rollenspiel erprobt. Schließlich entwickelt
der Therapeut mit dem/den betroffenen Patienten Möglichkeiten der
Umsetzung des erprobten Lösungsweges in die Realität. Die „in-vivo"-Er-
fahrungen der Patienten finden danach wieder Eingang in die nächste
Therapiesitzung.

3.5 Weiterentwicklungen

Mittlerweile liegen einige Weiterentwicklungen des IPTs für spezielle Auf-
gabenstellungen in Therapie und Rehabilitation vor. So liegen etwa auf der
Methodik der IPT-Programme „Soziale Fertigkeiten" und „Interpersonelles
Problemlösen" aufbauende, weitgehend standardisierte Therapiemanuale
für wichtige rehabilitative Anwendungsbereiche (z. B. Vorbereitung auf die
Arbeit, das Leben in einer Wohngruppe oder Entwicklung eines aktiven
Freizeitverhaltens) in Umrissen vor (Roder et al. 1991). Darüber hinaus
wurden „anspruchsvollere", im Schwierigkeitsgrad angehobene Varianten
vor allem der IPT-Programme „Kognitive Differenzierung" und „Soziale
Wahrnehmung" speziell für die therapeutische Arbeit mit jugendlichen Patienten (Erstmanifestation einer Schizophrenie, keine wesentliche Residualsymptomatik) entwickelt, um schädliche Stigmatisierungen durch Unterforderung zu vermeiden (Kienzle und Martinius 1992; vgl. auch Kienzle
und Braun-Scharm 1993).

4. Selbstmanagement

Neuere verhaltenstherapeutische Konzepte der Schizophreniebehandlung
(z. B. Süllwold und Herrlich 1990) verdanken der Selbstmanagementthe-
rapie (vgl. Kanfer et al. 1990) wichtige Impulse. Die Voraussetzungen für erfolgreiches Selbstmanagement sind allerdings hoch. Es basiert auf einer
(weitgehend) intakten Fähigkeit zu Selbstbeobachtung und distanziertem
(bzw. distanzierendem) Sich-Befassen mit eigenen Verhaltens- und Erlebnisweisen, eine Leistung, über die viele schizophrene Patienten allenfalls
rudimentär verfügen. Die Indikation entsprechender psychotherapeutischer Vorgehensweisen stellt sich deshalb primär in der (stationären oder
ambulanten) rezidivprophylaktischen Arbeit mit remittierten, schizophre-
nievulnerablen Menschen ohne wesentliche Residualsymptomatik. Utopi-
sches Ziel selbstmanagement-therapeutischer Interventionen ist der „auf-
geklärte", sich risiko- und gesundheitsbewußt verhaltende und (weitgehend) selbst behandelnde „Patient"; in der täglichen klinischen Praxis wird

man aber auch jeden „kleineren" Schritt in Richtung auf eine Verbesserung des individuellen Bewältigungsrepertoires zu begrüßen wissen.

Um entsprechende Zielsetzungen realisieren zu können, ist zunächst die Schaffung eines informierten Störungsverständnisses auf seiten des Patienten notwendig. Bei vielen Patienten entwickeln sich während stationärer Behandlungsmaßnahmen im Kontakt zu Mitpatienten hartnäckige und äußerst kontraproduktive Schizophrenie-Mythen. Ein tabuisierender Umgang mit der Erkrankung seitens des klinischen Personals verstärkt u. U. ungewollt den Eindruck, an einer besonders schlimmen, unheilbaren und peinlichen „Geisteskrankheit" zu leiden. Gezielte Aufklärungsmaßnahmen beugen Irrtümern und Mißverständnissen vor, sie schaffen ein Informationsraster, in das sich bislang unverstandene, möglicherweise als rätselhaft erlebte oder fehlinterpretierte Phänomene einordnen und damit verstehen lassen. Im Rahmen psychoedukativer therapeutischer Maßnahmen werden die Patienten deshalb umfassend über schizophrene Psychosen, ihre Symptome (unter besonderer Berücksichtigung der Prodromalsymptomatik), ihren Verlauf sowie ihre Verursachung und Behandlung informiert. Die Vermittlung der grundlegenden Annahmen moderner Vulnerabilitätsmodelle soll das Verständnis für das Zusammenwirken physiologischer und psychologischer Faktoren fördern. Bezugnehmend auf die multifaktorielle Genese werden bei der Erörterung therapeutischer Möglichkeiten sowohl die Bedeutung neuroleptischer Medikation als auch die Rolle psychotherapeutischer Behandlungsmaßnahmen erörtert.

Auf der Grundlage eines kundigen Schizophrenieverständnisses vergleichen Patient und Therapeut anschließend die „Lehrmeinung" mit den Merkmalen der bei dem Patienten individuell gegebenen Psychose. Der Therapeut fokussiert dabei auf solche Störungsaspekte, denen gegenüber sich der Patient zukünftig selbstkontrollierend und bewältigend verhalten soll. Eine besondere Bedeutung kommt dabei prodromaler „Frühwarnsymptomatik" zu. Kann ein Patient bzw. schizophrenievulnerabler Mensch lernen, frühe „Konzentrationsstörungen", Schlafstörungen, Beziehungssetzungen, überwertige Ideenbildungen oder welche individuell gegebenen Frühsymptome auch immer rechtzeitig zu erkennen, kann er frühzeitig und selbständig die richtigen präventiven oder therapeutischen Schritte veranlassen und damit ein Rezidiv frühzeitig abfangen. Um dies zu erreichen, werden im Therapieverlauf konkrete Selbstbeobachtungsformen entwickelt (z. B. ein täglich auszufüllender, individueller Selbstbeurteilungsbogen) und geübt.

Schließlich sind gemeinsam mit den Patienten Handlungsstrategien festzulegen, die bestimmen, in welcher Weise im Falle des Auftretens kritischer Selbstbeobachtungen begegnend und bewältigend zu reagieren ist. Derartige „coping"-Verhaltensweisen können beispielsweise im Initiieren eines klärenden Gesprächs, im Ersuchen um einen Arzttermin zur Überprüfung der Medikation oder in Bemühungen um ein unterstützendes Gespräch mit einer Vertrauensperson bestehen. Auch die gewählten Bewältigungsweisen sollten nicht lediglich benannt, sondern nach Möglichkeit in Rollenspielen eingeübt werden.

5. Behaviorale Familientherapie und Angehörigenarbeit

Die behaviorale Familientherapie als nach derzeitiger Evaluationslage erfolgversprechendster Therapieansatz in der Rezidivprophylaxe ist ähnlich wie die zuvor skizzierten Selbstkontrollstrategien an etliche Bedingungen geknüpft. So muß ein zu hohes Ausmaß psychopathologischer Auffälligkeiten (im Sinne persistierender Plus- oder Minussymptomatik) auf seiten des schizophrenen Familienmitgliedes als Kontraindikation gelten, da die Patienten durch das recht anspruchsvolle Therapiegeschehen überfordert werden könnten. Bei ausreichendem Remissionsniveau stellt sich die Indikation familientherapeutischer Interventionen dann, wenn eingangs durchgeführte diagnostische Maßnahmen Hinweise erbringen, daß auf der Familie, und besonders auf dem erkrankten Mitglied, ein spezifischer „Streß" in Form eines „high-expressed-emotion"-Familienklimas lastet. Der Therapieansatz stellt – hierauf sollte frühzeitig hingewiesen werden – hohe Anforderungen an die Mitarbeitsbereitschaft der nicht-erkrankten Familienmitglieder.

Ziel verhaltenstherapeutischer, familienzentrierter Interventionen ist die Reduktion rezidivprovozierender innerfamiliärer Verhaltensmuster. Im Sinne des EE-Konzeptes gelten
- überkritische bis feindselige, ablehnende Haltungen,
- inadäquate, da grenzverletzende und emotional überengagierte Beziehungsgestaltungen sowie
- überprotektive, Abhängigkeit und Unselbständigkeit verstärkende Einschränkungen

gegenüber dem erkrankten Familienmitglied als in rezidivprophylaktischer Hinsicht besonders ungünstig. Derartigen „high-EE"-Verhaltensmustern sucht die behaviorale Familientherapie durch umfassende psychoedukative, kommunikationsfördernde sowie problemlösungszentrierte Interventionen zu begegnen.

Mittlerweile liegen verschiedene praxisnahe Beschreibungen familientherapeutischer Vorgehensweisen zur Reduktion innerfamiliärer Streßbedingungen vor (Berkowitz et al. 1981, Falloon et al. 1984, Anderson et al. 1986, Hahlweg et al. 1988).

In der behavioralen Familientherapie lassen sich danach im Anschluß an eine initiale Phase des Beziehungsaufbaus, der Diagnostik und der Klärung basaler prozeduraler Fragen drei verschiedene Therapieabschnitte voneinander abgrenzen:

Zunächst schließt sich eine psychoedukative Phase an, in deren Verlauf alle Familienmitglieder umfassend über das Krankheitsbild „Schizophrenie" informiert werden. Den Familienangehörigen werden dabei dieselben Inhalte vermittelt, die im Rahmen selbstkontrollorientierter Interventionen gemeinsam mit dem Patienten erarbeitet werden. Derartige Aufklärungsbemühungen allein können bereits wesentlich zur Beruhigung des familiären Klimas beisteuern. Sie tragen zum Schutz des Patienten vor moralischer Verurteilung bei und mindern überzogene und unrealistische Schuldgefühle auf seiten der Angehörigen. Sie schaffen die Basis für Verständnis und konstruktive Hilfestellungen.

An diesen psychoedukativen Therapieabschnitt schließen sich kommu-
nikationszentrierte Interventionen an. Sowohl als „Sender" wie als „Empfänger" soll jedes Familienmitglied im Verlauf dieses Therapieabschnittes
zentrale kommunikative Fertigkeiten erwerben oder übend stabilisieren.
Wesentliche „Senderfertigkeiten" stellen z. B. „genaues, konkretes, anschauliches Beschreiben", „Vortragen sowohl von Anliegen wie von Kritik",
„Formulierung alternativer Verhaltensvorschläge bei Kritik" sowie „offene
Mitteilung positiver oder negativer Gefühle" (Ich-Form) dar. Als „Empfän-
ger-Fertigkeiten" sind insbesondere die Konstituenten des „aktiven
Zuhörens" zu nennen: „Sich dem Sprecher körperlich zuwenden", „kon-
zentriertes, aufnehmendes Zuhören" sowie „rückversicherndes Nachfragen bei Unklarheit oder Unsicherheit". Kommunikative Fertigkeiten dieser
Art werden im Kontext dreier, zunehmend schwieriger „Themenstellungen" stabilisiert. Zunächst werden sie im Kontext der Thematisierung „an-
genehmer Erlebnisse" eingeführt, dann sollen sie sich bei wechselseitigem
„Vorbringen von Anliegen" und schließlich bei der kritischen Erörterung
„unangenehmer Erlebnisse" bewähren.

Schließlich beinhaltet auch die behaviorale Familientherapie eine an
das Behandlungssetting angepaßte problemlösungsorientierte Vorgehensweise. Nachdem jedes Familienmitglied ein ausgewähltes Problem aus eigener Sicht beschrieben hat, soll zunächst eine konsensuale Problemfor-
mulierung erfolgen. Im sich anschließenden „Brainstorming" nennt jedes
Familienmitglied mindestens einen Problemlösungsvorschlag. Auch bei
der nachfolgenden Erörterung der Lösungsalternativen ist darauf zu achten, daß die Sicht aller Familienmitglieder in die Diskussion Eingang findet. Die Auswahl einer Lösungsalternative soll nach Möglichkeit nach dem
Konsensprinzip, notfalls via Mehrheitsentscheidung erfolgen. Schließlich
wird der ausgewählte Lösungsvorschlag konkretisiert und bestimmt, welchen Beitrag jedes einzelne Familienmitglied zur Realisierung der Problemlösung zu leisten hat. Die Re-Evaluation der Problemlösungsbemühungen erfolgt jeweils zu Beginn der darauffolgenden Therapiesitzung.

In der „Angehörigenarbeit" mit einer Gruppe von Angehörigen verschiedener schizophrener Patienten steht die Entlastung der Angehörigen
ganz im Vordergrund der therapeutischen Bemühungen. Neben psychoedukativen Interventionen zur Information dient vor allem der gemeinsame Erfahrungsaustausch diesem Ziel (vgl. Fiedler et al. 1986). Gelegentlich
wurden Versuche unternommen, die beteiligten Angehörigen im Anschluß
an die „Angehörigenarbeit" in sich selbst tragende, allenfalls mehr oder weniger begleitete „Selbsthilfegruppen" überzuführen (vgl. Katschnig und
Konieczna 1984).

Literatur

Berkowitz, R., Kuipers, L., Eberlein-Frief, R., Leff, J. (1981), Lowering expressed emotion in relatives of schizophrenics. In: Goldstein, M. J. (Ed.), New Developments in Interventions with Families of Schizophrenics. San Francisco: Jossey-Bass, pp. 27–48.

Falloon, I. R. H., McGill, C. W., Boyd, J. L. (1984), Family care of schizophrenia. New York: Guilford Press.

Fiedler, P., Niedermeier, T., Mundt, Ch. (1986), Gruppenarbeit mit Angehörigen schizophrener Patienten, Materialien für die psychosoziale Praxis. München: Psychologie Verlags Union.

Florin, J., Cohen, R., Meyer-Osterkamp, S. (1973), Eine Untersuchung zum operanten Konditionieren sozialen Verhaltens bei chronisch Schizophrenen. Zeitschrift für Klinische Psychologie (Beiheft).

Hahlweg, K., Feinstein, E., Müller, U., Dose, M. (1988), Folgerungen aus der Expressed-Emotion-Forschung für die Rückfallprophylaxe Schizophrener. In: Kaschka, W. P., Joraschky, P., Lungershausen, E. (Hrsg.), Die Schizophrenien, Tropon-Symposium, Band III. Berlin – Heidelberg – New York – Tokio: Springer, S. 201–210.

Kanfer, F. H., Reinecker, H., Schmelzer, D. (1990), Selbstmanagement-Therapie. Berlin – Heidelberg – New York – Tokio: Springer.

Kanfer, F. H., Saslow, G. (1965), Behavioral analysis: An alternative to diagnostic classification. Archives of General Psychiatry 12: 529–538.

Katschnig, H., Konieczna, T. (1984), Neue Formen der Angehörigenarbeit in der Psychiatrie. In: Katschnig, H. (Hrsg.), Die andere Seite der Schizophrenie. München: Urban & Schwarzenberg, S. 207–228.

Kienzle, N., Braun-Scharm, H. (1993), Schizophrene Psychosen. In: Steinhausen, H.-Ch., von Aster, M. (Hrsg.), Handbuch der Verhaltensmedizin und Verhaltenstherapie bei Kindern und Jugendlichen. Weinheim: Psychologie Verlags Union, S. 351–381.

Kienzle, N., Martinius, J. (1992), Modifikationen und Adaptationen des IPT für die Anwendung bei schizophrenen Jugendlichen. In: Roder, V., Brenner, H. D., Kienzle, N., Hodel, B., Integriertes psychologisches Therapieprogramm für schizophrene Patienten (IPT), Materialien für die psychosoziale Praxis. Weinheim: Psychologie Verlags Union, S. 171–182.

Liberman, R. P. (1988), Social Skills Training. In: Liberman, R. P. (Ed.), Psychiatric Rehabilitation of Chronic Mental Patients. Washington: American Psychiatric Press, pp. 147–198.

Liberman, R. P., Eckman, T. A. (1989), Zur Vermittlung von Trainingsprogrammen für soziale Fertigkeiten an psychiatrischen Einrichtungen: Möglichkeiten der praktischen Umsetzung eines neuen Rehabilitationsansatzes. In: Böker, W., Brenner, H. D. (Hrsg.), Schizophrenie als systemische Störung, Die Bedeutung intermediärer Prozesse für Theorie und Therapie. Bern: Huber, S. 256–267.

Paul, G. L., Lentz, R. J. (1977), Psychosocial Treatment of Chronic Mental Patients: Milieu vs Social Learning Programs. Harvard University Press.

Rechtien, W. (1992), Angewandte Gruppendynamik. München: Quintessenz.

Reinecker, H. (1987), Grundlagen der Verhaltenstherapie. Weinheim: Psychologie Verlags Union.

Roder, V., Brenner, H. D., Kienzle, N., Hodel, B. (1992²), Integriertes psychologisches Therapieprogramm für schizophrene Patienten (IPT). Materialien für die psychosoziale Praxis. Weinheim: Psychologie Verlags Union.

Roder, V., Hirsbrunner, A., Schwab, T., Jenull, B., Heimberg, D., Zemp, A., Wegmann, R., Sandner, M. (1991), Residential, vocational and recreational rehabilitation of schizophrenic patients. Paper presented at the International Congress of Schizophrenia and Affective Psychosis of the WHO, Geneva, Switzerland, September 12–14.

Süllwold, L., Herrlich, J. (1990), Psycho-logische Behandlung schizophren Erkrankter. Stuttgart: Kohlhammer.

Korrespondenz: Dipl.-Psych. Norbert Kienzle, Prinz-Karl-Straße 30B, D-82319 Starnberg.

Die Bedeutsamkeit des emotionalen Klimas in den Familien schizophrener Patienten für ihre verhaltenstherapeutische Behandlung[1]

Peter Fiedler

Zusammenfassung. Der inzwischen häufig replizierte Befund, daß ein emotionales Überengagement *(Expressed Emotion)* naher Verwandter das Rückfallrisiko für schizophrene Patienten vergrößert, hat in den vergangenen Jahren ein besonderes Interesse in der klinischen Forschung zu den psychosozialen Rückfallursachen psychiatrischer Störungen ausgelöst. In der Folge dieser Forschungsaktivitäten wurden erhebliche Anstrengungen unternommen, auch die therapeutischen Angebote für Angehörige und Familien schizophrener Patienten zu verbessern. Besonders gut überprüfte Konzepte stammen von verhaltenstherapeutisch orientierten Forschern, die ein besonderes Gewicht auf die Entwicklung einer strukturierten, psychoedukativen Familientherapie gelegt haben. In diesen Therapieprogrammen, die die Wirkungen einer herkömmlichen Neuroleptika-Prophylaxe beträchtlich erhöhen können, erweisen sich drei Schwerpunkte als besonders bedeutsam: a) sachliche Aufklärung und Unterstützung der Familien im Verständnis und im Umgang mit der Erkrankung, b) strukturierte Therapieangebote zur Bearbeitung innerfamiliärer Beziehungsschwierigkeiten und c) Absicherung eines Transfers im sozialen und gesellschaftlichen Umfeld der Familien.

Einleitung

Ende der sechziger, Anfang der siebziger Jahre brachte ein neuer Forschungsansatz zur Frage der Bedeutsamkeit familiärer Beziehungen für den Verlauf und das Rückfallrisiko der Schizophrenie ein gehöriges Maß an Aufregung in die Welt der Schizophrenieforschung. Die damals von George Brown und seinen Mitarbeitern mitgeteilten Befunde machten darauf aufmerksam, daß das Rückfall- und Wiedererkrankungsrisiko schizophrener Patienten in erheblichem Ausmaß vom emotionalen Klima in deren Familien abhängig zu sein schien (vgl. Brown et al. 1968, 1972). Der neue Verlaufsprädiktor hieß „*Expressed Emotion*", und mit *Expressed Emotion* (kurz: „EE") bezeichnet man seither ein zu intensives emotionales Engagement von Angehörigen in Richtung auf die Patienten. Es handelt sich dabei um ein offensichtlich ungünstiges Verhaltensmuster, das sich einerseits aus

---

[1] Bei der vorliegenden Arbeit handelt es sich um die überarbeitete und erweiterte Fassung eines Vortrags, den der Autor anläßlich einer Fachtagung im September 1992 in Klagenfurt gehalten hat.

einem Zuviel an *Überfürsorglichkeit* und andererseits aus einem Zuviel an *Kritik* bis hin zur *Feindseligkeit* gegenüber den schizophrenen Patienten zusammensetzt.

Gemessen wird „*Expressed Emotion*" nicht in direkter Beobachtung. Es wird vielmehr schlicht durch nachträgliche Auswertungen der Tonaufzeichnungen von Interviews bestimmt, die mit wichtigen Angehörigen zur Familiensituation und zum Zusammenleben mit dem schizophrenen Patienten geführt werden. Es zeigte sich in frühen Studien, daß das Rückfallrisiko von Patienten, die mit Angehörigen zusammenleben, deren ausgedrückte Beziehungsgefühle im Interview das EE-Kriterium überschritten, bereits nach neun Monaten etwa viermal so hoch lag wie das Rückfallrisiko jener Patienten, deren Angehörige oder Partner sich nicht in einer derart überfürsorglichen, kritischen oder feindseligen Art über die Patienten geäußert hatten. Außerdem wurde durch diese Studien belegt, daß auch einer Neuroleptikabehandlung eine hohe rückfallprophylaktische Wirkung zugesprochen werden muß.

So zeigen beispielsweise die Extremwerte dieser ersten Studien, daß das Risiko eines schizophrenen Patienten, innerhalb von 9 Monaten einen Rückfall zu erleiden, bei 92 Prozent liegt, wenn dieser sich einer Dauermedikation verweigerte und zugleich auf sehr engem Raum mit einem EE-hohen Angehörigen zusammenlebt (d. h. mit mehr als 35 Stunden Gesichtskontakt pro Woche). Ganz im Unterschied dazu erlitten nur 12 Prozent der Patienten mit EE-niedrigen Angehörigen einen Rückfall, wenn sie sich in bezug auf die anempfohlene Dauermedikation als compliant erwiesen. Patienten mit EE-hohen Angehörigen, die ihre Medikamente regelmäßig nahmen und die ihre Angehörigen weniger als 35 Stunden in der Woche sahen, erlitten ebenfalls nur zu 15 Prozent einen Rückfall. Hingegen stieg diese Zahl auf 42 Prozent, wenn sie die Medikamente wegließen (zu den Details der frühen Studien: vgl. Vaughn und Leff 1976).

Es gab und gibt in der Psychiatrie bisher kaum empirisch faßbare Indikatoren, mit denen sich Rückfälle so deutlich und klar voraussagen lassen. So ist es auch nicht weiter verwunderlich, daß diese Befunde das Interesse sowohl der Wissenschaftler, aber auch das der Praktiker als auch schließlich das der Patienten und Angehörigen selbst auf sich gezogen haben – und zwar weltweit. In Österreich wie in den übrigen deutschsprachigen Ländern jedenfalls setzten die EE-Befunde – nachdem sie hierzulande von Heinz Katschnig in seinem Trendsetter „Die andere Seite der Schizophrenie" (1984) bekanntgegeben wurden – als praktische Konsequenz eine Psychiatriereform *en miniature* in Gang: So dürfte es heute wohl nur noch sehr wenige Kliniken geben, in denen seither nicht auch die Angehörigenarbeit in irgendeiner Form zum Standardversorgungsangebot gehört, sei es in Form von Angehörigengruppen oder gar als strukturierte Familientherapie. Die nachfolgenden Ausführungen sollen nun einerseits in aller Kürze zeigen, welche Ergebnisse die Forschung der letzten 15 Jahre zum besseren Verständnis dieser frühen *Expressed-Emotion*-Befunde hervorgebracht hat. Andererseits soll auf einige Therapiekonzepte hingewiesen werden, die in der Folge dieser Befunde von Verhaltenstherapeuten für die Familien mit einem schizophrenen Angehörigen entwickelt wurden.

Wichtigstes Ergebnis der bisherigen *Expressed-Emotion*-Forschung: Das EE ist *kein* Synonym für problematisches Angehörigenverhalten!

Weltweit sind inzwischen mehr als zwanzig gut kontrollierte Studien zur Replikation der frühen EE-Befunde durchgeführt worden. Und in zahlreichen weiteren Forschungsarbeiten wurde untersucht, welche konkreten Interaktionsschwierigkeiten in den Familien sich denn nun tatsächlich finden lassen, wenn einzelne Angehörige sich überfürsorglich, kritisch oder feindselig in den Einzelinterviews über die Patienten äußern (vgl. Fiedler 1993a, Schulze-Möncking 1993).

Eine der ersten weiterführenden Fragen, die einem kritischen Leser der frühen EE-Befunde einfallen, ist die Frage danach, ob im EE der Angehörigen familiäre Beziehungsschwierigkeiten ihren Ausdruck finden, die möglicherweise auch für die Entstehung der Schizophrenie selbst in Betracht gezogen werden könnten. Denn immer schon haben die häufig beobachtbaren und komplizierten Interaktionsmuster in den Familien schizophrener Menschen dazu angeregt, über einen möglichen kausalen Zusammenhang von familiärer Beziehung und Entstehung der Schizophrenie nachzudenken und auch explizit solche Ansichten zu vertreten (man denke dabei an die auf Frieda Fromm-Reichmann zurückgehende, heute nur mehr selten vertretene Idee der „schizophrenogenen Mutter" oder auch an das Konzept der „schizophrenen Transaktion", wie es die Mailänder Familientherapiegruppe um Selvini-Palazzoli vertrat und vertritt). Man muß dazu heute sagen, daß sämtliche Versuche, eine Mitverursachung der familiären Interaktion für das *erstmalige* Auftreten der Schizophrenie empirisch abzusichern, so gut wie gescheitert sind (vgl. Liem 1980; Lukoff, Snyder, Ventura und Nuechterlein 1984). Diese Überlegung mag in einzelnen, eher sehr seltenen Fällen zwar zutreffen, aber für die allermeisten Ersterkrankungen lassen sich Beziehungen zwischen familiärer Interaktion und Ersterkrankung nicht herstellen (Hirsch 1979, vgl. auch Fiedler 1993a).

Die zweite Frage, die sich ein kritischer Rezipient der EE-Forschung stellen wird, ist die Frage nach den tatsächlich ablaufenden Interaktionsschwierigkeiten in den Familien schizophrener Patienten. Das EE beinhaltet zunächst lediglich Mitteilungen der Angehörigen in Einzelinterviews. Nun sind in den vergangenen Jahren eine Reihe von Studien zur Konstruktvalidierung des EE durchgeführt worden. Zumeist werden dazu sogenannte Konfliktgespräche der Familien mit Video aufgezeichnet und diese anschließend einer sorgsamen Analyse unterzogen (vgl. zusammenfassend Hahlweg, Dose, Feinstein und Müller 1989). Diese Vergleiche von zeitgleich durchgeführten EE-Bestimmungen und Interaktionsanalysen zeigen weitgehend übereinstimmend, daß die EE-hohen Angehörigen auch während der direkten Familieninteraktion zumeist signifikant kritisierender mit den Patienten interagieren als die Niedrig-EE-Angehörigen. Die Interaktionsanalysen machen weiter auf ungünstige Eskalationsmuster aufmerksam, bei denen sich die EE-Familien zunehmend in länger dauernde negative Interaktionsschwierigkeiten verstricken. An der Entstehung und

Aufrechterhaltung dieser ungünstigen Eskalationsprozesse sind die Patienten schließlich in gleicher Weise beteiligt wie die Angehörigen.

Faßt man die bisherigen Forschungsergebnisse in vorsichtiger Wertung zusammen, dann spricht heute eher sehr viel für die Abhängigkeit der innerfamiliären Beziehungsschwierigkeiten (und damit auch des *„Expressed Emotion"* einzelner Angehöriger) von deren Unsicherheiten im Umgang mit einer vor Krankheitsausbruch bereits feststellbaren Prodromalsymptomatik und schließlich insbesondere dann mit der Symptomatik der Schizophrenie (vgl. hierzu u. a. auch die nach wie vor lesenswerten Beiträge bei Katschnig 1984). Familiäre Merkmale lassen sich nämlich durchaus mit dem Auftreten der Schizophrenie in Verbindung bringen. Dies ist jedoch zumeist erst dann möglich, wenn sie in einem sehr kurzen Abstand vor dem Auftreten bzw. etwa zum Zeitpunkt der manifesten Erkrankung erfaßt werden (vgl. die Zusammenfassung entsprechender Befunde bei Fiedler, Niedermeier und Mundt 1986).

Wie die meisten der dazu durchgeführten Studien nahelegen, lassen sich diese mit Krankheitsbeginn auftretenden Beziehungsschwierigkeiten in den Familien sehr gut aus Beziehungs- und Interaktions*unsicherheiten* der Angehörigen verstehen, die vermutlich auf ein *eklatantes Informationsdefizit* der Angehörigen über Wesen, Verlauf und Behandlungsmöglichkeiten der Schizophrenie zurückgeführt werden können. Wer die Schizophrenie-Symptomatik kennt, kann sich sicherlich gut die hiflosmachende Situation vorstellen, in die eine Familie kommt, wenn eines ihrer Mitglieder an einer Schizophrenie erkrankt und ein Psychiatriekontakt zwingend notwendig wird.

Und zu den Problemen des alltäglichen Umgangs mit der Krankheit kommen weitere extrem verunsichernde Probleme hinzu: An erster Stelle zumeist die nach wie vor unvermeidliche *Konfrontation mit sozialen und gesellschaftlichen Vorurteilen*, zumal mit der Schizophrenie nach wie vor die Angst vor der „Verblödung" und „in der Anstalt enden" assoziiert wird. Schließlich werden die Schwierigkeiten der Angehörigen durch *Schuldzuweisungen* weiter verschärft, die sich unter anderem daraus ergeben, daß die o. g. Hypothesen über die mögliche familiäre Verursachung der Schizophrenie – *obwohl diese unbewiesen sind* – inzwischen weite Verbreitung über die Fachwelt hinaus gefunden haben (vgl. hierzu u. a. Angermeyer und Döhner 1980).

So paradox dies auch anmuten mag: Man kann heute in vielen Fällen ziemlich sicher davon ausgehen, daß gerade die Muster der *(Selbst-)Etikettierung* und des daraus resultierenden *Gefühls einer möglichen Mitschuld* (v. a. der Eltern) an der Entstehung der Krankheit zu Unsicherheiten bei den Angehörigen führt, die für das oben beschriebene kritische emotionale Engagement bestimmend sind. Die Eltern und Angehörigen versuchen bei beginnender Krankheit, unbedingt etwas wiedergutmachen zu wollen (d. i. emotionales Überengagement), scheitern damit jedoch an der Symptomatik der Schizophrenie (Patienten reagieren wegen ihrer zwischenmenschlichen Verletzlichkeit durch Rückzug und Abwehr), was schließlich (in Unkenntnis der Selbstschutzversuche durch Rückzug und Abwehr der Patienten) bei den Angehörigen, die ja nur helfen wollten, Ärger, Kritik und Feindseligkeit auslöst (hierzu die Arbeiten in Katschnig 1984; auch Fiedler, Niedermeier und Mundt 1986).

Es galt und gilt, viele der – vor allem in der Tradition der systemisch orientierten Familientherapie – überlieferten und in Publikationen nach wie vor verbreiteten und popularisierten Vorurteile zu überwinden. So sind insbesondere die (fraglos vorhandenen) rückfallbedeutsamen Probleme der familiären Interaktion aus der *nur scheinbar „systemischen"*, vielfach jedoch *ungemein schlichten* Ursache-Wirkungs-Erklärung die schizophrenen Kinder als designierte „Opfer" und die Angehörigen als designierende „Täter" in einer „schizophrenogenen" Kommunikationsstruktur) herauszuholen und die familiäre Beziehungsstruktur *in einem umfassenderen Sinne neu* zu deuten: Wenn überhaupt, dann läßt sich – von Ausnahmen abgesehen – nur mehr die *Gesamtfamilie als „Opfer"* eines ansonsten höchst komplexen Bedingungsgefüges begreifen (Hirsch 1979, Fiedler 1993b). *Angehörige wie Patienten* wissen vielfach nur wenig über die Schizophrenie, und sie verfügen zumeist nur über geringe Kenntnisse und Kompetenzen, wie mit den Symptomen und den schizophrenietypischen Interaktionseigenarten der Patienten umgegangen werden könnte. Wird ihnen nicht bereits frühzeitig Hilfe zuteil, können sich die anfänglichen Interaktionsunsicherheiten zu ungünstigen Beziehungsstrukturen verfestigen, die einen erheblichen und ungünstigen Einfluß auf die weitere Krankheitsentwicklung ausüben.

Genau dies war und ist der Ausgangspunkt für die klar gesehene Notwendigkeit, sich von psychiatrischer und psychologisch-verhaltenstherapeutischer Seite für eine Entwicklung spezieller Beratungs- und Behandlungsformen für Angehörige schizophrener Menschen einzusetzen.

Ansätze einer verhaltenstherapeutischen Arbeit mit und in den Familien schizophrener Patienten

Die Bemühungen, die in den vergangenen Jahren von klinisch-psychologischer (v. a. verhaltenstherapeutischer) und psychiatrischer Seite unternommen wurden, die Situation der Familien schizophrener Patienten zu verbessern, erhalten im Kontext der EE-Forschungen einen besonderen Wert. Die bis heute in der Praxis erprobten Konzepte sind inzwischen so vielfältig, daß sie kaum mehr überblickt werden können. Es sind mittlerweile auch vielfältige Versuche unternommen worden, diese zu systematisieren und die in ihnen wesentlichen Anteile herauszuarbeiten (Katschnig und Konieczna 1984, Fiedler 1986, Mundt, Kick und Fiedler 1993). Die meisten Klinikangebote beinhalten inzwischen sogenannte *Angehörigengruppen,* die im wesentlichen zwei Zielstellungen verfolgen: 1. Sie verstehen sich zumeist als Krisenbegleitung oder Begleitung der Angehörigen während der Zeit der Hospitalisierung der Patienten, und sie gelten 2. als Versuch, mit den Angehörigen Formen geeigneter Rückfallprophylaxe zu entwickeln sowie möglicherweise – im Rahmen einer Weiterbetreuung nach Klinikentlassung der Patienten – auch zu erproben (Fiedler 1993b). Nach wie vor dürften die von uns herausgegebenen Materialien für die er-

sten Schritte in die Praxis der Gruppenarbeit den Angehörigen schizophrener Patienten wichtige Leitlinien an die Hand geben (Fiedler, Niedermeier und Mundt 1986; vgl. auch die Auflistung wichtiger Themen der verhaltenstherapeutischen Familienarbeit in Tabelle 1).

Die Wirksamkeit solcher kliniknahen, zumeist verhaltenstherapeutisch orientierten
Angehörigengruppen darf inzwischen als gut untersucht gelten (vgl. Tarrier und
Barrowclough 1986). Bereits mit einer nur wenige Wochen umfassenden Sitzungs-
folge kann das Wissen der Angehörigen um die Ursachen und Behandlungsmöglichkeiten der Schizophrenie beträchtlich gesteigert werden (Barrowclough, Tarrier, Watts, Vaughn, Bamrah und Freeman 1987; Smith und Brichwood 1987; Berkowitz, Shavit und Leff 1990) – ein Effekt, der im Vergleich zu Kontrollgruppen auch
noch nach sechs Monaten nachweisbar war. Insgesamt läßt sich auf der Grundlage
vorliegender Befunde rückschließen, daß als unspezifische Wirkung von Gruppengesprächen auch eine Verbesserung der Fähigkeiten von Angehörigen im Umgang
mit den krankheitsspezifischen Interaktionsmustern der Patienten erreichbar ist
(Buchkremer und Schulze Mönking 1986; McCreadie, Phillips, Harvey, Waldron,
Stewart und Baird 1991). Die schließlich gegenüber Kontrollgruppen vielfach ge-
fundene Verringerung von Rückfallzahlen kann zudem auf eine mit der Angehöri-
genaufklärung einhergehende bessere Compliance der Patienten (Medikamenten-
akzeptanz) zurückgeführt werden, die sich ebenfalls langfristig – über die Zeit der
Angehörigengruppen hinaus – beobachten läßt (Bäuml, Kissling, Meurer, Wais und
Lauter 1991; Vaughan, Doyle, McConaghy, Blaszcynski, Fox und Tarrier 1992).

Wenn man nun die vorgestellten Befunde und Bewertungen der bisherigen EE-Forschung angemessen würdigen möchte, wird man in vielen Fällen nicht umhin kommen, in der psychiatrischen Schizophreniebehandlung über die Angehörigengruppen hinauszudenken. Wenn ernsthafte innerfamiliäre Probleme das Rückfallrisiko betreffen, dann scheint es für
eine effektive Rückfallprophylaxe unerläßlich, den Patienten selbst in die
Familienbetreuung mit einzubeziehen, um das Interaktionsverhalten aller
Familienmitglieder *simultan* verändern zu können (Hahlweg, Dose, Feinstein und Müller 1989). Eine solche Familienarbeit jedoch ist anders zu organisieren als die gerade beschriebenen Angehörigengruppen. Zudem ist
man sich gegenwärtig weitgehend einig, daß die sog. systemische Familientherapie bei vorhandenem Chronifizierungsrisiko der Schizophrenie
kontraindiziert ist (Häfner 1976, Hubschmidt 1986; Fiedler 1993b). Das
wird inzwischen auch von einigen systemisch arbeitenden Familienthera-
peuten so gesehen, die aufgrund zahlreicher Mißerfolge (mit systemischer
Familientherapie in der Schizophreniebehandlung) in erheblicher Abweichung zu früheren Vorschlägen inzwischen *Elterntherapie ohne Patienten*
empfehlen (z. B. Selvini-Palazzoli und Prata 1985) – bis heute übrigens
weitgehend unbemerkt oder ignoriert von ihren systemisch arbeitenden
Kollegen (vgl. Cierpka 1991).

Bevor nachfolgende zwei konkrete Beispiele für die Durchführung einer verhaltenstherapeutischen Familienbehandlung etwas detaillierter dargestellt werden, sollen zunächst einige Aspekte genauer beschrieben werden, die fast allen vorliegenden Verhaltenstherapieansätzen gemeinsam ist
(vgl. hierzu auch die zahlreichen Konzeptbeispiele in folgenden Büchern:
Anderson, Reiss und Hogarty 1986; Falloon, McGill und Boyd 1984; Fiedler,

Niedermeier und Mundt 1986; Goldstein, Hand und Hahlweg 1986; Böker und Brenner 1989; Buchkremer und Rath 1989; Mundt, Kick und Fiedler 1993). Es gibt inzwischen nämlich einige feste Bausteine, die im Rahmen einer verhaltenstherapeutischen Familientherapie als unverzichtbar betrachtet werden. Dazu gehören:

1. Die Behandlungansätze sind relativ kurz (im Durchschnitt 10 bis 15 Sitzungen). Und sie beginnen in aller Regel mit einer intensiven Phase, in der sachliche Informationen über die Schizophrenie gegeben werden – und über die Möglichkeiten bzw. Notwendigkeiten ihrer medikamentösen Behandlung. Insbesondere die Medikamentenbesprechung wird vielerorts so weit fortgeführt, daß die Familienmitglieder ausreichend über Wirkungen und Nebenwirkungen informiert sind und daß sie zugleich in der Lage sind, in bestimmten Grenzen die aktuelle Angemessenheit einer Medikation zu beurteilen.

2. Die Informationen über Ursachen, Verläufe und Behandlungsmöglichkeiten der Schizophrenie schließen in aller Regel längere Gespräche über die bisherigen Erfahrungen der Patienten und Angehörigen mit der Erkrankung ein. Diese Phase dient der Analyse patiententypischer Krankheits- und Frühsymptome sowie der ersten Besprechung möglicher zwischenmenschlicher Bedingungen und Konflikte, die den bisherigen Krankheitsverlauf günstig und ungünstig beeinflussen können. Ziel dieser Phase ist in der Regel die Sensibilisierung der Familienmitglieder zur Früherkennung nahender Rezidive. Auch erste Überlegungen für eine mögliche Krisenprophylaxe unter Einschluß professioneller Hilfe gehören in diesen Bereich.

3. Der Schwerpunkt des weiteren Vorgehens liegt dann gezielt im Bereich der Verbesserung der innerfamiliären Beziehungsgestaltung und dient im wesentlichen dem Abbau ungünstiger Kritik und Feindseligkeit sowie des ungünstigen emotionalen Überengagements der Angehörigen. Ganz im Unterschied zur systemischen oder dynamischen Familientherapie wird dabei versucht, die aktuellen Konflikte in der Familie in sachlich geführten Gesprächen zu lösen – mit dem Ziel, interpersonellen und sozialen Streß abzubauen. Vielfach wird in diese Phase eine familienorientierte Vermittlung sozialer Fertigkeiten eingeschlossen, die grob dem verhaltenstherapeutischen Vorgehen des sogenannten *Social-Skills*-Trainings entspricht. Angestrebt wird dabei vor allem eine klare und eindeutige Kommunikation unter den Familienmitgliedern. Und die Angehörigen werden ermutigt, neue Möglichkeiten zu erproben, wie sie zukünftig mit krankheitsbedingten Phasen der Inaktivität, Motivationslosigkeit und Apathie der Patienten besser umgehen können.

4. Das Ziel der strukturierten Familientherapie ist nicht nur auf die Probleme des Patienten ausgerichtet, sondern es wird schließlich immer auch versucht, die Lebensumstände aller Familienmitglieder

zu thematisieren und zu verbessern. Eine besondere Rolle spielen dabei die nach wie vor gegebenen sozialen und gesellschaftlichen Vorurteile gegenüber Menschen, die mit der Psychiatrie in Berührung kommen, und die Frage, wie mit ihnen in Verwandtschaft, Nachbarschaft und im Berufsleben umgegangen werden kann. Weitere wichtige Themen dieser Phase finden sich in Tabelle 1.

Tabelle 1. Konzeptübergreifend wichtige Themenstellungen in Angehörigengruppen und in der verhaltenstherapeutischen Familientherapie

Das Austauschen von Informationen bzw. Gedanken

(a) über die Schizophrenie:
- über mögliche Ursachen (Vererbung, Geburtsschwierigkeiten, Erziehungsfehler, Entwicklungskrisen, körperliche Schädigungen)
- über Symptome (wie Denkstörungen, Halluzinationen, wahnhafte Störungen)
- über die Diagnose und Probleme der Etikettierung
- über Verlauf und Prognose
- über Rückfallsignale (wie gesteigerte Aktivität, Depression und Selbstzweifel der Patienten, Rückzug und Passivität)
- über Rückfallgefahren (Streß am Arbeitsplatz, Arbeitslosigkeit, Familieninteraktion)

(b) über Beginn und Entwicklung der Krankheit:
- über Symptome
- über Krankheitsdauer und Verlauf
- Behandlungsmöglichkeiten und -konzepte
- über die medikamentöse Behandlung
- Wirkungen und Nebenwirkungen der Medikation
- mögliche Rückfallprophylaxe

Erfahrungsaustausch über praktische Probleme der Familien, z. B.
- (Wieder-)Beschaffung von Arbeits- und Ausbildungsplätzen
- Umgang mit Arbeitgebern
- Umgang mit Ämtern und Behörden
- Vor- und Nachteile eines Behindertenausweises
- Schwierigkeiten mit der Renten- und Krankenversicherung
- bei Rückfällen: Hilfen durch Polizei, Psychiatrie, Gesundheitsämter
- Möglichkeiten der Einflußnahme auf die Behandlung
- weitere Rechtsfragen (z. B. Zwangseinweisung, Führerscheinentzug, berufliche und soziale Rehabilitation)
- Selbsthilfegruppen für Patienten und Angehörige

Erfahrungsaustausch über emotionale und psychosoziale Folgen der Erkrankung
- vor allem über den Umgang mit Vorurteilen der Verwandten, Bekannten, Arbeitskollegen und Nachbarn
- Umgang mit der sozialen Ausgrenzung und Isolation
- Möglichkeiten der Selbsthilfe und Solidarität mit ähnlich betroffenen Familien

Vgl. ergänzend zu dieser Zusammenstellung die „Informationsmaterialien für Angehörige schizophrener Patienten" in Fiedler, Niedermeier und Mundt 1986, S. 113–125, die viele Antworten auf diese Fragen bereithält.

Nachfolgend sollen nun beispielhaft zwei Konzepte einer verhaltenstherapeutischen Arbeit in und mit Familien schizophrener Patienten vorgestellt werden, die inzwischen als gut untersucht gelten und die weltweit – auch im deutschsprachigen Raum – vielfältige Nachahmer gefunden haben (vgl. die o. g. Buchpublikationen). An beiden Beispielen wird auch gut deutlich, wie die erwähnten zentralen Bausteine in konkrete Behandlungsprogramme integriert wurden und wie in ihnen in besonderer Weise den Ergebnissen der bisherigen EE-Forschung entsprochen wird.

Beispiel A: Psychoedukative Verhaltenstherapie bei den Familien zu Hause

Je nach den intellektuellen Voraussetzungen und interpersonellen Fertigkeiten, die die Patienten und Familien in die Behandlung mitbringen, bestimmt sich die Dauer einer psychoedukativen Familientherapie, die von Falloon und Mitarbeitern entwickelt und untersucht wurde (vgl. Falloon, McGill und Boyd 1984). Sie kann entsprechend kurzzeitig (etwa über ein halbes Jahr) oder langfristig (bis zu zwei Jahren) geplant und durchgeführt werden. Eine Besonderheit dieses Programms ist, daß es in aller Regel (d. h. wann immer dies möglich ist) *bei den Patienten zu Hause* durchgeführt werden kann. Für die Ausbildung der Therapeuten steht zusätzlich eine Reihe interessanter Lehrfilme zur Verfügung.

Durch die besondere Akzentsetzung, das Programm bei den betroffenen Familien zu Hause durchzuführen, versprechen sich die Autoren nicht nur eine Verringerung der Distanz zwischen Klinik und Familie sowie eine höhere Kooperationsbereitschaft, sondern auch eine realistischere Generalisierung der Therapiewirkungen auf den Lebensalltag sowie eine leichtere Bezugnahme zu den Problemen, die aus der Einbindung der Familie in der Gemeinde erwachsen.

Die dreiphasige Therapie findet während der ersten Monate wöchentlich, dann vierzehntägig und danach in monatlichen Abständen statt.

Phase 1: Psychoedukative Familienarbeit
Es handelt sich i. d. R. um zwei Treffen, die vor allem der Aufklärung der Patienten und Familienmitglieder über die Schizophrenie dient. Es geht dabei um die oben dargestellten Themen, also um eine Besprechung der Eigenarten, des Verlaufs und der Ursachen der Schizophrenie, weiter um eine Aufklärung über Bedeutsamkeit und Wirkweise der Medikation sowie um eine Betonung der Wichtigkeit der Kombination von Medikation und Familientherapie.

Phase 2: Verbesserung der innerfamiliären Interaktion
In dieser den längsten Zeitraum umfassenden Therapiephase werden die familienspezifischen Kommunikations- und Interaktionsgepflogenheiten analysiert, reflektiert und mittels verhaltenstherapeutischer Übungen systematisch verändert. Es geht dabei vor allem um eine Hilfestellung im Umgang mit den schizophrenietypischen In-

teraktionsmustern des Patienten unter besonderer Beachtung der Erkenntnisse aus der EE-Forschung. Zentrale verhaltenstherapeutische Methoden sind Rollenspiele, Prinzipien des Modellernens und die Einübung neuer Arten eines hilfreichen sozialen Feedbacks mit dem Ziel, neue Formen der Kompetenz zur sachlichen und sachbezogenen Lösung innerfamiliärer Konflikte zu vermitteln.

Phase 3: Transfer und Erfahrungsaustausch mit ähnlich betroffenen Familien

Diese Phase dient der kontrollierten Ausblendung der Therapie, der Betreuung der Familie bei der Übertragung des Gelernten in den Lebensalltag und damit der nachtherapeutischen Absicherung des Gelernten. Dieser Teil wird schließlich in Gruppen in der Klinik durchgeführt, an denen *mehrere Familien gleichzeitig* teilnehmen, die das Therapieprogramm bis dahin getrennt absolviert haben. Dieser Teil kann noch über mehrere Monate als Gesprächskreise für weiter Interessierte mit offenen Themenstellungen fortgeführt werden (mögliche Themenstellungen: vgl. Tabelle 1).

Beispiel B: Psychoedukative Familienverhaltenstherapie in der Klinik

Die an der Universität Pittsburgh entwickelte psychoedukative Familienverhaltenstherapie (Anderson, Reiss und Hogarty 1986) hat in etlichen Kliniken der Bundesrepublik und der Schweiz ihre Nachahmer gefunden, die es seitdem regelmäßig so oder ähnlich durchführen (vgl. z. B. die Beiträge in Rave-Schwanck und Köhler-Offierski 1984). Die Behandlung setzt während der akuten Krise der Familie (zum Zeitpunkt der Hospitalisierung des Patienten) ein. Sie umfaßt vier ineinandergreifende Phasen, die sich insgesamt bis über zwei Jahre erstrecken können.

Phase 1: Herstellen einer Beziehung zur Familie

Ziel dieser Phase ist die Übereinkunft zu einem Behandlungskontrakt, in dem grob die Dauer, der Inhalt und die Vorgehensweise der verhaltenstherapeutischen Behandlung festgelegt wird. Da alle Familien das Programm während der ernsten Krise eines Psychiatriekontaktes oder der Wiedereinweisung beginnen, wird versucht, eine Atmosphäre zu schaffen, die die Mitarbeitsbereitschaft der Familie erhöht. Sobald die Familie Therapie-Bereitschaft gegenüber einem der zukünftigen Therapeuten signalisiert, wirkt dieser als Vermittler (Ombudsmann) gegenüber dem Kliniksystem und betreut die Familie während der Zeit der weiteren Hospitalisierung.

Phase 2: Sogenannter „Überlebensworkshop"

Dieser Teil schließt mehr oder weniger eng an die Klinikentlassung des Patienten an und besteht aus einer ein- bis zweitägigen workshopartigen Veranstaltung, an der mehrere Gesamtfamilien (einschließ-lich der Patienten) teilnehmen, die ihre Bereitschaft erklärt hatten, an dem nunmehr beginnenden Therapieprogramm teilzunehmen. In der Regel handelt es sich dabei um vier bis sechs Familien. Ziel der zweitägigen Veranstaltung ist es einerseits, die Isolation der einzel-nen Familien zu durchbrechen und eine erste Enttabuisierung der Krankheit „Schizophrenie" zu erreichen. Dazu werden einerseits ak-tuelle Kenntnisse über die Entstehung, Aufrechterhaltung und Chro-nifizierungsgefahr der Schizophrenie vermittelt sowie allgemeine Möglichkeiten ihrer medikamentösen und psychologisch-verhal-tenstherapeutischen Behandlung besprochen. Schließlich eröffnet der Workshop den Familien, in ein Gespräch miteinander einzutre-ten und viele Fragen, die sie haben, offen anzusprechen, und vor al-lem Antworten auf viele Probleme zu suchen, die sich seit der Klinik-einweisung ergeben haben (anregende Orientierung hierzu bieten ebenfalls die Themenstellungen, wie sie in Tabelle 1 aufgelistet sind).

Phase 3: Psychoedukative Familientherapie
In dieser dritten Phase werden die Familien über eine längere Zeit getrennt behandelt. Sie versteht sich im Sinne der Autoren als Um-setzung und Anwendung des im Workshop vorgestellten Behand-lungswissens (des Wissens über die Schizophrenie und über eine fa-miliengestützte Rückfallprophylaxe). Mit Bezug auf die Ergebnisse der EE-Forschung wird vor allem angestrebt, mit den Familien neue Formen der zwischenmenschlichen Konfliktlösung und Kommuni-kation zu erarbeiten und einzuüben, wobei die Therapeuten versu-chen, mit einem entsprechend eingeübten Modellverhalten wichtige Orientierungen zu geben.

Phase 4: Fortführung der Behandlung mit spezifischer Zielsetzung oder Behandlungsabschluß
In dieser Phase können sich die Familien zu Fortführung einer ver-haltenstherapeutischen Familientherapie, bei weitgehender Stabili-sierung des Patienten auch für eine systemische Familientherapie oder für die einen Transfer sichernden weiterführenden Gespräche in größeren Zeitabständen entscheiden. Erst jetzt – nach Abschluß ei-ner bis dahin vorrangig stützenden Therapie – sollte nach Ansicht der Autoren die Familiendynamik selbst stärker in den Mittelpunkt rücken. Auch Anderson und Kollegen sind der Ansicht, daß eine zu eng an die Zeit der Erkrankung anschließende dynamische Famili-entherapie kontraindiziert ist. Dies sollte erst in größerer Distanz zur Erkrankung erwogen werden (frühestens nach zwei Jahren), wenn sich das Rückfallrisiko in etwa abschätzen läßt und wenn sich die Fa-miliendynamik weitgehend stabilisiert hat und schließlich ausrei-chend Zeit ist, sich mit der Lösung von Konflikten zu befassen, die ihre Wurzeln in der Familiengeschichte haben.

Die bisher vorliegenden Forschungsergebnisse zur psychoedukativen Familienverhaltenstherapie sind sehr ermutigend. Die Rückfallraten konnten in allen publizierten Projekten noch eindeutiger als in den Angehörigengruppen gesenkt werden. Auch die familiäre Interaktion wurde zumeist langfristig erheblich verbessert. In den Studien von Hogarty und Kollegen (1986, 1991) zeigte sich nicht nur, daß sich die *Expressed-Emotion*-Werte der Angehörigen durch die Familientherapie beeinflussen ließen, sondern auch, daß Familienarbeit offensichtlich einen deutlichen additiven Effekt zur Standardversorgung hat und daß dies langfristig – wegen der wirksameren Rückfallprophylaxe – eine nicht unerhebliche Kosteneinsparung bedeutet. Die Studien – in denen im übrigen sehr viel Sorgfalt auf eine katamnestische Aufklärung der Therapiewirkungen gelegt wurde – belegen nämlich, daß die Patienten in der Folge familiärer Verhaltenstherapie nicht nur deutlich länger ohne Rehospitalisierung zu Hause leben können, sondern daß sie in dieser Zeit signifikant seltener schizophrene Symptome zeigen, weniger Neuroleptika verbrauchen und nach Therapieende sozial deutlich besser angepaßt waren als Patienten im üblichen Behandlungssettign (Falloon, McGill und Boyd 1984; Fiedler et al. 1986; Smith und Birchwood 1987; Hahlweg et al. 1989).

Literatur

Anderson, C. M., Reiss, D. J., Hogarty, G. E. (1986), Schizophrenia and the family. New York: Guilford.

Angermeyer, M. C., Döhner, O. (1980), Die Familie in der Auseinandersetzung mit der schizophrenen Erkrankung des Sohnes. Gruppenpsychotherapie und Gruppendynamik **16**: 35–59.

Barrowclough, C., Tarrier, N., Watts, S., Vaughn, C. Bamrah, J. S., Freeman, H. L. (1987), Assessing the functional value of relatives' knowledge about schizophrenia: a preliminary report. British Journal of Psychiatry **151**: 1–8.

Bäuml, J., Kissling, W., Meurer, C., Wais, A., Lauter, H. (1991), Informationszentrierte Angehörigengruppen zur Complianceverbesserung bei schizophrenen Patienten. Psychiatrische Praxis **18**: 48–54.

Berkowitz, R., Shavit, N., Leff, J. P. (1990), Educating relatives of schizophrenic patients. Social Psychiatry and Psychiatric Epidemiology **25**: 216–220.

Böker, W., Brenner, H. D. (Hrsg.) (1989), Schizophrenie als systemische Störung. Die Bedeutung intermediärer Prozesse für Theorie und Therapie. Bern: Huber.

Brown, G. W., Birley, J. L. T. (1968), Crises and life changes and the onset of schizophrenia. Journal of Health and Social Behaviour **9**: 203–214.

Brown, G. W., Birley, J. L. T., Wing, J. K. (1972), Influence of family life on the course of schizophrenic disorders: A replication. British Journal of Psychiatry **121**: 241–258.

Buchkremer, G., Rath, N. (Hrsg.), Therapeutische Arbeit mit Angehörigen schizophrener Patienten. Bern: Huber.

Buchkremer, G., Schulze-Möncking, H. (1986), Die Effizienz von therapeutischen Angehörigengruppen und Selbsthilfegruppen bei der Rezidivprophylaxe schizophrener Patienten. In: Böker, W., Brenner, H. D. (Hrsg.), Bewältigung der Schizophrenie. Bern: Huber, S. 113–120.

Cierpka, M. (1991), Entwicklungen in der Familientherapie. Praxis der Psychotherapie und Psychosomatik **36**: 32–44.

Falloon, I. R. H., McGill, C. W., Boyd, J. L. (1984), Family care of schizophrenia. New York: Guilford.

Fiedler, P. (1986), Neue Entwicklungen in der sozialtherapeutischen Arbeit mit Angehörigen und Familien schizophrener Patienten. Verhaltenstherapie & psychosoziale Praxis **18**: 146–156.

Fiedler, P. (1993a), Die Bedeutsamkeit des emotionalen Klimas in den Familien schizophrener Patienten für Krankheitsverlauf und Behandlung. In: Platz, T. (Hrsg.), Brennpunkte der Schizophrenie. Gesellschaft – Angehörige – Therapie. Wien – New York: Springer, S. 87–102.

Fiedler, P. (1993b), Angehörigengruppen in der psychosozialen Versorgung. Editorial. Zeitschrift für Klinische Psychologie **22**: 254–263.

Fiedler, P., Niedermeier, T., Mundt, C. (1986), Gruppenarbeit mit Angehörigen schizophrener Patienten. Materialien für die therapeutische Gruppenarbeit mit Angehörigen und Familien. Weinheim: Psychologie Verlags Union.

Goldstein, M. J., Hand, I., Hahlweg, K. (Eds.) (1986), Treatment of schizophrenia. Family assessment and intervention. Berlin – Heidelberg – New York – Tokio: Springer.

Häfner, H. (1976), Rehabilitation Schizophrener. Wissensstand, Folgerungen für die Praxis und für eine Theorie der Schizophrenie. In: Huber, G. (Hrsg.), Therapie, Rehabilitation und Prävention schizophrener Erkrankungen. Stuttgart: Schatthauer, S. 265–284.

Hahlweg, K., Dose, M., Feinstein, E., Müller, U. (1989), Familienbetreuung schizophrener Patienten: Rückfallprophylaxe und Änderung der familiären Kommunikationsmuster. In: Böker, W., Brenner, H. D. (Hrsg.),

Schizophrenie als systemische Störung. Bern: Huber, S. 243–255.

Hirsch, S. R. (1979), Eltern als Verursacher der Schizophrenie. Nervenarzt **50**: 337–345.

Hubschmidt, T. (1984), Was wissen wir über Familientherapie bei Schizophrenen? In: Rave-Schwank, M., Köhler-Offierski, A. (Hrsg.), Familientherapie, Angehörigenarbeit, Selbsthilfegruppen. Riedstadt: Phillipshospital, S. 1–15.

Katschnig, H. (Hrsg.) (1984), Die andere Seite der Schizophrenie. Patienten zu Hause, 2. Aufl. München: Urban & Schwarzenberg.

Katschnig, H., Konieczna, P. (1984), Typen der Angehörigenarbeit in der Psychiatrie. Psychiatrische Praxis **11**: 137–142.

Liem, J. H. (1980), Family studies of schizophrenia: an update and commentary. Schizophrenia Bulletin **6**: 429–455.

Lukoff, D., Snyder, K., Ventura, J., Nuechterlein, K. H. (1984), Life events, familial stress, and coping in the development course of schizophrenia. Schizophrenia Bulletin **10**: 258–292.

McCreadie, R. G., Phillips, K., Harvey, J. A., Waldron, G., Stewart, M., Baird, D. (1991). The Nithsdale schizophrenia surveys. VIII: Do relatives want family intervention – and does it help? British Journal of Psychiatry **158**: 110–113.

Mundt, Ch., Kick, H., Fiedler, P. (Hrsg.) (1993), Angehörigenarbeit und psychosoziale Intervention in der Psychiatrie. Regensburg: Roderer.

Rave-Schwank, M., Köhler-Offierski, A. (Hrsg.), Familientherapie, Angehörigenarbeit, Selbsthilfegruppen. Riedstadt: Phillipshospital.

Schulze-Möncking, H. (1993), Ist hohes emotionales Engagement ein Synonym für problematisches Angehörigenverhalten? In: Mundt, C., Fiedler, P., Kick, H. (Hrsg.), Angehörigenarbeit und psychosoziale Intervention in der Psychiatrie. Regensburg: Roderer, S. 59–69.

Selvini-Palazzoli, M., Prata, G. (1985), Eine neue Methode zur Erforschung und Behandlung schizophrener Familien. In: Stierlin, H., Wynne, L. C., Wirsching, M. (Hrsg.), Psychotherapie und Sozialtherapie der Schizophrenie. Berlin – Heidelberg – New York – Tokio: Springer, S. 275–282.

Smith, J. V., Birchwood, M. J. (1987), Specific and non-specific effects of educational intervention with families living with schizophrenic relatives. British Journal of Psychiatry 150: 645–652.

Tarrier, N., Barrowclough, C. (1986), Providing information to relatives about schizophrenia: some comments. British Journal of Psychiatry 149: 458–463.

Vaughan, K., Doyle, M., McConaghy, N., Blaszcynski, A., Fox, A., Tarrier, N. (1992), The Sydney intervention trail: a controlled trial of realtives' counseling to reduce schizophrenic relapse. Social Psychiatry and Psychiatric Epidemiology 27: 16–21.

Vaughn, C. E., Leff, J. (1978), The influence of family and social factors on the course of psychiatric illness: a comparison of schizophrenic and depressed neurotic patients. British Journal of Psychiatry 129: 125–137.

Korrespondenz: Univ.-Prof. Dr. Peter Fiedler, Psychologisches Institut der Ruprecht-Karls-Universität, Hauptstraße 47–51, D-69117 Heidelberg.

Schizophrene Negativsymptomatik: Die Reduktion kognitiver Defizite durch computergestütztes Training

Lutz Mussgay und Eibe-Rudolf Rey

Zusammenfassung. Schizophrene Negativsymptomatik ist für den weiteren Krankheitsverlauf prognostisch bedeutsamer als Produktivsymptomatik und stellt für Rehabilitationsbemühungen eine wesentliche Erschwernis dar. Bislang sind fast keine systematischen Behandlungsansätze für diesen Störungsbereich verfügbar. Eine Ausnahme bilden Versuche, kognitive Defizite mit geeigneten Verfahren zu reduzieren. Für diesen isolierten Zielbereich bietet ein computerisiertes Training wesentliche Vorteile. Individuelles Tempo, flexible Anpassung der Aufgaben an die Defizitbereiche, unmittelbares Feedback und Hilfestellung sowie lückenlose Dokumentation des Leistungsverhaltens sind hier zu nennen. Vorgestellt wird ein Trainingsprogramm, das auf einer Station mit vorwiegend jugendlichen Schizophrenen zur Anwendung kommt. Verwendung findet das Programmsystem Cognition I von MARKER, das speziell für Schizophrene entwickelt wurde und ein breites Spektrum an Übungsaufgaben abdeckt. Das Training ist auf drei Wochen angelegt, mit vier jeweils einstündigen Übungssitzungen pro Woche. Ein Einstieg ins Programm ist jederzeit möglich. Übungsbereiche sind: Konzentration und Reaktion, Wahrnehmung und Verarbeitung komplexen Reizmaterials, Gedächtnis und Rechnen sowie Sprache und Logik. Ein erster, sechs Übungsstunden umfassender Durchgang dient der Aufgabenbearbeitung auf einer einfachen Schwierigkeitsstufe. Dem schließt sich ein zweiter Durchgang an, der in Abhängigkeit von der gezeigten Leistung für dieselben Übungsbereiche einen gesteigerten Schwierigkeitsgrad aufweisen kann. Als weitere Entwicklungsstufe ist geplant, die Übungsinhalte an die individuell gegebene Defizitstruktur anzupassen. Im Artikel wird auch auf die Einschränkungen eines solchen Ansatzes eingegangen.

Einleitung

Die Diagnose „Schizophrenie" wird in der Regel dann gestellt, wenn sogenannte produktive Symptome oder Positivsymptomatik bei einem Patienten eindeutig zu beobachten sind. Zu diesen Symptomen zählen nach der ICD-10 (Dilling et al. 1991) charakteristische Denkstörungen wie Gedankenlautwerden, Gedankeneingebung oder -entzug, Wahnwahrnehmungen bzw. anhaltender, kulturell unangemessener Wahn und/oder akustische Halluzinationen wie kommentierende oder dialogische Stimmen. Man spricht also von „Schizophrenie", wenn – um der Definition von K. Schneider (1946) für diese Symptome zu folgen – Symptome 1. Ranges vorliegen.

Nach einer akuten schizophrenen Krankheitsepisode sind jedoch in der Phase der Remission eines Patienten häufig besondere Verhaltensauffälligkeiten, Beeinträchtigungen oder Behinderungen feststellbar. Diese werden in der Literatur als Minussymptomatik (Wing und Brown 1970; Wing 1976) oder – synonym – als Negativsymptomatik (Andreasen 1982) beschrieben. Wing (1978) gebrauchte auch die Termini „chronic schizophrenic syndrome" oder „clinical poverty syndrome".

Wing und Brown (1970), Wing (1976) beschreiben Minussymptome vor allem als charakteristische Merkmale eines chronischen Zustandes, die aber auch bereits vor dem ersten Einsatz florid psychotischer Symptome oder während der akuten Manifestation der Psychose vorhanden sein können: Affektive Verflachung, Spracharmut, Verlangsamung, Aktivitätsminderung, Kontaktmangel, sozialer Rückzug, Einbuße an Initiative kennzeichnen dieses Zustandsbild.

In der „International Pilot Study of Schizophrenia (IPSS)" (WHO 1979) wurde der Begriff „negative psychotic symptoms" definiert als „jene Symptome, die eine Psychose nahelegen, die aber in der Abwesenheit eines Merkmals bestehen, das normalerweise vorhanden ist, wie z. B. Affektverflachung" (S. 118). Unter den besten Prädiktoren des Zweijahresverlaufs bei Ersteinschätzung fanden sich im Bereich der Symptomatologie „flatness of affect", „apathy" und „indicators of personality change", die alle einen ungünstigen Ausgang vorhersagten.

Crow (1980) vermutet, daß Negativsymptome Teil einer eigenständigen Krankheit mit einem chronischen Verlauf sind, deren Ursache in einer strukturellen Veränderung des Zentralnervensystems, in einer frühzeitig im Lebensalter einer Person beginnenden abnormen Ventrikelerweiterung liegt. Andreasen (1982) macht keine Angaben über die Genese der Negativsymptome; in ihr umfassendes Konzept der Negativsymptomatik gehen die fünf Symptombereiche Sprachverarmung, Affektverflachung, Anhedonie-Asozialität, Anergie-Antriebslosigkeit und Aufmerksamkeitsstörungen ein.

Zahlreiche Verlaufsuntersuchungen belegen nun, daß Positiv- und Negativsymptomatik einen unterschiedlichen Einfluß auf den weiteren Krankheitsverlauf haben. Die produktiven Symptome sind bei Erkrankungsbeginn wichtig für den diagnostischen Prozeß, weisen aber nur sehr begrenzt prognostische Bedeutung für die Schwere des Krankheitsverlaufs auf. Die Art der produktiven Symptomatik sagt nur etwas über die Art der künftigen Symptomatik bei einem Krankheitsrezidiv voraus, aber nicht über die Häufigkeit neuer Krankheitsepisoden und über die Schwere und Dauer von schizophrenen Symptomen, welche den Krankheitsverlauf charakterisieren (Carpenter et al. 1978; Möller et al. 1982).

Demgegenüber wird die Bedeutung der Minussymptome, die nach Abklingen einer schizophrenen Episode beobachtbar sind, als ein bedeutsamer Prädiktor für den Krankheitsverlauf hervorgehoben. Patienten mit Minussymptomatik weisen schlechtere Verläufe auf als Patienten ohne Minussymptomatik (Andreasen 1982, Crow et al. 1982, Pogue-Geile und Harrow 1984, Schubart et al. 1986).

Zielbereich eines kognitiven Trainings

Wie wir gesehen haben, stellen Minussymptome bedeutsame Aspekte schizophrener Psychopathologie dar. Schwerwiegende Konsequenzen haben sie also vor allem dort, wo es um die Wiederherstellung des prämorbiden Funktionsniveaus geht. Patienten, die sich durch Minussymptomatik auszeichnen, sind wegen ihrer Beeinträchtigungen nur sehr schwer in Rehabilitationsbemühungen einzugliedern. Ein besonderer Stellenwert kommt den laut Andreasen (1982) ebenfalls zum negativen Spektrum gehörenden kognitiven Störungen zu. Defizite im kognitiven Bereich sind insbesondere für die berufliche Wiedereingliederung hinderlich, erschweren jedoch auch das Freizeitverhalten, da viele der dort praktizierten Aktivitäten nur mit ausreichendem Denkvermögen durchgeführt werden können. Die Notwendigkeit, für diesen Symptomkomplex therapeutische Maßnahmen einzusetzen, ist somit unzweifelhaft gegeben. Leider waren bis vor kurzem keine systematischen Therapieansätze verfügbar. Es ist unbestritten das Verdienst Brenners, mit seinem Therapieansatz zur Reduktion kognitiver Defizite ein praktikables Instrumentarium geschaffen zu haben. Dessen Ansatz wird an anderer Stelle im selben Buch ausführlich dargestellt.

Das Vorhaben Brenners und auch die nachfolgend von uns dargestellten Bemühungen zielen darauf ab, die im Rahmen experimenteller Schizophrenieforschung beschriebenen defizitären kognitiven Funktionen mit geeigneten Übungsverfahren zu reduzieren. Dies in der Hoffnung, neben der unmittelbaren Defizitreduktion auch den langfristigen Krankheitsverlauf positiv zu beeinflussen. Plaum (1975) und Hartwich (1983) bieten eine Übersicht über die gesamte bislang beschriebene Defizitkonstellation. Im sprachlichen Bereich imponieren dabei die Konzept- und Begriffsbildungsstörungen sowie abwegige Assoziationen. Bei den sog. Aufmerksamkeitsstörungen zeigen sich schizophrene Patienten beeinträchtigt, wenn es darum geht, für die Lösung von Aufgaben eine übergreifende Verarbeitungsbereitschaft aufrechtzuerhalten. Diese Störung führt zu einer Segmentalisierung der beteiligten Prozesse. Weitere Störungen finden sich bei der Reizaufnahme. Hier gelingt die Selektion relevanter Reize aus der Vielzahl der Umgebungsreize nicht adäquat. Weiterhin haben schizophrene Patienten Schwierigkeiten, ihre Wahrnehmung auf einmal ausgewählte Reize zu fokussieren bzw. beim Auftauchen neuer, relevanter Reize diese Fokussierung flexibel zu verlagern. Schließlich bestehen Störungen in der Breite dieser Aufmerksamkeit. Hier wird das Reizfeld in einem weiteren Bereich als normalerweise üblich abgesucht bzw. bestehen deutliche Einengungen des Aufmerksamkeitsfeldes. Im Bereich des Gedächtnisses handelt es sich vor allem um Störungen früherer Erfahrungen. Hier scheint also das Langzeitgedächtnis bzw. der Abruf von Informationen aus dem Langzeitgedächtnis betroffen. Zusätzlich zu den genannten Beeinträchtigungen, die eher eng beschreibbare Funktionen umfassen, liegt bei schizophrenen Patienten üblicherweise eine allgemeine psychomotorische Verlangsamung vor, die alle kognitiven Vollzüge gebremst ablaufen läßt. Schließlich gibt es noch Befunde, die darauf hindeuten, daß die kognitive

Leistungsfähigkeit besonders dann beeinträchtigt ist, wenn bei der Aufgabenbearbeitung in irgendeiner Weise affektive Inhalte mit zu berücksichtigen sind.

Brenners Trainingsprogramm zur Therapie kognitiver und kommunikativer Fähigkeiten Schizophrener weist in seiner gegenwärtigen Form (Roder, Brenner, Kienzle und Hodel 1988 bzw. Kienzle, in diesem Buch,
S. 434–448) einen sehr breiten Ansatz auf. Neben der Ausrichtung auf kognitive Defizite wurden auch andere, eher verhaltensmäßige Probleme
Schizophrener einbezogen, so z. B. mangelhafte soziale Fertigkeiten und
defizitäres Problemlösungsverhalten. Ein vollständiges Durchschreiten des
Programmes wird von den Autoren je nach Chronifizierungsgrad der Patienten mit einem halben bis zu zwei Jahren angegeben. Hauptsächliches
Einsatzgebiet sind deshalb Einrichtungen mit längerfristig hospitalisierten
Kranken. Akutkrankenhäuser, und zu dieser Gruppe ist unsere Klinik zu
zählen, sind durch eine Verweildauer gekennzeichnet, die sich im Bereich
von vier bis sieben Wochen bewegt. Dieser Zeitraum wird durch die anfängliche Produktivphase noch weiter reduziert, während der sinnvolle
Trainingsbemühungen nicht durchgeführt werden können. Üblicherweise
verbleibt ein nutzbarer Zeitraum von drei bis vier Wochen. Da Aufmerk-
samkeits- und Konzentrationsstörungen zu den von den Patienten am häufigsten beklagten Einbußen zählen und sie auch für die berufliche Wiedereingliederung von herausragender Bedeutung sind, ist es naheliegend,
diesen Zielbereich in der zur Verfügung stehenden Zeit gezielt zu reduzieren. Dazu bieten sich neben der Möglichkeit, die kognitiven Übungsteile
des Brenner-Programmes vorzugeben, auch andere Alternativen an. Wir
glauben, daß es den Besonderheiten des kognitiven Störungsbildes sehr
entgegenkommt, mit computerisierten Übungsprogrammen zu arbeiten,
und wenden deshalb seit einiger Zeit für diesen isolierten Zielbereich ein
computergestütztes Training in Gruppenform an. Diese Trainingsbemühungen sind in das Gesamtbehandlungskonzept der Klinik eingebettet, so daß auch die anderen relevanten Aspekte schizophrener Beeinträchtigungen nicht zu kurz kommen.

Der Erfolg computerisierter Trainingsbemühungen konnte in einigen
Evaluationsstudien dokumentiert werden. Lamberti, Wieneke und Franke
(1988) konnten mit einem Vorwarnparadigma die Daueraufmerksamkeits-
leistung von schizophrenen Patienten deutlich verbessern. Auch Hermanutz und Gestrich (1991) gelang es in ihrer Studie, mit Hilfe von computerisierten Daueraufmerksamkeitsübungen Veränderungen in einem elementaren Informationsverarbeitungsmaß zu erzielen. Benedict und Harris
(1989) berichten Erfolge einer computergestützten Trainingsbatterie. Diese waren jedoch nur dann gegeben, wenn das Fortschreiten durch die
Übungen vom bislang erreichten Leistungsniveau abhing.

Vorteile des computergestützten Vorgehens

Der Einsatz von Computern bietet gegenüber der sonst gebräuchlichen Anwendung von Papier-und-Bleistift-Verfahren bzw. anderen Übungsmateria-

lien beträchtliche Vorteile. Es sei hier noch betont, daß die folgende Auflistung für den Einsatz von Computern als therapeutisches Hilfsmittel gilt. Computer sind in diesem Sinne sozusagen Trainingsgerät. Ihre Anwendung im diagnostischen oder experimentellen Bereich ist hier nicht angesprochen. Auch würde die Bewertung des Computereinsatzes in der beruflichen Rehabilitation andere Schwerpunkte setzen, da es dabei um die Absicht geht, den Umgang mit Computern, ihren Betriebssystemen und Anwendungsprogrammen zu vermitteln. Hier soll ausschließlich der Einsatz als Trainingsgerät beurteilt werden.

– Möglicherweise ist es die Faszination der Technik, eventuell führt aber auch die ausgeprägte spielerische Komponente bei der Bearbeitung zu einer deutlich erhöhten Attraktivität des Mediums. Davon profitieren Teilnahmebereitschaft und Ausdauer beim Training.

– Im Gegensatz zu einer gemeinsamen Aufgabenbearbeitung in der Gruppe, kann bei Einzelvorgabe des Übungsmaterials das individuell gewünschte Tempo selbst bestimmt werden. Eine Über- bzw. Unterforderung findet nicht statt.

– Für die meisten Aufgabentypen ist über die Veränderung der Darbietungsdauer bzw. der Geschwindigkeit der Reizabfolge eine flexible Anpassung an das gerade gezeigte Leistungsniveau möglich.

– Ein entsprechend komfortables Übungsprogramm kann dem Benutzer unmittelbares Feedback über die Richtigkeit seiner Antwort geben. Die Rückmeldung wirkt motivationssteigernd und ist ausschlaggebend für die rasche Ausbildung erfolgreicher Bearbeitungsstrategien. Ein Training ohne unmittelbare Rückmeldung hat lediglich Übungscharakter und erlaubt, da die ständige Korrektur fehlt, die Ausbildung unproduktiver Bearbeitungsweisen.

– Durch jederzeit aktivierbare Hilfemöglichkeiten kann das Gefühl des hilflosen Ausgeliefertseins verhindert werden. Auch lassen sich auf diese Weise bevorzugte Bearbeitungsstrategien anbieten. Dies ist besonders dann von Vorteil, wenn im kompensatorischen Sinne das gezeigte Bearbeitungsverhalten modifiziert bzw. ergänzt werden soll.

– Über entsprechende Programme ist es möglich, lebensnahe Abläufe wie z. B. die Überwachung einer Maschine, Arbeiten unter Zeitdruck oder ähnliches zu simulieren. Aufgaben dieses Typs können als Vorstufe für die Wiedereingliederung am Arbeitsplatz dienen. Ein komfortables Trainingsprogramm kann fast beliebig viele Variationen desselben Aufgabentyps automatisch generieren. Auf diese Weise bleibt die Bearbeitung interessant und erfordert ständig neue Lösungen.

– Für den Computer ist es ein leichtes, das Geschehen am Bildschirm sowie die abgegebenen Reaktionen zu speichern. Für den Therapeuten bietet sich so die Möglichkeit einer lückenlosen Dokumentation der Art der bearbeiteten Aufgaben, des erreichten Leistungsniveaus sowie der Fehlerzahlen. Der Therapieverlauf kann dadurch exakt verfolgt werden. Auch werden Evaluationsversuche erleichtert.

– Abschließend sei noch auf einen Vorteil hingewiesen, der schizophrenietypische Beeinträchtigungen betrifft. Der Wegfall sozialer Interaktion kommt der bekannten Rückzugtendenz dieser Patientengruppe sehr entgegen. Auch kann sich ein Patient einem Computer eher entziehen als anderen Personen. Der bei Gruppenarbeit sonst ständig gegebene Leistungsvergleich mit den anderen Mitgliedern fällt ebenfalls weg.

Es sei hier betont, daß all diese Vorteile nur bei verantwortungsvollem Umgang mit dem Medium Computer zum Tragen kommen können. Eine Fachkraft, die die Einarbeitung, die Vorgabe der Aufgaben sowie die Überwachung übernimmt und sofort auf sich andeutende Problemsituationen reagiert, ist unabdingbar. Ein Einsatz in dieser Form hat, zumindest nach unseren Erfahrungen, noch in keinem Fall negative Auswirkungen gezeigt.

Es sei allerdings auch nicht verschwiegen, daß das angedeutete Potential prinzipieller Möglichkeiten in den bislang vorliegenden computerisierten Trainingsprogrammen nur sehr rudimentär eingesetzt wird. Hier besteht für die Zukunft noch Entwicklungsbedarf.

Die Auswahl geeigneten Trainingsmaterials

Die Auswahl der eingesetzten Übungsmaterialien kann sich bei pragmatischer Vorgehensweise an den offen zutage tretenden kognitiven Beeinträchtigungen ausrichten. Man wird in diesem Falle Übungsaufgaben auswählen, die möglichst die zu trainierende defizitäre Zielfunktion abdecken. Brenner hingegen ging bei seinen Bemühungen von einer anderen Vorstellung aus. Er wollte neuere theoretische Vorstellungen zum Zustandekommen schizophrener Symptomatik mit berücksichtigen. Ausgangspunkt ist jeweils die Annahme eines sog. psychologischen Kerndefizits. Die einzusetzenden Übungsmaterialien sollten sich, so die Idee Brenners, genau auf diese defizitären Grundfunktionen ausrichten. Deren Wiederherstellung würde sich dann „pervasiv" auf hierarchisch darüber angesiedelte Funktionsabläufe auswirken und diese ebenfalls wieder verbessern.

Für die praktische Umsetzung stellt sich allerdings das Problem, daß die Isolierung eines solchen Kerndefizits im Rahmen der experimentellen Schizophrenieforschung bislang nicht gelungen ist (vgl. Cohen und Borst 1987). Eine Auswahl, die sich an den bislang diskutierten Kerndefiziten orientiert, weist deshalb eine gewisse Beliebigkeit auf. Spaulding (1989) diskutiert die Erklärungsalternativen eines einzelnen Kerndefizits im Vergleich zu heterogenen, autonomen Defiziten. In Verbindung mit einer Meßbatterie kognitiver Leistungsfähigkeit propagiert er einen faktorenanalytischen Ansatz, der es ermöglichen soll, zusammengehörige defekte Funktionsbereiche zu bestimmen. Beim gegenwärtigen Kenntnisstand ist jedoch festzuhalten, daß sich die Auswahl geeigneten Übungsmaterials nach der hier zuerst angedeuteten Alternative zu richten hat, wobei die Übungsschritte in vager Analogie zu dem zu trainierenden Funktionsbereich ausgewählt werden.

Eine zweite Frage bei der Auswahl von geeigneten Trainingsverfahren betrifft die Wiederherstellung defizitärer Funktionen. Implizit wird davon ausgegangen, daß die ursprüngliche Funktionsfähigkeit wiedererlangt werden kann. Eine solche Annahme ist jedoch nicht zwangsläufig gerechtfertigt. Möglicherweise sind Verbesserungen nur auf kompensatorischem Wege zu erreichen. Die Arbeit von Mussgay et al. (1991) deutet in diese Richtung. Verbesserungen fanden sich in komplexen Funktionsbereichen, nicht aber auf der Ebene elementarer Grundfunktionen. Vorstellbar ist es, daß andere Hirnstrukturen oder andere Verarbeitungszentren die Verarbeitung übernehmen. Denkbar ist jedoch auch, daß andere Hirnstrukturen quasi zur Hilfestellung herangezogen werden, indem Teile der Bearbeitung übernommen werden. Auch hier ist beim gegenwärtigen Kenntnisstand keine eindeutige Aussage möglich. Für die Auswahl der einzusetzenden Trainingsmethoden hätte jedoch das Wissen über kompensatorische Effekte eines kognitiven Trainings gravierende Konsequenzen. Es wäre nicht allein die defizitäre Funktion selbst zu trainieren, als Ergänzung müßten unbedingt geeignete zusätzliche Hilfestellungen angeboten werden. Eventuell wäre es auch günstig, Bearbeitungswege und -strategien völlig neu zu gestalten. Als Hilfestellung hat sich beim traditionell durchgeführten kognitiven Training der Selbstinstruktionsansatz von Meichenbaum und Cameron (1973) bewährt, wie er z. B. von Sulz et al. (1987) einbezogen wird. Die Patienten führen dabei einen kommentierenden inneren Monolog, während sie die Aufgaben bearbeiten. Dieser umfaßt die Aufgabenstellung, die Bearbeitungsschritte, fällige Neuorientierungen im Bearbeitungsablauf, die Überprüfung des Erreichten sowie Selbstverstärkungsäußerungen.

Auch ohne abschließende Beantwortung der eingangs gestellten Frage kann festgestellt werden, daß neben den günstigen motivationalen Folgen ein unmittelbares Feedback und jederzeit abrufbare Hilfestellungen günstige Auswirkungen auch im kompensatorischen Sinne haben werden und deshalb extensiv eingesetzt werden sollten.

Praktische Anwendung

Im Anschluß an die theoretischen Vorüberlegungen soll nun beschrieben werden, wie das in unserer Klinik im stationären Rahmen praktizierte Vorgehen aussieht. Dargestellt wird der gegenwärtige Entwicklungsstand. Die Erfahrungen, die aus der täglichen Praxis kommen, werden gesammelt und fließen von Zeit zu Zeit als Anpassungen in den Entwicklungsprozeß ein.[1]

Auswahl des Computerprogrammes

Der Markt für computergestützte Trainingsprogramme weist inzwischen eine beträchtliche Variationsbreite auf. Die meisten der angebotenen Programme entstammen jedoch dem Bereich neuropsychologischer Rehabilitation und sind nicht unmittelbar für die spezifischen Belange eines Trainings mit schizophrenen Patienten geeignet (Übersicht: Kuratorium ZNS,

[1] Die Entwicklungsarbeit wurde unter Leitung von Prof. Dr. Dr. R. Olbrich unter maßgeblicher Mitwirkung von Frau Dipl. Psych. M. Geibel-Jakobs geleistet.

1989). Die Ausnahme stellt Cognition I (Version 3.92) von Marker (1992) dar. In dessen Entwicklung steckt eine etwa zehnjährige Programmierarbeit. Das Trainingspaket, das sich aus diversen Übungsteilen zusammensetzt, ist speziell für Einsätze im Rahmen psychiatrischer Rehabilitation konzipiert worden. Es zielt dabei auf ein breites Spektrum von Leistungsstörungen und Defiziten ab. Die angebotenen Übungsteile entstammen dem Bereich sprachlichen Materials, dem Bereich Rechnen und formale Logik, dem Bereich mnestischer Funktionen, vor allem aber den Bereichen Reaktion und Aufmerksamkeit.

Rahmenbedingungen

Das hier vorgestellte computergestützte Training wird auf einer Station der Erwachsenenpsychiatrie angeboten. Es ist als fester Bestandteil in das Standardrehabilitationsangebot der Klinik eingebunden. Das Training wird, u. a. aus ökonomischen Gründen, in Gruppenform durchgeführt. Es steht dazu ein Raum der Station mit sechs IBM-compatiblen PCs (286er AT) mit Farbmonitoren zur Verfügung. Das Klientel der Station setzt sich vorwiegend aus jugendlichen Schizophrenen beiderlei Geschlechts zusammen. Die Übungen in der Gruppe finden an vier Tagen in der Woche, jeweils von 14.00 bis 15.00 Uhr unter Betreuung durch eine Diplompsychologin statt. Die Aufgabe des Übungsleiters in den Sitzungen ist es, die einzelnen Patienten zunächst an die Arbeit am Computer heranzuführen. Der Leiter wählt auch die am betreffenden Tage durchzuführende Übungsserie aus und initiiert sie. Danach steht er für alle auftretenden Schwierigkeiten zur Verfügung. Er behebt eventuelle Probleme technischer Art, beantwortet Fragen der Patienten und gibt von sich aus Hilfestellungen, wenn ein Patient für längere Zeit nicht vorankommt. Generell sollen die Patienten jedoch die Bearbeitung mit einem hohen Maß an Selbständigkeit abwickeln.

Konstruktion der Übungsserien

Mehrere Gründe sprechen dafür, die Übungsteile nicht beliebig aus dem zur Verfügung stehenden Vorrat auszuwählen. Das Bestreben, nach Abschluß der Entwicklungsarbeiten ein Instrumentarium zur Hand zu haben, das einzelne Defizitbereiche möglichst gezielt zu trainieren in der Lage ist, verlangt eine inhaltliche Ordnung. Dieselbe Notwendigkeit ergibt sich aus der Absicht, das Trainingsvorgehen zu evaluieren. Aussagen über Effekte eines Trainings sind nur dann möglich, wenn es gelingt, die potentiellen Einflußgrößen zu isolieren.

Wir einigten uns auf die formelle Vorgabe, drei Übungsserien unterschiedlicher Schwierigkeit zu erstellen. Jede Serie sollte Übungen für sechs aufeinanderfolgende Sitzungen beinhalten. Der Grund für diese Entscheidung wird bei der späteren Vorstellung unserer Übungskonzeption deutlich werden. Bei der Auswahl gingen wir folgendermaßen vor: Von den Übungsteilen des Programmpakets Cognition I wurden all die

Aufgaben ausgewählt, die nach unserer Einschätzung kognitive Grundfunktionen abverlangen. Weggelassen wurden Übungen, die zur erfolgreichen Bearbeitung ein hohes Maß an Vorwissen erfordern oder die lediglich Meinungen und Einschätzungen abfragen. Weggelassen wurde
auch der ganze Bereich visuo-motorischer Verfahren. Dies hatte ausstat-
tungsbedingte Gründe, da für diese Aufgaben eine Maus installiert sein
muß.

Für die so verbleibenden Aufgaben war zur Erfüllung der oben genannten Vorgaben ein möglichst erschöpfendes Ordnungsschema zu entwickeln. Die einzelnen Aufgaben schließen zumeist mehrere kognitive
Funktionen ein. Eine funktionsorientierte Einteilung war deswegen nicht
realisierbar. Wir wählten darum eine Lösung, die sich an gängige Modellvorstellungen der Informationsverarbeitung anlehnt. Auf einer ersten Dimension wurde für jede Aufgabe entschieden, ob das hauptsächliche Gewicht der Bearbeitung auf der Reizaufnahmeseite (Input) oder der Reaktionsseite (Output) liegt. Die zweite, dazu orthogonal angeordnete
Dimension beschreibt den Komplexitätsgrad der geforderten Verarbeitung. Auf der Reizaufnahmestufe sind damit sehr komplexe Vorlagen gemeint, auf der Reaktionsseite solche Übungsteile, bei deren Beantwortung
ein gewisses Maß an strategischen Ansprüchen besteht. Mit dem soeben beschriebenen Vierfelderschema war es gut möglich, die meisten der Aufgaben einzuordnen. Es verblieb eine gewisse Anzahl von Aufgaben, bei denen
eine Einordnung anhand der von ihnen selbst abgedeckten kognitiven
Funktionen treffender erschien: Eine Gruppe von Aufgaben diente hier
recht eindeutig dem Training von Gedächtnisfunktionen, eine andere sollte mathematische bzw. rechnerische Fertigkeiten einüben. Eine weitere
widmete sich sprachlichen Fertigkeiten. Schließlich fand sich noch eine
Anzahl von Verfahren, für deren Lösung formal logische Fertigkeiten eingesetzt werden mußten.

Nach der Erstellung dieses grundlegenden Ordnungsschemas wurden
nun alle Aufgaben diesem Raster zugewiesen.

Für die vier Zellen des Ordnungsschemas sind nachfolgend Beispiel-
aufgaben dargestellt. Sie sollen einen ungefähren Eindruck von der Art der
verwendeten Aufgaben geben.

Die Aufgabe „Vergleiche", bei der jeweils zwei graphische Symbole
schnellstmöglich auf Übereinstimmung oder Unterschiedlichkeit zu überprüfen sind, ist der Input-Faktor-Stufe zuzuweisen. Die Verarbeitungskomplexität ist gering ausgeprägt. Bei ebenfalls geringer Verarbeitungskomplexität erfordert die Aufgabe „Stoppen", bei der ein wandernder Uhrzeiger
bei einer vorgegebenen Sekundenzahl durch Tastendruck anzuhalten ist,
vorwiegend die exakte Reaktionsausführung. Einen komplexen Reiz-Input
bei hoher Verarbeitungskomplexität kennzeichnet die Simulationsaufgabe
„Akkord". Auf dem Bildschirm vorbeiwandernde Werkstücke müssen bei
selbst wählbarer Geschwindigkeit mit einem Muster verglichen werden und
bei Nichtübereinstimmung mit Tastendruck aussortiert werden. Hohe
Komplexität der Reaktionsseite bei hohen Anforderungen an die Verarbeitung kennzeichnet die Labyrinthaufgaben. Hier muß ein Lichtpunkt mit

Hilfe der Cursortasten schnellstmöglich zum Ausgang des Labyrinthes bewegt werden.

Neben der inhaltlichen Ordnung war auch die Idee zu verfolgen, bei jedem Bereich drei Schwierigkeitsstufen zu unterscheiden. Dies in der Absicht, je nach Übungszugewinn auch schwierigere Vorgaben machen zu können bzw. die anfängliche Schwierigkeitsstufe nach dem Grad der tatsächlich vorhandenen Beeinträchtigung auswählen zu können. Die zuvor beschriebenen Aufgaben entstammen der geringsten Schwierigkeitsstufe. Die höheren Stufen schließen andere Aufgaben ein, die bei ähnlicher inhaltlicher Ausrichtung durch etwas komplexere Vorlagen, größere geforderte Schnelligkeit oder kompliziertere Bearbeitungswege gekennzeichnet sind. Auf der einfachen Schwierigkeitsstufe ist bei den Gedächtnisaufgaben z. B. eine Reihe von Worten zu merken. Am Ende der Darbietung sind alle erinnerten Worte mit Hilfe der Tastatur einzugeben. Die schwierigeren Aufgaben vergrößern die Menge des zu merkenden Materials oder verzögern die Reproduktion. Oder es müssen in der Aufgabe „Augenzeuge" hoch komplexe Abläufe erinnert werden, wobei die Beachtung visueller oder akustischer Reize verlangt wird. Einfache Rechenaufgaben beinhalten Subtraktion und Addition mit zweistelligen Zahlen. Bei steigender Schwierigkeit werden alle Grundrechenarten abverlangt bzw. gilt es, Dreisatzaufgaben und komplexe Textaufgaben zu lösen. Unter „Logik" schließlich sind formallogische Aufgaben zu lösen. Es sind Reihen fortzusetzen bzw. Objektrelationen zu erschließen.

Leider konnte das zuvor beschriebene Ordnungsschema nicht über alle drei Schwierigkeitsstufen hinweg durchgehalten werden. Es zeigte sich, daß in der dritten Schwierigkeitsstufe die reaktionsorientierten Aufgaben einfacher Komplexität nicht mehr einfügbar waren, da sie zuwenig Ansprüche stellen. Andererseits waren aber die Logikaufgaben in der geringsten Schwierigkeitsstufe wegen ihrer doch beträchtlichen Ansprüche nicht unterzubringen. Es wurde deshalb so verfahren, daß in der höchsten Schwierigkeitsstufe die reaktionsorientierten Übungsteile durch die Logikaufgaben ersetzt wurden. In ähnlicher Weise mußte aus denselben Gründen mit den sprachlichen Übungsteilen verfahren werden. Sie ersetzen in der dritten Stufe die inputorientierten Aufgaben hoher Verarbeitungskomplexität.

Für die sechs Sitzungen einer Serie wurden inhaltliche Schwerpunkte gewählt. Um eine einzelne Übungssitzung jedoch nicht zu eintönig werden zu lassen, wurden jeweils Aufgaben zweier Übungsbereiche einbezogen. Die erste Sitzung einer Serie widmet sich input- und outputorientierten Aufgaben geringerer Verarbeitungskomplexität. Dieselben Kategorien werden am darauffolgenden Tag erneut vorgegeben. Der dritte und vierte Sitzungstag ist mit input- und outputorientierten Aufgaben höherer Verarbeitungskomplexität ausgefüllt. Am fünften und sechsten Tag schließlich werden Gedächtnis und Rechenaufgaben abverlangt, bei Schwierigkeitsstufe drei ersetzen Logikaufgaben die outputorientierten Übungsteile geringer Verarbeitungskomplexität sowie Sprachaufgaben die inputorientierten Teile mit höherer Verarbeitungskomplexität.

Formale Aspekte des Trainings

Das computergestützte Training wird als offene Gruppe geführt. Das heißt, daß ein Patient zu jeder Zeit zur Gruppe stoßen kann. Er beginnt dann mit der ersten Übungssitzung der geringsten Schwierigkeitsstufe und durchläuft in der vorgegebenen Reihenfolge die sechs Sitzungen dieser Stufe. In individueller Anpassung an die gezeigte Leistung bzw. auf Äußerungen der Überforderung oder Langeweile hin wird dann für den zweiten Durchgang der sechs Sitzungen eine um ein oder zwei Schwierigkeitsstufen höhere Serie ausgewählt. Patienten mit starken Beeinträchtigungen absolvieren die geringste Schwierigkeitsstufe erneut. Bei zweimaligem Durchschreiten der Übungsserien ergibt sich somit eine dreiwöchige Übungsdauer. Wie eingangs ausgeführt, wird dadurch der üblicherweise zur Verfügung stehende Zeitrahmen gut ausgenützt.

Praktische Fragen

Für uns immer wieder erstaunlich ist das hohe Maß an Motivation, das von den Patienten für die Teilnahme am Training aufgebracht wird. Offenbar wirkt das Versprechen, etwas gegen die von ihnen selbst als sehr störend erlebten Aufmerksamkeits- und Konzentrationsstörungen zu unternehmen, stark motivationssteigernd. Ein Teil der positiven Trainingseffekte kann sicher auf das Wiedererstarken des Kompetenzgefühls im Umgang mit den störend erlebten Defiziten zurückgeführt werden. Andererseits macht einen Teil der Attraktivität sicherlich auch die Tatsache aus, mit einem technisch anspruchsvollen Gerät umzugehen.

Die meisten Patienten können bei Beginn des Trainings noch nicht mit Erfahrungen im Umgang mit Rechnern aufwarten. Dennoch stellt auch dieser Kenntnismangel kein gravierendes Problem dar. Die Schwellenangst wird meistens sehr schnell überwunden. Das verwendete Programmpaket bietet zum Kennenlernen der einzelnen Tastenfunktionen entsprechende Übungsteile an.

Als sehr vorteilhaft hat es sich erwiesen, daß in der Bearbeitungsabfolge jeder Zielbereich an zwei aufeinanderfolgenden Sitzungen geübt wird. Diese Wiederholung gibt den Patienten die Möglichkeit, Leistungsverbesserungen selbst unmittelbar zu erkennen. Übungseffekte, die sich beim ersten Durchgang ansatzweise eingestellt haben, werden weiter verfestigt.

Ausblick

Bei der Lektüre des Beitrags ist sicherlich deutlich geworden, daß der von uns gewählte Ablauf nicht zwangsläufig die einzig mögliche Vorgehensweise darstellt. Wir glauben aber, einen guten Kompromiß zwischen den Gegebenheiten des stationären Alltags und den Wünschen an ein kognitives Training gefunden zu haben.

Für die nähere Zukunft sind weitere Entwicklungsschritte geplant. Längerfristig soll das gewählte Übungsmaterial an die Defizitstruktur jedes Patienten angepaßt werden. Dazu ist es nötig, in Form einer Eingangstestung die defizitären Bereiche zu erfassen. In einem ersten Schritt arbeiten wir daran, wenigstens eine Grobeinschätzung des generellen Leistungsniveaus jedes Patienten zu erhalten. Stärker beeinträchtigte Patienten würden dann mit der geringsten Schwierigkeitsstufe beginnen, leichter beeinträchtigte mit der mittleren Stufe. Als Fernziel soll das Weiterschreiten durch die Übungsstufen kriteriumsabhängig gestaltet werden. Benedict und Harris (1989) konnten zeigen, daß die Übungszugewinne gesteigert waren, wenn die schwierigeren Aufgaben erst nach Erreichen eines grundlegenden Leistungsniveaus eingeführt wurden.

Generelle Entwicklungsmöglichkeiten, und hier sei ausdrücklich darauf verwiesen, daß dies nicht nur für ein computerisiertes Training gilt, betreffen die Einbeziehung von Coping-Strategien. Mit jedem Patienten müßte dazu individuell erarbeitet werden, bei welchen Aufgaben er auf welche Schwierigkeiten stößt. Sei es, daß er Lösungsmöglichkeiten nicht bewerkstelligen kann. Sei es, daß er deswegen in Erregung gerät. Im ersten Fall bietet sich die Ausarbeitung alternativer Lösungswege an, im zweiten Fall die Einbeziehung von Entspannungsmethoden.

Es ist zu prüfen, ob nicht in weitaus stärkerem Maße als bislang praktiziert, kompensatorische Effekte gefördert werden sollten. Diese können von dem bereits erwähnten Selbstinstruktionsansatz über mnemotechnische Strategien bis hin zu trivialer Hilfe wie Notizen reichen.

Die Vielzahl der angedeuteten noch offenen Fragen, aber auch die demgegenüber einfache Frage der Effektivität eines solchen Trainingsprogramms, sind dringend im Rahmen von Evaluationsstudien zu prüfen. Dies gilt insbesondere auch für die Frage, ob ein solches Training den langfristigen Krankheitsverlauf positiv beeinflussen kann.

Ein Wort der Vorsicht bezüglich des Stellenwertes des hier dargestellten Trainingsansatzes sei abschließend noch geäußert. Mechanisierte, automatisierte Verfahren bergen leicht die Gefahr, von nicht ausreichend ausgebildeten Personen eingesetzt zu werden. Es soll deshalb erneut darauf hingewiesen werden, daß ein sinnvolles kognitives Training nur von Fachkräften durchgeführt werden darf. In der beschriebenen Form ist es zudem nur sinnvoll, wenn es in ein Konzept eingebettet ist, das dem gesamten Spektrum schizophrener Beeinträchtigungen Rechnung trägt und wenn sich die angestrebte Wirkung ausschließlich auf kognitive Defizite ausrichten soll. Alle Einbußen des zwischenmenschlichen Bereiches bzw. die kognitiven Defizite, die sich bevorzugt im sozialen Umfeld bemerkbar machen, müßten weiterhin in der traditionellen Form behandelt werden.

Literatur

Andreasen, N. C. (1982), Negative symptoms in schizophrenia. Archives of General Psychiatry **39**: 784–788.

Benedict, R. H. B., Harris, A. E. (1989), Remediation of attention deficits in chronic schizophrenic patients: A preliminary study. British Journal of Clinical Psychology **28**: 187–188.

Carpenter, W. T., Bartko, J. J., Strauss, J. S., Hawk, A. B. (1978), Signs and symptoms as predictors of outcome. A report from the International Pilot Study of Schizophrenia. American Journal of Psychiatry **135**: 940–945.

Cohen, R., Borst, U. (1987), Psychological models for schizophrenic impairments. In: Häfner, H. Gattaz, W. F. (Eds.), Search for the causes of schizophrenia. Berlin – Heidelberg – New York – Tokio: Springer, pp. 189–202.

Crow, T. J. (1980), Molecular pathology of schizophrenia: More than one disease process? British Medical Journal **280**: 1–9.

Crow, T. J., Cross, A. J., Johnston, E., Owen, F. (1982), Two syndromes in schizophrenia and their pathogenesis. In: Henn, F., Nasrallah, H. H. (Eds.), Schizophrenia as a brain disease. New York: Oxford University Press, pp. 196–234.

Dilling, H., Mombour, W., Schmidt, M. H. (1991), Internationale Klassifikation psychischer Störungen. Bern: Huber.

Hartwich, P. (1983), Kognitive Störungen bei Schizophrenen. Nervenarzt **54**: 455–466.

Hermanutz, M., Gestrich, J. (1991), Computer-assisted attention training in schizophrenics. A comparative study. European Archives of Psychiatry and Clinical Neuroscience **240**: 282–287.

Kuratorium ZNS für Unfallverletzte mit Schäden des zentralen Nervensystems (1989), Softwarekatalog, Beschreibung computergestützter neuropsychologischer Therapieprogramme. 1. Auflage, Bonn.

Lamberti, G., Wieneke, K.-H., Franke, N. (1988), Der Computer als Hilfe beim Aufmerksamkeitstraining – Eine klinisch-experimentelle Studie. Rehabilitation **27**: 190–198.

Marker, K. (1992), Cognition I. Version 3.92 Marker software, Dossenheim.

Meichenbaum, D. W., Cameron, R. (1973), Training schizophrenics to talk to themselves: A means of developing attentional controls. Behavior Therapy **4**: 515–534.

Möller, H. J., Werner-Eilert, R., Wüschner-Stockheim, M., v. Zerssen, D. (1982), Relevante Merkmale für die 5-Jahres-Prognose von Patienten mit schizophrenen und paranoiden Psychosen. Archiv für Psychiatrie und Nervenkrankheiten **231**: 305–322.

Mussgay L., Olbrich, R., Ihle, W., Handtmann, T. (1991), Das Training kognitiver Fertigkeiten bei schizophrenen Patienten und seine Effekte auf elementare Informationsverarbeitungsmaße. Zeitschrift für Klinische Psychologie **20**: 103–114.

Plaum, E. (1975), Experimentalpsychologisch fundierte Theorien der kognitiven Störungen bei Schizophrenen. Fortschritte der Neurologie, Psychiatrie und ihrer Grenzgebiete **43**: 1–41.

Pogue-Geile, M., Harrow, M. (1984), Negative and positive symptoms in schizophrenia and depression: A follow-up. Schizophrenia Bulletin **10**: 371–387.

Roder, V., Brenner, H. D., Kienzle, N., Hodel, B. (1988), Integriertes Psychologisches Therapieprogramm für schizophrene Patienten (IPT). München – Weinheim: Psychologie Verlagsunion.

Schneider, K. (1946), Klinische Psychopathologie. Stuttgart: Thieme.

Schubart, C., Schwarz, R., Krumm, B., Biehl, H. (1986), Schizophrenie und soziale Anpassung – eine prospektive Längsschnittuntersuchung. Berlin – Heidelberg – New York – Tokio: Springer.

Spaulding, W., Garbin, C. P., Crinean, W. J. (1989), Die logischen und psychometrischen Voraussetzungen für eine kognitive Therapie der Schizophrenie. In: Böker, W., Brenner, H. D. (Hrsg.), Schizophrenie als systemische Störung. Bern – Toronto: Hans Huber, S. 157–169.

Sulz, S. K. D., Kraemer, S., Bittner, R., Michl, R., Wachinger, A. (1987), Ein verhaltenstherapeutischer Ansatz in der Therapie chronisch Schizophrener – eine kontrollierte Therapiestudie. In: Sulz, S. K. D. (Hrsg.), Psychotherapie in der Klinischen Psychiatrie. New York – Stuttgart: Thieme, S. 151–162.

WHO (1979), Schizophrenia: An international follow-up study. Chichester – New York – Brisbane – Toronto.

Wing, J. K. (1976), Eine praktische Grundlage für die Sozialtherapie bei Schizophrenie. In: Huber, G. (Hrsg.), Therapie, Rehabilitation und Prävention schizophrener Erkrankungen. Stuttgart: Schattauer, S. 31–54.

Wing, J. K. (1978), Schizophrenia: Towards a new synthesis. London: Academic Press.

Wing, J. K., Brown, G. W. (1970), Institutionalism and schizophrenia. London: Cambridge University Press.

Korrespondenz: Prof. Dr. Eibe-Rudolf Rey, Zentralinstitut für Seelische Gesundheit – Klinische Psychologie, Postfach 122120, D-68072 Mannheim.

Möglichkeiten und Grenzen verhaltenstherapeutischer Methoden bei schizophrenen und depressiven Patienten

Hans Georg Zapotoczky

Zusammenfassung. In der vorliegenden Zusammenstellung verschiedener verhaltenstherapeutischer Ansätze und Methoden zur Behandlung von Depressiven und Schizophrenen wird zunächst der Versuch unternommen, Behandlungsziele zu formulieren; Verhaltensdefizite im klinischen Bild werden unkonventionellerweise einem Verhaltensplus gegenübergestellt, um Möglichkeiten eines praktikablen psychotherapeutischen Zugangs zu schaffen. Anschließend werden die einzelnen Behandlungsverfahren geschildert, die nicht als spezifisch gegen eine Krankheit gerichtet aufgefaßt werden, sondern auf einzelne Symptome, durch deren Abschwächung und Linderung auch ein Effekt auf die Gesamtbefindlichkeit/Gesamtsituation des Kranken erzielt werden kann, bezogen. Es ist eine zu durchsichtige Fehleinschätzung zu glauben, daß Symptomlinderung nicht auch auf die Gesamtsituation eines Menschen einwirken kann. Im einzelnen werden zielgerichtete Methoden im Hinblick auf die Behandlung der Negativsymptomatik Schizophrener, der produktiven psychopathologischen Phänomene erörtert, Verfahren zum social-skills-Training, das integrierte psychologische Therapieprogramm von Brenner und Böker, die psychoedukative Familientherapie angeführt und das Expressed-Emotion-Konzept besprochen. Verhaltenstherapeutische Strategien bei Depressiven beruhen auf verschiedenen Konzepten wie dem Verstärker-Verlust-Konzept, der Vulnerabilitätshypothese, auf der Theorie der prädepressiven Persönlichkeit und auf kognitiven Modellen, die vieles gemeinsam haben und einander überlappen. Nicht unerwähnt soll bleiben, daß sich die angeführten psychotherapeutischen Möglichkeiten nicht als Alternative einer medikamentösen Therapie verstehen, sondern als eine weise und erfolgversprechende Ergänzung dazu.

Einleitung

In den letzten Jahren wurden verheißungsvolle Schritte unternommen, um die vorwiegend medikamentöse Therapie von depressiven Erkrankungen, Schizophrenien, psychotischen Manifestationen verschiedenster Art durch psychotherapeutisch-familienverhaltenstherapeutische Behandlungsformen zu ergänzen. Dafür können mehrere Gründe als ausschlaggebend herangezogen werden:

1. Die Forschung heute über Ätiologie und Genese von psychischen Störungen tendiert immer mehr dazu, den genetischen Faktoren solche aus der Außenwelt (Psychodynamik, Lerngeschichte) an die Seite zu stellen. Es wurden verschiedene Modelle entwickelt, die dies bezeugen – z. B.

die Vulnerabilitätshypothese der Schizophrenien, die Vulnerabilitätshypothesen der Depressionen, der Typus melancholicus Tellenbach etc.

2. Der zweite Grund besteht darin, daß mit den medikamentösen Verfahren allein zwar ein gewisser und nicht zu vernachlässigender Fortschritt erzielt werden konnte, jedoch eine gewisse Erfolgsquote in den einzelnen Behandlungssettings nicht überschritten werden konnte.

3. Spätkomplikationen nach Neuroleptikabehandlung (Spätdyskinesien) mahnen zur Vorsicht und haben die Suche nach anderen Behandlungsmethoden intensiviert.

4. Bei vielen psychischen Störungen kann nicht davon gesprochen werden, daß ein Behandlungskonzept völlig ausgereift sei. Es gibt therapeutische Probleme; Compliance, Rückfallsprophylaxe, Nonresponders, chronifizierte Verläufe stellen noch immer eine Herausforderung für den Therapeuten dar. Dies hat auch psychotherapeutische Ansätze forciert.

Durch die stärkere Einbeziehung psychotherapeutischer Methoden in die Behandlung sogenannter klassischer psychiatrischer Erkrankungen sind alte Probleme nicht gelöst worden und neue dazugestoßen. Als eine der vordringlichsten Fragen sei die nach den diagnostischen Kriterien und nach spezifischen Indikationsstellungen aufgeworfen. Man kann keine Erwägungen über Kombinationen von medikamentöser Behandlung und Psychotherapie oder Monotherapie allein anstellen, wenn das Krankheitsbild nicht von vornherein diagnostisch präzise formuliert ist. Und das ist wohl bei der Diagnostik von Störungen aus der Gruppe der Schizophrenie als auch solcher aus dem depressiven Krankheitsbereich nicht der Fall. Im Hinblick auf die Schizophreniediagnostik bestehen „deutliche Unterschiede in den Konzeptionen" (Mundt und Lang 1987) von ICD, DSM III-R, Research Diagnostic Criteria nach Spitzer, den Wiener Kriterien nach Berner, der Diagnosen-Sicht-Kartei von Zerssen sowie den alt eingeführten Primärsymptomen Bleulers und den Erstrangsymptomen Schneiders. Ein formales Kriterium, das die verschiedenen Konzeptionen stark unterscheidet, ist die Frage des Verlaufs; im DSM III-R wird eine Verlaufsspanne von sechs Monaten gefordert, im RDC eine von zwei Wochen, die anderen Diagnosenkonzepte berücksichtigen den Zeitverlauf nicht ausdrücklich. Immerhin betreffen die Unterschiede in den Konzeptionen die Bedeutung von Denkstörungen, Affektstörungen, von produktiven Symptomen (Halluzinationen und Wahn), von Störungen also, deren Therapie in verschiedenen Behandlungskonzepten angestrengt wird.

Im Bereich der depressiven Störungen ist die Frage von Definitionen, von Kriterien zur Diagnostik nicht unähnlich. Es gibt keinen Konsens. Zum Beispiel ist die Stellung einzelner psychopathologischer Merkmale wie sogenannter „psychotischer" Störungen im Rahmen affektiver Erkrankungen, ein Ausdruck, der sich besonders im anglosächsischen Raum eingebürgert hat, umstritten. „Die internationale Entwicklung geht in Richtung klarer Definitionen, z. T. unter Heranziehung operationaler Kriterien. Die Verwirrung wird dadurch besser definiert, aber nicht aufgehoben!" (Angst 1987). Immerhin ein Ansatz!

Die Konsequenz, die sich aus diesem diagnostischen Dilemma für therapeutische Ansätze ergibt, besteht meines Erachtens darin, aus der Vielfalt psychopathologischer Merkmale, welche die einzelnen psychischen Störungen charakterisieren und begleiten, jene herauszufinden und zu beeinflussen, welche unserem Wissen nach heute psychotherapeutisch auch zugänglich sind, wodurch dem Kranken Erleichterung verschafft wird. Es wird damit gleich zu Beginn festgehalten, daß nicht immer die Krankheit selbst oder die sie verursachenden spezifischen Faktoren beeinflußt werden, sondern höchstens mehr oder weniger beeinträchtigende Begleit- und Folgeerscheinungen, vielleicht Faktoren, welche die Chronifizierung mitbedingen (höchst selten solche, die sie verursachen!). Immerhin lassen sich therapeutisch Störungen angehen, deren Änderung dem Patienten helfen kann – und das ist einige Überlegungen wert.

Behandlungsziele

Da es sich als äußerst schwierig herausstellt, im Rahmen nosologischer Erwägungen Krankheitskriterien aufzustellen, nach denen sich auch therapeutische Verfahren richten können, soll im folgenden versucht werden, Symptome zu beschreiben, die Hinweise auf verschiedene Behandlungsmöglichkeiten zu geben vermögen. Als ein verhaltenstherapeutisch gerechtfertigter Versuch stellt sich zunächst die Einteilung in positive Symptome (auch Plussymptome genannt) und negative oder Minussymptome dar. Dies trifft sowohl bei depressiven wie bei schizophrenen Störungen zu.

Unter Minussymptomatik der Depression lassen sich Symptome verstehen, die im Sinne der Losigkeit (Lenz 1957) oder der emotionalen Herabgestimmtheit (Heinrich 1966) imponieren. Darunter versteht man z. B. Lust-, Interesselosigkeit, doch auch Ziel-, Mut-, Wert-, Freud- und Hoffnungslosigkeit (Lenz) bzw. die Unfähigkeit des Depressiven zu affektiven Regungen jeder Art, die erlebte Leblosigkeit (Schulte 1961). Hervorzuheben sind auch Schlaf- und Appetitlosigkeit, der Mangel an Antrieb, an Energie. Auch bei depressiven Störungen sind Residualzustände bekannt, die im Gefolge einer Phase die Rückkehr zur Vollremission verhindern; es lassen sich Abgestumpftheit, Gleichgültigkeit und Willenlosigkeit, innere Leere und Teilnahmslosigkeit beobachten. Der frühere Elan (auch im Denken) sei nicht wiedergekehrt.

Ein depressiver Mensch kann auch Plussymptome aufweisen, die in Angst und Erregung, insbesondere in der Erregung vegetativer Funktionen (sogenannte Overarousal, die sich in Schweißausbrüchen, Durchfällen, verstärktem Herzklopfen, Tonusverschiebungen etc. äußert) bestehen können, in sich aufdrängenden unabwendbaren (auch Selbstmord-)Gedanken, in Zwangshandlungen wie Kontrollzwängen, Waschzwängen, in phobischen Störungen (Agora-/Klaustrophobien), die sich auch zu einem dichten Gewebe hypochondrischer Befürchtungen steigern können, in Merkmalen also, die vor der Erkrankung an dem Betroffenen nicht zu beobachten waren. Die diagnostisch so wichtigen Störungen des Biorhythmus (Tagesschwankungen mit Betonung der Symptomatik in den frühen Morgenstunden) zählen gleichfalls hierher.

Besonders augenfällig werden solche Plussymptome bei Verstimmungen und Befindlichkeitsänderungen, die als Mischzustände, Mischbilder und dysphorische Zustände imponieren; im ersten Fall sind deutlich voneinander unterschieden depressive Symptome mit manischen (z. B. Erregung) kombiniert, im zweiten Fall sind die Kategorien der depressiven und manischen Verstimmung unentwirrbar miteinander verschmolzen. Eine oft dem Patienten unerklärliche Gereiztheit und Launenhaftigkeit tritt ein, woraus ungerechte Einstellungen gegenüber und falsche Beurteilungen von anderen Menschen resultieren können. Bei depressiv Beeinträchtigten sind diese Plus- und Minussymptome gewöhnlich so ineinander verschachtelt, daß man vom Gesamteindruck ausgehend eher von einem gehemmt Depressiven spricht oder von einem Kranken in einem agitierten Mischzustand.

Der Ausdruck Plus- und Minussymptomatik ist von schizophrenen Störungen her geläufiger. Unter Plussymptomen werden in erster Linie psychische Manifestationen verstanden, die zu den habituellen Verhaltensweisen des Patienten hinzutreten, also: vorwiegend akustische Halluzinationen, Coenaesthesien, Wahnideen (bizarren Inhalts und nicht organisiert) sowie Manierismen (bizarre Gesten und Körperhaltungen). Auch neue Sprachgewohnheiten, in denen sich Denkstörungen äußern, können hinzutreten: Verschmelzungen (Kontaminationen), Verdichtungen, Neologismen gehören hier genannt. Perris (1989) hat kognitive Verbiegungen angeführt, die zwar für die Diagnose einer Schizophrenie nicht pathognomisch sind, aber häufig bei ihr vorkommen: prädikatives Denken (von Arieti 1948 beschrieben): Das identische Prädikat zweier Behauptungen verleitet zu falschen Schlüssen. Vorzeitiges Zuweisen einer Meinung, bevor ein Sachverhalt zu Ende geschildert wurde; egozentrischer Übereinschluß – ein Terminus, der von Cameron 1938 eingeführt wurde und darin besteht, daß der Schizophrene nicht in der Lage ist, in einem Gedankenverlauf Relevantes von Irrelevantem trennen zu können. Eine weitere kognitive Distorsion bei Schizophrenen besteht in der Unfähigkeit, im Bemühen, über einen Sachverhalt Klarheit zu erlangen, zwischen Meinungen und Ursachen unterscheiden zu können. Weitere kognitive Störungen bestehen im Verlust, in Symbolen denken zu können, in der Desymbolisation (Searles 1962) und in der Tendenz, konkrete Denkkonzepte in Wahrnehmungen zu transformieren (Arieti 1959): Gedanken des Patienten regredieren auf das Wahrnehmungsniveau und manifestieren sich als Halluzinationen. Die Plussymptomatik wurde deshalb so ausführlich dargestellt, weil sie bisher therapeutisch offenbar zugänglicher war als die Minussymptomatik, die Negativsymptomatik. Diese ist in letzter Zeit verstärkt in den Vordergrund wissenschaftlichen Interesses gerückt. Im deutschen Sprachgebiet werden die Begriffe Basisstörungen, Intentionalitätsstörungen, Negativsymptome „synonym gebraucht" (Mundt und Lang 1987). Zu den Negativsymptomen zählen Interesselosigkeit, emotionales Unbeteiligtsein, verminderte emotionale Reagibilität, geringe Rapportfähigkeit, Mangel an interpersonaler Empathie, soziales Desinteresse, Passivität, Apathie, Anergie, Verleugnung von Aktivitäten sozialer Natur, Schwierigkeiten im abstrakten Denken z. B.

beim Problemlösen, Mangel an Spontaneität und Mangel im Konversationsfluß, fehlende Flexibilität des Denkens. Auch die Anhedonie wird den Negativsymptomen zugezählt. Diese Negativsymptomatik steht allerdings nicht ohne Beziehung zu Eigenschaften und Fertigkeiten, die vor der Erkrankung bestanden haben; sie ist zumindest bei ersthospitalisierten schizophrenen Patienten zum Zeitpunkt der Klinikaufnahme um so geringer, je größer das soziale Netzwerk und die Art der sozialen Unterstützung im Jahr vor der erstmaligen Klinikaufnahme waren (Rey et al. 1992). Das (zugegebenermaßen globalere) Konstrukt der prämorbiden sozialen Anpassung hat den stärkeren Einfluß (Rey et al. 1992).

Wie Abbildung 1 zeigt, ist noch die Beschreibung einer Kategorie offen – nämlich die der sozialen Auffälligkeiten. Nichts ist so schwierig differentialdiagnostisch einzuordnen als sozial auffällige Verhaltensweisen. Sie richten sich nach den Kriterien von Quantität und Qualität, ob sie durch Stimuli auslösbar sind oder nicht, ob sie generalisieren oder nicht, ob sie verstärkt werden können oder nicht; sie unterliegen einer Altersspezifität und einem situativen Konnex. Erst die Beachtung all dieser Kriterien läßt eine Aussage über die soziale Angemessenheit zu. Als Beispiele können angeführt werden: Auch in einem Lustspiel kann ein Zuschauer durch ständig lautes Kichern unangenehm auffallen, während er durch mildes Lächeln kaum bemerkt wird. Bei depressiv Beeinträchtigten lassen sich durch Ermunterung und Witze kaum andere Affekte auslösen, Depressive können nicht belohnt werden, die Verstärkerwirkung vieler Zuwendungen, die vor der Erkrankung Effekte nach sich gezogen haben, bleibt einfach aus. Flo-

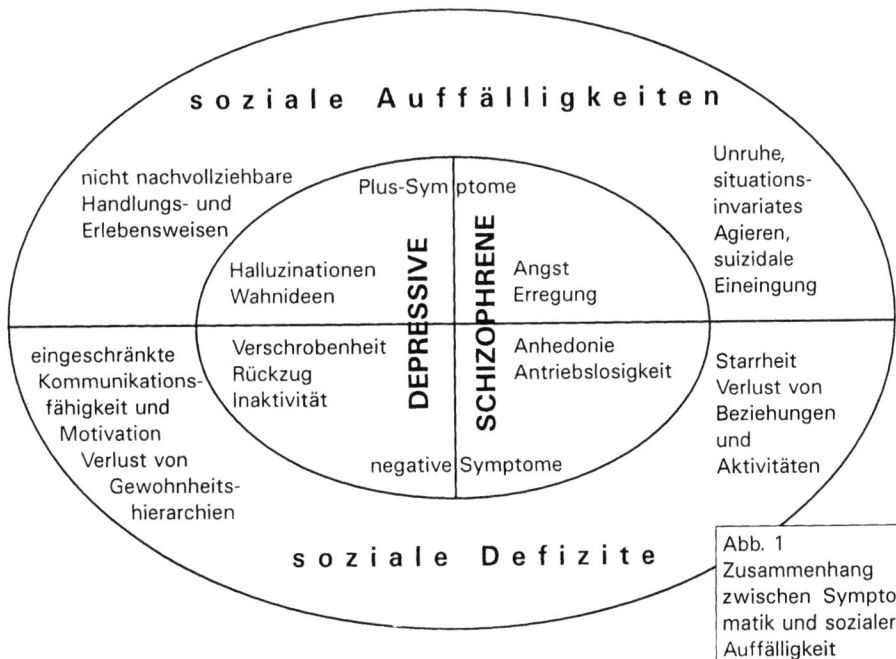

Abb. 1. Zusammenhang zwischen Symptomatik und sozialer Auffälligkeit

rin, Cohen und Mitarbeiter (1973) haben gezeigt, daß Schizophrene ihre
Reaktionsmuster nicht zu generalisieren vermögen. Viele Verhaltensweisen, die in der Jugend positiv beachtet werden, erscheinen im Alter lächer-
lich. Im situativen Konnex einer Handlung spiegelt sich das Gesamtver-
ständnis eines Menschen für eine besondere Gegebenheit wider, auch
dann, wenn es sich um unerwartete, oppositionelle Handlungen handelt,
die aus einer Situation heraus entstanden sind. Stereotypen Verhaltensweisen, selbst wenn sie gelegentlich erfolgreich sein sollten, haftet etwas Auffälliges an, wie sich dies z. B. bei leicht zwänglichen Menschen schon zeigt.
Die meisten sozialen Auffälligkeiten, die depressiv oder schizophren beeinträchtigte Menschen bieten, liegen weniger in einem Verhaltensplus als in
einem Defizit ihrer sozialen Geschicklichkeit. Als Verhaltensplus könnten
Erröten beim Betreten eines Lokals, Zittern beim Umrühren eines Mokkas,
Stottern beim Ansprechen eines Menschen angeführt werden, wie dies von
Angststörungen her bekannt ist. Defizite hingegen bestehen in der Unfähigkeit, soziale Ressourcen überhaupt wahrnehmen und nützen zu können, die Isolation zu sprengen, Kontakte anzubahnen, in das soziale Netzwerk einzutreten. Daß sich enge Beziehungen zwischen sozialen Auffälligkeiten und den vorher angeführten negativen wie positiven Symptomen
ergibt, wurde bereits erwähnt (Rey et al. 1992) und erscheint einleuchtend.

Behandlungsverfahren

In der Literatur wird eine ganze Reihe von psychotherapeutischen Methoden angeführt, die bei Schizophrenen wie bei Depressiven zur Anwendung
gelangen: die Behandlungspalette des Schizophrenen reicht vom Training
(Compliancetraining von Schizophrenen, Training von frühen Warnzei-
chen eines Rückfalls, Training in täglichen Belangen des Lebens, frühes
Training im Erfassen von Faktoren, welche die Vulnerabilität erhöhen und
einen provozierenden Einfluß auf die Symptomatik ausüben, elementares
Kommunikationstraining) über Krisenintervention und Management
(Fallmanagement, Streßmanagement, Selbstmanagementfähigkeiten, Management von Symptomen), über Beratung (Rehabilitationsberatung, Kom-
munikations-, Interaktionsführung, Intervention im Bereich des sozialen
Netzwerks) bis zu Verfahren, die als Therapie deklariert werden: kognitive
Therapie und Familientherapie; miteinbezogen werden auch Versorgungs-
möglichkeiten wie betreutes Wohnen und andere sozialpsychiatrische Modelle in der Gemeinde. Die Behandlungskomponenten der kognitiven Verhaltenstherapie betreffen die Unterweisung in der Selbsterhebung von Aktivitäten, der Gemütsverfassung, der Gedanken, im selbständigen Setzen
von Zielen, in der Selbstbewertung des erzielten Fortschritts, in der Selbstverstärkung, im Distanzieren von bestimmten Gedanken, im Aufsuchen von
Alternativen; sie umfassen auch das Training von sozialen Fertigkeiten, von
Attributionsprozessen, Streßinokulation, Gedankenstopp und Rollenspiel.
   An der Vielzahl der angeführten Verfahren wird deutlich, welche Behandlungsmöglichkeiten alle für wichtig erachtet, wie viele Wege beschrit-
ten wurden, was alles schizophrenen Patienten angeboten wurde – und wie

groß die Unsicherheit in den einzelnen Behandlungsschritten ist. Notwendig scheint alles zusammen zu sein, ausschlaggebend ist, was dem einzelnen Patienten nützt, wessen er bedarf.

Im folgenden werden unter Berücksichtigung des auf Abbildung 1 dargestellten Modells einige der oben genannten Therapieverfahren näher erörtert, wobei weniger auf die Beschreibung der Methoden Wert gelegt wird als vielmehr auf die Schwierigkeiten und näheren Bedingungen der Anwendung.

Die Negativsymptomatik des Schizophrenen

Sie stellt auch von pharmakologischen Gesichtspunkten aus noch immer ein therapeutisches Problem dar; durch die Einführung sogenannter atypischer Neuroleptika wie Clozapin, Risperidone und Remoxiprid hat sich ein Hoffnungsschimmer eingestellt. Verhaltenstherapeutisch haben sich bisher kaum Behandlungsansätze ergeben. Adäquate soziale Netzwerke und soziale Unterstützung haben sich – als bisher einziges Verfahren – günstig auf die Negativsymptomatik (und hier vor allem auf die Affektstörung) ausgewirkt (Rey u. Mitarbeiter 1992). Wie die Autoren hervorheben, sei der Wirkungszusammenhang nicht unikausal anzunehmen, sondern – wie so oft im psychischen Bereich – als komplexes Wirkungsgeflecht mit Rückkoppelungsschleifen zu verstehen: Die Negativsymptomatik chronisch Schizophrener, insbesondere die Affektstörung, führt zu einer Schrumpfung der sozialen Netze, dieser Schrumpfungsprozeß zieht seinerseits eine Störung der Affektivität nach sich, die – so die Autoren – vermutlich schon prämorbid beeinträchtigt gewesen sein dürfte.

Die Psychotherapie produktiver Symptome

Die Behandlung produktiver Symptome wie Halluzinationen und Wahnideen mit Hilfe von Psychotherapie ist spektakulärer, sie wurde auch schon früher versucht. Einzelbeschreibungen liegen von Beck (1952), Adams (1981), Slade (1972) vor. Sie gehen z. T. auf Arieti (1962) zurück, der vier therapeutische Schritte empfahl:

1. Dem Patienten zu helfen, sich bewußt zu sein, daß er eine „referential attitude" einnimmt. Diese Eigenschaft besteht darin, daß Patienten nach äußeren Schlüsselreizen suchen, die ihre Gemütsverfassung rechtfertigen. Dem Patienten sollte hingegen geholfen werden, sich bewußt zu werden, daß er auch andere kognitive Fehler (etwa in der Ursachenzuschreibung) begeht und diese zu korrigieren lernen kann.

2. Sich der Tendenz bewußt zu werden, den unbestimmten Gemütszustand zu konkretisieren,

3. dem Patienten zu erlauben, Situationen festzuhalten, in denen er paleologische Mechanismen einsetzt (z. B. prädikatives Denken), um Wahnideen aufrechtzuerhalten.

4. Den Patienten klarzumachen, daß sie lediglich punktuelle Einsichten verfolgen. Darunter versteht Arieti, daß die Patienten unfähig seien,

ihre Einsichten auf einem abstrakten Niveau zu verbreitern, so daß sie ihre Ansicht unter Verzerrung der übrigen Realität auf einer konkreten Denkbasis generalisieren.

Slade benützt das Verfahren der systematischen Desensibilisierung, Haynes und Geddy (1973) setzen operante Techniken wie „Time-out" ein, Wincze, Leitenberg und Agras (1972) bemühen das „Token-economy-system". Hole und Mitarbeiter (1979) stützen sich auf kognitive Verfahren, indem sie Techniken wie Fokussieren, Infragestellen in der Validität von Wahninhalten, Realitätsüberprüfung (Realitätstesten) anwandten.

Perris (1989) betont, daß es unabhängig von der ausgewählten therapeutischen Strategie auf eine gut entwickelte Vertrauensbasis zwischen Patient und Therapeut ankomme.

Gedankenstopp könne die Dauer von Halluzinationen verringern; Zerstreuung verändere die Frequenz von Stimmen (Allan u. Mitarbeiter 1985). Auch kognitive Verfahren wurden zur Behandlung von Halluzinationen eingesetzt. Arieti verwies darauf (1962), daß Halluzinationen dann auftreten, wenn sie erwartet werden; er spricht von einer „listening attitude", einer herbeihörenden Eigenschaft bei dem Betroffenen.

Betrachtet man die angeführten Therapieverfahren, erhebt sich allerdings eine Frage: Ist der Patient tatsächlich bereit, die Methoden auch anzuwenden, sind Motivation und Compliance stark und tragfähig genug, oder ist der Patient aufgrund seiner übrigen schizophrenen Symptomatik gar nicht in der Lage, entsprechend mitzuarbeiten? In diesem Zusammenhang ist auch der Problematik Beachtung zu schenken, daß einige Patienten die Reduktion akustischer Halluzinationen gar nicht wünschen, weil sie diese Psychopathologie gar nicht als unangenehm empfinden und außerdem weil einige die unangenehme Erfahrung machen mußten, daß solch eine Reduktion von Hoffnungslosigkeit und Pessimismus begleitet wird (Slade 1972, Allen u. Mitarbeiter 1985).

Methoden zur Änderung des Sozialverhaltens Schizophrener

In den frühen siebziger Jahren wurden Token-economy-Programme in das Behandlungssetting chronisch Schizophrener eingeführt (Florin u. Mitarbeiter 1973, McReynolds und Coleman 1972). „Token-economy" wurde zu dem klinischen Verfahren für chronisch Schizophrene (Baker und Mitarbeiter 1977). Die größten Nutznießer dieser Therapie seien Patienten in einem mittelschweren chronischen Stadium. Auch bei langjährigen Kranken mit autistischen und mutistischen Symptomen werde eine Stabilisierung und ein Schutz gegen das Auftreten akuter Symptome erzielt. Das Behandlungsziel bestehe in einer Optimierung gerichteter Aktivitäten, z. B. der persönlichen Pflege oder des Arbeitsverhaltens. Auch könne dadurch grob auffälliges Verhalten reduziert werden (Mumford et al. 1975, Woods et al. 1984).

Probleme ergeben sich daraus, daß nicht alle Patienten auf diese Methode der Verstärkung reagiert haben (Ayllon und Azrin 1965, 1968). Die Wirkung setzt überhaupt nur dann ein, wenn zugleich Instruktionen über das erwünschte Zielverhalten vermittelt wurden (Ayllon und Azrin 1964). Robertson (1961) weitete die Information auf Zielverhalten und Verstärkungsbedingungen aus und erzielte damit den besten Erfolg. Sicherlich gibt es Wechselwirkungen zwischen Kontingenz der Verstärkung und Instruktion (Florin und Mitarbeiter 1973). Auf die Kontingenz der Verstärker wird besonderer Wert gelegt (Hall und Mitarbeiter 1977). Methodisch ergeben sich insofern Schwierigkeiten, als die Frage der Beobachtung (indirekt oder direkt) das Ergebnis der Verstärkung beeinflussen kann. Direkte Beobachtung bedeutet auch soziale Verstärkung. Ferner scheint die Art und Weise, wie die Patienten Informationen, Instruktionen etc. für sich verwenden können, eine Rolle zu spielen. Auch in diese kognitiven Funktionen fließt der persönliche Kontakt mit einzelnen Staff-Mitgliedern mit ein (Meichenbaum 1977, Levendusky et al. 1983).

Bei einigen Patienten war zwar die Verstärkermethode im Hinblick auf einzelne Verhaltensweisen wirksam, doch kam es zur Zunahme psychopathologischer Phänomene wie Halluzinationen, Erregtheit etc. (Hall et al. 1977). Nach Wing und Brown (1970) sei dafür die Zunahme des sozialen Kontakts verantwortlich; und Jones (1978) konzipiert bereits in Umrissen eine Vorstufe des Vulnerabilitätsmodells, indem er die Informationsverarbeitung zur Erklärung heranzieht: Token-economy-Systeme seien dann wirkungsvoll, wenn die Patienten ihre Informationsverarbeitung auf verbesserte Selbstkontrolle einzustellen vermögen. Einige individuell abgestimmte Bewältigungsstrategien zur Behebung der Informationsbearbeitungsstörung erschweren dem Patienten eher die Umstellung auf das Münzverstärkungssystem.

Token-economy-Systeme sind heute eher verlassen worden oder spielen eine untergeordnete Rolle. Ihre Bedeutung liegt aus unserer Sicht eher darin, daß sie Einsichten und Kenntnisse vermittelt haben, die für die Entwicklung von social-skills-Trainingsverfahren wichtig waren.

Social-skills-Training

Methodisch sind diese Verfahren weitgestreut und umfassen: Selbstbehauptung, Erfolgstraining, strukturiertes Lernen, Informationsvermittlung, operante Techniken wie Shaping, Modellernen, Rollenspiel, systemische Desensibilisierung, Entspannungstherapien; auch Übungen von Augenkontakt, Sprechdauer (Hersen und Bellack 1976), Lächeln, Intonation, Anzahl der gesprochenen Worte (Bellack und Mitarbeiter 1976), von Wortfluß, Reaktionszeit (Antwortlatenz), Dauer des Antwortens, Haltung, gebotenem Affekt sind eingeschlossen. Geben und Akzeptieren von Komplimenten, Höflichkeiten, Kritik, Frage und Antwortgeben werden geübt, ein Training von sozialer Konfrontation und sozialer Interaktion im Detail also.

Wichtig ist, daß diese im einzelnen bewährten Therapieverfahren in einer graduellen Abstufung, in einem auf die Bedürfnisse des einzelnen Schizophrenen abgestimmten Programm dargeboten werden. Liberman (1979) hat dazu als erster ein umfassendes Programm erstellt:

1. Für stationäre Patienten strukturierte Aktivitäten mit graduell zunehmenden Anforderungen; dadurch wird ein Erlebnis von Selbstsuffizienz ermöglicht. Technisch kann man sich auf Verfahren wie Prompting, Belohnung von Aktivitäten, Modelling, verbales Prompting und das Premackprinzip stützen. Die Stoßrichtung richtet sich gegen Hospitalisierungseffekte.

2. Das individuelle soziale Defizit soll abgebaut werden. Nach entsprechender Verhaltensanalyse, die auch die vorhandenen Fähigkeiten zum sozialen Kontakt und damit zur Wiedereingliederung in die natürliche Umgebung berücksichtigen muß, werden Techniken wie social-skills-Training, Kontingenzkontrakte, gelenkte graduelle Exposure angeboten.

3. Im dritten Schritt, wenn der Patient auf der Station gut mitgearbeitet hat, werden die graduell abgestuften Aufgaben außerhalb des Spitals verlegt.

4. Dem folgt dann die Wiedereingliederung des Patienten in das soziale Umfeld. Ein multiprofessionelles Therapeutenteam steht dem Patienten dabei zur Seite.

Meichenbaum (1969) entwickelte ein Therapieprogramm, das die Abstraktionsfähigkeit im Verbalen und verbales Sich-äußern trainiert. Dazu setzt Meichenbaum soziale wie materielle Verstärker ein. Auf Selbstverstärkungstechniken ist folgendes Programm aufgebaut (Meichenbaum und Cameron 1973): Zunächst werden Selbstinstruktionen internalisiert; z. B. die Aufmerksamkeit auf kohärentes Sprechen gelenkt. Darauf folgen praktische Übungen und im dritten Schritt Selbstbelohnung. Gegen diese Therapieansätze wurden folgende Einwände erhoben: Zwischen der Ausführung einer Verhaltensweise und ihrer sozialen Angemessenheit kann es Diskrepanzen geben; z. B. wird verlängerter Augenkontakt geboten, verbale Äußerungen sind jedoch verlangt (Liberman et al. 1984). Weiters die Frage, ob durch diese Technik tatsächlich die Rückfallshäufigkeit vermindert wird. Führen nicht andere Fakten als die trainierten dazu – z. B. familiäre Interaktionsmuster? (Foxx und Mitarbeiter 1985). Generalisierung der gelernten Reaktionen bleibt aus. Andere Symptome wie Halluzinationen, emotionale und motorische Auffälligkeiten, auch Erregtheit nehmen zu (Liberman et al. 1973, Bellack et al. 1976, Hall 1977, Rey 1980).

Die Übertragung auf vergleichbare Situationen in der Realität gelingt schwer oder gar nicht (Häfner 1976). Außerdem verstehen die verschiedenen Forschergruppen unter social-skills nicht immer dasselbe; die einen betonen das Zuständliche des Patienten (Gefühle, Wahrnehmungen), andere das Topographische (z. B. Häufigkeit des Augenkontakts), wieder andere Resultate der Interaktion (Verwirklichung persönlicher Ziele) oder sogar Reflexionen über das Resultat (Wallace et al. 1980). Dementsprechend werden verschiedene Objektivierungsmöglichkeiten eingesetzt, die schwer miteinander vergleichbar sind. Auf die Topographie bezogene Verfahren werden erfolgreicher eingeschätzt als alle anderen (Wallace et al. 1980). Die Frage ist allerdings, ob sie letztendlich für die Kranken von so entscheidender Hilfe sind.

Das integrierte psychologische Therapieprogramm

Brenner lehnt sich an die Vulnerabilitätshypothese der Schizophrenien an und verflicht biologische und kognitive Faktoren; schizophrene Patienten weisen sowohl im akuten Stadium ihrer Krankheit als auch in der Remission charakteristische Informationsverarbeitungsstörungen auf; aufgrund dieser Beeinträchtigung werde es den Patienten möglich, schon vor der Krankheit oder zumindest bei deren Beginn (der schleichend sein kann), ausreichende soziale Fertigkeiten zu erwerben. Dieses Defizit wirke sich dann im Verlauf der weiteren Krankheit derart aus, daß die Kranken mit den weiteren krankheitsbedingten Veränderungen, mit Belastungssituationen oder unspezifischem Streß nicht adäquat fertig werden. Man müsse deshalb das Informationsverarbeitungsmodell der Schizophrenie im Zusammenhang mit psychosozialen Faktoren sehen (Brenner et al. 1992). Kognitive Defizite wirken sich auf die zwischenmenschlichen Bewältigungsfertigkeiten in der Weise aus, daß Stressoren ungeschützt auf den Patienten einwirken, die intellektuelle Kapazität des Schizophrenen stärker strapaziert wird. Die Grundüberlegung, die dem integrierten psychologischen Therapieprogramm eignet, besteht darin, daß die Informationsverarbeitungsstörungen die Entwicklung adäquater sozialer Fertigkeiten und deren Anwendung in einer sozialen Situation (und welche Situation ist nicht sozial?) verunmöglichen. Kognitive Strategien vermögen die beeinträchtigen Informationsverarbeitungsprozesse zumindest teilweise zu kompensieren, psychosoziale Interventionen das Ausmaß der erlebten Belastung zu reduzieren. Brenner und Mitarbeiter setzen an beiden Enden dieses Modells an und versuchen, in ihrem Therapieprogramm sowohl die kognitiven Dysfunktionen, wie sie für die Schizophrenie charakteristisch sind, als auch die sozialen Verhaltensdefizite zu beeinflussen. Sie haben zu diesem Zweck fünf Unterprogramme hierarchisch organisiert: Zunächst wird die *kognitive Differenzierung* vermittelt, die sich auf die Bewältigung elementarer kognitiver Aufgaben bezieht; in der Untergruppe *kognitive Differenzierung und Wahrnehmung* geht es bereits um die Verbesserung komplexer kognitiver Funktionen. Durch die Reduktion kognitiver Defizite könne man eine Zunahme sozialer Bewältigungsfertigkeiten erwarten. In den weiteren drei Untergruppen *verbale Kommunikation, soziale Fertigkeiten* und *interpersonelles Problemlösen* werde das soziale Repertoire des Patienten erweitert, wodurch er gegenüber Stressoren weniger vulnerabel werde (Brenner et al. 1992). In der Praxis haben sich diese Überlegungen bewährt, signifikante, günstige Gesamteffekte werden von verschiedenen Autoren bei verschiedenen Gruppen von Schizophrenen berichtet, wobei chronische und langjährig hospitalisierte Kranke miteingeschlossen sind (Überblick bei Brenner et al. 1992). Es sind auch Einwände und Bedenken gegen die grundlegenden Überlegungen dieses Therapieverfahrens eingebracht worden: Es werden in erster Linie soziale Verhaltensweisen und nicht die Informationsverarbeitungsstörungen angegangen und verbessert (Mussgay und Olbrich 1988); Liberman und Green (1992) halten die IPT-Unterprogramme für praktische Übungen in der Gruppe, die durch Konfrontation mit sozialen

Aufgaben das Erregungsniveau allmählich reduzieren. Ferner führen kognitive Interventionen zu signifikanten Verbesserungen in kognitiven Verarbeitungsprozessen, während soziale Anpassung und Psychopathologie unverändert fortbestehen (Hodel et al 1990). Werden die Interventionsfolgen kognitiv-sozial umgedreht (unter Auslassung der mittleren Untergruppe – verbale Kommunikation), dann ergeben sich größere Fortschritte bei dieser Gruppe als bei den Gruppen mit dem ursprünglichen Design kognitiv-sozial. Diese Fortschritte betrafen das kognitive Funktionsniveau. Soziale Interventionen wirken sich auf das Training kognitiver Funktionen aus. Dies entspricht auch den Erfahrungen aus der Kindererziehung: Die gemeisterte Konfrontation mit sozialen Situationen zieht kognitive Funktionsänderungen nach sich.

Die therapeutischen Ansätze des IPT fachen die Diskussion um alte Fragestellungen der Schizophrenenbehandlungen an: Ist Generalisierung der experimentellen Aufgaben auf der klinischen Ebene möglich? Auf welchem Niveau (Untergruppe) sind Interventionen im kognitiven Bereich am wirkungsvollsten?

Schließlich ist auch der Hinweis auf die zusätzliche psychopharmakologische Behandlung nicht unbedeutend.

Das Training sozialer Fertigkeiten kann wohl die Lebenssituation einzelner Schizophrener verbessern, es stellt aber keine Universaltherapie für alle Schizophrenen dar (Bellack 1986). Und wohl auch keine kausale! Schizophrenie könne auch nicht als homogene Störung angesehen werden. Bellack (1986) ist der Ansicht, manche Patienten seien in der Lage, wirkungsvolle Verhaltensweisen zu zeigen, wenn „sie sich dazu entschlossen hätten". Weshalb die Frage zu stellen ist: Wer benötigt das Training sozialer Fertigkeiten, wer könnte davon profitieren, wann ist der Patient dafür empfänglich?

Das „Expressed-Emotion"-Konzept

Bei Hausbesuchen von Schizophrenen haben Brown, Birley und Wing (1972) ein bestimmtes Verhaltensmuster in der Familie dieser Kranken, die zu Rückfällen tendieren, beobachten können und sind aufgrund ihrer Erfahrungen zum Konzept der E. E. gelangt. Dieses Rückfälle begünstigende Muster umfaßt ein hohes Ausmaß von Kritik an den Patienten und eine übermäßige emotionale Anteilnahme an ihnen. Im weiteren Verlauf wurde eine Interviewtechnik ausgearbeitet (Vaughn und Leff 1976), das Camberwell-Familieninterview, das ein Standardinstrument zur Merkmalserhebung von E. E. geworden ist. In Familien mit hohem Score an E. E. erleiden Schizophrene mehr Rückfälle als in Familien mit niedrigem Score. Wie Goldstein (1990) bemerkt, dient das Camberwell-Familieninterview zwar zur Erfassung der Verhaltensweisen, wie sie dem Patienten gegenüber von einem Fachmann an den Tag gelegt werden, jedoch nicht als ein Maß für die affektive Kommunikation innerhalb der Familie. Dies heißt schließlich, daß Einstellungen, die mit Hilfe des Camberwell-Interviews aufgedeckt werden, nicht immer mit dem dargebotenen zwischenmenschlichen Verhalten übereinstimmen. Deshalb hat Goldstein andere Objektivierungsmöglichkeiten herangezogen, eine standardisierte Situation zur Bewertung des Interaktionsverhaltens und ein Codierungssystem für affektives Verhalten (affective-style-coding-system von Doane et al. 1981). Einige Codes berücksichtigen die E.-E.-Werte für unangemessene Kritik und für übermäßige emotionale Anteilnahme. Erst vor kurzem hat Tarrier (1989) bestätigt, daß höhere Rückfallsraten in familiären Gruppen mit hohen E. E. ohne Langzeitinterventionen erhoben werden können (53%) als in niedrigen E.-E.-Gruppen (20%). Tarrier sieht in den E. E. kein Maß für die Familienpathologie oder die Familiendysfunktion, sondern eher ein operationalisiertes Maß für Umweltstreß. Goldstein will auch die Selbsteinschätzung des Patienten mitberücksichtigt wissen; seinen Erfahrungen nach bieten Patienten aus Familien mit hohem E.-E.-Score eine höhere Anzahl von negativen Äußerungen über sich selbst und eine geringere von positiven Äußerungen über sich selbst als Patienten aus Familien mit niedrigem E-E.-Score. Goldstein äußert ferner die Vermutung, daß die Familie auf das vom Patienten gebotene Gefühl der Unzulänglichkeit, Schwäche und Hilflosigkeit besonders heftig im Sinne von gebotenen hohen E. E. reagiert (Goldstein 1990).

So einleuchtend und überzeugend das Konzept der E. E. im Zusammenhang mit der Vulnerabilitäts-Streß-Hypothese der Schizophrenie auch sein mag, es hat Kritiker gefunden; Orhagen (1992) hat einige zusammengefaßt:

1. Wie schon dargelegt wurde, handelt es sich um eine krude Kategorisierung, im Falle des Camberwell-Familieninterviews um ein halbstandardisiertes Einzelinterview, dessen Validität in Zweifel gezogen wird.

2. Das E.-E.-Konzept stigmatisiert; es wird von ihm das Rehabilitationspotential einer Familie nicht wirklich erfaßt (El Islam 1989), die positiven Charakteristika der familiären Interaktion bleiben unberücksichtigt (Hatfield et al. 1981).

3. Das Konzept ist nicht repräsentativ; es bezieht sich vor allem auf Studien mit männlichen unverheirateten Patienten, die in ihren Familien leben (Hogarty et al. 1987). Weibliche verheiratete oder alleinstehende Patienten werden nicht eingeschlossen.

4. Es handelt sich um ein statistisches Konzept, dessen kausale Interpretation fraglich bleiben muß. Es beruht auf der Annahme einer familiären Dysfunktion; andere Momente wie Fehler im System familiärer Hilfestellung, Mangel an Kenntnis über die Störung selbst oder Mangel an Coping-Strategien, auch allein schon das Ausmaß der Dysfunktion eines Patienten oder die Erkrankungsdauer werden nicht näher erwogen.

5. Der schwerwiegendste Einwand betrifft die Orientierung am Rückfall; Rückfallfrequenz stellt die einzige outcome-Variable dar. Langzeitfortschritte eines Patienten unabhängig vom Rückfall oder die Lebensqualität von Patient und Familie finden keine Berücksichtigung (Hatfield et al. 1987).

6. Kulturelle Einflüsse auf das familiäre Milieu und besonders auf die emotionale Anteilnahme einzelner Familienmitglieder gegenüber einem Kranken werden nicht reflektiert.

7. Das E.-E.-Konzept kann auch auf andere Störungen angewandt werden; es stellt also kein diagnosespezifisches Verfahren für schizophrene Patienten dar. So trifft das E.-E.-Konzept auf depressive Patienten mehr zu als auf Schizophrene (Vaughn und Leff 1976). Es fand sich auch bei MDK-Patienten (Miklowitz et al. 1988, Priebe et al. 1989), für Patienten mit Anorexia nervosa (Szmukler et al. 1987), bei geistig Behinderten (Greedharry 1987), Übergewichtigen (Havstad 1979), Diabetikern (Sensky et al. 1991) sowie für demente Patienten (Bledin et al. 1990) eine derartige Verletzlichkeit gegenüber kritischen Bemerkungen (die eigentlich unkritische sind) und emotionalem Überengagement. Andererseits gilt der Zusammenhang zwischen hohen E. E. in der Familie und Symptomrückfall von Schizophrenen als gut abgesichert (Bellack et al. 1992). Die Autoren vermuten als Ursache entweder eine genetisch bedingte Vulnerabilität gegenüber Streß oder vertreten als zweite Hypothese die Ansicht, daß ein interaktionaler Prozeß insofern vorliegt, als hohe E. E. sich als Reaktion auf das Verhalten des Patienten entwickeln. Kritisch merken sie an, daß die von den Eltern gebotenen hohen E. E. nur einen Faktor aus der Vielzahl von Stressoren darstellen, mit denen ein schizophrener Patient konfrontiert ist. Und außerdem fragen sie sich, warum Überengagement überhaupt Streß auslösen sollte. Als dritte Erklärungsmöglichkeit halten sie dafür, daß Schizophrene Schwierigkeiten haben könnten, sich mit intensivem Affekt, besonders mit negativen Affekten zu konfrontieren.

So stellt das Konzept der E. E. mehr einen verstehenden Zugang zum ledigen männlichen Schizophrenen, der in der Familie lebt, dar als einen ursächlich erklärenden. Und auch für das nichtschizophrene Familienmitglied wird ein Milieu ohne überkritische Bemerkungen und ohne übermäßige (und einengende) emotionale Anteilnahme förderlicher sein als ein solches mit diesen unerfreulichen, jedoch vielleicht verständlichen Zutaten.

Psychoedukative Familientherapien

Es sind verschiedene Modelle der psychoedukativen Familientherapie entwickelt worden, wobei Überlegungen, die im Rahmen des sozialen Trainings oder der E. E. besprochen wurden, eingeflossen sind und weiterentwickelt wurden. Bekannt sind das „London-Modell" (Leff und Vaughn 1985), das eine Reduktion der E. E. dadurch erreichen will, daß Angehörige mit hohen E.-E.-Werten mit solchen in Gruppen zusammengebracht wurden, die niedere E.-E.-Werte aufwiesen. Von diesen sollten sie dann erfolgreiche Coping-Strategien erlernen. Das „Pittsburgh-Modell" baut auf Informationen auf, die den Angehörigen über die Krankheit vermittelt werden, bezieht spezifische Hinweise auf affektive Coping-Strategien mit ein und versucht auf diese Weise, Konfliktmöglichkeiten innerhalb der Familie zu reduzieren (Anderson et al. 1986, Hogarty et al. 1991). Falloon (1984) hat ein eigenes Modell entwickelt, mit dessen Hilfe er Familienmitglieder in ein „Community-Management" einbezieht und mit Techniken des Rollenspiels, des Modellernens, des sozialen Feedbacks bessere Kommunikations- und Problemlösungsstrategien erreichen will. Ein weiteres Modell hat Goldstein in Los Angeles kreiert, in dem Patienten versorgt wurden, die ihre erste Schizophrenieepisode durchgemacht haben und deren Verwandte im Einzugsgebiet wohnten (Goldstein et al. 1978).

Allen familiären Interventionsprogrammen sind einige Bestandteile gemeinsam. Zunächst ist darauf zu verweisen, daß sämtliche Familienprogramme Patienten einschließen, die zusätzlich eine medikamentöse Behandlung mit Neuroleptika erhalten.

Im psychologischen Bereich sind folgende Momente von Bedeutung:
1. Einbindung der Familie in einer vorwurfsfreien Atmosphäre.
2. Es werden Informationen über die Krankheit Schizophrenie vermittelt, und zwar was ätiologische Theorien anlangt, das Vulnerabilitäts-Streß-Modell, die Prognose, die Begründung verschiedener Behandlungsweisen betrifft und es werden Empfehlungen abgegeben, welche Coping-Strategien sinnvoll der Störung entgegengesetzt werden können.
3. Kommunikationstraining. Dieses kann auf allgemeine Kommunikationsmöglichkeiten gerichtet sein, soll jedoch auch den Aufbau von positivem und negativem Feedback in der Familie beinhalten.
4. Problemlösungstraining,
5. Krisenintervention.
Die Ziele, die dadurch erreicht werden, betreffen:
1. Die Zusammenarbeit von Familie und Therapeut,
2. eine Informationsvermittlung einschließlich jener von Hilfestellungen gegenüber dem Kranken,
3. Herstellung eines hochstrukturierten vorhersagbaren Therapiemilieus und häuslichen Milieus.

Das theoretische Konzept, das hinter diesen therapeutischen Schritten als Basisannahme steht, stützt sich auf die Möglichkeit einer engen Beziehung zwischen Vulnerabilität des Patienten und der Angst, die von verschiedenen Verhaltensweisen einzelner Familienmitglieder ausgeht. Der Zeitpunkt zur Familientherapie ist dann gegeben, wenn die akute psychotische Phase unter Kontrolle steht.

Die Wirksamkeit dieser Therapieansätze in den verschiedenen Modellen ist beachtlich. Im Vergleich zu Patienten, die nur mit Neuroleptika behandelt wurden, sind die Rückfallraten wesentlich geringer (Leff 1982: 90% versus 50%, Anderson 1982: 43% versus 12%, Falloon 1989: 44% versus 8%) nach einem Follow-up von 9 Monaten.

Falloon orientiert sich nicht am Kriterium des Rückfalls allein, sondern an der Anzahl schizophrener Episoden, an der Hospitalisierung und Dauer, an der Dauer der Arbeitsfähigkeit und an der familiären Belastung durch den Erkrankten. Er vergleicht den Effekt der verhaltenstherapeutisch orientierten Familientherapie mit einer individuell stützenden Behandlung nach 24 Monaten und kommt zu folgendem Resultat: Anzahl schizophrener Episoden 7 versus 41, Hospitalisierungsdauer 3,8 Tage versus 21,6 Tage pro Patient, Arbeitsfähigkeit 12,6 Monate versus 7,2 Monate. Die familiäre Belastung war bei den Patienten mit verhaltenstherapeutisch orientierter Familientherapie um das 8fache geringer als bei denen der Vergleichsgruppe.

Auch dieser psychoedukative Therapieansatz ist nicht unproblematisch.
Die Spezifität der einzelnen Programme wurde hinterfragt. Liegt sie auf
der Ebene der E. E., oder geht sie darüber hinaus? Die meisten Modelle beziehen den Patienten unmittelbar ein, Leff (1982) schließt den Patienten
aus. Welche Veränderungen im intrafamiliären Verhalten wurden tatsächlich erzielt? Doane (1985, 1986) hebt die Reduktion des negativen familiären Klimas hervor, Rea et al. (1990) halten dafür, daß unabhängig von
der Therapie der Coping-Stil in der Gesamtfamilie sich verbessere. Auch
hier stellt sich die Frage, ob die Rückfallshäufigkeit ein so bedeutsames Kriterium darstellt. Ist Rückfall ein Maß für die Qualität einer Rehabilitation?
Ist nicht wichtiger, wie mit dem Rückfall umgegangen wird, als die bloße
Tatsache eines solchen? Verwiesen wird darauf, daß durch psychoedukative
Therapieansätze ein Rückfall eher verzögert, aber nicht verhindert wird.
      Völlig ungeklärt ist die Frage, in welcher Weise sich eine Interaktion von
medikamentöser und Familientherapie abspielt und gestalten kann. Wird
durch die psychoedukative Familientherapie eine Reduktion der Neuroleptikadosis ermöglicht oder nicht? Vorläufig gibt es keine Hinweise auf die
Sinnhaftigkeit einer solchen Reduktion. Und selbstverständlich fehlt auch
nicht der Hinweis darauf, daß auch andere psychosoziale Programme als
Alternative eingesetzt werden können.
      Sicherlich vermögen die angeführten psychoedukativen Behandlungs-
modelle Streß zu reduzieren, Angst abzubauen, Beziehungen zu klären.
Und deshalb sind sie auch bei anderen als durch Schizophrenie beeinträchtigten Patienten (bei depressiven, eßgestörten, MDK-Patienten) von
therapeutischer Relevanz.
      Familie ist ein variables Beziehungsgeflecht und Interaktionsfeld, in das
viele Faktoren wie Coping-Strategien, soziale Belastung, soziale Hilfestellung, Ängstlichkeit, Einschätzung von Familienklima und nicht zuletzt die
Intervallsymptomatik des Kranken selbst hineinspielen können. Fabisch
(1993) konnte erheben, wie Angehörige Schizophrener das Klima in ihren
Familien im Vergleich zu jenen mit einem depressiven Kranken beschreiben: Die innerfamiliären Beziehungen werden durch einen höheren Zusammenhalt, ein größeres Ausmaß an gegenseitiger Unterstützung und Offenheit sowie durch eine harmonische, um Problemlösungen bemühte Atmosphäre beschrieben. Der Wunsch nach Systemhaltung, der Widerstand
gegen systeminnovatorische Kräfte sei höher, die Einhaltung der familiären
Regeln werde mehr kontrolliert, als dies in Familien mit einem depressiven
Menschen der Fall zu sein scheint. Fabisch fand ferner, daß die Störung
komplexer Wahrnehmung von schizophrenen Kranken häufiger vorkommt als bei schizophreniform und depressiv Erkrankten und mit der Co-
ping-Strategie „emotionale Betroffenheit und Aufgeben" und der subjektiv
wahrgenommenen sozialen Belastung der Angehörigen in umgekehrtem
Zusammenhang steht. Dieser Befund wird in der Weise gedeutet, daß eine
Zunahme der Diskriminationsschwäche des Erkrankten eine vermehrte Aktivität für die Angehörigen Schizophrener erfordert, wodurch ihre resigna-
tive Haltung, ihr Schuldgefühl und ihre soziale Isolation abnehmen können. Auch ihre wahrgenommene soziale Belastung scheint sich gleichzeitig

zu vermindern. Fabisch wartet mit der Erklärung auf, daß eine infolge zunehmender Krankheitssymptomatik verstärkte Zuwendung zum Patienten beim Angehörigen das Gefühl zu steigern vermag, akzeptiert und erst genommen zu werden. Die mit der Erkrankung eines Familienmitgliedes subjektiv vorhandene außerfamiliäre soziale Spannung tritt dadurch möglicherweise in den Hintergrund.

Diese Hinweise unterstreichen die Vielfältigkeit familiärer Beziehungen und heben die Schwierigkeit hervor, diese auch nur annähernd adäquat zu erfassen.

Verstärker-Verlust-Konzepte

Das Phänomen, daß verschiedene Auslöser bei depressiven Menschen im Gegensatz zu gesunden Lebensperioden einfach wirkungslos bleiben und zu keinen Reaktionen bei den depressiv Kranken führen, hat zu Überlegungen des Verstärker-Verlust-Konzepts beigetragen. Einbußen oder totaler Verlust von positiven Verstärkern stellen Trennungen oder Tod von nahestehenden Personen dar, Verminderung oder gänzlicher Ausfall bisher belohnender Tätigkeiten (unfallbedingt, Pensionierung). Dadurch komme es zu einer Mißstimmung, die ihrerseits nun wieder zu neuerlichen Einbußen im sozialen Bereich führen kann. Wiewohl in manchem Einzelfall solch ein Zusammenhang mit dem Wegfall eines Verstärkers und dem Eintreten einer Depression recht offensichtlich erscheint, ist die empirische Bestätigung dieser Hypothesen nicht in überzeugender Weise gelungen. Blöschl (1978) hat versucht, die Verstärker-Verlust-Hypothesen zu verfeinern; die Wirkung eines Verstärkers könne durch verschiedene Momente beeinträchtigt werden: schon durch die Monotoniekomponente (gleichförmige Darbietung eines Reizes führt zu dessen Wirkungsverflachung), dann durch die nicht präzise Kontingenz der Darbietung, ferner durch die Erfahrung, daß positive Verstärker auch die Funktion haben, gleichzeitig vorhandene negative emotionale Reaktionen zu hemmen, die nun auf den Wegfall der ersten plötzlich manifest werden. Verstärker-Verlust bedeutet auch immer Reaktionsdeprivation; es sind nicht nur weniger auslösende Reize vorhanden (Reizdeprivation), sondern gleichzeitig auch weniger Reaktionsmöglichkeiten, die ihrerseits sonst verstärken können.

Die Vulnerabilitätshypothese will die Bedeutung einer heriditärsomatischen oder/und erworbenen psychischen Verletzlichkeit gegenüber streßhaft erlebten Ereignissen und Belastungssituationen hervorheben. Als Beispiel dafür können Trennungserlebnisse in der frühen Kindheit angeführt werden. Elternverluste in früher Kindheit durch Scheidung oder Tod scheinen heute für die Entwicklung psychischer Störungen ganz allein zu prädisponieren.

Auch die Theorie der *prädepressiven Persönlichkeit* (Typus melancholicus von Tellenbach) soll in diesem Zusammenhang kurz angeführt werden. Bereits prämorbid oder im depressionsfreien Intervall kennzeichnet den depressiven Kranken ein Muster von Persönlichkeitsmerkmalen, das in kleinbürgerlicher Ordnungsliebe, Autoritätsgläubigkeit, bereitwilliger Un-

terordnung und Übergewissenhaftigkeit besteht. Dieses Muster bringe den
Betroffenen in einen emotionalen Engpaß und trete in der depressiven
Phase durch erhöhte Rigidität, vermehrte Verletzlichkeit und vermehrte
Abhängigkeit zutage.

Kognitive Modelle depressiver Störungen und deren Behandlung

Das bekannteste Konzept stammt von Beck (1970) und beruht auf folgender Hypothese: Der Depressive habe im Laufe seines Lebens Erfahrungen
machen müssen, die ihn zu dysfunktionalen Annahmen verleitet haben.
Diese bestehen z. B. darin, was man tun und wie man sein müsse, um sich
anerkannt fühlen zu können. Lange Zeit inaktiv können diese Annahmen
nun durch besondere Ereignisse energetisiert werden – z. B. dann, wenn
Anforderungen gestellt werden, die nun mit dem persönlichen Bewälti-
gungssystem des Betroffenen interferieren: Er fühlt sich plötzlich als Ver-
lierer und erlebt sich selbst, seine Umwelt und sein Zukunft als aussichtslos
negativ. Auch Streß könne als Auslöser wirken. Die Depression, die auf diese Weise aufflammt, kann sich in verschiedenen Bereichen auswirken: im
Bereich des Verhaltens, der Motivation (Interesseverlust), der Emotionen
(Angst und Schuld), der Kognitionen (Unentschlossenheit, Konzentrationsstörungen) und als körperliche Symptome (Schlafstörungen, Appetitlosigkeit). Im Fortschreiten der depressiven Episode erlangen automati-
sche negative Gedanken mehr und mehr die Oberhand, das rationale Denken verliert seine Durchschlagskraft. Der Depressive versinkt wie in einer
Spirale in seine Störung hinein. Dabei sind Eigentümlichkeiten des Denkens von Bedeutung: Schlußfolgerungen werden aus Ereignissen und Situationen gezogen, ohne daß Evidenz dafür vorliegt (arbiträre Inferenz).
Urteile und Überlegungen beruhen auf Details, die aus dem Zusammenhang gerissen werden, wichtige Gegenargumente werden ignoriert (selektive Abstraktion). Ohne hinlängliche Information werden Schlußfolgerungen gezogen (Übergeneralisierung), eigene Fähigkeiten unterschätzt, dieselben bei anderen Menschen überschätzt (Minimierung – Maximierung).
Details können nicht genau benannt werden. Die derart verborgenen und
dysfunktionalen Gedanken treten unfreiwillig auf, können schließlich
nicht mehr unterdrückt werden. Diese kognitiven Merkmale sind nach
Beck nicht Grundlage einer Depression, wohl aber Teil einer solche, können zu bestimmten Momenten des depressiven Verlaufs in den Vordergrund rücken, als Trigger für die Verstimmung dienen oder die depressive
Störung aufrechterhalten.
   Die kognitive Therapie versteht sich als aktiver, direktiver, zeitlich be-
grenzter und strukturierter Versuch, der eine Vielzahl von therapeutischen
Techniken umfaßt. Williams (1984) führt 28 solcher Behandlungskomponenten an, die vom Unterricht in der Selbstbeobachtung von Aktivitäten,
Stimmung, Gedanken, im hierarchisch geordneten Aufstellen von angemessenen Zielen, in der adäquaten Selbsteinschätzung und Selbstverstärkung (Belohnung) über Verfahren wie Kontingenz – Management, Training von sozialen Fertigkeiten, Training von adäquater Attribution, über

Entspannung und Desensibilisierung von Angstsituationen bis hin zu Rollenspiel, Streß-Inokulation, Entscheidungsanalysen (Alternativtherapie) und Gedankenstopp reichen. Das Behandlungsziel besteht im Grunde eben in dem Versuch, den Patienten zu Selbsthilfetechniken zu ermutigen, die er unabhängig, d. h. selbständig von sich aus entwickeln kann: Dieser Therapieversuch soll strukturiert, direktiv, kurzdauernd (einige Stunden lang) und problemorientiert sein; er bezieht sich auf Faktoren, welche die Schwierigkeiten im sozialen Umfeld aufrechterhalten, weniger auf solche, die sie (vielleicht?) bewirkt haben. Methodisch stehen weniger Unterweisung, Überredung oder Argumentieren im Vordergrund; es kommt vielmehr auf geschicktes Fragen und gelenktes Entdecken an, der Patient sollte auf seine eigenen Chancen von selbst stoßen. Es wird einer induktiven Methode der Vorzug eingeräumt, der Patient wird angewiesen, gedankliche Überlegungen und kausale und kontrollierende Zuschreibungen als Hypothesen zu erachten, die in der Realität überprüft werden sollen. Dazu wird der Patient veranlaßt, in seiner natürlichen Umgebung die Richtigkeit seiner Annahmen zu überprüfen, wozu er eine im Detail ausgearbeitete Hausaufgabe gestellt erhält. Das Kernmoment dieser Methoden besteht im Grunde in einer Art von Problemlösung. In der Praxis wird die Therapie in 20 einstündigen Sitzungen, zweimal die Woche in den ersten 3–4 Wochen, dann einmal pro Woche durchgeführt.

Das Therapiemodell von Rehm hat das Selbstkontrolle-Konzept zur Basis. Der Depressive ist schon in seiner Selbstwahrnehmung beeinträchtigt, er nimmt aufgrund seiner selektiven Selbstbeobachtung nur jenen Teil Realität wahr, der für ihn nachteilig ist. (Adler hat von tendenziöser Apperzeption gesprochen.) Dadurch werde die eigene Selbstbewertung negativ beeinträchtigt, und es kann daher auch nur eine negative Selbstverstärkung erfolgen. Das Resultat dieser nachteilig-negativen Selbstkontrolle besteht in einem Zustand von Passivität, Abhängigkeit und geringem Selbstwert. Der Therapieansatz, den Rehm daraus folgert, liegt in der Modifikation der durch einseitige Selektion beeinträchtigten Wahrnehmung (Fokussierung auf negative Eigenschaften); diese Änderung wird durch Registrierung positiver Aktivitäten, durch tägliche Erhebung von Zielen und Subzielen und Self-rating-Skalen eingeleitet und gestützt.

Das Konzept von Ellis geht in die Richtung der sokratischen Methode des Fragens und der Korrektur von Einstellungen. Ellis nimmt von der Annahme seinen Ausgang, daß bewußte wie unbewußte Einschätzungen, Interpretationen, Werteinstellungen Einfluß auf emotionale Reaktionen nehmen. Solche bewußte wie unbewußte Kognitionen wirken sich durch ihre Irrationalität fatal aus; sie fußen auf Wertvorstellungen wie „ich muß von jedermann geliebt werden", die irgend jemand irgendwann denkt und aufgrund seiner Realitätseinschätzung wieder verwirft; von einigen aber werden sie beinhalten oder wieder aufgegriffen, was dazu führt, daß sich Mißerfolge und Frustrationen einstellen müssen, die ihrerseits Angst, Wut, Selbstverachtung und Depression verursachen. Den therapeutischen Ansatz hat Ellis in die Richtung angelegt, daß er den Patienten anleitet, seine inadäquaten Überzeugungen zu entdecken, sie in Form einer „unmittelbaren philosophischen Konfrontation" durch Kognitionen zu ersetzen, die der Realität eher entsprechen.

Im Hinblick auf die Wirksamkeit der angeführten Therapieverfahren lassen sich zunächst folgende Feststellungen treffen: Es wurden bei ambulanten depressiven Patienten die Effekte von kognitiver Therapie mit denen von Imipramin verglichen und bezüglich folgender Parameter eine Überlegenheit der kognitiven Therapie festgestellt: vollständige Remission, Abbruchquote, Rezidivneigung (Rush et al. 1977). Diese Ergebnisse konnten von anderen Forschern bestätigt werden (Kovac et al. 1981, Murphy et al. 1984, Simons et al. 1984).

Auch Amytriptylin, die zweite wirksame antidepressive Substanz, wurde bei unipolar depressiven Patienten mit social-skills-Trainingsverfahren verglichen (McLean and Hakstian 1979, Bellack und Mitarbeiter 1981, Hersen und Mitarbeiter 1984, Rötzer-Zimmer et al. 1985). In diesen Studien wurde die Wirkungsgleichheit von Verhaltenstherapie und Psychopharmaka-Behandlung erwiesen, wenn nicht gar eine Überlegenheit der Erstgenannten. Diesen Ergebnissen ist seither nicht widersprochen worden (Zimmer 1989).

Beide Interventionsformen – Pharmakotherapie und Verhaltenstherapie bei Depressiven – sind Kontrollbedingungen überlegen (Hautzinger und De Jong-Meyer 1990), die Kombination beider Verfahren scheint zusätzlich einen Gewinn zu verheißen: Die Abbruchquote kann verringert werden, die Compliance verbessert sich.

Kritischer sind Hollon, Shelton und Loosen (1991). Sie fragen danach, ob die Fallzahl repräsentativ genug ist, ob Aufbau und Design der Studien einander adäquat sind, inwiefern die einzelnen Behandlungsprozesse kontrolliert werden, ob eine Evidenz dafür gegeben ist, daß – besonders bei akuten Episoden – die Kombination einen Vorteil gegenüber jeder einzelnen Behandlungsform darstellt; auch die präventive Kapazität kognitiver Verfahren sei noch umstritten. Kognitive Therapie gilt als vielversprechender Behandlungsansatz, der als Alternative zu antidepressiver Medikation in der ambulanten Behandlung von Depressiven allerdings nicht adäquat abgeklärt sei (Hollon und Mitarbeiter 1991).

Schlußfolgerungen

Die Erörterung der einzelnen therapeutischen Verfahren, die in Abbildung 2 noch einmal zusammengefaßt werden, macht eines klar: Die angeführten Therapiemethoden wurden entwickelt, um gegenüber bestimmten Erkrankungen (depressiven, schizophrenen Störungen) zur Anwendung zu gelangen; sie richten sich jedoch auf einzelne Krankheitssymptome wie Angst, Denkverbiegungen oder auf krankheitsbedingte Defizite im Sozialverhalten und nicht auf den primären Krankheitsprozeß als solchen, der uns – noch – nicht bekannt ist. Dies gilt meines Erachtens auch für das integrierte psychologische Therapieprogramm (IPT); es will eine weniger streßvolle Interaktion vermitteln, so daß die angelegten vulnerablen Strukturen geschont werden und ein Rückfall ausbleibt. Betrachtet man das Vul-

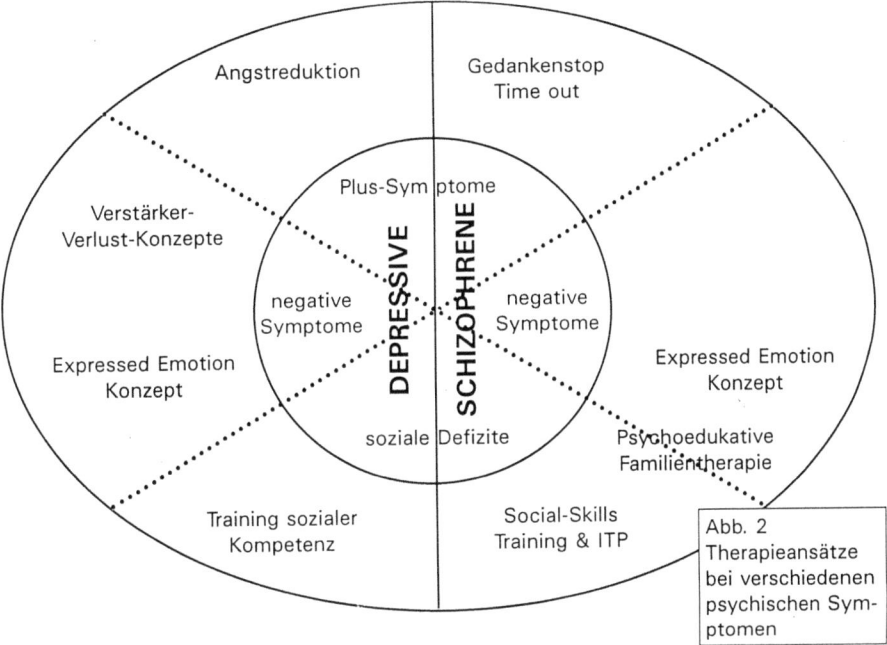

Abb. 2. Therapieansätze bei verschiedenen psychischen Symptomen

nerabilitäts-Streß-Modell, dann wird eine Seite therapeutisch abgedeckt, nämlich die des Einflusses von unspezifischen Stressoren aus der Umwelt. Dadurch können Entwicklungen zum Schlechteren, Rückfälle, Eintreten oder Ausbleiben von stabilisierenden Ereignissen beeinflußt, die Compliance verbessert, Lösungsmöglichkeiten rascher gefunden, eine soziale Integration wenigstens z. T. erreicht werden; und damit scheint ein gewaltiger therapeutischer Fortschritt erzielt zu werden. Die Frage, die sich stellt, besteht darin, ob das nun schon alles ist, was möglich zu sein scheint: alles im Erfassen der Krankheit, alles im Entwickeln von Therapiemöglichkeiten?

Können wir irgend etwas über die Verhütung, über Prophylaxe aussagen? Wann sollte diese und in welcher Form einsetzen?

Und was depressive Menschen betrifft: Verfügen wir über Modelle, die uns die Entstehung der verschiedenen Störungen näherbringen und uns so verständlich machen kann, daß wir gezielt einzugreifen vermögen? Gezielt eingreifen heißt symptom-, schwächebezogen, doch in präziseren Kategorien als Plus- oder Negativsymptome, als Angstsyndrome sie darstellen, bedacht auf kräftigere Merkmale als auf Verstärker-Verluste oder zu hohe Erwartungen, die bald einer aufweist.

Für mich haben die erwähnten Therapiemethoden und Techniken eine große Bedeutung: einmal vermitteln sie ein gutes Verständnis einzelner Störungen, von denen bisher so eine Art heiliger Schauder ausfloß. Sie stellen eine Art Leitfaden oder Markierungsweg dar, der guten Zugang verschafft – zum kranken Menschen und nicht nur zur Pathologie einer Störung. Und zum anderen (wenn sich das überhaupt trennen läßt) vermitteln sie auch – unabhängig von Erfolgsziffern und Überlegenheit im Follow-up – therapeutische Angriffspunkte, Überlegungen in der Behandlungsvielfalt, Fantasien im Therapiebereich, die hoffnungsvoll sind. Auch wenn die Machbarkeit von mehr oder weniger therapeutischen Veränderungen im zwischenmenschlichen Bereich nicht überschätzt werden darf, auch wenn sie insgesamt gesehen relativ gering und begrenzt ist, man kann Optimist sein und bleiben.

Literatur

Adams, H. E., Malatesta, V., Brantley, P. J. Turkat, I. D. (1981), Modification of cognitive processes. A case study of schizophrenia. Journal of Consulting and Clinical Psychology **49**: 460–464.

Allen, H. A., Halperin, J., Friend, R. (1985), Removal and diversion facties and the control of hallucinations. Behav. Res. Ther. **23**: 601–605.

Anderson, C. M., Hogarty, G., Reiss, D. (1981), The psychoeducational family treatment of schizophrenics. In: Goldstein, M. J. (Ed.), New developments in interventions with families of schizophrenics. San Francisco: Jorsey-Bass, pp. 79–94.

Anderson, C. M., Reiss, D. J., Hogarty, G. E. (1986), Schizophrenic and the family. New York: Guilford.

Angst, J. (1987), Begriff der affektiven Erkrankungen. In: Kisker, K. P., Lauter, H., Meyer, J. E., Müller, C., Strömgren, E. (Hrsg.), Psychiatrie der Gegenwart, Bd. 5.: Affektive Psychosen. Berlin – Heidelberg – New York – Tokio: Springer, S. 1–50.

Arieti, S. (1948), Special logic of schizophrenic and other types of autistic thought. Psychiatry **11**: 325–338.

Arieti, S. (1959), Schizophrenic thought. American Journal of Psychotherapy **13**: 537–552.

Arieti, S. (1962), Hallucinations, delusions, and ideas of reference treated with psychotherapy. American Journal of Psychotherapy **16**: 56–60.

Ayllon, T., Azrin, N. H. (1964), Reinforcement and instructions with mental patients. J. Exp. Anal. Behav. **74**: 327–331.

Ayllon, T., Azrin, N. H. (1965), The measurement and reinforcement of behavior of psychotics. J. Exp. Anal. Behav. **8**: 357–384.

Ayllon, T. Azrin, N. H. (1968), The token economy. New York: Appleton Centery Crofts.

Baker, R., Hall, J. N., Hutchinson, K., Bridge, G. (1977), Symptom changes in chronic schizophrenic patients on a token economy: A controlled experiment. Br. J. Psychiatry **131**: 381–393.

Beck, A. T. (1952), Successful outpatient psychotherapy of a chronic schizophrenic with a delusion of borrowed guilt. Psychiatry **15**: 305–312.

Beck, A. T. (1970), Depression. Causes and Treatment. Philadelphia: Univ. of Pennsylvania Press.

Bellack, A. S., Hersen, M., Turner, S. M. (1976), Generalization effect of social skills training with chronic schizophrenics: An experimental analysis. Behav. Res. Therapy **14**: 391–398.

Bellack, A. S., Hersen, M., Himmelhoch, J. (1981), Social skills training compares with pharmacotherapy and psychotherapy in the treatment of unipolar depression. Am. J. Psychiatry **138**: 1562–1567.

Bellack, A. S. (1986), Training sozialer Fertigkeiten zur Behandlung chronisch Schizophrener. In: Böker, W., Brenner, D. (Hrsg.), Bewältigung der Schizophrenie. Bern – Stuttgart – Toronto: Huber.

Bellack, A. S., Mueser Kim, T., Wade, J.,

Sayers, St., Morrison R. L. (1992), The ability of schizophrenics to perceive and cope with negative affect. Br. J. Psychiatry 160: 473–480.

Bledin, H. D., MacCarthy, B., Kuipers, L., Woods, R. T. (1990), Daughters of people with dementia. Expressed emotion, strain and coping. Br. J. Psychiatry 157: 221–227.

Blöschl, L. (1978), Psychosoziale Aspekte der Depression. Bern – Stuttgart – Wien: Huber.

Brenner, H. D., Hodel, B., Genner, R., Roder, V. Corrigan, P. (1992), Biologische und kognitive Vulnerabilitätsfaktoren bei schizophrenen Störungen: Implikationen für die Behandlung. In: Brenner, H. D., Böker, W. (Hrsg.), Verlaufsprozesse schizophrener Erkrankungen, Dynamische Wechselwirkungen relevanter Faktoren. Bern – Göttingen – Toronto – Seattle: Huber: S. 334–349.

Brown, G. W., Birley, J. L., Wing, J. K. (1972), Influences of family life on the course of schizophrenic disorders. A replication. Br. J. Psychiatry 121: 241–258.

Cameron, N. (1938), Reasoning, regression and communication in schizophrenia. Psychology Monographs 50: 1–34.

Doane, J. A., Jones, J. E., Fisher, L., Ritzler, B., Singer, M. T., Wynne, L. C. (1981), Parental communication deviance as a predictor of competence in children as risk for psychiatric disorders. Family Process 21: 211–223.

Doane, J. A., Falloon, J. R. H., Goldstein, M. J., Mintz, J. (1985), Parental affective style and the treatment of schizophrenia. Arch. Gen. Psychiatry 42: 34–42.

Doane, J. A., Goldstein, M. J., Miklowitz, D. J., Falloon, J. R. H. (1986), The impact of individual and family treatment on the affective climate of families of schizophrenics. Br. J. Psychiatry 148: 279–287.

El-Islam, M. F. (1989), Collaboration with families for the rehabilitation of schizophrenic patients and the concept of expressed emotion. Acta Psychiatrica Scandinavia 79: 303–307.

Ellis, A. (1958), Rational psychotherapy. J. Gen. Psychol. 59: 35–49.

Fabisch, K. (1993), Bewältigungsformen bei Angehörigen schizophren Erkrankter. Unveröff. Diplomarbeit zur Erlangung des Magistergrades an der Naturwissenschaftlichen Fakultät der Karl-Franzens-Universität Graz, Februar 1993.

Falloon, J. R. H. (1984), Family management of mental illness. A study of clinical, social and family benfits. Baltimore: John Jopkins Unversity Press.

Falloon, J. (1989), Verhaltenstherapeutisch orientierte Familientherapie bei Schizophrenie. In: Hand, J., Wittchen, H. U. (Hrsg.), Verhaltenstherapien in der Medizin. Berlin – Heidelberg – New York – Tokio: Springer, S. 97–105.

Florin, J., Cohen, R., Meyer-Osterkamp, S. (1973), Eine Untersuchung zum operanten Konditionaren sozialen Verhaltens bei chronisch Schizophrenen. Z. Klin. Pschol. (Beiheft) 1.

Foxx, R. M., McMorrow, M. J., Bittle, R. G.., Fenlon, S. J. (1985), Teaching social skills to psychiatric inpatients. Behav. Res. Ther. 23: 531–537.

Goldstein, M. J., Rodnick, E. H., Evans, J. R., May, P. R. A., Steinberg, M. R. (1978), Drug and family therapy in the aftercare of acute schizophrenics. Arch. Gen. Psychiatry 33: 1169–1177.

Goldstein, M. J. (1990), Die Forschung über Familien- und Psychopharmakatherapie der Schizophrenie. In: Hinterhuber, H., Kulhanek, F., Fleischhacker, W. W. (Hrsg.), Kombination therapeutischer Strategien bei schizophrenen Erkrankungen. Braunschweig – Wiesbaden: Vieweg, S. 111–130.

Greedharry, D. (1987), Expressed emotion in the families of the mentally handicapped: A pilot study. Br. J. Psychiatry 150: 400–402.

Häfner, H. (1976), Rehabilitation Schizophrener: In: Huber, G. (Hrsg.), Therapie, Rehabilitation und Prävention schizophrener Erkrankungen. Stuttgart – New York: Schattauer, S. 265–288.

Hall, J. N., Baker, R. D., Hutchinson, K. (1977), A controlled evaluation of token economy procedures with chronic schizophrenic patients. Behav. Res. Ther. **15**: 261–283.

Hatfield, A. B. (1981), What families want of family therapy. In: McFarlane, W. R. (Ed.), Family therapy in schizophrenia. New York: Guilford Press.

Hatfield, A. B., Spaniol, L., Zipple, A. Z. (1987), Expressed emotion: A family perspective. Schizophrenia Bulletin **18**: 221–226.

Hautzinger, M., De Jong-Meyer, R. (1990), Depressionen. In: Hans Reinecker (Hrsg.), Lehrbuch der klinischen Psychologie. Modelle psychischer Störungen. Göttingen – Toronto – Zürich: Verlag für Psychologie Dr. C. J. Hogreffe, S. 126–165.

Havstad, L. F. (1979), Weight loss and weight loss maintenance as aspects of family emotional processes. Unpublished doctorial dissertation, University of Southern California (Quoted by Leff 1985).

Haynes, S. N., Geddy, P. (1973), Suppression of psychotic hallucinations through time-out. Behav. Ther. **4**: 123–127.

Heinrich, K. (1966), Die Symptomprovokation als Beispiel der thymoleptischen Einwirkung auf die Gestimmtheit. Drug Res. **16**: 275–276.

Hersen, M., Bellack, A. S. (1976), Social skills training for chronic psychiatric patients: Rationale, research findings, and future directions. Compr. Psychiatry **17**: 559–580.

Hersen, M., Bellack, A. S., Himmelhoch, J. M, Thase, M. E. (1984), Effects of social skills training, amitriptyline, and psychotherapy in unipolar depresses woman. Behaviour Therapy **15**: 21–40.

Hodel, B., Brenner, H. D., Merlo, M. (1990), Cognitive and social training for chronic schizophrenic patients: a comparison between two types of therapeutic interventions. In: Stefanis, C. N., Rabavilas, A. D., Soldatos, C. R. (Eds.), Psychiatry: A World Perspective Vol 3. Amsterdam: Excerpta Medica.

Hogarty, G. E., Anderson, C. M., Reiss, D. J. (1987), Family psychoeducation, social skills training and medication in schizophrenia: the long and the short of it. Psychopharmacology Bulletin **23**: 12–13.

Hogarty, G. E., Anderson, C. M., Reiss, D. J., Kornblith, S. J., Greenwald, D. P., Ulrich, R. F., Carter, M. and the Environmental/Personal Indicators in the Course of Schizophrenia Research Group (1991), Family psychoeducation, social skills training, and maintenance chemotherapy in the aftercare treatment of schizophrenia. II. Two-year effects of a controlled study on relapse and adjustment. Arch. Gen. Psychiatry **48**: 340–347.

Hole, R. W., Rush, A. J., Beck, A. T. (1979), A cognitive investigation of schizophrenic delusions. Psychiatry **42**: 312–319.

Hollon, St. D., Shelton, R. C., Loosen, P. T. (1991), Cognitive therapy and pharmacotherapy for depression. Journal of Consulting and Clinical Psychology **39**: 88–99.

Jones, H. G. (1978), Psychological aspects of treatment of inpatients. In: Wing, J. K. (Ed.), Schizophrenia: toward a new synthesis. London: Academic Press, pp. 189–209.

Kovacs, M., Rush, A. J., Beck, A. T., Hollon, S. D. (1981), Depressed outpatients treated with cognitive therapy or pharmacotherapy. Arch. Gen. Psychiatry **38**: 33–39.

Leff, J., Kuipers, L., Berkowitz, R., Eberlein-Fries, R., Sturgeion, D. (1982), A controlled trial of social intervention in the families of schizophrenic patients. Br. J. Psychiatry **141**: 121–134.

Leff, J. P., Vaughn, C. E. (1985), Expressed emotion in families. The significance for mental illness. London: Guilford Press.

Lenz, H. (1957), Der Wandel des Bildes der Depression. Wien. Med. Wochenschr. **107**: 528–530.

Levendusky, P. G., Berglas, S., Dooley, C. P., Landau, R. J. (1983), Therapeutic contrast programme: Preliminary report on a behavioral alternative to the token economy. Behav. Res. Ther. **21**: 137–142.

Liberman, R. P., Aitchison, R. A., Falloon, J. R. H. (1979), Family therapy in schizophrenia: Syllabus for therapists. Camarillo: Mental Health Clinical Research Center for the Study of Schizophrenia.

Liberman, R. P., Teigen, J., Patterson, R., Baker, V. (1973), Reducing delusional speech in chronic paranoid schizophrenics. J. Appl. Behav. Anal. **6**: 57–64.

Liberman, R. P., Lillie, F., Falloon, J. R. H., Harpin, R. E., Hutchinson, W., et al. (1984), Social skills training with relapsing schizophrenics. An experimental analysis. Behav. Modif. **8**: 155–179.

Liberman, R. P., Green, M. F. (1992), Wither cognitive-behavior therapy for schizophrenia? Schizophrenia Bulletin **18**: 27–35.

McLean, P. D., Hakstian, A. R. (1979), Clinical depression. Comparative efficacy of outpatient treatments. Journal of Consulting and Clinical Psychology **47**: 818–836.

McReynolds, W. T., Coleman, J. (1972), Token economy: Patient and staff changes. Behav. Res. Ther. **10**: 29–34.

Meichenbaum, D. (1969), The effects of instructions and reinforcement on thinking and language of schizophrenics. Behav. Res. Ther. **7**: 101–106.

Meichenbaum, D., Cameron, R. (1973), Training schizophrenics to talk to themselves: A mean of developing attential controls. Behav. Ther. **4**: 515–534.

Meichenbaum, D. (1977), Cognitive Behavior Modification. New York: Plenum Press.

Miklowitz, D. J., Goldstein, M. J., Nuechterlein, K. H., Snyder, K. S., Mintz, J. (1988), Family factors and the course of bipolar affective disorder. Arch. Gen. Psychiatry **46**: 225–231.

Mumford, S. J., Paton, K. C. L., Andrews, N., Wyner, L. (1975), A token economy ward programme with chronic schizophrenic patients. Br. J. Psychiatry **126**: 60–72.

Mundt, Ch., Lang, H. (1987), Die Psychopathologie der Schizophrenien. In: Krisper, K. P., Lauter, H., Meyer, J. E., Müller, C., Strömgern, E. (Hrsg.), Psychiatrie der Gegenwart 4, Schizophrenien. Berlin – Heidelberg – New York – Tokio: Springer, S. 39–70.

Murphy, G. E., Simons, A. D., Wetzel, R. D., Lustman, P. J. (1984), Cognitive therapy and pharmacotherapy. Arch. Gen. Psychiatry **41**: 33–41.

Mussgay, L., Olbrich, R. (1988), Trainingsprogramme in der Behandlung kognitiver Defizite Schizophrener. Zeitschrift für Klinische Psychologie **17**: 341–353.

Orhagen, T. (1992), Working with families in schizophrenic disorders: the practice of psychoeducational intervention. Linköping University Medical Dissertations Nr. 363, Linköping.

Perris, C. (1989), Cognitive Therapy with Schizophrenic Patients. New York – London: The Guilford Press.

Priebe, S., Wildgrube, C., Müller-Oerlinghausen, B. (1989), Lithium prophylaxis and expressed emotion. Br. J. Psychiatry **154**: 396–399.

Rea, M. M., Strachan, A. M., Goldstein, M. J., Falloon, J., Hwang, S. (1991), Modifications in patient coping style as a function of behavioral family management for schizophrenia. Br. J. Psychiatry **158**: 542–647.

Rehm, L. P., Plakosh, P. (1975), Preference for immediate reinforcement in depression. J. Behav. Ther. Exp. Psychiat. **6**: 101–103.

Rey, E. R. (1980b), Behandlungsmöglichkeiten der Schizophrenie. In: Wittling, W. (Hrsg.), Handbuch der Klinischen Psychologie. Bd. 5. Hamburg: Hoffmann und Campe, S. 391–413.

Rey, E. R., Bailer, J., Laubenstein, D., Grosshoff, U. (1992), Einfluß von prämorbider Anpassung, sozialen Netzwerkparametern und sozialer Unterstützung auf die Negativsymptomatik ersterkrankter Schizophrener. Verhaltenstherapie **2**: 300–308.

Robertson, J. P. (1961), Effects of different rewards in modifying the verbal behavior of disorganized schizophrenics. J. Clin. Psychol. **17**: 399–402.

Rötzer-Zimmer, F. T., Axmann, D., Koch, H., Giedke, H., Pflug, B., Heimann, H. (1985), One year follow up of cognitive behaviour therapy for depressed patients: A comparison of cognitive behaviour therapy alone, in combination with pharmacotherapy and pharmacotherapy alone. Vortrag, gehalten auf der 15. Tagung der EABT, 29. 8. 1985, München.

Rush, A. J., Beck, A. T., Kovacs, M., Hollon, S. D. (1977), Comparative efficacy of cognitive therapy and pharmacotherapy in the treatment of depressed outpatients. Cognitive Therapy and Research **1**: 17–37.

Schulte, W. (1961), Nichttraurigseinkönnen im Kern melancholischen Erlebnis. Nervenarzt **32**: 314–320.

Searles, H. (1962), The differentiation between concrete and metaphorical thinking in the recovering schizophrenic patient. Journal of the American Psychoanalytical Association **10**: 22–49.

Sensky, T., Stevenson, K., Magrill, L., Petty, L. (1991), Family Expressed Emotion in non-psychiatric illness. Adaption of the Camberwell Family Interview to the families of adoles-

cents with diabetes. Int. J. Methods Psychiatr. Res. **1**: 39–51.

Simons, A. D., Garfield, S. L., Murphy, G. E. (1984), The process of change in cognitive therapy and pharmacotherapy for depression. Arch. Gen. Psychiatry **41**: 45–51.

Slade, P. D., (1972), The effects of systematic desensitisation on auditory hallucinations. Behav. Res. Ther. **10**: 85–91.

Smukler, G. I., Berkowitz, R., Eisler, J., Leff, J., Dare, C. (1987), Expressed Emotion in individual and family settings: A comparative study. Br. J. Psychiatry **151**: 174–178.

Tarrier, N. (1989), Elektrodermale Aktivität, Expressed Emotion und Verlauf in der Schizophrenie. In: Böker, W., Brenner, H. D. (Hrsg.), Schizophrenie als systemische Störung. Bern – Stuttgart – Toronto: Huber, S. 106–116.

Vaughn, C. E., Leff, J. P. (1976), The influence of family and social factors on the course of psychiatric illness. A comparison of schizophrenic and depressed neurotic patients. Br. J. Psychiatry **129**: 125–137.

Wallace, C. J., Nelson, C. J., Liberman, R. P., Aitchison, R. A., Lukoff, D. (1980), A review and critique of social skills training with schizophrenic patients. Schizophr. Bull. **6**: 42–64.

Williams, J. M. G. (1984), The psychological treatment of depression. London – Canberra: Croom Helm.

Wincze, J. P., Leitenberg, H., Agras, W. S. (1972), The effects of token reinforcement and feedback on the delusional verbal behavior of chronic paranoid schizophrenics. J. Appl. Behav. Anal. **5**: 247–262.

Wing, J. K., Brown, G. W. (1970), Institutionalism and Schizophrenia. London: Cambridge University Press.

Woods, P. A., Higson, P. J., Tannahill, M. M. (1984), Token economy programmes with chronic psychotic patients: The importance of measurement and objective evaluation for long term maintenance. Behav. Res. Ther. **22**: 41–51.

Zimmer, F. T. (1989), Verhaltenstherapie und Antidepressiva bei der Behandlung von Depressionen. In: Hand, J., Wittchen, H. U. (Hrsg.), Verhaltenstherapie in der Medizin. Berlin – Heidelberg – New York – Tokio: Springer, S. 62–81.

Korrespondenz: Prof. Dr. Hans Georg Zapotoczky, Auenbruggerplatz 22, A-8036 Graz.

3. Humanistische Psychologie

Rogerianische Psychotherapie schwerer Störungen

Robert Hutterer

Zusammenfassung. Der vorliegende Beitrag untersucht Faktoren, die zu einer Behinderung und Verzögerung der Auseinandersetzung der Rogerianischen Psychotherapie mit schweren Störungen vermutlich geführt haben. Weiters werden praxeologische Beiträge zur klientenzentrierten Behandlung von schweren Störungen vorgestellt. Die in diesem Beitrag ausgeführten Beispiele klientenzentrierter Therapie Schizophrener (Eugene Gendlin), psychotischer Prozesse (Garry Prouty) und dissoziativer und fragiler Prozesse (Margret Warner) stammen ausschließlich aus dem amerikanischen Sprachraum.

Einleitung: Vorurteile und Fragen

Meyer et al. (1991) treffen die Feststellung, daß die Gesprächspsychotherapie für die „Behandlung schwerer gestörter psychiatrischer Patienten weniger gut geeignet ist als für die Behandlung neurotischer Patienten mit einem relativ geringen Störungsgrad" (S. 82). Diese Aussage aus einem Forschungsgutachten, so kritisierenswert und undifferenziert es als Urteil über die Möglichkeiten der Rogerianischen Psychotherapie auch ist (vgl. Sauer 1993), wirft es doch ein charakteristisches Schlaglicht auf den mühsamen Weg dieser Therapieform zu den sog. schweren Störungen. Die Feststellung von Meyer et al. stützt darüber hinaus ein in der Profession schwer ausrottbares, auch gegenüber gegenteiligen Erfahrungen und Daten resistentes gleichlautendes Vorurteil.

In Zeiten zunehmend organisierter Professionalisierung, ökonomischer Anreize und Konkurrenz (Psychotherapie auf Krankenschein) kann jede psychotherapeutische Schule mit dem Hinweis auf ihre Effektivität in der Behandlung von schweren Störungen natürlich auch ein schweres Gewicht in die Waagschale der oft recht labilen gesellschaftlichen Anerkennung werfen. Denn kurzschlüssig wird angenommen, daß Effektivität in der Behandlung von schweren Störungen automatisch auch stärkere Wirksamkeit bei sog. leichten Störungen bedeutet. Wie gefährlich dieser Kurzschluß ist, können alle bestätigen, denen die Bedeutung der Dosierung in der Psychotherapie (und speziell in der Organmedizin) bewußt ist. Nicht selten kommt es auch vor, daß Psychotherapeutinnen und Psychotherapeuten sich in der Arbeit mit schweren Störungen (z. B. Schizophrenen) „leichter tun" als Kollegen ein und derselben Richtung mit Neurotikern. Es ist auch kritisch festzuhalten, daß die sog. leichten Störungen ebenfalls die Lebensqualität in einer Weise beeinträchtigen und epidemiologisch sicher den Hauptteil der psychischen Leiden ausmachen, daß sie die entsprechende Aufmerksamkeit und Bewertung der Wissenschaftler, Ökonomen und Politiker verdienen. Von Weiterentwicklung einer psychotherapeutischen Behandlungsform kann man nicht nur sprechen, wenn sie erfolgreicher bei schweren Störungen ist, sondern auch, wenn sie um eine wirksamere Behandlung bei leichten Störungen bemüht ist. Schließlich berühren diese Fragen auch das Problem der Grenze jeder Psychotherapieform, die geradeaus in ein Dilemma führt: Wird die Grenze zu eng gezogen, wird die Weiterentwicklung einer Psychotherapieform behindert, wird sie zu weit gesteckt, präsentiert die betreffende psychotherapeutische Schule ein unrealistisches Bild von ihren Behandlungsmöglichkeiten, das zu Selbstüberschätzung und nicht zuletzt zum Betrug und Schaden des Patienten führen kann.

Im Bewußtsein dieser Problemdifferenzierung treffe ich hier einige Überlegungen zur Annäherung der klientenzentrierten Psychotherapie an die Behandlung sog. schwerer Störungen. Diese Überlegungen sind historischer, theoretischer und praxeologischer Natur. Sie beanspruchen weder Vollständigkeit, noch ist es mir zum gegenwärtigen Zeitpunkt meines Denkens möglich, sie einer Systematik zu unterwerfen.

Behinderungen und Verzögerungen

Binder (in diesem Band, S. 185–210) hat darauf hingewiesen, daß keine therapeutische Richtung von vornherein einen adäquaten Zugang zur Behandlung von Psychosen vorweisen konnte, sondern Anpassungen und Parameterveränderungen in ihrer Theorie und Technik vornehmen mußte. Ich erläutere hier eine Reihe von Faktoren, die mit spezifischen Zugangsproblemen und Verzögerungen der klientenzentrierten Psychotherapie bei der Behandlung von schweren Störungen und speziell von psychotischen Erkrankungen vermutlich in Zusammenhang stehen.

Enstehung der Rogerianischen Psychotherapie

Ursprünglich wurde die Rogerianische Psychotherapie aus der Einzeltherapie mit sog. psychoneurotischen Personen entwickelt, und erst später und allmählich kam es zu einer Anwendung auf Klientengruppen mit Diagnosen, die im allgemeinen als schwere Störungen bezeichnet werden, wie etwa hospitalisierte Schizophrene, Borderline-Störungen etc. Auch die Forschung konzentrierte sich vorerst auf die Klienten mit psychoneurotischen Beeinträchtigungen. Rogers (1983, S. 473) merkte dazu an: „Anfänglich handelte es sich bei diesen Klienten hauptsächlich um fehlangepaßte und neurotische Studenten, Kinder und Eltern, von denen alle, zumindestens in einem minimalen Ausmaß, fähig waren, in der Gesellschaft zurechtzukommen."

Rekrutierung von Psychotherapeuten, Zugang zu Klienten

Vom Psychotherapiekonzept Rogers' wurden in erster Linie Personen aus dem psychosozialen Berufsfeld angezogen, die das Konzept in privater Pra-

xis oder Beratungsstellen (z. B. Studentenberatung) zur Anwendung
brachten. Dementsprechend eingeschränkt war der Zugang etwa zu hospitalisierten schwer gestörten Patienten, was die Möglichkeit einschlägiger
Erfahrungsbildung verringerte.

Unklarheiten bezüglich Indikation

Die Indikationsfrage wurde unzureichend, vereinfachend und undifferenziert geführt. Der theoretische Anspruch der Rogerianischen Psychotherapie geht von einer Anwendbarkeit bei diagnostisch unterschiedlichen Klientengruppen aus, von der „Hypothese, daß auf alle Personen, seien sie
nun als ‚psychotisch‘, ‚neurotisch‘ oder ‚normal‘ eingestuft, die gleichen
psychotherapeutischen Prinzipien anwendbar sind" (Rogers 1977, S. 19).
Demgegenüber stehen Aussagen über eingeschränkte Indikation. Für
Tausch und Tausch (1990) ist das Indikationsproblem nur randständig, wobei die Anwendbarkeit der Rogerianischen Psychotherapie vornehmlich
bei psychoneurotischen Klienten hervorgehoben wird. Martin (1975) etwa
behauptete, daß Schizophrenien und andere Psychosen nicht mit der Psy-
chotherapiemethode nach Rogers behandelt werden könnten. Die Indikationsfrage ist bis heute von Mißverständnissen getragen, die sich auf das besondere Verhältnis von Theorie und Praxis in der Rogerianischen Therapie
beziehen. Der Umstand, daß die von Rogers postulierten therapeutischen
Bedingungen (Kontakt, Inkongruenz des Klienten, Kongruenz, Empathie
und unbedingte Wertschätzung des Therapeuten und Wahrnehmung konstruktiven Therapeutenverhaltens durch den Klienten) allgemeine Prinzipien der Gestaltung einer therapeutischen Situation und Beziehung sind,
die individualisierter und idiosynkratischer Formen der Anwendung auf einen immer besonderen Klienten in einer einmaligen Situation bedürfen,
jedoch ohne diese Prinzipien im Kern zu verletzen, überfordert auch jetzt
noch die Diskussion um eine differentielle Vorgangsweise in der Rogerianischen Psychotherapie.

Selektive Praxis

Forschung und klinische Erfahrungen zeigten ein prognostisch günstiges
Kriterium für die Rogerianische Psychotherapie auf, das „Ansprechbarkeit
auf das psychotherapeutische Beziehungsangebot" genannt wurde (vergleiche das Kriterium der „Analysierbarkeit" als Indikationskriterium für die
Psychoanalyse). Die Definition dieses Kriteriums verweist auf den Umstand, daß die klientenzentrierte Vorgangsweise des Therapeuten in den ersten Therapiesitzungen vom Klienten als hilfreich wahrgenommen wird
(im Sinne einer zunehmenden Selbstexploration, körperlicher Entspannung etc.). Später „gebesserte" Klienten zeigten sich in den ersten Therapiesitzungen „ansprechbarer" als später „nicht gebesserte" Klienten (vgl.
Eckert J., Schwartz H.-J. und Tausch R. 1977). So wichtig, vernünftig und
auch verantwortungsvoll die Berücksichtigung dieses prognostischen Kriteriums im klinischen Alltag auch ist, so führte es vermutlich zu einer selekti-

ven Praxis: Nicht oder schwer „ansprechbare" Klienten wurden möglicherweise von vornherein oder nach kurzer Zeit an Kollegen bzw. Institutionen mit anderen Behandlungsmöglichkeiten weiterverwiesen. Da gerade das Merkmal der „Ansprechbarkeit" auf Kontakt- und Beziehungsproblematik verweist, sind hier möglicherweise Erfahrungen mit Klienten speziell mit schweren Störungen und Defiziten im Kontaktbereich nur eingeschränkt zustande gekommen.

Unzulänglichkeiten in der Theorieentwicklung

Ein weiterer Grund für die verzögerte Beschäftigung mit schweren Störungen liegt vermutlich in der Art und Weise, wie die von Rogers präsentierte Theorie in Praxis und Forschung umgesetzt wurde. Seit den letzten wissenschaftlich relevanten theoretischen Formulierungen zur Therapietheorie (Rogers 1957) und Persönlichkeits- und Motivationstheorie (Rogers 1959) wurde – abgesehen von wenigen Ausnahmen (vgl. Levant und Shlien 1984) – keine wesentliche theoretische Weiterentwicklung vorgelegt. Rogers selbst richtete sein Interesse in seinen späteren Jahren auf die Anwendung seiner Prinzipien auf außertherapeutische Erfahrungsfelder wie etwa interkulturelle Konfliktlösung und Friedensarbeit. Die Forschung in der BRD konzentrierte sich hauptsächlich auf die empirische Überprüfung der Theorie von Rogers. Zwei konkrete Beispiele für eingeschränkte Theorieentwicklung mögen hier stellvertretend für viele stehen:

1. Unvollständige Berücksichtigung theoretischer Parameter

Rogers hat in seinem 1957 erschienenen Aufsatz über die notwendigen und hinreichenden Bedingungen psychotherapeutischer Persönlichkeitsveränderungen von sechs Bedingungen gesprochen: Kontakt, Inkongruenz des Klienten, Kongruenz, Empathie und unbedingte Wertschätzung des Therapeuten und Wahrnehmung konstruktiven Therapeutenverhaltens durch den Klienten. Rogers selbst hat später – in Reduzierung seiner eigenen Einsichten – hauptsächlich jene drei Bedingungen hervorgehoben, für die er eindeutig den Psychotherapeuten zuständig sah (Empathie, Wertschätzung, Kongruenz). Rogers Nachfolger reduzierten diese Bedingungen darüber hinaus noch auf Verhaltensaspekte oder idealisierten manche in einseitiger Weise (z. B. Kongruenz). Jene Bedingung, die Rogers sogar urspünglich als unabdingbare Wirk-Voraussetzung aller anderen Parameter betrachtet und die besonders bei manchen Formen schwerer Störung äußerst relevant ist – nämlich der psychologische Kontakt zwischen Therapeut und Klient – wurde konsequent aus allen theoretischen Überlegungen ausgeschlossen. Eine Phänomenologie des Kontakterlebens oder von Kontaktstörungen in der therapeutischen Beziehung (z. B. Phänomene des Rückzugs oder der „optimalen Nähe/Distanz"), die für Theoriebildung und Praxis gleichermaßen relevant wäre, fehlt völlig.

2. Ungenügende Differenzierung der Theorie

Rogers hat mit den meisten seiner theoretischen Formulierungen ein höchst abstraktes Kondensat eines komplexen therapeutischen Prozesses vorgelegt. Das für eine phänomenologische Differenzierung der Theorie nötige Wechselspiel zwischen abstrakter Theorie und Anwendung in konkreten Situationen wurde jedoch weitgehend vernachlässigt (vgl. Lietaer 1990). Das Defizit an differenzierten klinischen Phänomenbeschreibungen wurde durch Ideologisierung (Festhalten an abstrakten „core conditions") oder durch unreflektierte Übernahme von paradigmenfremden Überlegungen (Eklektizismus) besonders bezüglich des Verständnisses von schweren Störungen weiter verschärft.

Die Wisconsin-Studie

Für Rogers war die Durchführung eines Psychotherapieprojekts mit hospitalisierten Schizophrenen ein Vorhaben, das eine besondere Herausforderung und Hoffnung für die Überprüfung seiner Theorie darstellte (Rogers et al. 1967). Der Input dieses Projekts für die Weiterentwicklung der Theorie und Praxis von schweren Störungen war jedoch aufgrund verschiedener Umstände geringer, als die Erfahrungen und Ergebnisse erwarten ließen. Da die Ergebnisse nicht in derselben Weise eindrucksvoll waren wie die Forschung bei psychoneurotischen Klienten und auch manche verwirrende Ergebnisse brachten, haben sie Kritiker pauschal als Enttäuschung präsentiert. Patterson (1985) wies etwa darauf hin, daß die Studie mißverstanden, unrichtig dargestellt wurde, in ihrer Bedeutung zurückgewiesen wurde und auch unrealistischerweise darüber geklagt wurde, daß nicht jeder Patient sich verbessert hatte. Rogers präsentierte die ersten Erfahrungen und Ergebnisse des Projekts bereits 1958 der interessierten Fachwelt, die auf weitere Ergebnisse wartete. Es dauerte jedoch aufgrund eines unerklärlichen Verlusts von Forschungsdaten und schwerer und langer Konflikte unter den Herausgebern der Studie weitere neun Jahre, bis sie veröffentlicht wurde. Die professionelle Öffentlichkeit hatte längst das Interesse daran verloren. Rogers selbst hatte wegen eines Karrierewechsels wenig Gelegenheit, differenzierte theoretische Konsequenzen aus den reichhaltigen Erfahrungen in diesem Projekt zu ziehen. Er beendete seine akademische Karriere und ging nach Kalifornien, wo er seine Interessen auf innovative Projekte z. B. im Schulbereich und auf die für ihn faszinierende Erfahrung der Arbeit mit Kleingruppen (Encounter-Gruppen) und später auch Großgruppen richtete.

Rogerianische Psychotherapie schwerer Störungen

Im folgenden möchte ich drei Beispiele Rogerianischer Psychotherapie schwerer Störungen aus dem amerikanischen Sprachraum darstellen. Gendlins Beitrag stellt eine weit unterschätzte Darstellung therapeutischer Praxeologie dar. Die Beiträge von Garry Prouty und Margaret Warner sind als Weiterentwicklung klientenzentrierter Prinzipien bei der Anwendung auf schwierige Klientenpopulationen des Chicago Counseling and Psychotherapy Research Centers zu verstehen.

Eugene Gendlin: Zur Praxeologie klientenzentrierter Psychotherapie Schizophrener

Gendlin, der am Wisconsin-Projekt auch als Psychotherapeut teilnahm, verfaßte einen ausgezeichneten Beitrag über therapeutische „Prozeduren" im Umgang mit Schizophrenen (Gendlin 1967). Er versucht darin eine reflektierte, phänomenologische Auswertung der therapeutischen Praxis mit schizophrenen Patienten, eine Art „persönlicher Praxeologie": „Wir brauchen eine Wissenschaft psychotherapeutischen Handelns, und der erste Schritt liegt in der Entwicklung eines Vokabulars, das einige der Verfahren benennt, die wir innerhalb unser selbst und äußerlich sichtbar verwenden" (Gendlin 1967, S. 375). Rogers und die meisten seiner Kollegen in diesem Projekt hatten wenig Erfahrung mit Schizophrenen. Darüber hinaus wurden die Patienten nicht auf der Basis von Kriterien ausgewählt, die eine erfolgreiche Therapie erwarten ließen, wie etwa hohe Motivation der Patienten, günstige Prognose etc., sondern streng nach Forschungskriterien (Alter, Geschlecht, sozioökonomischer Status, Länge der Hospitalisierung). Dies führte zu einer Auswahl von Patienten, die aufgrund charakteristischer Ausdrucks- und Handlungsmerkmale eine besondere Herausforderung für eine traditionell klientenzentrierte Vorgangsweise bedeuteten. Gendlin nennt folgende Charakteristika der schizophrenen Patienten in Bezug zur therapeutischen Situation:

Schweigen. Die Patienten verbrachten Stunden mit massivem Schweigen, und zwar nicht jene fruchtbaren Momente des Schweigens, die wir als therapeutisch wertvoll kennen, sondern ein Schweigen, das Leere, Widerstand, Unwilligkeit und Orientierungslosigkeit ausdrückte. Eine andere Art von Rückzug war das ununterbrochene Reden über Äußerlichkeiten und Trivialitäten.

Fehlen von Selbstexploration. Unabhängig davon, ob Patienten schwiegen oder ununterbrochen sprachen, sie hatten keinen Sinn dafür, sich selber zu erforschen oder zu verstehen. Die Patienten sahen keinerlei Bedeutung im Bemühen der Psychotherapeuten, zu reflektieren bzw. Gefühle und Bedeutungen anzusprechen.

Das Fehlen eines selbsttreibenden Prozesses. Der bei neurotischen Klienten spontan, „wie von selbst" ablaufende und weiterführende Erlebensprozeß fand nur selten und nicht kontinuierlich bzw. in einem „gebrochenen Verlauf" statt.

Ablehnung des Therapeuten. Sowohl die schweigenden als auch die verbalen Patienten wiesen die Therapeuten regelmäßig zurück. Es war eine totale Ablehnung, sich mit dem Therapeuten zu treffen. Die Ablehnung war derart massiv, daß – wie Gendlin bemerkt – die Psychotherapeuten die Gespräche nicht fortgesetzt hätten und auch deshalb nicht gelernt hätten, mit diesem Patienten „weiterzumachen", ohne ihre persönlichen Rechte zu verletzen, wäre ihre Durchhaltemotivation aus Forschungsgründen nicht besonders hoch gewesen. Diese Charakteristika der schizophrenen Patienten brachte die Psychotherapeuten dazu, die gewohnte Vorgangsweise zu transzendieren und mit neuen Formen der Kontaktaufnahme zu experimentieren. Wesentlich und unverzichtbar war dabei, daß diese an eine spezielle Patientengruppe angepaßte Vorgangsweise andere und *unterschiedliche Ausdrucksformen derselben therapeutischen Grundprinzipien und Einstellungen* waren. Im folgenden Zitat erläutert Gendlin eine derartige „differentielle" Vorgangsweise beispielhaft:

Die klientenzentrierte Psychotherapie klassischen Stils betonte, „daß es nicht gut ist, Fragen zu beantworten. Stellte ein Klient eine Frage, so war es typisch für den klientenzentrierten Therapeuten, sie nicht zu beantworten, sondern statt dessen seine Aufmerksamkeit darauf zu richten, warum er sie fragt oder zu versuchen, die Gefühle, die dem Fragen unterliegen, zu reflektieren. Warum? Weil eine Frage sehr oft indirekt darauf bezogen sein würde, womit sich das Individuum beschäftigt. Die Beantwortung der Frage würde den Prozeß abstellen, bevor der wirkliche Sinn der Frage auftauchen könnte. Zum Beispiel könnte ein Klient, der sich vom Therapeuten in einigen Belangen nicht verstanden fühlte, fragen: ‚Wie alt sind Sie?' Das wäre nur in dem Sinne relevant, als es bedeutete: ‚Wie kann eine junge Person wie Sie mich verstehen, um so mehr als Sie es gerade nicht konnten?' Würde der Therapeut die Frage beantworten, würde er oft den wichtigen Prozeß abstellen, der sich von dieser zugrundeliegenden Sorge aus entwickelt. Aus demselben Grund äußerten wir keine Meinungen. Die Meinung des Therapeuten würde dem weiteren Prozeß in die Quere kommen, was oft zu ganz unterschiedlichen Interessen führt, als sie vorerst erschienen. Jedoch mit diesen Patienten finde ich, daß ich mich mehr selbst einbringen will und muß. Ich muß dem Patienten zeigen, wer ich bin. Ich möchte nicht, daß subverbale Fingerzeige allein seine Vorstellung darüber bestimmen, was ich denken könnte. Meine Tendenz besteht nun darin, oberflächlich *alle* Fragen zu beantworten, und zeige damit, was in mir vorgeht, und dann füge ich rasch hinzu: ‚Aber warum fragen Sie?' oder ‚Fragen Sie wegen diesem oder jenem?' Das mag wie das gegenteilige Verhalten [zum klassischen Stil] erscheinen, aber das Grundprinzip in beiden ist, *seine* Spur zutage treten zu lassen, ihm zu ermöglichen, auszudrücken, wo *er* steht . . . das Prinzip, zu diesem Prozeß zu kommen, oder ihm zu ermöglichen, *seine* Wahrnehmungen auszudrücken und mit *seinen* Gefühlen zu arbeiten, bleibt dasselbe" (Gendlin, 1964, 172 f.; Italics im Original).

In Gendlins Erläuterung einer differentiellen Vorgangsweise wird deutlich, daß er seine vom klassischen Stil abweichende Vorgangsweise und seine idiosynkratischen Formen des Zugangs auf Klienten an die grundlegenden Rogerianischen Prinzipien rückbindet.

Gendlins „persönliche Praxeologie" sind im Grunde situationsbezogene und kontextsensitive Handlungsprinzipien oder Orientierungsprinzipien zur Aufbereitung des inneren Erlebens des Therapeuten in Beziehung zu einem bestimmten Ausdrucksverhalten des Patienten. Gendlin unterscheidet drei Kategorien von typischem Ausdrucksverhalten Schizophrener in der Therapiesituation (deskriptives „in-therapy behavior") und verbindet damit spezifische „therapeutische Prozeduren":

Typ I

Beschreibung: Still und unempfindlich: Der Patient schweigt und bleibt durchgehend in derselben (Sitz-)Position; unbeweglich, keinerlei Reaktionen in Form von Gesten, Blicken etc.

Therapeutische Prozeduren: Keine Feedback-Forderungen, die „Sensible-Person"-Annahme, Periodisches Kenntlichmachen der eigenen Anwesenheit, vorsichtige Vorstellungen über den Patienten, Aufrechterhaltung der Interaktion, Kontakt aufnehmen.

Typ II

Beschreibung als still, aber empfindlich: Der Patient schweigt, zeigt jedoch durch Gesten, Blicke, Veränderung des Gesichtsausdrucks und seltene verbale Äußerungen eine gewisse Empfänglichkeit für Interaktion.

Therapeutische Prozeduren: Akzeptieren der Zurückweisung, Aktivsein, Brücken zur Außenwelt herstellen, Offenheit für den jeweils nächsten Schritt, Gelegenheiten für weitere Interaktion nutzen, Stück-für-Stück-Antworten.

Typ III

Beschreibung: Verbal, aber externalisierend: Der Patient spricht viel, aber niemals über Gefühle, persönliche Bedeutungen, jedoch über andere, äußere Situationen und Ereignisse.

Therapeutische Prozeduren: Annahmen über die innere Welt des Klienten äußern; Vorstellung einer gefühlten Bedeutung; vielseitige Anhaltspunkte für Selbstöffnung des Patienten verwenden (alles ist ein „Öffner"), Zulieferung affektiver Bedeutungen durch den Therapeuten, klientenzentrierte Antwort.

Auch wenn die Darstellung dieser Handlungsprinzipien und „Prozeduren" überwiegend in Form von „Wenn dieses eintritt, tue jenes" erfolgt, so macht Gendlin deutlich, daß es sich um verschiedene Formen von Kontaktversuchen handelt und verschiedene Formen der Aufbereitung des eigenen inneren Erlebens zur Rekonstruktion der inneren Welt des Patienten und nicht um Techniken zur Kontrolle des Prozesses im Patienten.

Garry Prouty: Psychotische Prozesse

Prouty beschäftigt sich eingehend mit psychotischer Erlebnisverarbeitung, bei der der Patient nicht fähig ist, Realitätskontakt mit einigen Aspekten der Welt, seiner selbst und anderen aufrechtzuerhalten. Psychotische Erlebnisse fungieren als „Präsymbole", die in einen realitätsgerechten Erlebensprozeß transformiert werden können. Prouty (1990) geht aufgrund von Schlußfolgerungen aus dem Wisconsin-Projekt davon aus, daß bei Psychotikern speziell die Beziehung problematisch und der konkrete Erlebensprozeß im Patienten defizitär ist. Seine Weiterentwicklung des klientenzentrierten Ansatzes, die auf die Wiederherstellung von Beziehungs- und Erlebensfähigkeit abzielt, nennt er Prä-Therapie, weil sie im Grunde auf die schwierige Aufgabe der „Therapiefähigkeit" gerichtet ist und als deren Voraussetzung gesehen werden kann. Sie ermöglicht einen therapeutischen Zugang zu Menschen, die als „nicht therapierbar" oder „nicht kontaktfähig" betrachtet werden. Rogers hat den Faktor des „psychologischen Kontaktes" als eine Grundvoraussetzung therapeutscher Arbeit bezeichnet, jedoch Implikationen dieser Annahme nicht weiter ausgeführt (siehe oben). Es scheint auch nicht notwendig gewesen zu sein, da er hauptsächlich mit Personen der gebildeten, weißen Mittelschicht gearbeitet hat, und das Vorhandensein eines minimalen Kontaktes selbstverständlich angenommen werden konnte. Die Theorie von Rogers gibt auch keinerlei Hinweise für die Wiederherstellung von Kontakt für den Fall seiner Abwesenheit. Prouty unterscheidet nun drei Kontaktformen: Realitätskontakt, affektiven Kontakt und kommunikativen Kontakt. Diese Kontaktformen betrachtet er als notwendige Voraussetzungen für die Psychotherapie von Psychotikern und geistig Behinderten. Ohne Realitätskontakt kann der Patient kein wechselseitiges „Hier und Jetzt" mit dem Therapeuten teilen. Ohne affektiven Kontakt gibt es für den Patienten keinen Zugang zu Gefühlen, und ohne kommunikativen Kontakt ist der verbale Ausdruck behindert. Prä-Therapie richtet sich in erster Linie auf das Konzept des „psychologischen Kontaktes", und Prouty entwickelte sogenannte Kontaktreflexionen als therapeutische Methode. Kontaktreflexionen zielen auf präverbale und primitive Ausdrucksformen von Klientenverhalten:

Die Situationsreflexion zielt auf die Entwicklung oder Wiederherstellung des Realitätskontaktes. Der Therapeut nimmt dabei Bezug auf den unmittelbaren realen Situationskontext des Klienten. Beispiele: „Du zeigst jetzt dorthin", „wir waren lange in diesem kleinen Raum." Es handelt sich um das Aufgreifen einfacher Realitätswahrnehmungen.

Reflexionen des Gesichtsausdrucks zielen auf einen affektiven Kontakt mit sich selbst. Der Klient kann dadurch in Kontakt mit prä-expressiven Gefühlen kommen. Beispiele: „Deine Augen werden größer", „Du schaust jetzt auf."

Wort-für-Wort-Reflexionen zielen auf die Wiederherstellung oder Entwicklung eines kommunikativen Kontaktes, dort, wo er fehlt. Dabei wird das funktionale Sprechen unterstützt und die Möglichkeit, sich selbst als „im Ausdrucksprozeß befindlich" und als Kommunizierenden zu erfahren. *Beispiel:* Kl.: „Sie sind groß, rosa und häßlich." Th.: „Sie sind groß, rosa und häßlich." Durch diese Wort-für-Wort-Wiederholungen werden auch unverständliche und unzusammenhängende Laute und Wortfetzen Grundlage eines Kontaktes (nicht nur jene, wo der Sinn schnell klar ist).

Körperreflexionen dienen der Wiederherstellung eines Körpergefühls und eines Realitätskontaktes. Sie bestehen im verbalen Ausdruck von bizarren Bewegungen und Körperzuständen. Beispiel: „Der ganze Körper ist steif." – „Sie drehen den Kopf weg."

Reiterative Reflexionen greifen früher erfolgreiche Kontakreflexionen wieder auf, um den interaktiven Effekt von Kontakt und Erleben zu stützen. Wenn der Kontakt- und Erlebensfluß abgerissen ist, können diese wiederaufgreifenden Reflexionen Erfahrungen wieder aktivieren.

Obwohl die Beispiele in schriftlicher Form wiedergegeben hölzern und mechanisch wirken, muß hier betont werden, daß die Basis einer klientenzentrierten Grundhaltung hier besonders wichtig ist.

Prouty hat seine Methode der Prä-Therapie mit zahlreichen Fallbeispielen belegt. Besonders eindrucksvoll ist seine Arbeit mit Halluzinationen

(Prouty 1991). Seine Methode wird inzwischen auch in Kliniken europäischer Länder angewandt (vgl. Pörtner 1993).

Margret Warner: Dissoziative und fragile Prozesse

Neben der Auseinandersetzung mit psychotischen Prozessen der Erfahrungsverarbeitung, wurde am Chicago Counseling and Psychotherapy Research Center sogenannten dissoziativen und fragilen Prozessen der Erfahrungsverarbeitung besondere Aufmerksamkeit geschenkt und auf der Basis von psychotherapeutischen Prinzipien nach Rogers und Gendlin behandelt. Neben der theoretischen Auseinandersetzung wird dabei Wert auf die phänomenologische Beschreibung und Auswertung des Klientenerlebens in der Therapiesituation gelegt bzw. ihre Resonanz auf die therapeutischen Bedingungen.

Dissoziative Formen der Erlebensverarbeitung beinhalten das Erleben von Auflösung, Spaltung oder Zerfall des Selbst und der Persönlichkeit. Diese Form der Erlebensverarbeitung fungiert als Schutz vor überwältigenden Erinnerungen an Inzest oder Mißbrauchserfahrungen und wird als Kontrollverlust gegenüber „abgespaltenen", nicht-kontrollierbaren Teilen der Persönlichkeit erlebt. Warner (o. D.) weist darauf hin, daß erfahrungsgemäß diese Symptome beinahe immer mit intensivem sexuellen oder körperlichen Mißbrauch verbunden sind und diese Klientinnen besonders sensibel auf Probleme von Macht und Kontrolle in der Therapiesituation reagieren. Der Prozeß der Integration von traumatischen Erfahrungen ist häufig chaotisch und schmerzlich für die Klientinnen. Sie wünschten, sie könnten alles vergessen und zu ihrem früheren Leben zurückkehren, auch wenn es noch so einengend und symptombeladen war. Die ersten Sitzungen mit dissoziativen Klientinnen können sehr unterschiedlich verlaufen. Manche zeigen drastische Verwirrung und Stimmungsveränderungen, die meisten beginnen mit Jedermanns-Problemen wie Beziehungsproblemen, Arbeitsproblemen, Depressionen etc. Nur selten wird ein inzestuöser Familienhintergrund angedeutet, oder es tauchen sogar Erinnerungen an idyllische Familienerfahrungen auf. Einige Personen verbringen viele Therapiestunden, ohne Zerfalls- und Spaltungserlebnisse anzusprechen. Warner weist darauf hin, daß Klientinnen oft erst in späteren Phasen der Therapie dissoziative Erfahrungen ansprechen und betrachtet es als Fortschritt, wenn diese mehr im Sinne einer „multiplen Persönlichkeit" werden, da die Vertrauensgrundlage der therapeutischen Beziehung es erlaubt, daß die Fragmentierung auch in der therapeutischen Situation zum Ausdruck kommt. Trotzdem treten dabei massive Ängste auf, vor allem vor Zurückweisung durch die Therapeutin und davor, als verrückt angesehen zu werden. Dabei wird jede therapeutische Intervention, die es erleichtert, über dissoziative Erfahrungen oder Verwirrungen zu sprechen, von Warner als sinnvoll angesehen (z. B. Erklären des Mechanismus und psychologischen Hintergrundes von Dissoziationen, falls Klientinnen es wünschen). Besonders wichtig ist eine kontinuierliche Offenheit für dissoziative Teile und auch explizite „welcoming statements" der dissoziativen Teile anstelle eines simplen „reflective response": Denn der Prozeß ist sehr sensibel, speziell wenn widersprüchliche Wünsche auftauchen und wenn Klientinnen sich wünschen, der Therapeut möge helfen, die schrecklichen Erfahrungen loszuwerden:

„Ich habe entdeckt, daß, wenn ich einfach mein Verstehen ausdrückte, daß der Klient Hilfe möchte, um Erfahrungen verschwinden zu lassen, dann die quälenden Teile oft empfinden, daß ich sie zerstören möchte. Sie eskalieren dann wahrscheinlich die bedrohenden Aktionen, während sie außerhalb des Bewußtseins bleiben. ... ich versuche nun irgend etwas zu sagen, um anzuzeigen, daß der Teil bei mir willkommen ist" (Warner o. D., S. 17).

In ähnlicher Weise stellt Roy (1991, S. 27) fest:

„Dissoziatives Material, egal ob es so unterscheidbar ist wie eine separate Persönlichkeit oder weniger in diesem Sinne, muß erfahren werden und es muß ihm erlaubt werden, in der Welt oder im Bewußtsein zu leben, bevor es verarbeitet und integriert werden kann."

Eine weitere Form der Erlebensstörung nennt Warner (1991) „fragile process". Damit sind Formen der Erfahrungsverarbeitung gemeint, bei denen Klienten Schwierigkeit haben, die Intensität von inneren Erfahrungen und beginnende oder endende emotionale Reaktionen, wenn es die Situation erfordert, abzustimmen; oder den Blickwinkel anderer Leute aufzunehmen, ohne den Kontakt mit ihrem eigenen Erleben abzubrechen. Personen mit fragiler Erlebnisverarbeitung werden oft mit den Diagnosen Borderline-Störung, narzistische oder schizoide Persönlichkeitsstörung belegt. Warner führt diese Störungen auf Empathie-Defizite in der frühen Kindheit zurück. Empathische Antworten sind oft die einzigen Interventionen, die Klienten im Verlauf fragiler Erlebnisverabeitung aufnehmen können. Empathie hilft dabei, mit dem eigenen Erleben in Verbindung zu bleiben. Das Erleben ist oft in einer Weise „zerbrechlich", daß jede ungenaue Bezeichnung durch den Psychotherapeuten eine Zurückweisung der inneren Welt des Klienten für diesen bedeutet. Personen mit fragiler Erlebnisverarbeitung erfahren in Beziehung ein großes Ausmaß an verletzendem Mißverstehen aufgrund ihres indirekten Kommunikationsstiles. Die Verarbeitung fragilen Erlebens mit Unterstützung der Empathie des Therapeuten führt in diesen Phasen der Therapie zur Abhängigkeit vom Therapeuten. Sie verlassen ungern die Therapiestunden und sind mißmutig und ärgerlich über die Zeit, die sie auf die nächste Stunde warten müssen. Insgesamt bringt Warner therapeutische Fortschritte bei fragiler Erlebnisverarbeitung mit der zunehmenden Sicherheit von Klienten in Zusammenhang, Kontakt zum eigenen Erleben aufrechterhalten zu können und Halt im eigenen Erleben zu finden (vgl. auch Hutterer 1992).

Ausblick

Die ansatzweise dargestellten Beispiele der Auseinandersetzung Rogerianischer Psychotherapeuten mit schweren Störungen basieren auf der genauen Auswertung und Darstellung von Erfahrungen. Die philosophischen

Wurzeln der amerikanischen Rogerianischen Tradition begünstigen eine erfahrungsnahe Form der Phänomenologie, die besonders geeignet ist für eine differenzierte Handlungstheorie und Praxeologie klientenzentrierter Vorgangsweise, die bis jetzt nur in Anfängen vorhanden ist.

Literatur

Eckert J., Schwartz, H.-J., Tausch, R. (1977), Klienten-Erfahrungen und Zusammenhang mit psychischen Änderungen in personenzentrierter Gesprächspsychotherapie. Zeitschrift für Klinische Psychologie **6**: 177–184.

Gendlin, E. T. (1964), Schizophrenia: Problems and methods of psychotherapy. Review of existential Psychology and Psychiatry **4**: 168–179.

Gendlin, E. T. (1967), Therapeutic Procedures in Dealing with Schizophrenics. In: Rogers, C. R., Gendlin, E. T., Kiesler, D. J., Truax C. B. (Eds.), The therapeutic relationship and its impact. A study of psychotherapy with schizophrenics. Madison: University of Wisconsin Press, pp. 369 – 400.

Hutterer, R. (1992), Aktualisierung und Selbstaktualisierung. In: Stipsits, R., Hutterer, R. (Hrsg.), Perspektiven Rogerianischer Psychotherapie. Wien: WUV, S. 71–82.

Levant, R. F., Shlien, J. M. (1984), Client-Centered Therapy and the Person-Centered Approach: New Directions in Theory and Practice. New York: Praeger Publishers.

Lietaer, G. (1990), The client-centered Approach after the Wisconsin project: A personal view and its evolution. In: Lietaer, G., Rombauts, J., Van Balen, R. (Eds.), Client-centered and experiential therapy in the nineties. Löwen: Leuven University Press, pp. 19–46.

Martin, D. G. (1975), Gesprächspsychotherapie als Lernprozeß. Salzburg: Müller.

Meyer, A. E., Wirth, R., Grawe, U., Graf v. d. Schulenberg, J. M., Schulte, B. (1991), Forschungsgutachten zu Fragen eines Psychotherapeutengesetzes. Universitäts-Krankenhaus, Hamburg-Eppendorf.

Patterson, C. H. (1985), The Therapeutic Relationship: Foundations for an Ecletic Psychotherapy. Monterey: Brooks/Cole Publ.

Pörtner, M. (1993), Klientenzentrierte Therapie mit geistig Behinderten und Schizophrenen. Garry Prouty's Konzept der Prae-Therapie. Brennpunkte **15** (54): 15–22.

Prouty, G. F. (1991), The pre-symbolic Structure and processing of schizophrenic hallucinations: the problematic of a non-process-structure. In: New Directions in client centered Therapy. Practice with difficult client populations. Chicago Counseling and Psychotherapy Research Center, Chicago, pp. 1–17.

Prouty, G. F. (1990), Pre-Therapy: A theoretical evolution in the person-centered/experiential Psychotherapy of schizophrenia and retardation. In: Lietaer, G., Rombauts, J., Van Balen, R. (Eds.), Client-centered and experiential therapy in the nineties. Löwen: Leuven University Press, pp. 645–658.

Rogers, C. R. (1957), The necessary and sufficient conditions of therapeutic personality change. Journal of Consulting Psychology **21** (2): 95–103.

Rogers, C. R. (1959), A theory of therapy, personality, and interpersonal relationships, as developed in the client-centered framework. In: Koch, S. (Ed.), Psychology. A study of a science. Vol. III: Formulations of the person and the social context. New York: McGraw Hill, pp. 184–256.

Rogers, C. R. (1977), Therapeut und Klient. München: Kindler.

Rogers, C. R. (1983), Klientenzentrierte

Psychotherapie. Frankfurt/M.: Fischer.

Rogers, C. R., Gendlin, E. T., Kiesler, D. J., Truax, C. B. (1967), The therapeutic relationship and its impact. A study of psychotherapy with schizophrenics. Madison: University of Wisconsin Press.

Roy, B. C. (1991), A Client-centered Approach to Multiple Personality and Dissociative Process. In: New Directions in client centered Therapy. Practice with difficult client populations. Chicago Counseling and Psychotherapy Research Center, Chicago, pp. 18–40.

Sauer, J. (1993), Zur Wirksamkeit klientenzentrierter Psychotherapie. Psychotherapieforum 1 (2): 67–80.

Tausch, R., Tausch, A.-M. (1990), Gesprächspsychotherapie, 9. Aufl. Göttingen: Hogrefe.

Warner, M. S. (1991), Fragile Process. In: New Directions in client centered Therapy. Practice with difficult client populations. Chicago Counseling and Psychotherapy Research Center, Chicago, pp. 41–58.

Warner, M. S., (o. D.), Dissociated Process. Draft/Chicago Counseling Center, Chicago, Ill.

Korrespondenz: Dr. Robert Hutterer, Rögergasse 22/32, A-1090 Wien.

Achtsame Liebe – zentrierende Struktur

Lotte Hartmann-Kottek

Zusammenfassung. Für die Behandlung von psychosenahen und psychotischen Menschen werden hier zwei Dimensionen kombiniert: 1) die Begegnungsebene der Subjekt-Subjekt-Beziehung und 2) ein Stimulationsangebot zum strukturellen Wachsen bzw. Nachreifen. Beide Dimensionen verstehen sich vor dem gedanklichen Rahmen der Gestalttherapie.

Einleitung

„Achtsame Liebe", diese Qualität ist als Grundeinstellung für die Einstellung des Therapeuten zum psychotischen oder psychosenahen Menschen gedacht – und zwar zum Potential seines Wesenskerns. Die psychotischen Abwehrvorgänge können unter Umständen sehr problematische Gefühle hervorrufen, die zum richtigen Zeitpunkt und in einer angemessenen Dosierung auch angesprochen werden sollen, die aber nie die obige, positive Grundeinstellung gänzlich überfluten dürfen. Die „achtsame Liebe" ist die Eintrittspforte zur heilenden Beziehung. Sie leitet sich vom „Ich und Du"/„I and Thou" Martin Bubers ab. Sie bewahrt einen Ort der Menschenwürde, einen Ort für das Recht auf Leben, Wachstum und Entfaltung.

Was bedeutet diese Einstellung für einen psychiatrischen Alltag?

Das therapeutische Beziehungsangebot wird ein anderes sein, ob es von einem eher objektivierenden, konventionellen Rollenverständnis abgeleitet wird oder ob es aus einer primären Subjekt-Subjekt-Begegnung stammt, die – vom latenten Verständnis her – letztlich auf die Repräsentanz Gottes im Gegenüber mitgerichtet ist. Ist aber eine Subjekt-Subjekt-Beziehung zwischen Therapeut und Patienten überhaupt möglich? Ist das nicht eine Utopie? Bedeutet das nicht eine unrealistische Grenzverwischung, eine Illusion von Nähe, die nicht durchträgt und dadurch um so mehr enttäuscht? Da wird es notwendig, verschiedene Ebenen der Beziehung zu betrachten. Die Ungleichgewichtigkeit in der Strukturiertheit und Fähigkeit zur Lebensbewältigung etc. steht hier nicht zur Diskussion.

Achtsame Liebe

Achtsamkeit in Beziehung zum psychotischen Menschen beinhaltet für den Therapeuten eine sehr differenzierte Wahrnehmung, gepaart mit Rücksichtnahme und Achtgeben sowie Achtung erweisen. Die Haltung hat viel mit Respekt vor der Eigenart des anderen, vor seinem Lebensraum, seiner

Eigenart, sich zu organisieren, sein seelisches Gleichgewicht auszubalancieren und seine Bedürfnisse auszudrücken oder diese zu verbergen, zu tun. Diese Haltung läßt Freiheit und läßt spüren, daß sie dennoch auf Abruf präsent ist.

Liebe gewinnt in diesem Zusammenhang etwas von der Abgeklärtheit der bedingungslosen Liebe (A. Maslows), die für sich selbst nichts beansprucht und braucht, da sie aus der Fülle kommt. Sie richtet sich nicht nur an das erlebende Subjekt im Gegenüber, sondern, entsprechend dem „I and Thou", aus einer ebenbürtigen Seinsgewißheit an den göttlichen Teilhabeaspekt im anderen. Subjektiv könnte und soll diese Botschaft der Mitmenschlichkeit als eine Bedeutungszuweisung im Sinne der „Liebenswürdigkeit" ankommen und verstanden werden.

Als Gegenstück zur „bedingungslosen Liebe" beschreibt A. Maslow immer wieder die „defizitäre Liebe". Aufgrund ihrer bedürftigen Eigenart kann sie mit dem anderen nicht achtsam und seiner inneren und äußeren Situation entsprechend umgehen. Unter der Überschrift „Liebe" nutzt oder benutzt sie die Liebesbeziehung zur eigenen Stabilisierung. Sie scheint zu geben und nimmt dennoch. Sie induziert Tauschgeschäfte für die seelische Balance. Sie erspürt die entsprechenden Latenzen im Gegenüber, und so scheint das gemeinsame System zunächst im Gleichgewicht. Zunächst. Wenn die Latenz erschöpft ist und für den Partner Abgrenzung ansteht, entsteht in ihm Verwirrung zwischen den Gefühlen der emotionalen Erschöpfung, den aggressiven Tendenzen und Schuldgefühlen, da dies alles nicht zum vorgegebenen Etikett „Liebe" paßt.

Nun ist aber im therapeutischen Setting diese Asymmetrie vorgegeben. Als Therapeut lasse ich mich ganz bewußt darauf ein, in meiner Liebesfähigkeit „benutzt" zu werden. Aus dieser bewußten Asymmetrie erwarte ich jedoch keinen Gewinn; wenn etwas Echtes an Sympathie zurückkommt, betrachte ich es als Geschenk. Für meine eigene Bedürftigkeit sorge ich in anderen Zusammenhängen. Psychosetherapeuten sollten sehr sorgfältig für sich sorgen, für ihre Resonanz, für die Erhaltung ihres Selbstwerterlebens, für ihre Lebensfreude, für die Differenziertheit ihrer inneren Schwingungen, für die nötige Nähe und Distanz im privaten Leben. Wer nichts an Gratifikation erwartet, wird sie bekommen; wer defizitär in die Psychosearbeit einsteigt, wird emotionalen Schiffbruch erleiden.

Zentrierende Struktur

Entwicklungspsychologisch gesehen (Rudolf Lichtenberg, Ornstein, Piaget u. a.) versuchen wir am Anfang des Lebens inmitten inkonstanter Inseln (i. S. von Ich-Vorstufen) eine dauerhafte Mitte zu finden. Als Kristallisationskerne für das Erleben „ich bin" bieten sich die reifenden Funktionskreise und Integrationszentren des Wahrnehmens, der unwillkürlichen Regulationssysteme und des willkürlichen Handelns an. Sie haben in ihren höchsten Ausformungen vorbewußte Qualitäten und sintern – zusammen mit den Erfahrungen ihrer Antworten und der ausgebliebenen Resonanzen – als frühes, atmosphärisches Selbstbild im Gedächtnis ab. Es scheint unterschiedliche Akzente des frühesten Ich-Erlebens zu geben, z. B.:

„ich spüre mich durch Berührung wahrgenommen, also bin ich";

„ich erlebe den Wellengang meiner inneren Zustände (Wachsein und Traum etc.), also bin ich";

„ich fühle mich in der Bewegung körperlich, erkenne mich in der Leistung und am allermeisten im körperlichen Widerstand – dann bin ich mir meiner selbst gewiß";

„ich finde für mich ein inneres Bild und gebe mir einen Namen, also bin ich";

„ich entdecke, erkenne und erschaffe dabei eigene Strukturen, also bin ich" etc.

Dies ist keine vollständige Aufzählung und bildet auch nicht vollständig die Entwicklungsreihe ab. Es sind Beispiele. Bei Psychotikern fehlen oft große, innere Wahrnehmungsbereiche, die üblicherweise sonst tiefe Quellen der Seinsgewißheit bedeuten. Ersatzweise versuchen viele von ihnen diese Lücke durch schmerzhafte Artefakte, die grausig anmuten und doch für Selbststimulation stehen, auszufüllen.

In der Psychosetherapie sind Angebote gefragt, die auf diese früheren, inneren Demarkierungen oder versiegte Quellen der Mittengewißheit Bezug nehmen, sie nachstimulieren oder sie über weniger geschädigte Nachbarbereiche ersetzen. Hier kann ein differenziertes, sinnenfreudiges Körperwahrnehmungsprogramm, das in einer unbeschwerten, wohlwollenden Weise nahegebracht wird und in relativ redundanten, täglichen Ritualen vollzogen wird, Großartiges leisten. Durch die angstfreie Atmosphäre und den immer höheren Vertrautheitsgrad ermöglicht es eine Verinnerlichung mit der Einstellung heiterer Gelassenheit.

Zu obigem Basistraining der Selbstwahrnehmung kommt vor allem bei den Borderline-Strukturen das innere Ausrichten auf ihre zentrierende Integrationsinstanz hinzu. Im Prinzip heißt das, daß überschießende, emotionale Regungen vom Therapeuten zwar in der momentanen, subjektiven Heftigkeit wahrgenommen, aber in einer mittleren milderen Alltagsdimension zurückgespiegelt werden. Wenn z. B. jemand (ein stationärer Patient) fürchtet, daß ein Angehöriger, der vom Patientenwunsch her eigentlich nach der Besuchszeit hätte nicht fortgehen sollen, vom Patienten als verunfallt phantasiert und beklagt wird, läßt sich in einem verständnisvollen Gespräch anbieten, daß es für den Therapeuten nachvollziehbar ist, daß der Patient enttäuscht gewesen war, daß der Angehörige sich nicht seinem Wunsch entsprechend über die Krankenhausregeln hinweggesetzt habe und daß der innere Zorn i. a. mit den Personen nicht zimperlich umgehe, was z. B. aus Phantasiespielen von Kindern ganz allgemein bekannt sei. Das diene der inneren Reinigung und sei als Vorgang selbst nichts Abwegiges. Der Patient könne beim nächsten Mal, wenn er enttäuscht sei, gleich kommen und seine Enttäuschung benennen. Vielleicht fänden wir dann gemeinsam heraus, was es sonst noch gäbe, um das innere Gleichgewicht liebevoll zu schützen.

Ein anderes Beispiel sei an dieser Stelle aus einer Einzel-Borderline-

Therapie eingefügt. Es geht hier ebenfalls darum, sich konkret auf die integrierende Mitte zu zentrieren und sich mit ihr zu identifizieren.

Das Beispiel handelt von einem 28jährigen Mann, Kaufmann, zur Zeit arbeitslos, Herr Maier.

Th.: „Guten Tag, Herr Maier, schön, daß Sie da sind!"
(Herr M. steht etwas linkisch mit verschränkten Armen und etwas irrlichtigem Blick in der Türe.)
„Nun, wir haben ja ausgemacht, daß das Handgeben nicht automatisch dran ist, sondern nur, wenn es wirklich stimmt. Und das bestimmen Sie. Das ist für jeden von uns besser so." (Pat. atmet erleichtert auf.)
„Schauen Sie mal, *wie* und *wo* Sie heute sitzen mögen. – Mein Platz ist, wie immer, hier, wenn es Ihnen recht ist."

Pat.: (rückt mir seinem Stuhl ein wenig ab in Richtung Tür, setzt sich, verschränkt die Arme, geht mit den Augen deutlich aus dem Kontakt, trommelt mit den Händen, macht zwischendurch eine Faust und macht insgesamt einen verspannten, aggressiv gestauten Eindruck).
„Also heute ist alles Scheiße! Ich könnte meinen Bruder umbringen!"

Th.: „Sie wirken heute ganz schön brastig auf Ihren Bruder. Letzthin haben Sie sich auf ihn noch sehr gefreut und eigentlich sehr sympathisch von ihm gesprochen. Das weiß ich noch gut! Da muß es eine Enttäuschung gegeben haben. Das tut mir leid für Sie *und* für den Bruder. – Der hatte doch Interesse daran gehabt, mit Ihnen – zumindest zum Teil – in Urlaub zu fahren."

Pat.: „Und jetzt eben nicht! Das ist es ja! Jetzt fährt er mit der Freundin! Scheißkerl!!"

Th.: „Ich merke soeben, wieviel er Ihnen bedeutet."

Pat.: „Ja, er ist doch der einzigste aus meiner Familie, der noch zu mir gehalten hat. Bisher . . ." (Heult. Die aggressive Fassade fällt zusammen.)

Th.: „. . . Was ich jetzt bei Ihnen stark finde, ist, daß Sie sowohl zu Ihrer Enttäuschung stehen, und das tut einfach erstmal weh, und auch zur Wertschätzung Ihres Bruders, die darin verborgen ist, wenn man einen Menschen für sich so wichtig sein läßt. Ich finde es gut, daß Sie beides zulassen und letztlich aushalten. Denn um Ihrer Beziehung willen lohnt es sich und um Ihrer selbst lohnt es sich zweimal . . . – Haben Sie Lust, dieses Gefühlswirrwarr etwas besser zu sortieren, um es klarer in den Griff zu bekommen? Das könnte die Situation verbessern." (Pat. nickt.) . . . „Was wäre für Sie als erstes dran?"

Pat.: „Also vornedran ist die Wut, der Haß, die Enttäuschung – wenn es um eben geht. Wenn es auch um die ganze letzte Woche geht . . ."

Th.: „. . . darum geht es auch. Der große Bogen bleibt uns immer wichtig."

Pat.: „. . . dann brauche ich auch einen Ort für die Sehnsucht und den Wunsch, daß er kommt und mit mir etwas unternimmt."

Th.: „Kommen Sie doch am besten mit Ihrem Stuhl hier in die Mitte und wägen Sie von dort innerlich den Abstand ab, der jetzt zu den anderen beiden Polen paßt, zum Wunsch nach seiner Nähe einerseits und zur Enttäuschungswut andererseits. Wenn ich Ihnen dazu ein Bild vorschlagen darf: Stellen Sie sich vor, Sie wären ein weiser Mann, ein weiser König, oder aber ein erfahrener, lebenskluger Wagenlenker – eben fiel mir ein, daß Sie gerne Motorrad fahren – und die beiden Pole, die wir eben symbolisch auf diese beiden Stühle verteilt haben, seien die beiden Rosse Ihres Wagens. Wie könnten sie zu denen Kontakt aufnehmen, damit sie auf Sie hören? Was könnten Sie z. B. zu ihnen sagen?"

Pat.: „Steckt doch mal die Köpfe zusammen und rückt mal näher in die Mitte. Wenn ihr mich hier nicht zerreißt, und das will ich nicht, dann sorge ich für euch, suche nach Futter und striegle euch jeden Abend. Dafür müßt ihr auf mich hören. Wenn jeder von euch etwas von seiner Richtung abgibt, finden wir eine gemeinsame Richtung, und wir vergeuden weniger Kraft mit dem Tauziehen! He, du Wutgaul, du willst immer noch zu sehr in deine alte Richtung, komm her. Schau, der Bruder ist doch auch nur ein Mensch . . .“

Th.: „Sie machen das wirklich gut mit dem Wagenlenken. Und perfekt muß es sowieso nicht gehen, das wäre nicht mehr lebensecht.
Als Sie eben über den Bruder sprachen, da veränderte sich Ihr Gesicht, es kam mir viel gelöster vor als zuvor.“

Pat.: „Also die Wut ist schon noch da, aber sie hält sich in Grenzen. Ich hatte zwischendurch das Nähewunsch-Pferd im Sinn und fand, daß es trotz des Näherrückens seine Freiheit behielt – jedenfalls ausreichend – so wie ich es ja selber brauche. Und mir fiel auch ein, wie ich in letzter Zeit alle Freundschaften mit Mädchen, wenn sie enger werden könnten, im voraus kaputt mache, weil ich Angst habe, dann ginge mir alle Freiheit verloren. Und gleichzeitig ist es so schlimm, niemanden zu haben! Jetzt, wo ich die Zügel von den Pferdchen in der Hand habe und anfange, mit ihnen zu sprechen, schöpfe ich irgendwie Hoffnung, daß es in Zukunft für mich einen geraderen Weg mit weniger schmerzlichem Zickzack geben könnte als bisher.“

Für den „Frühgestörten“ scheint mir wichtig, daß er möglichst konkret und leiblich den Wandel seines bisherigen Entweder-Oder zum Sowohl-als-auch erlebt und daß er sich seinen bisherigen polarisierten Kontrahenten aus seiner steuernden Mitte mit der Qualität der Stärke, Güte und Weisheit zuwendet. Als Therapeut versuche ich jeden Schritt zu unterstreichen, der zum Entwicklungsziel der integrierenden Mitte hinführt, indem ich ihn gesondert bezeuge und unterstreiche. Diejenigen Tendenzen, die in die Polarisierung seiner selbst oder der Welt zurückführen, relativiere ich als die „eine Seite der Medaille“ und füge aus der gemeinsamen Erfahrung die fehlende Seite hinzu, fungiere also als Speicher und Garant für die Ganzheitlichkeit meines Gegenübers.

Ich möchte mich gerne noch gesondert dem *Strukturaspekt* zuwenden. Dafür könnte hilfreich sein, wenn wir uns vorstellten – soweit das möglich ist –, daß wir uns selber in einem psychosenahen Zustand befänden. Das könnten wir z. B. durch ein mehrtägiges Reiz- und/oder Schlafentzugsexperiment erreichen. Wir könnten dadurch zumindest in einen emotionalen Steuerungs- und Strukturverlust geraten, und wir könnten die Bereitschaft für illusionäre Verkennungen und Halluzinationen entwickeln – der eine früher, der andere später. Was könnte uns dann wieder helfen, unser gewohntes Persönlichkeitsniveau wiederzufinden?

Da unsere reizverarbeitenden Strukturen, inkl. unserer Gestaltbildungsfähigkeit, verlorengegangen sind und wir der subjektiven Reizüberflutung ausgeliefert sind, wären wir als Patienten für einen reizabschirmenden Schutzraum dankbar. Wir wären weiterhin entlastet, wenn wir uns auf nur wenige und emotional eindeutige, positiv getönte Beziehungsangebote einlassen müßten. Die Entschlüsselung von Doppelbotschaften und Hintergründigkeiten würde eine Überforderung und weitere Verunsicherung bedeuten. Wiederkehrende, inhaltlich angemessene Beziehungsrituale – z. B. morgendliches Begrüßen, Strukturieren des Tages mit Miniaufgaben für die Gemeinschaft, Angebote zur Körperwahrnehmung, Übungsspiele zur Nähe-Distanz-Regulierung, abendliches Beschließen des Tages – könnten als Orientierungshilfen dienen, sich örtlich, zeitlich, im Verhältnis zu sich und zur Gemeinschaft wieder besser zurechtzufinden. Auch die Integrität des Ortes, als Platz der derzeitigen existentiellen Sicherheit ist wichtig. Seine Grenzen sollen gewahrt werden. Wenn wir ihn beginnen auszuschmücken, könnten wir das symbolisch als Wertschätzung unseres eigenen, heilenden Zentrums erleben. – Bald wären wir auch dankbar, wenn jemand von der Therapeutenseite wahrnehmen würde, wie sich jeder von uns individuell unterscheidet, welche besonderen Fähigkeiten jeder einzelne wieder entfaltet und welches unterschiedliche kreative Potential bei den einzelnen vorhanden ist.

Bezüglich der zeitlichen Struktur wären wir froh gewesen, wenn jemand anfangs sehr subtil auf unsere ersten wiederaufkommenden Rhythmen hätte Rücksicht nehmen können und uns mit der Zeit geholfen hätte, uns an die Zeitstruktur der Gemeinschaft anzukoppeln. Dabei wäre das Übernehmen der zeitlichen Außenstruktur mit einer erhöhten Zuwendungsmöglichkeit durch die Gemeinschaft belohnt worden.

Das obige Gedankenexperiment beruht weitgehend auf meinem Erfahrungshintergrund. Man kann eine psychotische Krisensituation weitgehend durch eine 1:1-Betreuung mit einer ausgeglichenen Bezugsperson, die in den ersten Stunden bis Tagen zur Verfügung steht, auffangen. (Das entspricht auch der Erfahrung des Arbeitskreises um Ciompi.) „Betreuung" heißt in diesem Zusammenhang reale Präsenz mit stimmlicher, taktiler oder lediglich persönlicher Anwesenheit bzw. Zuwendung, entsprechend, wie es dem Patienten angenehm scheint. Dabei lassen sich taktile Verständigungsmuster als Träger von Bedeutungen aufbauen, die wie „Gestalten" modulierbar sind und sich in der gemeinsamen Betreuungszeit zu komplexeren Formen entwickeln, die andere nicht ohne weiteres verstehen, die für die Beziehungsdyade jedoch ein haltgebendes Zuhause bedeuten.

Diese Sicherheit senkt den Angstpegel derart, daß in diesem Setting meist auf Psychopharmaka verzichtet werden kann. Allerdings wenn diese optimale Betreuung nicht gewährleistet werden kann, dann ist eine chemische Reizabschirmung besser, als den Patienten seiner Angstüberflutung zu überlassen. Es gilt dann, im Schutz dieser Reizabschirmung nach den gegebenen, personellen Möglichkeiten ein Basisvertrauen zu einer Bezugsperson aufzubauen, die für diesen speziellen Patienten längerfristig zur Verfügung stehen wird. Das Wiederauftauchen aus der psychotischen Krise ist mit einer prägbaren, vulnerablen Phase vergleichbar. Sie birgt eine große Chance für den nächsten Menschen. Diese Chance wird oft vertan. Nach mehrfachem Betreuerwechsel verschließen sich die erschütterten Menschen in ihren Rückzugsfestigungen.

Als psychiatrisch-gestalttherapeutisches Betreuungsteam haben wir am meisten von unseren Kollegen/Kolleginnen gelernt, wenn sie Mütter und

Väter geworden waren und sich herzlich und natürlich auf den Umgang mit ihren Kindern gefreut hatten. Wir fanden eine Menge Analogien und den Mut, immer wieder neu nach dem jeweils angemessenen Standort zwischen Eingehen und Fordern, Bindung und Autonomie, Begrenzen und Freiheitgewähren, Führen und Entfaltenlassen etc. auszuloten.

Das Stichwort *Grenzen* verdient noch eine besondere Zuwendung.

Zunächst haben wir den psychotischen Krisenpatienten in einer Weise beschützungswürdig vorgefunden, daß es zunächst noch nicht um die Absicherung der Grenzen ging. Er mußte erst wieder zu seiner Seinsgewißheit und zur Wahrnehmung seiner persönlichen Eigenart vorstoßen. Dann erst wird die Grenzproblematik wieder aktuell. Es ist für die meisten ein angstbesetztes Thema, auf das sich manche unserer Patienten zu früh kämpferisch eingelassen haben. Sie holten sich im Stationsalltag und im rivalisierenden Miteinander einige Blessuren, die nachverarbeitet werden mußten. Es scheint günstig, wenn für die Nähe-Distanz-Regulierung im Rahmen der Therapie Rituale angeboten werden und die Problematik der Abgrenzung eine gewisse spielerische Umgehensweise erhält. Dabei kann der Vorteil der differenzierenden Wahrnehmung, die an der Kontaktgrenze erst möglich wird, zum Nutzen der Beziehungen aufgegriffen werden. Es war eine Freude zu sehen, welche Möglichkeiten zu Beziehungsaufnahmen all diejenigen herausfanden, die aufgrund der Abgrenzungsübungen die Sicherheit entwickelt hatten, eindeutige Abstandssignale zu geben. Das verringerte ihre intrapsychische Spannung auf der Nähewunsch-Distanz-Achse.

Eine wichtige Variante dazu besteht im Unterscheidungsvermögen zwischen dem Wunsch nach der Intimität der (Kinder-)Zärtlichkeit und dem Wunsch nach Sexualität. Wenn dieses Thema in den Psychosegruppen oder in den Einzeltherapien zur Sprache gekommen war, gab es relativ viele, unbeschwerte „Händchenhalte-Paare" und deutlich weniger sexuell akzentuierte Paarbildungen. Für viele Patienten stimmte das „Ja" zum einen und das „Nein" zum anderen Bedürfnis. Wir bemühten uns sehr, ihnen Mut zu machen, sich mit ihren ureigensten Wünschen und Wahrnehmungen ernst zu nehmen. Für viele schien das etwas Neues und fast Ungeheuerliches, das ihnen Würde und Selbstbestimmung verlieh.

Im gestalttherapeutischen *Kontaktzyklus* geht es um die natürliche Abfolge und um das rechte Maß bei der Kontaktaufnahme nach innen und außen.

In der „*Vorphase*" nimmt der innere Strahl der zielgerichteten Aufmerksamkeit Kontakt mit dem vorrangigsten Bedürfnis auf, versucht es zu identifizieren und dafür ein inneres Suchbild ausfindig zu machen.

Der psychotische Mensch hat entweder ein derart hohes „Hintergrundrauschen", vergleichbar dem der panischen Angst, daß er ein persönliches Bedürfnis nicht isolieren kann, weil es im hohen Wellengang der inneren Erregung untergeht – oder er hat, quasi aus Selbstschutz den inneren Wellengang derart blockiert, daß er innen nur noch tote Leere vorzufinden scheint, durch die wiederum auch kein individueller, persönlicher Wunsch vom inneren Aufmerksamkeitsstrahl erfaßt werden kann. Dadurch kann auch nichts mit den früheren Erfahrungen, die im

Gedächtnis gespeichert sind, verglichen und kein Suchbild ausfindig gemacht werden.

Im Kontaktzyklus folgt nun eine *äußere Differenzierungsphase,* in der die Außenwelt daraufhin überprüft wird, ob sie etwas zum Suchbild Passendes zur Verfügung hat, also beispielsweise, wenn es sich ursprünglich um eine erotische Bedürfnisspannung gehandelt und das Suchbild, seine biographische Einfärbung beigesteuert hat, wird es jetzt um die Suche nach einem Partner/einer Partnerin gehen. Je spezieller das Suchbild um so mehr wird zunächst verworfen, um so höher steigt inzwischen der innere Bedürfnisdruck und um so eher kommt es zu einer Art Kompromißlösung – oder zu einer völligen Verschiebung der Lösung auf eine Ersatzhandlung, z. B. auf orale Befriedigung etc.

Da der psychotische oder psychosenahe Mensch eher kein Suchbild ausgebildet hat und sich selbst kaum (mehr) wahrnimmt, kann er leicht von anderen überfahren und verführt werden. Wünsche, die von außen an ihn herangetragen werden, hat er, falls er nicht hinter einem allgemeinen Mißtrauen verschanzt ist, keine gegenteilige Meinung entgegenzusetzen. Dies gilt auch für die Unruh- und Spannungszustände und für die Krankheitsbilder mit hypomanischer Abwehr.

In der *Handlungsphase* kommt das „Adgreddi" voll zum Tragen.

Ursprünglich aus der „oralen Abwehr" abgeleitet, gibt es das „Herangehen" an die Welt, an eine Person, an ein Problem oder an das andere Geschlecht etc. auf allen Entwicklungsebenen. Und das gleiche gilt für seine konfliktbedingte Blockierung. Für den psychosenahen Menschen werden immer wieder archaische Impulsdurchbrüche zum oft verhängnisvollen Problem, das ihn in die Kriminalität bringen kann. Am Gegenpol finden wir im Extremfall die motorische Erstarrung der Katatonie, eine Art Totstellreflex als Schutzmaßnahme gegen die inneren „Gewitter".

Der *Nachkontakt* dient normalerweise der Verinnerlichung bzw. der Assimilation des Erlebten. Auf subtilerer Ebene haben hier der Dank und die Zufriedenheit und die Fähigkeit zu genießen ihren Platz. Es ist hier auch noch die Möglichkeit gegeben, durch kritisches Nachreflektieren und nachträgliches Bewerten das eine oder andere des stattgefundenen Erlebnisses zu verwerfen und anderes bleibend gelten zu lassen. – Für konfliktbedingte Neigungen zu Pauschalentwertungen ist hier die Gelegenheit, alles Positive, obwohl es stattgefunden hat, für null und nichtig zu erklären. Beim psychosenahen Menschen gibt es beide Pole in verschiedenen Varianten, es gibt den düsteren, negativ getönten und den hellen, heiteren und überschwenglichen, sowohl für den schizophrenen wie den zyklothymen Formenkreis wie für die narzißtische Problemachse. Einen besonderen Hinweis verdienen an dieser Stelle noch die Suchtstrukturen mit ihrem subjektiv unermeßlichen Defizit.

Nach diesem Seitenblick auf den Kontaktzyklus, der einer gesonderten Arbeit bedürfte, wenden wir uns zur Ausgangslage zurück. Am Anfang standen die Begriffe der *achtsamen Liebe* und der *zentrierenden Struktur* gegenüber. Wie sieht ihre Beziehung untereinander aus? Ich sehe diese Begriffe in einer *überkreuzten Beziehung* zueinander. Zum einen scheint es mir unabdingbar, daß eine von außen angebotene Struktur mit der Beziehungsqualität der achtsamen Liebe verbunden erlebt werden können muß. Ansonsten wird das inhaltliche Strukturangebot, also die konkrete Ordnungsvorgabe oder Regel, nicht assimiliert, sie wirkt wie ein Fremdkörper, an dem Latenzen von Machtmißbrauch oder anderen Lieblosigkeiten kleben; sie wird bei der nächsten Gelegenheit wieder ausgestoßen. Der Mensch kann sich nur dann mit einer angebotenen Struktur voll identifizieren, wenn er sie selbst aus Überzeugung mittragen und soweit als möglich mitgestalten konnte – auch in ihrer bewußten evtl. gemeinsam erarbeiteten Kompromißbildung. *Gegen* die eigene Überzeugung übernommene Kompromisse, etwa aus der Motivation, den entsprechenden Konflikt zu umgehen, kosten einen ständigen intrapsychischen Wert- und Energieverlust.

Die andere Perspektive ist die Zentrierung auf diejenige Seite, die es hinter allem intra- und interpersonellen „Kampfgetümmel" zu suchen und anzuleuchten gilt, der Wesenskern, der durch Martin Bubers „I and Thou" markiert ist. Wenn es mir als Therapeut gelingt, ihn wahrzunehmen, wird es dem, der in Not geraten ist, auch gelingen, jedenfalls ist dazu eine Chance gegeben. Ich sehe in dem konflikthaft oder defizitär steckengebliebenen „Kinder-Ich" des Gegenübers, wenn er als Hilfesuchender kommt, meinen Hauptansprechpartner, der, wenn er sich wieder aufrichten konnte und zu seiner Wahrhaftigkeit zurückgefunden hat, einen natürlichen Zugang zu seinem Wesenskern in sich trägt.

Literatur

Buber, M. (1925), Ich und Du. Heidelberg: Lambert und Schneider.

Buber, M. (1978), Urdistanz und Beziehung. Heidelberg: Lambert und Schneider.

Buggle, F. (1985), Die Entwicklungspsychologie Jean Piagets. Stuttgart: Kohlhammer.

Kernberg, O. F. (1993), Psychodynamische Therapie bei Borderline-Patienten. Bern: Huber.

Lichtenberg, J. D. (1983), Psychoanalyse und Säuglingsforschung. Berlin – Heidelberg – New York – Tokio: Springer.

Lichtenberg, J. D. (1990), Klinische Relevanz der Säuglingsbeobachtung für die Behandlung von narzißtischen und Borderline-Störungen. Psyche 44: 871–901.

Marcel, G. (1963), Ich und Du bei Martin Buber. In: Schilpp-Maurice Freedman, A. P. (Hrsg.), Der heilende Dialog in der Psychotherapie. Stuttgart, S. 35–41.

Maslow, A. H. (1962), Toward a Psychology of Being. New York: Van Nostrad, Reinhold (Deutsch: Psychologie des Seins, München: Kindler 1973.)

Maslow, A. H. (1967), Self-actualization and beyond. In: Bugental J. F. T. (Ed.), Challenges of Humanistic Psychology. New York: Holt.

May, R. (1986), Die Erfahrung „Ich bin". Sich selbst entdecken in den Grenzen der Welt. Paderborn: Junfermann.

Mentzos, S. (1992), Psychodynamische Modelle in der Psychiatrie. Göttingen: Vandenhoeck & Ruprecht.

Moser, T. (1988), Das erste Jahr. Frankfurt a. M.: Suhrkamp.

Ornstein, P. (1989), Die Entwicklung der Selbstpsychologie. In: Wolf, E. S.,

Ornstein, A., Ornstein, P., Kutter, P. (1989), Selbstpsychologie/Weiterentwicklungen nach Heinz Kohut. München – Wien: Verlag Int. Psychoanalyse.

Papousek, H., Papousek, M. (1987), Stimmliche Kommunikation im frühen Säuglingsalter. In: Keller, H. (Hrsg.), Handbuch der Kleinkindforschung. Berlin – Heidelberg – New York – Tokio: Springer.

Rudolf, G. (1977), Krankheiten im Grenzbereich von Neurose und Psychose. Göttingen: Vandenhoeck & Ruprecht.

Zielen, V. (1987), Psychose und Individuationsweg. Fellbach-Oeffingen: Bonz.

Korrespondenz: Dipl.-Psych. Dr. med. Lotte Hartmann-Kottek, Eichholzweg 8A, D-34132 Kassel-Wilhelmshöhe.

Psychotherapeutischer Umgang mit Wahn und Wahnelementen.
Theoretische Überlegungen für die Praxis

Werner Brosch

Zusammenfassung. Definitorisch ist die „subjektive Gewißheit" (Jaspers) das entscheidende Wahnkriterium. Theoretische Überlegungen zur begrifflichen Präzisierung von Wahn, Realität und Wirklichkeit betonen die untrennbare Verwobenheit von Innen- und Außenaspekt der Realität sowie die Halt und Sicherheit bringende Funktion des Wahns in einem mißglückten, verlorengegangenen oder von Zerstörung bedrohten perspektivischen Selbst- und Weltentwurf. Therapeutische Konsequenzen betonen die dialogische Wiederherstellung der Beziehungen des Individuums zu sich selbst, zu den anderen und zur Umwelt.

Einleitung

Wahn als häufiges und rätselhaftes Phänomen, das bei zahlreichen psychischen Erkrankungen bzw. als eigenständiges Krankheitsbild auftritt, hat in der Entwicklung der Medizin immer wieder intensives Nachdenken und Forschen hervorgerufen. Die Behauptung, daß eine Geschichte der Psychiatrie immer auch eine Geschichte des Wahns sei (Leibbrandt und Wittley 1961), gilt sicher auch in ihrer Umkehrung. Wahn wurde angesehen als eine Störung der Wahrnehmung, des formalen Denkens, der Affektivität, der Motivation, der sexuellen Orientierung, der Triebdynamik oder des endokrinen Systems (Spitzer 1989). Derartige Theorien über die Entstehung des Wahns setzen jedoch voraus, daß bereits feststeht, was Wahn ist.

An den Beginn der vorliegenden Überlegungen soll eine Definition des Wahns gestellt bzw. die Annäherung an eine solche versucht werden.

Was ist Wahn?

Wahn manifestiert sich in Urteilen: „Nur wo gedacht und geurteilt wird, kann Wahn entstehen. Insofern nennt man Wahnideen die pathologisch verfälschten Urteile" (Jaspers 1973, S. 80).

Als „klassisch" können die Jaspersschen Wahnkriterien gelten: „Subjektive Gewißheit", „Unkorrigierbarkeit" und „Unmöglichkeit des Inhalts" kennzeichnen wahnhafte Urteile (Jaspers 1973, S. 80). Die „Unkorrigierbarkeit" als Unfähigkeit, aus Tatsachen und logischen Folgerungen (wahnhafte) Urteile zu korrigieren, kann allein nicht das „Wesen" des Wahns begründen, denn: „Will man unkorrigierbare falsche Urteile, diese universale menschliche Wirklichkeit, Wahn nennen, wer ist dann ohne Wahn, sofern er nur überhaupt einer Überzeugung fähig ist!" (Jaspers 1973, S. 164). Die „Unmöglichkeit des Inhaltes" kommt nicht allen Wahnformen zuteil; sie fällt weg z. B. beim häufig auftretenden Eifersuchtswahn chronischer Alkoholiker, da Betrogenwerden ja prinzipiell möglich und bei Alkoholikern oftmals ein „guter Grund" anzunehmen ist. Bleibt die „subjektive Gewißheit" des Wahns, die aus einem letzten, nicht näher begründbaren „Es ist eben so, ich weiß es" besteht. Präziser formuliert:

„Phänomenologisch zeigt sich im Wahn ein ihm zugrundeliegendes, dem Gesunden radikal fremdes Erleben, etwas Primäres, das vor dem Denken liegt, wenn es auch nur im Denken sich selber hell wird ... Das Primäre muß im Zusammenhang stehen mit einer radikalen Verwandlung der Persönlichkeit, ohne die die Unüberwindlichkeit des Wahns, seine im Wesen gegenüber allen Irrtümern andersartige Unkorrigierbarkeit unbegreiflich wäre" (Jaspers 1973, S. 165).

In größerer begrifflicher Schärfe (nicht unbedingt mit größerer Plastizität) definiert Berner: „Unter Wahn versteht man ein komplexes Ideengebäude, in welchem Wahnideen untereinander und mit anderen, ,normalen' Gedanken verknüpft sind" (Berner 1982, S. 228). Dabei werden „Wahnideen" unterteilt in „Wahnwahrnehmungen" und „Wahnvorstellungen".

In einer „Wahnwahrnehmung" wird einer „... normalen Wahrnehmung ohne rational oder emotional verständlichen Anlaß eine ,abnorme' Bedeutung beigemessen" (Berner 1982, S. 228).

„Wahnvorstellungen" sind in dieser Diktion plötzliche Einfälle, die Lebenserinnerungen eine neue Bedeutung erteilen. Es folgen weitere Begriffe: mit „Wahnbewußtheiten" wird ein Wissen um Gegebenheiten ohne sinnlich deutliche Anschauung bezeichnet und von „wahnhaften Interpretationen anderer Phänomene" abgegrenzt. In diesem Sinn liegt ein Wahn nur dort vor, „wo inhaltlich Geformtes in Art eines komplexen Bildes faßbar wird" (Berner 1973, S. 566, zit. nach Schanda 1990).

Das Vorliegen eines Wahnes wird mittels der (Jassersschen) „phänomenologischen Intuition" festgestellt: „Wenn der sich in den Kranken durch ,eindringliche Versenkung' einfühlende Untersucher ,hinter' den deskriptiven Wahnkriterien auf ein nicht mehr mitvollziehbares und somit radikal fremdes Erleben stößt, dann liegt echter Wahn vor" (Berner 1982, S. 229). Damit wird der Subjektivität des Untersuchers ein breiter Spielraum gegeben, zu breit für naturwissenschaftliche, auf „Objektivität" bzw. „Objektivierung" gerichtete Konzeptionen. Berner versucht eine Einschränkung der Subjektivität bzw. „schärfere", auf naturwissenschaftliche Kriterien zielende Fassung: „Das ,Wesen' der subjektiven Gewißheit läßt sich als ,Ausschluß des Zufalls' beschreiben, der darin besteht, daß etwas grundsätzlich nur Mögliches zur absoluten Bestimmtheit wird" (Berner 1982, S. 229). Im Falle einer affektiven Einengung ist der Ausschluß des Zufalls dem Beobachter einfühlbar, daher ist „... das entscheidende Kriterium, das eine Interpretation oder ein Wissen um Gegebenheiten erst zur Wahnidee macht, ... die Ausschließung des Zufälligen bei fehlender Affekteinengung" (Berner 1982, S. 230). Unabänderlich bleibt jedoch: Das Vorliegen

eines Wahns wird im intersubjektiv-diagnostischen Prozeß festgestellt, somit muß ein Untersucher in einem Gespräch feststellen, ob sein Gegenüber „bei fehlender Affekteinengung den Zufall ausschließt" bzw. ob es
über Wahrnehmungen oder Gegebenheiten ein „abnormes" Urteil fällt.
Damit wird die Subjektivität des Diagnostikers verschoben von Aussagen
über „Einfühlbarkeiten" zu Aussagen über „Normalitäten" von Urteilen
bzw. „Kausalitäten" in Bedeutungszusammenhängen. Damit ist zwar ein anderer Blickwinkel erreicht, nicht jedoch unbedingt ein Zuwachs an Objektivität entstanden!

Jedes Wahnerleben ist ein Erleben von Bedeutungen. Dabei ist es eine
charakteristische formale Eigenschaft des Bedeutungserlebens, welche das
wahnhafte Element konstituiert. Spitzer zeigt, „daß Wahnurteile mit bestimmten Aussagen, die eine Person über sich selbst macht, strukturell
identisch sind und daß diese Identität in den beiden ersten Jaspersschen
Wahnkriterien zum Ausdruck kommt" (Spitzer 1989, S. 95). Die Abgrenzung der Wahnurteile von anderen Urteilen erfolgt aus erkenntnistheore-
tischer Perspektive:

„Beim Wahn handelt es sich um Aussagen, die formal wie Aussagen über einen
mentalen Zustand geäußert werden, bei deren Inhalten es sich jedoch nicht um
mentale Zustände, sondern um intersubjektiv zugängliche (,objektive') Sachverhalte handelt … Der Kern dieser Definition liegt … in ihrem formalen Ich-Bezug:
Wahnurteile sind formal, d. h. was ihren erkenntnismäßigen Anspruch anbelangt,
von Aussagen einer Person über sich (den Innenaspekt) nicht unterschieden. Der
Unterschied zum Gesunden liegt im Anwendungsbereich" (Spitzer 1989, S. 97).

Diesem (formalen, erkenntnistheoretischen) Definitionsversuch liegt
die nicht hinterfragte, als prinzipiell möglich und unproblematisch angenommene Unterscheidbarkeit zwischen „Innen" und „Außen" einer Person zugrunde. Ebenso werden Annahmen über die Gültigkeit von Aussagen vorausgesetzt, die diese beiden Bereiche der Realität betreffen, ohne
daß eine nähere Diskussion über Gültigkeiten oder Realitätsbegriffe erfolgt.

Im folgenden wird ein phänomenologischer, subjektbezogener Zugang
zu „Realität", „Innen" und „Außen" einer Person sowie „Wahn" versucht,
der der therapeutischen Wirklichkeit umfassender entspricht und aus dem
Interventionslinien abgeleitet werden können.

Was ist Realität?

Realität: umgangssprachlich

Die umgangssprachliche Bedeutung des Begriffes „Realität" bezieht sich
nahezu ausschließlich auf Gegenstände. „Real" in diesem Sinn sind auch
physikalische, chemische Abläufe und Kräfte, politische und wirtschaftliche
Strömungen bzw. Zustände und Veränderungen mechanisch-technischer,
biologischer oder sozialer Systeme. Somit wird Gegenständliches und Zu-
ständliches betont. Der umgangssprachliche Realitätsbegriff „umfaßt hinsichtlich des Menschen in der Hauptsache die Resultate seines Handelns,

dagegen bleibt das innerpsychische Geschehen nahezu ausgespart" (Walch 1981, S. 13).

Die „Realität" ist also „draußen". „Als Hauptmerkmal der Bestimmung der ‚Realität' ergibt sich das dem Menschen Äußerliche im Sinne eines intersubjektiv Faktischen, das Subjektive gleichsam als Gegenstück zur Härte des Realen" (Walch 1981, S. 14).

Der in diesem Sinn „realistische Mensch" ist gekennzeichnet durch „eine hemdsärmelige Lebenseinstellung und eine nach außen orientiere Tatsachenverbundenheit", und es „verbirgt (sich in dieser Sichtweise) ein konservativer Pragmatismus, der das Arrangement des Menschen im Gegebenen betont. Die Verbannung der Erlebnis- und Phantasiewelt in das Reich des Irrealen (mit der dazugehörigen negativen Wertung) reduziert das menschliche Sein auf ein nur äußerliches" (Walch 1981, S. 14).

Realität: philosophisch

Die philosophischen Überlegungen zum Begriff „Realität" füllen sicherlich Folianten; eine auch nur annähernd umfassende Darstellung würde den Rahmen dieser Arbeit sprengen. Darum sollen nur einige beispielhafte Bemerkungen angeführt werden. Bekannt und grundlegend ist der scholastische Universalienstreit – die philosophische Auseinandersetzung über das Verhältnis des Allgemeinen zu den Dingen bzw. „die Frage nach der Daseinsweise der Universalien (Allgemeinbegriffe)" (Schischkoff 1974, S. 675).

Die alte Frage lautete: Sind die Allgemeinbegriffe das eigentlich Reale, das die Realität der (materiellen) Dinge überhaupt erst begründet, oder sind die „Universalien" ausschließlich Abstraktionen, Namen für die Dinge, denen außerhalb des Denkens bzw. ihrer bezeichnenden, hinweisenden Funktion keine eigenständige Realität zukommt?

Der Begriffsrealismus vertritt die Ansicht, daß die platonischen (transzendenten) Ideen bzw. die aristotelische, den Dingen immanente, in Materie gehüllte Form das „Reale" sind: „Universalia ante rem, in re, post rem." Die Ideen – „im Neuplatonismus noch als Ausstrahlung des obersten Weltprinzips angesehen" (Schischkoff 1974, S. 286) werden im Laufe der Philosophiegeschichte immer subjektivistischer aufgefaßt. Somit ergibt sich ein indirekter Subjektbezug der Wesensstruktur von Realität bereits in der Konzeption des Begriffsrealismus, „denn ewige Wahrheiten sind für und durch den Menschen. Der Mensch als ‚Realität' ist gefaßt als eine Verkörperung von Wesenszügen" (Walch 1981, S. 17).

Dazu konträr wird im Nominalismus das Einzelding (res singularis) zum Seinskriterium. Den Allgemeinbegriffen (den Universalien) entspricht außerhalb des Denkens nichts Wirkliches, die Begriffe sind nur subjektive Bewußtseinsgebilde, „die außerhalb des Denkens nichts zu besagen haben, nichts objektiv Wirkliches bezeichnen" (Schischkoff 1974, S. 468). Im Konzeptualismus werden sie als selbständige Denkgebilde angesehen, im strengen Nominalismus nur als Worte, Namen, Zeichen für Dinge und ihre Eigenschaften.

Da im Nominalismus die materielle Dinglichkeit, die Besonderheiten des Einzeldinges die Bestimmungsmerkmale der Realität ausmachen, „enthält er Ansätze, die vom neuzeitlichen Wissenschaftsverständnis positivistischer Ausprägung übernommen wurden. Die Zurückdrängung der Vernunft und das Primat der Beobachtung sowie eine elementarisierende Vorgangsweise zum Zwecke der Realitätsfindung weisen zurück auf jene frühen nominalistischen Wurzeln in der Spätscholastik" (Walch 1981, S. 18).

Der kritische Realismus der modernen Philosophie entwirft ein universal-ontologisches, subjektbezogenes Konzept von Realität, das den Bedürfnissen einer psychotherapiebezogenen Analyse entgegenkommt. In diesem Sinn bezeichnet „Realität" „die Gesamtheit des Realen mit den Eigenschaften ‚Einmaligkeit, Zeitlichkeit, entstehend, vergehend, individuell, . . . entweder selbst materiell oder doch an Materielles gebunden'. Träger dieser Eigenschaften sind Dinge, Geschehnisse, Personen oder Situationen" (Walch 1981, S. 26).

Dieser Realitätsentwurf, der im wesentlichen auf Nicolai Hartmann zurückgeht, „stößt zu einer Realitätskonzeption vor, in der die Spaltung Mensch–Realität durch den Einbezug der Emotionalität und Geistigkeit in die reale Sphäre aufgehoben wird. So kann das Subjekt hinsichtlich seines Realitätscharakters in doppelter Weise bestimmt werden:
a) das Subjekt ist in allen seinen Ebenen ‚Realität';
b) das Subjekt ist imstande, Realität wahrzunehmen, über sie zu reflektieren, und auf sie einzuwirken" (Walch 1981, S. 27).

Zusammengefaßt mündet somit eine Denkrichtung, die ihre Wurzeln im Begriffsrealismus bzw. den platonischen Ideen hat, in einem subjektbezogenen Realitätskonzept. Aber auch das naturwissenschaftliche Denken, dessen positivistische Vorläufer bereits im Nominalismus gefunden werden können, kann beispielsweise in der modernen Quantenphysik nicht am Subjektiven des Beobachters vorbei. Die Heisenbergsche Unschärferelation drückt aus, daß in der subatomaren Welt der Elementarteilchen das genaue „Schauen" eines Beobachters in das zu Beobachtende eingreift, der Beobachter somit nicht mehr „objektiv" ist (siehe Pietschmann 1980, Capra 1984).

Innen und Außen

Im folgenden soll die Beziehung des Subjekts zur Welt aus der Sichtweise dieses subjektbezogenen Realitätsentwurfs weiter untersucht werden.

Durch „die wesenmäßige Unterschiedlichkeit des menschlichen Seins und des Seins von Naturdingen" (Walch 1981, S. 27) ist es notwendig, den Realitätsbereich zu teilen und zu unterscheiden zwischen einem „Außenaspekt" als „das dem Menschen Äußerliche" (Walch 1981, S. 27) und einem „Innenaspekt" als „das dem Menschen Innerliche oder die Sphäre der Emotionalität und des Bewußtseins" (Walch 1981, S. 27).

Vordergründig sind die Subjektgrenzen jene „Membran", die Außen von Innen abgrenzen läßt. Rückt man aber das Prozeßhaft-Dynamische von Subjekt und (Außen-)Welt, ihre Zeitlichkeit mehr in den Mittelpunkt der Überlegungen, so ist es zweckmäßiger zu unterscheiden in

1. Phänomene, die nur innerhalb eines konkreten Subjekts Bestand haben und nur diesem direkt zugänglich sind und

2. Phänomene, die auch außerhalb der Subjektgrenzen eines konkreten Subjekts Bestand haben.

Betonenswert ist hier, daß die so begriffenen Teile (Innen – Außen, Ich – Nichtich) „nicht die Struktur von Gegensatzpaaren aufweisen sollen, sondern eher einem Kontinuum gleichkommen, dessen Pole mit diesen Kategorien benannt werden. Erst in der Interaktion Subjekt – Welt konstituiert sich Realität für ein Subjekt" (Walch 1981, S. 33). Auch kann „etwas erst dann als äußerlich erkannt werden, wenn sich das Subjekt seiner bereits innegeworden ist" (Walch 1981, S. 36), was auf die untrennbare Verbundenheit von „Innen" und „Außen" hinweist. Der Außenaspekt der Realität als das Dinglich-Objekthafte umfaßt das Poppersche Konzept der „Welt 1 – die Welt physikalischer Objekte und Zustände" (Popper und Eccles 1989, S. 38); der Innenaspekt enthält „Welt 2 – die Welt der Bewußtseins- und Geisteszustände" (Popper und Eccles 1989, S. 38). „Welt 3 – die Erzeugnisse des menschlichen Geistes" (Popper und Eccles 1989, S. 64) gehören sowohl dem Außen- als auch dem Innenaspekt der Realität an.

Die Wahrnehmung als reine Vermittlung zwischen Außen und Innen ist ein trügerisches Konzept, da Außen und Innen in oben beschriebener Weise untrennbar miteinander verzahnt sind. Wahrnehmung ist somit besser konzipiert als Prozeß, durch dessen Differenzierung in der individuellen Entwicklung eines Menschen der subjektbezogene Entwurf der Realität im und durch das Individuum erst entstehen kann. Dazu ein Beispiel:

„Peters konkrete Erfahrung von Paul ist eine Vereinigung des wirklich Gegebenen und des Konstruierten: eine Synthese von Peters Interpretationen seiner Wahrnehmungen auf der Basis seiner Erwartungen und seiner Phantasie (Projektion) und des distalen Reizes, der von ‚Paul' seinen Ursprung nimmt. Die resultierende Fusion von Projektion – Perzeption ist der Erscheinungs-Paul wie er von Peter erfahren wird. Deshalb ist das Paul-für-Peter weder eine totale Erfindung noch pure Wahrnehmung von Peters Bild von Paul noch eine einfache Duplikation von Pauls Bild von Paul. Paul, so wie Peter ihn tatsächlich erfährt, wird zusammengesetzt sein aus Wahrnehmung, Interpretation und Phantasie. Man könnte je nach dem Grad, in dem Perzeption über Projektion bzw. Projektion über Perzeption die Oberhand behält, von einem Perzeptionskoeffizienten sprechen, und auch von einem Koeffizienten ungenauer oder disjunktiver Interpretationssysteme" (Laing, zit. nach Walch 1981, S. 57).

Was ist wirklich?

Umgangssprachlich wird Realität von Fiktion (als etwas Irreales, Ausgedachtes) abgegrenzt; ersteres wird zumeist mit Wirklichkeit gleichgesetzt, letzteres mit Unwirklichkeit. Das diese Aufteilung zu „hemdsärmelig" ist, um den Phänomenen gerecht zu werden, erhellt folgendes Beispiel:

Jeder kennt Winnetou, viele versuchen ihn in seiner edlen, tapferen Haltung nachzuahmen; fast keiner kennt Geronimo, keiner orientiert sich an seinem Leben, das hinsichtlich Bewegtheit und Edelmut dem Winnetous sicher gleichkommt; der Erste ist als Karl Mays Figur wirksame Fiktion (und damit Wirklichkeit); der Zweite war Kriegshäuptling aller Apachen –

und damit Realität. Er besiegte 1858 mit den geeinten Apachenstämmen –
„unberitten, mit Messern, Speeren, Pfeil und Bogen bewaffnet" (Pietschmann 1990, S. 9) – eine große Übermacht mexikanischer Truppen.

Im subjektbezogenen Realitätsentwurf wird Realität mit Wirklichkeit als
etwas „Wirkung-Entfaltendes" gleichgesetzt (bzw. fehlt die Konzeption eines „Nur-Ausgedachten", Phantastischen, Wirkungslosen, Irrealen).

„Die Strukturen und Inhalte der Innenwelt eines konkreten Subjekts sind für dieses
real und wirklich, gleich, ob sie in ihrer Außenweltreproduktion valide oder reliabel
sind. So kann es kommen, daß von der Umwelt als ‚irreal‘ diagnostizierte Ängste eines Mitmenschen für diesen ein hohes Ausmaß an Realität besitzen, bis hin zu somatischen Erregungen, wie Schweißausbrüchen, Zittern und Herzklopfen. Der Innenaspekt der Realität ist mittels Introspektion nur dem jeweiligen Subjekt direkt
zugänglich, anderen dagegen nur mittelbar über Sprache, Mimik, Gestik, Verhalten
etc. erfahrbar" (Walch 1981, S. 43).

Somit umfaßt Realität in der hier bevorzugten, subjektbezogenen Konzeption ausdrücklich auch die Phantasie, die Fiktion und gleichermaßen
wahnhaftes Erleben und Urteilen. „Phantasie als Phänomen des Innen-
aspekts der Realität kann, wie dieser selbst, als *real* bezeichnet werden, und
das in zweifacher Hinsicht:
– Phantasie ist *real* als seelische Funktion;
– Phantasie ist ihrem Inhalt nach *real* im Sinne der Bedeutsamkeit für
ein jeweiliges Subjekt, abgesehen von der Gültigkeit dieser Phantasie auch
für andere Subjekte" (Walch 1981, S. 50).

Ist mein Körper innen oder außen?

Erklärt man – was anatomisch durchaus begründet wäre – ausgehend von
der äußeren Oberfläche (repräsentiert durch die Haut) auch die unmittelbar anschließenden inneren Oberflächen (z. B. gebildet von den Schleim-
häuten der Verdauungs- und Atemwege) zur Grenze des Subjekts, so würde
die Außenwelt tief in den Organismus hineinreichen; bis in Magen und Ge-
därme, bis in die Lungenbläschen. Und tatsächlich findet an diesen Oberflächen lebenswichtiger Kontakt zur Umwelt statt: Berührung, Nahrungs-
aufnahme, Verdauung, Ausscheidung, Austausch von lebenswichtigen Ga-
sen.

Die genannten physiologischen Prozesse sind dabei Funktionen dieser
(inneren und äußeren) Oberflächen. Auch noch „tiefer" im Inneren, in
den Organen wie Leber, Niere, Gehirn etc. und in allen einzelnen Zellen
sind die physiologischen Abläufe Funktionen von Membranen, Zellwän-
den, Grenzstrukturen. Auch die Erfahrung ereignet sich „an der Grenze
von Organismus und Umwelt, zuallererst an der Hautoberfläche und in
den anderen Organen der Sinneswahrnehmung und der motorischen Reaktion" bzw. „ist die Funktion dieser Grenze" (Perls, Hefferline, Goodman
1979, S. 9).

Damit wird der Körper oder die Leiblichkeit des Subjekts zum Bindeglied zwischen Innen und Außen und gleichzeitig zur Spiegelung seiner
Verwobenheit mit der Welt.

„Ich kann also, genau gesprochen, nicht sagen, daß ich einen Körper habe, aber die geheimnisvolle Verbindung, die mich mit meinem Körper eint, ist die Wurzel aller meiner Möglichkeiten *zu haben*. Je mehr ich mein Körper *bin*, desto mehr an Wirklichkeit wird mir verfügbar, existieren die Dinge doch nur, sofern sie mit meinem Körper in Kontakt stehen, von ihm wahrgenommen werden" (Marcel 1974, zit. nach Walch 1981, S. 39).

Damit ist „ . . . die Leiblichkeit sich vermittelnde und sich nach außen zeigende Manifestation meiner Person" (Walch 1981, S. 45). „So drücke ich mich also sichtbar nach außen hin aus und werde als Subjekt im Sinne meines sich in der Leiblichkeit vermittelnden Erlebens kommunikations- bzw. begegnungsfähig" (Walch 1981, S. 46).

Wie verhält sich das Subjekt zur Welt?

Aus der verbindenden Unterscheidung von Außen- und Innenaspekt der Realität zusammen mit der Leiblichkeit des Subjekts entsteht nun eine subjektiv-dynamische Betrachtungsebene der Realität, die den Bezug des Menschen auf Außen und Innen, sowie das verwobene Mit-Einander ins Zentrum der Betrachtung rückt.

„So gibt es nicht nur den Menschen und die Objekte, sondern der Mensch entfaltet einen *Bezug* zu sich selbst und zugleich einen Bezug zu seinen Mitmenschen und zur Objektwelt. So ist auch das Entstehen und der Aufbau von Realität *durch* und *im* Subjekt nur unter dem Einfluß subjektiver Komponenten verstehbar. Subjektive Komponenten, die sich aus den Phänomenen der inneren Realität bilden, fangen das Außen sinnvermittelnd ein" (Walch 1981, S. 56).

Das Bisherige zusammenfassend,

„kann man sagen, daß die Realität *für, im und durch* ein Subjekt von subjektiven Phänomenen und psychischen Strukturen geprägt ist, die wiederum ontogenetischen und phylogenetischen Einflüssen unterliegen . . . Versagt also das Unterfangen, eine einheitliche und objektive Auffassung von der Realität zu konzipieren, so heißt das nicht mehr und nicht weniger, daß wir Realität je verschieden erleben und facettenartig einfangen" (Walch 1981, S. 65).

Der perspektivische Entwurf

Bisher wurde erarbeitet, daß im subjektbezogenen Realitätsentwurf die untrennbare Verwobenheit von Subjekt und Welt einen zentralen Platz einnimmt. Wie entsteht nun dieser „Entwurf" im bzw. durch das Subjekt, wie ist er aufgebaut, wie ist seine prozeßhafte Struktur?

Perspektive

Der Begriff „Perspektive" bietet eine Annäherung. In der Geometrie ist damit eine Darstellungsform gemeint, die die dreidimensionale Räumlichkeit von Objekten in die Fläche der Zeichenebene derart abbildet, daß die zweidimensionalen Relationen in der Abbildung die räumlichen Verhältnisse des Sehens am besten wiedergeben. Perspektivische Zeichnungen entsprechen dem einäugigen Sehen bzw. Fotografieren, haben

„Augpunkt" und „Grundlinie" als Bezugselemente entsprechend dem Standpunkt des Beobachters bzw. der Kamera. „Horizont" und „Fluchtpunkte" stellen in der Endlichkeit des Gesichtsfeldes, in der die Unendlichkeit des Raumes sich dem Beobachter zeigt, weitere Fixpunkte dar, die die Räumlichkeit anordnen und strukturieren helfen. Damit geben sie dem Sehen notwendigen Halt und Orientierung, ohne die ein geordnetes Erkennen der räumlichen Beziehungen nicht möglich wäre.

Und auch im übertragenen Sinne, bezogen auf Wachen und Schlafen gilt: „Die Unendlichkeit des Raumes, den ich immer wieder durch die Fixpunkte der Dinge, meine Bezugspunkte zu diesen, durch die Perspektive begrenze, droht mich in meinem Wachen ebenso zu überwältigen und zu vernichten, wie mein Wachen, von der Außenwelt sich abwendend, im Tiefschlaf oder in der Narkose aufgehoben wird" (Wyss 1973, S. 168).

In philosophischer Auffassung meint „Perspektivismus", „daß alle Erkenntnis vom persönlichen Standort, von der Perspektive des Erkennenden, bedingt sei, eine standortfreie Allgemeingültigkeit also nicht möglich sei" (Schischkoff 1974, S. 494). Der persönliche Standort des beobachtenden Subjekts bringt Grenze, Begrenztheit des Erkennens unweigerlich mit sich; und umgekehrt wird Erkennen durch Begrenzung und Abstufung überhaupt erst möglich. Das Entfernte, Unbedeutsame wird undeutlich, „klein" gegenüber dem Nahen, Bedeutungsvollen. Die begriffliche Erfassung des Erkannten ist weitere Abstraktion, die gleichzeitig die Voraussetzung für Erkennen und Urteilen darstellt.

„Die eigentliche Leistung des Subjekts ist es hier wieder, sich in Raum und Zeit begründend, Grenze im Hier und Jetzt zu finden. Es gebietet der Flucht der Erscheinungen im äußeren Raum durch die fixierenden Wahrnehmungen, durch das Erkennen und In-den-Griff-Bekommen des Deutlichen ebenso Einhalt, wie es der Flucht innerer Gedanken und Bilder durch den Akt beschreibender Feststellung, die Reflexion, Einhalt gebietet. Dies vollbracht zu haben, ist letzten Endes Leistung des Begriffs oder der totalen Entfremdung, die das Subjekt mit eben dem Begriff geleistet hat – die aber wiederum nur durch die perspektivische Festlegung des Subjektes ermöglicht wurde" (Wyss 1973, S. 168).

Doch nicht nur zur Beschreibung des Erkennens in visueller bzw. philosophischer Hinsicht scheint der Begriff „Perspektive" geeignet. Unter einem anderen Aspekt hilft er die Existenz des Menschen zu umreißen:

„In Zu- und Abwenden dem In-der-Welt-Sein gegenüber stellt der Mensch seine biologisch-leibhafte Existenz dar. Diese hat er mit Lebewesen überhaupt gemeinsam. In dem perspektivischen Entwurf auf Welt hin, der, aus der Tiefe des Innen kommend . . ., im perspektivischen Fixpunkt den jeweiligen Bezugspunkt und Standort des Individuums in der Welt ermöglicht, begründet sich damit Gliederung und Spaltung derselben in Außen und Innen, Vermittlung der Sinne zwischen beiden und Gliederung ferner von Raum und Zeit. Dieser perspektivische Entwurf ist dem logischen Denken vorgegeben, dem lebendigen Raum, und fundiert die lebendige Zeit im sozialen Mit- und Gegen-Einander. In ihm begründet sich Mensch-Sein anthropologisch gegenüber der tierhaften Umweltverschränkung" (Wyss 1973, S. 370).

Wenn der perspektivische Entwurf mißlingt

Fehlen Standpunkt, Horizont und Fluchtpunkte, so findet das sehende Auge keinen Halt, das Erkennen keine Orientierung, keine Unterscheidung zwischen nah und fern, Bedeutsamem und Nebensächlichem, Fremdem und Vertrautem. Es resultiert ein Verschwimmen der Proportionen und Bedeutungen. Dem Individuum mit seinen Beziehungen zu sich selbst, den anderen und der Umwelt droht eine empfindliche Deformierung des Realitätsentwurfes und letztlich die Auflösung in einer primärprozeßhaftchaotischen Welt. „In der Psychose ist das perspektivische Verhältnis zur Welt dekompensiert, es kommt nicht oder nur begrenzt zustande, da die Fixierung des Bezugs- und Endpunktes mißlingt" (Wyss 1973, S. 370).

In einer vom psychotischen Zerbrechen bedrohten, aus der perspektivischen Struktur geratenen Welt sucht das abstürzende Individuum verzweifelt Orientierung und Bedeutung und kann in wahnhaften Urteilen seinem Erleben Sinn verleihen; einen pathologischen zwar, aber deshalb nicht weniger Unterstützung bietenden.

Der Wahn beruht nicht auf einer Störung des Denkens oder der Urteilsfähigkeit, sondern auf dem drängenden Bedürfnis, „in einer aus den perspektivischen Fugen brechenden Welt einen Halt zu finden" (Wyss 1973, S. 381). Dabei ist die Wahngewißheit „Ersatz für den Verlust der perspektivischen Fixierung und ihrer Orientierungsmöglichkeiten" (Wyss 1973, S. 381) und bietet neue, wenn auch zumeist nur negative Formen von Gewißheit. „Der Wahn gewinnt aus dieser Sicht den Charakter der unbezweifelbaren Glaubensgewißheit, den Ersatz für die nicht mehr zu leistende Öffnung auf richtungweisende ‚weltanschauliche' Gehalte, die . . . dem Individuum die durch Antriebe und Instinkte nicht mehr geleistete Orientierung vermitteln" (Wyss 1973, S. 381). In den Wahnsystemen zeigt sich das Bedürfnis nach weltanschaulicher Konsolidierung. Die Wirklichkeit wird zunehmend zum Spiegel des Wahnsystems, zu seiner Bestätigung, so daß es nicht mehr in Frage gestellt werden kann.

Obwohl der Wahn die Verzerrung der Realität des betroffenen Individuums und manchmal den Verlust der Perspektive nicht verhindern kann, erfüllt er doch die Funktion, „die Illusion der Einheit mit der Welt vorzuspiegeln" (Wyss 1973, S. 382), die im Größenwahn positiv, im Verfolgungswahn negativ erfahren wird. „Der Wahn ist Anzeichen dafür, daß der Kranke die objektiven Gegebenheiten seines In-der-Welt-Seins nicht mehr in ihrem Zu- und In-Einander zu erkennen in der Lage ist, die sich zeigende Welt sich ihm anders darstellt als dem Gesunden" (Wyss 1973, S. 377).

Doch besteht auch bei drohendem oder bereits erfolgtem Verlust von Orientierung, Perspektive und Halt nur selten ein dauernder Verlust der „Wirklichkeit" oder der „Realität" insgesamt (z. B. bei schweren schizophrenen Defektzuständen). Psychotiker leben in der Wirklichkeit des Essens, Trinkens, Sich-Ankleidens und anderer Aspekte der Alltagsrealität, auch ist „. . . die gelegentliche Wirklichkeit des Zwischenmenschlichen . . . bei aller unvorhersehbarer Abruptheit des Kranken immer wieder, wenn auch kurzfristig, verfügbar" (Wyss 1973, S. 377).

Somit besteht selbst in der Psychose eine – wenn auch deformierte, fraktionierte, labile – Verwobenheit von Subjekt und Welt, ein Bezogensein der betroffenen Person zu sich selbst, zu anderen und zur Umwelt. „Die Beziehung zur Wirklichkeit und ihren verschiedenen Dimensionen hängt von der Bedeutung des Wahns für den Kranken und seiner Welt ab, wie umgekehrt die Bedeutung der Wirklichkeit von der Beziehung des Kranken zu seinem Wahn bestimmt wird" (Wyss 1973, S. 380).

Der mangelhafte Realitätsbegriff der Psychiatrie, der „provisorisch gezimmerte, am Reflexmodell aufgebaute" (Wyss 1973, S. 378) Realitätsbegriff der Psychoanalyse haben es unmöglich gemacht, präzise zu beschreiben, wie der Schizophrene noch „in der Wirklichkeit" lebt, wie weit er sich davon entfernt hat. „Trotz Reduzierung, Einschnürung, Abkapselung der Existenz ist der Kranke noch in der Welt, nimmt er zu Wirken Stellung, vermag er im Einzelfall zu begegnen, leidet er unter Konflikten" (Wyss 1973, S. 378).

Psychotherapeutische Konsequenzen

Schließt man sich der hier vorgetragenen Ansicht an, daß die „subjektive Gewißheit" und die verzerrte oder verlorengegangene Perspektive des Selbst- und Weltentwurfes die zentralen, den Wahn konstituierenden Elemente darstellen, so ergibt sich daraus unmittelbar der Fokus der psychotherapeutischen Behandlung. Das spezifisch-wahnhafte Welterleben als deformiertes „In-Beziehung-Treten" wird im Vordergrund stehen, die Arbeit am Wahninhalt oder der Wahnstruktur dagegen in den Hintergrund rücken. Damit soll der durch den Wahn entstehenden Alienation, dem Verlust der Beziehungen bzw. dem Verlust der spezifischen Beziehungsqualität, die sich im letztlich uneinfühlbaren „Es ist so" des Wahns ausdrückt, Einhalt geboten werden.

Therapeutisches Ziel

1. Im Zentrum steht die Wiederherstellung der ausreichend durchlässigen (und damit auch ausreichend abgrenzenden) „Ich-Membran"; anders ausgedrückt: die Wiedererlangung des perspektivischen Welt- und Selbst-Entwurfes. Im Zentrum steht somit die Entzerrung von Beziehungen (zu sich selbst, zur Welt, zu den Mitmenschen entsprechend der „triadischen Verhaltensstruktur" des Menschen – Waldenfels, zit. n. Walch 1973, S. 89). Die Korrektur von „falschen" oder „abnormen" Urteilen ergibt sich dann aus den „entzerrten" bzw. wiederhergestellten Beziehungen gleichsam „von selbst".

2. Die Betonung der Arbeit an der (wahnhaften) Beziehungsgestaltung relativiert die Diskussion über die Inhalte und respektiert das (wahnhafte) Welterleben des Individuums.

3. Daraus resultiert eine Erweiterung dessen, was von einem Individuum für möglich gehalten werden kann.

Die „Überstiegsunfähigkeit" (Conrad 1958, zit. n. Berner 1982, S. 230)

– also die Unfähigkeit, von wahnhaften Betrachtungsweisen in andere Sichtweisen überzuwechseln bzw. diese als prinzipiell mögliche anzuerkennen, ist ja eine Facette der „subjektiven Gewißheit", die die Einschränkung von menschlichen Möglichkeiten im Wahn hervorhebt.

4. Dieser Prozeß zur Erweiterung von Möglichkeiten setzt voraus, daß das betreffende Individuum sich im therapeutischen Geschehen ausreichend sicher und geborgen fühlt, sonst kann die Verunsicherung durch die Relativierung der haltgebenden (wahnhaften) Perspektive nicht ertragen werden.

5. Natürlich muß dazu ein therapeutisches Gespräch überhaupt durchführbar sein; das heißt, der Wahnkranke muß zu einem basalen Kontakt mit anderen in der Lage sein (stellt ja „Über-etwas-sprechen-können" bereits eine gewisse Relativierung dar). Ein akut psychotischer Mensch, der sich von einer weltweiten Verschwörung verfolgt wähnt, wird die Ebene des Gespräches angesichts der unmittelbar drohenden Vernichtung verlassen wollen, um sein Leben durch Handeln zu retten. In einem solchen dramatischen, aber auf psychiatrischen Abteilungen nicht ungewöhnlichen Fall verlagert sich das Schwergewicht der therapeutischen Interventionen natürlich auf die Sicherung der physischen Integrität der beteiligten Personen, was dem Therapeuten mitunter die Einsatzbereitschaft eines breiten Interventionsspektrums abverlangt.

6. Aber auch in weniger dramatischen, die „Körperlichkeit" der Beteiligten gefährdenden Situationen wird die therapeutische Begegnung auf nonverbaler, ganzheitlich-symbolischer Ebene notwendig werden. Diese unmittelbare Form des „In-Beziehung-Tretens" ist oft die einzige, die den Kranken emotional erreicht, und in der er seine Perspektive neu zu „entwerfen" wagt. Ein schönes Beispiel hierfür bringt Piacentini, die einer entgrenzten Patientin, die sich von allen verfolgt, durchdrungen und völlig überwältigt fühlt, in der vorsichtigen Berührung und Umschließung ein Verständnis von Umfassen- und Enthaltensein bei gleichzeitig bestehenbleibender Individualität und Abgegrenztheit gibt.

„Ich näherte mich ihr ruhig, nahm ihre Hand und schloß sie in meiner Faust ein, indem ich sagte: ‚Jetzt fühlen Sie sich so in mich eingeschlossen, wie Ihre Hand in der meinen. Versuchen Sie das Umgekehrte, nehmen Sie meine Hand.' Die Patientin schaute mich erschrocken an, befreite aber langsam ihre Hand, öffnete sie und nahm die meine. ‚Sie sehen', sagte ich, ‚daß auch Sie fähig sind, mich zu nehmen, Ihre Hand hat sich nicht aufgelöst, meine auch nicht und jetzt schauen Sie, was wir noch tun können.' Ich legte die beiden Handflächen, ihre und meine, offen nebeneinander und sagte: ‚Nun verschluckt keine von beiden die andere – wir sind einander nahe, berühren uns, ohne uns zu vereinnahmen, wir sind gleich'" (Piacentini 1983, S. 171).

7. Ist es das Ziel der Psychotherapie, „eingefrorene" Verhaltens- und Sichtweisen „aufzutauen", Entfaltungsmöglichkeiten zu eröffnen, so besteht kein prinzipieller Unterschied in der psychotherapeutischen Behandlung von Wahnphänomenen und neurotischen Symptomen. Der Unterschied besteht jedoch oft in quantitativer Hinsicht: Oft bleibt die Einfühlbarkeit in das wahnhaft-entfremdete Welt- und Selbsterleben rudimentär

und schemenhaft; oft bleiben die therapeutischen Bemühungen (z. B. bei schweren Psychosen) stehen beim Versuch, den Bereich des Wahns, seine „Ausbreitung" über das Lebensganze der betreffenden Person einzugrenzen, vielleicht zu verkleinern, so daß neben den wahnhaft-verzerrten bzw. -erstarrten noch lebendige, durchlässige Beziehungsbereiche bestehen bleiben können und der Wahn an Bedeutung verliert.

Als Abschluß und entsprechend der „Begrenztheit, Unvollkommenheit und Vorläufigkeit" aller Erkenntnis (Walch 1981, S. 4) sei der Versuch einer Unterscheidung zwischen gesund, neurotisch und wahnhaft mit Jaspers wieder „aufgehoben" (in der dreifachen Bedeutung des Wortes „aufheben" – nämlich 1. „zum Verschwinden bringen", 2. „bewahren" und 3. auf eine höhere Ebene transponieren):

„Es ist die nie zum Ziele kommende Anstrengung des philosophierenden Menschen, in jenen Seelenzustand zu gelangen, dem die Korrektur alles Irrens möglich würde, jene Unbefangenheit der großen, sehenden Liebe in der Welt, jene Offenheit der Vernunft, die ertragen kann, was wirklich und wahr ist, die im Zweifel und in der Frage es aushält, wo entschiedene Antwort nicht möglich ist, und die in der Kommunikationsbereitschaft bleibt, welche jede Erstarrung fester Behauptungen unmöglich macht. Daß wir Menschen nicht in diesem idealen Zustande sind, sondern gebunden an Daseinsinteressen und an das Ertragbare, ist der Grund unseres gemeinsamen Irrens, dessen Steigerung wir als wahnhaftes Irren bezeichnen, ohne daß hier der eigentliche Wahn vorliegt" (Jaspers 1973, S. 165).

Literatur

Berner, P. (1973), Wahn. In: Müller, Ch. (Hrsg.), Lexikon der Psychiatrie. Berlin – Heidelberg – New York. Zit. nach Schanda, H. (1987), Paranoide Psychosen. Stuttgart: Enke.

Berner, P. (1982), Psychiatrische Systematik. Bern – Stuttgart – Wien: Huber.

Capra, F. (1984), Das Tao der Physik. Die Konvergenz von westlicher Wissenschaft und östlicher Philosophie. Bern – München – Wien: Scherz.

Conrad, K. (1958), Die beginnende Schizophrenie. Versuch einer Gestaltanalyse des Wahns. Stuttgart: Thieme. Zit. nach Berner, P. (1982), Psychiatrische Systematik. Bern – Stuttgart – Wien: Huber.

Jaspers, K. (1973), Allgemeine Psychopathologie. 9., unveränderte Aufl. Berlin – Heidelberg – New York: Springer.

Leibbrandt, W., Wittley, A. (1961), Der Wahnsinn. Freiburg: Alber. Zit. nach

Spitzer, M. (1989), Ein Beitrag zum Wahnproblem. Nervenarzt **60**: 95–101.

Marcel, G. (1974), Vorwort zu: Petzold, H., (Hrsg.), Psychotherapie und Körperdynamik. Verfahren psycho-physischer Bewegungs- und Körpertherapie. Paderborn: Junfermann. (Zit. nach Walch 1981.)

Matussek, P. (1963), Wahrnehmung, Halluzination und Wahn. In: Psychiatrie der Gegenwart, Bd. I/2, Berlin – Heidelberg: Springer.

Perls, F. S., Hefferline, R. F., Goodman, P. (1979), Gestalt-Therapie. Lebensfreude und Persönlichkeitsentfaltung. Stuttgart: Klett-Cotta.

Piacentini, T. C. (1983), Der Wahn, der Patient und der Analytiker. In: Benedetti, G. (Hrsg.), Psychosentherapie: psychoanalytische und existentielle Grundlagen. Stuttgart: Hippokrates.

Pietschmann, H. (1980), Das Ende des

naturwissenschaftlichen Zeitalters. Wien – Hamburg: Zsolnay.

Pietschmann, H. (1990), Die Wahrheit liegt nicht in der Mitte. Von der Öffnung des naturwissenschaftlichen Denkens. Stuttgart – Wien: Thienemanns.

Popper, K. R., Eccles, J. C. (1989), Das Ich und sein Gehirn. München: Piper.

Schanda, H. (1987), Paranoide Psychosen. Stuttgart: Enke.

Schischkoff, G. (1974), Philosophisches Wörterbuch. Stuttgart: Körner.

Spitzer, M. (1989), Ein Beitrag zum Wahnproblem. Nervenarzt **60**: 95–101.

Walch, S. (1981), Subjekt, Realität und Realitätsbewältigung. Struktur und Genese eines subjektbezogenen Realitätsentwurfs als Voraussetzung für die vorläufige Deskription von Realitätsbewältigung. München: Minerva.

Wyss, D. (1973), Beziehung und Gestalt. Entwurf einer anthropologischen Psychologie und Psychopathologie. Göttingen: Vandenhoeck & Ruprecht.

Korrespondenz: Dipl.-Ing. Dr. med. Werner Brosch, Tigergasse 14/15, A-1080 Wien.

Kontaktprozesse in der stationären Psychosetherapie – Ein Beitrag der Gestalttherapie

Gert Mehles

Zusammenfassung. Ich beschreibe einen Behandlungsverlauf einer Frau, die in ihre erste psychotische Krise gerät und dreieinhalb Monate im Rahmen unseres stationären Konzepts behandelt wird. Die Herstellung von Außenbezügen ist für den sich in einem abgegrenzten Wahnsystem befindlichen Menschen notwendig, um wieder zu sich selbst zu gelangen. Diesen Prozeß begleiten wir mit differenziertem Kontaktangebot, welches am Anfang der Behandlung auf die regressiven Zustände durch intensive Personenkontakte, struktursubstituierend, auf basalem Niveau eingeht, später die vorhandenen Kompetenzen der PatientInnen durch Strukturbestätigung und Strukturneubildung unterstützt. Die für die Umsetzung dieser Behandlungsstrategie notwendige Stationsumgebung haben wir mit einer Kombination von einem geschlossenen und offenen Stationteil zur Verfügung. Das angebotene Beziehungssetting, bestehend aus 1. der therapeutischen Triade PatientIn, Bezugsschwester/pfleger und Therapeut, 2. der Therapiegruppe und 3. der therapeutischen Wohngruppe, läßt uns für die im Gesundungsprozeß des/der PatientIn steigende Kompetenz in Verhalten und Fähigkeiten viele Möglichkeiten eines adäquat stützenden und fordernden Strukturangebotes. Die Wechselwirkung von Außenwelt und Innenwelt wird am Behandlungsverlauf von Baerbel beschrieben und unsere therapeutischen Intentionen und Interventionen anhand dieses Verlaufes dargestellt.

Einleitung

Ich berichte über die Arbeit einer psychiatrischen Aufnahme-/Behandlungsstation eines Landeskrankenhauses in Hessen mit Aufnahmepflicht im Rahmen des psychiatrischen Versorgungsauftrages für eine definierte Region (bis zu ca. 120 km Entfernung zum äußersten Versorgungsort), also eine staatliche Einrichtung des öffentlichen Dienstes. Das Psychiatrische Krankenhaus verfügt über ca. 375 Betten für Allgemeine Psychiatrie, Gerontologie, Suchtbehandlung, Neurosenbehandlung. Es befindet sich in einem großzügigen Parkgelände an der Peripherie einer Universitätsstadt in direkter Nachbarschaft einer Gesamtschule, einem Teil der Universität sowie Wohngebieten. Mit der städtischen Busverbindung erreicht man das Zentrum in 4–5 Minuten, 4 Stops.

Beschreibung der Stationsräumlichkeiten

Die Station befindet sich in einem älteren Gebäude mit abgezäuntem großen Garten, Bäumen und Hecken. Im Parterre befindet sich der ge-

schlossene Teil mit max. 20 Betten in Zweier-/Dreierzimmern, die Sanitär-
anlagen getrennt nach Geschlechtern, einem Eßraum, der Küche, einem
Gemeinschaftsraum für Raucher, ein etwas kleinerer für Nichtraucher, jeweils mit einem TV, feuerhemmendem aber freundlichem Mobiliar, dem
Stationszimmer, einem Beratungs- oder Besprechungszimmer, dem Nacht-
wachenzimmer, dem Schmutzraum, dem Wäscheraum, einem Bezugspflegeraum sowie einem überschaubaren, eher breiten Flur, auch tendenziell
lebhaft und wohnlich gestaltet, nicht zuletzt durch ein Aquarium und einzelne Sitzmöglichkeiten. Dies ist zwangsläufig das Zentrum, der *Kontakthof,*
der Treffpunkt der Station.

Die o. g. Räumlichkeiten gehen von diesem breiten, etwas gestreckten
Flur ab. Kontaktwunsch und Rückzug können hier recht gut realisiert werden.

Das therapeutische Team hat ausreichende räumliche Gegebenheiten
für die Umsetzung der „Kontakt-Therapie" im Rahmen unseres Psychose-
behandlungskonzeptes. Die Patientenzimmer sind mit einem abgetrenn-
ten Toilettenbereich und jeweils einem Schrank sowie einer kleinen
Wohnecke mit Tisch und Stühlen versehen. Die Zimmer sind fast alle durch
große Fenster sehr hell.

Wir gehen im Hausflur die Treppe hoch in das erste Stockwerk und
kommen in den offenen Teil der Station, in der sich eine gemütlich ein-
gerichtete Wohnung für sechs PatientInnen mit Dreibettzimmern, Küche,
integriertem großen Wohn- und Eßzimmer, einem kleinen Raucherraum
sowie die getrenntgeschlechtlichen Sanitäreinrichtungen befinden. Wir
nennen dies „die sozialtherapeutische Einheit im offenen Teil" dieser Station.

Des weiteren befinden sich im ersten Stockwerk die Zimmer für die
Ärztin, den Arzt, den Psychologen, der multifunktionelle Raum für Gruppentherapie mit den PatientInnen, für die täglich stattfindenden Über-
gabebesprechungen, für die Teamsupervision und für die Familiengespräche, ein Umkleideraum für das Team, ein Bezugspflegeraum sowie
ein Sekretariat.

Für weitere Therapien steht der Station durch die Ganztagsarbeit einer
Ergotherapeutin ein Ergotherapieraum außerhalb der Station, eine dort
angegliederte und ausgestattete Küche sowie die Räumlichkeiten der Ar-
beitstherapeuten der Klinik zur Verfügung.

Die Bewegungstherapeutin arbeitet in diesem „Therapiehaus" ebenfalls
in einem speziellen Bewegungstherapieraum. Zusätzlich vorhanden ist ein
Sportgelände, ein Ballspielplatz, eine gut ausgestattete Bäderabteilung mit
Sauna.

Beschreibung der Personalsituation

Bei Vollbelegung werden die 26 PatientInnen in diesen Räumlichkeiten behandelt von 15 Schwestern/Pflegern, 1 Ganztagsstelle Ergotherapie, ½ Stelle Bewegungstherapie, ½ SozialarbeiterIn, 1 Ärztin, 1 Arzt, 1 Psychologen.
Bei Besetzung aller Stellen kann mit dieser Teamzusammensetzung (rein

quantitativ) eine ausreichend gute Behandlung der Patienten organisiert und realisiert werden.

Die leitende Stationsschwester, der stellvertretende Stationspfleger, einige PflegedienstmitarbeiterInnen, die Bewegungstherapeutin und ich als Psychologe arbeiten bereits bis zu 13 Jahren zusammen und haben das Behandlungkonzept in seinen Grundsätzen sukzessive erarbeitet, kritisch überdacht und verfeinert, die räumlichen Voraussetzungen in Kooperation mit der Verwaltung verwirklicht und in der Institution des Krankenhauses einen fachlichen Austausch geführt, um durch eine breite Anerkennung die institutionell langfristige Absicherung dieses Behandlungskonzeptes zu erwirken.

Seit Dezember 1987 arbeiten wir unter den o. g. räumlichen Bedingungen (mit einer 15monatigen Unterbrechung aus bauorganisatorischen Gründen), die o. g. personellen Gegebenheiten sind seit Januar 1993 gegeben.

Im Jahresdurchschnitt behandelten wir ca. 230 bis 260 PatientInnen in Erst- und Wiederaufnahme, ca. 40 PatientInnen wurden pro Jahr über die Weiterbehandlung im sozialtherapeutisch offenen Teil der Station entlassen.

Entwicklung des Stationskonzeptes

Das Konzept wurde über das tägliche therapeutische Tun mit den PatientInnen unter vorgegebenen äußeren Bedingungen über mehrere Jahre erarbeitet. Mehrere Einflußgrößen wurden kritisch bewertet.

So lag die Motivation der Konzeptentwicklung u. a. in der mißlichen Begrenztheit der damaligen psychiatrischen Behandlungsbedingungen Anfang der achtziger Jahre, mit engen Stationen, wo Wachsäle noch früherer Zeiten mit schallhörigen Trennwänden zu Krankenzimmern ohne Waschgelegenheit, klein, eng und der Gesundung einer in Unordnung geratenen Psyche völlig kontraindiziert, umgebaut worden waren. Die zu diesen Zeiten ausgehandelten Tagessätze ließen das Einstellen von mehr Personal nicht zu. In intramuralen sowie extramuralen Bereichen der Gesellschaft war das Bewußtsein und die Kenntnisnahme psychischer Erkrankungen eher vom Festhalten an alten Psychiatriekonzepten und Verdrängung dieses Themenbereiches geprägt. Der Begriff „Drehtür-Psychiatrie" realisierte sich somit immer wieder unter o. g. kurz skizzierten Bedingungen in unguter gegenseitiger Wechselwirksamkeit.

Die äußeren Bedingungen, die personelle Struktur, die inhaltlichen Konzepte und Überzeugungen sowie gleichberechtigte Kooperation verschiedener Berufsgruppen fehlten. Symptomorientiertes, meist medikamentöses Handeln stand oftmals im Vordergrund der Behandlung.

Die verstärkt psychodynamisch geführte Diskussion psychischer Krisen und Erkrankungen beinhaltete in ihren Therapiekonsequenzen vermehrt die Bedeutung von Psychotherapie und Soziotherapie, somit die Zuversicht auf persönliche Wachstumsprozesse Betroffener unter optimalen therapeutischen Bedingungen, die es zu definieren und herzustellen galt.

Für solche behutsame Wachstumsprozesse von Menschen in seelischen Krisen im Rahmen eines therapeutischen Beziehungsgefüges – so möchte ich das Behandlungssetting nennen – war kaum Platz. Differenzierung in kranke und gesunde Anteile, das heißt auch die Wahrnehmung von funktionierender Kompetenz bei PatientInnen, wurde selten praktiziert. Der Förderung dieser auch in der Erkrankung erhaltenen Kompetenzen wurde wenig Raum, Zeit und Interesse gewidmet. Die Krisenbewältigung durch „die Beschäftigung mit der verletzten Seele" im geschützten, geordneten therapeutischen Raum wie heute war unmöglich, und der Drehtüreffekt, die Langzeitbehandlungen oder auch die Chronifizierungen nahmen ihren Lauf.

Dies skizziert grob unsere damalige therapeutische Behandlungssituation, und die Unzufriedenheit des Teams war erheblich. Inhaltliche Neuorientierung und äußere Veränderung war notwendig geworden.

Zwei einwöchige Hospitationen in der Universitätsklinik Bern, (Ciompi, Kunz) mit Einblick in die Arbeit des Projektes *Soteria* meinerseits sowie mein Lernprozeß in Gestalt-Therapie seit 1977, hier speziell die Bedeutung von *Kontakt* als dialogische Beziehung für Menschen in psychotischen Krisen, motivierten mich persönlich zur fachlichen Diskussion und zu dem Einsatz zur Schaffung der institutionellen Voraussetzungen für den Transfer.

All die genannten Aspekte beeinflußten die Erstellung des Konzeptes mit dem Ziel der Erfüllung unseres Arbeitsauftrages, den MitbürgerInnen, die in psychischen Krisen ein psychiatrisches Krankenhaus in Anspruch nehmen müssen, eine gesundheitsfördernde Behandlungsumgebung zur Verfügung zu stellen.

Theoretische Überlegungen zu Psychose, Entstehung und Therapie

In der täglichen Stationsarbeit haben wir es vorwiegend mit Menschen zu tun, die vorübergehend für einige Tage oder Wochen in erhebliche psychische Unordnung geraten sind, einen sozial und emotional angepaßten Austausch ihres Organismus mit der Umwelt nicht mehr organisieren können.

Viele Praktiker und Theoretiker, Psychiater, Psychologen, Soziologen, Psychoanalytiker, Psychotherapeuten verschiedenster Schulen, Neurologen, Pharmakologen usw. befassen sich seit Jahren, Jahrzehnten mit Ursachenforschung, dem Erklären von Krankheitsausbruch, Verlauf sowie Therapie.

Die psycho-dynamisch Argumentierenden sprechen in der Tendenz von „dem Zusammenbruch der Selbst-Funktionen, der *Ich*-Funktionen" mit der Bildung einer Wahnwelt in der Psychose als einer Art der existentiellen Krisenbewältigung. Eine grundsätzliche Akzeptanz für das Verständnis des Zusammenhanges „zwischen Konstellationen und Prozessen auf der interpsychisch-familiären und auf der intrapsychisch-individuellen Ebene" scheint bei o. G. gegeben.

Ciompi faßt schizophrene Entwicklungen als „eine Affektion" auf, „in welcher vielfältig angeborene und erworbene Komponenten zu verletzlichen prämorbiden Persönlichkeiten mit unklar strukturierten interiorisierten Bezugssystemen, gestörter Informationsverarbeitung und Neigung, auf Belastung psychotisch zu reagieren, führen" (Ciompi 1981, S. 506). Als Behandlungskonsequenz fordert er in seinem systemtheoretischen Ansatz „optimale Klarheit, Übersichtlichkeit und Kontinuität aller therapeutischen Maßnahmen inkl. der Umgebungsgestaltung und dem Umgang mit dem Kranken, mit systematischer Vermeidung von Über- wie auch Unterstimulation" (Ciompi 1981, S. 506).

Benedetti beschreibt in seinem psychoanalytischen Psychoseansatz Patienten ein „vages Bewußtsein von den Vorstellungen und Empfindungen ..." zu, „die subjektiv in ihnen ablaufen, die aber nicht so weit kommen, sie zu verstehen; ihnen fehlt die Fähigkeit, sie zu objektivieren, sich ihnen gegenüberzustellen" (Benedetti et al. 1983, S. 35). Sie können sich kein Bild vom *Selbst* machen und bleiben in einer diffusen Spannung eines „Sich-Fühlen, ohne Beobachten und Verstehen" (Benedetti et al. 1983, S. 35) zu können. Er leitet daraus die „negative Existenz" ab, in der Kranke „ihre eigene Insuffizienz nicht anders als in psychischen Dimensionen wahrnehmen können, als Schuld, als Kein-Recht-auf-Existenz, als totale Zurückweisung.... Die Psychose ist eine Seinsweise in der Dimension des Nicht-Seins, der Zurückweisung, der Negation, der Schuld" (Benedetti et al. 1983, S. 36). Identifikationsprozesse im psychotischen Individuum, so Benedetti, kommen „einer massiven Regression in der Entwicklung eines Ichs" gleich, „das sich in der postsymbiotischen Objektbeziehung nicht genügend strukturiert hat, oder jedenfalls amorph, undifferenziert geblieben ist" (Benedetti et al. 1983, S. 59). Er folgert daraus: „So wie die menschliche Begegnung das Ich des Patienten in der Psychopathologie auflöst, so konstituiert es sich in der menschlichen Begegnung der Psychotherapie neu" (Benedetti et al. 1983, S. 60).

Stern stellt die subjektive Selbstempfindung – Sense of Self, in den Mittelpunkt seiner umfangreichen Kleinkindforschung, in der er bewußtes und unbewußtes subjektives Erleben selbst als das primäre Organisationsprinzip ansieht. Diese als „Grundlage für das subjektive Erleben normaler wie auch anormaler sozialer Entwicklungen" (Stern 1992, S. 21) bildenden Selbstempfindungen sind 1. das Empfinden, Urheber der eigenen Handlungen zu sein; 2. das Empfinden körperlichen Zusammenhalts; 3. das Kontinuitätsempfinden; 4. die Wahrnehmung der eigenen Affektivität; 5. das Empfinden, ein Subjekt zu sein, das zur Intersubjektivität mit anderen Menschen fähig ist; 6. das Empfinden, aktiv eine innere Organisation zu entwickeln; 7. das Empfinden, Bedeutung zu vermitteln. In der Beschreibung des Prozesses zur eigenen Subjektivität schließt er die Erfahrung – psychische Vorgänge und Gefühlsqualitäten – mit ein, die man mit anderen Menschen teilt.

Perls, Hefferline und Goodman stellen im gestalttherapeutischen Ansatz die organismische Selbstregulation, das Konzept der Awareness und die Funktion von Kontakt in der Hier-und-Jetzt-Situation der Therapie dar (Perls, Hefferline, Goodman 1979). Yontef weist auf die Bedeutung der Dialogischen Beziehung in therapeutischen Prozessen zwischen Patient und Therapeut hin (Yontef 1983), in der „die aktive Gegenwärtigkeit des Therapeuten" das „wichtigste Werkzeug in der Therapie" sei (Yontef 1983/98) . . .

Quirmbach formuliert in ihrer Hypothese zur Entwicklung schizophrener Erlebnis- und Verhaltensweisen diese als „gewohnheitsmäßige Nichtintegration von Erfahrungen", „als ganzheitliche Struktur, wobei der Hintergrund gewohnheitsmäßig und zunehmend fragmentiert wird. In der schizophrenen Krise drängt der fragmentierte Hintergrund nach außen, d. h. in den Vordergrund. Gleichzeitig überfluten die Umweltreize ungefiltert das Selbst" (Quirmbach 1990, S. 14).

Stabile Ich-Funktionen sind zum schützenden Eingreifen durch Differenzieren und Gewichten von Außenreizen nicht vorhanden. Beaumont merkt dazu an: „Die Gestalten . . . (der) Erfahrung bleiben unintegriert miteinander, episodisch, ohne verbindende Erinnerungen . . . dem Hier und Jetzt ausgeliefert . . ." (Beaumont 1988, S. 21). Auch er weist auf die Einwirkung besonderen psychologischen Stresses hin. Die dialogische Beziehung, so Perls et al., kann durch Kontaktanbahnung die Ich-Funktionen über „das Identifizieren, Sich-Entfremden und das Bestimmen der Grenzen oder des Kontexts" wieder aufbauen helfen (Perls, Hefferline, Goodman 1979, S. 202). Die Herausnahme des Organismus aus der reizüberflutenden Umwelt zur Beruhigung und Ebnung des Weges zur Rückkehr des Betroffenen in den Zustand von „Ich bin, ich sehe, spüre mich" ist die erste und vordringlichste Aufgabe in der akuten Krisenbehandlung des psychotisch Kranken.

Gerunde (1990) beschreibt in seiner gestalttherapeutisch orientierten Arbeit mit Schizophrenen die Bedeutung der Reorganisation von Struktur durch Strukturbestätigung, Struktursubstitution und Unterstützung von Strukturbildung in der Therapie.

Baerbel: ein Therapieverlauf

Die akute psychotische Krise in den ersten Behandlungstagen

Die Patientin nenne ich Baerbel, bei der Aufnahme 20jährig, erste psychotische Dekompensation, erste psychiatrische Behandlung. Sie kommt in Begleitung der Eltern auf die Station, nachdem sie in der Nähe ihres Heimatortes, ca. 100 km vom hiesigen Krankenhaus entfernt, von einem Autofahrer in einem verwirrten und orientierungslosen Zustand an der Straße aufgefunden und in das nahegelegene Kreiskrankenhaus gebracht wurde. An der dortigen Pforte abgegeben, begann sie heftig mit dem Kopf gegen die Scheibe zu schlagen und wurde auf eine Station gebracht. Sie gab kaum Auskunft und lehnte fast alle körperlichen Untersuchungen strikt ab. Sie begann dann plötzlich auf dem dortigen Flur zu schreien und gegen eine Tür zu hämmern. Kurz danach fiel sie durch kindliche Fragen und zusammenhanglose Äußerungen bezüglich Sternzeichen und Krankenhaushierarchie auf. Die konsiliarisch hinzugezogene Psychiaterin überwies sie mit der Diagnose „akute Psychose" in unsere psychiatrische Klinik. Ein niederpotentes sowie ein hochpotentes Neuroleptikum wurden mit je einer Ampulle injiziert und Baerbel wegen der akut nicht zu steuernden Selbstgefährdung im Rahmen der Psychose bis zum nächsten Tag 24 Uhr zwangseingewiesen.

Um 12.45 Uhr wurde sie nach kurzem Aufnahmegespräch beim Aufnahmearzt auf die Station gebracht. Baerbel ist eine eher große, schlanke junge Frau mit dunklen, kurzen Haaren und großen, braunen Augen. Sie ist motorisch sehr unruhig, geht sofort auf der Station auf und ab, schaut in einzelne Zimmer, öffnet Türen und geht hinein, spricht Mitpatienten an, als kenne sie diese schon einige Zeit, kommt in das Stationszimmer und legt den Kopf, von den Armen verschränkt, auf den Schreibtisch. Sie duzt alle Anwesenden. Versuche der Eltern, sie auf- oder festzuhalten, scheitern. Die begleitenden Eltern sehen im ersten Kontakt eher aus wie die Großeltern. Ein gemeinsames Aufnahmegespräch wird durchgeführt. Die Mutter übernimmt sofort die Schilderung der Situation und ignoriert, daß ich erst einmal direkt Kontakt mit Baerbel aufnehme. Ich unterbreche sie. Als ich die Patientin mit Frau H. . . . (Familienname) anspreche, meint der Vater spontan: „Meinen Sie, das ist eine Frau?" Ich schaue verdutzt über diese Bemerkung, er wiederholt: „Meinen Sie, das soll schon eine Frau sein?" Auf meine Frage hin, was er damit meine, äußert er, daß man sich so als Frau nicht verhalten könne. Wie sich im Anschluß herausstellt, ist er ärgerlich über seine zwei am Morgen von seiner Tochter versteckten bzw. zertretenen Brillen, so daß er deshalb nicht mehr gut sehen könne. Die spannungsreiche Atmosphäre zwischen Eltern und Kind bringt mich zu dem Entschluß, diese Exploration kurzzuhalten und das Aufnahmegespräch ohne Eltern, gemeinsam mit einer Kollegin des Pflegepersonals, durchzuführen.

Im Aufnahmegespräch sehen wir eine körperlich in Unruhe befindliche Frau, die einen erschöpften Eindruck vermittelt, jedoch immer wieder dagegen ankämpft. Sie imponiert durch zerfahrenes Denken, plötzliches Gedankenabreißen, Gedankensprünge, ständiges Wechseln von Vergangenheit, Gegenwart und Zukunft. Sie äußert Angst, berichtet davon, ein Erdbeben der letzten Tage bereits vorher gefühlt zu haben. Sie fragt uns, ob es das gibt. Die Ereignisse der letzten Tage sind ihr nur lückenhaft zugänglich. „Ich muß ruhiger werden! Ich habe so eine Unruhe in mir, es hängt mit dem Urlaub zusammen, in dem habe ich mich Hals über Kopf verliebt, der ist Schütze und unheimlich treffsicher. Kann seit Tagen nicht schlafen." Es tritt mehr Struktur in dem Gespräch unter ruhigen und zugewandten Bedingungen ein, und Baerbel gibt einige grobe anamnestische Hinweise. Sie durchlaufe eine Ausbildung als Gymnastiklehrerin und wohne in der Ausbildungsstätte. Sie habe seit fünf Jahren einen Freund, jetzt habe sie zwei. Sie will keine Medikamente nehmen; wir akzeptieren dies. Ein Pfleger setzt sich zu ihr ins Zimmer, da sie einen Menschen in der Nähe haben möchte; das wirke beruhigend auf sie. Am Abend gerät sie sukzessive in größere Anspannung, setzt sich zu den Nachtwachen, redet viel, zunehmend verwirrter, legt sich dabei auf die Erde und steht wieder auf, verläuft ihre Unruhe auf dem Flur. Um 22.15 läuft sie splitternackt auf der Station herum und schreit: „Ich habe Angst!" Sie bekommt neuroleptische Medikation, Truxal 2 Ampullen und Haldol 1 Ampulle, weil sich die psychotischen Ängste bei ihr ausbreiten und Baerbel in einen sich steigernden inneren Unruhe- und Auflösungszustand brachten. Kontakt zum langsamen Beruhigen reichte nicht mehr aus. Sie kommt zum Schlafen.

Am nächsten Morgen verkennt sie Personen, ruft nach ihrem Schwager. Im Einzelkontakt wird sie intensiv betreut und kann immer wieder in kurzfristigen Kontakt geholt werden. Am Abend wird sie im Bett fixiert, direkt von einer Sitzwache betreut, weil sie sich mit dem Schlagen des Kopfes gegen die Wand stark selbst gefährdet und dies nicht selbst steuern kann. An diesem Tage kommen Schwester und Schwager zu Besuch, denen sie – so wie sie sagt – traut und die orale Medikation in der akuten Krise akzeptieren kann. Sie fragt strukturierter nach Ort, Zeit, kann die Umwelt klarer in sich aufnehmen, wird im Bett liegend versorgt, schläft viel und kann die Stützung des Teams annehmen. Sie bekommt eine Bezugsschwester zugeteilt, mit der sie die Tage zuvor oft Kontakt hatte und Akzeptanz für diese signalisiert. Beide nutzen den großen Garten für Kontakte, etwas abgeschirmt von dem Geschehen auf der Station. Kontakte zu MitpatientInnen nimmt sie kaum auf. Am 6. Tag der Behandlung entschließt sie sich, bei einem Besuch der Eltern, mit nach Hause zu fahren. Sie fühle sich wieder besser. Den Bedenken ihrer TherapeutIn gibt sie wenig Raum und verweist auf ihre freiwillige Behandlungsvereinbarung am 3. Behandlungstag. Sie geht nach Hause, und der Anfangsteil der Behandlung ist abgeschlossen. Dem/der weiterbehandelnden Arzt/Ärztin wird die Gabe von Haldol in mittlerer Dosierung weiterempfohlen. Baerbel bekommt die Fortsetzung der stationären Behandlung von uns angeraten mit dem Hinweis, sich bei erneuter Verschlechterung ihres Zustandes erneut in Behandlung bei uns begeben zu können. Mit einem kurzen Entlassungsbrief, unserer Adresse, der Telefonnummer, geht sie mit ihren Eltern nach Hause in das elterliche Haus, wo sie noch ihr Zimmer hat.

Erstkontakte in der stationären Aufnahmesituation

Baerbels Eintritt in die Station und all das, was bis zur ersten Entlassung am 6. Tag beschrieben wurde, ist die „normale" Kontaktarbeit des Teams in der akuten Krankheitssituation mit für uns meist neuen, somit auch fremden kranken Menschen. Die ersten Minuten, die ersten Personenbezüge, die reizmindernde, beruhigende Gestaltung der ersten *Ich-du*-Kontakte, die Botschaft des Teams „wir respektieren dich, auch in deiner Unsicherheit", die Strukturierung des Tagesablaufes, die Hilfe bei der Kontaktorganisation hin zu Vereinfachung, Entzerrung und Fokussierung des Kontaktes in der Bezugspflege (Timpe-Coumans 1991, S. 2 ff.) sowie basale Versorgung mit Essen, Trinken, Wäsche, Toilette beschreiben die Arbeit der ersten Stunden.

Mit dem Eintritt in die Station und den ersten Kontakten nimmt der Organismus „Baerbel" unstrukturiert mit der spezifischen Umwelt „Station" Verbindung auf. Diese wird als *Hier-und-Jetzt*-Geschehen Vordergrund in der Wahrnehmung der Beteiligten. Viele Patienten berichten bei Wiederaufnahme genauestens über die Situation der Erstaufnahme, die Umstände (wer brachte mich her, mit welchem Auto, ich war unruhig, ich konnte nicht sitzen, ich wollte gleich wieder weg, ich habe Sie damals angesehen, konnte aber nicht sprechen); über die anwesenden *Personen* (Sie waren da als Psychologe, die Schwester hat mir was zu trinken gebracht, Stationspfleger J. hat mir die Medikamente gegeben, ich lag mit Frau A. und Frau I. in einem Zimmer) sowie örtliche und zeitliche *Begebenheiten* (es war schon dunkel, ich mußte mit meinen Eltern hier vor dem Stationszimmer warten, da Sie damals gerade Sitzung hatten, das Aufnahmegespräch fand in Ihrem Zimmer statt, ich kam an einem Sonntag).

Der spezifische Organismus-Umwelt-Austausch hat begonnen.

Welche Umweltvariablen sind in der akuten psychotischen Krise *wie* von Bedeutung und Wirkung?

Die materielle Umwelt Station sollte für die akuten Zustände bei der Aufnahme so gestaltet sein, daß dem Lebensausdruck Wahnverarbeitung in der Psychose Raum zur Verfügung steht. Baerbel bringt ihre Unruhe viel über Bewegen, Gehen zum Ausdruck, sie hat jedoch auch Platz auf dieser Station, ohne die anderen Patienten stärker einzuschränken. Der Garten mit großer überdachter Terrasse wird von ihr oft mit und ohne TherapeutIn benutzt. Die durch Mobiliar, Lichtverhältnisse und hell gehaltenen Wandfarben eher warme Atmosphäre wirkt reizmindernd auf sie. Auf dem breiten zentralen Flur kommt es häufig zu Begegnungen mit anderen Personen, somit zu vielen kurzen Augenkontakten, Ansprache durch Begrüßung und Verabschiedung, das häufige verbale Benennen des Namens bei Begegnungen z. B. durch TherapeutInnen. Das *Du* der anderen ist von existentieller Notwendigkeit für den Patienten/die Patientin, der/die in der Psychose im Kontakt zu einem *Du* in der Außenwelt einen Hinweis, eine Orientierung für das verlorengegangene *Ich* erhält. Ebenfalls sind auf dieser Station die Möglichkeiten des Rückzugs von anderen Menschen in das eigene Zimmer, in das eigene Bett gegeben. Baerbel braucht diesen Rückzug verstärkt von der ersten Nacht bis zum 3. Behandlungstag. Zu diesem Zeitpunkt ist die für Baerbel strukturierte Einzelbetreuung, der dosierte basale Kontakt – orientiert an dem Behandlungssetting „weiches Zimmer" in der Soteria Bern (Ciompi und Bernasconi 1986, S. 172) – von großem Einfluß für ihren Weg aus der Wahnwelt in die Realwelt. Die Zunahme von Angst, Panik sowie den beginnenden Selbstbeschädigungshandlungen deuten auf die verstärkten Verluste eigener Grenzen und Selbstfunktionen hin. Baerbel nimmt dies noch soweit wahr, um sagen zu können, ein Mensch möge bei ihr sitzen. Durch das Aufrechterhalten von Kontakt über viele Stunden, ein paar Worte sprechen, danebensitzen, von Baerbel gesehen zu werden, ihr etwas zu trinken reichen, die Hand fassen und vieles mehr an basalen Handlungen, kann Baerbel die ersten Schritte auf dem Weg aus diesem regressiven Zustand gehen.

Die Beziehungsstruktur
PatientIn – TherapeutIn – Bezugsschwester/Bezugspfleger

In den ersten Tagen nach der Behandlung legen wir den Therapeuten und die Bezugsschwester bzw. den Bezugspfleger fest, die für den Patienten/die Patientin Hauptansprechpartner in der Behandlung sind. Mit dem Therapeuten ist hier Arzt/Ärztin oder Psychologe gemeint. Das ganze Team versteht sich als therapeutische Einheit vor dem Hintergrund der Auffassung von Kontakt-Therapie. Eine eindeutigere Sprachregelung ist uns bis heute noch nicht gelungen. In dieser therapeutischen Kerngruppe „PatientIn, Psychologe, Bezugsschwester" (so die Zusammensetzung in Baerbels Behandlung) wird nun die verantwortliche Behandlungsplanung, die Organisation und Durchführung von Einzelkontakten, anstehende Entscheidungen, die Anrufe und Gespräche von Familienmitgliedern u. v. m. entwickelt. In den täglichen Übergabegesprächen aller im Dienst befindlichen MitarbeiterInnen, außer der jeweiligen Nachtwache, werden dann Informationen über Zustand und Beobachtungen und Erfahrungen aller ausgetauscht und neue Entscheidungen für den Aktuellen Behandlungsprozeß festgelegt.

Die Zuordnung des/der TherapeutenIn zu den/der PatientenIn wird meist in den ersten drei Tagen getroffen, unterliegt inhaltlichen Überlegungen zu Anamnese und daraus eingeschätzter Dynamik oder auch früh erlebter positiver oder negativer Gegenübertragungen sowie auch organisatorischer und behandlungsstruktureller Überlegungen bezüglich der Anzahl von Patienten bei Therapeuten wie auch günstige Gruppenzusammensetzung in den einzelnen Therapiegruppen. Auch die Durchführung des Aufnahmegesprächs kann die Zuordnung beeinflussen.

Ähnlichen Einflußkriterien unterliegt der Auswahl- und Festlegungsprozeß der Bezugspflege. Schwestern und Pfleger sind oft noch in anderen, z. T. dichteren Kontakten mit akut psychotischen Menschen, weil bei der basalen Versorgung größere Dichte und Nähe z. B. durch Betten, Füttern, Waschen, Hilfe bei Toilette, An- und Ausziehen der Kleidung, Blutabnahme u. v. m. anders hergestellt wird als in dem eher körperlich distanzierteren Kontakten des Miteinandersprechens.

Die Festlegung dieser Beziehungsstrukturen will wohl bedacht und besprochen sein, weil hier oft jahrelange Beziehungen, z. T. mit großen Unterbrechungen und wechselnder Intensität, beginnen können. In diesem „Dreierteam" finden die Einzelgespräche statt, in der die Verwirklichung der dialogischen Beziehung Raum haben soll. Hier soll der vertraute Raum für die Gefühle, Unsicherheiten, Ängste, den Annäherungsprozeß des Betroffenen an seine unsichere Welt sein, indem sie/er die Empathie des/der TherapeutenIn als das vertraute Gegenüber für sich in Anspruch nehmen kann.

Baerbels Therapieverlauf, die erneute Aufnahme

Baerbel hatte eine sechstägige intensive Zeit bei uns verbracht, war minimal stabilisiert, zog aber den Weg in die Familie der Behandlung vor. 25 Tage später meldete sie sich wieder bei uns, es ginge ihr weiterhin schlecht, sie fühle sich so leer. Sie habe Selbstmordgedanken, sie habe keine Hoffnung mehr, gesund zu werden, das habe sie in den letzten Tagen gemerkt. Es ginge immer mehr bergab. Sie läßt sich vom Bruder zur Weiterbehandlung ermutigen und zur Aufnahme bringen.

Die Beziehungsstruktur – Therapiegruppe

Es gibt auf der Station drei Therapiegruppen, geleitet jeweils von dem Arzt, der Ärztin oder dem Psychologen sowie jeweils zwei Schwestern oder Pfleger als Gruppenbegleittherapeuten sowie der Ergo- und Bewegungstherapeutin. Die Zuordnung von zwei Pflegemitarbeitern hat organisatorische Gründe. Einer von den beiden kann sich langfristig auf dem Dienstplan für die Vormittags- oder Nachmittagstermine der Therapiegruppe planend einrichten. Ideal ist die kontinuierliche Durchführung der Therapiegruppe durch FachtherapeutenInnen und einem/einer Co-TherapeutenIn. Die eingeteilten Patienten sind immer auch der Gruppe ihres Arztes, Ärztin oder Psychologen zugeteilt. In der Woche findet die Ergotherapie und die Bewegungstherapie in dieser Gruppe jeweils zweimal statt, die Gesprächsgruppe einmal. Die Kochgruppe kann nur im Wechsel dreiwöchentlich durchgeführt werden. Ein Wochentermin mit den beteiligten Therapeuten dient zur nach- und vorbereitenden Gruppenprozeßbetrachtung. Zum Informationsaustausch im Gesamtteam ist eine Wochenübergabesitzung für die Gruppenberichte festgelegt.

Für alle PatientInnen gibt es noch das vier Mal wöchentlich stattfindende Sport- und Freizeitangebot (Schwimmen im städtischen Hallenbad mit Bustransfer, Damensauna, Ballsport je nach Jahreszeit innen oder draußen, Freizeitgestaltung nach Wunsch der Gruppe, wie Wanderung, Fahrradfahren, Besuch einer Eisdiele, Stadtbummel u. v. m.).

Einzeltherapietermine werden verabredet oder sind in der Woche bei einzelnen Patienten fest in den Wochenplan eingebaut. Zweimal pro Woche findet eine Stationsversammlung unter Beteiligung aller Patienten und des Personals statt, in der stationsrelevante Themen und Probleme angesprochen werden können und verschiedene soziale Dienste verteilt werden.

Die Therapiegruppe: Ziel und Inhalt

Baerbels Medikation: Ein niederpotentes Neuroleptikum morgens Pimozid 4 mg, ein Antidepressivum, niedrig dosiert Doxepin 2mal 25 mg.

Baerbel beginnt am 5. Tag mit den zwischen uns (ihres Psychologen und ihrer Bezugsschwester) und ihr verabredeten und im einzelnen vorgestellten Therapieterminen. Die Bewegungstherapeutin und Ergotherapeutin lernt sie zuvor kennen. Baerbels 1. Termin ist das Kochen in ihrer neuen Gruppe. „Schwester B. nimmt sich der Patientin etwas intensiver an und bereitet gemeinsam mit ihr den Salat zu. Es klappt recht gut, was jedoch die Patientin nicht so stehen lassen kann. Es ist jedoch offensichtlich, daß es ihr unter den Menschen in der Gruppe recht gutgeht und sie ab und zu ein Lächeln zeigt" (Kr-Akte). Sie nimmt an der Gruppe regelmäßig teil, die aus vier Frauen und einem Mann, ab der 3. Behandlungswoche einem weiteren Mann besteht. Die Altersstruktur liegt zwischen 20 und 35 Jahren, die Grunderkrankungen sind ähnlich. Baerbel nimmt Kontakt auf der Peer-Ebene zu den anderen Gruppenmitgliedern auf. Sie ist eher scheu und kommentiert eigenes Tun oft negativ.

Am 14. Tag erzählt sie der Ergotherapeutin „auf einem Spaziergang von sich aus einiges über ihre fünfjährige Beziehung zu ihrem Freund. Einige Minuten später verstummt sie auf diesem Spaziergang, zieht sich zurück, geht allein und wirkt depressiv" (Kr-Akte). Auf der Station ist sie in Kontakten zu anderen PatientInnen verunsichert und durchlässig. Äußerungen von anderen wie „Hier kommen wir nicht raus, wir sind alle verrückt", aber auch weniger konfrontative Äußerungen, z. B. Selbstzweifel ihrer Zimmermitbewohnerin, introjiziert sie ungefiltert und spürt sofort selbst ganz starke Selbstzweifel.

„In einem Gespräch mit mir kann sie berichten, sich von ihrer Mutter unter Druck zu fühlen."... Diese verlange, sie solle schnell gesund werden, weil der Vater „... 14 Tage später" ins Krankenhaus käme und sie die Doppelbelastung mit zwei Kranken nicht aushielte". Bei Telefonaten und Besuch vermittelt die Mutter ihre Belastung. „Auch die Aussage der Mutter, ihre Tochter wäre eine Faulenzerin, weil sie keine Motivation und Lust spüre, kränkt die Patientin sehr. Sie ist sehr enttäuscht über die mütterlichen Vorwürfe, jedoch froh, mit einer relativ neutralen Person darüber sprechen zu können. Sie möchte es weiter ansprechen, merkt jedoch auch, daß dies sie sehr nervös mache" (Kr-Akte).

In der Therapiegruppe findet sie Kontakt vorerst an der Beziehungsoberfläche, kontinuierliche Erlebnisse auf dieser Peer-Ebene in der durch die Therapeuten geschützten und gestützten Gruppe. Baerbel begreift sich nach und nach als eine von mehreren TeilnehmerInnen. Ihr Erlebnis- und Handlungsraum ist nicht mehr ausschließlich begrenzt auf den eigenen Körper oder die eingegrenzte psychische Welt, sondern erweitert um die Dimension *Du* und *Wir*, dem Austausch mit der vielfältigen Umwelt. Es kommt in Gruppengesprächen unter den TeilnehmerInnen immer wieder zu Zuschreibungen von Identität (Du bist so..., Warum machst du das so... usw.) sowie zu viel Erfahrungsaustausch verschiedenster Themen des alltäglichen Beziehungslebens, wie z. B. Kind-Eltern-Konflikte, Freundschaften, Liebesbeziehungen, Enttäuschungen u. v. m. Auch in den freien Zeiten und am Abend häufen sich die Kontakte untereinander in der Gruppe auf Station. Zwei Frauen und ein Mann sind bereits im offenen Teil der Station, im 1. Stock, der therapeutischen Wohnung, und es wird ein Frauenplatz frei. Wir bieten Baerbel diesen Platz an, und sie beschäftigt sich mit einem Wechsel in diese neue Gruppe. Sie wird in dieser Gruppe gemocht und bekommt Signale, doch mit in die WG-Gruppe einzuziehen. Am 26. Tag der Behandlung wechselt sie in die Wohngruppe im ersten Stock. Es ist ihr Wunsch, den sie nach Gesprächen mit ihren beiden Therapeuten spürt und besprochen hat. Hier ist sie mit TeilnehmerInnen ihrer Therapiegruppe sowie der beiden anderen Gruppen zusammen. Drei Frauen und drei Männer bilden diese Wohngemeinschaft. Baerbel hat den nächsten Schritt in ihrem Behandlungsprozeß gewagt.

Therapiegruppe: Strukturbestätigung in erweiterter Umwelt

Unter Strukturbestätigung verstehe ich die Möglichkeit des selbstausführenden Tuns eigener zur Verfügung stehenden Kompetenzen. Über das eigene Tun und die Rückkopplung in der – in diesem Falle – therapeutischen Umgebung findet eine sukzessive Reorganisation eigener Funktionen, anfänglich in den einfachsten Alltagshandlungen, statt. Das erfolgreiche oder anfänglich erfolglose Tun des Organismus im Umfeld „Krankenzimmer", hier z. B. das Einräumen eigener Kleidung, das In-Ordnung-Halten des persönlichen Bereiches, das pflegliche Behandeln der Kleidung und eigener Wertsachen u. v. m. sind wichtige, anfängliche Bestätigungen für die Struktur: Ich bin selbständig und versorge meinen eigenen Bereich und meine persönlichen Dinge! Diese Kompetenz entwickelt sich nach und nach von ganz einfachen zu komplexeren Handlungen bei Menschen, die aus der psychotischen Welt in die reale Welt zurückkehren. Gerunde beschreibt dies sehr ausführlich in seiner tagesklinischen Arbeit mit Schizophrenen (Gerunde 1990, S. 22).

Baerbels erweiterte Umwelt sind, nach anfänglicher Eingegrenztheit in Zimmer, Station und reduziertem Beziehungskontakt auf Therapeut und Bezugsschwester, ab 5. Behandlungstag der Raum außerhalb der Station, die Räume der Bewegungs- und Ergotherapie. Ihre Gesundungsentwicklung geht einher mit täglich neuer, oft nicht offensichtlich erkennbarer Strukturbestätigung. In dem geschützten Raum der Therapiegruppe werden soziale Kompetenzen gefordert und gleichzeitig von anderen, bereits etwas kompetenteren Teilnehmern modellhaft vorgelebt. Im Bereich der Zurückgewinnung von Kompetenz im Sinne von Strukturbestätigung fand sie im Bereich Körperpflege wieder im Kämmen, Duschen, Zähneputzen und der Auswahl von Kleidung zu sich zurück. Im Kompetenzbereich Kontakt baute sie nach und nach Gesprächsorganisation mit anderen auf, hörte erst zu, sagte etwas darauf, bezog sich, konnte fragen und besser einschätzen, wann sie einen Gesprächskontakt aufnahm, realisierte vermehrt das Du und fragte z. B. wann die Schwester Zeit für sie habe, wenn diese gerade mit etwas anderem beschäftigt war. Sie wurde dialogfähiger.

Die Strukturbestätigung als kontinuierlicher Zurückfindungsprozeß zu eigenen Kompetenzen wird u. a. auch durch die spezifische Umweltsituation Therapiegruppe gefordert. So findet die Ergo- und Bewegungstherapie z. B. im fünf Minuten Fußweg entfernten Therapiegebäude statt. Man geht durch den Park, in Gruppe oder auch mal allein hin zur Therapie und zurück auf die Station, und unterwegs sieht man immer wieder etwas Neues, Bäume, Tiere, Menschen, Autos, man hört mehr und Vielfältigeres als auf der Station, vielleicht wird man etwas gefragt, angesprochen. Der Ergotherapieraum mit den vielen Materialien, dem großen runden Tisch, der angegliederten Küche, der Farben, das Anfassen von Ton, Papier, das Ausschneiden mit einer Schere, das Kleben; der Bewegungstherapieraum, das Barfußlaufen, das Liegen auf der Decke bei kurzen Entspannungen, das Ballwerfen, das Musikhören beschreiben völlig neue Umwelteindrücke, die wiederum alte innere Erfahrungen, Strukturen, die Möglichkeit des Wiedererkennens geben. Diese neue Dimension *über* die Station heraus, mit und später ohne therapeutische Begleitung, kann positiv fordern, aber auch erneut labilisierend wirken. Von daher ist das Hier und Jetzt – Kontakt von Patienten und Team auf der Station –, das kontinuierliche Schauen

nach, Hören auf und Erspüren von Zuständen der PatientenInnen zur kontinuierlichen Einschätzung oder als Aufforderung zum Nachfragen so
wichtig. Viele nonverbale Botschaften oder wahnhaft verschlüsselte Aussagen geben Hinweise auf inneres Geschehen, auf psychotische Zustände,
auch der prä- und postpsychotischen, die nicht deutlicher von Patienten
ausgedrückt werden können. Therapeutische Aufgabe ist es deshalb auch,
vordergründig unbedeutende Geschehnisse bei einzelnen PatientInnen
oder auch Kleingruppen im Team auszutauschen und unklar auftretende
Gegenübertragungsgefühle mitzuteilen. Es vervollständigt das Bild des
kontinuierlichen Kontaktprozesses des PatientIn mit der Behandlungs-
umwelt und dient der weiteren Behandlungseinschätzung und -planung.

Nach 26 Behandlungstagen hat sich eine relativ gefestigte Beziehungs-
basis zwischen Baerbel, den Bezugstherapeuten sowie dem gesamten Team
hergestellt. Die anfänglich dominante therapeutische Dauerintervention
Struktursubstitution – die stellvertretende Übernahme von *Ich*-Funktionen –
in der ersten Behandlungsphase wird in der beginnenden zweiten Phase erweitert durch den Erfahrungsraum Therapiegruppe mit dem Ziel der Ausgestaltung von *Strukturbestätigung*. Eine Ausweitung dieses Erfahrungsrau-
mes durch die Weiterbehandlung in der therapeutischen Wohngruppe halten wir an diesem Punkt des Behandlungsprozesses für sinnvoll und für
Baerbel verkraftbar, da sie in ihrer Therapiegruppe auch Wohngruppenmitglieder hat und im bisherigen Behandlungsprozeß das Funktionieren
von *Ich*-Struktur sichtbar wurde. Eine gewisse Unsicherheit bleibt im Team,
eine, die sich in dieser Entscheidung Wohngruppe „jetzt oder später" für
uns meist ergibt. Baerbel zeigt keine psychotischen Symptome, ihre depressiven Zustände bringt sie verbal und nonverbal in den therapeutischen
Kontakt ein, Anzeichen von Suizidalität liegen nicht vor. Wir beraten und
beschließen die Weiterbehandlung in diesem für Baerbel veränderten Setting „therapeutische Wohngruppe".

Die Beziehungsstruktur – Therapeutische Wohngruppe

Am 26. Behandlungstag räumt Baerbel ihre Sachen im Krankenzimmer zusammen und geht in Begleitung eines Pflegers in den 1. Stock, den offenen
Stationsteil, der ihr durch Besuche ihrer TherapiegruppenkollegenInnen
bereits bekannt ist. Sie weiß auch vorher schon, mit welchen zwei Frauen sie
sich das Zimmer teilen muß. Der Umzug fällt zusammen mit einem an-
gekündigten Besuch der Eltern und dem Wunsch nach einem Familiengespräch von allen Beteiligten. Baerbel spricht das Mißtrauen, das sie gegenüber der Mutter fühlt, an, ist danach sehr unruhig, nervös, jedoch auch
etwas stolz, daß sie den Konflikt vor einem Dritten mit der Mutter ansprach.
Der Vater bleibt recht blaß, die Mutter dominiert das Gespräch, äußert häufig Unterstellungen über Baerbel, wendet sich immer an mich, während sie
über die Tochter spricht, was ich ständig korrigiere. Es gibt wenig direkte
Kommunikation. Die Eltern sprechen in Baerbels Anwesenheit über sie,
was sie sichtlich erbost und verunsichert.

Zwei Tage danach besuchen sie zwei Freundinnen, die sich ängstlich und unsicher in Baerbels psychiatrischer Umgebung verhalten und – aus welchen Gründen auch immer – die Behandlung als nutzlos bezeichnen, stark entwerten. Dies bewirkt bei Baerbel Unsicherheit, Hoffnungslosigkeit, verstärkt innere Unruhe sowie Zunahme von Angstprojektionen. Sie kann jedoch im täglich stattfindenden Wohngruppengespräch diesen Besuch und seine Auswirkungen ansprechen, die MitbewohnerInnen tun es auch, weil ihnen Baerbels Verunsicherung auffällt. Wir stoppen die häufigen und wechselnden Besuche, und sie ist erleichtert.

Einige Tage später verabredet sie einen Wochenendurlaub mit den Eltern, dem wir unvorsichtigerweise zustimmen. Es geht ihr dort schlechter, und sie wird, nach Telefonat der Eltern auf Station, vom Bruder vorzeitig am Sonntagmorgen zurückgebracht mit dem Hinweis auf geäußerte Suizidideen bei Baerbel.

Wir nehmen sie für vier Tage wieder auf den geschlossenen Teil der Station zurück, da sie gequält wirkt, agitiert und nicht schlafen kann. Das Team reflektiert den Prozeß und erkennt die eigenen Wunschprojektionen von einer stabileren Baerbel mit der Konsequenz der eigenen Wahrnehmungseinschränkung bzgl. depressiver, somit auch autoaggressiver Anteile in ihrem Autonomiekampf mit den Eltern. Dem Krankenhauspfarrer und der Bezugsschwester gegenüber spricht sie von ihren wieder auftretenden Suizidgedanken, daß sie auch schon an den Bahnschienen stand. Immer, wenn sie ihre Leere spüre, ging es ihr schlechter.

Im Team wird wieder kontinuierlicher Kontakt verabredet, was sie stützt, so daß Baerbel wieder zurückkehrt in die therapeutische Wohnung. In den zwei folgenden Wochen stellt sie sich in der Therapie- sowie auch Wohngruppe als „sehr klein dar und meint, dann bleibe sie für immer krank. Dies äußert sie in der Gesprächsgruppe fast motzig". „Ich kann nichts, ich vergesse alles, von mir können Sie nichts erwarten" (Kr-Akte). Dies sind ihre Statements, die sie immer wieder in den Kontakt bringt. In den mehrheitlich nonverbalen Therapien zeigt sie verstärkt die Seiten ihrer Kompetenz, beharrt aber auf dem oben erwähnten negativen Selbstbild von sich in der Gruppe.

In Einzel- und Gruppentherapie beginnt sie ihren Freund zu kritisieren, der das Geld zum Fenster hinauswerfe und das Leben genieße. Sie erkennt ihren Neid, da sie selbst nur wenig Taschengeld von den Eltern bekomme und noch Putzen ginge. Sie kommt vermehrt in Kontakt mit den Themen „eigene Wünsche, Lust" sowie „Abhängigkeit von den Eltern". Sie berichtet über die Aussage ihres 17 Jahre älteren Bruders, 80% aller Menschen seien geisteskrank, ohne es zu merken. Ihre Eltern machen das Angebot, einen Heiler, einen Pfarrer aus ihrer Gegend mit Baerbel zusammenzubringen, um ihre Gesundung zu beschleunigen. Ich lehne dies strikt ab mit dem Hinweis, es behindere die Behandlung auf Station und störe die Therapie, die Beziehungsarbeit von Baerbel mit uns erheblich.

Wie mir Baerbel später berichtet, war sie sehr erleichtert über meine strikte Abgrenzungshilfe gegen die Eltern, zu der sie sich nie in der Lage fühlte. Sie habe als Nesthäkchen für die Eltern dasein müssen, nachdem die 15 und 18 Jahre älteren Schwestern und der 17 Jahre ältere Bruder schon lange aus dem Haus waren und sie keine Unterstützung hatte. Ihre von uns gestützten *Ich*-Funktionen stabilisieren sich zunehmend in den Tagen und weiteren fünf Wochen. Dieses Familiengespräch mit den Themen „schnellere Heilung durch andere Heiler" sowie meine Intervention der Abgrenzung wirkt rückblickend wie ein Durchbruch in der Therapie.

Baerbel kann sich in den folgenden Tagen innerlich deutlicher fokussieren, bemerkt und kommuniziert vermehrt eigene Anteile ihrer Person in den verschiedenen Gruppen, tritt durch Interaktion verstärkt in das Handeln um Identität mit den Frauen und Männern, nimmt eigene Fähigkeiten deutlicher wahr, kann diese auch einmal positiv bewerten und zunehmend objektivieren. Sie kommt mehr zu sich selbst und ist abgegrenzteres Mitglied ihrer *Peer-Gruppe*.

Das Ergebnis einer Einzeltherapiesitzung ist die Einladung ihres Freundes zu einem gemeinsamen Gespräch, welches einige Tage später stattfindet. Beide sprechen über ihre Beziehungsgeschichte, über Eifersucht, die jeweilige Ablehnung ihrer Person durch die jeweils anderen Eltern. Der Freund wird von Baerbels Eltern nicht akzeptiert, weil diese meinten, er sei nicht zuverlässig genug. Baerbel stößt auf Widerstand bei seinen Eltern, weil sie zu deutlich und geradeaus ist. Auch in ihrem Freundeskreis verkörpere Baerbel eher die Rolle einer offenen und direkten Person, die anderen unbequem wird. Beide wirken nach dem ausführlichen Gespräch entlastet. Baerbels Kontakte in ihren Therapiegruppen verbessern sich zusehends durch den sukzessiven Zugewinn an eigener Selbstsicherheit. Sie geht jetzt mit in die Frauensauna und gestaltet in der Wohngruppe mit den anderen eine gute warme Atmosphäre.

Die Bewegungstherapeutin berichtet immer wieder von Baerbels Lust an Bewegung, Fahrradfahren und ihrem wachsenden Körpergefühl. Die Wohngruppe organisiert einen gemeinsamen Theaterbesuch in der 60 km entfernten Großstadt. Die Gruppe wird von mir sowie einer Schwester begleitet.

Mit dem Umzug in die Wohngruppe werden zwei wesentliche Schritte realisiert. Zum einen der Eintritt in eine neue, meist schon bestehende Gruppe und zum anderen der Austritt aus der Stationsgruppe, die ja auch örtlich einen Stock tiefer liegt. Diese beiden Kontaktschritte mobilisieren viel innerliche Dynamik. Mit dem Wohnen in der Kleingruppe sind die täglichen und nächtlichen Verfügbarkeiten des Teams längst nicht mehr so gegeben. Wenn ich Probleme habe, muß ich mein Zimmertelefon benutzen und z. B. die Nachtschwester anrufen. Es wird immer wieder am Anfang des Neueintritts dieser Verlust der direkten Nähe angesprochen. Die anfänglichen Ängste werden jedoch meistens in der Gruppe durch gemeinsame Abendaktivitäten gemeistert. Der Nachtdienst schaut am Abend verabredungsgemäß zwei Mal nach der Gruppe.

Das Thema Verlust, Kontaktunterbrechungen zum Team beschwört Ängste, die auch in Phantasien und Gefühlen von Alleingelassenwerden, Vergessenwerden zum Ausdruck kommen und immer wieder angesprochen werden müssen. Dazu dienen u. a. die täglichen Wohngruppengespräche zum besseren Verstehen des Sich-Fühlens (s. o. Benedetti). Insgesamt ist der persönliche Entscheidungsraum für Baerbel gewachsen. Dies war für sie anfangs, durch die zusätzlichen Verunsicherungen der Freundinnen, Ansprüche der Eltern und der z. T. unsensiblen Bemerkungen der Geschwister, bei noch fragiler *Ich*-Struktur eine große Belastung und führte zu den o. g. Krisensituationen. Die zeitweise ungünstige Gegenübertragung in der therapeutischen Beziehung führte zusätzlich zu einer Verschärfung dieser o. g. Krise. Struktursubstitution wurde immer wieder nötig, um mit ihr die Kompetenzbasis für das Bewältigen der Wohngruppenanforderungen zu erarbeiten, damit sie dort sukzessive stärker in den Raum der strukturbestätigenden Erfahrungen eintreten konnte.

Das Weggehen von dem geschlossenen Teil der Station birgt auch einige wesentliche Aspekte des innerlichen Bearbeitungsprozesses in sich.

Werde der/die PatientIn vom Behandlerteam für die Therapeutische Wohngruppe vorgeschlagen, spricht dies einerseits die Erwartungsängste, andererseits aber auch den Aspekt der Bestätigung der betroffenen Person durch die Bewertung der Behandler an. In dieser Zeit des Wechsels sind solche inneren Bewegungen oft Thema der Gespräche mit den betroffenen PatientenInnen. Sie stehen im Prozeß ihrer Krankheit oder Gesundung mit diesem Wechsel plötzlich an einem anderen Punkt ihrer Selbstauseinandersetzung, sie unterscheiden sich deutlicher von den PatientenInnen auf Station, sie werden für gesünder gehalten, sie haben einen eigenen Zimmerschlüssel, sollen sich an drei Tagen des Wochenendes selbst verköstigen, müssen diese Einkäufe planen, durchführen und die Nahrungsmittel zubereiten. Durch den Wechsel sind sie nicht mehr ständig so vielen Menschen ausgesetzt. Der Lebensraum ist ruhiger, störungsfreier, harmonischer, nicht mehr so chaotisch und durch Krankheitszustände anderer belastet.

Psychodynamik und Ziel der therapeutischen Wohngruppe

Die Beziehungsstruktur Wohngruppe verlangt durch das Zusammenleben in einer *Peer-Gruppe* soziale Kontaktfähigkeit weit über die Therapiegruppe hinaus. Die Termine in der Therapiegruppe sind nach einer Stunde zu Ende, und die Gruppe kann sich trennen. Der Kontakt in der Wohngruppe wird durch die räumliche Begrenztheit und die vorgegebenen sozialen Aufgaben über längere Zeiträume gefordert und ist somit schwieriger. Je nach Gruppenzusammensetzung wird die Geschwisterproblematik oder auch Eltern-Kind-Problematik bei einzelnen im Rahmen ihrer Projektionen aktualisiert, was immer wieder zu inneren sowie auch äußeren Spannungen führt. Die Wahrnehmung eigener Anteile in diesen Gruppenprozessen bietet eine große Selbsterfahrungschance. Dafür muß jedoch ein Raum für solche Selbsterfahrungen zur Verfügung stehen. Gerunde beschreibt Setting und Behandlungsorganisation als Langwellige Interventionen, therapeutische Techniken als Kurzwellige Interventionen (Gerunde 1990).

In der bisherigen Prozeßbeschreibung wird deutlich, daß am Beginn der Behandlung bei Strukturverlust in der Psychose die Übernahme von Ich- und Selbstfunktionen durch das Team, die Struktursubstitution, im Vordergrund steht. Ist die Übernahme der Ich- und Selbstfunktionen durch den/die Betroffenen, wenn auch in labilisierten Zuständen wieder möglich, steht die Arbeit an der Strukturbestätigung im Vordergrund, die später Unterstützung für Strukturneubildung sein kann.

Mit der therapeutischen Wohngruppe wird ein Erfahrungsteam für Strukturbestätigung auf komplexerem Niveau zur Verfügung gestellt mit dem Ziel der Wahrnehmung, Festigung der bei vielen Erkrankten „vorhandenen, genügend konsolidierten Strukturen oder Substrukturen" (Gerunde 1990, S. 25). In dem Prozeß der Veränderung, der Therapie, soll der Betroffene wieder zu seinen eigenen Empfindungen, Fähigkeiten und Verantwortlichkeiten zurückfinden. Dafür stellen wir die Gelegenheiten der alltagsnahen Ausübung von Ich-Funktionen zur Verfügung. Die Verantwortung für „meinen" Bereich und für den sozialen Mikrokosmos Wohngruppe thematisiert immer wieder den Prozeß von Verselbständigung, der sich im dynamischen Geschehen der psychotischen Erkrankung widerspiegelt. Stehe ich vor der Waschmaschine mit meiner Wäsche, sitze ich in meinem Zimmerbereich und das Bett ist in Unordnung, weiß ich nicht, was ich heute abend machen soll, ist unklar, wer am Wochenende was essen will und wieviel wir für das Geld bekommen, sind die *Ich*-Entscheidungen, vor denen die Betroffenen noch nie gestanden haben, weil die Eltern entschieden.

Eine besonders zu erwähnende Dynamik setzt das Vorhandensein der Wohngruppe auf der Station in Gang. Über die Therapiegruppen und auch das tägliche mehrfache Erscheinen der Wohngruppenmitglieder auf Station wird bei anderen Patienten ein offensichtliches Beispiel von Eigenversorgung gegen die eher regressionsfördernden Settings der Station gestellt, was motivierend wirkt und allgemein neugierig macht auf Verselbständigung. Bewerbungen und Neubelegungen, nach Entlassung einzelner aus der Wohngruppe, werden in Patientengruppen oft schon im Vorfeld besprochen, bevor das Team zu einem Vorschlag kommt. Wer „hoch"kommen soll, wer „gut zu uns paßt", „wer nett ist und wer nicht kommen soll", sind Themen, die sich Beziehungsstruktur Patienten gruppe frühzeitig und kontinuierlich abspielen. Zu „den Größeren, den Fortgeschrittenen" gehören zu wollen, bindet tatsächlich positive Kräfte und mobilisiert zur Selbstauseinandersetzung. Damit können wir das therapeutische Ziel einer möglichst hohen Partizipation an Eigenverantwortlichkeit auf der gesamten Station fördern.

Baerbel beendet ihre Therapie

Baerbel beschäftigt sich in den letzten ca. 20 Tagen ihrer 102tägigen Behandlung verstärkt mit Entlassung, Wohn- und Arbeitsperspektiven. 14 Tage vor Entlassung ist sie medikamentenfrei. Nach einem Familiengespräch wird sie entlassen und geht mit den Eltern nach Hause. Sie besucht uns ca. 6 Wochen später und berichtet, sie sei zu ihrem Bruder, dessen Frau und deren zwei Kindern gezogen, habe dort eine kleine Wohnung für sich und wolle sich um Ausbildung kümmern, sondieren. Die elterlich empfohlene Ausbildung setzt sie nicht fort.

Zusammenfassung

Die Organisation von Kontaktprozessen in Beziehungsgruppe, angemessene Umgebungsgestaltung sowie differenziert indizierte therapeutische Handlungsangebote sehe ich als zentrale Aufgabe in der Behandlung von psychotisch erkrankten Menschen an. Die stationäre Akutbehandlung ist immer eine schwere persönliche Krise mit dem Verlust von Selbständigkeit, Zustand von oft erheblicher Abhängigkeit und großer Angst. Viele Verhaltens-, Denk- und Fühlmöglichkeiten sind eingeschränkt, völlig in Unordnung oder gar der eigenen Steuerung völlig entzogen. Meist durch akute Belastungssituationen ausgelöst, beginnt ein oft langer Weg persönlicher Veränderung, oft ein Nachreifen unter verschiedenen Therapien. Die akute psychotische Krise wird meist in Kliniken behandelt, in denen von den BehandlerInnen Entscheidungsprozesse über zeitweise völlig abhängige Menschen abverlangt werden. Dieser daraus resultierenden Machtposition müssen sich alle Behandler wie Schwestern, Pfleger, ÄrzteInnen, PsychologenInnen, SozialarbeiterInnen, Ergo- und BewegungstherapeutenInnen bewußt sein.

Ein förderliches Durchleben psychotischer Krisen scheint nach unseren Erfahrungen auch durch die Wahrnehmung und Bearbeitung der psychotischen Symptome zu Integration und Identitätsbildung zu führen. Diese Erfahrungen helfen bei einem möglichen zweiten oder jedem späteren Schub, frühzeitig Krankheitsanzeichen erkennen. Ein eigenständiges und vorausschauend vorsichtigeres Umgehen mit der eigenen Belastbarkeit ist lernbar und bedeutet oft ein höheres Maß an Unabhängigkeit. Im Lernprozeß *Wachsen* in der Therapie spielt die Verwertung meiner inhaltlichen Botschaften eine wichtige Rolle. Wir arbeiten deshalb relativ personalintensiv auf der Kontakt-Ebene bei relativ niedrigem Medikamentenverbrauch, bis zu 40% dessen, was vergleichbare Stationen bei gleicher Aufnahmezahl und vergleichbarer Klientel anordnen.

Mit der Bemühung um Klarheit, Übersichtlichkeit der Beziehungsstrukturen und eine reizmindernde Umgebungsgestaltung in der Akutphase, einer wachstumsfördernden Umgebungsgestaltung in späteren Therapiephasen versuchen wir, den wechselnden und unterschiedlichen Krankheits- oder Gesundheitszuständen förderliche Angebote und Interventionsmöglichkeiten zu offerieren. Dies geschieht in der akuten Krankheitssituation durch Festlegung von Beziehungs- und Organisationsstrukturen, der sukzessiv steigenden Kontaktangebote bei zunehmender Strukturgewinnung im Rahmen der Gruppentherapie, Einzeltherapie und Bezugspflege sowie der intensiven psycho- und soziotherapeutischen Arbeit in der therapeutischen Wohngruppe. So können wir räumlich, personell und motivational ein stationäres Stufenbehandlungsprogramm anbieten, welches auf verschiedenste Ausprägungen psychotischen Strukturverlustes relativ differenzierend und variabel eingehen kann. Der *Kontakt* in der *dialogischen Beziehung* steht hierbei im Mittelpunkt.

Literatur

Beaumont, H. (1988), Ein Beitrag zur Gestalttherapietheorie und zur Behandlung schizoider Prozesse. Gestalt-Therapie **2**: 16.

Benedetti, G., Corsi Piacentini, T., D'Alfonso, L, Elia, C., Medri, G., Saviotti, M. (1983), Psychosentherapie, Psychoanalytische und existentielle Grundlagen. Stuttgart: Hippokrates.

Ciompi, L. (1981), Wie können wir die Schizophrenen besser behandeln? Eine Synthese neuer Krankheits- und Therapiekonzepte. Der Nervenarzt **52**: 506.

Ciompi, L. (1982), Affektlogik. Stuttgart: Klett-Cotta.

Ciompi, L., Bernasconi, R. (1986), Soteria Bern, erste Erfahrungen mit einer neuartigen Milieutherapie für akute Schizophrene. Psychiatrische Praxis **5**: 172–176.

Gerunde, H. (1990), Zur gestalttherapeutisch orientierten Arbeit mit Schizophrenen. Gestalt-Therapie **1**: 22.

Perls, F. S., Hefferline, R., Goodman, P. (1979), Gestalt-Therapie, Lebensfreude und Persönlichkeitsentfaltung. Stuttgart: Klett-Cotta.

Quirmbach, I. M. (1990), Schizophrene Erlebens- und Verhaltensweisen. Gestalt-Therapie **1**: 11.

Stern, D. N. (1992), Die Lebenserfahrung des Säuglings. Stuttgart: Klett-Cotta.

Timpe-Coumans, M. (1991), Die Bedeutung von Stationspflegekonzepten als Voraussetzung für die individuelle Krankenpflege in der Psychiatrie. Deutsche Krankenpflege-Zeitschrift **4**: 2–4.

Yontef, G. (1983), Gestalttherapie als dialogische Methode. Integrative Therapie **2–3**: 98–130.

Korrespondenz: Klin. Psych. Gert Mehles, Schloß, D-35410 Hungen.

Gestalttherapeutische Gruppenarbeit im Rahmen eines psychiatrischen Rehabilitationszentrums

Domna Ventouratou-Schmetterer

Zusammenfassung. Ausgehend von der Beschreibung des institutionellen Rahmens wird auf die gestalttherapeutische Arbeit in Gruppen mit Einbeziehung kreativer Medien eingegangen. Während früher Bilder von psychotischen Menschen eher als diagnostisches Hilfsmittel herangezogen wurden – deren Symbolik eine bestimmte Bedeutung hatte, die der Interpretation des Fachmannes bedurfte, um sich zu entschlüsseln – hat in der Gestalttherapie der kreative Prozeß für sich eine therapeutische Wirkung: Das Medium ermöglicht dem Patienten – und somit auch uns – einen unmittelbaren Zugang zu seinem Erleben und Empfinden. Abgespaltenes, scheinbar Unzusammenhängendes und Bedrohliches bekommt Form, läßt sich dem Gegenüber mitteilen und kann reintegriert werden. Über die indirekte Auseinandersetzung mit der eigenen inneren Welt im geschützten Rahmen wird eine reale Begegnung mit der Außenwelt möglich. Das kreative Medium wird zum schöpferischen Bindeglied zwischen innerer und äußerer Welt, das eine klare Unterscheidung zwischen dem „Ich" und dem „Du" ermöglicht. In diesem Zusammenhang wird auf die Rolle des Therapeuten und die therapeutischen Ziele in der Arbeit mit psychotischen Menschen eingegangen.

1. Institutioneller Rahmen – Möglichkeiten und Grenzen

Zu Beginn dieses Artikels möchte ich kurz den institutionellen Rahmen und das therapeutische Konzept beschreiben. Es handelt sich dabei um ein psychiatrisches Rehabilitationszentrum, das 1981 gegründet worden ist und mehrere Umstrukturierungen bisher erlebt hat.

Das Zentrum dient primär als Übergang zwischen einem Klinikaufenthalt und der Rückkehr in die gewohnte Umgebung und den Alltag vor dem Ausbruch der Krankheit; es ist somit eine Art von „Vermittler" zwischen Wahn und Wirklichkeit. *Ziel ist die Frührehabilitation und Integration ersterkrankter oder von Hospitalisationsgefahr bedrohter psychotischer Patienten.*

Das therapeutische Team umfaßt mehrere Berufssparten und besteht aus Ärzten, Psychologen, Krankenschwestern und -pflegern, Ergo-, Musik-, Tanztherapeuten und Praktikanten aller Richtungen. Bezüglich der psychotherapeutischen Richtungen gibt es derzeit Vertreter der Familien- und Gestalttherapie, des Psychodramas und der Psychoanalyse.

Diese Vielfalt an Personen unterschiedlicher Ausbildung, Herkunft, Sozialisation und Motivation ist für die Art der Arbeit von großem Vorteil, unter anderem, weil sie die Gesellschaft draußen widerspiegelt.

Zur Tradition des Teams gehören seit Jahren gute Zusammenarbeit, eine alles andere als rigide Hierarchie und ein hoher Grad an Identifikation mit der Institution, der sich nicht selten als Hindernis für Innovationen und Forderungen vom Trägerverein erweist.

Das therapeutische Konzept geht weit über eine rein medikamentöse Behandlung hinaus: Ziel ist zum einen die Linderung der akuten Symptomatik und die Vermittlung der „Krankheitseinsicht" als Voraussetzung zur aktiven Teilnahme im Heilungsprozeß. Dies bedeutet, daß der Patient lernt, seine Krankheit in ihrem Kontext zu verstehen, ihre Bedeutung zu akzeptieren, ihre Signale zu erkennen und ihre Symptome und Konsequenzen in seinem Leben zu integrieren.

Das therapeutische Angebot umfaßt psychotherapeutische Einzel- und Gruppensitzungen, Arbeits- und Beschäftigungstherapie, Musik- und Tanztherapie und kreative Therapie.

Die durchschnittliche (stationäre) *Aufenthaltsdauer* beträgt 3–6 Monate, wobei diese individuell gehandhabt wird – immer in Übereinkunft mit dem Patienten. Es besteht die Möglichkeit einer Nachbetreuung in der Tagesklinik oder ambulant in einer Beratungsstelle.

Den kontinuierlichen Bezugsrahmen des Patienten bildet zum einen sein Bezugstherapeut, mit dem er regelmäßig Einzelgespräche führt, und zum anderen seine Gruppe. Je nach Aufenthaltsdauer, Zustand und eigenen Zielen kommt er in eine der bestehenden vier Gruppen:

Die zwei Gruppen der „sozialen Rehabilitation" haben vor allem das Ziel, dem Patienten Zeit zu geben, sich im Haus einzuleben, sich an die Tagesstruktur zu gewöhnen, „gruppenfähig" zu werden und sich – oft erstmals – mit seiner Situation auseinanderzusetzen. Motivationsarbeit ist von seiten der Gruppenleiter in diesem Stadium angebracht. Beschäftigungstherapie ist zeitlich und inhaltlich begrenzt und leicht überschaubar. Leistungsanforderungen stehen eher im Hintergrund.

In die zwei Gruppen der „beruflichen Rehabilitation" kommen die Patienten in der Regel erst nach einiger Zeit, wenn sie eine gewisse Selbständigkeit erlangt und mit der Einhaltung der Tagesstruktur keine Schwierigkeiten haben. Der Fokus verlagert sich hier auf die Arbeitstherapie (Buchbinderei und Holzwerkstatt), die als Vorbereitung für den Arbeitsplatz oder für den Beginn einer Lehre oder eines Studiums dient. Der Patient hat hier die Möglichkeit zu überprüfen, wo seine Mängel punkto Konzentration, Ausdauer, Grob- und Feinmotorik liegen und dementsprechend zu trainieren. Gleichzeitig werden von hier aus gemeinsam mit dem Bezugstherapeuten gezielt Zukunftspläne erarbeitet und Schritte in diese Richtung gesetzt.

Jede Gruppe trifft sich täglich zwischen 9 und 12 und 14 und 16 Uhr in ihrem Raum zur Beschäftigungs- bzw. Arbeitstherapie, zur Besprechung, zur Kreativen Therapie, zur Bewegung, um Freizeitaktivitäten zu unternehmen, aber auch zur Hausarbeit. Geleitet wird jede Gruppe in der Regel von zwei Personen (Ergotherapeut, Psychologe, Krankenschwester oder -pfleger) mit Unterstützung von Praktikanten.

Der Schwerpunkt wird allmählich *von der Fremd- zur Selbstbestimmung* verlagert: von der Integration in die therapeutische Gemeinschaft, das Zulassen von Kontakt, das Einlassen auf Beziehungen über die soziale Rehabilitation im Sinne von Förderung der Selbständigkeit, Übernahme von Verantwortung für sich und für die anderen, (Wieder-)Erlangen von sozialen Fertigkeiten und nicht zuletzt bis zur beruflichen Rehabilitation. Dabei wird von der individuellen Situation des Patienten und von seinen eigenen Vorstellungen und Zielen ausgegangen. Die Mobilisierung der individuellen Heilungsressourcen ist der Fokus der Therapie. Parallel dazu ist das Einbeziehen der Angehörigen unabdingbar.

Von seiten der Patienten wird meistens das Gefühl der Freiheit im Unterschied zum Spital positiv erlebt: Die Tür wird nur in der Nacht zugesperrt, außerhalb des Programms kann und sollte man seine Freizeit selber gestalten. In den meisten Fällen wird das Wochenende in der eigenen Wohnung oder bei den Angehörigen verbracht.

Schwierigkeiten ergeben sich, wenn ein Patient akut psychotisch wird. Die Umstellung auf die neue Umgebung, die Anzahl der Patienten im Haus (in der Regel 40–50), die mangelnde Rückzugsmöglichkeit, die neuen Anforderungen und die Angst zu versagen, sind Faktoren, die eine psychotische Reaktion unter Umständen begünstigen. Das Haus verfügt nicht über die dafür notwendigen Kapazitäten, um einen Menschen, der – aus welchen Gründen auch immer – sich in die Wahnwelt zurückgezogen hat und dort nicht mehr erreichbar ist, zu betreuen. Der Schutz, den der Patient in dieser Phase braucht, kann im Rahmen des Rehazentrums nicht gewährleistet werden. Dazu kommt, daß ein Mensch in einer akuten Psychose nicht imstande ist, am Tagesablauf teilzunehmen, was aber mehr oder weniger die einzige Bedingung des Hauses ist; er ist nicht gruppenfähig und zieht sich manchmal in eine tiefe Regression zurück.

Eine Transferierung auf die Klinik wird oft vom Betroffenen als Bestrafung erlebt, von den Mitpatienten als subjektive Bedrohung. Im Team löst sie meist Insuffizienz- bzw. Versagensgefühle aus oder Enttäuschung darüber, daß wir trotz Bemühungen den Patienten nicht wirklich erreichen oder zumindest den Kontakt nicht aufrechterhalten konnten. Manchmal müssen wir sogar eine persönliche Kränkung zugeben, als hätte uns der Patient in unserer Beziehung zu ihm betrogen: Er hat immerhin eine andere Realität vorgezogen, als die, die wir mit ihm mühsam aufgebaut haben. Mit den Patienten „von vorne" anzufangen, sogar zum dritten oder zum fünften Mal über mehrere Jahre, ohne die Hoffnung und die Lust am Wiederentdecken und Neukennenlernen zu verlieren, fällt nicht leicht. Wichtig ist dabei, das Bild, das wir von ihm haben, immer wieder zu revidieren, ihn mit neuen Augen zu sehen und neue Perspektiven zu entdecken.

Die *Grenzen* der Institution sehe ich vor allem aber in Kriterien wie die Dauer der Finanzierung durch die Krankenkasse oder die Kapazitätenüberlastung; oft werden Patienten von der jeweiligen Klinik aus Platzgründen in einem viel zu labilen Stadium entlassen. So sind wir manchmal gezwungen, wöchentlich 2–4 neue Patienten aufzunehmen, obwohl unser Limit an menschlichen und räumlichen Kapazitäten längst erreicht worden ist. Das Scheitern einer Integration der „Neuen" in die Gemeinschaft oder der Rückfall der „Alten" läßt sich nicht immer vermeiden. Andererseits werden die Kriterien der Einteilung und „Weitergabe" der Patienten in die verschiedenen Gruppen der sozialen Rehabilitation oder des Arbeitstrainings aus Platzgründen manchmal nur annähernd berücksichtigt.

Als besonders fruchtbar erlebe ich die Atmosphäre der Kollegialität, die im Team große Tradition hat, die gegenseitige Unterstützung, die Teambesprechungen und die gemeinsame Supervision.

Auch das Vertrauen in die Kompetenz jedes einzelnen und die weitgehende Freiheit, die eigenen Ideen und Konzepte zu verwirklichen und einen individuellen therapeutischen Stil zu entwickeln, möchte ich positiv erwähnen. Der Schutz der Institution ermöglicht Interventionen, die bei der ambulanten Behandlung, bei der der Patient danach sich selbst und seiner Umgebung überlassen bleibt, nicht verantwortlich durchführbar wären.

2. Die Einbeziehung kreativer Medien und Techniken

Im Unterschied zur klassischen Verwendung der Kreativität als „sinnvolle Beschäftigung" oder als diagnostisches Hilfsmittel nach der Tradition Navratils (1976) und Prinzhorns (1923) hat der Einsatz kreativer Medien in der Gestalttherapie therapeutischen Stellenwert.

Dabei ist nicht so sehr das Endprodukt von Bedeutung, sondern der kreative Prozeß für sich. Wichtig ist dabei zu vermitteln, daß im Unterschied zur Beschäftigungstherapie weder auf Konzentration und Ausdauer noch auf Leistung und künstlerische Geschicklichkeit Wert gelegt wird, sondern auf die Botschaft und Ausdruckskraft, die jedes Produkt auf einzigartige Weise enthält. Und daß der einzig Zuständige, diese Botschaft in Worte zu fassen, der Schaffende selber ist.

Zu diesem Zweck trifft sich jede der vier Gruppen einmal in der Woche in ihrem Raum zur „Kreativen Therapie". Dafür sind in der Regel 90 Minuten vorgesehen. Im Idealfall sind 8–12 Patienten und zwei Therapeuten anwesend.

Sowohl das bildnerische *Material* als auch die Thematik und Form des Geschehens sind äußerst vielfältig. Buntstifte, Wachskreiden, Wasserfarben, Fingerfarben, Collagen, Ton, Gegenstände aus der Natur, aber auch Schreiben, Dichten oder Interaktionsspiele bieten verschiedene Möglichkeiten des unmittelbaren Ausdrucks und werden bewußt je nach Zusammensetzung der Gruppe und Vertrautheitsgrad der Teilnehmer eingesetzt. In der Regel gelten unstrukturierte Materialien wie Wasserfarben oder Ton als regressionsfördernd und sind somit für eine Gruppe mit vielen neuen Patienten oder mit Patienten, die weniger stabil sind, eher nicht geeignet.

Dasselbe gilt auch für das jeweilige *Thema*: Je vertrauter die Teilnehmer mit der „Kreativen Therapie" sind, desto weniger strukturiert und vorformuliert die Aufgabenstellung, desto mehr Freiraum besteht für Vorschläge und Ideen aus der Gruppe. Oft bauen die Themen aufeinander auf: Wenn zum Beispiel in einer Sitzung das Thema „Gruppenmärchen" war und jeder Teilnehmer einen Satz zum gemeinsamen Märchen beiträgt, kann in der nächsten in Kleingruppen eine Variation ausprobiert werden: Der Beginn eines Märchens wird vorgelesen, und die Kleingruppen sollen gemeinsam das Märchen zu Ende schreiben. Oder eine Materialvariation: Diesmal wird nicht das Märchen vom Nächsten und Übernächsten weitererzählt, sondern eine Zeichnung wird in der Runde weitergereicht, wobei die Teilnehmer der Reihe nach eine Ergänzung oder eine Fortsetzung hinzumalen sollen, ohne das ursprüngliche Thema zu verändern.

Auch hier sind Erfahrungswerte der Gruppe mit der „Kreativen Therapie", Vertrauen und Zustand der Patienten zu beachten: Je deutlicher der unmittelbare Zusammenhang des Themas mit einem selber, desto vorsichtiger und behutsamer der Umgang mit dem Endprodukt.

Bezüglich der *Form* gibt es ebenfalls verschiedene Möglichkeiten: Einzelarbeiten in der Gruppensitzung sind geeigneter für eine Gruppe, die noch wenig Kontakt und Vertrauen unter sich hat. Später halte ich gerade für psychotische Menschen, die sich gerne in die eigene Welt zurückziehen, die Arbeit in der Groß- oder Kleingruppe für besonders fördernd. Ich meine damit entweder das kommunikative Malen mit dem Partner ohne Worte, oder das Schaffen einer Gruppenarbeit mit einem vorgegebenen Thema, in der Gruppenpositionen und -dynamik zum Ausdruck kommen.

2.1 Zum Ablauf einer Sitzung und Funktion der Therapeuten

Die Strukturierung des Sitzungsverlaufs orientiert sich an dem vierstufigen Prozeß-Modell der Integrativen Gestalttherapie. Die erste Stufe bezieht sich auf Wahrnehmung und Thematisierung, die zweite Stufe beinhaltet Experiment und vertiefte Aktion. Die Integration des Erlebten bildet die dritte und die Strukturierung der Zukunft bzw. Neuorientierung die vierte Stufe (nach Schneider 1990 und Eisler-Sterhemberger 1990).

Wahrnehmung und Thematisierung

Nach einem kurzen Blitzlicht, mit dem wir uns ein Bild von der momentanen Stimmung und Befindlichkeit der einzelnen und über den Stand der Gruppe machen, kommt es zur Themenfindung und/oder Themenvorgabe. Je größer die Erfahrungswerte der Therapeuten und Teilnehmer, desto freier kann die Entstehung des Themas aus dem Gruppenprozeß heraus stattfinden.

Die Instruktion wird möglichst klar und kurz gemacht, ohne auf den Sinn oder Hintergrund einzugehen. Die Antwort auf diesbezügliche Fragen wird auf später verschoben.

Aktionsphase

Je nach Aufgabenstellung haben die Teilnehmer für den kreativen Prozeß selbst 15 bis 45 Minuten zur Verfügung. Unsere Tätigkeit ist dabei, möglichst wenig einzugreifen, um den Prozeß nicht zu beeinflussen. Wir bleiben im Raum, sind jedoch im Hintergrund, um auftretende Schwierigkeiten aufzufangen oder Unterstützung anzubieten: Manchmal kommt es vor, daß einer von uns mit einem besonders ängstlichen oder unsicheren Patienten gemeinsam arbeitet, um ihm den Zugang zum Material und zur Art der Arbeit zu erleichtern und ihn dabei zu ermutigen.

Integrationsphase

Nach einer kurzen Pause (3–5 Minuten) beginnt anschließend die Besprechung.

Jeder stellt seine (Einzel-)Arbeit der Gruppe vor und teilt seine Assoziationen und Gefühle dazu mit. Die anderen werden ermutigt, ihre eigenen Eindrücke dazu zu äußern, ihre emotionale Beteiligung auszusprechen. Interpretationsversuche werden von uns immer als subjektive Meinung des Betreffenden dargestellt; wir als Gruppenleiter versuchen immer, mit unseren Rückmeldungen möglichst auf der Reflexions- bzw. deskriptiven Ebene zu bleiben, eher stützend als aufdeckend zu intervenieren und das Nachfragen auf ein Minimum zu reduzieren; im Respektieren der Grenzen des einzelnen haben wir somit für die Teilnehmer Modellfunktion. Manchmal bietet sich dabei die Gelegenheit zu ein oder zwei tiefergehenden Einzelarbeiten in der Gruppe, ansonsten können die Bedeutung des Werkes und die damit ausgelösten Gefühle im Einzelgespräch aufgearbeitet werden.

Im Falle einer Gruppenarbeit wird der Schwerpunkt der Nachbesprechung mehr auf den Prozeß als auf das Endprodukt verlagert: wie die Zusammenarbeit gelungen ist, wer geführt hat, wie man sich auf ein Thema geeinigt hat u. ä.

Neuorientierungsphase

Im Anschluß daran fordern wir die Gruppe auf, eine Gesamtrückmeldung zum Thema und dessen Sinnhaftigkeit und Relevanz für ihr alltägliches Leben zu geben. Im Idealfall bedarf es dabei keinerlei Ergänzungen von unserer Seite.

2.2 Umgang mit Kooperationswiderständen

Gerade in der Arbeit mit psychotischen Menschen ist es oft schwierig, von „Widerstand" im klassischen Sinne zu sprechen, wenn der Patient die Teilnahme explizit verweigert, sich ins Zimmer zurückzieht oder sich nicht ernsthaft mit der Aufgabe befaßt. Aussagen wie „Was soll denn das bringen?", „So ein Blödsinn" oder „Ich muß mich zurückziehen, das Medikament macht mich so müde", „Ich kann mich nicht konzentrieren" kommen immer wieder vor. Zu unterscheiden, ob dieser Widerstand im Moment als Schutz vor einer Reiz- oder Gefühlsüberflutung dient (und somit vor einer Dekompensation schützt) oder „bloß" ein Ausdruck der Antriebslosigkeit oder eines niedrigen Selbstwertes ist, fällt nicht immer leicht, zumal es sich um ein Zusammenkommen aller drei Gründe handeln kann. In jedem Fall versuche ich immer, dem Patienten zu vermitteln, daß ich ihn ernst nehme. Ich hinterfrage seinen Einwand, ohne ihn ihm ausreden zu wollen und strebe eine gemeinsame Lösung an. Dabei verlasse ich mich auf vorherige Erfahrungen mit demselben Patienten, auf die Kenntnis seiner Geschichte und vor allem auf meine Intuition. Einem Patienten, der unter nihilistischem Wahn leidet, nachzugeben, würde ihn dabei nur bestätigen, daß er somit wieder ein Außenseiter sein würde, der „eh nichts zusammenbringt"; in diesem Fall ist Autorität angesagt.

Mit Patienten, die als „unkooperativ" gelten, kann ich – über ihre Verweigerung oder Kritik – in Kontakt kommen und über die lebendige Auseinandersetzung sie besser kennenlernen, während die Konformen und Angepaßten, die die Aufgabe brav erfüllen, ohne sich jedoch einzulassen, unnahbar bleiben. Nicht zuletzt werde ich durch sogenannte Kooperationswiderstände aufgefordert, die Sinnhaftigkeit der Themen und meiner Tätigkeit immer wieder zu überprüfen.

2.3 Themenbeispiele

An dieser Stelle einige Beispiele von Einzel- und Gruppenthemen nennen, die wir immer wieder verwenden.

Einzelarbeiten

Wenn sich die Teilnehmer untereinander nur wenig kennen, das Vertrauen noch nicht da ist, das den Boden für ein gemeinsames Tun schafft, empfiehlt es sich, den einzelnen den Schutz des eigenen Platzes und Blattes zu gewähren, um von dort Schritte zu den anderen zu wagen, und zwar über das Vorstellen des Endproduktes. Die Einzelarbeit dient somit als Eintrittskarte in die Gruppe:
– Drei Dinge, die jemand der Gruppe über seine Person mitteilen möchte, in Collage-Form
– Ein Bild mit dem Thema „Ein Platz zum Träumen"
– Ein Symbol über sich selbst aus Ton
– Ein (selbstausgesuchtes) Bild aus der Phantasie weiterzeichnen
Später, wenn Vertrauen da ist, bieten sich in Abwechslung zu Gruppenarbeiten „tiefere" Einzelarbeiten:
– „Wie fühle ich mich, wie erscheine ich."
– „Meine Familie als Tiere oder als Märchenfiguren . . ."

Gruppenarbeiten

Es handelt sich dabei um Arbeiten, bei denen der kommunikative Prozeß, der nonverbale Dialog, die Entstehung des Bildes im Vordergrund stehen:
– Comic-Strips. In Form einer Fortsetzungsgeschichte zeichnet zunächst ein Teilnehmer in ein Kästchen, das mit „1" bezeichnet ist. Der Nachbar setzt in seinem Kästchen „2" die Aktion fort. In der Kleingruppe (3–4 Personen) entsteht somit eine Comic-Serie.
– Jeder beginnt auf einem Blatt Papier eine Zeichnung, wobei das Thema ohne Erläuterungen zum Ausdruck kommen sollte. Nach einer Weile wechseln die Teilnehmer den Platz, so daß jeder eine vom Nachbarn begonnene Zeichnung bekommt, die er nun ergänzen soll, ohne sie im wesentlichen zu verändern. Dies geschieht in der Kleingruppe, so daß jede Zeichnung von 2–3 Personen ergänzt wird.

– Ein Paar malt auf ein gemeinsames Blatt – ohne miteinander zu sprechen – eine Auseinandersetzung und auf ein anderes den Ausgang bzw. die Versöhnung.

Bei anderen Gruppenarbeiten geht es um die Entstehung des Wir-Gefühls oder um eine Momentaufnahme der Gruppensituation:

– Unsere Stärken: Auf ein großes Packpapier klebt jeder drei Symbole aus buntem Papier, die für drei positive Eigenschaften oder Seiten an ihm stehen, die die anderen schätzen. Es entsteht somit eine Gemeinschaftscollage, die – unabhängig vom Inhalt – eine Momentaufnahme des Gruppengefühls und der Position jedes einzelnen in der Gruppe bzw. seines Wunsches nach Nähe und Distanz darstellt, was in der Nachbesprechung reflektiert wird.

– (Ebenfalls auf Packpapier) Wir sind auf einer einsamen Insel gelandet, was tun wir, um zu überleben?

– Gruppenhaus: Jeder soll sich einen Platz für sein eigenes Zimmer suchen und die Verbindungsmöglichkeiten zu seinen Mitbewohnern und zur Außenwelt gestalten (Fenster, Türen, Treppen . . .)

2.4 Ausschnitte aus Verlaufsprotokollen

Es folgt ein Ausschnitt aus einer Gruppensitzung mit dem Thema „Ich im Rehabilitationszentrum". Zehn Patienten haben teilgenommen, davon werden acht Einzelarbeiten näher beschrieben. Aus Gründen der Übersichtlichkeit versuche ich, den Verlauf der Sitzung anhand der Bilder und meiner Notizen aus persönlicher Sicht zu rekonstruieren, statt die genauen Dialoge anzuführen; dies wäre auch gar nicht möglich, denn die Sitzungen werden nie auf Tonband oder Video aufgenommen, um das Gefühl der Intimität nicht in Frage zu stellen.

Die Aktionsphase dauert diesmal fünfundvierzig Minuten. Jeder Teilnehmer malt für sich auf ein A2-Blatt; fast alle sind konzentriert und sehr kreativ dabei, im Raum herrscht seltene Ruhe. Nur Herr Z. ist in drei Minuten fertig und regt sich laut über die Sinnhaftigkeit des Tagesprogramms und seines Aufenthaltes im Haus auf. Um der Gruppe ein ungestörtes Arbeiten zu gewähren, gehe ich mit ihm für ein kurzes Gespräch aus der Sitzung, während mein Kollege im Gruppenraum bleibt.

Aus der Nachbesprechung:

Herr M. beginnt: Wie fast immer hat er es vorgezogen, zum Thema etwas zu dichten statt zu malen und liest uns sein Gedicht vor:

Mutter – Mutter – Mutter 00000 . . . . . .
Ich kann mich nicht an die Menschen gewöhnen
Es geht etwas besser im Rehazentrum
Ich denke immer seltener an die Mutter
Das Rehazentrum ist eine Stätte wo ich Geborgenheit finden kann
Die Mutter will nicht haben daß ich mich kränke

Herr M: „Die Nullen da oben bedeuten: Zuerst kommt die Mutter, dann wieder die Mutter, dann noch lange nichts (null), und dieser Strich zum Schluß steht für das Kardiogramm, wenn sie tot ist. Die Strichmännchen in der ersten Zeile stehen für die Mutter, die zu Beginn jeder der folgenden Zeilen bin ich." (Alle sehen ident aus.)

Das Rehazentrum ist noch die einzige Möglichkeit, von der Mutter wegzukommen und Eigenes zu leben. Das Gedicht von Herrn M. ist ein Destillat seiner Ambivalenz der Mutter gegenüber, die für ihn einerseits die wichtigste Bezugsperson ist, die er andererseits haßt: In ihrem Tod sieht er die einzige Möglichkeit der Ablösung. Die Identifizierung von ihm selber, der Mutter und der Institution, zu der er ebenfalls eine hochambivalente Einstellung hat, ist augenfällig.

Da mir aus der Erfahrung mit Herrn M. bekannt ist, daß er immer wieder die Gruppe provoziert, indem er das, was er als seinen „Menschenhaß" bezeichnet, anspricht und das Thema Tod aufreißt, ziehe ich es vor, diesmal nicht näher auf diese Aspekte einzugehen:

Therapeutin: „Wenn ich Ihr Gedicht richtig verstanden habe, wollten Sie die Bedeutung des Rehazentrums und der Kontakte hier als Alternative zu Ihrer Mutter zum Ausdruck bringen. Stimmt das?" Die Absicht dieser Rückmeldung war es, den Zusammenhang des Gedichtes von Herrn M. zum vorgegebenen Thema zu verdeutlichen.

Frau H. (Abb. 1), die älteste Patientin, die öfters im Rehazentrum war und sich hier sehr zu Hause fühlt, stellt ihr Bild vor, wobei sie den Schwerpunkt auf die heilende Wirkung der Bäume im Garten und der Natur im allgemeinen legt. Auf meinen Hinweis auf ihre Haltung reagiert Herr S. mit dem Kommentar: „Du siehst so aus, als würdest du sagen: ‚Ich und mei-

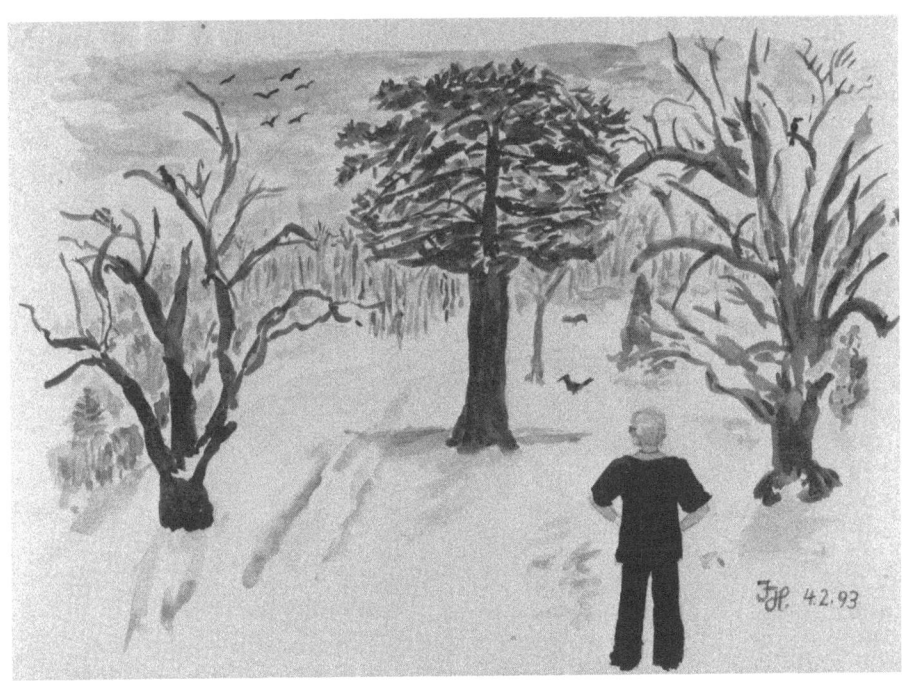

Abb. 1

ne Natur!' Einige nicken zustimmend, die Bemerkung ist wirklich sehr treffend, weil Frau H. gegenüber den Mitpatienten eine oft dominierende und
abgehobene Haltung einnimmt. Sie redet sich nun heftig auf ihre mangelnde Zeichenfähigkeit aus („Wenn ich die Arme anders gezeichnet hätte,
wären sie von hinten nicht zu erkennen"), was die Gruppe wiederum bestreitet; schließlich ist Frau H. gelernte Graphikerin!

Frau K. verteidigt sie.

Ich bitte Frau S. aufzustehen, uns den Rücken zu wenden und die Haltung einzunehmen; wie wirkt sie auf Frau H.? Frau H. läßt den angesprochenen Aspekt aus:

„Sie wirkt wie jemand, der kein Interesse an Kontakt hat. Für mich waren diesmal (während dieses Aufenthaltes) die Menschen weniger wichtig
als das Haus selber, und jetzt weiß ich, daß ich bald entlassen werde."

Das Ansprechen der Entlassung und das Auslassen des angesprochenen
Aspektes fasse ich als Hinweis auf, daß die Patientin diese Kritik im Moment
von uns nicht annehmen will. Eine weitere Konfrontation würde jetzt wahrscheinlich ihr Ziel verfehlen.

Das Bild von Herrn Z. (Abb. 2) besteht nur aus Farben; keine bestimmte Form ist erkennbar. Er sagt selber dazu:

„Grün steht für die Hoffnung, rot für die Liebe, schwarz für meine Be-
trübung zur Zeit."

Frau S.: „Das Bild zeigt, daß du sehr durcheinander bist."

Herr S.: „Das Bild ist ein Chaos!"

Diese Reaktion spiegelt Herrn Z.s Art wider: Er neigt dazu, Ratschläge
zu geben und die Bilder der anderen zu interpretieren.

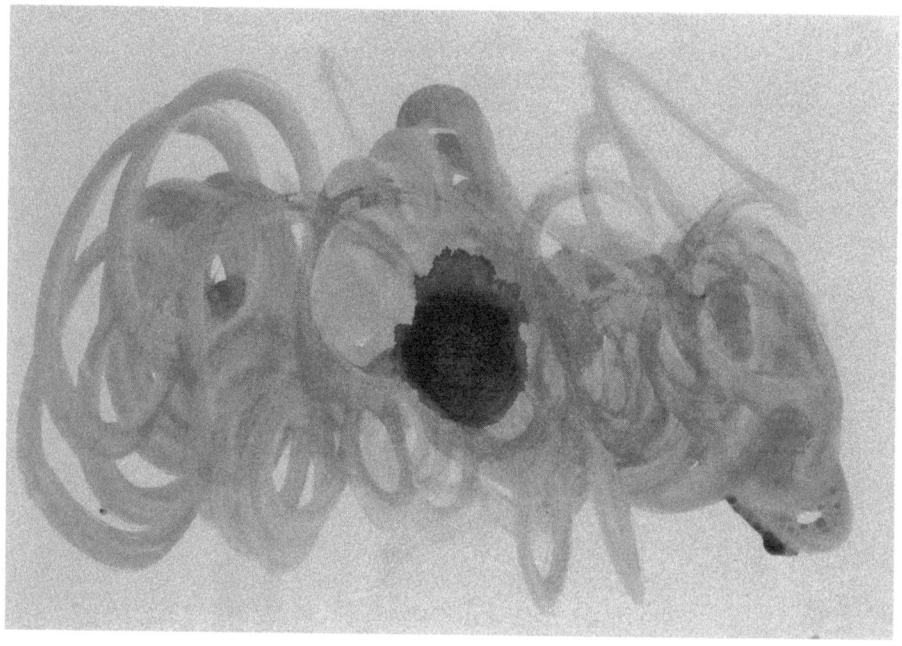

Abb. 2

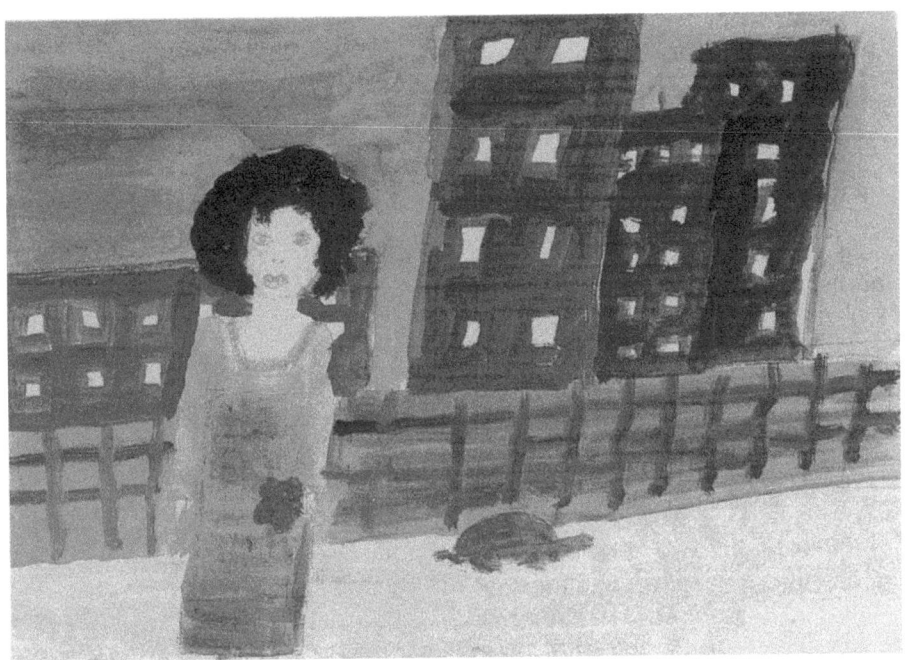

Abb. 3

Dazu kommt, daß er zur Zeit sehr „aufgedreht" ist, ständig für Unruhe im Haus sorgt und nur bedingt gruppenfähig ist. Trotzdem ist es mir wichtig, die Wertung nicht auf ihm sitzenzulassen:

Therapeutin: „Es ist ein Stimmungsbild, bei dem der Ausdruck nicht durch Form, sondern durch Farbe verliehen wird."

Frau K. (Abb. 3): „Das ist Momo, es könnte aber auch ich sein." (Das Mädchen auf dem Bild sieht ihr sehr ähnlich aus.) Auf meine Frage, wer Momo sei, beteiligen sich fast alle Teilnehmer mit verschiedenen Varianten.

Frau K.: „Die Schildkröte steht für Geduld, die ich mir wünsche. Die grauen Hochhäuser im Hintergrund stehen für die Routine, die Konformität, mit anderen Worten für das Leben meiner Eltern, von dem ich wegkommen möchte."

Therapeutin: „Wohin wollen Sie?"

Frau K.: „Ich will zu meiner (versäumten) Kindheit zurückfinden."

Therapeutin: „Was bedeutet Kindsein für Sie?"

Frau K.: „Freiheit, unbekümmert sein, Schwerelosigkeit; keine Verantwortung, keine Verpflichtung!"

Therapeutin: „Sehen Sie eine Möglichkeit, wie Sie Ihrem Wunsch hier im Rehazentrum nachgehen können?"

Frau K.: „Ja, über ‚solche' Gruppen (kreative Therapie), da erlebe ich mich frei."

Zum ersten Mal seitdem sie zu uns kam (vor zwei Wochen) beteiligt sich Frau K. aktiv in der Gruppe, erzählt über sich, ohne über Müdigkeit zu kla-

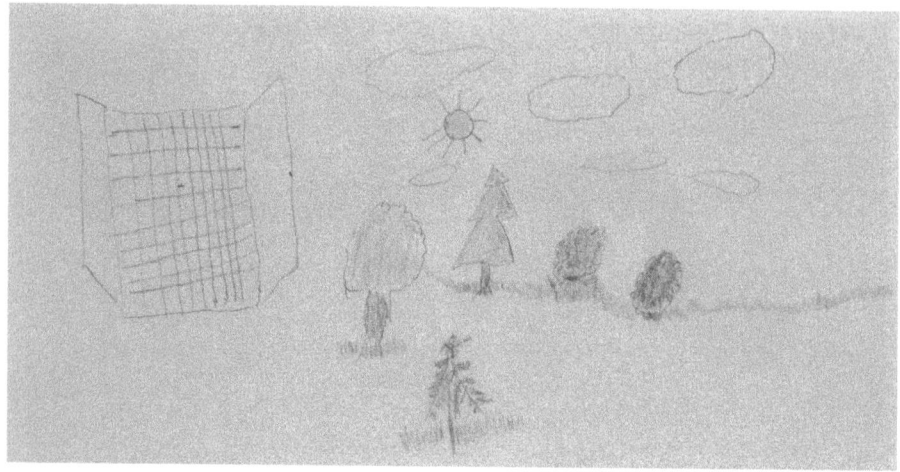

Abb. 4

gen und bleibt sogar bis zum Ende der Sitzung bei uns. Ihre Augen scheinen zum ersten Mal aufzuleben.

Frau N. (Abb. 4): „Ich kann nicht zeichnen so wie die anderen. Das sollte ein Fenster mit Gitter sein, so fühle ich mich . . .“

Therapeutin: „Was wäre, wenn es kein Gitter gäbe?“

Frau N.: „Das würde Freiheit bedeuten, aber ich hätte Angst davor . . .
ich würde es nicht schaffen, ohne dem . . .“

Aus ihren Worten geht nicht hervor, ob sie das Rehazentrum oder ihre
Krankheit meint. Sie spricht leise und sehr unklar, was in der Runde Unru-

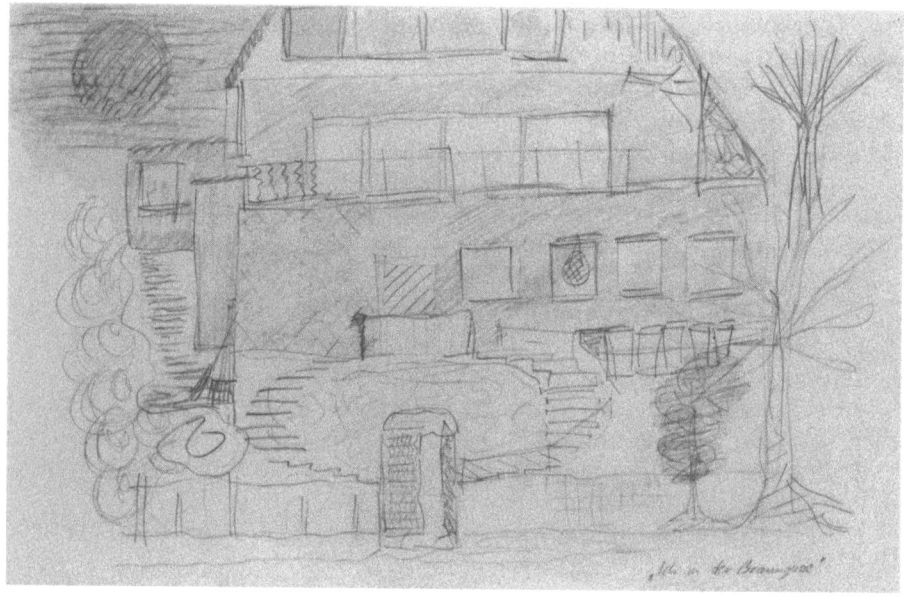

Abb. 5

he hervorruft. Obwohl ich zu ihrem Gitter Gefängnis assoziiere, denn Schuld und Strafe waren wichtige Inhalte ihrer Psychose, verzichte ich auf einen Hinweis in Anwesenheit der Gruppe, überlasse die Aufarbeitung des Bildes dem Einzelgespräch und bestätige sie, indem ich auf die Schutzfunktion der Institution hinweise.

Herr V. (Abb. 5) wirkt zum ersten Mal zufrieden mit dem, was er gemacht hat; die ganze Gruppe bewundert seine genaue Zeichnung.

Herr V.: „Das ist das Rehazentrum von außen, den Rest werdets eh ihr (zu mir und zu meinem Kollegen) wissen!"

Herr S.: „Wo bleibt das Ich?"

Es entsteht eine lebhafte Diskussion darüber, warum Herr V. sich selbst nicht gezeichnet hat und ob er sich drinnen befindet oder das Haus von außen betrachtet. Es wird über ihn in der dritten Person gesprochen:

Herr Z.: „Ich glaube, er hat sich aus Angst drinnen versteckt!"

Therapeutin: „Sehen Sie, Herr V., was jetzt passiert? Indem Sie uns so wenig über Ihre Zeichnung verraten, lassen Sie viel Raum für Spekulationen und Interpretationen offen, die womöglich kaum was mit ihrer Absicht zu tun haben!"

Herr V. bricht sein Schweigen: Für ihn hat das Gebäude zu sehr mit der Krankheit zu tun; am liebsten betrachtet er es daher von außen. Wenn er „drinnen" ist, hat er Angst unterzugehen, sich selbst und den Kontakt zur Außenwelt zu verlieren.

Wie auch bei der Frau N. besteht hier eine Vermischung zwischen Psychose und Institution. Hier kommt die Ambivalenz dem Rehazentrum gegenüber verdeckter vor: in der liebevollen Art, mit der Herr V. die Einzelheiten des Hauses gezeichnet und auch seine Verbundenheit damit zum Ausdruck gebracht hat.

Herr E. (Abb. 6), der fast nie ein Wort außer „Nein" und „Ja" von sich gibt, und das nur, wenn direkt aufgefordert, zeigt sein Bild: „Das bin ich im Bett."

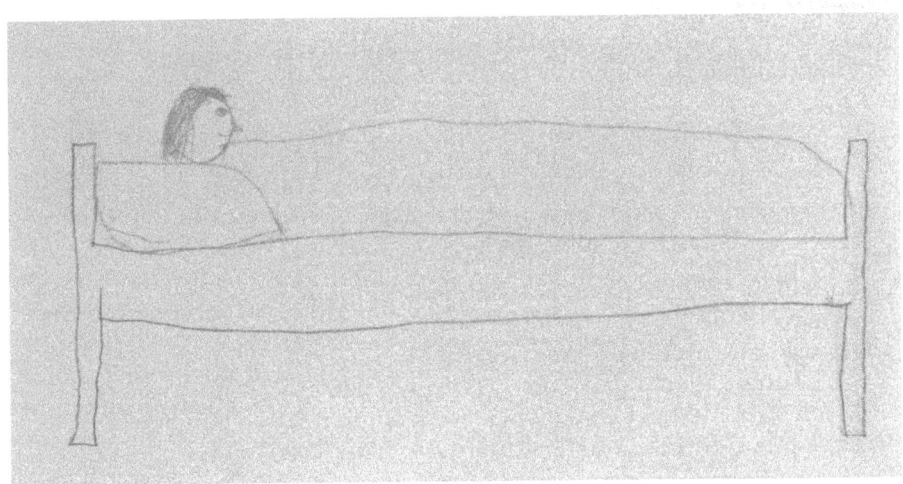

Abb. 6

Therapeutin: „Ist das der Ort, wo Sie sich im Haus am wohlsten fühlen?"
Herr E.: „Ja."
Herr Z.: „Sieht dir ähnlich aus!"
Frau H.: „Aber der Kopf ist aufrecht, der schaut neugierig um sich!"
Herr Z.: „Warum gehst du nicht aus dir mehr heraus? Nur so kannst du wieder gesund werden ..."
Nun fühle ich mich veranlaßt, Herrn E. vor diesem Ratschlagschwall stellvertretend zu verteidigen:
Therapeutin: „Neugierig sein ist ein wichtiger Schritt zur Gesundung!"
Auf ein weiteres Nachfragen habe ich verzichtet, um eine Überforderung des Patienten und ein Gefühl des Versagens zu vermeiden. Hier geht es primär um die Erfahrung, daß das „sich vermitteln" nicht mit Grenzüberschreitungen verbunden ist.
Frau P.s Bild ist durch ihre Sorge geprägt, wie sie das „Krankheitsschild", was sie sowohl im Spital als auch hier hat, wieder los wird. Sie wünscht sich einen „guten Engel", der ihr das Krankheitsschild wegnimmt. Sie hat Angst, von nun an als „Kranke" abgestempelt zu sein, und weiß nicht, wie ihr die Integration zum „normalen" Leben nach der Entlassung gelingt. Dazu gehören Arbeit, Freunde, Auto, Vergnügen. Ihr Bild bringt mehr ihre Zukunftspläne und -sorgen zum Ausdruck als ihre Auseinandersetzung mit der momentanen Situation im Rehazentrum und ihren Ist-Zustand.
Ihre Äußerungen hingegen haben viel mehr mit ihrer aktuellen Nähe-Distanz-Problematik zu tun: Sie fühle sich enttäuscht, der Kontakt zum Personal ist nur ein „Pseudokontakt": Wenn die Gruppensitzung oder das Einzelgespräch aus ist, ist die Intimität vorbei. Sie kann dies aus der Sicht des Personals jetzt nachvollziehen, man sollte aber die Patienten davor warnen, sich falsche Erwartungen zu machen.
Beim näheren Nachfragen, welche Form von Kontakt sie sich zum Personal wünschen würde, kommt Frau P. darauf, daß sie sich eigentlich eine freundschaftliche Beziehung zum Personal weder vorstellen kann noch wünscht; dies würde ihr „Krankheitsschild" nur unterstreichen. Ihre ambivalente Haltung zu Nähe und Distanz wird ihr wieder bewußt.

2.5 Zur Wirkung der Gestalttherapie mit kreativen Medien in der Arbeit mit psychotischen Menschen

Im Unterschied zu einer rein verbalen Therapie bietet die Einbeziehung kreativer Medien einen spielerischen, weniger angstbesetzten und daher unmittelbaren Zugang zum Erleben und Empfinden des Psychotikers. Die Themenvorgabe und die Strukturiertheit des Materials wirken oft weniger angstauslösend als ein offenes Gespräch.
Der Patient macht dabei die Erfahrung, daß er statt über sein Symptom über sein Bild Aufmerksamkeit bekommen und mit den anderen in Kontakt treten kann. Gesunde Anteile werden zur Figur, kranke treten im Sinne der Gestaltschen Feldtheorie in den Hintergrund. Dementsprechend nutzt die Therapie anhand kreativer Medien primär die Stärken des Patienten und

wendet sich nur peripher dem „Bearbeiten der Wahninhalte" zu. Die Arbeit ist vor allem stützend, erlebnisaktivierend im Sinne der Persönlichkeitsentfaltung und nur in begrenztem Ausmaß aufdeckend und konfliktorientiert.

Inhalte, die sich schwer in Worte fassen lassen, weil sie bruchstückhaft und scheinbar unzusammenhängend sind oder emotional hochängstigend erscheinen, können so Ausdruck finden und dem Gegenüber vermittelt werden (Hochgerner 1992). Oft macht dabei der Betroffene zum ersten Mal die Erfahrung, daß er seine Phantasien im wahrsten Sinn des Wortes „greifbar" machen kann. Abgespaltene Persönlichkeitsanteile bekommen ein Gesicht, sie werden zum Gegenüber, mit dem er kommunizieren und verhandeln kann und werden somit re-integriert. Über die indirekte Auseinandersetzung mit seiner inneren Welt im geschützten Rahmen wird eine reale Begegnung mit der Außenwelt möglich.

Ein psychotischer Mensch war in der Regel bereits in vorsprachlichen Entwicklungsstadien Defiziten und Traumata ausgeliefert. Kreative Medien ermöglichen eine Begegnung auf einer früheren ganzheitlichen Ebene des Bewußtseins (Hausmann, Meier-Weber 1991, S. 1055).

Der Kontakt zu sich selbst und zu den anderen wird zunächst über das Medium bestimmt, um im anschließenden Gruppengespräch direkt – d. h. ohne Vermittler – weitergeführt zu werden. Die eigene Wahrnehmung, das eigene Empfinden und Erleben wird somit vom nonverbalen in den verbalen Bereich transferiert bzw. übersetzt. Allein das Mitteilen des Erlebten den anderen gegenüber ist heilsam im Sinne der Ich-Aktualisierung, die zuerst im wahrnehmenden und handelnden Kontakt mit dem Medium und dann im lebendigen Austausch in der Gruppe stattfindet (Petzold 1979, S. 267).

Das kreative Medium dient mit anderen Worten als schöpferisches Bindeglied zwischen innerer und äußerer Welt, ermöglicht eine klare Unterscheidung zwischen dem Selbst und den anderen – die Voraussetzung für Dialog und Kontakt.

(In diesem Zusammenhang möchte ich darauf hinweisen, daß das kreative Medium *nur* über den Kontakt und die Beziehung zum Therapeuten und zur Gruppe wirksam ist, und nie als rein technisches Werkzeug, als „Lückenfüller" oder aus einem Gefühl der Ratlosigkeit verwendet werden sollte.)

Gerade in Gruppenarbeiten kommen über die Triangulierung der Situation Patient – Medium – Mitpatient oder Therapeut am Übergangsobjekt (im Sinne Winnicotts 1985) bzw. am Medium auch „heikle" Gefühle leichter zum Ausdruck und können somit auch erprobt werden. Aus den Reaktionen, die er bei den anderen hervorruft, lernt der Patient sich selbst besser zu verstehen. Denn die Förderung der Wahrnehmung des eigenen Verhaltens ist wirksamer als jedes Verhaltenstraining (siehe auch Hausmann und Meier-Weber 1991). Therapeutische Ziele sind somit die erhöhte Differenzierung, das Verbessern der Selbst- und Fremdwahrnehmung und das Aufzeigen gestörter Kommunikation. Nicht zuletzt aber auch das Schaffen einer tragfähigen Beziehungsgrundlage in der Gruppe über das gemeinsame und verbindende Tun.

Die Wiederbelebung des kreativen Impulses im Umgang mit sich und der Welt im Sinne von Laura Perls (1989) – die das Leben als kreativen Prozeß aufgefaßt hat – ist gerade in der Arbeit mit psychotischen Menschen, die oft unter mangelnder Flexibilität leiden, von wesentlicher Bedeutung.

In der psychoanalytischen Tradition wird bildhaftes Material eher als diagnostisches Hilfsmittel herangezogen, dessen Symbolik eine bestimmte Bedeutung hat, die der Interpretation des Fachmannes bedarf, um sich zu entschlüsseln (siehe auch die Arbeiten von Navratil 1976, Prinzhorn 1923 und Bader 1975). Im Sinne der Gestalttherapie erscheint es mir wesentlich, die dabei entstehenden Arbeiten nicht zu deuten und zu interpretieren, sondern den Menschen als Schöpfer seines Werkes und als Subjekt seiner Wahrnehmung ernst zu nehmen. In der Bedeutungsvielfalt der Symbole in der Literatur besteht die Versuchung, den Patienten mit einem vorgefertigten Konzept gegenüberzutreten und die einzig und allein für ihn geltende Bedeutung eines Symbols, die sich aufgrund seines kulturellen Hintergrundes, seiner Sozialisationsgeschichte und momentanem Erleben herauskristallisiert hat, zu übersehen und seine Botschaft zu verfehlen.

Auch im Wissen, daß er mit seinen Meldungen für die Teilnehmer Modellfunktion hat, macht der Therapeut seine Beobachtungen im Sinne von Angeboten, die nicht verpflichtend sind und im besten Fall einen Teil der Wirklichkeit annähernd wiedergeben. Es gilt, das subjektive Erleben und Empfinden immer als solches zu deklarieren.

Gerade im Umgang mit frühen Störungen ist es wichtig, dem Patienten Zeit zu lassen. Unintegriertes soll zuerst von ihm selbst erkannt und benannt werden, denn „nur auf der Basis der Eigensteuerung des Prozesses ist für den Patienten Gewißheit zu erlangen, daß die Existenz des eigenen Selbst gegeben ist" (Hochgerner 1992, S. 157). Interventionen sind also vor allem dann sinnvoll, wenn sie dazu helfen, Beiträge einzelner Teilnehmer immer wieder auf das Thema zu beziehen und den Bezug zu den Beiträgen anderer herzustellen.

Nicht zuletzt wirkt die entspannende Atmosphäre während und nach einer kreativen Gruppenarbeit und der wertschätzende Umgang mit dem Werk und seinem Schöpfer heilsam.

3. Die gestalttherapeutische Methode in der Selbsterfahrung und in der Arbeit mit psychotischen Menschen

Zunächst möchte ich versuchen, die spezielle Situation von psychotisch erkrankten Menschen kurz zu skizzieren im Hinblick auf ihre Relevanz für die therapeutische Arbeit in Gruppen.

Das Besondere in der Arbeit mit psychotischen Menschen leitet sich primär aus der mangelhaften Trennung zwischen dem „Ich" und den „anderen" ab: Alle Schwierigkeiten im kognitiven, emotionalen und sozialen Bereich lassen sich letztlich auf die Auflösung innerer Grenzen zurückführen.

Im Bereich der *kognitiven Fähigkeiten* ist die „Durchlässigkeit der Grenze zwischen Ich und der Welt" (Perls 1973) insofern von Bedeutung, als das

Denken „nicht länger der Verständigung mit den anderen, der Erfahrung der Wirklichkeit und der Anpassung an sie dient, sondern nur noch dem Ausdruck von Affekten, der Verbrämung verbotener Wünsche und Bedürfnisse. Es ist vollkommen subjektiv, egozentrisch und autistisch geworden" (Sechehaye 1986, S. 191). Das Denken des Psychotikers „wird nach außen projiziert und ‚realisiert' sich in Objekten, in Halluzinationen" . . . „ist lediglich affektiven Motiven unterworfen und folgt nicht dem Gebot der Logik" (ibd., S. 195).

Folgeerscheinungen sind kognitive Dysfunktionen, die in der psychiatrischen Fachsprache als „Denkstörungen" im allgemeinen bekannt sind:

Unter anderem meint man damit das Verlieren des „roten Fadens", wobei der Patient sich in unwesentlichen Dingen verliert und vom ursprünglichen Thema abkommt. Seltener sind Abbrüche des Gedankenganges, die mit Gedächtnislücken verbunden sein können. Üblich sind eigenwillige, ungewöhnliche Assoziationen und bildhafte Ausdrücke, deren Bedeutung für den Zuhörer erst nach einer gewissen Eingewöhnung nachvollziehbar sind. Unlogische Folgerungen stehen ebenfalls dem Kommunikationsprozeß im Wege. Informationsselektion und -aufarbeitung, d. h. die Fähigkeit, zwischen relevanten und irrelevanten Informationen zu unterscheiden und Neues mit Altem zu verbinden, kann auch beeinträchtigt sein.

Ferner steht dem Kommunikationsprozeß die sogenannte „schizophrene Sprache" im Wege: Wortneubildungen, manierierte bzw. gestelzte Sprache, das Haften an meist emotional bedeutsamen Worten und Themen, einsilbige Beantwortung von Fragen oder dagegen schnelles, nicht zu unterbrechendes Sprechen. Manchmal kommt es sogar vor, daß Sätze nicht vollständig beendet werden, da neue Gedanken sofort geäußert werden müssen.

Konzentration, Ausdauer, Aufmerksamkeit und Belastbarkeit sind ebenfalls beeinträchtigt und hängen stark von der Verfassung des Patienten und von der subjektiven Bedeutung des Themas ab.

Im emotionalen Bereich ist der Eindruck der Teilnahmslosigkeit, der Gleichgültigkeit und Passivität, ja sogar der Starre die Folge einer zu starken Ansprechbarkeit des Gefühls. Die enorme Sensibilität des Psychotikers äußert sich nicht nur in einer beeindruckenden Intuition, sondern auch darin, daß er sich z. B. sogar durch einen Blick verletzt fühlen kann.

Demgegenüber steht die Angst vor der eigenen Aggressivität oder die Angst, das „psychotische Gleichgewicht" zu verlieren (Sechehaye 1986).

Erlebnisse, Erinnerungen und Phantasien werden sehr intensiv, direkt und bedrohlich erlebt, erwecken das Gefühl des Ausgeliefertseins und lassen sich daher schwer mitteilen (Benedetti 1983), ohne psychotische Zerfallsangst hervorzurufen.

Gefühle benennen impliziert eine Trennung zwischen „Innen" und „Außen" und setzt die Fähigkeit, sie zu objektivieren und sich ihnen gegenüberzustellen voraus. Doch der Psychotiker ist manchmal sogar nicht mehr in der Lage, sich selbst von den anderen abzugrenzen, identifiziert sich mit Menschen aus seiner jeweiligen Umgebung oder fühlt sich von denen beeinflußt.

Die sich im *Umgang* mit anderen Menschen ergebenden Schwierigkeiten sind leicht vorstellbar: Übertriebenes Mißtrauen, das aus der Angst vor Übergriffen oder vor der subjektiven Bedrohung der Freiheit resultiert, ist nur die eine Seite davon. Wahrnehmungslücken, bruchstückhaftes Erleben, Erinnerungslücken hemmen den Kontakt zur inneren und äußeren Realität.

Der Kontakt des Psychotikers wird aber vor allem durch seinen starken Egozentrismus geprägt, dadurch also, daß er sich selbst als Mittelpunkt des Universums erlebt. Dies äußert sich nicht nur darin, daß er eigene Empfindungen, Bedürfnisse und Wahrnehmungen nach außen projiziert, sondern auch, indem er alles der eigenen Auffassung angleicht und verminderte Toleranz und Rollenflexibilität aufweist. Er ist nur bedingt in der Lage, sich in jemanden hineinzuversetzen, auf jemanden einzugehen oder einen anderen Standpunkt als den eigenen nachzuvollziehen.

Nicht zuletzt wird die Kontaktaufnahme und -aufrechterhaltung durch die Einnahme von Medikamenten insofern eingeschränkt, als das Aktivitäts- und Vitalitätsgefühl dadurch mehr oder minder beeinträchtigt werden.

3.1 Die Rolle des Therapeuten

Gerade in der Arbeit mit psychotischen Menschen erscheint mir der Gestaltansatz, der Therapeut solle dem Klienten dort begegnen, wo er sich gerade befindet, von primärer Bedeutung. Die psychotische Realität als solche zu akzeptieren, ohne in Versuchung zu kommen, sie unserer Realität anzugleichen, fällt nicht immer leicht. Je ausgewogener die Persönlichkeit des Therapeuten, je bewußter er sich seiner Grenzen ist, desto weniger wird er seine Bemühungen darauf richten, die „psychotische Realität" auszureden bzw. zu „behandeln". Nur auf der Basis des Respekts und der gegenseitigen Akzeptanz ist eine Begegnung möglich.

Die Herstellung von Kontakt zum Patienten ist für mich der erste Schritt und gleichzeitig eines der langfristigsten und intensivsten Therapieziele. In dem Maße, in dem der Psychotiker das Gefühl verliert, selbst ein Subjekt zu sein, wird der Kontakt, die Begegnung und die Beziehung unmöglich. Aufgrund der Auflösung innerer Grenzen kann er schwer zu sich selbst und folglich auch zu den anderen in Beziehung treten. Therapeutische Abstinenz im üblichen Sinne führt zu starker Übertragung und somit zur Überforderung. Psychotische Desintegration kann die Folge sein (Hanika 1992). Gerade im Umgang mit psychotischen Menschen, die meist über eine beeindruckende Intuition verfügen, sollte die Haltung des Therapeuten direkt und vor allem authentisch sein. Unsere Aufgabe ist es, zumindest über eine Zeitspanne als „eigenständige Person", als „intermittierendes Hilfs-Ich" dem Patienten zur Verfügung zu stehen, an dem sich „das fragmentierte Ich des Kranken neu formieren und stärken kann" (Scharfetter 1990, S. 231). Die therapeutische Tätigkeit ist beraten, strukturieren, stützen und nur bedingt spiegeln und konfrontieren. Vor allem in Gruppen gilt die Regel: Je weniger vertraut die Teilnehmer untereinander, desto aktiver und direktiver arbeitet der Therapeut, desto umfassender die von ihm vorgegebene Struktur, um den Eindruck der Überschaubarkeit zu geben und der Entstehung von Auflösungsphantasien und Zerfallsängsten vorzubeugen. Auch der Einsatz von Techniken und Methoden soll prozeßorientiert sein und unter Beachtung der Ich-Grenzen der Patienten stattfinden. Dies gilt insbesondere für die gängigen Gestalttechniken wie der „Empty Chair" oder die Identifizierung mit Traum- oder Zeichnungselementen, die während einer akuten Psychose kontraindiziert, in einer stabilen Phase entsprechend der psychischen Konstitution des Patienten aber geeignet sind. Das Wachstum ist wie bei allen frühen Störungen ein unspektakuläres: Kleine Schritte auf einem sicheren Weg sind angesagt, um eine Überforderung zu vermeiden. Der Faktor Zeit, unsere Geduld und das Verlassen der eigenen Leistungsschiene ist von primärer Bedeutung. Übungsangebote sollten wir offen halten und die Eigenentscheidung und -aktivität graduell fördern. Vor allem der Grad des Sich-einlassens bleibt dem Patienten selber überlassen. Denn er selber ist der Kompetenteste in der Einschätzung der eigenen Belastbarkeit.

Es geht um „Arbeit an der Basis": „Unser Vorgehen ist übungs- und erlebniszentriert und damit strukturbildend und stützend . . ." (Hausmann, Meier-Weber 1990, S. 1097). Konfrontation und Provokation kann Verwirrung und Betroffenheit auslösen und zu einem Vertrauens- und Beziehungsbruch führen oder sogar zur psychotischen Dekompensation. Konfliktorientiertes, aufdeckendes Arbeiten ist nur ansatzweise je nach Belastbarkeit möglich. Besonders zu Beginn ist es nicht zu empfehlen, da noch keine Stabilität der Identität gegeben ist. Vorsichtig gehen wir auch mit dem Einsatz von Frustration um („skillful frustration" nach Perls, siehe auch Schneider 1990, S. 81–82).

Auch Deutungen können in einem zu frühen Zeitpunkt, wo noch kein Vertrauen gegeben ist, ängstigend wirken: Die Angst des Ausgeliefertseins vor der Allmacht des Therapeuten, das Gefühl der eigenen Ohnmacht kann dadurch aktiviert werden. Die Angst vor Übergriffen auf sein Dasein kann beim Patienten Widerstand und Rückzug auslösen.

Die Vermeidung stark regressionsfördernder Elemente vor allem in Gruppen ist aus der Angst des Psychotikers, außer Kontrolle zu geraten, nachvollziehbar: Wo die Gewißheit weder für den Patienten noch für den Therapeuten gegeben ist, wieder auf einem sicheren Boden zu landen, sollten wir ihn erst gar nicht verlassen.

Der therapeutische Schwerpunkt liegt im Nachnähren, im Nachholen von Beziehung (Reparenting) (Schneider 1990, S. 53), in der Nachsozialisation und Erlebnisaktivierung.

Trotzdem dürfen wir nicht vergessen, daß unsere Aufgabe nicht die Erfüllung von Wünschen und Bedürfnissen des Patienten ist, sondern seine bewußte Wahrnehmung (ibd., S. 84).

3.2 Wann ist die Therapie erfolgreich?

Unsere wichtigste Aufgabe sehe ich zunächst in der sorgsamen Bildung einer Gemeinschaft in der Gruppe. In diesem Sinne ermutigen wir die Patienten untereinander zum Kontakt und weisen auf Störungen des Kommunikationsgeschehens hin. Wenn es den Teilnehmern gelingt, sich gegenseitig mitzuteilen, die anderen zu akzeptieren oder zumindest zu tolerieren, sind die ersten und gleichzeitig die wichtigsten therapeutischen Schritte getan.

Wenn die Patienten – statt weiterhin ihre Symptome aufzuzählen und ihre Diagnose als Schicksal zu betrachten – in der Therapie lernen, ihr momentanes Erleben zu beschreiben und einen angstfreien Zugang zu ihren Gefühlen finden, sind die Bausteine für das Verständnis ihrer Krankheit, für ihre Integration in ihrer Lebensgeschichte und somit auch für ihre eigene Integration in ihrem sozialen Gefüge gesetzt. Nicht zuletzt ist eine „erfolgreiche" Therapie also eine präventive.

Literatur

Bader, A. (1975), Geisteskrankheit, bildnerischer Ausdruck und Kunst. Bern: Huber.

Bader, A., Navratil, L. (1976), Zwischen Wahn und Wirklichkeit. Luzern – Frankfurt a. M.: Bucher.

Benedetti, G. (1987), Todeslandschaften der Seele: Psychopathologie, Psychodynamik und Psychotherapie der Schizophrenie. Göttingen: Vandenhoeck & Ruprecht.

Eisler-Stehrenberger, K. (1990), Kreativer Prozeß – Therapeutischer Prozeß. In: Petzold, H., Orth, I. (Hrsg.), Die neuen Kreativitätstherapien. Bd. I. Paderborn: Junfermann, S. 168–173.

Hanika, C. (1992), Psychotherapie mit psychotischen Menschen. In: Krisch, R., Ulbing, M. (Hrsg.), Zum Leben finden. Beiträge zur angewandten Gestalttherapie. Köln: Ed. Humanistische Psychologie, S. 163–192.

Hausmann, B., Meier-Weber, U. (1990), Kreative Medien, Bewegung und bildnerisches Gestalten in der Integrativen Kurztherapie mit psychotischen Erwachsenen. In: Petzold, H., Orth, I. (Hrsg.), Die neuen Kreativitätstherapien. Bd. II. Paderborn: Junfermann, S. 1011–1114.

Hochgerner, M. (1992), Die Verwendung von Gegenständen als Übergangsobjekte in der Therapie früher Schädigungen. In: Hochgerner, M., Wildberger, E. (Hrsg.), Frühe Schädigungen – Späte Störungen. Beiträge aus der Sicht acht psychotherapeutischer Methoden. Wien: Facultas, S. 147–160.

Perls, L. (1989), Leben an der Grenze. Köln: Ed. Humanistische Psychologie.

Petzold, H. (1989 b), Die „vier Wege der Heilung" in der „Integrativen Therapie". Teil II: Praxeologische Grundkonzepte. Integrative Therapie 1: 42–96.

Petzold, H., Sieper, J. (1987), Therapeutische Arbeit mit kreativen Medien. Integrative Therapie 2/3: 97–103.

Prinzhorn, H. (1923), Bildnerei der Geisteskranken. Berlin: Springer.

Scharfetter, Chr. (1990), Schizophrene Menschen. München: Urban & Schwarzenberg.

Schneider, K. (1990), Grenzerlebnisse. Zur Praxis der Gestalttherapie. Köln: Ed. Humanistische Psychologie.

Schubert, G. (1982), Klänge und Farben. Formen der Musiktherapie und der Maltherapie. Stuttgart: Fischer.

Schuster, M. (1991), Kunsttherapie. Die heilende Kraft des Gestaltens. Köln: DuMont.

Sechehaye, M. (1968), Eine Psychotherapie der Schizophrenen. Stuttgart: Klett-Cotta.

Winnicott, D. W. (1971), Vom Spiel zur Kreativität. Stuttgart: Klett.

Korrespondenz: Mag. Domna Ventouratou-Schmetterer, Rehabilitationszentrum der Caritas, Braungasse 41, A-1170 Wien.

Gestalttherapie mit psychotisch gestörten Menschen: Ausgangspunkte – Diagnose – Therapie

Thijs Besems und **Gerry van Vugt**

Zusammenfassung. In unserem Beitrag beschreiben wir Gestalttherapie mit psychotischen Menschen, basierend auf einer deskriptiven Diagnose. Nicht die Entstehungsgeschichte der Psychose steht dabei im Mittelpunkt, sondern die momentane Ausdrucksform bei den Patienten. Denn darin drückt der Mensch sein jetziges Empfinden aus. Wir richten uns dabei auf drei prägnante Ausdrucksbereiche: das Malen, das Verhalten und die Sprache. Die Therapie ist eine körperorientierte.

Einleitung

Sowohl in unseren Ausbildungsgruppen mit PsychotherapeutInnen als auch in unseren verschiedenen Supervisionen von psychiatrischen Kliniken und anderen Einrichtungen, wo Menschen mit psychotischen Störungen für kürzere oder längere Zeit freiwillig oder zwangsgebunden geholfen wird, ist uns immer wieder aufgefallen, daß diese Menschen bei TherapeutInnen und sonstigen sie behandelnden Personen unmittelbare Affekte hervorrufen. Uns kommt es vor, daß diese Affekte häufiger und vor allem intensiver sind als bei anderen PatientInnen mit anderen Krankheiten oder Störungen, wie z. B. psychosomatische oder neurotische. Obwohl jede betreuende Person mit unterschiedlichen Gefühlen reagiert, haben wir doch gewisse Ähnlichkeiten feststellen können, abhängig von dem Krankheitsbild der verschiedenen PsychosepatientInnen.

(Obwohl es in diesem Bereich wenigstens so viele Therapeutinnen wie Therapeuten und Patientinnen und Patienten gibt und wir diese Gruppen gleichbedeutend und gleichwertig ansprechen wollen, werden wir im weiteren nur von „Patienten und Therapeuten" reden, wenn wir nicht eine spezifische Person meinen. Das „TherapeutInnen und PatientInnen" finden wir zum Lesen zu anstrengend. Deswegen greifen wir hier auf die übliche, konservative Schreibweise zurück.)

In groben Linien könnten wir sagen, daß Therapeuten – wir nehmen jetzt diese Berufsgruppe, weil wir sie in diesem Aufsatz an erster Stelle ansprechen möchten, aber ihre Reaktionen unterscheiden sich in unserer Sicht nicht von anderen betreuenden Berufsgruppen – auf exogene Psychosen eher rational, mit geringem eigenen Gefühlsanteil reagieren. Es sind wohl eher die endogenen Psychosen, die unsere eigene Psyche berühren. So haben manische Patienten auf Mitarbeiter sehr oft auch eine aufmunternde Wirkung. Die Therapeuten arbeiten meistens gerne mit diesen Patienten, bekommen selbst auch manche neue Ideen, sind begeistert oder, im Gegenteil, sie bekommen Angst vor unvorherzusehenden körperlichen Angriffen, Angst durch die Unverständlichkeit des Verhaltens, des Denkens und Fühlens bei ihrem Gegenüber. Beide Arten emotionaler Reaktion hindert den Therapeuten oft daran, die Not dieser Menschen in ihrem prägenden Ausmaß wahrzunehmen. Wie anders geht es den Therapeuten mit den depressiven Patienten: Auch sie werden im fortschreitenden Therapieprozeß immer hoffnungsloser und bekommen immer weniger frische Gedanken zu ihren Interventionen. Sie treiben sehr oft mit auf den Gefühlen von den Patienten, statt diesen mit einem polaren Gefühl der Hoffnung entgegenzutreten. Bis irgendwann dieses Gefühl noch tiefer greift und der Therapeut die Hoffnungslosigkeit verbindet mit den unerlaubten Inkompetenzgefühlen, resultierend in einem verärgerten Reagieren auf den Patienten. Weniger als den manischen Patienten ihre Manie wird den depressiven Patienten ihre Depressivität gestattet. Es wird denn eher ein Gefühl vermittelt, daß sie anders sein sollen, nicht das Gefühl, in ihrer Depressivität verstanden und akzeptiert zu werden.

Der schizophrene Patient löst bei den Therapeuten oft Verwirrung aus, oft resultierend in einem Verlust der für diesen Patienten so notwendigen Klarheit, Eindeutigkeit und Kontinuität. Das haben wir verschiedene Male beobachten können bei Therapeuten, die in Kontakt mit anderen Patienten zeigten, sehr gut über diese Eigenschaften bzw. Vorgehensweisen verfügen zu können. Und daß Spaltung von einem Team, manchmal mit heftigen emotionalen Auseinandersetzungen einhergehend, sehr oft einen Zusammenhang mit einem Borderline-Patienten hat, wird wahrscheinlich jedem Therapeuten mal aufgefallen sein.

Mit diesem groben unspezifischen Überblick wollen wir vor allem nicht sagen, daß Patienten ihre Therapeuten versuchen zu manipulieren, was wir oft hören, wenn die Therapeuten noch nicht erkannt haben, daß es nicht die Patienten sind, die ziehen, sondern die Therapeuten, die kraft eigener Bewegung in den spiegelnden Gefühlen des Patienten hineingehen. Die Erklärung für dieses Phänomen scheint uns einfach. Es passiert z. B. nicht, weil es schlechte Therapeuten sein sollten, aber weil sie Menschen sind und die grundlegenden Gefühle der Psychoseerkrankten sehr nah an unserer eigenen Haut rührt. Die Psychose berührt nicht die Außenschicht unseres Verhaltens, sondern auf eine direkte Art und Weise unser Inneres, unsere Existenz, unser Gefühl der Identität. Der Mir-gegenüber-Sitzende könnte ich selbst sein, mir könnte es auch passieren und, was das Schlimmste daran ist: ich weiß nicht genau, wie ich es verhindern könnte. Wir vermuten mal, daß die Angst, psychotisch zu werden – wenigstens unbewußt –, bei jedem von uns und vor allem bei denen, die täglich damit konfrontiert werden, vorhanden ist. Sie macht uns in ihrer Ungreifbarkeit ängstlich und befangen, auch wenn wir das durch viele Denkmodelle, Krankheitsanalysen und Interventionsstrategien versuchen zu verhindern.

Entstehung oder Beschreibung der Psychosen

Vielleicht ist dies auch einer der wichtigsten Gründe, warum es in unserem Jahrhundert so viele Studien, Forschungen, Theorien, Ausführungen und dergleichen gibt über die Entstehungsgeschichte der psychotischen Störungen. Und trotz allem haben wir sie immer noch nicht im Griff. Daß wir im Grunde genommen über endogene Psychosen nicht mehr wissen, als daß es ein unbekanntes und bizarres Zusammenspiel ist zwischen genetischen und somatischen Einflüssen einerseits und psychosozialen Einflüssen andererseits hat Ciompi auf hervorragende Weise in seinem Buch Affektlogik beschrieben.[1] Noch immer können wir uns selbst und den Patienten keine überzeugende Sicherheit bieten. Manche unserer Kollegen, darunter sehr kompetente und in der Diagnostik der Psychose eingeführte bzw. forschende waren/sind kürzere oder längere Zeit durch eine Psychose erkrankt. Die Angst der Unsicherheit dieser Störung wird weiter in uns wachsen. Vielleicht ist unsere Aufgabe auch eher zu lernen, mit dieser Angst umzugehen, als sie bewältigen zu müssen.

Wir können uns fragen, worin der Sinn der Erkenntnisse über die Entstehung der Psychosen liegt. Durchschnittlich helfen sie dem Patienten wenig weiter in seiner Entwicklung. Wobei wir schon erfahren haben, daß es von positiver Bedeutung sein kann, wenn der Patient erkennen kann, daß sein Problem nicht nur ein rein individuelles Problem ist[2] und daß es weder nur von seiner Geschichte noch von seiner Konstitution, noch von seinem jetzigen sozialen Umfeld bestimmt wird, sondern ein Zusammenspiel von all diesen Faktoren ist. Es kann sein oft verbissenes Suchen, Hoffen, Warten auf „das eine, alles Bestimmende und dadurch auch alles Erlösende" verringern.

Wenn die Kenntnisse nicht in direktem Sinne dem Patienten helfen, dann müßten sie ihm doch indirekt zunutze sein. Das können sie sein, indem sie den Therapeuten unterstützen, die Patienten in ihrem Verhalten und vor allem in ihrer Not besser zu verstehen, wobei wir uns immer klar sein müssen, daß „volle empathisch-identifikatorische Einsicht eine Illusion ist"[3]. Mehr als eine mangelhafte Einsicht können und dürfen wir von den bisherigen Theorien vielleicht nicht erwarten. Freud formulierte 1926 schon, daß die therapeutische Bedeutung der Psychoanalyse wahrscheinlich nicht sehr groß sein würde.[4]

Denn auch wenn wir eindeutig wissen würden, wie psychotische Störungen entstehen, dann wissen wir noch lange nicht, wie wir sie therapeutisch behandeln müssen. Der Gedanke der Kausalität als Heilungsprozeß ist in der Psychotherapie von Neurosen schon fragwürdig, ihr Stellenwert in der Psychosebehandlung wird immer geringer.[5]

---

[1] Ciompi 1992, Affektlogik S. 328.
[2] Diesen Aspekt der Psychotherapie haben wir ausführlicher beschrieben in Besems 1983.
[3] Scharfetter 1986, S. 71.
[4] Freud 1926, S. 301. Psycho-Analysis, Bd. 14.
[5] Ciompi verweist in diesem Zusammenhang u. a. auf Erickson, Minuchin und Palazzoli hin. Ciompi 1992, S. 387.

Das darf aber nicht bedeuten, daß wir uns nicht für die Entstehung interessieren sollten. Diese Kenntnisse sind für eine gute Behandlung erforderlich, wenigstens schon, um als Therapeut davon durchdrungen zu sein, wie komplex diese Störungen sind. Was wir daraus für die Therapie schließen dürfen, ist, daß die Therapie wenigstens so komplex sein wird bzw. sein soll. Für die direkte therapeutische Praxis wissen wir dann immer noch wenig. Weder das Deskriptive noch das Analytische hilft uns hier viel weiter. Denn was hilft es uns, wenn wir wissen, daß jemand eine Schizophrenie hat, weil er z. B. einen Wahn oder Halluzinationen hat[6], oder daß bei ihm im frühen Kindesalter eine Störung in den „Selbst-Objekt-Repräsentanzen" entstanden sein muß.[7] Die dringende Frage für Therapeuten bleibt immer noch: Was machen wir nun, wie können wir den Menschen helfen?

Wir brauchen eine Methode, womit wir, wissend um ihre Entwicklung und Vergangenheit, auf die Gegenwart und die Zukunftsperspektive von Patienten reagieren können.

Gestalttherapie und Psychosen

Das bedeutet, daß eine stark auf dem Hier und Jetzt orientierte Psychotherapie wie Gestalttherapie nicht ausreichend sein kann, denn in dieser Therapie fehlt sowohl die historische wie auch die deskriptive Analyse. Nun hat Perls spätere Klientel ihn auch wohl nicht dazu veranlaßt, eine Psychosenlehre zu entwickeln. Lediglich bringt er eine Neurosenlehre, basierend auf einer fehlenden Balance im Individuum in bezug auf dessen Bedürfnisse.[8] In diesem Zusammenhang spricht er auch von der „organismischen Selbstregulation"[9], womit er meint, daß der Mensch selbst in der Lage ist, sich psychisch zu heilen, wenn er nur Zugang zu seinen Ressourcen hat, wenn er über seine positiven Anteile verfügen kann. Auch andere Autoren betonen die Wichtigkeit, zu unterstützen, was an Gesundem vorhanden ist, Ciompi spricht hier von dem „schöpferischen Potential".[10] Als Basis für die therapeutische Arbeit mit psychotisch Erkrankten ist dieser Ausgangspunkt aber nie ausreichend. Damit wird nochmal betont, wie wichtig es ist, zwischen Neurosen und Psychosen zu unterscheiden.

Neurosen und Psychosen

Ohne alle gängigen Theorien über dieses Thema hier besprechen zu wollen, können wir zusammenfassend sagen, daß das Ich-Gefühl, die Identität, bei einer Neurose gestört ist, während es bei einer Psychose zerstört

---

[6] DSM-III-R, S. 245.
[7] Ciompi dieses Kernbergschen Konzept aufgrund eines unveröffentlichten Vortrages von Dr. D. Signer da. S. 185.
[8] Perls 1985, S. 70.
[9] Perls 1985, S. 25.
[10] Ciompi 1992, S. 344.

ist. In einem Bild wird dieses vielleicht klarer: Wenn wir uns das Gefühl der Identität als eine Tasse vorstellen, dann könnte man sagen, daß die Tasse bei einer Neurose einen Riß hat oder daß z. B. der Henkel ab ist, während bei einer Psychose nur noch ein Häufchen Scherben daliegt. Im ersten Fall kann man noch klar erkennen, daß es eine Tasse ist, zwar mit einigem Mangel, aber es ist deutlich erkennbar eine Tasse. Im Fall der Psychose kann man an den Scherben nicht direkt erkennen, ob es sich nun um eine Tasse, ein Kännchen oder eine Untertasse handelt.[11] In der Neurose sind tatsächlich noch viele Selbstheilungskräfte vorhanden, denn das Wesen der Identität ist nicht angegriffen. Der Neurotiker weiß auch um seine Ganzheit. Er spürt, was ihm fehlt, er hat in irgendeinem Sinne noch Kontakt mit der fehlenden Polarität. Da reicht es manchmal aus, wenn wir ihn mit therapeutischer Hilfe zur Bewußtheit seiner Identität führen. Bei dem Psychotiker wird das Hinführen zur bewußten Wahrnehmung seiner Identität fast nur kontraindizierend wirken, denn was hilft es ihm zu sehen, daß die Tasse da völlig zerstört am Boden liegt. Das macht ihn nicht heil. Es macht ihm nur klar, wie zerstört er ist, was sicherlich nicht dazu führt, daß er sich unter die Arme nimmt und sein Leben anders gestalten will. Eher wird ihn das Ausmaß seiner Hoffnungslosigkeit erschlagen. Ihm fehlt meistens nicht nur die richtige Energie, die Teile zusammenzukleben, sondern, was noch viel schlimmer für ihn ist, ihm fehlt auch die Vorstellung, wie die Tasse aussah bzw. aussehen kann. Hier hilft der Drang zur Homöostase, zum psychischen Gleichgewicht nicht mehr. Hier muß einfach von außen geholfen werden. Und dabei ist es nicht mehr wichtig, wie die Tasse denn zerstört wurde, wie es durch welche Ursachen so weit kommen konnte, sondern wie wir dem Patienten helfen können, eine Vorstellung seiner Tasse, seiner Identität zu entwickeln, und wie wir soviel Energie aufbauen bzw. freimachen können, daß wir gemeinsam die Teile wieder zusammenkleben.

Das Leid der beiden Störungen ist auch nicht vergleichbar. Der neurotisch Depressive zum Beispiel fühlt sich depressiv. Man könnte ihn fragen, ob er eine Vorstellung davon hat, wie es ist, nicht depressiv zu sein. Die Frage kann er beantworten. Er hat eine Ahnung davon, was ihm fehlt und kann meistens auch kausale Zusammenhänge finden bzw. erkennen. Der psychotisch Depressive dagegen ist depressiv. Das ist alles, was er von sich wahrnimmt. Das ist sein ganzes Leben. Daß das Leben auch anders sein könnte oder vor einiger Zeit noch anders war, liegt außerhalb seines Wahrnehmungshorizonts. Davon fehlen ihm die Bilder. Manchmal gibt es nur noch ein schwaches Gefühlsressentiment.

Mit dieser Metapher hoffen wir klargemacht zu haben, daß eine Psychotherapie mit psychotisch gestörten Menschen nicht eine Variante von der Therapie mit neurotisch gestörten Menschen sein kann. Sie ist einfach

[11] Scharfetter spricht hier von Zerfall des Ich- und Welterlebens (Gestaltzerfall), des Denkens und Fühlens, der Außen- und Innenwelt (Scharfetter 1986, S. 132). Konkret bedeutet es, daß bei der Psychose auch die Realitätskontrolle aufgehoben ist, bei der Neurose erhalten bleibt (Scharfetter 1986, S. 224).

anders, hat eine andere Grundlage und eine andere Methode. Das bedeutet auch, daß wir die Gestalttherapie, wie sie von Perls für neurotische Störungen entwickelt wurde, nicht ohne weiteres für die Therapie mit psychotischen Störungen anwenden können.

Die klassische Gestalttherapie ist eine aufdeckende Therapie. Ausgehend von dem, was Hier und Jetzt an Gefühlen, Gedanken, Körperhaltung usw. vorhanden ist, versuchen wir, mit dem Klienten gemeinsam zu entdecken, wo das Ganze herkommen kann, womit es zusammenhängen mag, um dann meistens die wichtigen traumatischen Erlebnisse noch mal durchzuspielen, nachzuerleben und anschließend die schlimme Erfahrung zu korrigieren bzw. zu kompensieren, damit die Geschichte ihre zwingende Macht auf die Gegenwart verliert.

Wir möchten dazu ein Beispiel geben. Ein Mann, der zum sechsten Mal eine Beziehung abbricht, seine neue Freundin verläßt und fast all seine Sachen, Bücher, Musikkassetten usw. zurückläßt, entdeckt, indem wir über Bilder und frühere Erfahrungen reden, einen Zusammenhang mit seiner damaligen Flucht aus der DDR. Er war sechs, wurde, ohne daß ihm was gesagt wurde, von den Eltern mitgenommen und wußte erst nachher, daß er nie mehr zurückkommen würde. Er hatte sich von niemandem verabschieden können und hatte sein Spielzeug und Kaninchen zurücklassen müssen. Mit ihm können wir die erste Fluchtsituation nachspielen, nicht mit dem Ziel, das Schlimme nochmal zu erfahren, sondern das jetzt anders zu erleben, indem wir ihm ermöglichen, sich von damals wichtigen Personen und Gegenständen zu verabschieden. Hierdurch entsteht ein Nachholen von dem Nichterlebten, wodurch das Erinnerungsbild: Abschied ist heimlich abhauen, sich ändern kann und in der Gegenwart andere Abschiedsmöglichkeiten freisetzt. Die persönliche Geschichte wird in ihrer Ursprungssituation korrigiert. Im Bild gesprochen: Der Henkel wird an die Tasse geklebt. Vielleicht fällt er noch einige Male ab und wird genauso viele Male angeklebt werden müssen, aber wenn er wirklich wieder fest ist, ändert der Klient auch sein ursprüngliches Verhalten: Er verabschiedet sich bewußt von der Freundin und nimmt mit, was er behalten will. (Nicht nur, was er auf einmal mitnehmen kann.)

Dieses tiefenpsychologisch orientierte Aufdecken würde in den meisten Fällen eine psychotische Störung eher verstärken. Noch abgesehen davon, daß wir die Schlüsselerlebnisse nicht so klar erkennen können. Eine konkrete Gefahr ist z. B., daß der Patient, den wir in seine Kindheit zurückgeführt haben, darin bleibt, sich auch nach der Therapiesitzung als Sechsjähriger fühlt und benimmt und wir ihn nicht mehr daraus zu dem jetzigen Leben führen können. Jeder Wahn könnte durch Imagination, Identifikation oder Phantasiereise verfestigt werden. In unserer Sicht braucht der psychotisch erkrankte Mensch in erster Linie eine unterstützende und stabilisierende, eine Ich-stärkende Therapie, vor allem keine aufdeckende. Dazu bietet die Gestalttherapie keine Methode und nur wenige Interventionen. Dennoch eignen die Erkenntnisse und Ausgangspunkte der Gestalttherapie sich sehr gut für eine Psychotherapie mit psychotischen Störungen.

Stabilisierende Gestalttherapie

Auf das Fundament der Gestaltansätze müssen wir eine völlig andere Praxis der Gestalttherapie aufbauen.

Zentrale Ausgangspunkte sind:
* ∗ Die intersubjektive Ich-Du-Beziehung
* ∗ Das Hier-und-Jetzt-Prinzip
* ∗ Bewußte Wahrnehmung und Beschreibung der tastbaren Realität
* ∗ Die Leib-Seele-Geist-Einheit
* ∗ Die Wechselwirkung zwischen der Figur und ihrem Grund
* ∗ Fördern der Eigenverantwortung
* ∗ Gleichgewicht durch Polaritäten.

Diese Ausgangspunkte, die wir hier nicht näher beschreiben, weil das schon anderswo ausführlich gemacht ist[12], führen uns vor allem zu einer eher allgemeinen therapeutischen Grundhaltung mit Elementen wie
* • Interesse, Offenheit, Respekt, Akzeptanz,
* • Wahrnehmen des Patienten in seinem jeweiligen Umfeld,
* • soviel wie möglich gleichzeitig reagieren auf und arbeiten mit seinen

Gefühlen, Gedanken und seinem Körper, damit alle drei Bereiche miteinander integriert werden können,
* • Stützen der vorhandenen und Aufbauen der fehlenden Polarität
* • Ausgehen von und Fördern der aktuellen Wahrnehmung, aber noch

nicht zu einer spezifischen therapeutischen Methode.

Dazu müssen wir bei dem Patienten anfangen. Denn der zeigt uns, welche Methode er braucht, was ihm fehlt, was ihm guttut. Wir müssen nur lernen, seine Sprache zu verstehen. Wir brauchen also eine Diagnostik, die nicht in der Geschichte angesiedelt ist, sondern das jetzige Verhalten des Patienten in den Mittelpunkt stellt. Eine Diagnose, die uns zeigt, was das momentane Problem des Patienten ist. Anschließend können wir dann suchen nach Möglichkeiten, den Patienten in seinem Entwicklungsprozeß adäquat zu begleiten.

Diese Diagnose haben wir gefunden bei Christian Scharfetter in seiner Allgemeinen Psychopathologie und ausführlicher in seinem Buch „Schizophrene Menschen".

Er analysiert in seiner Ich-Psychopathologie die fünf Dimensionen des Ich-Bewußtseins. Er sucht nicht nach einer Erklärung für das Zustandekommen, nach Ursachen von Störungen der Ich-Erfahrungs-Dimensionen, sondern gibt eine Deskription auf phänomenologischer Ebene.[13] Weil unsere therapeutische Methode zum Teil auf den Gestaltgrundlagen und zum anderen Teil auf Scharfetters Deskription basieren, wollen wir hier seine Sichtweise etwas näher beschreiben.

Das Ich-Bewußtsein, das Gefühl der eigenen Identität, ist „die Gewißheit des wachen, bewußtseinsklaren Menschen: Ich bin ich selber". In diesem

---

[12] Wir haben diese Ausgangspunkte ausführlicher beschrieben in: Besems 1987 und Besems und van Vugt 1988, S. 4 und 1989, S. 1.

[13] Scharfetter 1985, S. 51.

Ich-Bewußtsein können wir fünf nicht eindimensionale, einander durch-dringende Dimensionen erkennen,

* Ich-Vitalität
* Ich-Aktivität
* Ich-Konsistenz
* Ich-Demarkation
* Ich-Identität,

deren gemeinsame wohl oder nicht vorhandene Stabilität und Fülle die Ich-Stärke und das Selbstbild bestimmen.[14]

Ich-Stärke

Bevor wir nun auf diese Dimensionen eingehen, wollen wir erst die Ich-Stärke als Resultat dieser Dimensionen näher betrachten. Die Ich-Stärke, die Stabilität, Sicherheit, Selbständigkeit u. dgl., wird aufgebaut aus drei die Dimensionen übergreifenden Lebenserfahrungsbereichen:

* positive Erfahrungen
* negative Erfahrungen
* Erfahrungsdefizite.

Positive Erfahrungen sind Erfahrungen, die uns direkt stärken, die uns guttun, z. B. daß uns etwas gelingt, daß jemand uns lobt, daß wir eingeladen werden, Anerkennung bekommen usw. Sehr oft hängen diese Erfahrungen zusammen mit erbrachten und gelungenen Leistungen.

Die negativen Erfahrungen sind das Gegenteil. Sie vermitteln uns die Gefühle der Unsicherheit, der Enttäuschung, der Angst, z. B. in der Sport-stunde in der Schule als letzte oder gar nicht zu einer Mannschaft gewählt zu werden, nicht beachtet, ungerecht behandelt zu werden. Wichtige Auf-gaben gelingen uns nicht, usw.

Erfahrungsdefizite sind fehlende Erfahrungen, die jeder Mensch für den Aufbau seiner Identität und seiner Ich-Stärke braucht. Es sind durch-schnittlich körperliche Erfahrungen, direkt gekoppelt mit einer psychi-schen Auswirkung. Zum Beispiel Geborgenheit, nicht als kognitive Erfah-rung, indem jemand uns sagt, daß wir uns geborgen fühlen können, son-dern als körperlich-affektive Erfahrung, indem derjenige uns am Arm nimmt, mit uns spielt, uns als Kind getragen, gewiegt, mit uns geschmust hat. Nicht weil wir etwas geleistet haben (im Unterschied zu den positiven Erfahrungen), sondern nur so, einfach weil wir da sind, als Existenzbestäti-gung. Geborgenheit wird einem Kind meistens dadurch vermittelt, daß es beim Tragen und Gehalten-Werden liebend in den Armen der Erwachse-nen umschlossen wird. Damit bei diesem Getragen- und Gehalten-Werden ein Urvertrauen aufgebaut werden kann, ist Eindeutigkeit erforderlich: eindeutige Liebe, ohne Zweifel, ohne Fragen, ohne Anforderungen, ohne ein Aber. Eindeutigkeit und Klarheit ist gerade bei psychotisch kranken Menschen ein oft großes Defizit.[15] Andere Erfahrungsdefizite liegen in

---

[14] Scharfetter 1985, S. 46.
[15] Ciompi 1992, S. 337.

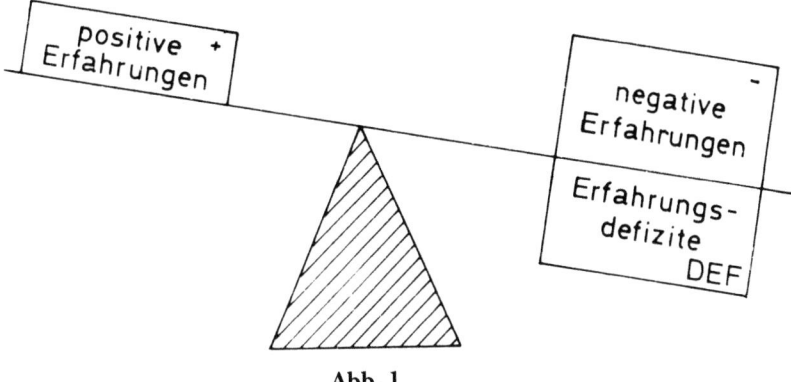

Abb. 1

dem fehlenden Zutrauen zur eigenen Verantwortlichkeit, in den mangelhaft vorhandenen Polaritäten, weil zuviel Einseitigkeit vorhanden war. Daß Erfahrungsdefizite nicht immer nur mangelnde positive Erfahrungen beinhalten, macht uns den Bereich von Grenzen und Strukturen klar. Selten erlebt ein Mensch, gleich ob Kind oder Erwachsener, eine Grenzsetzung in dem Moment als angenehm. Erst später entdeckt er die positive Qualität, daß Grenzen Klarheit und Deutlichkeit vermitteln und Halt bieten sowie eine Struktur, an der man sich orientieren kann. Gerade in einer Zeit, in der die innere Struktur noch aufgebaut werden muß oder sehr schwach vorhanden ist, ist eine äußere Struktur, eine Grenze als Orientierung und als Schutz eine wichtige Voraussetzung. Grenzen und Strukturen braucht man nicht selbst zu machen, sie werden von außen gegeben.[16]

Jeder Mensch verfügt über diese drei Erfahrungsbereiche. In irgendeiner Form sind sie bei den nicht-kranken Menschen in einem Gleichgewicht. Wenn wir uns das Gleichgewicht als eine Waage vorstellen, würde die Lage bei manchen psychotischen Patienten schematisch wie in Abb. 1 dargestellt aussehen können.

Die Erfahrungsdefizite und die negativen Erfahrungen bewirken gemeinsam eine Ich-Schwäche, die durch die (oft geringen) positiven Erfahrungen nicht aufgehoben werden kann.

Therapeutisch haben wir nun verschiedene Möglichkeiten: Wir können in jedem der Bereiche anfangen zu arbeiten.

Positive Erfahrungen

Wir könnten Aktivitäten entwickeln, die dem Patienten positive Gefühle vermitteln müßten. Wir schreiben „müßten", weil wir immer wieder erfahren, daß dieser Ansatz scheitert.

Denn viele von diesen positiven Gefühlen basieren auf Bestätigung, Lob von anderen Personen. Der psychotische Patient hat selten die Ich-Stärke, die zur Selbstzufriedenheit bei gelungenen Aktivitäten führt. Die Angst,

---

[16] Siehe weiter: Besems und van Vugt 1991, S. 411 ff.

Verwirrung, Unruhe, Unsicherheit, Desorientierung ist oft auch so groß, daß Bestätigung von außen auch nicht als solche gehört bzw. aufgenommen werden kann. Sie wird eher angezweifelt, sogar als Verarschung empfunden: „Das kann nicht stimmen, das kann nicht wahr sein, die nehmen mich nicht ernst", wodurch etwas, was wir so positiv meinten, eine negative Auswirkung hat. In dem Bild könnte man sagen, daß ein Klötzchen, das auf eine schräge Latte gelegt wird, runterrutscht. Dadurch kommt es zu den negativen Erfahrungen.

Ein konkretes Beispiel: Eine schon seit Jahren depressive Klientin malt in einer Therapiesitzung zaghaft mit schwarzer Kreide einige Kreise. Viel ist es nicht. Sie spürt, wie ihr die Energie fehlt, wirklich etwas zu malen, auszudrücken, was in ihr vorgeht, ihr Inneres zu zeigen. Sie spürt das Fehlende, Mangelhafte. Die Therapeutin, erfreut darüber, daß sie schon überhaupt was aufs Papier gebracht hat, lobt sie für diese Leistung, findet „das Bild ganz toll". Die Klientin guckt nicht hoch, ihre Augen sind schon die ganze Zeit nach unten gerichtet, sie reagiert offensichtlich nicht auf die Worte, bis sie dann langsam das Papier nimmt und es zerknüllt.

Hiermit wollen wir nicht sagen, daß wir nie mit Lob oder sonstigen positiven Gefühlen reagieren sollten. Wichtig dabei ist nur, daß wir uns vergewissern, ob es das ist, was der Patient gerade braucht. Ob es paßt. Wir können das Klötzchen nicht nur so hinlegen. Wir müssen es sozusagen auf der Stelle verankern. In diesem Fall wäre wahrscheinlich eine Prozeßreaktion, wie: „Ich glaube, daß Sie harte Arbeit geleistet haben", richtiger gewesen als die Produktreaktion. Die Patientin war in Kontakt mit ihrer Not, mit ihrem Leiden, nicht mit dem Ausdruck dessen.

Negative Erfahrungen

Wir könnten auch in dem Bereich der negativen Erfahrungen anfangen. Damit kämen wir dann aber zu einer aufdeckenden Therapie, worin negative Erfahrungen bewußtgemacht werden, um damit in irgendeiner Form weiterzuarbeiten. Im vorigen haben wir schon beschrieben, warum das für psychotische Patienten nicht gerade heilend wirkt. Man könnte diese Therapieform anwenden, wenn die Bedrohung der Psychose nachläßt und der Patient wieder soviel Ich-Stärke und ein so positives Selbstbild aufgebaut hat, daß er die Bewußtwerdung der negativen Erfahrungen verkraften kann. Manchmal ist uns das in der Therapie gelungen. Meistens aber nicht, denn in dieser Endphase werden die Patienten oft aus stationären Einrichtungen entlassen, und ambulant haben sie durchaus wenig Interesse an diesem Aspekt. Sie vermitteln eher, froh zu sein, daß die schlimme Zeit (wieder) vorbei ist, und wollen nur sehr ungern zurückgucken. Vielleicht fühlen sie auch die innere Bedrohung mancher negativer Erfahrungen, die Vorstellung, daß die sie wieder in die Psychose verrücken könnten, wenn sie wieder zu lebhaft zum Vorschein kommen. In diesem Sinne wird eine Psychotherapie mit psychotisch Kranken sehr oft eine zudeckende Therapie sein müssen. Viele Patienten zeigen, daß das auch gut so ist. Außerdem wüßten wir nicht, ob wir die negativen Erfahrungen im Nacherleben korrigieren können, auch nicht, ob wir sie kompensieren können, indem wir ihnen das vermitteln, was damals gefehlt hat. Schließlich wissen wir auch nicht, ob diese Art Erfahrungen wirklich zu der Psychose geführt haben.

Erfahrungsdefizite

Als letzten Einstiegsbereich bleiben uns die Erfahrungsdefizite. Ein in unserer Sicht therapeutisch viel zuwenig benütztes Feld. Vielleicht, weil sie ziemlich wenig von den Patienten erfragt und um so mehr von den Therapeuten. In diesem Bereich ist die Devise: nichts nehmen, bevor wir nicht zuerst etwas gegeben haben. Wir fordern nicht, sondern bieten an. Wenn das Gegebene ausreicht, wird der Patient das ihn Störende von sich aus aufgeben. Konkret bedeutet das z. B., nicht versuchen, den Wahn zu verringern oder die Antriebsschwäche zu verändern, sondern Strukturen vermitteln, Wärme spüren lassen, solange der Patient das braucht. Wenn er genügend bekommen hat, wird er sich selbst mehr strukturieren können, braucht er seinen Wahn weniger bzw. wird er aktiver, spürt seine eigene Energie wieder besser.

Zentral in dieser Vorgehensweise steht die Frage: Was fehlt ihm bzw. was braucht der Patient? Die erste Aufgabe des Therapeuten ist es zu entdecken, welche wichtigen Erfahrungen dem psychotischen Menschen zur Zeit fehlen. Diese Frage ist allerdings nicht schnell oder einfach zu beantworten. Wichtig dabei ist es, erstmal ausgiebig das Verhalten des Patienten wahrzunehmen. Diese Wahrnehmung wird gefiltert durch die Frage, was will bzw. kann diese Person mit diesem Verhalten ausdrücken über ihre Not, ihre Wünsche, ihre Bedürfnisse, ihre momentane Lebensempfindung. Unsere Reaktionen sollen deswegen auch immer von einer fragenden Qualität geprägt sein: Ist es dies, was du meinst? Denn letztlich ist der psychotische Patient der Sehende. Er sieht mit seiner Seele. Wir sind da eher die Sehbehinderten. Wir müssen uns dort von ihm führen lassen. Dennoch brauchen wir keine Blinden in diesem Bereich zu sein.

Informationen sammeln

In aller Unterschiedlichkeit können wir in dem Gesamtverhalten von Menschen mit psychotischen Störungen auch gewisse Gemeinsamkeiten erkennen. Als Informationsquellen nennt Scharfetter:
- die Befragung: Diese ist aber sehr beschränkt, weil viele psychotische Erlebnisse schlecht in Worte zu fassen sind. Wir haben aus diesem Grund eine Methode entwickelt, worin der Patient vieles über sich mitteilen kann, ohne dazu Worte nützen zu müssen. In dem Buch „Wo Worte nicht reichen" haben wir beschrieben, wie hilfreich dieses Vorgehen in der Therapie mit Inzestbetroffenen ist.[17] Auf gleiche Weise haben wir das mit Psychotikern erfahren, wobei es bei diesen allerdings nicht um das Aufdecken, sondern um das Erkennen geht. In diesem Rahmen führt es leider zu weit, dieses näher zu beschreiben. Wir möchten hier nur betonen, daß es neben

---

[17] Besems und van Vugt 1990.

dem verbalen Befragen noch sonstige „Befragungsmöglichkeiten" gibt, die uns viele verschiedene Informationen bieten können.

- das Verhalten: Wie bewegt sich der Patient, wie ist die Motorik, die Haltung, bestimmte Ticks.
- die Symptome.[18]

Wir möchten diese Möglichkeiten noch mit zwei Beobachtungsbereichen erweitern:

- die Sprache: Hierbei achten wir nicht so sehr auf das, was der Kranke erzählt, sondern vor allem auf die Struktur der Sprache: Geschwindigkeit, Melodie, Zusammenhänge, Lautstärke.
- das Bild: Wir bitten den Patienten ohne weitere Angaben, ein Bild zu malen. Dazu bieten wir ihm ein leeres DIN-A4-Blatt und drei verschiedene Filzstifte an. Wenn ihm das Malen aus irgendeinem Grund schwerfällt, z. B. weil er Angst hat, ein gutes Produkt liefern zu müssen, dann betonen wir noch mal, daß es nur darum geht, Papier und Stift miteinander in Kontakt zu bringen. Auch in der Bildanalyse interessieren wir uns, ähnlich wie bei der Sprache, weniger für den Inhalt, die Darstellung, sondern vor allem für die Struktur des Bildes: Kraft im Stiftbenutzen, wo wird auf dem Blatt gemalt, welche Art Vorstellung, Zusammenhänge usw. Das Interessante an dieser Information ist, daß sie objektiv festlegt und klare, zeitgebundene Informationen gibt. Die Interpretation ist selbstverständlich schwierig, aber das Bild liegt fest. Wenn wir dann nach einiger Zeit mit der gleichen Aufgabenstellung ein neues Bild malen lassen, können wir auch mit Hilfe des Bildes feststellen, ob und wie sich etwas geändert hat. Hinzu kommt, daß das Bild die Informationen, die wir über Sprache und Körper bekommen haben, unterstützen kann, aber es kann genausogut ganz andere, nicht so offensichtliche Informationen geben, die wir sonst schlecht entdecken könnten. Die Bilder sind eine zusätzliche Hilfe, die oft anwesende Doppelbödigkeit der Botschaften zu entschlüsseln. In unserer Besprechung von verschiedenen Bildern werden wir diese Gedanken weiter konkretisieren.

Leib-Seele-Geist-Therapie

In der Entwicklung der Gestalttherapie für psychotisch Kranke schließen wir an bei Scharfetter und Ciompi, die plädieren für eine „Rekonstruktion der abendländischen Spaltung von Gefühl und Denken, Stimmung und Wahrnehmung, Affektivität und Kognition".[19] Scharfetter entwickelt aus diesem Gedanken einen bis jetzt noch globalen Ansatz für eine „leibinbeziehende Therapie", wobei eine Überwindung der Leib-Seele-Spannung zustande kommen kann.[20] Mit Ciompi meint auch er, daß man psychotische Erkrankungen nicht mehr nur medikamentös und/oder mit verbaler/kognitiver Therapie behandeln soll. Denn „in erster Linie soll nicht das Denken, sondern vor allem das Handeln und Fühlen verändert wer-

---

[18] Scharfetter 1986, S. 71; Scharfetter 1985, S. 55.
[19] Scharfetter 1986, S. 201, 212; Ciompi 1992, S. 76.
[20] Scharfetter 1986, S. 211, 212.

den".[21] Für den psychotischen Patienten gilt, was Scharfetter nur für Schizophrene beschrieb, daß er „in seiner ganzen lebendigen Existenz krank ist"[22]. Das fordert für den Heilungsprozeß eine Therapie, die auch die ganze lebendige Existenz anspricht. Eine Therapie, die Körper, Seele und Geist miteinander ingeriert, sie gleichzeitig beansprucht und sie nicht voneinander trennt in verschiedenen Verfahren. Damit kommen wir wieder zu der Gestalttherapie zurück, eine Therapieform, womit dieses Ziel immer angestrebt wurde. Wenn wir sie für psychotisch Kranke erweitern wollen, werden wir das immer mit diesem Gedanken machen. Mit dieser Entwicklung schließen wir bei Scharfetter an. Wir gehen dort aber einen Schritt weiter. Wir möchten nicht nur den Leib miteinbeziehen, wir wollen die Leiberfahrung als Grundlage, als Ausgangspunkt nehmen. An dieser Krankheit ist der Körper immer beteiligt, zum Teil als Ausdruck von Gefühlen und Gedanken, zum Teil als Wahrnehmungs- und Erfahrungsmittel. Als Ausdruck der Innenwelt, als Aufnahme der Außenwelt. Hinzu kommt, daß die Sprache sehr abstrakt ist und ihr Einfluß auf Psyche und Körper ziemlich unklar; weil psychotische Patienten fast immer auch erhebliche Wahrnehmungsstörungen haben, wäre es sinnvoll, therapeutisch so zu arbeiten, daß das, was passiert, auch direkt, ohne Zwischenkanäle, unausweichbar wahrnehmbar ist. Und das sind direkte Körpererfahrungen. Noch ein anderer Aspekt ist an dieser Stelle wichtig. Die Unruhe z. B., die der Patient in sich erlebt, drückt er in seinem Körper aus. Wenn wir ihn nun körperlich Ruhe erfahren lassen, nicht indem wir ihm sagen, daß er ruhig sein soll, daß es keinen Grund zur Unruhe gäbe, sondern indem wir ihn direkt mit seinem Körper unsere Ruhe, der Atmung z. B. – vorausgesetzt, daß wir die im Moment auch tatsächlich haben –, spüren lassen, müßte diese von außen kommende Ruhe durch den Körper auch den Weg zu seiner Psyche finden können. Wir bewandern den innerlichen Weg des Patienten, nur in umgekehrter Richtung.

Dieser Ausgangspunkt bedeutet, daß wir körperlich erfahrbare Aktivitäten entwickeln, die nicht nur Körperaktivität bedeuten, also keine Gymnastikübungen, um den Körper besser zu befähigen, sondern Aktivitäten, die einen unmittelbaren Kontakt mit der Psyche, mit bestimmten Gefühlen herstellen. Weil viele von diesen Aktivitäten im defizitären Bereich liegen, was mit dem frühen Kindesalter zu tun hat, haben wir ausgiebig Eltern mit Kindern beobachtet und versucht zu entdecken, was nun mit verschiedenen Körperkontaktformen psychisch vermittelt werden könnte. So findet in dem ersten Lebensjahr z. B. sehr viel Rückenunterstützung statt. Selbstverständlich weil das kleine Kind seinen Rücken noch nicht geradestrecken kann, aber nicht nur. Dem Kind wird mit dem Arm hinter/unter dem Rückgrat auch Unterstützung, Sicherheit vermittelt. Dem Kind, das wenig auf den Arm genommen wurde, fehlt diese Erfahrung. Indem wir ihm im erwachsenen Alter das Rückgrat stützen, mit unserem Rücken oder mit unseren Händen, kann der Patient dieses Gefühl, nicht alleine für alles zu stehen, unterstützt zu werden, nachholen, indem

[21] Ciompi 1992, S. 368.
[22] Scharfetter 1986, S. 212.

er es körperlich nachempfinden kann. So ein Gefühl, das als Leib-Seele-Erfahrung fehlt, ist auch nur als Leib-Seele-Erfahrung zu vermitteln.

Ergänzend ist es wichtig, daß diese Leib-Seele-Erfahrung auch geistig integriert werden kann. Das bedeutet, daß wir nicht möchten, daß der Patient die Aktivitäten nur erlebt, sondern daß er auch lernt, sie kognitiv einzuordnen. Nicht indem wir ihn fragen, was das alles bedeuten könnte, sondern indem wir seine Wahrnehmung fördern. Wir fragen ihn während der Aktivität z. B. zu beschreiben, was passiert und was er von sich und von uns wahrnimmt. In erster Instanz geht es da um eine rein faktische Beschreibung der Handlung. Beschreiben, was konkret wahrgenommen werden kann. Erst viel später in dem Prozeß kann der Patient auch beschreiben, was er von seinen Gefühlen und Gedanken wahrnimmt.

Ich-Störungen

Scharfetter unterscheidet in dem Ich-Bewußtsein die vorhin genannten fünf Ich-Störungen, als Reaktionen auf die bedrohte Persönlichkeit.[23] Die Unterscheidung und die daraus folgende Deskription kann uns helfen, die Botschaften von den Patienten zu verstehen, wodurch sie eine Grundlage bieten für das therapeutische Handeln. In unserem Ansatz, die Therapie spezifischer zu machen, brauchten wir auch eine noch detailliertere Deskription, als Scharfetter uns bietet. Das Problem ist vor allem, daß innerhalb einer Störung oft polare Krankheitsbilder vorhanden sein können, wie z. B. in der Vitalitätsstörung. Jemand kann zuviel, aber auch zuwenig Vitalität, Energie haben. In beiden Fällen ist es zwar ein Energieproblem, aber das therapeutische Vorgehen ist völlig verschieden. Um das therapeutische Handeln klarer zu machen, soll auch die deskriptive Diagnose spezifischer werden. Aus diesem Grund haben wir Scharfetters Ansatz erweitert bzw. detaillierter geordnet. Die fünf Störungen bleiben auch unser Ausgangspunkt, aber vier davon haben wir nochmal untergeteilt.

Die Krankheitsbilder werden wir hier nicht beschreiben. Denn das hat Scharfetter auf hervorragende Weise gemacht. Wir möchten empfehlen, seine beiden hier erwähnten Bücher als weitere Grundlage für das nachfolgende zu nehmen. Das wichtigste ist, daß Sie sich vorstellen können, was eine bestimmte Störung für die alltägliche Lebensbewältigung bedeutet. Wie der Mensch sich fühlt, wie es ihm geht. Nur dann können Sie die Frage, was ihm fehlt, annähernd beantworten.

Ich-Vitalität

Zuwenig Vitalität

Meditation

Bevor wir den Patienten von außen betrachten, möchten wir zu der Störung doch zuerst die Beziehung mit uns selbst herstellen. Durch das

---

[23] Scharfetter 1986, S. 55.

selbst Erlebte ist es meistens leichter, den anderen zu verstehen. Deswegen schlagen wir eine kurze Meditation vor.

Stellen Sie sich bitte vor, daß alle Energie aus Ihrem Körper wegfließt. Alle Lebendigkeit verläßt Ihren Körper. Da strömt nichts mehr, da fließt nichts mehr. Das Gefühl, daß Sie leben, ist verschwunden. Sie haben keinen Kontakt mehr zu Ihrer Kraft. Jede Bewegung fordert zuviel, kann nur sehr mühsam zustande kommen. Sie fühlen sich nicht mehr lebendig. Sie haben Angst, daß das letzte, was Sie von Ihrer Energie spüren, auch noch verschwindet. Sie spüren Ihre Armut an Bewegungen, aber sind nicht in der Lage, daran etwas zu ändern. Der Gedanke an eine Bewegung macht Sie schon wieder reglos.

Stehen Sie mit diesem Gefühl bitte auf und gehen Sie durch den Raum. Stellen Sie sich vor, daß noch andere Personen da sind und reden Sie mit ihnen.

Malen Sie nun bitte mit diesem Gefühl ein Bild.

Schütteln Sie jetzt bitte dieses Gefühl wieder aus Ihrem Körper, streichen Sie es von den Armen und Beinen.

Was haben Sie in Ihrem Körper, in Ihren Bewegungen, wahrgenommen? Wie haben Sie die Aufforderung aufzustehen erlebt? Wie gelang das Sprechen?

Verhalten

In dem Verhalten der Menschen mit dieser Störung ist die Reglosigkeit, die Antriebsschwäche das meist Auffällige. Jede Bewegung scheint ihnen sehr schwerzufallen. Die meisten bewegen sich schon überhaupt nicht und bleiben im Bett liegen oder in einem Stuhl sitzen. Wenn sie gehen, sind Kopf, Schultern und Arme nach unten gerichtet, hochheben würde sie zuviel Kraft kosten. Deswegen ist ihr Blickfeld klein, beschränkt und meistens uninteressant (nur Böden). Die Bewegungen sind zaghaft, langsam, kraftlos. Die Füße werden eher geschleppt. Sie haben keinen Kontakt mehr zu ihrer Energie, mit der Kraft. Das ist nicht mit Müdigkeit zu verwechseln. Sie nehmen nur ihre Kraft einfach nicht mehr wahr. Ihr Selbstschutz ist wahrscheinlich, nichts mehr zu tun, um das, was sie noch haben, nicht zu verlieren.

Sprache

Die Sprache zeigt das gleiche Muster: energielos. Sie ist leise, vorsichtig, kaum zu verstehen. Die Sätze sind kurz. Die Sprache ist eher reaktiv, selten von sich herausgehend.

Das Bild

Das Bild zeigt die Kraftlosigkeit. Sehr oft bleibt das Blatt leer, weil die Mühe, den Stift zu heben, schon zuviel Energie fordert. Wenn gemalt wird, dann nur zaghaft, dünn. Meistens ohne Vorstellung, mit einer Farbe, am Rande von dem Blatt Papier. Es scheinen eher zufällige Stift-Papier-Kontakte, worin jede Zielvorstellung fehlt. Ein Beispiel zeigt Abb. 2.

Abb. 2

Therapie

Wir werden bei jeder Störung einige psychotherapeutische Aktivitäten beschreiben. Wir können im Rahmen dieses Aufsatzes nur eine kleine Auswahl von den Möglichkeiten darstellen.

Wir müssen die Patienten mit ihrer Energie in Kontakt bringen, ohne jede Leistungsanforderung. Dazu gibt es verschiedene Möglichkeiten, wovon wir einige nennen. Wir fangen immer an mit der Energie des Therapeuten:

● der Therapeut legt eine Hand des Patienten auf seinen Bauch, um die Atmung, oder an seinen Hals, um das Vibrieren der Stimme zu spüren.

● Der Therapeut läßt den Patienten seine Wärme spüren, indem er ihn an verschiedenen Körperstellen längere Zeit festhält.

● Nur wenn die Atmung des Patienten wahrzunehmen ist – meistens ist die Atmung sehr flach, wenn diese Störung sehr stark ist – kann der Therapeut die Hand des Patienten auf dessen eigenen Bauch legen.

● Der Therapeut sitzt auf dem Boden mit den Beinen gespreizt und dem Rücken an der Wand. Der Patient sitzt zwischen T.s Beinen, mit dem Rücken an T.s Brust. Der Therapeut nimmt den Patienten an den Schultern und vollzieht große kreisende Bewegungen mit dessen Rumpf. Die Bewegungen sind langsam und werden immer größer. Der Patient braucht dabei überhaupt nichts zu tun. Im Gegenteil, es soll erreicht werden, daß er so viel Vertrauen in den Therapeuten aufbaut, daß er sein Gewicht abgibt, sich körperlich und psychisch völlig fallenlassen kann.

• Der Therapeut gibt dem Patienten kleine, konkret im Hier und Jetzt erfüllbare Aufträge, wie z. B.: Lege deine rechte Hand auf die Stirn.

Wir wollen noch mal betonen, daß bei vitalitätslosen Patienten alles zuerst von außen kommen soll. Das bedeutet auch, daß wir von den Patienten keine Entscheidungen erwarten können. Deswegen sollen wir sie auch nicht in diese Lage bringen.

Fallbeispiel

Die Patientin lag nur noch im Bett, war zu nichts mehr zu motivieren, fühlte sich zerrissen, aufgelöst, sah keinen Sinn im Leben. Sie wollte sterben, wollte nichts, fühlte sich nicht, war leer. Zu diesem Zeitpunkt habe ich kurze und häufige Kontakte zu der Patientin aufgenommen. Ich habe mich zu ihr ans Bett gesetzt, habe ihre Hand genommen, mit ihr gesprochen. Ich habe ihre Hand an meinen Puls gelegt und auch an meinen Brustkorb, damit sie meinen Puls und meine Atmung, mein Leben spüren konnte. Später forderte ich die Patientin auf, ihre eigene Atmung zu spüren. Im weiteren Verlauf konnte sie ihre eigene Atmung spüren, ihren Puls konnte sie während der ganzen Behandlung nicht spüren. Später forderte ich die Patientin auf, mit ihren Händen ihr Gesicht zu spüren.

Ich: „Bitte legen Sie Ihre Hände auf Ihr Gesicht. Spüren Sie etwas?"
Pat.: „Ja."
Ich: „Was spüren Sie?"
Pat.: „Es fühlt sich rund an."

Dann nimmt sie die Hände vom Gesicht und sagt lächelnd: „Rund ist gut, ich bin rund."

Von diesem Punkt an geht die Entwicklung der Patientin fast stürmisch vor sich. So macht sie jetzt in der Maltherapie große Kreise. Sie spürt, ohne daß ich sie dazu aufgefordert hätte, einige Male am Tag ihre Atmung im Brustkorb und Bauch. Die Patientin hat wieder Lebensmut und will nicht mehr sterben. Sie fühlt sich vitaler, nicht mehr so zerrissen.

Zuviel Vitalität

Verhalten

Diese Menschen zeigen einen Überfluß an vor allem unkontrollierten Bewegungen und Aktivitäten. Sie kommen selten zur Ruhe, auch nachts nicht. Die Bewegungen sind meistens hektisch, eher panisch, nicht fließend. Oft abgehackt, kurz, eckig. Sie nehmen viel Raum ein, sind nur ganz kurz an einer Stelle. Berühren viel, fangen vieles an, machen selten etwas zu Ende.

Sprache

Die Sprache ist ähnlich wie die Bewegungen, das polare von den Vitalitätslosen: laut, schnell, viel. Man kann kaum dazwischenkommen. Auf Fragen antworten sie nicht, weil sie die Frage meistens nicht gehört haben, wegen des eigenen Dranges zu reden. Die Sprache ist sehr aktiv, kaum reaktiv. Sie können auch viel in/mit sich selbst reden. Sie nehmen

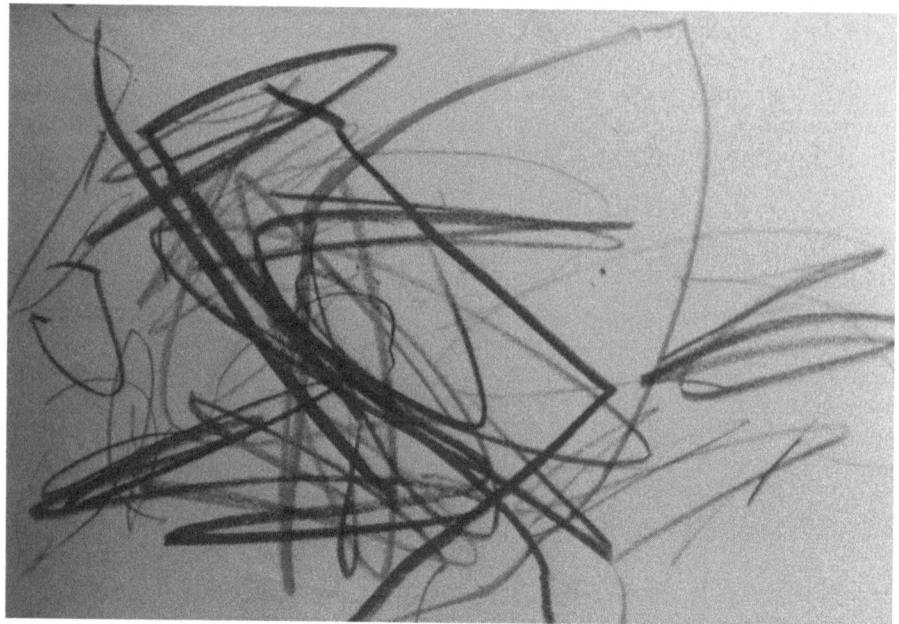

Abb. 3

den anderen zwar wahr, aber meistens nicht als ein Gegenüber, einen Mitmenschen, mit dem sie was machen könnten. Dazu ist der Bewegungsdrang zu stark.

Das Bild

Im Malen wird der Bewegungsdrang und die Kraftfülle in allen Arten sichtbar. Eine figurative Vorstellung wird nicht zustande kommen. Dazu sind die
Bewegungen zu kräftig und zu hastig. Die Stifte sind kräftig aufs Papier gedrückt, manchmal sogar durchgedrückt. Eine Farbe reicht nicht aus. Drei
sind noch zuwenig. Oft ist auch das Blatt zu klein, weil die Energie viel weiter schießt. Die Striche gehen kreuz und quer über das ganze Blatt. Es ist
schwer, darin irgendeinen Zusammenhang zu erkennen. Ein Beispiel sieht
man in Abb. 3.

Therapie

Vor allem müssen wir vermeiden, wozu leider viele Therapeuten neigen,
dem Patienten seine Energie wegzunehmen, z. B. indem sie ihm sagen, ruhig zu sein, sich hinzusetzen usw. Wir müssen dafür sorgen, daß er seine
Energie behält. Hauptaufgabe ist, sie in Bahnen zu lenken und fließend zu
machen. Scharfetter denkt dabei an Turnen. Wir haben die Erfahrung gemacht, daß solche Aktivitäten im Anfang zu distanziert sind. Denn dann
muß der Patient alleine die Kontrolle, die er ja zur Zeit nicht kennt, leisten.
Ähnlich wie bei dem Vitalitätslosen soll das Fehlende auch hier vom Therapeuten kommen, und zwar im direkten Körperkontakt.

● Wir fassen den Patienten an, am besten um seine Taille (die Hände sind zuweit von dem Energiezentrum, von dem Unruheherd entfernt), und gehen mit ihm die Wege, die er geht. Zuerst gehen wir mit, dann machen wir uns schwerer und fordern ihn auf, langsamer zu gehen. Sobald er nun den Kontakt mit uns merkt, können wir ihm auch Ziele setzen, damit er langsam wieder ein Gefühl dafür bekommt, daß Bewegen auch Ziele in sich hat, nicht nur Ausdruck aus dem Inneren ist, sondern auch Reaktion auf das Äußere. Zum Beispiel: „Jetzt gehen wir zu dem Fenster, zu der Tür." Am Anfang ist es wichtig, diese Aktivitäten in einem großen Raum zu machen. Denn der Patient soll erfahren, daß die Veränderung der Bewegungsstruktur von innen kommen kann, mit Hilfe des Therapeuten und nicht, daß sie von außen erzwungen wird, weil z. B. der Raum kleiner ist. Denn den Raum verkleinern, ohne Kontrolle und Struktur in den Bewegungen zu bekommen, würde nur dazu führen, daß der Bewegungsdrang in einem kleineren Feld noch explosiver wird. Denn der Patient lernt in einem kleineren Raum noch längst nicht, daß er auch anders mit seiner Energie umgehen kann.

● Fließende Bewegungen mit den Armen. Therapeut und Patient sitzen auf dem Boden. Die Sitzhaltung ist die gleiche wie vorhin beschrieben (P vor T., zwischen T.s Beinen). Der Therapeut nimmt den Patienten an den Handgelenken und macht mit beiden Armen gleichzeitig große kreisende Bewegungen, im Anfang schnell, dem Gefühl des Patienten entsprechend, auf Dauer immer langsamer, dabei unterstützt durch Musik, z. B. ein langsames Flötenkonzert. Der Kreis ist fließend, hat weder Anfangs- noch Endpunkte, ist nicht eckig und abgehackt. Im Anfang sind die Bewegungen unten mit den Armen nach außen, hoch am Kopf entlang und dann vor der Brust nach unten. Dies ist eine schließende Bewegung, wodurch ein inneres Sammeln entstehen kann. Die umgekehrte Bewegung: vor der Brust hoch, an der Außenseite runter, ist eine sich öffnende Bewegung, die für diesen Patienten nicht gut ist, weil er dann mehr Außenreize mitbekommt und wieder mehr reagieren wird, ohne inneren Kontakt zu sich zu bekommen.

● Kontaktkraftspiele. Bei diesen Spielen ist es sehr wichtig, auf die Regeln zu achten, denn darin liegt das größte Problem des Patienten. In der Auswahl der Spiele soll darauf geachtet werden, daß die Bewegung nach innen ist, wodurch ein kraftvolles Sich-Sammeln entstehen kann, als Polarität auf die vielen nach außen gerichteten Bewegungen:

– Einander an den Handgelenken fest nehmen, und beide versuchen gleichzeitig, den anderen wegzuziehen.

Zuerst fangen wir grob an, dann werden die Aktivitäten kleiner, indem wir weniger oder kleinere Körperteile benutzen:

– im Sitzen den anderen zu sich ziehen
– Fingerhakeln, mit verschiedenen Fingern.

Wenn nach einiger Zeit therapeutischer Betreuung, bei einigen Patienten Wochen, bei manchen Monate, der Patient nochmal ein Bild malt, kann es sein, daß das Bild deutlich zeigt, welche Änderungen entstanden sind. So malte unser Patient von dem vorigen Bild (Abb. 3) nach sieben Wochen folgendes Bild (Abb. 4):

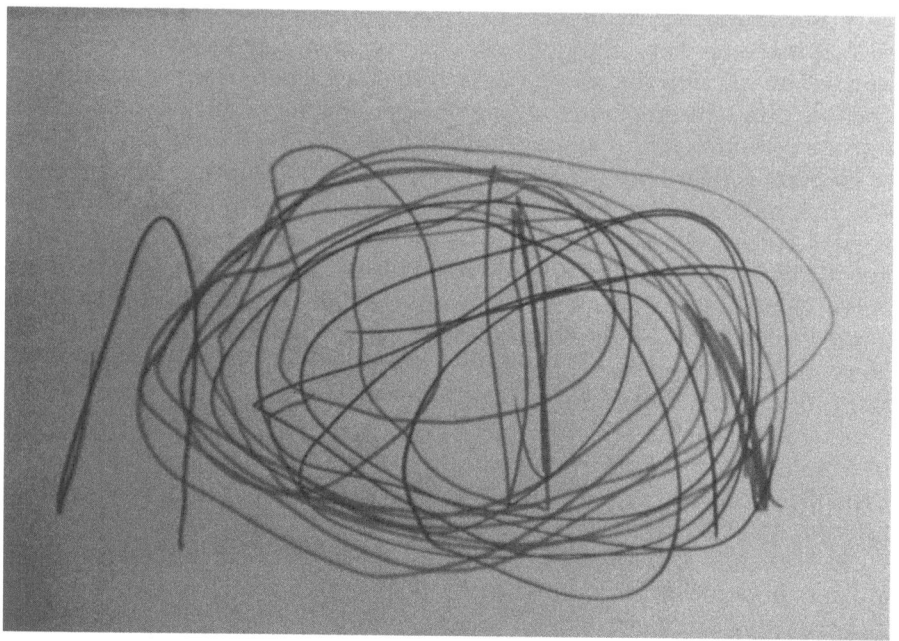

Abb. 4

Wir sehen darin noch immer sehr viel Energie. Die Striche sind kräftig.
Der große Unterschied ist aber die Zentrierung. Die Linien fliegen nicht
mehr in alle Richtungen. Es entsteht ein Zusammenhang. Außerdem ist das
Zackige in vielen Teilen verschwunden und sind dafür Kreisbewegungen
entstanden. Dieses Bild stimmt überein mit seinem Bewegungsmuster:
durchschnittlich viel ruhiger, weniger ziellos, aber immer noch kraftvoll.
Manchmal hat er noch panische Energieausbrüche.

Ein Fallbeispiel

Die Patientin ist wieder sehr früh wach – sie schläft höchstens zwei Stunden
pro Nacht – und ist sofort ganz laut. Sie redet ununterbrochen über alles,
was sie sieht. Sie knüpft alle Wahrnehmungen an endlose Assoziationen.
Sie sieht z. B. einen kleinen Plastikkeil draußen liegen und will sofort da
hin:

„Das ist doch schön, sehen Sie das. Diese Pyramide dort. Ägypten. Waren Sie auch mal in Ägypten. Dort ist alles ganz alt. Sie sehen auch alt aus.
Haben Sie schlecht geschlafen. (Sie nimmt die Brille von meinem Kopf. Bevor ich reagieren kann, hat sie sie und setzt sie selber auf.) Ach, jetzt sehe
ich es noch viel besser. Rot. Rot ist die Pyramide. Sind deine Lippen rot und
die Haare gut, dann ist alles in Ordnung."

Um die anderen nicht zu wecken, gehe ich mit ihr nach draußen spazieren. Damit sie etwas Energie loswerden kann, will ich erstmal mit ihr rennen. Sie macht sofort mit, hält das viel länger durch als ich. Wenn ich ste-
henbleibe, um richtig durchzuatmen, hat sie unser Rennen sofort wieder

vergessen und findet eine neue Aktivität. Wir sind in einem Außenviertel von San Francisco (USA). Es ist sechs Uhr morgens. Die Zeitungen liegen auf den Rasen bei den verschiedenen Häusern. Bevor ich es geschnallt habe, hat sie eine Zeitung genommen und klingelt an der Haustür, um die Zeitung abzugeben. Ich gehe hinter ihr her. Keiner kommt. Sie wirft die Zeitung weg und ist schon beim nächsten Haus. Ich nehme sie an der Hand, lege meinen Arm um ihre Taille und führe sie so schnell, wie es mir gelingt, da weg (leider nicht ohne von einigen Hausbesitzern beschimpft und bedroht zu werden). Sie ist stark. Ich kann sie nicht dazu bringen, mit mir langsam zu gehen. Wir machen gemeinsam große Schritte, worauf sie sich einläßt. Allmählich kann ich im Gehen den Kontakt mit ihr intensivieren, zuerst eine Hand, dann den Arm, schließlich doch meinen Arm um ihre Taille legen. Wir sind zu einem kleinen Park gekommen. Sie bückt sich ständig, um alles mögliche zu sammeln: Korke, Glasscherbchen, ein Blatt, Plastikstückchen usw., aber sie bleibt in Kontakt mit mir. Plötzlich setzt sie sich auf den Rasen und breitet ihre Schätze vor sich aus. Ich setze mich hinter sie und versuche, sie an mich anlehnen zu lassen. Ich schlage meine Arme um sie. Plötzlich verkriecht sie sich bei mir und weint bitterlich. Wir reden nicht. Ich halte sie nur.

Nach längerer Zeit schaut sie hoch, erst zu mir, dann auf ihre Schätze. Sie steckt sie in die Hosentasche und steht ganz ruhig auf. Spazierend gehen wir zurück.

Diese Situation wiederholte sich in irgendeiner Form täglich einige Male. Das Setting war ziemlich ungewohnt, aber die Patientin brauchte viel Raum, mehr, als im Haus gegeben war. Innerhalb drei Wochen haben wir den Raum immer mehr einschränken können, und wir konnten letztlich unsere Aktivitäten in dem ziemlich kleinen Therapieraum durchführen.

Ich-Aktivität

Verhalten

Diese Menschen machen oft einen roboterhaften Eindruck. Sie können sich gut zielorientiert bewegen, machen Verschiedenes, aber man bekommt nicht das Gefühl, daß es ihre Sache ist. Als ob sie nicht daran beteiligt sind. Es fehlt die persönliche Anteilnahme, der Ausdruck.

Sprache

Die Sprache ist oft monoton, flach, deutlich, aber entfremdet. Manchmal ist viel Echolalie drin. Die Kommunikation ist beschränkt, weil es ist, als ob sie selbst nicht dabei sind.

Das Bild

Die Bilder dieser Personen sind zwar meistens sehr verschieden, aber sie haben eine Sache gemeinsam: das Klischeehafte. Die Bilder sind meistens perfekt, alles stimmt, aber da ist nichts Kreatives drin. Es ist wie nachgemalt.

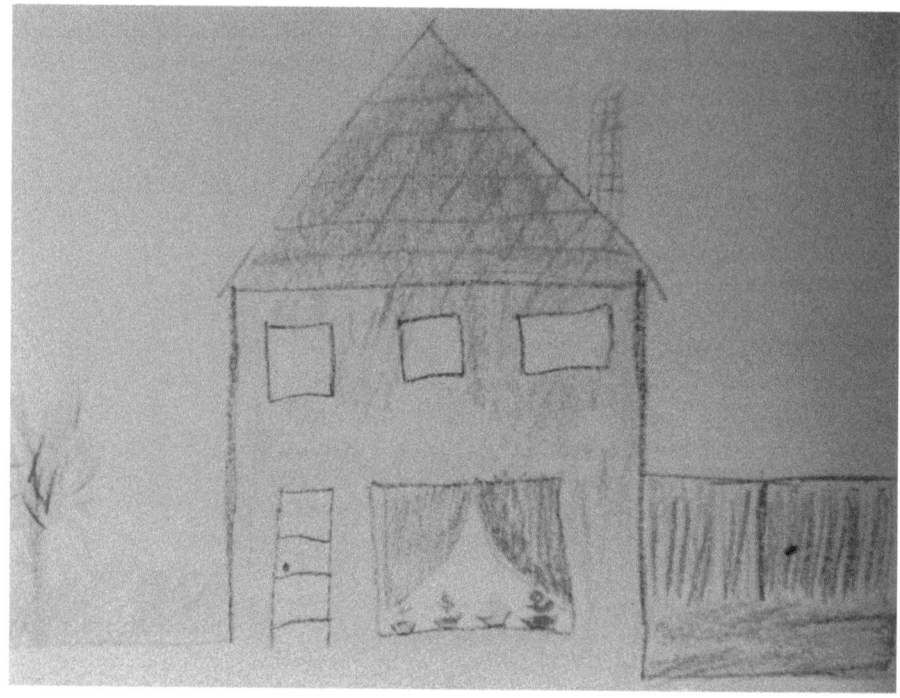

Abb. 5

Deutlich wird, wie schwer die Störung ist, wenn der Patient nächste Woche ein fast ähnliches Bild malt. Das Motiv kann ein anderes sein, aber die Struktur bleibt dann gleich.

Es kann auch sein, daß das Blatt leer bleibt, weil der Patient ohne genauen Auftrag ratlos ist. Er weiß selber nicht, was er malen soll, und aus reiner Verzweiflung bekommt er nichts aufs Papier. Dieses leere Blatt darf aber nicht verwechselt werden mit dem Blatt eines vitalitätslosen Patienten. Der aktivitätsgestörte Patient kann gut über seine Energie verfügen, sie strukturiert einsetzen, nur der innere Auftrag, die Idee fehlt. Ein Beispiel ist in Abb. 5 dargestellt.

Therapie

Zentral in der Therapie steht das Wort Eigenverantwortung, nah verbunden mit der Fähigkeit, sich entscheiden zu dürfen/können. Das bedeutet, daß wir den Patienten oft Entscheidungsmöglichkeiten anbieten. Im Anfang nur polare Zweierentscheidungen: „Wollen Sie hier sitzen oder dort?"

Die Übungen können einem Therapeuten manchmal ein wenig albern, banal, kindisch, einfach vorkommen. Dennoch möchten wir dafür plädieren, gerade diese Sachen so zu machen, denn es ist gerade so banal, so einfach, so grundlegend, wo die Störung des Patienten eingebettet ist.

● Wir gehen gemeinsam durch den Raum. Vorher entscheidet der Patient, wo wir hingehen, zu der linken oder rechten Ecke. Danach entscheidet er, wie wir gehen: mit großen oder kleinen Schritten, schnell oder langsam, gebückt oder langgereckt. Er hat den Therapeuten an der Hand und führt ihn.

● Wir nehmen einander an der Hand und spielen Riese–Zwerg: der eine macht sich klein und geht mit ganz kleinen Schrittchen, und redet ganz schnell mit einer hohen Stimme; der andere macht sich groß, geht mit Riesenschritten und redet ganz langsam mit tiefer Stimme. Der Patient wählt, welche Rolle er zuerst spielt.

Ich-Konsistenz

Ich-Konsistenz: partiell

Verhalten

Der Patient zeigt, daß er bestimmte Körperteile von sich nicht wahrnimmt. Er erlebt sie nicht als ihm zugehörig. Das fällt z. B. dadurch auf, daß er oft mit dem einen Fuß stolpert, daß er die eine Hand immer verletzt. In schlimmen Fällen führt es dazu, daß der Patient eine Lähmung in bestimmten Körperteilen empfindet, obwohl physiologisch keine Störung nachweisbar ist. Auch in anderen Bereichen fällt das fehlende Zusammenhangsempfinden auf, z. B. im Verkehr: Der Patient kann die Straße überqueren, ohne auf den Verkehr zu achten, weil er das nicht mit sich in Verbindung bringt.

Sprache

Auch in der Sprache fehlt meistens der Zusammenhang, die Konsistenz. Die Patienten wechseln oft das Gesprächsthema, beenden Sätze manchmal nicht. Sie können sehr oft nicht an einem auch kurz vorher geführten Gespräch anknüpfen.

Bild

In dem Bild sind oft verschiedene Teile nicht vollständig. An einem Körper fehlen Hände oder Beine. Wenn verschiedene Elemente auf dem Bild sind, sind sie oft nicht oder nur zaghaft miteinander verbunden. Die Mitte von dem Blatt ist meistens nicht ausgefüllt.

Therapie

In der Therapie wollen wir vor allem das Gefühl des Zusammenhangs in sich selbst wieder herstellen. Um so weniger Körperteile wahrgenommen werden, um so kräftiger sollen sie angefaßt, berührt werden. Zuerst vom Therapeuten, später vom Patienten selber.

● Einzelne Körperteile anfassen, drücken, benennen, massieren

● Betonen der nicht wahrgenommenen Körperteile. Dabei ist es wichtig, daß der parallele Körperteil auf gleiche Weise mitberücksichtigt wird.

Zum Beispiel wenn die linke Hand immer taub wird, dann auch mit der rechten Hand das gleiche machen:
- T. und P. drücken die Hände aneinander, bewegen einzelne Finger, machen Kreise mit den Handgelenken, führen ein Gespräch mit den Händen.
- Atemübungen, mit der Hand auf dem Bauch, damit der Patient deutlich sein Zentrum spüren kann, denn von da her soll die Konsistenz wieder aufgebaut werden.

Ein Fallbeispiel

Die Patientin hat Durchblutungsstörungen im Gesäß, Verdauungsschwierigkeiten, hat Wahnvorstellungen. Im Laufe der Therapie wurde deutlich, daß die Patientin auf Autoritätspersonen, die ihr Angst machen, die sie aber auch anhimmelt und idealisiert, mit schmerzhaften Durchblutungsstörungen im Gesäß reagiert. Beim Beklopfen des Gesäßes erzählt sie, daß sie bis zum sechzehnten Lebensjahr zeitweise täglich Schläge auf das nackte Gesäß vom Vater bekommen hat. Dieses Ritual war, wie sie sagt, nicht schmerzvoll, nur entwürdigend und manchmal auch lustvoll. Jahrelang hat sie versucht, ihr Gesäß und die Schmerzen zu ignorieren: „Ich versuchte krampfhaft zu denken, der ist nicht da." Sie lernt allmählich, ihren Po zu verwöhnen, mit einem Heizkissen, Massagen usw. Später sagt sie mal: „Mein Körper, das einzige Kapital, das ich habe, war fast völlig ruiniert."

Ich-Konsistenz: substantiell

Verhalten

Der Patient, bei dem die Konsistenzstörung eher substantiell ist, nimmt zwar sich als Ganzes wahr, aber wird vor allem bestimmt von der vorherrschenden Angst auseinanderzufließen. In dem Verhalten nehmen wir das vor allem wahr in der Art, wie sie sich dagegen schützen, z. B. mit Kleidung. Dieser Patient zieht verschiedene Hemden und Pullis übereinander an, unabhängig von Temperatur und Jahreszeit. Manchmal wird das noch unterstützt, indem er sich in eine Decke hüllt: „Wenn jemand an mir vorbeigeht, geht ein Luftzug durch mich hindurch. Ich bin eine Röhre. In mir ist lauter Ungeziefer."

Sprache

Die Sprache ist eher unruhig, ganz schnell, holterdipolter über brisante Stellen hinwegredend, als ob sie ganz weit von sich weg reden. Mal reden sie viel, mal überhaupt nicht. Meistens leise. Manchmal flüchten sie in ihren Erzählungen aus der Realität. Erzählen von Strömen, Fliegen, Sich-Auflösen, in den Himmel wachsen.

Bild

Das Bild (Abb. 6) zeigt fließende, strömende Linien, wenig figurativ, meistens von der Mitte ausgehend, wobei die Mitte leer sein kann.

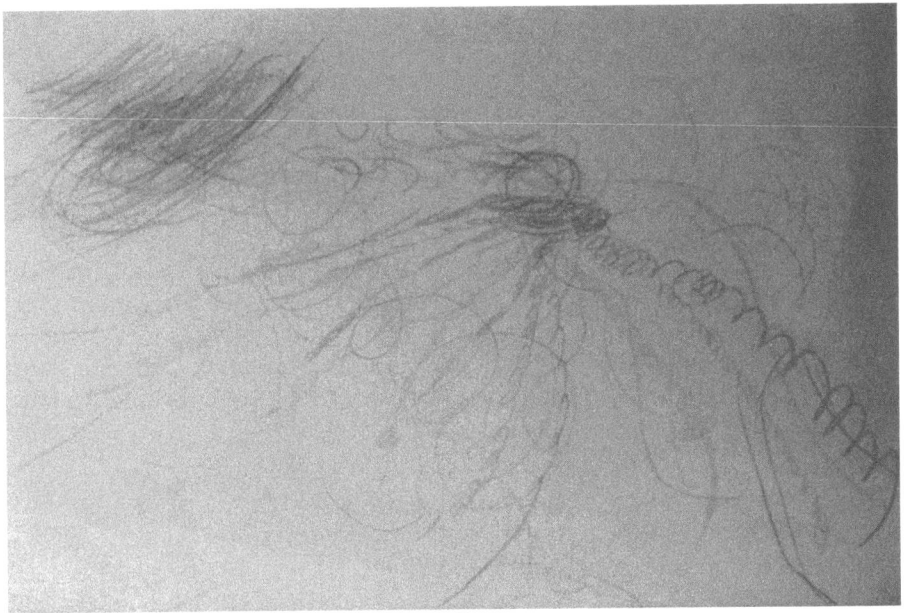

Abb. 6

Dieses Bild malte der Patient, der vorhin ein Bild der partiellen Störung malte. Dies allerdings sechs Monate später. Hierin sehen wir erstens, daß wir die Störungen nie klar voneinander trennen können. Es soll kein mechanistisches Vorgehen werden. Weiter zeigt es, daß beide in einem Menschen vorhanden sein können, aber auch , daß nach der einen die andere kommen kann. Allerdings bewerten wir das als positiv. Dieses Bild zeigt Bewegung, Fließendes, wobei die Mitte noch nicht so klar ist. Dieses Bild hat eigentlich zwei Zentren: in der Mitte eher leer, an der Seite kraftvoll, energisch. Dieser Patient, der schon anderthalb Jahre im Rollstuhl sitzt, redet darüber, daß Funktionieren oberstes Gesetz sei. Alles mußte er selbst schaffen. Gefragte Hilfe wurde ihm immer verweigert. Jetzt kommt er mit allem gut alleine klar. Durch die liebevollen Berührungen des Therapeuten spürt er, wie lieblos er zu seinem Körper geworden ist. Langsam kann er Hilfe annehmen. Wichtig ist, daß der Therapeut ihn nicht für Leistungen lobt (nicht im positiven Erfahrungsbereich arbeiten!), denn das würde ihn noch mehr auf die Leistungsebene bringen, sondern mit ihm Sachen macht, die ihm Spaß machen, wobei er sich darüber freuen kann, was er jetzt erlebt, ohne Erwartung für morgen. Er konnte mal kurz stehen. Dann soll der Therapeut ihn nicht darauf hinweisen (siehst du, es geht), sondern ihn wortlos unterstützen, damit er die Erfahrung mit Erlaubnis integrieren kann. Dieses Vorgehen und die nachfolgende therapeutischen Interventionen führten u. a. dazu, daß der Patient berichtete, daß er nach langer Zeit wieder einen Orgasmus hatte.

Therapie

Die Therapie beinhaltet die Gegenbewegung zu dem Wegströmen. Das bedeutet verschiedene Art von Erfahrungen, Bewegungen, die die Gesamtheit des Körpers betonen und zur Mitte hingehen.

● Mit den Fäusten den ganzen Körper abklopfen, immer anfangen an der Außenseite und von dort aus auf die Leibmitte zugehen. Später auch in der anderen Richtung.

● Im Gespräch vereinbaren, daß der Patient nach jedem Satz eine Pause macht und die Hände dabei auf den Bauch legt. Der Therapeut fragt dann, jedesmal dem Satz nachzuspüren, ohne weiter darüber zu reden.

● Der Therapeut rollt den Patienten auf dem Boden auf die Seite und packt ihn ganz klein zusammen wie ein Paket. Er legt sich darum, als wäre er das Geschenkpapier.

Ich-Demarkation

Zuviel Grenzen

Verhalten

Diese Menschen ziehen sich sehr oft zurück, sind unauffällig, nicht laut, gehen mit kleinen, leisen Schritten, manchmal am Rande. Das Verhalten ist nicht zu verwechseln mit dem Vitalitätslosen, denn deutlich ist zu spüren, daß Energie vorhanden ist. Ihre Bewegungen sind auch zielgerichtet. Nur ist alles sehr gedämpft, als ob sie sich in einem Käfig befinden. Sie werden Rahmen räumlich und zeitlich nicht sprengen.

Sprache

Auch die Sprache ist unauffällig, leise, immer freundlich, jedem Konflikt aus dem Wege gehend. Sie sagen auch wenig, sind einerseits froh, angesprochen zu werden, zeigen aber gleichzeitig die Angst, schon zuviel Aufmerksamkeit auf sich zu ziehen. Bei diesen Menschen passiert es sehr oft, daß sie lieber schreiben als reden, um sich mitzuteilen. Sie schreiben sehr klein und dünn, kaum lesbar von der Größe her, aber sehr ordentlich.

Das Bild

Die Bilder dieser Patienten zeigen jede Menge Grenzen. Alles auf dem Bild ist eingerahmt, meistens mehrmals. Durchschnittlich sind die Bilder klein, am Rande des Papiers. Allerdings sind sie bildhaft mit kompletten Vorstellungen. Innerhalb des Rahmens sind die Bilder energiereich.

Therapie

Im Mittelpunkt der Therapie stehen Erlaubnisse, endlos wiederholt, um Grenzen zu sprengen. Es wäre aber falsch, mit weitgesteckten Grenzen anzufangen, weil das Weite dem Patienten angst machen würde, denn er weiß überhaupt nicht, wie er damit umgehen kann.

● Wir sitzen gemeinsam auf einer doppelt gefalteten Decke. Das ist unser Arbeitsraum. Wir tasten die Grenze der Decke ab. Der Patient wird aufgefordert, den Raum mit seinem Körper auszufüllen, wobei er die Grenze der Decke berühren soll. Nächster Schritt: mit Körperteilen über die Grenzen gehen.

● Einander von der Decke drücken.

Zuwenig Grenzen

Verhalten

Diese Patienten machen in ihren Bewegungen einen freien, lebendigen Eindruck. Dabei gehen sie über die Grenzen, sehr oft, ohne daß es direkt auffällt. Sie kommen zufällig dort, wo sie eigentlich nicht kommen sollten. Sie bleiben von einem erlaubten Ausgang zu lange weg. Kommen gerade zu der Sitzung zu spät. Es ist nicht wie bei den Vitalitätsvollen, weil die Energie so drängt. Sie können mit ihrer Energie meistens gut dosiert umgehen. Nur Grenzen nehmen sie nicht wahr. Sie diskutieren auch nicht darüber, denn in ihrer Wahrnehmung gibt es dieses Phänomen Grenze nicht.

Sprache

Die Sprache ist fließend, flott und manchmal endlos. Sie wollen gerade zwischen Tür und Angel noch was fragen. Und wir sind über unsere Zeitgrenze gegangen, ohne daß wir es bemerkt haben.

Das Bild

Die Bilder zeigen dosierte Energie und Konsistenz, aber das Papier ist gerade zu klein. Sie wollen ein zweites Blatt, weil der Schornstein nicht auf das Blatt paßt oder der Kopf nicht ganz darauf konnte. Linien gehen weiter, können nicht an der Papiergrenze aufhören.

Die Therapie

In der Therapie geht es darum, Grenzen zu vermitteln, nicht dem Patienten Grenzen aufzuzwingen, sondern sie als selbstverständlich erfahren zu lassen, wie der Patient als selbstverständlich wahrnimmt, daß es sie nicht gibt.

● Raumgrenze mit den Händen abtasten und entlanggehen.

● Bei Kraftspielen einander ziehen: Die Bewegung soll zu sich hin sein.

● P. liegt auf dem Boden auf einem großen Blatt Papier. T. malt mit einem Stift den Körperumriß. P. steht auf und füllt jetzt malend oder mit Tüchern oder Gegenständen seinen Körperumriß aus, damit er erfahren kann, wieviel innerhalb einer Grenze möglich ist.

● Wenn wir auf der Decke arbeiten, nehmen wir zuerst die ganze Decke, dann falten wir sie kleiner und fordern den Patienten auf, innerhalb der Grenzen zu bleiben, und zwar mit dem Therapeuten gemeinsam. Wenn die Grenze enger wird, wird zwangsmäßig der Kontakt intensiver.

Ich-Identität

Bei den Patienten, die eine Identitätsstörung haben, können wir feststellen, daß die vorherigen Störungen in geringer Form vorhanden sind, wenn überhaupt. Umgekehrt ist es aber so, daß jemand mit einer ausgeprägten anderen Störung sicherlich auch eine Identitätsstörung hat. Denn für das Aufbauen einer Ich-Identität sind intakte vorher besprochene Bereiche eine Bedingung.

Patienten mit dieser Störung haben nicht das Gefühl, „Ich" zu sich sagen zu können. Sie wissen eigentlich nicht, wer sie sind. Der Patient schaut z. B. ständig auf ein Papier, worauf sein Name steht, um sich zu vergewissern, wer er ist. Das Verhalten ist sehr oft nicht zu unterscheiden von den Nichtkranken. Sie bewegen sich fließend oder verkrampft. Deutlicher wird die Störung in der Sprache: Sie benützen das Wort „Ich" nicht, reden über sich mit dem Namen, identifizieren sich mit einer anderen Person, reden oft über Leere in sich: „Wenn ich in den Spiegel gucke, ist es, als ob keiner zu Hause ist." Ihre Augen zeigen auch diese Leere. Sie können oft sehr lange irgendwohin starren, ohne Regung, ohne Reaktion.

In den Bildern wird klar, daß es zwei Arten von Störungen gibt.

Die fehlende Identität

Dieser Patient malt z. B. Landschaften ohne Menschen, oder Menschen ohne Gesicht. Das Ganze ist zwar konsistent, es zeigt Zusammenhang, das Zentrum ist klar vorhanden, aber es ist immer eine Art Leere zu erkennen.

Ein Beispiel von einem Bild

Eine Patientin, die ihr Bild nicht gezeigt haben möchte, malt eine Situation im Krankenhaus. Links steht eine Schwester, rechts der Arzt. Deren Augenbrauen, Augen, Nase und Mund sind klar und deutlich gemalt. Die Patientin liegt auf dem Bett. Ihr Kopf ist mit einigen unklaren Kreisen gefüllt. Es sind keine einzelnen Elemente erkennbar.

Die stellvertretende Identität

Diese Patienten haben zwar eine Identität angenommen, aber es ist nicht ihre eigene. Klassische Beispiele sind Napoleon und Jesus. Aber es kann auch subtiler sein. Ohne daß es sofort klar wird, ist ein Patient eine reine Kopie von seinem Vater, im Verhalten, in den Sprüchen. Zuerst denkt man, mit ihm selbst zu tun zu haben, bis irgendwann auffällt, daß er nicht nur das ist. Meistens sind die Patienten nicht fest in der einen Identität. Sie können öfters wechseln, sind wieder wer anderer, wissen nie, wer sie wirklich sind. Ein Beispiel von einem Bild sieht man in Abb. 7.

Der Patient malt verschiedene, in sich konsistente Elemente, die aber miteinander keine Verbindung haben. Es ist, als ob er mitteilt: Das kann ich alles sein. Ihr dürft wählen, was ihr haben wollt.

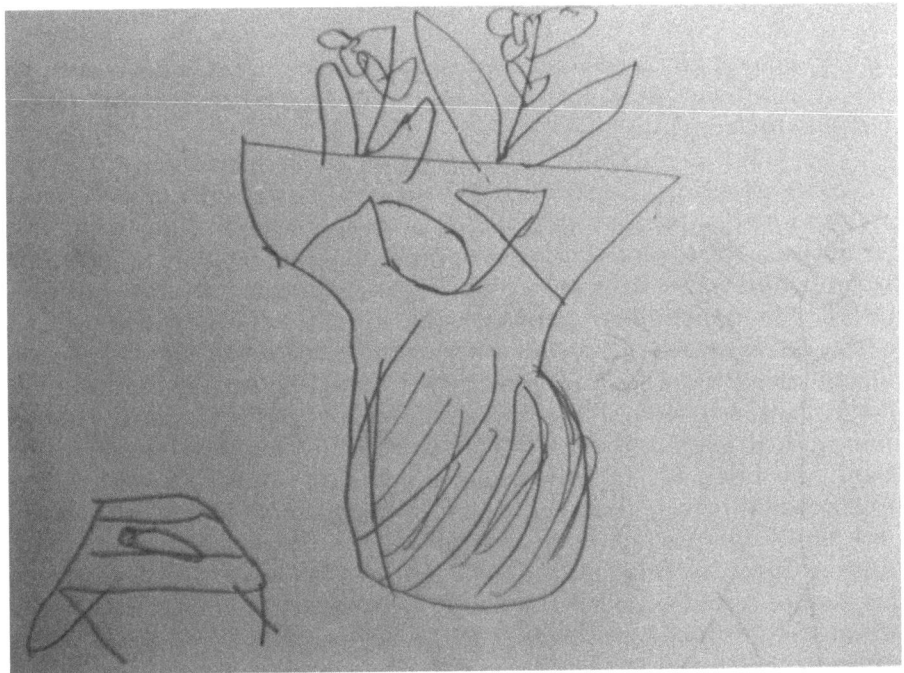

Abb. 7

Therapie

Obwohl der Inhalt der Störung verschieden sein kann, sehen wir keinen Anlaß, in der Therapie verschieden vorzugehen. Denn in beiden Fällen ist es klar, daß die eigene Identität fehlt bzw. mangelhaft anwesend ist. Bevor wir mit der Therapie anfangen, ist es wichtig, sich zu fragen, wie wir eine Identität aufbauen. Das macht das kleine Kind z. B., indem es nachahmt, spielt wie die anderen, die ein Identitätsgefühl ausstrahlen: „Dann warst du die Mama und ich bin das Kind. Jetzt bin ich der Opa." Von jeder gespielten und identifizierten Rolle behält das Kind etwas für sich. Aus dieser Rollensammlung baut es sich seine Identität auf. Dieser Identifikationsprozeß müßte mit diesen Patienten nachgeholt werden.

Das Gesicht spielt in unserem Identitätsgefühl eine wichtige, zentrale Rolle. Wir schauen im Spiegel immer unser Gesicht an, selten unsere Füße. Patienten mit dieser Störung schauen auch sehr ungern in den Spiegel oder bemalen bzw. bekleben den Spiegel, damit ihre Leere nicht auffällt.

- Gesicht betasten und beschreiben
- Ein Polaroidfoto von dem Gesicht machen. Das leere Bild dem Patienten in die Hand geben, damit er sehen kann, daß aus dem Nichts sein Gesicht entsteht.
- Verschiedene, dem Patienten bekannte Personen spielen.
- Das Wort „Ich" üben, vor allem in Erzählungen. Zum Beispiel den Patienten fragen, was er heute gemacht hat.

Ein Fallbeispiel

Der Patient kommt in unsere Life-Supervisionsrunde, auf eigenen Wunsch, weil er sich immer so lustlos und kraftlos erlebt und hofft, daß wir gemeinsam ihm helfen könnten.

Er geht, wie er sich fühlt, gebückt, mit hängenden Schultern.

Wir fragen ihn, ob er jemanden kennt, der sich anders fühlen würde als er. Den wußte er sofort: Chimansky. Nun wußten wir derzeit nicht, wer das ist, aber das spielt keine Rolle. Bald wurde uns klar, daß er etwas Ähnlichkeit mit John Wayne haben muß. Wir fragen den Patienten, wer in der Runde der Mitarbeiter dem Chimansky ähnelt. Er wählt den Richard: ein großer, kräftiger Mann. Der Klient ist eher schmal und klein. Wir fordern ihn auf, den Richard so hinzustellen wie Chimansky. Als wäre er Bildhauer, der Richard sein Ton. Er berührt den Richard, gibt ihm manche Anweisungen, weiß genau, was er will. Bald ist er mit seinem Produkt zufrieden. Dann soll er dem Richard Anweisungen geben, wie er als Chimansky gehen soll. Dabei soll er vor allem achten auf Haltung von Beinen, Armen, Schultern und Kopf. Auch das macht er flott. Dann bekommt der Patient den Auftrag, hinter dem Richard zu gehen und ihn zu kopieren. Das macht er gut und präzise. (Wir machen das auf diese Weise, indirekt, damit er den Chimansky erst mal lebendig hier und jetzt vor sich hat, was das Kopieren einfacher macht.) Sobald er das in sich hat, kann der Richard sich setzen. Wenn der Patient nun so wie Chimansky geht, bitten wir ihn, sich vor den Spiegel zu stellen und sich zu betrachten. Das fällt ihm jetzt viel leichter als vorher. Denn während er vorhin seine Leere sah, sieht er jetzt jemanden. Mit wahrnehmbarer Freude betrachtet er sich und sagt: „Das fühlt gut." Auf diese Weise können wir erreichen, daß der Patient „zumindest für einen Moment sowohl für sich selber wie für die anderen ein anderer ist, wodurch sich seine und ihre ‚Bezugssysteme' ändern, sich eine therapeutische Bresche öffnet, die bei geschicktem Vorgehen weiter verbreitet und vertieft werden kann".[24] Wir empfehlen dem Patienten, seinen Chimansky die nächste Zeit mal beizubehalten, was er als eine gute Idee findet. Er verläßt den Raum mit gehobenem Kopf und breiten Schultern. Wir sehen, wie er über den Rasen geht zu dem Werkstattraum. Es ist, als ob bei jedem Schritt die Schultern schwerer werden und er den Kopf senkt. Am anderen Ende des Rasens ist seine Körperhaltung wie immer: schlapp, runterhängend. Er nimmt die Türklinke, sieht sich im spiegelnden Glas der Tür, richtet sich auf und geht gerade rein. In den folgenden Tagen erinnern die Betreuer ihn manchmal an Chimansky bzw. fragen, wie es ihm mit ihm geht. Zunehmend übernimmt er für längere Zeit die neue Körperhaltung. Nun ist es natürlich nicht Sinn der Sache, daß er in dieser Person bleibt. Deswegen folgt in der nächsten Woche der nächste Schritt. Wir fragen den Patienten, ob er etwas von Chimansky behalten will: der Identifikationsprozeß wird verinnerlicht und bewußtgemacht. Er sagt sofort, ohne nachzudenken, deutlich: „Ja." Auf die Frage: „Was?" kommt: „Die Schultern." Jetzt geht der

---

[24] Ciompi 1992, S. 369.

Patient durch den Raum, zeigt den andern seine Schultern und sagt: „Hier bin ich."

Hiermit ist die Identitätsbildung noch lange nicht zu Ende. Jetzt wiederholen wir diese Aktivitäten in den nächsten Sitzungen, wobei wir dem Patienten immer polare, ganz verschiedene Identifikationsfiguren anbieten, z. B. aus Märchen, vom Fernsehen, von Mitarbeitern etc., sowohl Frauen wie Männer, alt und jung, fröhlich und traurig. Wir spielen mit ihm auch mal verschiedene Rollen durch und lassen ihn wählen, was ihm am besten gefällt. Zum Beispiel wir gehen wie alte Männer, wie spielende Kinder, wie ein flirtendes Mädchen. Manchmal sehen wir, daß der Patient auch in seiner Kleidung anfängt zu kopieren. Er braucht immer weniger Zeit, um Teile von Wunschpersonen in sich aufzunehmen, kann schneller „Ich" zu Haltungen, Sprache, Bewegungen, Mimik, Kleidung sagen. Seine schlaffe, leere Vorgehensweise rückt immer mehr und länger zurück.

Schlußbemerkungen

Wir möchten am Ende noch einmal betonen, daß dieses Diagnose- und Therapiesystem vor allem nicht mechanisch gehandhabt werden soll bzw. kann. Es ist letztlich nicht mehr als eine künstliche Teilung von menschlichen Problemen. Selten wird es so sein, daß eine Störung in Reinform auftritt, sie wird meistens mit anderen gemischt sein. Dies ist auch nur ein Ansatz, um klarer entscheiden zu können, mit welchem Problem wir anfangen können und auf welche Weise. Es ist unser Versuch, Therapeuten zu helfen, Patienten besser zu verstehen. Es wäre sehr schade, wenn es benützt werden würde, um Patienten auf Störungen zu reduzieren. Wir wollen doch versuchen, sie als Ganzheit zu betrachten, wobei sich manchmal ein bestimmter Aspekt in den Vordergrund drängt. Wenn wir diese Aspekt/Störung/Figur aufgreifen, darf das niemals bedeuten, daß wir den Grund (Hintergrund), die Gesamtperson, vergessen.

Selbstverständlich ist der hier beschriebene Therapieansatz nur ein Teil von der gesamten therapeutischen Begleitung von Menschen mit psychotischen Störungen. Sie soll eingebettet sein in einem Gesamtsystem, worin vor allem auch die Wohnumgebung, der soziale Kontext und die Arbeitssituation eine wichtige Rolle spielen. Diese Elemente haben wir hier nicht aufgegriffen, weil sie schon von anderen Autoren ausführlich und klar beschrieben worden sind.[25] Für die Effektivität dieses hier beschriebenen Ansatzes ist dieses therapeutische Klima eine notwendige Voraussetzung. Es wäre schade, wenn die Therapie auf eine Stunde in der Woche beschränkt bleiben würde. Wenn Therapeuten ihre Informationen an die Wohngruppen weitergeben, können die Betreuer verschiedene in der Therapiesitzung erfahrene bzw. geübte Aktivitäten zielgerecht aufgreifen und weiterführen.

Wir hoffen, daß dieser Beitrag dazu beitragen wird, psychotisch kranken Menschen mit mehr Verständnis und Respekt zu begegnen.

---

[25] Siehe Ciompi 1992, S. 355, S. 365; Scharfetter 1986, S. 101 ff., S. 197; Scharfetter 1985, S. 86, S. 219.

Literatur

Besems, Th. (1977), Philosophisch-anthropologische Bemerkungen zur Integrativen Therapie/Gestalttherapie. In: Integrative Therapie **3–4**: 176–186.

Besems, Th. (1977), Integrative Therapie als Ansatz zu einer „kritischen" Gestalttherapie. In: Integrative Therapie **3–4**: 187–194.

Besems, Th. (1977), Überlegungen zu intersubjektivem Unterricht in der Integrativen Pädagogik. In: Petzold, H., Brown, G. J. (Hrsg.), Gestaltpädagogik. München: Pfeiffer.

Besems, Th. (1980), Gesellschaft und Arbeit als Schwerpunkte der Therapie. In: Integrative Therapie **1**: 3–19.

Besems, Th. (1981), Bewegungstherapie mit autoaggressiven, psychomotorisch gestörten Kindern – eine gestalttherapeutische Methode. In: Psychologische Hilfen für Behinderte. BDP **4**: 33–48.

Besems, Th., van Vugt, G. (1983), Integrative Körpertherapie bei behinderten Kindern und Jugendlichen. In: Färber, H. (Hrsg.), Integrative Therapie mit geistig behinderten Kindern und Jugendlichen. Dortmund: Modernes Lernen, S. 23–47.

Besems, Th., van Vugt, G. (1985), Gestalttherapie mit geistig Behinderten. In: Rotthaus, W. (Hrsg.), Psychotherapie mit Jugendlichen. Dortmund: Modernes Lernen, S. 251–275.

Besems, Th., van Vugt, G. (1986), Störungen körperlicher und psychischer Art als Folgen geistiger Behinderung. In: Heilpädagogisches Centrum Augustinum am Hasenbergl e. V. (Hrsg.), Der Erwachsene mit geistiger Behinderung: Seine Lebensbewältigung, ein Ergebnis von Fortbildung und Anregung – Tagungsbericht. München, S. 91–115.

Besems, Th. (1987), Wer paßt sich an? Therapeut oder Klient? In: Latka, H. F. u. a. (Hrsg.), Gestalttherapie und Gestaltpädagogik zwischen Anpassung und Auflehnung. München: Schreibbüro Achental, S. 141–153.

Besems, Th., van Vugt, G. (1987), Gestalttherapie mit psychotischen Menschen – Diagnose und Behandlungsplan. In: Latka, H. F. u. a. (Hrsg.), Gestalttherapie und Gestaltpädagogik zwischen Anpassung und Auflehnung. München: Schreibbüro Achental, S. 297–304.

Besems, Th., van Vugt, G., Gestalttherapie mit geistig Behinderten. In: Geistige Behinderung 4 (1988), 5 (1989).

Besems, Th., van Vugt, G. (1988), Gestalttherapie mit geistig Behinderten – ein Eiertanz? In: Problemanalyse, Therapieansätze und Konsens. Tagungsbericht Caritas Freiburg.

Besems, Th., van Vugt, G. (1990), Das Karussell des Selbstwertes. In: Wohlhüter, H., Post, H. (Hrsg.), Standhalten? Bethel-Beiträge 45. Bielefeld: Bethel.

Besems, Th., van Vugt, G. (1990), Wo Worte nicht reichen. Kösel.

Besems, Th., van Vugt, G. (1991), Sehen und erkennen. Gestalttherapie mit behinderten Menschen. In: 1. Internationaler Kongreß „Festhalten", Stuttgart 1991, S. 405–427.

Ciompi, L. (1992), Affektlogik. Stuttgart: Klett.

DSM-III-R (1989), Beltz.

Perls, F. (1987), Das Ich, der Hunger und die Aggression. Stuttgart: Klett.

Perls, F. (1985), Gestalt, Wachstum, Integration. Paderborn: Junfermann.

Perls, F. (1983), Gestalttherapie. Stuttgart: Klett.

Petzold, H. (1977), Thymopraktik als Verfahren Integrativer Therapie. In: Petzold, H. (Hrsg.), Die Neuen Körpertherapien. Paderborn: Junfermann, S. 258–278.

Petzold, H. (1983), Der Verlust der Arbeit durch die Pensionierung als Ursache von Störungen und Erkrankungen. In: Petzold, H., Heinl, H.

(Hrsg.), Therapie und Arbeitswelt. Paderborn: Junfermann.

Scharfetter, Chr. (1985), Allgemeine Psychopathologie. Stuttgart: Thieme.

Scharfetter, Chr. (1986), Schizophrene Menschen. München – Weinheim: Psych. Verlags Union.

Korrespondenz: Dr. phil. Thys Besems, Institut Heel, W. Kippstraat 6, NL-5366 AW Megen.

Familientherapie mit einem „psychotischen" Mitglied ist schwierig und aufregend zugleich

Walter König

Zusammenfassung. Es werden Frau A., die „Patientin" (abgekürzt: „Pat."), ihre Familie und die Situation im von der Mutter geleiteten Familienbetrieb beschrieben. Augenmerk wird auf die Gestalt und Struktur der Familie gelegt, weniger auf die Probleme der einzelnen Mitglieder beziehungsweise der „Pat.": Wer kommuniziert mit wem derart, daß das psychotische Verhalten der „Pat." aufrechterhalten beziehungsweise verstärkt wird? Diese Sichtweise soll den Fokus weglenken von den Personen zu der Art und Weise, wie die einzelnen Familienmitglieder miteinander umgehen. Im Vordergrund steht die Frage einer Familie mit „Kindern", die fast alle das dreißigste Lebensjahr überschritten haben: „Sind wir überhaupt noch eine zusammenhängende Familie oder lösen wir uns voneinander los?" Interessant ist, wie es innerhalb des familiären Lebenszyklus zu Symptombildungen kommen kann, die konventionell als „psychotisch" etikettiert werden. Typisch ist auch das Zusammentreffen „psychotischer" Symptomatik, von der sich Psychiater angesprochen fühlen, und die Versuche jedes einzelnen in einer Familie, die sich nicht loslöst, seinen Platz im Leben zu suchen und zu finden. Mit der Entscheidung, sich in diesem Therapieverlauf hauptsächlich auf die Gestalt der Kommunikation der Mitglieder untereinander zu beziehen, wird die „Fähigkeit" der „Pat." deutlich, sich aus dem sozialen Konsens der Familie auszuklinken. Die Nichtverstehbarkeit der „Pat." für ihre Angehörigen bringt es mit sich, daß die Ursache für ihre Symptome von der Familie als biologisch begründet angesehen wird und daß sich psychiatrische Institutionen für die „Pat." zuständig fühlen. Der therapeutische Ansatz, sich nicht um die Probleme, sondern um die Struktur/Gestalt der Familie zu kümmern, bietet der „Pat." die Möglichkeit, sich über das System „Klinik" aus der Familie hinauszubewegen, wenngleich in diesem Fall die Eltern überfordert waren, sich mit der Kompliziertheit ihrer Geschichte auseinanderzusetzen.

Überweisungsmodus

Die Mutter einer von der Psychiatrischen Klinik angeblich mit „paranoider Schizophrenie" diagnostizierten Tochter wird von einem der Familie bekannten niedergelassenen Psychiater überwiesen. Sie wendet sich offensichtlich an mich in meiner Rolle als niedergelassenen Psychiater.

Ich erfahre während des ersten Telefonats, daß die Tochter keine Medikamente nehme und Arztbesuche verweigere. Nach bisher drei stationären Aufnahmen sei sie nach relativ kurzer Zeit wieder nach Hause entlassen worden. Die Mutter will für ihre Tochter einen Termin für Einzelbehandlung vereinbaren. Dem Individuumskonzept: „Unsere Tochter ist

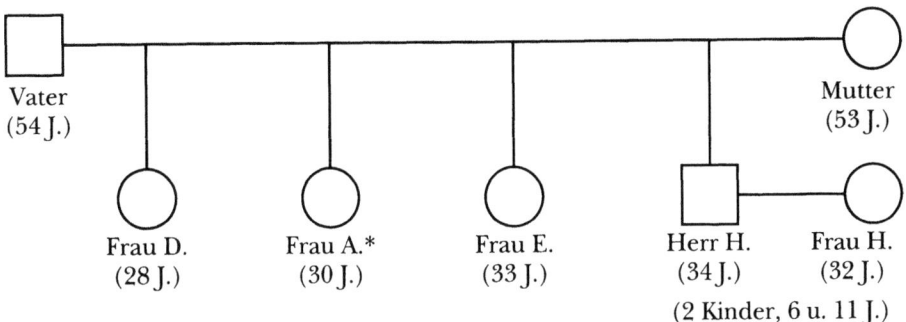

Abb. 1. Genogramm der Familie
(*mit „schizoaffektiver Psychose", diagnostizierte „Patientin")

krank", versuche ich ein systemisches Konzept entgegenzuhalten, indem ich Familientherapie anbiete: „Ich hätte gerne, daß Sie darüber mit Ihrer Familie sprechen und wieder anrufen."

Ich werde die Familie innerhalb eines Zeitraumes von sieben Monaten zu insgesamt acht Sitzungen sehen.

Abbildung 1 zeigt ein Genogramm der Familie.

Hypothesenbildung

Handlungsimpulse und „Einladungen", die ich am Telefon wahrnehme: „Übernehmen wenigstens Sie die Verantwortung, wenn das die Institution schon nicht tut!"

„Sie – das hätte der überweisende Therapeut gemeint – können unsere Tochter retten."

Es geht also im Telefonkontakt vorerst darum, meine Sicht: „Ich finde Familientherapie indiziert", mit der Sicht der Familie zu vernetzen. Weiters wird an der Auflösung des Überweisungskontextes zu arbeiten sein.

Anläßlich des zweiten Anrufs der Mutter fällt mir mein Zögern und meine Tendenz, der Familie eher einen ferneren Termin zu geben, auf. Ich deute das als Übertragungsphänomen: meine Ambivalenz spiegelt die Ambivalenz des Systems wider, sich auf eine Familientherapie einzulassen. Es fällt mir auch das Festhalten am individuumzentrierten Ansatz auf: Die Mutter betont, daß „wir alles tun, was unsere Tochter will". „Sie kann tun und machen, was sie will, niemand übt einen Zwang auf sie aus. Aggressiv wird sie nur, wenn sie die Pulver nicht nimmt . . ."

Hypothese: Aggression wird (von wem und wie in der Familie?) als möglicherweise medikamentös behandelbare Stoffwechselstörung gesehen, als eine endogene Krankheit. Der Erkrankung der Tochter werden vielleicht hauptsächlich biologische Ursachen zugeschrieben. Die schwierig zu lösende therapeutische Aufgabe wäre also die Aufweichung des organischen Krankheitskonzeptes.

Das Erstgespräch

Alle zur Familie gehörenden Personen mögen kommen, war meine Bitte am Telefon. Es erscheinen fünf Personen: Vater, Mutter, die „Patientin", der Bruder und dessen Gattin („Schwiegertochter"). Die Gesprächsatmosphäre ist angeregt, die Krankheit der Tochter wird von niemandem angesprochen. Meine Orientierungsfragen versuchen vor allem die Wohn- und Arbeitssituation und die Zuständigkeitsbereiche auszuleuchten.

Die Familie macht einen „verstrickten" (vgl. Minuchin 1977) beziehungsweise „konfluenten" (vgl. Perls 1976) Eindruck: Sie schafft sich ihren eigenen Mikrokosmos: Äußerer Einfluß wird stark eingeschränkt; oberstes Prinzip ist Nähe und Loyalität. Man verbringt die Zeit fast ausschließlich zusammen. Zum Beispiel wohnt der Sohn mit seinen zwei Kindern in einem anderen Bezirk, kommt aber täglich mit seiner Familie zum gemeinsamen Frühstück in den Betrieb, wo dann alle miteinander zusammensitzen.

Verboten sind Rückzug und Distanz, individuelle Freunde und Aktivitäten, die nicht mit der Familie geteilt werden.

Die Schwiegertochter (Frau H.) wirkt wie „adoptiert". Sie sagt „Mama" und „Papa" zu den Schwiegereltern.

Auf die Frage, was denn wäre, wenn es jedem in der Familie besser ginge, antwortet sie: „Ich hätte dann eine Arbeit ‚außerhalb der Familie'", während der Vater phantasiert, daß dann seine Frau und die „Pat." ein besseres Verhältnis hätten.

Das Gespräch verläuft locker, die Familie wirkt sympathisch, mit Tendenzen, mich zu „adoptieren". Ich werde fast wie ein Bekannter der Familie, besonders von den Eltern, behandelt. Nach der dritten Sitzung werde ich eingeladen, den Betrieb zu besuchen.

Die „Pat." erscheint lediglich durch ihre blasse Gesichtsfarbe „anders", in ihrem Verhalten jedoch „angepaßt".

Ich bemerke, daß offensichtlich ein Konsens besteht, daß man der „Pat." nicht in der gleichen Weise aufmerksam zuhört wie den anderen Mitgliedern.

Die Familie wirkt extrem konsensbetont: Bewahrung von Harmonie, jeder liebt jeden, Einheit, „Aufgehen in der Familie" scheinen hohe Ideale zu sein. Trennungs- und Ablösungsmuster werden dadurch wenig eingeübt. Die von mir auf Unterschiede abzielenden Fragen werden als Störung erlebt, vor allem, wenn sie Tabus wie Distanz, Konflikte oder Unabhängigkeit, abweichende Bedürfnisse und unterschiedliche Wünsche berühren. Bemerkenswert ist, daß das „Problem" von der Familie nicht angesprochen wird. Ich finde es sinnvoll, mich auf die Verstrickung einzulassen. Ich stelle keine Fragen nach dem Problem. Ich hinterfrage auch nicht, wozu der Ist-Lösungsversuch der Familie (das Erklärungsmodell: Die Symptome der „Pat." müssen biologisch bedingt sein) bisher so wichtig war.

Diese therapeutische Zurückhaltung ist diskutierenswert. Sich als Therapeut nicht auf das Problem zu beziehen, bringt die Gefahr mit sich, daß die Eltern sich in ihrer Verzweiflung möglicherweise nicht genügend gewürdigt fühlen (vgl. Ludewig 1992).

Zweite Sitzung

Neun Personen sind anwesend.

Vor der Sitzung meldet sich die Mutter telefonisch: Die „Pat." hätte sie auf das unflätigste beschimpft, sie hätte sogar Sorge, daß diese „jemand umbringen möchte". „Was dürfen wir vor ihr sagen und was nicht?"

Ich lade ein, nicht hinter dem Rücken der „Pat.", sondern mit ihr zu reden. Die beiden Schwestern (Frau D. und Frau E.) und die zwei Kinder sind diesmal mitgekommen. Die Frage „Wie es zu dieser Vollzähligkeit der Familie kommt?" wird überwiegend mit dem Verhalten der „Pat." erklärt, das von allen eher als krankhaft, unverständlich und nicht als Kommunikation mit Mitteilungswert gedeutet wird. Wer denn den Sinn des aktuellen Verhaltens der „Pat." verstehe, wird nicht direkt beantwortet, sondern mit Rückgriff auf das Etikett „Psychose". Die „Macht der Diagnose" (vgl. Ludewig 1992) hat bereits die Erwartungsstrukturen aller Beteiligten stabilisiert und beruhigt. Eine Diagnose bietet Greifbares im Unbegreifbaren und Orientierung im Orientierungslosen.

Der Bruder (Herr H.) spricht, unterstützt von seinen Schwestern, das „Problem" an: Die „Pat." hätte seit Jahren ein komplettes Wahnsystem aufgebaut. Sie fühle sich von der Mafia verfolgt und hätte darüber hinaus auch noch einen „religiösen Komplex": sie würde sich nie nackt ausziehen.

Zeigen würde sich die Krankheit der „Pat." in unüblichem Verhalten: z. B. schlafe sie nur angezogen, dusche immer mit dem Gewand im Dunkeln und verdächtige nicht nur Kunden des Familienbetriebs, sondern auch die Mutter des Vaters, bei der Mafia zu sein. Sie sei davon überzeugt, auf der Toilette und beim Duschen durch die Glühbirnen kontrolliert und beobachtet zu werden, sowie daß über sie Filme pornographischen Inhaltes mittels Mikrokameras gedreht und verkauft werden. Sie kleide sich öfters tagsüber nicht an und laufe dann im Morgenmantel herum. „Wie das denn aussieht, vor den Kunden . . .!"

Diese Themen kommen während der Sitzung zur Sprache.

Daß das Beschreiben und Benennen sozialer Phänomene „beruhigt", hängt wohl auch damit zusammen, daß die Familie im Moment auf andere Zusammenhänge wenig ansprechbar ist.

Auch ich habe mich „beruhigt", indem ich mir hinter dem Rücken der Familie eine Kopie der Krankengeschichte besorgt habe. Wie alle Krankengeschichten „beruhigt" auch diese die Angst vor dem Ungewissen und Unbegreiflichen: Phänomene werden beschrieben, eingeordnet und stabilisiert, indem sie benannt werden. Besser wäre eine heuristische Auffassung, die die Kreativität von Wissenschaftlern und Praktikern anregt, statt Gewißheiten mit meist destruktiven Wirkungen vorzutäuschen (vgl. Ludewig 1992).

Was steht in der Krankengeschichte?

Die „Pat." hatte als Kind Asthma. Auslösesituationen sind nicht bekannt. Als Jugendliche immer wieder Konzentrationsstörungen, so daß sie nach der Volksschule den B-Zug der Hauptschule besuchte. Erst ab der vierten Klasse (damals begann sie eine acht Jahre während Beziehung mit einem um einige Jahre älteren Mann) wechselte sie ins Gymnasium, wo sie mit zwanzig Jahren maturierte. Diese Beziehung wurde von der Patientin mit 23 Jahren beendet, weil dieser Mann sehr restriktiv, pedantisch und bieder war. Sie durfte kaum ausgehen, sich nicht schminken.

Danach hatte sie zwei Jahre lang eine Beziehung zu einem viel älteren verheirateten Mann, fühlte sich jedoch bald in der Beziehung tyrannisiert, wie seine „Marionette" und von ihren Eltern dominiert und ausgenützt. (Sie war damals zeitweise im Familienbetrieb eingesetzt worden.)

Die paranoide Symptomatik begann ab dem 25. und 26. Lebensjahr, ausgehend davon, daß sie fühlte, daß dieser Mann Macht über sie hätte und daß sich alles um sie „irgendwie veränderte".

Vor der ersten stationären Aufnahme kam es zu ambulanten Kontrollen und Gesprächen mit diversen Fachärzten, die sie jeweils nur ein- bis zweimal aufsuchte.

Drei zwangsweise Aufnahmen hat es bisher gegeben: die erste sechs Tage, die zweite zehn Wochen lang, beide vor zwei Jahren (Diagnose: „Schizoaffektive Psychose"). Die dritte Aufnahme war vor einem Jahr und dauerte ebenfalls zehn Wochen. (Diagnose: „Verdacht auf" paranoide Schizophrenie". Wie man sieht, wurde die noch etwas offenere Diagnose: „Verdacht auf ..." von der Mutter im Erstkontakt zur Komplexität reduzierenden Form „Paranoide Psychose" vereinfacht.)

Das amtsärztliche Parere wurde jedesmal wegen aggressiven Verhaltens gegen Eltern, Geschwister bzw. Kunden ausgestellt. Vor der ersten Aufnahme hätte sie einen Kunden in den Arm gebissen, die Familienmitglieder seien von ihr wiederholt geschlagen worden. Sie hätte ihnen „büschelweise" die Haare ausgerissen, einen Freund hätte sie unvermutet geohrfeigt, ihm zwischen die Beine getreten und als der Bruder sie trennen wollte, diesem eine tiefe Verletzung mit den Fingernägeln an der Kopfhaut zugefügt.

Die Mutter äußerte immer wieder Befürchtungen, von der Tochter umgebracht zu werden bzw. daß Kunden attackiert werden könnten. Die „Pat." selbst befürchtet ebenfalls, tödlich bedroht zu sein, z. B. daß ihr die Mafia die Medikamente vertauschen könnte.

Die zahlreichen Versuche der Familie und der behandelnden Ärzte, die „Pat." zur Nachbetreuung bzw. Medikamenteneinnahme zu bewegen, verliefen bisher meist negativ. Die „Pat." lehnt nach wie vor eine psychotherapeutische bzw. medikamentöse Behandlung ab.

Aus der klinischen Krankengeschichte wird also deutlich, daß vor allem die Tabuthemen Gewalt und wechselweise Mordphantasien in den Sitzungen bisher nicht zur Sprache kommen. In dieser Sitzung wird die Koalition zwischen dem Vater und der „Pat." deutlich. Beide werden von den anderen als diejenigen bezeichnet, die „verrücktes" Verhalten zeigen.

Die „Pat." spricht ein Tabu an: Der Vater hat seit ihrem 15. Lebensjahr eine offene Dreierbeziehung gelebt. Seine Freundin lebte ebenfalls im gleichen Haus. Diese Beziehung ist seit vier Jahren beendet. (Beginn der paranoiden Symptomatik der „Pat.")

Kommentar

An meinen Handlungsimpulsen erlebe ich, welche Einladungen die Familie an mich richtet: Beispielsweise fühle ich mich aufgefordert zu strukturieren, Festlegungen zu fordern oder für klare und eindeutige Kommunikation zu sorgen.

Die Atmosphäre in der Familie mutet als „pathologisch konfluent" an. Niemand weiß, wo er aufhört und wo die anderen anfangen. So als würden alle Angleichung verlangen und Differenzen nicht tolerieren (vgl. Perls 1976). Die Außengrenzen sind fest geschlossen und die Umwelt wird überwiegend als feindlich und bedrohlich erlebt (vgl. Simon 1988). Die Familie lebt sozial ziemlich isoliert (vgl. Pattison et al. 1975).

Als Gestalttherapeut fühlt man sich angesichts konfluenter Beziehungsmuster eher aufgerufen, strukturierende Interventionen zu setzen, therapeutische Interventionen wie: Unterschiede herausarbeiten, Wahrnehmungsübungen zur Förderung der Selbstwahrnehmung anbieten, Grenzen ziehen und nein sagen lernen, Kontaktübungen, um eigene Bedürfnisse zu erfahren, Entscheidungen treffen, die nicht mit anderen übereinstimmen müssen, Erwartungen äußern usf.

Ich meine jedoch, daß es in der Arbeit mit Familien weder darum geht, allen „Einladungen" ganz zu folgen noch die Muster abrupt verändern zu wollen (vgl. Retzer und Weber 1991, Simon et al. 1989). Was das System Therapeut–Familie betrifft, denke ich an das Funktionsmodell einer „Nicht-trivialen Maschine" (vgl. Foerster 1985). Wahrscheinlich funktioniert ein solches System nicht nach einfachen Ursache-Wirkungs-Verhältnissen im Sinne klassischer Kausalität wie eine „Triviale Maschine". Würde ich nun als Therapeut strukturierend intervenieren, wäre die Tendenz des Systems, sich verwirrt zu zeigen, erhöht. Dies geschieht nach dem Gesetz, daß in menschlichen Systemen unterschiedliche Tendenzen oft auf konkrete Personen aufgeteilt werden (vgl. Retzer 1991). Ich als Therapeut wäre dann klar, einzelne Familienmitglieder aber noch diffuser.

Als Strategie-Idee für die nächste Sitzung taucht die Einführung eines „Reflecting Teams" auf (vgl. Anderson 1990).

Die Beziehung zur Familie erscheint mir genügend gut aufgebaut, um sie mit vieldeutigen Botschaften zu konfrontieren.

Ich bereite also die Familie vor, daß in der nächsten Sitzung ein Team von Therapeuten und Therapeutinnen anwesend sein wird, das auch bereit sein wird, seine Reflexionen der Familie mitzuteilen.

Erläuterungen für die Nützlichkeit eines „Reflektierenden Teams"

Es besteht die Chance, daß neue Gesichtspunkte eingeführt werden und dazu beitragen können, verfestigte Strukturen aufzulösen.

Als „Gegenmittel" zur „pathologischen Konfluenz" wird also Konfrontation mit Komplexität und mehreren unterschiedlichen Standpunkten eingeführt. Dies hilft, sich auf seine eigene Richtung zu konzentrieren und führt zu eigenen Entscheidungen. Zur Wahrnehmung eigener Bedürfnisse, die nicht mit denen anderer Menschen übereinstimmen müssen. „Lernen, dem Entsetzen, von anderen Menschen getrennt zu sein, ins Auge sehen zu können und trotzdem am Leben zu bleiben" (vgl. Polster/Polster 1975).

In einem Team gibt es vielfältige Meinungen. Das begünstigt Lösungen weg von der „Entweder-oder-Logik" (z. B.: „Entweder leben wir zusammen oder man gehört nicht mehr dazu") zur „Sowohl-als-auch-Logik" (z. B.: „Man kann sich trennen und dennoch in Kontakt bleiben, sich gegenseitig unterstützen und sich weiterhin zugehörig fühlen.").

Mit der Möglichkeit des „Splittings", die sich im Reflecting Team ergeben kann, wird manifest, daß es keine binäre Lösung gibt und daß mehrere Sichtweisen und Lösungen, unterschiedliche Bedürfnisse und Meinungsverschiedenheiten möglich sein dürfen. Die Botschaft des „Splittings" ist die, daß es keine eindeutigen Botschaften gibt. Somit wird Ambivalenz eingeführt, die per se der beste Weg zur Heilung ist (vgl. Retzer 1993). „Schizophrene" Kommunikation ist insofern ambivalenzfrei, als gleichzeitig gegengesetzliche Tendenzen verwirklicht werden. „Splitting" entzerrt die Zeitorganisation von Gleichzeitigkeit.

Ein Beispiel: Die „Pat." gibt mir zur Begrüßung die Hand und zieht sie gleichzeitig wieder zurück, so daß ich ins Leere fasse: „Ambitendenz" ist der Versuch, in diesem Fall Nähe und Distanz im Bereich des Handelns zu verwirklichen. Sie streckt die Hand hin und zieht sie im nächsten Augenblick blitzschnell zurück. Ein Versuch, Ambivalenz im physikalischen Raum Gestalt werden zu lassen.

3. Sitzung

Es kommen sieben Familienmitglieder (gleiche Besetzung wie in der 2. Sitzung) und sieben Kolleginnen und Kollegen, die halbkreisförmig außen sitzen, um das Reflektierende Team zu bilden.

Die veränderte Gesprächssituation wurde in der letzten Sitzung als Experiment und bereichernde Möglichkeit vorbereitet und wird von der Familie durchaus gut akzeptiert.

Es wird vorerst an den Ressourcen jedes einzelnen gearbeitet. Danach an den Bedingungen, die zur Symptomverstärkung bei der „Pat." führen könnten. Das Team sitzt im Hintergrund. Im Beisein der Familie wendet sich der Therapeut dann zu den Teammitgliedern und bildet mit ihnen einen Kreis. Die Familie hört neugierig zu und hat danach genügend Zeit, zum Erlebten Stellung zu nehmen (Nachbearbeitungsphase).

Ich habe Bedenken, ob durch diese Intervention die Familie sich nicht doch zu sehr konfrontiert und verwirrt fühlt. Dann denke ich wieder, ob ich nicht mit dieser Vorsicht problematische Verhaltensweisen der Familie stütze: Von der „Pat." werden nämlich kaum mehr Verhaltensänderungen gefordert. Sie wird als „Kranke" unterschiedlich behandelt und aus Angst vor plötzlichen Reaktionen wie mit Glacéhandschuhen angefaßt. Ich halte mir vor Augen, daß das Reflecting Team ein Modell dafür ist, daß

1.) unterschiedliche Ansichten und Einschätzungen sein dürfen;

2.) Konflikte und verschiedene Vorstellungen nicht zu Entzweiungen unter den Teammitgliedern führen müssen.

Außerdem wird die Familie selbst entscheiden, ob sie sich von dem, was in der Reflexionsphase gesagt wird, berühren läßt oder nicht.

Das Team setzt sich aus Kolleginnen und Kollegen mit familientherapeutischer Ausbildung zusammen. Mein Auftrag war: Verhaltensweisen der Familie möglichst positiv zu werten. (Deutlichmachen, daß jedes Verhalten sinnvoll und berechtigt ist; vgl. Ludewig 1992.) Neben dieser positiven Konnotation sollten auch noch die unterschiedlichen Beobachtungen und wie jeder über die Familie nachdenkt, transparent gemacht werden.

Mein Plan vom „Splitting" (vgl. Retzer 1991) im Reflecting Team geht nicht auf. Die einzelnen Kollegen zeigen sich in ihren Beurteilungen nicht untereinander entzweit und spiegeln dadurch wenig die ambivalenten Tendenzen der Familie. Die Kommentare und Einschätzungen haben eher Konsenscharakter über folgende – die familiären Beziehungsmuster beschreibende – Themen:

○ Gleichzeitigkeit von Symbiose- und Autonomietendenzen:

Wie groß wohl die Angst in der Familie sein muß vor dem Verlassenwerden und Ausgeschlossenwerden. Wenn jedoch zuviel Harmonie und Nähe das Gefühl von Unabhängigkeit aller Beteiligten bedroht, dann übernimmt abwechselnd irgendein beliebiges Familienmitglied die Rolle, einen Konflikt heraufzubeschwören. (In dieser Sitzung wird in der Nachbearbeitungsphase die älteste Tochter gegen das Konfluenzgebot verstoßen und die Mutter attackieren wegen ihres „gluckenhaften Verhaltens". Im nächsten Augenblick schlüpft sie jedoch wieder in die Rolle der versöhnlichen Beschwichtigerin.) Am deutlichsten zeigt diese Ambivalenz die „Pat." immer in ihrer Akutphase: Sie sorgt für Nähe, indem sie alle Angehörigen emotional involviert. (Alle können die Angst vor der eigenen Aggressivität auf die „Pat." projizieren.) Sie drückt Distanz und Abgrenzung aus, indem sie sich nichteinfühlbar und unverständlich zeigt. (Zum Beispiel wünscht sie sich, von der Mutter in der Klinik besucht zu werden. Kaum erscheint die Mutter, schickt sie sie weg und will alleine sein.)

○ Verwirrender Kommunikationsstil:

Wenn die „Pat." etwas sagt, reagieren die anderen disqualifizierend. Entweder durch abfällige Handbewegungen oder „aktives Weghören". Sobald zwei Personen eine Koalition zu beginnen versuchen, steigt bei den anderen Familienmitgliedern die Angst, ausgeschlossen zu werden.

○ Undefinierte Beziehungen zueinander:

Wer wem nahe oder fern ist, wen wer mehr oder weniger braucht, wer sich wem überlegen oder unterlegen fühlt, sich liebevoll oder feindselig gegenübersteht – das alles wird nie klargemacht. Keine der Beziehungen wirkt klar beziehungsweise verläßlich.

Ich selbst verhalte mich im Team zuhörend, stellenweise moderierend, um Neutralität zu wahren (vgl. Cecchin 1989).

Nachbearbeitungsphase

Das schnelle Kippen zwischen Nähe- und Abstandswünschen wird durch den Angriff der älteren Tochter auf die Mutter deutlich. War während des Zuhörens offenbar zuviel Nähe entstanden (in der folgenden Stunde wird bemerkt: „Wir kamen uns vor wie in einem absurden Theaterstück!"), so muß jetzt Abgegrenztheit zum Ausdruck gebracht werden.

Die „Pat." stellt fest: „In unserer Familie sitzen alle aufeinander, aber nicht wirklich zusammen!"

4. Sitzung

Sechs Personen sind anwesend. Diesmal fehlt die älteste Tochter. Die Mutter ist durch die offenbar fortgesetzte Kritik der ältesten Tochter in eine Krise geraten. Sie wirkt labilisiert und bedürftig.

Reflecting Team-Nachlese: Sind die Spekulationen in der Reflexionsphase destruktiv gewesen, frage ich mich. Waren die Rückmeldungen zuwenig positiv in der Bewertung?

Diesmal attackiert die „Pat." den Vater und deckt auf, daß er Alkoholiker ist. Thema werden die unterschiedlichen Abhängigkeitsbedürfnisse der einzelnen Mitglieder. Rückblickend fokussiere ich nun zu stark auf die Probleme aller anderen Familienmitglieder. Was ich verabsäume herauszuarbeiten, ist die Frage, was denn von der Familie überhaupt als Problem, als veränderungswürdig bzw. veränderungsfähig angesehen wird (vgl. Ludewig et al. 1984). Eine Haltung, die ich bereits im Erstgespräch diskutiert habe.

In der übernächsten Sitzung wird von der Mutter das Unbehagen ausgesprochen werden, daß „das hier alles einen Verlauf nimmt, den wir nicht wollen . . ." Was alle am meisten befürchten wird formuliert: daß es hier auch nur im Entferntesten um Zuweisung von Schuld gehen könnte.

Kommentar

Also nicht vorschnell aus einer Familie mit lauter weißen und einem schwarzen Schaf eine mit lauter grauen Schafen machen!

Auch die Konflikte zwischen den Eltern hätte ich eher ignorieren sollen. Diese könnten – wenn überhaupt gewünscht – später bearbeitet werden. Vorrangig wäre abzuwarten, bis die Eltern die Forderung an die „Pat." richten, ein ihrem Alter entsprechendes Verhalten zu zeigen (vgl. Haley 1980).

Auch die Wiedereinführung der „Exkommunizierten in Kommunikation" wäre vorrangig gewesen (vgl. Retzer 1993). Nicht gleichverteilte Wertigkeit der Aufmerksamkeit, sondern Rückholen aus dem Abseits und längerdauernder Kontakt zum Ausgeschlossenen als zu den übrigen Mitgliedern.

Hypothesenbildung

Inwieweit schützt die „Pat." mit ihrem Symptom den Ausbruch eines Konflikts zwischen Vater und Mutter?

Der Vater ist an seine Mutter eng gebunden. Die Mutter ist aus ihrer Herkunftsfamilie ausgegrenzt und isoliert.

Neben diesem Konfliktdreieck besteht auch eine von der klassischen Familientherapie benannte „pathologische Triangel": In den Konflikt zwischen Großmutter und Vater wird die „Pat." hineingezogen (vgl. Haley 1980). Meine Vermutung, daß ein Problem der Familie darin besteht, daß sie für Konflikte kaum konstruktive und kreative Lösungen zur Verfügung haben, findet sich erst in der nächsten Sitzung bestätigt.

5. Sitzung

Nur Vater, Mutter und „Pat." sind anwesend. Verschwiegen wird, daß in der Zwischenzeit der Sohn wegen Verdachtes auf Veruntreuung einen Monat in U-Haft sitzt, dort eine „Schlägerei" mit Muskelriß im Oberarm hatte und der Schwiegersohn mit seiner Firma in Konkurs gegangen ist. (Ich erfahre das später vom Bruder, als ich die „Pat." in der Klinik besuche und der Bruder gerade ebenfalls auf Besuch ist.)

Das Thema Gewalt in der Familie ist mir nur aus der Klinik-Krankengeschichte bekannt. Es könnte sein, daß das Symptom der „Pat." (Gewalt ihrerseits gegen andere führte bisher immer zur Zwangseinweisung) die positive Funktion hat, die Familie vor symmetrischen Gewalt-Eskalationen zu schützen.

In dieser Sitzung erzählt die „Pat.", während den Eltern die Tränen in die Augen schießen, daß sie bisher verschwiegen hatte, was ihr mit 14 Jahren zugestoßen war: Der jetzige Gatte der ältesten Schwester hätte sie damals vergewaltigt. Aus Scham hat sie nie etwas davon erzählt.

Kommentar

Durch das Fließen von Emotionen ist nun eine Atmosphäre der Nähe entstanden, die in der Familie gleichermaßen ersehnt wie gefürchtet wird: Die Angst vor gegenseitiger Abhängigkeit scheint mindestens ebenso groß zu sein wie die Angst vor dem Alleinsein.

Diesmal kommt eine strukturierte und klare Kommunikation zustande: Die Eltern sind in sorgenvoller Zuwendung zur „Pat." vereint. Ja es scheint fast so, als würden sie sich durch diese damalige Vergewaltigung das gesamte bisherige Verhalten der „Pat." besser erklären können.

„. . . Nichts fürchtet der Psychotiker mehr als Struktur und Ordnung. Er will sich weder festgelegt noch verstanden fühlen (vgl. Retzer 1993).

Die Zusammenhänge von pathologisch konfluenten Milieus und damit verbundener Neigung zu Gewalt formuliert Perls, indem er die Forderung nach totaler Übereinstimmung, nach Konfluenz – die pseudoharmonische Konfliktverleugnung – mit dem Satz beschreibt: „Und willst du nicht mein Bruder sein, dann schlag' ich dir den Schädel ein" (vgl. Perls 1973).

Nach dieser Sitzung, kaum als der Bruder aus der U-Haft entlassen wurde, kommt es zur vierten stationären Aufnahme der „Pat.". Die „Pat." hat über heftige Schmerzen am ganzen Körper geklagt.

Die Familie teilt daraufhin die gemeinsame Sorge, die „Pat." könnte sich suizidieren und veranlaßt über den Amtsarzt die Zwangseinweisung.

Selbstgefährdende Handlungen seitens der „Pat." werden nicht berichtet.

Vier Wochen Klinikaufenthalt mit der Diagnose: „Schizoaffektive Psychose". Als ich die Patientin in der Klinik besuche, treffe ich dort ihren Bruder, der mir von seinem Gefängnisaufenthalt und seinem dort eskalierten Kampf erzählt. Ich entschließe mich zu dieser Intervention, um damit den Kollegen meine Rolle als Familientherapeut klarzumachen und um der Familie ein Zeichen zu geben, daß ich das Ereignis der stationären Aufnahme entsprechend ernst nehme.

Kommentar

Diesmal hat die „Pat." ihre Trennungswünsche das erste Mal nicht durch eine Gewaltexplosion ausgedrückt wie anläßlich der vorangehenden Aufnahmen. Dennoch konnte sie mit ihrem Verhalten eine Öffnung der starren Außengrenzen der Familie bewirken: Der Amtsarzt, eine außerhalb der Familie stehende Autorität, hatte eingegriffen. Er hat für die so notwendige räumliche Distanzierung und Entspannung gesorgt, ohne daß irgendein Familienmitglied dafür die Verantwortung hätte übernehmen müssen.

Hypothesen

Die „Pat." arbeitet an ihrer Ambivalenz: Kaum sucht sie intensive Nähe zu den Eltern, taucht der andere Pol auf – und sie will Distanz.

Aus der familiären verwirrenden Spannungssituation gelingt es ihr, in die vergleichsweise klare und einfache Atmosphäre der Klinik zu kommen. Eine Tauschaktion: privates Irrenhaus gegen öffentliches.

Zuvor hat die „Pat." die ältere Schwester hinausgedrängt und beschämt („Die ist mit dem Schwein verheiratet!"). Damit thematisiert sie als erste in der Familie offen das Tabu Gewalt. Sie stellt sich damit nicht wie bisher als Täterin, sondern als Opfer, als Traumatisierte dar. Sie verwirklicht damit den Nähe-Pol, indem sie als liebesbedürftige Tochter einen Platz bei den Eltern sucht.

6. Sitzung

Diesmal sind fünf Mitglieder anwesend. Das nächste Mal fehlt auch die jüngere Schwester. Zuletzt kommen nur Vater und Mutter, beenden die Therapie und gehen vorzeitig (7. Sitzung).

Zur 6. Sitzung ist die „Pat." noch auf der Psychiatrie und wird nach vier Wochen Aufenthalt entlassen werden.

Die Familie reagiert mit ihren ihnen nächstliegenden Lösungen im Sinne „alter Spielregeln": Pseudoharmonisch werden Konflikte eher beiseite geschoben. Zuvor bereits artikulierte Themen wie Macht, Gewalt und Abgrenzung erscheinen offenbar zu belastend. Die bereits etwas geübte Flexibilität, die sich nun auch im Umgang mit Krisen zu bewähren hätte, schwindet ebenso wie die Motivation zur Fortführung der Therapie.

Vier Wochen nach der Entlassung kommt es zur neuerlichen (fünften) Zwangseinweisung. Die Mutter des Vaters stirbt kurz davor. Die „Pat." wird mit Messern im Bett aufgefunden. Das wird von den Angehörigen als zunehmende Aggressivität gedeutet – obwohl es keinerlei Äußerungen von Aggression seitens der „Pat." gibt. Wieder wird der Amtsarzt verständigt. Der Vater läßt sich ganz in seinen Alkoholismus fallen. Die Familie will die „Pat." nicht mehr zu Hause aufnehmen.

Die zentripetalen Tendenzen der „Pat." stehen im Vordergrund. Ihr Weg: auf dem Umweg über die Psychiatrie Entlastung, Abgrenzung und Loslösung aus der häuslichen Situation finden.

Kommentar

Die „Pat." hat auf diesem Weg zu immer mehr sozial akzeptablem Verhalten und zu einer symbolischen Sprache gefunden.

Die Eltern können so bei ihrem alten Muster bleiben: Unsere Tochter ist gefährlich. Die „Pat." weist nur darauf hin: Vergeßt nicht, ich könnte aggressiv werden . . .

Zuvor hat sie sich lediglich aggressiv abgegrenzt, was von den Eltern als zunehmende Gefährlichkeit gedeutet wurde und mit der Aufforderung an die Tochter beantwortet wurde: Du mußt wieder Medikamente nehmen! Daraufhin legt sich die Tochter mit zwei Küchenmessern ins Bett, nicht ohne dafür zu sorgen, daß sie auch ja von den Eltern gesehen wird. Sie wird nun als aggressiv klassifiziert, obwohl sie es nicht mehr ist, sondern nur symbolisch handelt: Sehr her, ich könnte es sein . . .

Zusammenfassung

Die „Pat." hat im Laufe der Therapie zu neuen Handlungsmöglichkeiten gefunden, während für die Angehörigen das Leben eher schwieriger geworden ist. In diesem Sinne mag mit dem Therapieabbruch der Fehler zusammenhängen, daß ich es als Therapeut verabsäumt habe, genügend klare Möglichkeiten für die Angehörigen herauszuarbeiten. Zum Beispiel durch konstruktive Zukunftsfragen. „Wenn das Problem verschwunden ist, wie würde es dann sein . . .?"

Vor allem die Eltern waren überfordert, in ihrer Auseinandersetzung mit der immer schwieriger werdenden Situation. Möglicherweise liegt der Kern dieser Entwicklung bereits im „Status nascendi" dieser Therapie: Schon im Erstgespräch könnten sich die Eltern zuwenig angenommen und in ihrer Not gesehen gefühlt haben. Ihr diffuses Anliegen war: Verändern Sie unser Kind, wir halten es nicht mehr aus!

Die anfängliche oberflächliche Kooperation wurde von mir zuwenig im Sinne tatsächlicher Kooperation überprüft.

Auch ein eindeutig formulierter Auftrag der Familie an den Therapeuten wurde zuwenig deutlich ausgehandelt und erarbeitet.

Im Therapieverlauf wird deutlich, wie die „Pat." sich von der Familie zu lösen versucht und Grenzen zieht.

Durch stärkere Grenzziehung und zunehmende Ambivalenz entstehen zwangsläufig Konflikte.

Die vermehrten stationären Aufenthalte sind als Durchgangssyndrom zu deuten, dem man als Therapeut gelassen gegenüberstehen kann. Die vorübergehende Zunahme stationärer Aufenthalte bei „Schizoaffektiven Psychosen" beweist sogar die Effektivität von Familientherapie. Patienten ziehen aus der Therapie insofern Nutzen, als sie sich die „Chance der Krise" leisten (vgl. Retzer 1993). Wesentlich sind die Unterschiede, wenn wir die Rückfälle betrachten: Die „Pat." findet zu immer mehr sozial akzeptableren Verhaltensweisen, um sich aus der familiären Verstrickung zu lösen.

Die subjektive Einschätzung der Familie – ob sie den Eindruck hat, von der gemeinsamen Familientherapie profitiert zu haben oder ob in den sieben Sitzungen zu einer „heilsamen Verstörung" angeregt werden konnte – wurde nicht in Erfahrung gebracht.

Literatur

Andersen, T. (1990), Das Reflektierende Team. Dortmund: Modernes Lernen.

Cecchin, G. (1989), Zum gegenwärtigen Stand von Hypothetisieren, Zirkularität und Neutralität: Eine Einladung zur Neugier. Familiendynamik **13**: 190–204.

Foerster, H. v. (1985), Sicht und Einsicht. Braunschweig: Vieweg.

Haley, J. (1981), Ablösungsprobleme Jugendlicher. München: Pfeiffer.

Ludewig, K., Schwarz, R., Kowerk, H. (1984), „Psychotische" Jugendliche und Systemische Familientherapie. Familiendynamik **9** (2): 108–125.

Ludewig, K. (1992), Systemische Therapie. Grundlagen klinischer Theorie und Praxis. Stuttgart: Klett-Cotta.

Pattison, Em., Defrancisco, D., Wood, P., Frazier, H., Crowder, J. (1975), A psychosocial kinship model for family therapy. Amer. J. Psychiat. **132**: 1246–1251.

Perls, F. (1973), Grundlagen der Gestalttherapie. München: Pfeiffer.

Polster, E., Poster, M. (1975), Gestalttherapie. München: Kindler.

Retzer, A. (1991), Die Behandlung psychotischen Verhaltens. Heidelberg: Auer.

Retzer, A., (1993), In einem Seminar über „Systemische Familientherapie bei psychotischem Verhalten". 11.–13. 2. 93, Kirchschlag, Oberösterreich.

Simon, F., Weber, G., Stierlin, H., Retzer, A., Schmidt, G. (1989), „Schizoaffektive" Muster: Eine systemische Beschreibung. Familiendynamik **14** (3): 190–213.

Simon, F. (1988), Unterschiede, die Unterschiede machen. Berlin – Heidelberg – New York – Tokio: Springer.

Simon, F. (1990), Meine Psychose, mein Fahrrad und ich. Zur Selbstorganisation der Verrücktheit. Heidelberg: Auer.

Wynne, L. (1991), in: Retzer, A. (1991) 53–76 a. a. O.

Korrespondenz: Dr. Walter König, Praterstraße 17/3/25, A-1020 Wien.

Psychodrama mit chronisch hospitalisierten psychiatrischen Patienten

Manfred Stelzig und Maria Ruby

Zusammenfassung. Die Arbeit gliedert sich in drei Teile. Der 1. Teil gibt einen Überblick über die Theorie des Hospitalismus-Syndroms aus psychodramatischer Sicht unter dem Blickwinkel der Rollenpathologie bei hospitalisierten psychiatrischen Patienten. Der 2. Teil vermittelt einen Einblick in das Setting und Konzept einer 1½jährigen Psychodramagruppe mit chronisch hospitalisierten Patienten (fünf Frauen, vier Männer mit durchschnittlicher Hospitalisationsdauer von 15,5 Jahren). Der 3. Teil der Arbeit schildert den Therapieverlauf und das Ergebnis. Die Abnahme autistischen Verhaltens, die Erweiterung des Verhaltensrepertoires und eine wesentliche Verbesserung der Kommunikationsfähigkeit war das wesentliche Ergebnis.

Theoretischer Teil

Zur Theorie und Technik des Psychodramas

Psychodrama ist eine Gruppentherapieform, in der Situationen nicht nur erzählend berichtet, sondern durchgespielt werden. Im sogenannten Protagonistenspiel stellt ein Gruppenmitglied wichtige Szenen seines Lebens dar. Mit Hilfe anderer Gruppenteilnehmer, sogenannter Hilfs-Ichs, die die notwendigen Rollen, z. B. der Familienmitglieder, der Freunde, Gegner, Arbeitskollegen übernehmen, werden diese Szenen nachgespielt. Diese Form der Darstellung hat sowohl einen kathartischen Effekt, als auch den Vorteil, daß der Protagonist durch Rollentausch mit den anderen Beteiligten ein größeres Verständnis für die Situation eines Mitmenschen bekommt. Weitere wichtige Formen des Psychodramas sind Gruppenspiele, Stegreifspiele und Märchenspiele, wodurch ebenfalls eine Erweiterung des Rollenrepertoires trainiert wird.

Eine genauere Einführung würde den Rahmen dieser Arbeit sprengen; wir verweisen auf die Literatur von Moreno, Leutz, Petzold, Schützenberger, Jablonsky, Zeintlinger usw.

Das Hospitalismus-Syndrom

Charakteristika chronisch hospitalisierter psychiatrischer Patienten sind Antriebslosigkeit, passive Abhängigkeit, Auftreten von Manierismen, Stereotypien, Sammelwut, Kontaktlosigkeit (Müller 1973). Die Hospitalisierten verfügen über eine geringe Streßresistenz, über eine geringe Fähigkeit

Probleme zu lösen und erweisen sich als unfähig, ohne Unterstützung eine stabile Anpassung in einer offenen Gesellschaft zu vollziehen (Test und Stein 1978).

Begünstigt wird das Hospitalismus-Syndrom durch die hierarchisch autoritäre Struktur des traditionellen Großkrankenhauses (Freundenberg 1962, Etzioni 1961). Das einerseits fürsorgliche, andererseits autoritäre Klima drängt die Patienten in eine hilfsbedürftige, abhängige Rolle. Dies führt zum Verlust anderer sozialer Rollen, Regressionssymptome sind die Folgen (Goffman 1977, Seligmann 1979).

Chambers (1965) zeigt, daß Psychotiker durch das Hospitalismus-Syndrom stärker beeinträchtigt sind als durch ihre eigentliche Krankheit.

Barton (1974) bezeichnet die Folgen chronischer Hospitalisierung als Anstaltsneurose, Wing (1975) als sekundäres Handicap; Gastager (1968) als Persönlichkeitsabwandlung, welche den Betreffenden im Endstadium an einem Verlassen des krankmachenden Milieus hindert.

Nach Keup (1977) fehlt bei etwa der Hälfte der Langzeitpatienten, die die Klinik nicht verlassen wollen, die ärztliche Indikation und Notwendigkeit.

Das Hospitalismus-Syndrom aus psychodramatischer Sicht

Wir betrachten das Hospitalismus-Syndrom von zwei Gesichtspunkten:
1. von den psychodramatischen Kategorien: Tele, Kreativität und Spontaneität,
2. unter dem Aspekt der Rollenpathologie.

1a) Tele: Unter Tele verstehen wir die Fähigkeit der gegenseitigen realitätsgerechten Wahrnehmung und des gegenseitigen Einfühlens. Daraus ergibt sich die zwischenmenschliche Beziehung (Moreno 1954).

Tele ist bei chronisch hospitalisierten Menschen massiv vermindert und durch Selbstbezogenheit und Introvertiertheit ersetzt. Diese Haltung ist einerseits bedingt durch die negativen Erfahrungen, die sie in früheren Kontakten mit ihren Mitmenschen erlebt haben und der daraus resultierenden „negativen Identität", die Benedetti (1983) ausführlich beschrieben hat. Der geschlossene Rahmen der Psychiatrie bedeutete natürlich weiteren Anlaß zu erneuten Frustrationen. Die natürlichen Bedürfnisse eines Menschen nach Verständnis seiner Probleme, Hilfe, Begegnung, Freiheit werden ständig enttäuscht.

1b) Spontaneität: Spontaneität als freie Umsetzmöglichkeit von Gefühlen und gedanklichen Impulsen zu Handlungen ist natürlich bei chronisch hospitalisierten psychiatrischen Patienten äußerst reduziert.

1c) Kreativität: Die Kreativität als schöpferische Kraft zu neuen Handlungen, neuen Verhaltensweisen und Neugestaltungsmöglichkeiten des Tagesablaufs, der Freizeit, der Zimmer, der Kleidung usw. ist ebenfalls deutlich vermindert.

Wir erwähnen diese drei Kategorien psychodramatischen Verhaltens deswegen, da sie zusammen mit der Forderung nach Rollenflexibilität den zentralen Teil des Gesundheitskonzeptes Morenos darstellen (Moreno 1953).

2. Die Rollenpathologie des Hospitalismus-Syndroms: Aus der psycho-
pathologischen Rollentheorie sind bei der Betrachtung des Hospitalismus-
Syndroms vor allem drei Komponenten von Wichtigkeit (vgl. Leutz 1974,
Leeb 1991):

a) Das sekundäre Rollendefizit
b) Das primäre Rollendefizit
c) Die Rollenfixierung.

a) Das sekundäre Rollendefizit: Das sekundäre Rollendefizit ist das Ergebnis eines atrophischen Prozesses, d. h., daß bereits gelernte und introjizier-
te Rollen aufgrund der einengenden Einflüsse der Klinik wieder aufgegeben und schließlich gelöscht wurden. Wing (1975) spricht von sekundärer
Behinderung.

Wir wollen jedoch als Psychodramatiker den rollentheoretischen Gesichtspunkt betonen. Aus der Vielfalt der Rollen, die das Leben in Freiheit
bietet, reduzieren unsere Patienten ihre Rolle hauptsächlich auf die eine,
nämlich die Patientenrolle. Sie sind damit die Leidenden, die Untergebe-
nen, Unselbständigen. Sie müssen nicht für sich sorgen oder in einem besonderen Maß Verantwortung übernehmen (vgl. Goffman 1977).

Uns erscheint es wesentlich, darauf hinzuweisen, daß die Einnahme der
Patientenrolle folgendes bedingt:

1. Aufgabe der Eigenverantwortung und Selbständigkeit.

2. Regression auf früheste Rollenmuster (orale, anale bzw. somatopsy-
chische Rollen, vgl. Stimmer 1982), das sind passive und abhängige Rollen
mit hoher Erwartungshaltung.

3. Wunsch nach Enthebung von sozialer Verantwortung (vgl. auch Barton 1974, Schulte und Heimann 1982). Durch diese Regression auf früheste Rollenmuster ist sowohl ein Verlust der Rollenflexibilität als auch eine
Verminderung der kognitiven Leistungsfähigkeit gegeben.

b) Das primäre Rollendefizit: Das primäre Rollendefizit ist die Folge einer
psycho- und soziodynamischen Fehlentwicklung, die zum Teil zum eigentlichen Krankheitsbild führte. Biochemische und hereditäre Faktoren wollen
wir hier nicht berücksichtigen. Aufgrund von pathologischen Familienstrukturen können große Rollencluster nicht übernommen werden, und es
kommt zu schweren intrapsychischen Fehlentwicklungen. Betrachten wir
die Vorgeschichte chronisch psychiatrischer Patienten von diesem Gesichtspunkt, so fällt auf, daß positive Rollen in der Vergangenheit dieser Patienten
sehr reduziert sind. Reduziert ist also die Erfahrung, was es heißt, ein gelieb-
ter Sohn oder eine geliebte Tochter oder ein geschätzter Bruder oder
Freund zu sein. Auch Rollen wie zum Beispiel des konstruktiv Wütenden,
Zornigen, sind nicht gewohnt, jedoch sehr eindrücklich die Rollen des Un-
terworfenen, Geschlagenen, Mißachteten, Gedemütigten. Die Rolle des
z. B. ohnmächtig Wütenden führt zum massiven Affektstau, die Wut und die
Verzweiflung richten sich in der Psychose gegen die eigenen Ich-Strukturen.

c) Die Rollenfixierung: Das einerseits hierarchische, andererseits vorsor-
gende System der herkömmlichen Krankenanstalten fixiert die Patienten
in abhängigen Rollen. Eine Begegnung von Ich und Du findet kaum statt,
sondern nur ein pathologisches Spiel zwischen sozial höheren und nied-

rigeren Rollen. Durch diese Rollenkollusion wird der Patient in seiner Minderwertigkeit bestärkt, was eine Begegnung noch mehr erschwert. Es entsteht ein Circulus vitiosus, der in die Regression führt und den Patienten in diesem reduzierten Rollenzustand fixiert. Außerdem befinden sich die Patienten aufgrund ihres psychotischen Grundleidens schon in einem Stadium der Regression, aus dem sie nicht herausfinden. Die typische Übertragungshaltung ist der Wunsch, verwöhnt werden zu wollen, abhängig sein zu dürfen, besondere Aufmerksamkeit bekommen zu können, im Mittelpunkt zu stehen. Diese regressiven Wünsche werden in herkömmlichen psychiatrischen Krankenhäusern zumeist ohne Bearbeitung teils erfüllt, die Beziehungswünsche zu einem guten Teil enttäuscht, was wiederum zu Apathie, Resignation und Interesselosigkeit des Hospitalismus-Syndroms führt.

Praktischer Teil

Ort der Psychodramagruppe

Die Psychodramagruppe fand in der offenen Psychiatrischen Rehabilitationsstation der Landesnervenklinik Salzburg statt. Diese offene Rehabilitationsstation existierte allerdings erst seit Anfang 1982. Vorher waren die Patienten jahre- und jahrzehntelang in den geschlossenen Stationen der psychiatrischen Pflegeabteilung.

Die Auswahl der Gruppenmitglieder

Die Auswahl erfolgte nach einem Gespräch mit den betreuenden Stationsschwestern, wobei ca. 20 Patienten mit einem ausgeprägten Hospitalismus-Syndrom für unsere Gruppe in Frage kamen. Von diesen waren neun motiviert, an der Gruppe teilzunehmen.

Das Setting

Die Psychodramarunden fanden einmal pro Woche 1½stündig statt. Geleitet wurden diese Runden durch einen Psychiater und eine Psychologin.

Die Gruppenmitglieder

Wir wählten fünf Frauen und vier Männer mit einer durchschnittlichen Hospitalisierungsdauer von 15,5 Jahren (siehe Tabelle 1 und 2) aus.

Das therapeutische Konzept

1. In der *ersten Phase* des psychodramatischen Gruppenprozesses wollten wir ganz besonderen Wert auf die Vertrauensbildung in der Gruppe legen. Vertrauen erscheint uns als absolute Grundvoraussetzung zur Entwicklung von Tele, Spontaneität und Kreativität. Wir wollten damit der hohen ängst-

Tabelle 1

Alter	Geschlecht	Hosp.-Dauer	Einweisungsgrund	Diagnose	Verhalten in der Klinik	Kontakt außerhalb der Klinik	Arbeit in der Klinik	Erlernter Beruf	Schulbildung	Entlassen
40	ledig, männl.	15 Jahre	akust. u. opt. Halluzinationen, Angstzustände, paranoid	Schizo.	seit 2 Jahren keine akute Symptomatik, kontaktarm, freundl.	Mutter, Tante	Gartenpartie	Knecht	8 Kl. VS	
52	ledig, männl.	22 Jahre	Vater-Sohn-Konfl., verweigerte Arbeit, verworren, Unsinnshandlungen	Schizo.	autistisch, schwermütig, schaukelt vor sich hin	Bruder, regelm. Besuche	Gartenpartie	Landwirtssohn	VS, guter Erfolg	
56	ledig, männl.	34 Jahre	Verfolgungsideen, aggressiv, bedrohte Eltern und Geschw.	Schizo.	autistische Phasen wechseln (in Klinik selten aggressiv), ruhig, abgestumpft, müde	Bruder, ein- bis zweimal im Jahr	Gartenpartie	Landwirtssohn	VS	in Wohngemeinschaft nach 1½ Jahren Gr.
50	ledig, männl.	20 Jahre	paranoide Angstzustände, akustische Halluzinationen, Verfolgungswahn	Schizo.	angepaßt, höflich, distanziert, mißtrauisch	kein Kontakt	Druckerei	Knecht	VS, Landwirtschaftsschule	
62	ledig, weiblich	15 Jahre	Angstzustände und Depressionen mit Suizidgedanken, hörte Stimmen, sex. Zwangsvorstellungen	Angstneurose, ankast. Züge, schizoide Pers. neurot. depressive Entwicklung	pedantisch, hilfreich, ordentlich, depressiv		Wäscherei	Bürokraft	VS, 4 Jahre Gymnasium	Nach 1 Jahr Gruppe in Tagesklinik entlassen
45	ledig, weibl.	20 Jahre	Scheinschwangerschaft, Depressionen mit akustischen Halluzinationen, paranoide Wahnvorst., von Stiefmutter schlecht behandelt	Schizo. Oligophrenie	schwankt zwischen heiter-läppisch und aggressiv gereizt	Schwester (selten)	Beschäftigungstherapie	Hilfsarbeiter Bauernhof	VS, schlechter Schulerfolg	

Tabelle 1 *Fortsetzung*

Alter	Geschlecht	Hosp.-Dauer	Einweisungsgrund	Diagnose	Verhalten in der Klinik	Kontakt außerhalb der Klinik	Arbeit in der Klinik	Erlernter Beruf	Schulbildung	Entlassen
57	verwitwet, weibl.	2 Jahre (9 Aufnahmen)	Wahnvorstellung mit akustischen Halluzinationen (hängt am Kanal)	Schizo.	sehr zurückgezogen, klagt ständig über Kanal, an dem sie hängt, der die Gedanken lenkt	Sohn		landwirt. Arbeiterin	VS, schwer gelernt	am Ende der Gr. in Altersheim entlassen
59	ledig, weibl.	3½ Jahre (5mal stat.)	akustische Halluzinationen u. Beeinflussungserlebnisse, manisch-depressive Phasen	Schizo. affektive Psychose	kontaktfreudig, freundlich	Schwester, Schwager, Sohn	Beschäftigungstherapie	Verkaufslehre, Teppichknüpferin	VS, 3 J. HS, Lehre	nach 3 Monaten Gruppe in Wohngemeinschaft entl.
41	verh., weibl.	2 Jahre	Partnerkonflikt, Selbstmordgedanken, ängstl.	Oligophrenie Depression	Minderwertigkeitsgefühle, ängstl.	Mutter, Schwester, Tochter, Mann	Wäscherei	Landwirtschaftshelferin	VS, schl. Schulerfolg	nach ca. ¾ Jahr ins Wohnheim

Tabelle 2

	Zahl	Durchschnittsalter	Durchschnittliche Hospitalisierungsdauer
Frauen	5	52,8	8,4 Jahre
Männer	4	49,5	22,8 Jahre
Total	9	51,1	15,5 Jahre

lichen Grundhaltung entgegenwirken. Es sollte sich damit in der Gruppe das Klima des mitfühlenden Interesses einstellen und eine gute Gruppenkohäsion entstehen. Weiters wollten wir damit den pathologischen Übertragungen begegnen und die Möglichkeit zum Anwachsen echter Telebeziehungen schaffen. Tele wächst auf dem gesunden Boden von Vertrauen. Begegnungen und die damit verbundene Steigerung des Selbstgefühls sollen den Weg aus der Rollenfixierung ebnen. Vertrauen stellt die psychische Grundlage der entwicklungsfördernden Eigenschaft Mut und Vertrauensverlust, die Grundlage der entwicklungshemmenden, das heißt Stauung und Regression bedingenden Eigenschaft Angst, dar. Wächst ein Kind in einem Klima des Vertrauens auf, kann es Aktionshunger entwickeln. Dieser Aktionshunger reißt den Menschen von frühester Kindheit an ständig in Situationen und Rollen, die Angstüberwindung durch Mut erfordern, um Progression zu fördern. Umgekehrt kann Vertrauensverlust beim Kind eine Angst erzeugen, die beim Säugling zu einer Essensverweigerung und bis zum Tod infolge Marasmus, wie eine Untersuchung von R. Spitz gezeigt hat, führen kann (vgl. Leutz 1974).

Genau dieser Prozeß der Beeinträchtigung des Vertrauens infolge mangelnder oder unglücklicher Interaktionen, diesmal jedoch nicht zwischen Mutter und Kind, sondern zwischen Institution und hospitalisiertem Individuum spielt sich im psychiatrischen Langzeitspital ab. So bildet sich langsam das Hospitalismus-Syndrom aus, das durchaus beim Erwachsenen Zustände der Depression und Nahrungsverweigerung, Interesse- und Willenlosigkeit und Autismus beinhaltet.

2. In der *zweiten Phase* wollten wir vor allem Phantasie und Kreativität fördern. In Gruppen- und Rollenspielen wollten wir den Gruppenteilnehmern ermöglichen, ihre Einengung schrittweise abzubauen und ihre Phantasie wiederzuentdecken. Im Klima des Vertrauens und der zunehmenden Spiellust kann Spontaneität von selbst entstehen. Durch die Übernahme verschiedenster Rollen in diesen Spielen sollte auch das Rollenrepertoire langsam anwachsen. Diese Erweiterung richtet sich sowohl gegen das primäre als auch gegen das sekundäre Rollendefizit.

3. In der *dritten Phase* wollten wir durch soziometrische Spiele eine Bewußtmachung der Beziehungsmuster erreichen. Wir planten, z. B. die sozialen Atome unserer Gruppenmitglieder aufzeichnen zu lassen und dann im psychodramatischen Spiel diese zu personalisieren, sozusagen als lebendiger soziometrischer Perzeptionstest. Uns war klar, daß gerade dieser Schritt des therapeutischen Konzepts bei latent psychotischen Menschen

ein äußerst vorsichtiges Vorgehen erfordert. Wir planten ein entsprechendes Maß an Strukturierung und Kontrolle ein (vgl. Medri 1983).

Das Leiterverhalten

Es war uns ein großes Anliegen, als Leiter von Anfang an als erfühl- und erfaßbare Mitmenschen erkennbar zu werden. Wir begegneten den sofort auftretenden Übertragungen durch freundliche, aber klärende und damit auch konfrontative Gespräche oder machten sie zum Thema eines psychodramatischen Spiels.

Binswanger (1980) fordert von einem Psychodramatherapeuten grundsätzlich ein Verhalten, durch das Übertragungsphänomene von Gruppenmitgliedern auf ihn minimiert werden. Dadurch soll ja seine Arbeitsfähigkeit in der Gruppe erhalten werden. Binswanger weist weiters darauf hin, daß Übertragungsphänomene ubiquitär sind, ebenso wie Autoritätsprobleme. Jeder Psychodramatherapeut ist folglich Zielscheibe dieser Phänomene. Im Gegensatz jedoch zum Analytiker, der durch seine Abstinenz die Übertragungsmöglichkeiten fördert, soll der Psychodramatherapeut die Eigenarten seiner Person, seiner Stimmungen, Konflikte und seiner Lebensgeschichte transparent machen.

Krüger (1980) fordert dagegen keine spezielle persönliche Haltung des Psychodramatherapeuten, sondern zeigt auf, daß Übertragungen auf den Leiter akzeptiert, erkannt und durch die psychodramatische Bearbeitung aufgeklärt werden müssen. Er schildert anschaulich verschiedene Übertragungssituationen auf den Therapeuten und die Bewußtwerdung durch die verschiedenen Möglichkeiten im psychodramatischen Spiel.

Benedetti (1983) und Medri (1983) fordern in der Psychotherapie psychotischer Patienten die Identifikation des Therapeuten, das heißt, das Hineinversetzen in die Person des Patienten. Dadurch wird die Gegenidentifikation des Patienten mit den gesunden Anteilen des Therapeuten möglich. Andererseits ist auch das kontrollierende und zügelnde Umgehen mit dem psychotischen Anteil des Behandelten notwendig.

In unserer Gruppe mit chronisch hospitalisierten Menschen legten wir aus mehreren Gründen größten Wert darauf, persönliche Begegnungen mit den Leitern zu ermöglichen.

1. Dieses Verhalten hat Modellfunktion für die übrigen Gruppenmitglieder. Begegnungen von Ich zum Du, die im herkömmlichen Rahmen psychiatrischer Langzeitpatienten äußerst selten sind, sind für alle kontinuierlich erlebbar und eröffnen eine neue Dimension des Rollenverhaltens.

2. Der Regression, der Rollenreduktion und der Rollenfixierung in Patientenrollen wird durch diese Haltung der Leiter im wahrsten Sinne des Wortes direkt begegnet. Dadurch wird es den Gruppenteilnehmern möglich, ihre passiven Patientenrollen und ihr Angebot zu einer pathologischen Kollusion langsam aufzugeben, selbst Begegnungen anzustreben und damit zur Spontaneität und Kreativität des „actor in situ" zu finden.

3. Eine komplexe psychodramatische Bearbeitung von Übertragungen ist durch das (erst langsam weichende) Hospitalismus-Syndrom und durch

das psychotische Grundleiden unserer Gruppenmitglieder deutlich erschwert, daher erhält die Auseinandersetzung mit den Leitern größere Bedeutung.

Die praktische Darstellung von 1½ Jahren Psychodramatherapie mit chronisch hospitalisierten psychiatrischen Patienten

1. Die Anfangs- und Vertrauensphase

Unsere chronisch hospitalisierten Gruppenmitglieder waren anfangs äußerst in sich gekehrt, wirkten stumpf oder mit sich selbst beschäftigt. Eine spontane Kontaktaufnahme war kaum möglich. Es galt also im psychodramatischen Rahmen ein Klima zu schaffen, in dem Neugierde und Mitgefühl für den anderen geweckt werden konnte.

Wir sahen in dieser Phase daher einen wichtigen Teil unserer Arbeit darin, das psychische Klima durch psychodramatische Gruppenspiele zu erwärmen.

Beispiel: In der ersten Sitzung war eine Kontaktaufnahme unter den Gruppenmitgliedern erst mit Hilfe eines Balles möglich. Dieses Ballspiel wurde allmählich mit einem Vorstellspiel kombiniert, in dem der Ballwerfer dem Fänger eine Frage nach dem Namen stellen sollte. Erst nachdem diese Aktionen sichtlich Spaß machten, waren zunehmend Blickkontakte und spontane verbale Mitteilungen möglich.

Weitere Aufwärmspiele waren zum Beispiel: Wir erzählten einander unsere Spitznamen und die Geschichte, wie wir zu diesem Spitznamen kamen. Oder welches ist das Lieblingstier eines jeden einzelnen und was verbindet er damit. Manchmal zeichneten wir auch oder malten in der Aufwärmrunde z. B. „eine Lieblingsblume".

Durch diese genannten und viele ähnliche Aufwärmspiele bekamen die Gruppenmitglieder nicht nur einen gefühlsmäßigen Eindruck voneinander, sondern wußten schließlich auch durch die vielen kleinen Bilder, die sich aneinanderreihten, ungefähr die Lebensgeschichte jedes einzelnen und kannten auch ungefähr seine Wünsche und Träume.

In anderen Psychodramagruppen werden solche Aufwärmspiele lediglich ganz zu Anfang einer Sitzung verwendet, worauf meist eine intensive psychodramatische Darstellung folgt. Für unsere Gruppe chronisch Hospitalisierter, deren Mitteilungsbedürfnis äußerst gering war, bedeuteten solche Spiele schon relativ lebhafte Interaktionen und füllten in dieser Anfangs- und Vertrauensphase oft die ganze Dauer von Sitzungen. Mitteilungen wurden in dieser ersten Phase nur sehr zögernd und schüchtern eingebracht. Die Gruppenmitglieder warteten stets auf das mitfühlende Interesse und auf das anteilnehmende Fragen, besonders der Leiter. Aufgrund des sehr hohen Angst- und Mißtrauensniveaus bestand natürlich ein beträchtlich höherer Widerstand gegen das „sich Öffnen" als in üblichen Psychodramagruppen.

Trotzdem ist unserer Erfahrung nach der Teleprozeß in einer Gruppe Hospitalisierter deutlich erfühl- und erfaßbar. Die Entwicklung aus einem

Zustand der Stumpfheit und Interesselosigkeit, aus dem Zustand des „Scheintotseins", wovon eine Gruppenteilnehmerin einmal träumte, zu zunehmender kreativer Interaktion und Lebendigkeit ist beeindruckend.

2. Die Phantasie- und Kreativitätsphase

Als zweite wichtige Aufgabe sahen wir die Steigerung von Phantasie und Kreativität durch psychodramatische Mittel, um dem Hospitalismus-Syndrom zu begegnen. Das „wunschlose Unglück" unserer Gruppenmitglieder wollten wir durch Psychodrama unterbrechen und durch die Spiele Lebendigkeit möglich machen. Aus den Aufwärmrunden entwickelten sich Gruppenspiele, wie zum Beispiel „Wir sind auf dem Bauernhof". In kürzester Zeit fanden sich die Gruppenmitglieder die ihnen entsprechenden Rollen des Bauern, der Bäuerin, der Kinder, des Nachbarn, der Haustiere, Kuh und Stier usw. und bildete sich ein spontanes und lebendiges Stegreifspiel.

In ähnlicher Weise entwickelte sich das Gruppenspiel „Wir machen eine gemeinsame Reise":

Herr B., der seit 22 Jahren dauerhospitalisiert und normalerweise völlig introvertiert ist, seine Umwelt kaum wahrnimmt und meist stereotype Körperbewegungen zeigt, lenkte bei diesem Spiel wahrhaft spielerisch einen Bus mit acht Personen. Er spielte seine Rolle so überzeugend, daß er auch von anderen Gruppenmitgliedern als Chauffeur akzeptiert und in das Spiel einbezogen wurde. Die Rolle des Buslenkers hat er sich spontan gewählt.

Einmal war das Thema „Tod" Gruppenthema aufgrund eines Traumes einer Teilnehmerin. Die ängstliche Unruhe in der Gruppe deutete der Leiter so: „Ich glaube, wir haben zusammen noch nicht zu genügend Lebendigkeit und Lebenslust gefunden, so daß dieses Thema so beunruhigend ist. Wir können es aber im psychodramatischen Spiel von einer anderen Seite betrachten. Jeder stellt sich vor, er ist gestorben und kommt zu Petrus an die Himmelstüre." So entstand ein ungemein interessantes und dynamisches Gruppenspiel.

Ähnlich spielten wir Alltagsszenen der Klinik durch, wie zum Beispiel die ärztliche Visite, in der eine Gruppenteilnehmerin zur Oberärztin gewählt wurde, die sich dann zwar nur sehr schwer in die Rolle einer Ärztin versetzen konnte und immer wieder in die Patientenrolle auswich, in der Nachbesprechungsphase jedoch sichtlich beeindruckt war, daß es für sie überhaupt möglich ist, so eine Rolle zugeteilt zu bekommen.

Zunehmend vermehrte sich die Selbstverständlichkeit, die verschiedensten Rollen in den Spielen zu übernehmen und der Einfallsreichtum, mit dem diese Rollen dann ausgeführt wurden.

3. Die soziometrische Phase

In unserer Arbeit mit chronisch Hospitalisierten wollten wir in dieser Phase die Wichtigkeit von Beziehungen bewußtmachen. Wir vermieden allerdings ein graphisches Soziogramm, sondern nützten soziometrische Spiele, wie zum Beispiel, welches Tier paßt zu welchem Gruppenmitglied am besten, zur Beziehungsklärung unter den Gruppenmitgliedern.

Durch Erhebung der sozialen Atome versuchten wir den Teilnehmern selbst und auch uns als Leiter, Einblick in das intrapsychische Beziehungsgefüge der einzelnen zu ermöglichen (vgl. Moreno 1974, Zeintlinger 1981). Aus früheren Spielen, die mit Zeichnen verbunden waren, war uns klar, daß die Gruppenteilnehmer im Prinzip fähig waren, ihr soziales Atom aufzuzeichnen.

Das Ergebnis: Bei zwei Gruppenmitgliedern fehlt das soziale Atom vollständig. Eine Patientin zeichnet ein Haus mit einem Zaun, in dem kein Mensch lebt. Ein Patient malt Sonne, Mond und einen Schneemann. Eine Gruppenteilnehmerin verweigert einfach die Mitarbeit. Bei fünf Teilnehmern ist das soziale Atom extrem klein. Eine zeichnet ca. vier Bezugspersonen auf ihr Blatt. Bei zwei von diesen fünf Gruppenteilnehmern sind Beziehungen nach außerhalb des Krankenhauses gerichtet, einer möchte darüber keinen Auskunft geben. Eine Patientin hat ihre Kontakte hauptsächlich im Krankenhaus. Eine Teilnehmerin hat ihre Beziehungen aufgeteilt auf drei Personen außerhalb und eine Person innerhalb des Spitals. Ein Gruppenmitglied zeichnet zwar elf Bezugspersonen, wobei er allerdings nur zu zweien einen sporadischen und zu allen übrigen seit vielen Jahren überhaupt keinen Kontakt mehr hat. Er lebt gefühlsmäßig offensichtlich fast gänzlich in der Vergangenheit fixiert.

Im weiteren Verlauf der Gruppe stellen wir ein soziales Atom psychodramatisch dar. Die anderen Gruppenmitglieder zeigten großen Widerstand, sich mit ihren sozialen Atomen auseinanderzusetzen. Dafür nahm der gruppendynamische Aspekt an Bedeutung zu, und hier flossen wieder Anteile der sozialen Atome ein. Es kam zu deutlichen Vater- und Mutterübertragungen, zu Geschwisterrivalitäten usw. unter den Gruppenmitgliedern.

Es war uns auch in dieser Phase daran gelegen, den Gruppenteilnehmern schrittweise die Angst vor ihren Gefühlen zu nehmen. Das bedeutet bei latent psychotischen Personen natürlich ein äußerst vorsichtiges Umgehen, denn eine zu große Verstärkung der Gefühle setzt wieder alte Affekte und Ängste frei und birgt die Gefahr der psychotischen Exacerbation in sich. Wir bemühten uns daher, im Hier und Jetzt der Gruppensituation Gefühle lebbar zu machen und strukturierten und zügelten, sobald wir den Eindruck hatten, daß die Gruppenteilnehmer selbst nicht mehr ganz die Kontrolle über ihre Affekte haben. Hier unterscheidet sich die Therapie von latent psychotischen entscheidend von der neurotischer Patienten (vgl. Benedetti 1983, Medri 1983).

4. Die Leiterverweigerungs-, Frustrations- und Bearbeitungsphase

Aufgrund der großen Abhängigkeitswünsche und sonstiger regressiver Bedürfnisse (siehe Kapitel Rollenpathologie) entstand trotz aktiv begegnender Haltung der Leiter eine allgemeine Gruppenübertragungshaltung. Die Bearbeitung dieser Situation drängte sich nach ca. einem dreiviertel Jahr Psychodrama absolut in den Vordergrund.

Die psychodramatischen Spiele entstanden bis dahin auf Vorschlag der Leiter, die das Thema aus der Aufwärmrunde genommen hatten. Die Gruppe lieferte sozusagen „brav" ihre Psychodramaspiele und zeigte dabei auch viel Lebendigkeit. Zunehmend wurde jedoch klar, daß es sich dabei zum Teil um eine „Kreativität für die Leiter" handelte.

Als nächsten Schritt gaben wir auf, Spielvorschläge zu machen. Ein dreiviertel Jahr Strukturierung, die auch in gewisser Weise „Fütterung durch die Leiter" bedeutete, war notwendig, um eine stabile Beziehung, Vertrauen und ein festes Arbeitsbündnis herzustellen.

Ab dem Zeitpunkt, an dem wir aufgaben, Aufwärmrunden zu initiieren, kam sofort die Forderung der Gruppenmitglieder, in der alten Weise versorgt werden zu wollen. Wir machten unsere Verweigerung transparent und versuchten den Gruppenmitgliedern zu einer eigenständigen Strukturierung des Gruppenverlaufes zu verhelfen.

Diese Leiterverweigerung löste zuerst sozusagen ein „psychisches Entzugssyndrom" aus, indem die Gruppenteilnehmer vorerst abwartend und extrem passiv reagierten. Um eine weitere Regression zu verhindern, konfrontierten die Leiter die Gruppenmitglieder immer wieder mit der neuen Situation. Zunehmend wurden die Wünsche des Versorgt-werden-Wollens und Geführt-werden-Wollens klar. In oft lebhaften Streitgesprächen drückten die Leiter ihre persönliche Meinung aus, was die Folgen dieser Abhängigkeitswünsche sind und wie sich diese im gesamten Stationsbetrieb auswirken.

In dieser Leiterverweigerungs-, Frustrations- und Konfrontationsphase achteten wir, daß die Frustration wohldosiert war und in der Konfrontation gut bearbeitet wurde, da mit der Versagung in der Psychotherapie psychotischer Patienten sehr vorsichtig umgegangen werden muß (vgl. Benedetti 1983).

Nur sehr allmählich spürten wir das Akzeptieren der Verweigerung, eine Loslösung aus der Übertragung, die Übernahme von Eigenverantwortlichkeit und ein schrittweises Anerkennen der eigenen Fähigkeiten und Werte.

Ergebnis

Nach 1½ Jahren Psychodrama waren nur mehr drei Männer und eine Frau stationär in der Klinik, zwei in der Tagesklinik. Zwei Patienten konnten in Wohngemeinschaften, eine Patientin in das Übergangsheim, eine Patientin in das Altersheim und eine in eine eigene Wohnung entlassen werden. Dadurch besuchten zuletzt nur noch drei Männer und drei Frauen die Psychodramagruppe regelmäßig.

Als wesentliches psychisches Ergebnis kann die Abnahme autistischen Verhaltens bei der Erweiterung des Verhaltensrepertoires gelten. Eine Verbesserung der Kommunikationsfähigkeit erlaubte den Patienten, Konflikte und Spannungen anzusprechen. Auch konnten die Patienten in der Freizeit adäquater und realitätsbezogener miteinander reden. Die Erweiterung im Verhaltensrepertoire implizierte die Zunahme an Rollenflexibilität und

Kreativität. Mit dem allgemeinen Abbau des Hospitalismus-Syndroms setzte die Verselbständigung ein, eigene Bedürfnisse wurden erkannt und besser durchgesetzt. Die Freizeitgestaltung und Freizeitaktivität nahm zu. Ausflüge wurden selbst organisiert. Die depressiv anankastische Patientin war an der Organisation solcher Ausflüge wesentlich beteiligt. Bei einer Gruppenteilnehmerin kam es mit Milderung des Wahndruckes, durch den die Patientin über Jahre nur über ihre Halluzinationen sprechen konnte, zur Entlassung in ein Altersheim. Eine andere Gruppenteilnehmerin entwickelte sich von der Omegaposition (die als oligophren schizophren eingestufte Patientin konnte anfangs nicht sprechen, stammelte unartikuliert) zeitweilig zu einer Alphagruppenteilnehmerin mit der entsprechend guten Verbalisationsfähigkeit.

Die drei in der Gruppe verbliebenen Männer hatten am wenigsten ihr Verhalten verändert. Sie veränderten kaum ihre Freizeitgestaltung. Sie konnten jedoch am Ende der Gruppe Probleme und Konflikte besser darstellen und Wünsche formulieren. Für sie war die Dauer der Gruppe entsprechend der Hospitalisierungsdauer eindeutig zu kurz.

Literatur

Barton, R., Hospitalisierungsschäden in psychiatrischen Krankenhäusern. In: Finzen (Hrsg.). München: Piper.

Benedetti, G. (1983), Psychosentherapie. Stuttgart: Hippokrates.

Binswanger, R. (1980), Widerstand und Übertragung im Psychodrama. In: Leutz, G. A., Oberborbeck (Hrsg.), Psychodrama, S. 222–242.

Chambers, D. A. (1965), Conditioning of psychotics. Acta Psychiatrica Skandinavia **41**: 1–41.

Etzioni, A. (1961), A comparative analysis of complex organisations. Glencoe: The Free Press.

Freudenberg, R. K. (1962), Das Anstaltssyndrom und seine Überwindung. Nervenarzt **33**: 165.

Gastager, H. (1968), Der Psychisch Kranke nach der Klinikentlassung. Monatskurse für die ärztliche Fortbildung **6** (18): 331–333.

Goffman, E. (1977), Asyle, über die soziale Situation psychiatrischer Patienten und anderer Insassen. Frankfurt am Main: Suhrkamp.

Krüger, R. (1980), Gruppendynamik und Widerstandsbearbeitung im Psychodrama. In: Leutz, G. A., Oberborbeck (Hrsg.), Psychodrama, S. 243–270.

Keup, W. (1977). In: Reimer, F. (Hrsg.), Chronisch psychisch krank – Artefakt oder Krankheit. Stuttgart: Thieme.

Leeb, W. (1991), Psychodrama in der psychiatrischen Rehabilitation. In: Vorwerg, M., Alberg, T. (Hrsg.), Psychodrama. Heidelberg: Johann Ambrosius Barth.

Leutz, G. A. (1980), Psychodrama. Berlin – Heidelberg – New York: Springer.

Leutz, G. A. (1980), Das Psychodramatische, kollegiale Bündnis. In: Leutz, G. A., Oberborbeck (Hrsg.), Psychodrama, S. 176–221.

Müller, C. (1973), Lexikon der Psychiatrie. Berlin – Heidelberg – New York: Springer, S. 245–246.

Medri, G. (1983). In: Psychosentherapie. Stuttgart: Hippokrates, S. 81–102.

Moreno, J. L. (1953), Who shall survive? Foundations of Sociometry, Group Psychotherapy and Sociodrama. Beacon: Beacon House.

Moreno, J. L. (1954), Grundlagen der

Soziometrie. Wiesbaden: Westdeutscher Verlag.

Moreno, J. L. (1959), Gruppenpsychotherapie und Psychodrama. Stuttgart: Thieme.

Petzold, H. (1979), Integrative Therapie. Paderborn: Junfermann.

Petzold, H., Angewandtes Psychodrama.

Schützenberger, A. (1979), Psychodrama. Stuttgart: Hippokrates.

Schulte, C., Heimann, H. (1982), Klient versus Patient. In: Helmchen, H., Linden, M., Rüger, U. (Hrsg.), Psychotherapie in der Psychiatrie. Berlin – Heidelberg – New York: Springer, S. 30–35.

Seligman, M. (1979), Erlernte Hilflosigkeit. München: Urban & Schwarzenburg.

Spitz, R. (1979), Vom Säugling zum Kleinkind. Wien: Klett.

Stimmer, F. (1982), Der Beitrag J. L. Morenos zu einem interaktionalen Ansatz einer Theorie der Institutionalisierung. Kultur und Institution 9: 132–155.

Test, Stein (1978), Community treatment of the chronic patient: research overview. Schiozphrenia Bulletin 4 (3): 350–364.

Wing, J. K. (1975), Institutional influences on mental disorder. In: Kisker, K. P. et al. (Hrsg.), Psychiatrie der Gegenwart III. Berlin – Heidelberg – New York – Tokyo: Springer, S. 327–360.

Yablonsky, L. (1978), Psychodrama. Stuttgart.

Zeintlinger, K. E. (1981), Analyse, Präzisierung und Reformulierung der Aussagen zur psychodramatischen Therapie nach J. L. Moreno. Dissertation, Salzburg.

Korrespondenz: Dr. Maria Ruby, Ignaz-Harrer-Straße 79, A-5020 Salzburg.

4. Weitere Ansätze

Die Integration systemtherapeutischer Strategien in die stationäre Psychiatrie am Beispiel psychotischen Verhaltens

Christian Moser und Reinhold M. Bartl

„Die leichteste Erklärung ist das Wort depressiv, diese Erklärung deckt alles ab, oder zu, dann noch ein paar Medikamente, und es paßt. Vielleicht ist es ein Teil Krankheit, manisch-depressiv, und ein Teil die Alltagsprobleme, mit denen ich mich auseinandersetzen müßte."
(Ein 31jähriger Patient in der ambulanten Sprechstunde.)

Zusammenfassung. Die Beobachtung ganz unterschiedlicher Ereignisse, Situationen, Einstellungen und Bewertungen in Zusammenhang mit abweichendem menschlichen Verhalten macht an der Eingangstüre zur Psychiatrie oft einer Sichtweise Platz, die interaktionell-kommunikative Gesichtspunkte psychischer Erkrankung zugunsten eindimensionaler, linear-kausal angelegter ätiologischer Konzepte vernachlässigt. Der oft notwendigen und hilfreichen Komplexitätsreduktion in der stationären Psychiatrie werden systemische Denk- und Handlungsmodelle gegenübergestellt, die funktionale Zusammenhänge zwischen interaktionellen, affektiven und kognitiven Mustern und dem Auftauchen psychotischer Symptome in Beziehungssystemen betonen und therapeutisch zu nützen versuchen. Es wird die schrittweise praktische Umsetzung und Integration der aus den theoretischen Modellen der Systemtheorie abgeleiteten therapeutischen Schritte, Handlungsweisen und Möglichkeiten auf einer sozialpsychiatrischen Station beschrieben, die den Patienten und seine Angehörigen auf dem Weg von der Aufnahme bis zur Entlassung begleitet. Anhand von Beispielen wird gezeigt, welche Entwicklungsmöglichkeiten sich für Patienten, Angehörige und professionelle Helfer eröffnen; die verschiedenartigen Angebote wie Orientierungsgespräche, Familiengespräche, der Umgang mit „alltäglichen" psychiatrischen Situationen werden am Beispiel psychotischen Verhaltens dargestellt. Das Streben nach gleichrangigem Nebeneinander und wertschätzender Akzeptanz vorhandener unterschiedlicher Krankheits- und Therapiekonzepte wird als eine der Voraussetzungen für die Bewältigung und Weiterentwicklung der therapeutischen Aufgaben unter stationären Bedingungen herausgestrichen.

1. „Manisch-depressiv oder Alltagsprobleme": Viele Wege führen in die Psychiatrie

Das Dilemma des Patienten aus dem voranstehenden Beispiel spiegelt ein Problem wider, das sowohl „Kunden"[1] (de Shazer 1992) als auch Mitarbeiter psychiatrischer Einrichtungen kennen: Wie soll man auffälliges oder abweichendes menschliches Verhalten erklären? Geht es um Krankheit oder um Alltagsprobleme? Was unterscheidet beide voneinander? Wenn von Krankheit ausgegangen wird, was bedeutet das für die Zukunft, und in welcher Weise werden dann Alltagsprobleme berücksichtigt? Welche Funktion hat die Psychiatrie, wofür ist sie zuständig und in welcher Art?

Im Aufnahmegespräch, bei der diagnostisch orientierten Erhebung des psychopathologischen Befundes zum Zweck nosologischer Zuordnung von Syndromen, liegt die Gewichtung eindeutig auf Krankheit. Damit ist vorerst wenig erklärt, aber es erzeugt Orientierung sowohl für Patienten als auch professionelle Helfer: Diese wissen nun, was zu tun ist, und es beginnt in der Regel der bekannte Ablauf medizinischer Routine von Diagnosestellung und Therapie. Dadurch kehrt in das in Aufnahmesituationen häufig beobachtbare „geordnete" Chaos wieder Ruhe ein. Durch eine Einigung auf das Erklärungsmodell Krankheit weiß nun jeder, welche Person krank ist, wie die Krankheit heißt und welche Behandlung bzw. andere Maßnahmen notwendig sind.

Andererseits kommt durch dieses Vorgehen ein großer Teil menschlicher Neugierde zu kurz. Zahlreiche Fragen bleiben unbeantwortet: Wie kommt es zu Ereignissen, durch die Menschen in Situationen geraten, in denen sie scheinbar wenig Kompetenzen zu haben glauben, um krisenhafte Lebenssituationen selber zu lösen? Nach welchen Regeln entwickeln sich solche Situationen? In welcher Funktion wird hier das Angebot der stationären Psychiatrie herangezogen? Wer wünscht die stationäre Aufnahme einer Person, und was bedeutet das für diesen Menschen? Was behandeln wir, Symptome, biochemische Prozesse, Probleme . . .?

Solche Fragen gewinnen zentrale Bedeutung, wenn man beginnt, systemtherapeutische Konzepte in den Alltag psychiatrischen Arbeitens zu integrieren. Denn systemische Therapie beschäftigt sich vor allem mit Sichtweisen, Einstellungen und Glaubenssystemen, mit deren Hilfe Menschen eigenes Verhalten organisieren und Verhalten anderer interpretieren. Wenn man sich in dieser Art mit Personen beschäftigt, die entweder als PatientInnen oder als Angehörige mit der Institution Psychiatrie in Kontakt kommen, wird deutlich, wie sehr die Konstruktion solcher Sichtweisen, d. h. das Entwerfen subjektiver Wirklichkeiten, abhängig ist von Blickwinkel und Perspektive, die die Beschreibungen einer Situation bestimmen. Dies zeigt sich besonders in den unterschiedlichen Ausgangsbedingungen, die eine Einweisung in die Psychiatrie beeinflussen. Dazu einige kommentierte Beispiele aus der Praxis:

[1] Der Begriff Kunde scheint angebracht, da er den Bereich der Psychiatrie als Service- und Dienstleistungsbetrieb betont, aus dessen Palette therapeutische Angebote ausgewählt werden können.

– Die Dichte des psychosozialen Netzes und die Erreichbarkeit stationärer und ambulanter Versorgung haben regional unterschiedliche Aufnahmezahlen von Personen mit vergleichbaren psychiatrischen Problemen zur Folge (Meise 1991).

Kommentar: Das Entstehen von Sichtweisen, die das Heranziehen von Experten zur Lösung von Problemsituationen für nützlich halten, ist abhängig von Angebot und Entfernung.

– Eine Person, die den Status „psychiatrischer Patient" besitzt, gelangt manchmal sehr schnell in die Psychiatrie, sozusagen nach dem Motto „einmal Psychiatrie, immer Psychiatrie" (Watzlawick 1985, S. 259); auf den ersten Blick ein Paradoxon, da andererseits das Stigma Psychiatrie notwendige stationäre Behandlung erschwert.

Kommentar: Welche Perspektive muß man einnehmen, um, bei als psychiatrisch bekannten Personen, konstruktive Veränderungen in Richtung Autonomie und eigenes Lösungspotential wenig wahrzunehmen?

– Bei der Einweisung geht es um die Ausübung sozialer Kontrolle und nicht um psychiatrische Therapie.

Kommentar: Welche Perspektive muß man einnehmen, um die Psychiatrie und nicht andere Institutionen als geeigneten Ort für die Ausübung sozialer Kontrolle zu betrachten?

– Bei Vorliegen „psychischer Auffälligkeit" oder „abweichenden" Verhaltens wurden andere Möglichkeiten der Behandlung oder Beratung nicht genutzt.

Kommentar: Welche Perspektive entscheidet darüber, welche Behandlungs- oder Beratungsform in welcher Situation genutzt wird?

– Unterschiedliche Bedeutungsgebungen durch Familien, Angehörige, Freunde oder professionelle Helfer tragen dazu bei, daß bei der Beschreibung krisenhafter Lebenssituationen Verwirrung entsteht. Daher erscheinen die Sichtweisen auffälligen Verhaltens und die damit verbundenen Benennungen sehr verschieden: „störend; harmlos; unzumutbar; bedrohlich; gefährlich; psychisch krank; Krise; verrückt; geisteskrank" etc.

Kommentar: Wie kommt es innerhalb von Beziehungssystemen zu Einigkeit/Uneinigkeit über derartige Sichtweisen? Wie entsteht z. B. die Einigung auf die Beschreibung Krankheit?

Damit möchten wir zu Beginn Erfahrungen und Gedanken transparent machen, die uns eingeladen und zunehmend motiviert haben, sich mit Modellen und Konzepten systemischer Therapie zu beschäftigen, die von einem interaktionell-kommunikativen Verständnis der Entstehung, Aufrechterhaltung und Veränderung auffälliger menschlicher Erlebnis- und Verhaltensweisen ausgehen. Systemische Strategien haben sich in unserer stationären Arbeit bisher als sehr nützlich und hilfreich erwiesen (Moser 1993).

2. Die Psychiatrie als Ort der Komplexitätsreduktion menschlicher Probleme

Systemische Denk- und Handlungsmodelle beschäftigen sich mit Elementen eines Beziehungssystems und dessen Dynamik. Der Fokus der Aufmerksamkeit liegt nicht auf individuellen Merkmalen der Elemente, sondern auf den Regeln, mit deren Hilfe das System seine Interaktionen gestaltet. Für systemische Therapie bedeutet dies, daß man sich besonders für systemorganisierende Regeln unterschiedlich komplexer Beziehungssysteme (Paare, Familien, Teams, Organisationen etc.) interessiert.

Daher beschäftigt uns z. B., wie in einer menschlichen Gemeinschaft mit Bedürfnissen nach Autonomie und Selbständigkeit umgegangen wird, wie das Zeigen von Gefühlen bewertet wird oder wie offen bzw. verschlossen ein System gegenüber Veränderungen ist. Von besonderem Interesse für die Aufgabenstellungen der Psychiatrie und klinischen Psychologie ist die Frage, wie eine Gemeinschaft auf abweichendes und auffälliges Denken, Fühlen und Verhalten reagiert. Wird es als Beitrag zu mehr Kreativität begrüßt, als „böse" definiert und ausgegrenzt oder wird es eher als Zeichen von Krankheit bewertet und damit pathologisiert?

Achtet man mehr auf Regeln, die Beziehungssysteme organisieren, als auf individuelle Merkmale von Einzelpersonen, so kann die Psychiatrie als eine Institution beschrieben werden, die die Komplexität menschlichen Miteinanders reduziert. Dies gilt sowohl für die Seite der Kunden als auch für die Seite der Experten.

2.1 Die Seite der Kunden

Wenn man Menschen differenziert befragt, welche Erwartungen sie an den Aufenthalt in der Psychiatrie haben, was dort geschehen soll und vor allem, wie etwas erreicht werden kann, wird häufig ein sehr mechanistisches Verständnis von Krankheit und Heilung deutlich. Sie möchten wieder „gesund" werden, rechnen dabei mit der Heilkunst der Ärzte und denken im besonderen an die Wirkung von Psychopharmaka. Bestimmte Formen von Denken oder Verhalten werden als „Störung" empfunden, um deren Beseitigung es gehen soll. Die Frage nach Zusammenhängen und Erklärungen für das Auftreten dieser Störungen und möglichen aktiven Beiträgen zur Heilung wird außerhalb des Bereichs der eigenen Verantwortung gestellt. Der Erfolg im Sinne der Beseitigung der „Störung" wird zum Maßstab der Wirkung von Maßnahmen gemacht, ohne Rücksicht auf die Frage, ob die momentan erreichte Besserung auch längerfristig Heilung fördert oder nicht. Verantwortlich für Veränderung sind Ärzte bzw. Medikamentenkombinationen; eigene Kompetenzen und Fähigkeiten werden quasi an der Eingangstür der Psychiatrie abgegeben. Die Menschen tun so, als ob die Geschehnisse, die sie freiwillig oder unfreiwillig in die Psychiatrie gebracht haben, hauptsächlich mit individuellen oder intrapersonalen Eigenschaften erklärt werden könnten und blenden Beziehungsereignisse, wie z. B. die krisenhafte Einweisungssituation (ich bin krank, zu Hause ist alles in Ordnung) gerne aus. Oder sie definieren sich als „Opfer" eines Verhaltens anderer, das sie „krank" gemacht hat. Die Psychiatrie wird so eher als eine Art von Reparaturwerkstätte betrachtet, in der Experten dafür sorgen, daß etwas wieder in Ordnung kommt, was kaputtgegangen ist oder was andere kaputtgemacht haben. Die gesamte Komplexität verwirrender und unkla-

rer familiärer Konstellationen (wie wir sie vor allem bei sogenannten endogenen Psychosen oder anderen psychotischen Verhaltensweisen vor der
Einweisung beobachten) wird durch die Zuschreibung „Krankheit" auf ein
sehr einfaches, aber orientierungsgebendes Ursache-Wirkungs-Modell reduziert.

2.2 Die Seite der Experten

Die Psychiatrie ist bis zum heutigen Tag stark beeinflußt durch die Art der
Krankheitshypothesen, die sich in der Organmedizin besonders bewährt haben. Dort wird insofern von linear-kausalen Ursache-Wirkungs-Modellen
ausgegangen, als Störungen (z. B. biologisch-physiologischer Prozesse in bestimmten Organen) als Ursachen, Krankheiten als Ergebnis dieser Ursachen betrachtet werden. Diese Vorstellungen werden nun in den Bereich
psychiatrischer Auffälligkeiten übernommen. Auch sogenannte endogene
Psychosen werden ursächlich mit physiologischen Prozessen in Zusammenhang gebracht, die als „Irrtum" des Stoffwechsels (z. B. Dopaminhypothese:
Baumann 1987) oder anderer Fehlsteuerungen irgendwelcher Regelkreise
(„multifaktoriell") interpretiert werden. Dabei wird nicht die Frage gestellt,
wer sich z. B. irrt oder wer falsch steuert. Somit wird Krankheit lediglich als
Betriebsstörung aufgefaßt, als ein Defekt, der ohne Zutun des Patienten entstanden ist und ohne sein Mittun vom Arzt repariert werden soll.

Nur so ist es zu erklären, daß z. B. aufgrund kontrollierter Langzeituntersuchungen bei schizophrenen Erkrankungen Therapieempfehlun-
gen gegeben werden, die in der explizit ausgesprochenen Warnung gip-
feln, daß nach zwei oder mehr Schüben eine minimal fünf Jahre dauernde
Neuroleptika-Dauertherapie „lege artis" notwendig wäre (Kissling 1991,
S. 157). Oder daß nach dem Auftreten von mehreren manisch-depressiven
Episoden eine langjährige Lithium-Dauertherapie (viele Patienten vermuten dann statt langjährig „lebenslang") als die *einzige* wesentliche Therapie-
maßnahme empfohlen wird (Müller-Oerlingshausen 1986).

Um Mißverständnisse zu vermeiden: Wir stellen die große Bedeutung
psychopharmakologischer Therapie bei psychotischen Episoden außer Frage und erachten sie als äußerst hilfreich, oft unverzichtbar und sinnvoll,
nicht jedoch den vorrangigen Stellenwert, der dem Psychopharmakon
durch eben beschriebene Handlungsweisen zugeordnet wird. Dadurch
wird das Zeigen von Symptomen vornehmlich in einen Zusammenhang mit
scheinbar autonom ablaufenden, physiologischen Prozessen, also mit intraindividuell liegenden Einflußfaktoren gebracht. Durch einseitige Orientierung auf medikamentöse Therapie werden dynamische Verhaltensweisen reduziert auf „die Krankheit" und damit zu starren und individuellen
Merkmalen einer Person.

Daraus folgt eine Pathologisierung und Infantilisierung von Patienten;
Komplexität menschlichen Erlebens und Verhaltens, seine Abhängigkeit
von interaktionellen Prozessen, die Abhängigkeit der Bedeutungsgebung
menschlichen Verhaltens vom Kontext, in dem es gezeigt wird, werden
zweitrangig.

Daran ändert weder die Idee der multifaktoriellen Genese „endogener" Psychosen etwas, noch die Umbenennung von Krankheit in „Störung", wie z. B. im DSM-III-R (Wittchen 1989), denn die erklärungstragenden Prämissen und grundlegenden Interpretationsmuster bleiben gleich: Symptome sind Ausdruck von Pathologie und sollen entsprechend korrigiert werden (z. B. medikamentös); Krankheit wird nicht als dynamischer Verhaltensprozeß, sondern als isoliertes und „verdinglichtes" Merkmal eines Individuums, z. B. als erhöhte Verletzlichkeit (Olbrich 1987), verstanden; die pathologiefördernden und -stabilisierenden Regeln des Beziehungskontextes, in dem auffällige Verhaltensweisen ursprünglich entstanden sind, fließen nicht in den Diagnose- und Behandlungsprozeß mit ein.

Dies scheint erstaunlich, ist doch in psychiatrischen Modellen häufig von Dynamik und Wechselwirkungen ausdrückenden Bezeichnungen wie Phasen, Prozessen, Verläufen, von Querschnitt *und* Längsschnitt etc. die Rede. Es werden jedoch Teilabschnitte von durchaus als pathologisch beschreibbaren Prozessen (Exacerbationen, Schübe, Phasen) mit einem Wiederauftauchen des „Gesamtprozesses Krankheit" gekoppelt (man könnte auch sagen verwechselt), von dem man annimmt, daß er unterschwellig immer vorhanden war – vgl. den Begriff „Rückfall". Damit zentriert sich die Aufmerksamkeit der Experten neuerlich auf Symptome, denen kein beziehungsgestaltender Sinn zugeschrieben wird. Die Denkhaltung bleibt aufrecht, daß hier etwas „falsch" läuft, das in Ordnung gebracht werden muß.

An diesem Punkt trifft sich die Ideenwelt der Psychiatrie mit der von Patienten und Angehörigen. Beide Seiten haben keine sicheren Erklärungen, verwenden explizit oder implizit ein Ursache-Wirkungs-Modell und versuchen mit Hilfe der Idee Krankheit, auffälliges Verhalten als Störung zu bezeichnen und zu verändern. Beide glauben, daß das Geschehen im wesentlichen außerhalb des Verantwortungsbereichs der Betroffenen liegt. Beide orientieren sich in ihrer Erklärungswirklichkeit auf individuelle Defizite und eine damit verbundene Pathologisierung der Verhaltensweisen von Personen.

Aus unserer Erfahrung machen gerade diese Grund- und Vorannahmen die Arbeit in der Psychiatrie schwierig und anstrengend. Denn damit gelangen folgende Aspekte in den Vordergrund: Krankheitseinsicht; Akzeptieren von Medikamenten bzw. Befolgung ärztlicher Anordnungen („Compliance"); die Hoffnung auf erfolgreiche symptombeseitigende Wirkung von Medikamenten; die Beurteilung der Heilungschancen, die niemand so recht beantworten kann oder will; das Gefühl, mit Menschen Dinge zu besprechen, die nicht relevant für ihr Leben sind; das Erhalten von persönlichen Informationen, mit denen man nicht so recht weiß, was anzufangen; Einladungen, Schuldzettel an Angehörige zu verteilen, die ihrerseits auf Behandlung drängen; Probleme mit Patienten, die sich verweigern oder gegen jede Hilfestellung ankämpfen.

Über all dem liegt der Druck, als Experten trotzdem kompetent sein zu müssen und Entscheidungen zu treffen, die Eingriffe in das Leben von Menschen darstellen, oft ohne genau die Bedeutung der Auswirkungen unseres unmittelbaren Handelns abschätzen zu können. All das wird oft als

sehr belastend, anstrengend und häufig auch als unzufriedenstellend empfunden. Intensives und gutgemeintes persönliches Engagement der professionellen Helfer bleibt im Verhältnis zum Aufwand mitunter wenig wirksam
und unbelohnt. Das Verhalten, das Angehörige und Patienten dann zum
Ausdruck bringen, erinnert daran, daß die ursprünglich versuchte Reduktion der Komplexität der Situation wenig gerecht wird.

3. Die Einführung systemischen Denkens in den Kontext einer psychiatrischen Station

Wir stehen noch immer an einem Punkt, an dem wir bezüglich der Ätiologie endogener Psychosen sehr unwissend sind. Gegenwärtig kann wenig
Gesichertes über Ursachen psychotischer Verhaltensweisen ausgesagt werden, und dies ist auch für die nächste Zukunft kaum zu erwarten. Beispielhaft seien zwei Hinweise zitiert. Man wagt „deshalb heute kaum mehr zu
hoffen, daß *die Schizophrenie* anatomisch und neurochemisch lokalisiert werden kann" (Baumann 1987, S. 156); trotz intensiven Bemühens ist es noch
immer nicht gelungen, „eine eindeutige neurobiologische Störung zu finden, die Ätiologie und Pathogenese affektiver Erkrankungen erklärt" (Matussek 1987, S. 231).

Da wir therapeutisch nicht handlungsunfähig bleiben wollen, Alternativen zu einseitig linear-kausalen Sichtweisen jedoch bevorzugen, finden wir
es gerechtfertigt, unter Wahrung ethischer Prinzipien und ärztlicher Verantwortung uns auch nach anderen therapeutischen Modellen in der Behandlung von Familien, in denen ein Mitglied als psychotisch diagnostiziert wurde, zu orientieren.

Wir erachten die Grund- und Vorannahmen systemtherapeutischer
Konzepte für hilfreich. In diesen Modellen wird von funktionellen und
nicht ursächlichen Zusammenhängen zwischen interaktionellen, affektiven und kognitiven Mustern und dem Auftauchen von psychotischen
Symptomen in Beziehungssystemen ausgegangen. Diagnosen übernehmen
wir insofern, als sie auf einer phänomenologischen Ebene Verhaltensweisen beschreiben. Damit wird jedoch keine Zuordnung zu irgendwelchen
angenommenen biologischen Ursachen vorgenommen. Wir verwenden
den Begriff Krankheit, weil er hilfreich ist, allerdings gebrauchen wir ihn
nicht mit den üblicherweise damit verbundenen Implikationen der Pathologisierung und Infantilisierung von Patienten. Krankheit wird verstanden
als *eine* Beschreibungsmöglichkeit von beziehungsdynamischen Prozessen,
neben der auch andere Beschreibungen sinnvoll erscheinen können. Wir
gehen davon aus, daß bestimmte beziehungsdynamische Ereignisse Menschen den Zugang zu ihren Fähigkeiten und Ressourcen erschweren oder
verunmöglichen. Aufgabe der Psychiatrie ist es daher, mit Personen gemeinsam Sichtweisen zu entwickeln, die diesen Zugang wieder ermöglichen oder zumindest nicht behindern.

Im Mittelpunkt unseres Interesses stehen Beziehungen sowie Sichtweisen (kognitive und affektive Interpretationsmuster), mit Hilfe derer Menschen ihr eigenes Verhalten organisieren und das anderer interpretieren.

Von besonderem Interesse ist die Frage, in welcher Weise die Beziehungen zur Psychiatrie als gestaltendes Element in die Wirklichkeitssicht von Menschen eingebaut wird.

Wir verstehen Menschen als *Kontextpersönlichkeiten*, bei denen die Reduzierung ihres Erlebens und Verhaltens auf individuelle Merkmale eine unangemessene Komplexitätsreduktion darstellt. Daher erhalten Symptome nicht als stabile und verdinglichte Merkmale ihre Bedeutung, sondern als *Verhaltensweisen* einer Person, die in einem Beziehungskontext gezeigt werden. Sie sind in diesem Sinne nicht mehr nur als Ausdruck einer „Störung", sondern vor allem als Elemente der Beziehungsgestaltung in einer Gemeinschaft beschreibbar, durch die z. B. Nähe und Distanz, Abgrenzung, Loyalität, Koalition, Autonomie u. ä. m. geregelt werden.

Dieses Denkmodell hat ebensowenig Anspruch auf absoluten Wahrheitsgehalt wie andere Interpretationsmöglichkeiten auch. Trotzdem hilft es sowohl uns als auch den Patienten, die gezeigten Auffälligkeiten wieder in einen sinnstiftenden Zusammenhang mit dem Beziehungskontext zu bringen, in dem sie entstanden sind. In welcher Weise wir auf unserer Station damit umgehen, soll im weiteren am Beispiel psychotischer Patienten dargestellt werden.

3.1 Der Kontext der Station

Unser *konkretes Arbeitsfeld* ist skizziert und eingegrenzt durch eine sozialpsychiatrische, gemischte, offene Aufnahmestation[2], auf der wir arbeiten, und zwei vorgeordneten Akutaufnahmestationen, eingebettet in das größere System eines psychiatrischen Großkrankenhauses mit Versorgungspflicht derzeit noch für die gesamte Region Tirol.

Der Weg, den ein Patient von der Aufnahmesituation bis zur Entlassung nimmt und was dabei geschieht, ist nach Gesichtspunkten und Standards somatischer Medizin sinnvoll, logisch, den Anforderungen einer modernen Behandlung entsprechend und bedürfnisgerecht: Ein Patient kommt in der Regel zuerst auf eine für Direktaufnahmen konzipierte Station, wird akut versorgt, bleibt bei Bedarf im Akutbereich oder wird an eine entsprechend geeignete Abteilung weitertransferiert, wo der Schwerpunkt, wie auf unserer Station, auf weiterführenden Gesprächen, ganzheitlicher Therapieplanung und -durchführung im Rahmen eines therapeutischen Teams liegt (psychiatrische Therapie, Psychotherapie, psychopharmakologische Unterstützung, sozialarbeiterische Angebote, Ergotherapie, Bewegungstherapie, Entspannungstherapie etc.) und in einigen Fällen auch ambulante Nachbetreuung angeboten werden kann.

---

[2] 35 systemisierte Betten; im Jahresdurchschnitt sind ca. 27 Betten belegt; Durchschnittsaufenthaltsdauer einige Wochen; die Klientel ist (nach diagnostischen Kriterien) heterogen, wobei die Schwerpunkte nach herkömmlich-psychiatrischer Diagnostik bei Psychosen, Alkoholismus und reaktiven Störungen liegen. Die personelle Ausstattung in pflegerischer und ärztlicher Hinsicht ist mangelhaft. Drei Mitglieder des systemtherapeutischen Teams (siehe unten) stehen der Station nur teilzeitgemäß zur Verfügung.

Diese aus der somatischen Medizin entlehnte Konzeption der strikten Ausrichtung auf Befunderhebung, Diagnostik und daraus abgeleiteter Therapie erscheint im psychiatrischen Bereich angemessen für Erkrankungen mit gesicherter körperlicher Ursache. Ansonsten entspricht sie jedoch nicht anerkannten und anzustrebenden Prinzipien ganzheitlicher therapeutischer Konzeptionen. Dies zeigt sich besonders im täglichen Routinebetrieb, wenn z. B. Patienten wegen Bettenmangels verlegt werden (eine typische Situation auf Aufnahmestationen) oder wenn mehrfach aufgenommene Patienten verschiedenste Stationen kennenlernen, so daß kontinuierliche Betreuung und durchgehende therapeutische Konzepte mitunter durch organisatorisch schwierige Rahmenbedingungen deutlich erschwert werden.

3.2 Die Aufnahme auf unserer Station

Daß Patienten üblicherweise erst nach Abklingen akut-psychotischer Episoden auf unsere Station versetzt werden, ist in der Regel sinnvoll, da erfahrungsgemäß die spannungsgeladene Atmosphäre familiärer Situationen im Vorfeld psychiatrischer Einweisungen sehr gut durch ein Vorgehen, das nach den Prämissen der biologischen Psychiatrie organisiert ist, entlastet werden kann. Medikamente sind in dieser Phase im Sinne einer Orientierungsgebung meist sehr hilfreich, und es ist für uns in Ordnung, wenn Patienten für einige Zeit die Verantwortung für sich professionellen Helfern übergeben und auf eigene Kompetenzen und Fähigkeiten verzichten.

Es scheint aber auch sinnvoll, die Implikationen üblicher Krankheitsvorstellungen möglichst bald zu erweitern und in Frage zu stellen. Dies geschieht in einem ersten Schritt, indem wir Patienten kurz nach der Aufnahme auf unserer Station ein sogenanntes *Orientierungsgespräch*[3] anbieten. Dieses Gespräch dauert ca. 60 Minuten, wird prinzipiell von zwei Mitgliedern unseres Teams[4] geführt und zunächst dem Patienten allein angeboten. Wir verfolgen gemäß systemtherapeutischer Prämissen vor allem das Ziel, interaktionelle Regeln des jeweiligen Beziehungskontextes, den Patienten als relevant erachten, sowie die dort vorherrschenden kognitiven und affektiven Interpretationsmuster zu beschreiben. Die häufig vorherrschende Orientierung auf individuelle Pathologie und „Störung" soll erweitert werden auf ein beziehungsdynamisches Geschehen im Zusammenhang mit den gezeigten psychotischen Verhaltensweisen. Unsere Fragen beziehen sich daher vornehmlich auf die Beziehungen zwischen Helfern, Patienten, Angehörigen und Psychiatrie.

Problemkreis 1: Die unterschiedlichen Erklärungsmodelle für Krankheit. Für uns ist es wichtig zu wissen, welche professionellen Helfern sich bisher mit welchen Ideen und Erklärungsmodellen für das als psychotisch be-

---

[3] Setting mit Einwegscheibe und Videoaufzeichnung. Die Bänder werden bei Bedarf den Teilnehmern zur Ansicht zur Verfügung gestellt.

[4] Derzeit zwei Ärzte, ein Psychologe, ein Sozialarbeiter, eine Sozialarbeiterin. Davon zwei Personen mit abgeschlossener psychotherapeutischer Ausbildung zu systemischer Familientherapie bzw. Gesprächspsychotherapie, die anderen Teammitglieder stehen in Ausbildung zu systemischer Familientherapie.

zeichnete Verhalten beschäftigt haben, welche Helfer derzeit damit beschäftigt sind und was aus ihrer Sicht nun geschehen soll. Außerdem interessieren wir uns für die in der Familie bzw. im Beziehungssystem vorherrschenden Ideen über Krankheit. Wir achten dabei besonders auf Übereinstimmungen und Widersprüche auf die Frage, wie Helfer, PatientInnen und Angehörige zur Psychiatrie stehen.

Beispiel: Ein als schizophren diagnostizierter Sohn (27 Jahre), der bei seinen Eltern lebt, hatte sich seit einigen Wochen zurückgezogen und kaum mehr Eigenaktivitäten gezeigt. Der Hausarzt interpretierte dies als Zeichen einer biologischen Krankheit, deren Behandlung einen Krankenhausaufenthalt notwendig machen würde. Ein Psychologe, der mit der Familie einmal sprach, meinte, die Mutter würde den jungen Mann viel zu sehr „bemuttern" und empfahl daher, er solle von zu Hause ausziehen. Ein Sozialarbeiter, der im Zuge einer Nachbetreuung Kontakt mit der Familie hatte, unterstützte diese Sichtweise ebenfalls. Die Eltern hatten diese Sichtweise als implizite Schuldzuschreibung aufgenommen und glaubten eher an eine biologische Krankheit. Der Sohn meinte, er denke manchmal auch, daß seine Mutter ihn zu sehr einschränke, aber Schuld hätte sie an der Situation keine.

Problemkreis 2: Welche Beziehungskonstellation steht im Zusammenhang mit der Einweisung? Für uns ist es wichtig zu wissen, welche beziehungsdynamischen Prozesse zur Entscheidung führen, in die Psychiatrie zu gehen. Durch welches konkrete Verhalten wird diese Idee gefördert und welche Personen sind dabei beteiligt? Von wem geht die Idee am meisten aus? Gibt es darüber Einigkeit oder nicht? Kommt der Patient eher von sich aus oder mehr anderen zuliebe? Und was würde geschehen, wenn es keine psychiatrischen Einrichtungen gäbe?

Beispiel: Eine als manisch-depressiv diagnostizierte junge Frau berichtete, daß der Einweisung ein schon länger dauernder Konflikt mit ihrer Mutter vorausging. Diese würde sie sehr einengen. Der Streit nahm zu, als ihr Freund vorschlug, sich eine gemeinsame Wohnung zu nehmen. Sie stamme aus einer Familie, die sehr enge Beziehungen miteinander habe und in der Meinungsverschiedenheiten ständig heruntergespielt würden. Dies würde sie einerseits sehr ärgerlich machen, andererseits möchte sie ihre Eltern nicht verletzen. Dieser Zwiespalt verwirre sie selbst und auch die anderen. Wenn es zu keiner „manischen Phase" gekommen wäre, wäre sie in der nächsten Zeit von zu Hause ausgezogen.

Problemkreis 3: In welcher Funktion wird die Psychiatrie in das relevante Beziehungssystem eingebaut? Wir möchten wissen, welches Verständnis Angehörige und Patienten dem Aufenthalt in der Psychiatrie entgegenbringen. Soll dadurch ein bestimmtes Verhalten kontrolliert werden, einer Übernahme von Verantwortung aus dem Weg gegangen werden oder bestimmte Schuldzuschreibungen festgeschrieben werden? Dies ist für uns eine wichtige Information, da wir so abschätzen können, welche Interaktionsdynamik wir durch unser Handeln beeinflussen.

Beispiel: Eine als manisch-depressiv diagnostizierte Frau kam auf Anraten ihres väterlichen Freundes (der wiederum einen niedergelassenen Facharzt gut kennt) in die Psychiatrie. Schon seit längerer Zeit gibt es zu

Hause Probleme mit ihrem Mann und ihren Kindern, die sie „depressiv machen". Sie hätte auch schon einmal überlegt, sich zu trennen, wäre dabei aber „in eine Manie verfallen". Ihr Freund rät ihr von einer Trennung ab, weil aus seiner Sicht der Mann die Schuld an dem Problem sei. Daher müßte er gehen. Es sei nur gut und recht, daß sie ins Krankenhaus gehe, damit er das endlich einsehen würde. Auch der Arzt und die Schwiegereltern vertreten diese Sichtweise. Am Anfang ihres Aufenthaltes hätte sie das auch gedacht, jetzt sei sie aber unsicher geworden.

Problemkreis 4: Die eigenverantwortliche Definition von Zielen. Es ist uns sehr wichtig, Patienten ständig an ihre eigene Verantwortung für die gewünschte Entwicklung zu erinnern. Wir fragen daher, wie sie den Aufenthalt auf der Station in einer für sie optimalen Weise gestalten könnten, was dabei hilfreich wäre und was wir eigentlich dafür tun können. Diese Fragen beziehen sich auf alle Angebote der Station (Ergotherapie, Bewegungstherapie, Entspannungstherapie etc.), auf den Umgang mit Medikamenten und auf die Aufenthaltsdauer. Wir fragen auch nach den diesbezüglichen Sichtweisen von Angehörigen und merken dann häufig, daß wir sehr schnell mitten in einem beziehungsrelevanten Thema sind.

Beispiel: Ein als schizophren diagnostizierter Patient erzählt, daß er „mehr den Eltern zuliebe" zu uns gekommen sei. Sie hätten ihn mit dem ständigen Wunsch nach Aktivität „genervt", und nun will er auf der Station nicht schon wieder dasselbe erleben. Seine Eltern wären allerdings schon enttäuscht, wenn das Krankenhaus es nicht schaffen würde, ihn „aktiver zu machen". Die wüßten dann auch nicht, was sie mit seiner Krankheit machen sollten.

Problemkreis 5: Der Blick in die Zukunft. Wir wollen in unseren Gesprächen vor allem auf die weitere Entwicklung nach dem Aufenthalt fokussieren. Dabei interessiert uns, wer im Beziehungssystem eher an gewünschte Veränderungen glaubt, wer diesbezüglich skeptisch ist und welche Verantwortung einzelne dabei übernehmen können oder wollen. Wir möchten auch wissen, wie es wieder zu Einweisungen kommen könnte und wer dafür welche Beiträge leisten könnte.

Beispiel: In einem zweiten Orientierungsgespräch, in Anwesenheit der Schwestern einer als manisch-depressiv diagnostizierten Patientin berichtete diese, daß sie in besonderem Maße ein Streit mit ihren Geschwistern einladen könnte, sich wieder manisch zu verhalten. In diesem Streit würde es vor allem um Ungerechtigkeiten gehen, die sie seitens der Geschwister erlitten habe. Dies hätten sie immer noch nicht begriffen. Sie würde daher mit 60prozentiger Wahrscheinlichkeit wieder ins Krankenhaus kommen. Sie kennt allerdings auch Zeiten, in denen sie sich mehr Distanz zu dieser Frage erlaubt. Dann wäre allerdings sehr wenig Kontakt zu ihrer Familie da, was vor allem die Mutter als schmerzlich empfindet.

3.3 Aufgaben und Ziele von Orientierungsgesprächen

In den Orientierungsgesprächen interessieren wir uns also zunächst nicht für individuelle Merkmale von Patienten bzw. deren Symptome, sondern vielmehr für die Sichtweisen, Ideen und Überzeugungen der Personen, die für den Patienten relevante Bezugspersonen darstellen. Dies sind zum einen Teil naturgemäß professionelle Helfer, zum anderen vor allem Angehörige. Durch unsere Grundhaltung machen wir deutlich, daß wir nicht an „die Wahrheit" im Sinne einer einzig möglichen glauben und auch nicht eine Sichtweise der Wirklichkeit zugunsten einer anderen entwerten wollen. Unsere Erfahrung zeigt, daß der Verzicht auf die Idee, im Besitz der Wahrheit zu sein, unnötige Eskalationen verhindert und Kooperationsbereitschaft deutlich erhöht.

Orientierungsgespräche geben uns sehr bald Aufschluß über die kognitiv-affektiven Interpretationsmuster (Erklärungsmodelle, Wertvorstellungen und Glaubenssysteme) sowie familiäre Interaktionsmuster, die im Zusammenhang mit den als Krankheit beschriebenen Phänomenen gezeigt werden. Zudem wird die Funktion der Psychiatrie im Zusammenhang mit diesem Geschehen deutlich.

3.3.1 Die Klärung von Aufträgen

Diese Art des Vorgehens macht deutlich, daß eine zentrale Aufgabe systemtherapeutischen Arbeitens die *Klärung von unterschiedlichen Aufträgen* der am Problem beteiligten Personen an die Psychiatrie ist. Gerade dadurch besteht die Chance, neue Entwicklungen einzuleiten und bestehende, rigide und starre Interaktionsmuster, zu deren Aufrechterhaltung die Psychiatrie beitragen kann, aufzuweichen.

Sehr häufig sehen wir Familien, in denen ein Teil des Beziehungssystems ein Erklärungsmodell bevorzugt, das von einem mehr ursächlich-biologischen Krankheitsgeschehen ausgeht, ein anderer Teil vertritt häufig irgendwelche Ideen, daß Helfer oder Angehörige schuld seien. Zeigt ein Familienmitglied dann z. B. aggressive Verhaltensweisen wie Anklagen an einen Ehepartner, werden sie von einem Teil als „manisch", damit als krank und als nicht mehr ernst zu nehmend abqualifiziert. Diese unterschiedlichen Wirklichkeitsbeschreibungen intensivieren häufig den Konflikt bis zum drohenden Beziehungsabbruch, der durch die Aufnahme verhindert wird. Damit ist wieder alles im Lot, der anklagende Beziehungspartner hat es nicht so gemeint, er/sie ist ja krank, niemand braucht die Verantwortung für eine Veränderung zu übernehmen, bis das nächste Mal ein Beziehungspartner Anklage erhebt etc., etc. In dieser Situation wird die Psychiatrie dann üblicherweise von einem Teil des Familiensystems beauftragt, die Seite der „Krankheit" (im biologischen Sinne) zu bestätigen. Geschieht dies tatsächlich in einseitiger Weise, so werden weitere Entwicklungsmöglichkeiten erschwert. Denn wenn das nächste Mal aggressive Verhaltensweisen gezeigt werden, sind sie wiederum (und dieses Mal schon viel früher) Zeichen für Krankheit und entsprechende Verhaltensweisen zur Kontrolle dieser Person nehmen zu. Dies intensiviert aber wiederum den Konflikt, wodurch sich die Idee von Krankheit weiter stabilisiert. Beim nächsten Aufenthalt wird die Psychiatrie aus der Sicht von Patienten auf der Seite der sozialen Kontrolle erlebt, und es reduziert sich von vornherein die Chance für eine gute Kooperation. Es beginnt der Streit um Krankheitseinsicht, der meist schon zu

Hause begonnen hat, um das Nehmen von Medikamenten und das Verteilen von Schuldzuweisungen. Dies sind alles Bedingungen, die menschliche Entwicklung blockieren und konflikthaft auszutragende Beziehungsveränderungen verunmöglichen. Das systemstabilisierende Interaktionsmuster bleibt gleich, erweitert um das Beziehungselement Psychiatrie.

Sieht man das Auftauchen von Symptomen im Zusammenhang mit interaktionellen Prozessen und dazupassenden kognitiven Interpretationsmustern, ist es nicht mehr notwendig, Symptome nur mehr als Zeichen von „Störung" zu betrachten. Sie geben dann vielmehr einen Hinweis auf gewünschte Veränderungsprozesse oder Reaktionen auf ungewünschte Veränderungen wie Ablösungen, Trennungen etc. Symptome sind dann auch beschreibbar als *kompromißhafter Lösungsversuch* unterschiedlicher Erwartungen und Bedürfnisse auf verschiedenen Ebenen des Beziehungssystems. Durch die sinngestaltende Betrachtungsweise von Symptomen kann diesen eine interaktionelle Funktion zugeschrieben werden und damit die Fokussierung auf ein als pathologisch bezeichnetes Individuum aufgelockert werden. Es wird die wechselseitige Verantwortung der Gestaltung krisenhafter Lebenssituation deutlich. Denn die Art, wie Aggressivität oder Unzufriedenheit gezeigt wird, liegt in der Verantwortung von (späteren) Patienten. Die Art, wie andere darauf reagieren, liegt in deren Verantwortung. Es ist ein gemeinsam gestaltetes Geschehen unter Mitbeteiligung aller.

Ziel unserer Arbeit ist es, die als individuelle Pathologie beschriebenen Prozesse gemeinsam mit Familien wieder auf das dynamische Geschehen zu orientieren. Förderlich für dieses Ziel ist eine Haltung des „sowohl als auch", in der weder dem biologischen Modell noch einem individuellen Schuldmodell Vorrang gegeben wird. Es bewährt sich, möglichst intensiv über alternative Lösungsmöglichkeiten der konfliktauslösenden Situation zu sprechen.

3.3.2 Die Klärung weiterer Behandlungsschritte

Am Ende eines Orientierungsgesprächs treffen wir möglichst konkrete Zielvereinbarungen mit Patienten, was die weitere Zusammenarbeit zwischen ihnen und uns betrifft. Diese beziehen sich auf die Dauer des Aufenthalts, auf die Gestaltung des Aufenthalts, auf den Umgang mit Medikamenten und auf die weiteren Gesprächskontakte. Durch unser intensives Fragen nach Sicht- und Erklärungsweisen, nach gewünschten Zielvorstellungen der Patienten selbst sowie anderer Personen ergibt sich sehr häufig und selbstverständlich die Idee, die mit dem Problem beschäftigten Personen (zumeist Angehörige) zu einem weiteren, diesmal gemeinsamen Orientierungsgespräch einzuladen. Entscheidend für die Motivation der Beteiligten ist dabei die sprachliche Formulierung des Angebots. Angehörige haben nicht immer gute Erfahrungen mit der Psychiatrie, sie haben Angst vor Schuldzuweisungen und indirekten Vorwürfen. Aufgrund überzogener Heilserwartungen sind sie manchmal unzufrieden damit, daß es nicht gelingt, z. B. „manische" Patienten „zur Vernunft zu bringen", oder „schizophrene" Patienten zu aktivieren. Wir formulieren unser Angebot daher als „gemeinsame Gespräche (zu einem klar definierten Zeitpunkt, im Setting unseres familientherapeutischen Teams), um sinnvolle weitere Entwicklungsschritte zu planen". Wenn wir dies tun, ist es uns wichtig, die geäußerten Sichtweisen in gleichrangiger Weise zu behandeln, keine „Schuldzettel" zu verteilen und uns nicht zum Anwalt einer bestimmten Wirklichkeitssicht machen zu lassen. Wir machen im Gespräch durch unsere Fragen aber implizit deutlich, daß sogenannte Krankheit kein individuelles Merkmal einer Person allein ist, daß „sie" nicht kommt und geht wie Wetterveränderungen und daß alle Beteiligten in unterschiedlicher Weise für die weitere Entwicklung Verantwortung übernehmen können.

3.4 Was ergibt sich daraus für die stationäre Praxis, und wie gehen wir damit um?

Getroffene Zielvereinbarungen sind vorerst einfach und gelten manchmal nur für kürzere Zeit, im Sinne eines ersten Schrittes: „Ruhiger werden; schlafen können; Abstand finden; die Gedanken sollen sich ordnen" etc. Eine neue Qualität bedeutet jedoch die Tatsache, daß der Patient *selbst* uns einen – vorerst oft sehr begrenzten – *Auftrag* gegeben hat, auf den wir uns berufen können. Wir notieren diese Zielvereinbarung im Krankenblatt, um in den Visiten- und Gruppengesprächen uns zu orientieren, welche Entwicklungen bereits stattgefunden haben und ob die Zielvereinbarungen noch gelten. So können, bedürfnisgerecht und auf die gegenwärtigen Möglichkeiten des Patienten abgestimmt, die verschiedenen therapeutischen Möglichkeiten der Station angeboten und entsprechend genützt werden. Die Patienten gewinnen Zeit, für sich selbst neue Orientierungen zu entwickeln.

Gemeinsames Charakteristikum und intendierte Auswirkung unseres Vorgehens in allen Behandlungsphasen ist es, daß Patienten Verantwortung übernehmen, uns Aufträge erteilen und auf diese Weise wieder Schritte in Richtung *Autonomie und* Entwicklung von Lösungsideen unternehmen.

Beispiel: Nach der Verlegung auf unsere Abteilung zeigt sich ein 27jähriger Patient (inzwischen 10. Aufnahme) äußerst gespannt und verängstigt. Er vermittelt uns, daß er jederzeit zuschlagen könnte, wenn man ihn nur „schief anschaue", andererseits, daß er im Suizid einen Ausweg sähe. Er zeigt sich eingeengt auf die äußerst bedrohlich empfundenen Halluzinationen und einen nahezu unerträglichen Leidensdruck. Die Frage von Zwangsmaßnahmen wurde auf der Station bereits mehrfach diskutiert. Im Orientierungsgespräch, das durch ambivalente Äußerungen bezüglich künftiger Lebensplanung (Ablösungsproblematik) und starke psychische Angespanntheit gekennzeichnet ist, gelingt es, mit ihm eine kurzfristige Abmachung zu treffen. Der Patient entschloß sich, für die nächsten Tage bis auf weiteres auf der Station zu bleiben und *abzuwarten*, in welche Richtung sich seine Gedanken bewegen würden (das Ziel war ein Sistieren der Halluzinationen). Es wurde von uns ausgesprochen, daß letztlich er durch sein Verhalten entscheide, ob er die diensthabenden Ärzte dazu veranlasse, ihn wegen Selbst- oder Fremdgefährdung auf die geschlossene Abteilung zu transferieren oder nicht. Konkrete Verhaltensweisen wurden besprochen, die zu einer Entscheidung in die eine oder andere Richtung führen würden. Nach dem Wochenende würden wir die nächsten Schritte gemeinsam mit ihm besprechen. Am Wochenbeginn zeigte er sich frei von psychotischer Symptomatik und entspannt, und es bestand wieder die Möglichkeit, die nächsten Schritte zu besprechen.

Psychotische Patienten zeigen oft instabiles und rapide wechselndes Verhalten. Den neuerlichen Kontakt zu vorhandenen Fähigkeiten des Patienten stiftet aus unserer Erfahrung weniger das Erfragen von Symptomen als vielmehr das In-Bezug-Setzen des Auftretens von Symptomen zur weiteren Entwicklung (wie Erhöhung der Medikation, Entlassung, Verunsicherung der Angehörigen etc.). Dieses Bezugnehmen stiftet häufig neuerliche Orientierung und ermöglicht es dem Patienten selbstverantwortlich zu entscheiden und auch medikamentöse Vorschläge zumindest vorübergehend zu akzeptieren. So ist es möglich, auch in schwierigen Situationen immer wieder ohne Zwangsmaßnahmen auszukommen, wie das vorhergehende und das folgende Beispiel zeigen.

Beispiel: In einem von einem Patienten selbst gewünschten ambulanten Gespräch zeigte er teilweise psychotisches Verhalten und berichtete über sein seit kurzem verändertes Verhalten. Er forderte von mir, eine Entscheidung bezüglich einer Aufnahme zu treffen, da er Vertrauen habe. Die Frage nach Bedenken ergab, daß seine Frau große Angst hatte, daß ein neuerlicher Aufenthalt wieder, so wie beim ersten Mal, viele Monate dauern würde; das stehe die gesamte Familie nicht durch. Dies ermöglichte es, die weiteren therapeutischen Schritte unter Einbeziehung der gesamten Familie, vorläufig ambulant und mit neuroleptischer Medikation, zu planen. Nach einigen Tagen kam es dann doch zur Aufnahme, auf *Wunsch der Frau*, der Patient zeigte sich weiterhin zeitweise psychotisch, übergab mir aber dennoch für die nächsten Tage die Verantwortung für alle weiteren Entscheidungen, um bestimmte Ziele („ruhiger werden, keinen Unsinn mehr anstellen") zu erreichen. Wenn er es auf der offenen Station nicht schaffen würde, werde er sich, auf meinen Vorschlag hin, zur „Sicherheit" übers Wochenende auf die geschlossene Abteilung transferieren lassen. Mit den Pflegern wurde besprochen, daß sie sich auf diese Vereinbarungen beziehen sollten, wenn es mit dem Patienten Probleme gäbe.

Derartige Vorgehensweisen ermöglichen es, daß der oft sehr schwierige Anfang eines psychiatrischen Aufenthaltes für Patienten sozusagen durch den Rahmen „Verantwortung" fürs erste zusammengehalten wird, bis die weiteren Schritte und Ziele formuliert werden können.

Das ständige Bezugnehmen auf die Auswirkungen psychotischen Verhaltens erweist sich als sehr konstruktiv. Fragen wie: Wieviel Prozent des zuerst vereinbarten Ziels sind bereits erreicht?; Wie können Sie die Entwicklung weiter fördern?; Was könnten Sie tun, daß es schlechter wird?; Was würde dann geschehen?; Woran werden Sie merken, daß Sie nach Hause gehen möchten? ermöglichen Entwicklung in kleinen Schritten und Erreichen realistischer Ziele. Letztlich geschieht auch das Herausfinden des optimalen *Entlassungszeitpunktes* auf diese Weise. Wenn es um diese Frage geht, sprechen wir Für und Wider durch, welche Auswirkungen eine Entlassung auf die Beziehungen zu den einzelnen Familienmitgliedern hätte, wer Bedenken wegen eines falschen Entlassungszeitpunktes hätte, ob diese Bedenken begründet sind und was dann zu tun sei. So werden zahlreiche Handlungsalternativen mit Patienten durchgespielt; häufig treffen sie für sich selbst und auch für uns die passende Entscheidung.

3.5 Umgang mit Medikamenten

Psychopharmaka haben zu Recht einen festen Platz in der psychiatrischen Therapie, allerdings nicht als Bestätigung für das Vorliegen autonomer Krankheitsprozesse, sondern als zusätzliche Hilfsmöglichkeit. Wir diskutieren z. B., ob in einer momentan sehr belastend scheinenden Situation Gespräche sinnvoll sind oder ob in einer Übergangsphase die Hilfe medikamentöser Beruhigung angebracht wäre. In schwierigen Situationen schlagen wir vor, vorübergehend die Verantwortung für alles weitere zu übernehmen. Hier sind Vorschläge, Ratschläge oder Mitteilungen unserer Erfahrungen, was in solchen Situationen hilfreich sein kann, angebracht. Dies wird oft akzeptiert, allerdings erfordert es eine gute Zusammenarbeit der Mitarbeiter auf der Station, da das häufig ambivalente und instabile Verhalten psychotischer Patienten ein permanentes Bezugnehmen auf die getroffene Vereinbarung erfordert, um die Situation nicht eskalieren zu lassen.

3.6 Umgang mit dem Problem der sozialen Kontrolle

Es gibt allerdings Situationen, in denen derartige Vorgehensweisen von Patienten nicht mehr akzeptiert werden können. Dann sind wir aus ethischen Gründen und gemäß unseres Dienstauftrags verpflichtet, wegen Selbst- oder Fremdgefährdung Zwangsmaßnahmen (UBG 1990) einzuleiten. Wir deklarieren dies, indem wir dem Patienten sagen, daß wir dazu den gesetzlichen Auftrag haben und dafür auch die Verantwortung übernehmen. Wir machen klar, daß Patienten durch ihr Verhalten darüber bestimmen, welches Verhalten wir zeigen werden. Wir deklarieren dieses Verhalten nicht als Therapie, sondern als soziale Kontrolle. Gerade diese Entflechtung von Therapie und Kontrolle bewahrt eine Gesprächsbasis für später.

3.7 Der Umgang mit dem Thema Schuld

Wenn ein Mitglied einer Familie sich psychotisch zeigt, mehrmals psychiatrische Aufenthalte benötigt, im Laufe der Zeit sein Verhalten und seine sozialen Bezüge verändert und im sozialen Kontext „auffälliges" oder „abweichendes" Verhalten zeigt, dann tauchen in der Familie verständlicherweise Fragen auf, wer etwas falschgemacht hat und wer die Schuld an dieser Entwicklung trägt. Maniforme Patienten wiederum beschuldigen ihrerseits Familienmitglieder z. B. wegen Einschränkungen ihrer Freiheit etc. In all diesen Fällen ist Behutsamkeit und strenge Neutralität gegenüber dem gesamten Familiensystem angebracht, da ansonsten immer von irgendeinem Familienmitglied oder vom Patienten selbst der Behandlungsauftrag aufgekündigt wird. Wir haben uns im Umgang mit diesem Thema dazu entschieden, *nicht* das biologische Krankheitsmodell als „Ent-Schuldigung" anzubieten, und dies aus zwei Gründen: Zum einen bleiben dadurch Patienten und Angehörige weiter in einer „Opferposition" und kommen dadurch kaum auf die Idee, aktive Veränderungen in ihrer Lebensgestaltung zu berücksichtigen oder zu intendieren. Zum zweiten lassen sich aus unserer Erfahrung Schuldgefühle nicht einfach so „wegreden", und es bleibt bei einem gutgemeinten, aber nur kurzen Trost. Daher geben wir Angehörigen und Patienten, die sich mit diesem Thema beschäftigen, zunächst einmal ausführlich Zeit, darüber zu erzählen, wofür sie sich schuldig fühlen. Wir fokussieren im Gespräch dann insbesondere darauf, welche Auswirkungen eine eventuelle Schuld von gestern auf die Zukunft von morgen haben könnte. Einen hilfreichen Ausstieg aus diesem entwicklungsblockierenden Denkmodell bietet dann häufig die gemeinsam konstruierte Sichtweise, daß das Künftige ebenso wie das Vergangene, eben durch einen Beitrag aller am Problem beteiligten Personen entstanden ist und entstehen wird. Und damit können alle, in unterschiedlicher Weise, für das weitere Verantwortung übernehmen.

Auf diese Weise kann gerade das Thema Schuld zu einem Motor für weitere Entwicklungen werden. Familien sind uns für dieses Angebot häufig dankbarer als für (kurzfristig sicher sinnvolle) individuelle Krankheitsbeschreibungen.

3.8 Das Familiengespräch[5] unter stationären Bedingungen

Üblicherweise kommen Patienten selten in die Psychiatrie, um dort Familientherapie zu machen. Wenn wir danach gefragt werden, bieten wir dies in unserem Team an. Zumeist ergeben sich Familiengespräche aus unseren Orientierungsgesprächen, die wir so gestalten, daß das Auftauchen und Entstehen psychotischer Verhaltensweisen im Zusammenhang mit den von Patienten als relevant erlebten Beziehungssituationen implizit deutlich wird. Relevant können auch professionelle Helfer sein, wenn sie im Laufe der Entwicklung eine zentrale Bedeutung erhalten haben. Vorwiegend sind es aber Angehörige, die wir zu gemeinsamen Gesprächen einladen. Wir fragen Patienten nach deren Einschätzung, wer am ehesten bereit wäre zu kommen und wer für die Einladung verantwortlich sein solle. Die Antwort darauf gibt uns Hinweise auf das beziehungsdynamische Geschehen zu Hause, auf mögliche Koalitionen und vor allem auf Glaubens- und Wertsysteme, die wir respektieren müssen. Kurzanfragen von Angehörigen am Telefon beantworten wir, nachdem uns Patienten dafür die Erlaubnis gegeben haben (!), mit der Einladung zu einem gemeinsamen und ausführlichen Gespräch. Im all-

---

[5] Literaturauswahl zu systemischer Familientherapie psychotischen Verhaltens: Merlo 1989; Retzer 1989; Retzer 1992; Simon 1987; Simon 1989a, 1989b; Stierlin 1981; Stierlin 1986; Weber 1987, Weber 1991.

gemeinen vermeiden wir „kurze Auskünfte am Gang", da sie die Gefahr beinhalten, einseitig in Koalitionen mit Familienangehörigen verwickelt zu werden, und verweisen statt dessen auf die Möglichkeit eines gemeinsamen Gesprächs für alle Beteiligten. Wir vermeiden auch das Wort Familientherapie, da damit bereits implizite Schuldzuschreibungen an Familien verbunden sein könnten, und sprechen nur von gemeinsamen *Familiengesprächen.* Wir üben dabei keinen Druck auf Personen aus, die nicht kommen möchten, fragen aber später sehr genau nach den Meinungen der abwesenden Personen und deren Gründe, nicht zu kommen. Die Antwort darauf gibt wiederum Hinweise über problemstabilisierende Interaktionsmuster. In diesem Zusammenhang bewährt es sich, gerade die *Abwesenheit* einzelner als zentrale therapeutische Information zu nutzen und nicht zu pathologisieren (etwa im Sinne der Sichtweise: „Der oder die wollen keine Verantwortung übernehmen, und genau das ist das Problem"). Wir ziehen es in solchen Situationen vor, nach Wertsystemen der An- und Abwesenden zu fragen und dabei möglichst positive Beziehungsbeschreibungen anzubieten, etwa in der Art, ob es Abwesende für sinnvoll halten, daß Patienten jetzt selbst Verantwortung für ihr Leben übernehmen. Wir zeigen eine Haltung der therapeutischen Neutralität, in der wir keine einseitigen Schuldzuschreibungen unterstützen, weder an eine Person noch an biologische Prozesse. Denn erfahrungsgemäß wissen wir, daß es besonders linear-kausale Erklärungsmodelle sind, die problemstabilisierende Interaktionsmuster aufrechterhalten.

In den häufig als sehr konstruktiv und wertschätzend erlebten Familiengesprächen geht es vornehmlich um die Erhellung der Frage, welcher Zusammenhang zwischen dem Auftauchen psychotischer Symptome und der aktuellen familiären Entwicklungssituation bestehen kann.

Häufig erfahren wir bei der Diagnose „Schizophrenie", daß Ablöseprozesse eines Familienmitglieds im Vordergrund stehen. Bei der Diagnose „manisch-depressive Erkrankung" geht es häufiger um ein Wiederzurückkehren eines (schon erwachsenen) Mitglieds in den ursprünglichen Familienverband und auch um den Versuch der Aufrechterhaltung einer Ursprungsbeziehung. Wir fragen dann nach dem Beitrag der Psychiatrie für weitere Entwicklungsmöglichkeiten, insbesondere nach der Sinnhaftigkeit individueller Pathologisierung. Wir machen die Erfahrung, daß dort, wo es gelingt, das Auftauchen psychotischer Phänomene wieder in den Kontext eines dynamisch fließenden Veränderungsprozesses von Beziehungssystemen zu stellen, die Entwicklungs- und Veränderungschancen der Beteiligten deutlich steigen. Damit wird automatisch eine Sichtweise konstruiert, in der das weitere Geschehen in die Gesamtverantwortung der beteiligten Personen gelegt wird. Ziel weiterer von uns angebotener Gespräche ist es dann nicht mehr, einzelne, als pathologisch bezeichnete Symptome zu verändern, sondern mit der Familie konstruktive Lösungsalternativen für die Zukunft zu erarbeiten. Das Wiederauftauchen von Symptomen kann dann auch als nützliches (und damit nicht ausschließlich pathologisches) *Zeichen für Entwicklungen* interpretiert werden, das Wünsche, Anliegen und Bedürfnisse einzelner Familienmitglieder in einer derzeit *noch* nicht angemessenen Weise berücksichtigt. Dies schafft den Übergang von einem „Behandeln" einzelner Symptome zu einem „Verhandeln" über neue Lösungen und konsensuell sinnvolle Wirklichkeitsbeschreibungen.

Wir machen die Erfahrung, daß schon durch relativ wenige Gespräche[6] dieser Art (durchgeführt von kompetenten und erfahrenen Therapeuten) der Ausbau der Psychiatrie aus dem familiären Beziehungssystem erreicht werden kann. Damit sind nicht gleich alle Probleme gelöst, aber die Familien nehmen jetzt eher extramurale Einrichtungen für die Bewältigung krisenhafter Lebenssituationen in Anspruch. Dies erscheint uns wünschenswert, da wir die Hauptaufgabe der Psychiatrie nicht in der Durchführung von Familiengesprächen sehen. Uns geht es vornehmlich um das „Aufweichen" individuumzentrierter Krankheitsbeschreibungen und um die Erhöhung der Motivation von Familien, weitere Entwicklungen selbstverantwortlich in die Hand zu nehmen.

4. Psychiatrie als Chance – Psychiatrie als Risiko

Manche der von uns zitierten Beispiele machen deutlich, daß jede psychiatrische Aufnahme Chancen und Risken enthält. Oft taucht die Psychiatrie im Aufmerksamkeitsfeld von Personen auf, wenn anstehende Beziehungsveränderungen als zu bedrohlich erlebt werden und Familien scheinbar zuwenig Lösungskapazität zu haben glauben. Gerade dann zeigt manchmal ein Mitglied „verrücktes" Verhalten und stabilisiert dadurch das Beziehungssystem. Das Auftauchen der Idee Krankheit führt dazu, daß dieser Person keine Verantwortung für ihr Verhalten zugeschrieben wird, daß die Familie als Erklärung „Krankheit" bevorzugt und für eine Behandlung externe Experten heranzieht. Darin liegt aus unserer Sicht auch eine Chance eines psychiatrischen Aufenthaltes. Denn gerade Familien, in denen ein Mitglied als psychotisch diagnostiziert wurde, sind in ihrer Interaktionsdynamik vielfach so miteinander verhakt, daß sie ohne Hilfe von externen Fachkräften nur sehr schwer ihre eigenen Kompetenzen und Fähigkeiten aktivieren können. Sie drehen sich im Kreis und bleiben in ihrem eigenen, pathologiefördernden Interaktionsverhalten gefangen. Wenn es durch therapeutische Interventionen gelingt, blockierte Entwicklungsprozesse wieder in Gang zu bringen, kann der Aufenthalt gewinnbringende Auswirkungen haben. Die Chance dafür ist aus unserer Sicht dann größer, wenn gemeinsam mit den Beteiligten Sichtweisen entwickelt werden, die psychotisches Geschehen als Ausdruck eines Problems des gesamten Beziehungssystems definieren. Damit wendet sich der Blick ab von individueller Pathologie und Störung hin zu Entwicklungsanforderungen, die das System durch die Beiträge aller zu bewältigen hat.

Jeder psychiatrische Aufenthalt kann aber auch mit einem Risiko verbunden sein, und zwar dann, wenn die Gefahr der Stabilisierung und Erhärtung entwicklungsblockierender Sichtweisen besteht. Die Einladung dazu ist groß, denn das tiefe menschliche Leid, dem professionelle Helfer

---

[6] Meist in vier- bis achtwöchigen Abständen, verteilt auf einen Zeitraum von sechs bis zwölf Monate.

und Mitarbeiter der psychiatrischen Institution begegnen, macht es sehr naheliegend, von „der Krankheit" zu sprechen, für deren Behandlung wir die Verantwortung übernehmen sollen. Auch wir übernehmen den Begriff Krankheit bzw. Erkrankung, allerdings nicht mit den damit üblicherweise verbundenen Implikationen von Pathologisierung und Infantilisierung. Denn dies erhält weiterhin Abhängigkeiten und Opferrollen aufrecht und reduziert die Chancen auf Veränderungen. Wenn die Psychiatrie nicht das Risiko eingehen will, in problemstabilisierender Weise in Beziehungssysteme eingebaut zu werden, muß sie Konzepte anbieten, die die Entpathologisierung von Verhaltensweisen fördern, die Selbstverantwortung (trotz Vorliegen intensiver Verletzungen, Schuldgefühle oder verdeckter Anklagen) unterstützen und daher auch Angehörige in einer verantwortungsübernehmenden Weise miteinbeziehen.

5. Ausblick

Die von uns verwendeten Konzepte der systemischen Therapie unterscheiden sich in ihren Grund- und Vorannahmen sehr von herkömmlichen oder gewohnten Krankheitsmodellen. Es bedarf daher einer Gruppe von Personen mit einer gewissen Neugierde, einer Portion Mut und tragfähiger gegenseitiger Unterstützung, um mit diesen Konzepten wirksam arbeiten zu können. Und es bedarf, gerade in der stationären psychiatrischen Arbeit, einer wertschätzenden Haltung und gleichrangigen Behandlung biologisch-medizinischer Krankheitsvorstellungen, die in der Therapie einen wertvollen Platz einnehmen. Wir sind daher unseren Kollegen auf den Aufnahmestationen dankbar, daß sie die Behandlung von Patienten in akuten Krisensituationen übernehmen, und die oft undankbare, aber notwendige Aufgabe der sozialen Kontrolle wahrnehmen. Ohne sie könnten wir nicht in der beschriebenen Weise arbeiten.

Insgesamt denken wir, daß ein Ringen um „die Wahrheit", ein Kampf darum, welches Erklärungsmodell für den Umgang mit psychotischen Phänomenen „richtig" ist, weder im Kontext der Psychiatrie noch im familiären Kontext konstruktive Auswirkungen hat. Eine Position des „sowohl als auch" und des „nebeneinander" erscheint uns sinnvoller zur Bewältigung unserer Aufgaben.

Wir werden weiterhin die Möglichkeiten der Systemtheorie und systemischer Therapie nützen und in unseren Arbeitskontext integrieren. Viele positive Erfahrungen ermuntern dazu, die Last einseitig pathologisierender Konzepte uns nicht weiter aufzuladen. Der Mut, den wir brauchen, um einige Grund- und Vorannahmen bekannter Krankheitsmodelle in Frage zu stellen und Fähigkeiten und Verantwortungsübernahmen zu forcieren, wird uns immer wieder durch überraschende Entwicklungen von Patienten und Angehörigen gedankt. Wir werden daher weiter danach Ausschau halten, wie wir die Begegnung mit Patienten und Angehörigen schneller entpathologisieren können, um durch alternative Beschreibungsmöglichkeiten krisenhafter Situationen Familien den Zugang zu ihren Fähigkeiten und Ressourcen zu erleichtern.

Literatur

Baumann, P. (1987), Biochemie. In: Kisker, K. P. et al. (Hrsg.), Psychiatrie der Gegenwart. 4. Schizophrenien. Berlin – Heidelberg – New York – Tokio: Springer, S. 155–173.

de Shazer, S. (1992), Der Dreh. Überraschende Wendungen und Lösungen in der Kurzzeittherapie. Heidelberg: Carl Auer, S. 106.

Kissling, W. (Hrsg.) (1991), Guidelines for Neuroleptic Relapse Prevention in Schizophrenia. Berlin – Heidelberg – New York – Tokio: Springer.

Matussek, N. (1987), Biologischer Hintergrund. In: Kisker, K. P. et al. (Hrsg.), Psychiatrie der Gegenwart. 5. Affektive Psychosen. Berlin – Heidelberg – New York – Tokio: Springer, S. 203–240.

Meise, U. (1991), Die psychiatrische Versorgung in Tirol. In: Meise, U., Hafner, U., Hinterguber, H. (Hrsg.), Die Versorgung psychisch Kranker in Österreich. Wien – New York: Springer, S. 164.

Merlo, M. C. G. (1989), Systemtheoretische Überlegungen zur Behandlung des akuten und postakuten Stadiums schizophrener Psychosen. Psychiatrische Praxis 16: 121–125.

Moser, Ch., Bartl, R. (1993), Systemtherapeutische Strategien in der Behandlung schizophrenen Verhaltens unter stationären Bedingungen: Entwicklung des Therapieangebotes auf einer sozialpsychiatrischen Aufnahmestation. Ein Erfahrungsbericht. In: Platz, Th. (Hrsg.), Brennpunkte der Schizophrenie: Gesellschaft, Angehörige, Therapie. Wien – New York: Springer (Aktuelle Probleme der Schizophrenie, Bd. 4).

Müller-Oerllingshausen, B. (Hrsg.) (1986), Die Lithiumtherapie. Nutzen, Risiken, Alternativen. Berlin – Heidelberg – New York – Tokio: Springer.

Olbrich, R. (1987), Die Verletzbarkeit des Schizophrenen: J. Zubins Konzept der Vulnerabilität. Nervenarzt 58: 65–71.

Retzer, A., Simon, F. B., Weber, G., Stierlin, H., Schmidt, G. (1989), Eine Katamnese manisch-depressiver und schizo-affektiver Psychosen nach systemischer Familientherapie. Familiendynamik 14: 214–235.

Retzer, A. (1994), Familie und Psychose. Stuttgart – Jena – New York: Gustav Fischer.

Simon, F. B. (1989a), Das deterministische Chaos schizophrenen Denkens. Familiendynamik 14: 236–258.

Simon, F. B. (1989b), „Schizo-affektive" Muster: Eine systemische Beschreibung. Familiendynamik 14: 190–213.

Simon, F. B., Stierlin, H. (1987), Schizophrenie und Familie. Spektrum der Wissenschaft 5: 38–48.

Stierlin, H. (1981), Die „Beziehungsrealität" Schizophrener. Psyche 1: 49–65.

Stierlin, H., Weber, G., Schmidt, G., Simon, F. B. (1986), Zur Familiendynamik bei manisch-depressiven und schizoaffektiven Psychosen. Familiendynamik 4: 267–282.

UBG: 155. Bundesgesetz vom 1. März 1990 über die Unterbringung psychisch Kranker in Krankenanstalten (Unterbringungsgesetz – UBG).

Watzlawick, P. (1985), Kurzbehandlung schizophrener Psychosen. In: Stierlin, H. (Hrsg.), Psychotherapie und Sozialtherapie der Schizophrenie. Berlin – Heidelberg – New York – Tokio: Springer, S. 247–261.

Weber, G., Retzer, A. (1991), Praxis der systemischen Therapie psychotischen Verhaltens. In: Retzer, A. (Hrsg.), Die Behandlung psychotischen Verhaltens. Heidelberg: Carl Auer, S. 214–257.

Weber, G., Simon, F. B., Stierlin, H., Schmidt, G. (1987), Die Therapie der Familien mit manisch-depressivem Verhalten. Familiendynamik 12: 139–161.

Wittchen, H. U. (dt. Bearb. u. Einf.) (1989), Diagnostisches und Statistisches Manual Psychischer Störungen: DSM-III-R, Beltz, Weinheim, Basel.

Korrespondenz: Dr. med. Christian Moser, Tiroler Landeskrankenanstalten Ges. m. b. H., Psychiatrisches Krankenhaus des Landes Tirol, Thurnfeldgasse 14, A-6060 Hall/Tirol.

Ein Tanz auf dem Vulkan: systemisches Arbeiten in einer Klinikambulanz

Rudolf Hirsch und **Regine Stanzel**

Zusammenfassung. In diesem Beitrag beschreiben wir Möglichkeiten und Grenzen systemischer Therapie innerhalb einer Klinikambulanz mit besonderer Berücksichtigung ihrer Anwendung bei psychotischem Verhalten. Zunächst erfolgt eine genaue Beschreibung des Arbeitsfeldes sowie der beteiligten Personen und Institutionen. Dann wird psychotisches Verhalten aus einer systemischen Perspektive betrachtet und die sich daraus ergebenden Vorgehensweisen dargestellt. Eine Falldarstellung soll ein anschauliches Beispiel für die praktische Umsetzung geben. Besondere Beachtung finden dabei die speziellen Bedingungen, die sich aus einem engen Neben- und Miteinander von systemischer Therapie und Psychiatrie ergeben.

Einleitung

Der folgende Beitrag stammt aus einer psychiatrischen Institution und berichtet von Menschen mit psychotischem Verhalten und ihren Familien. In solchen Institutionen werden nach wie vor die meisten Menschen mit schweren psychischen Störungen behandelt. Es ist uns daher wichtig, kurz den Kontext zu beschreiben. Die Berücksichtigung der Umstände, in denen psychotherapeutische Arbeit stattfindet, gehört zu den grundlegenden Voraussetzungen systemischen Arbeitens und macht eine der Stärken dieses Ansatzes aus. Bei der Arbeit in Institutionen ist allerdings eine Modifikation von Methoden notwendig, die üblicherweise außerhalb solcher entwickelt und gelehrt werden. Der folgende Beitrag soll unsere Erfahrung mit den Möglichkeiten und Grenzen systemischen Arbeitens in einer Klinikambulanz beschreiben.

Die Universitätsklinik für Psychiatrie gibt es seit etwa zwei Jahren. Sie befindet sich im Landeskrankenhaus Graz, einem großen Allgemeinkrankenhaus, in dem auch alle anderen Universitätskliniken der Steiermark zu finden sind. Die Stationen der Klinik sind gemischt-geschlechtlich, haben etwa 35 Betten und je einen kleinen geschlossenen Bereich.

Entsprechend ihrem Status als Universitätseinrichtung hat die Klinik den Auftrag zu Forschung und Lehre auf dem gesamten Gebiet der Psychiatrie. Eine Versorgungspflicht, d. h. eine Verpflichtung zur Aufnahme von Patienten aus einem bestimmten Bezirk oder Sektor, besteht nicht.

Mit der Klinikgründung begann der Aufbau einer psychiatrischen Ambulanz, an dem wir von Anfang an mitbeteiligt waren.

Der Schauplatz

Die Ambulanz ist ein flacher Fertigteilbau, der zwischen zwei Flügeln eines Jugendstilgebäudes liegt. Dort befinden sich die beiden Stationen der Klinik. Die Ambulanz liegt so zwar in den Gesamtkomplex eingebettet, ist aber doch deutlich baulich getrennt und über einen eigenen leicht abfallenden Gang erreichbar. Auch im übertragenen Sinn liegt die „Schwelle" für das Betreten der Ambulanz niedriger als für den stationären Bereich.

Betritt man die Ambulanz, kommt man in einen wegen seiner Helligkeit und grünen Bepflanzung sehr freundlichen Warteraum. Für Gespräche und Therapien stehen fünf recht geräumige Zimmer zur Verfügung, die durchaus in ihrer Gestaltung etwas von der Persönlichkeit ihrer Benutzer widerspiegeln.

Insgesamt überwiegt jedoch der Eindruck eines modernen Spitals mit immerhin farbiger, aber doch medizinisch funktioneller Konzeption. Auch die Kleidung der in der Ambulanz Beschäftigten signalisiert eine gewisse Ambivalenz zwischen eher reservierter Professionalität und mehr persönlichem Kontaktangebot. Schwestern und Pfleger tragen (weisungsgebunden) „Tracht", die Sekretärinnen, Psychologen und ÄrztInnen überwiegend „Zivil".

Der Therapeut – der Psychiater

Oft beginnt unser Arbeitstag mit der Frage, welche Rolle denn wohl heute öfter am Spielplan stehen wird: der Psychiater, der versucht, eine Diagnose zu erstellen, Medikamente verschreibt, aktiv eingreift, Aufträge zur sozialen Kontrolle und direkten Hilfe übernimmt und insgesamt innerhalb eines medizinischen Krankheitsmodells wirksam ist, oder der systemische Therapeut, mit seiner Neugier, mit seiner Offenheit für immer neue Zusammenhänge, seiner Zurückhaltung, seiner Bereitschaft, auch die eigene Verwirrung bei der Entwicklung neuer Sichtweisen anzuerkennen, und seinem Glauben, der Klient und seine Familie mit ihrem Wissen seien die eigentlichen Spezialisten. In der Ambulanz hat Janus also viele Gesichter. Oft genug ist es notwendig, sich während eines Gespräches zwischen den beiden so verschiedenen Haltungen zu entscheiden oder einen Kompromiß zu suchen.

Der Überweiser

Überweisungen erreichen die Ambulanz von innen und von außen. Wir sitzen sozusagen auf der Mauer und können in beide Richtungen sehen.

Eine große Zahl der akuten Zuweisungen erfolgt durch die Hausärzte und die niedergelassenen Fachärzte für Psychiatrie, vereinzelt auch durch Polizeiärzte und Einrichtungen der gemeindenahen Psychiatrie.

Vor allem jüngere Patienten, bei denen die Symptome zum ersten Mal auftreten, werden häufig bereits beim Erstkontakt von Familienmitgliedern begleitet.

Kennzeichnend für viele Überweisungssituationen ist es, daß sich im Hintergrund bereits ein größeres Helfersystem etabliert hat, dessen Ressourcen erschöpft erscheinen. Die Familien, die Institutionen und die „Symptomträger" sind an die Grenzen ihrer Problemlösungskapazität geraten. Häufig wurde schon vom Überweiser ein Krankheitskonzept zur Erklärung eingeführt und eine stationäre Aufnahme als beste Lösung empfohlen. Eine Zuweisung zur ambulanten Psychotherapie kommt bei psychotischen Störungen praktisch nicht vor. Primär wird also kein psychotherapeutisches Angebot erwartet. Statt dessen ist die Wahrscheinlichkeit zunächst groß, in ein sich etablierendes „Problemsystem" einbezogen zu werden. Der Begriff Problemsystem beschreibt ein System, das sich durch Kommunikation um ein Problem herum bildet und aufrechterhalten wird. Es kann Familienmitglieder, Institutionen oder professionelle Helfer umfassen (Goolishian und Anderson 1988). Das bedeutet aber, daß wir uns primär ausführlich den präsentierten Symptomen zuwenden müssen und nicht, so wie in anderen Settings in der systemischen Arbeit üblich, sehr frühzeitig damit beginnen können, an Lösungen, Zielen und Ressourcen zu arbeiten (Essen 1989).

Andere Erwartungen und Aufträge verknüpfen sich mit der Vermittlung von Patienten von den Stationen der Klinik zur ambulanten Weiterbetreuung.

Meist wurde schon auf den Stationen die Familie ins Behandlungskonzept miteinbezogen, erhielt Informationen über die Erkrankung und die Diagnose, den zu erwartenden Verlauf und auch über sinnvolle Nachbetreuungsmöglichkeiten. Wenn sich während des stationären Aufenthaltes eine auffällige Familiendynamik zeigte, wird über die Möglichkeit einer ambulanten Familientherapie informiert und auch zugewiesen.

Systemisches und psychiatrisches Verständnis psychotischen Verhaltens

In der Psychiatrischen Nomenklatur umfaßt der Begriff „Psychose" eine Vielzahl von unterschiedlichen Störungen und Syndromen. Wir beziehen uns hier auf Patienten, die nach den derzeit geltenden psychiatrischen Kriterien die Diagnose Schizophrenie, schizoaffektive Psychose, manisch-depressive Krankheit (bipolare Störung) und wahnhafte Störung erhalten haben.

Ein gemeinsames Merkmal von Menschen, die so beschrieben werden, ist, daß sie für einige Zeit aus dem allgemeinen Konsens über das, was „wirklich" ist, aussteigen. Sie schildern Erlebnisse, die andere in ihrer Umgebung nicht „wahr-nehmen" oder halten an Überzeugungen fest, die von allen anderen nicht geteilt werden. Sie akzeptieren Bemühungen, sie zu überzeugen, nur als weiteren Beweis für die Richtigkeit ihrer Weltsicht. Die Situation wird als übermächtig erlebt, die Kontrolle über das Geschehen scheint verloren. Bei längeren Verläufen werden die Patienten zu Ausgestoßenen, sind aus der familiären Kommunikation und aus dem gesellschaftlichen Leben ausgetreten und leben in ihrer eigenen Welt.

Durch das Übernehmen eines fertigen Krankheitsbegriffes (z. B. Schizophrenie) als einfaches lineares Modell zur Erklärung des ungewöhnlichen Verhaltens, kommt es zu einer Reduktion der Komplexität und dadurch zur Entlastung und Verminderung von Angst vor allem bei den Angehörigen. Der Patient wird dazu ermuntert, sich mit dem Psychiater gegen sein Symptom zu verbünden und sich von diesem zu trennen. Außerdem bietet der Krankheitsbegriff die Möglichkeit, sich aus Verpflichtungen, Verantwortung und Rollenansprüchen zurückzuziehen, ohne sich rechtfertigen zu müssen. Dieses Modell hat weiters den Vorteil, der Familie am ehesten bekannt zu sein und ihren Vorannahmen und Erwartungen zu entsprechen.

Wichtig für das systemische Verständnis von Psychosen sowie anderer psychischer Störungen ist, daß es sich dabei immer um Beschreibungen von Verhalten handelt und nicht um Eigenschaften von Personen. Es macht einen großen Unterschied, ob man sagt „Herr K. hat eine Psychose" oder „er verhält sich (derzeit, immer, manchmal) auffällig, verrückt". Im ersteren Fall führt die Benennung von Verhalten als Eigenschaft (Symptom) zu einer Festschreibung, zu einer „Erhärtung der Realität" (Stierlin 1981), während im zweiten Fall Wandelbarkeit und Beeinflußbarkeit impliziert werden.

Aus systemischer Sicht wird auch „verrücktes" Verhalten als Kommunikationsangebot verstanden und als solches ernst und wichtig genommen. Das heißt aber auch, daß der sogenannte identifizierte Patient (IP) nicht als Opfer seiner Krankheit betrachtet wird, sondern ihm eine gewisse Verantwortung für sein Verhalten zugesprochen werden kann. Das Interesse richtet sich daher darauf, welche Bedeutungen dem auffälligen Benehmen innerhalb des Systems zugeschrieben werden. Man könnte sagen, systemische Arbeit schätzt das Symptom als eine Fremdsprache, die, in die Familiensprache übersetzt, zu einer gelungeneren Verständigung beitragen kann.

Übergänge und Berührungspunkte zur Psychiatrie

Insgesamt wird der Einsatz psychotherapeutischer Methoden bei Psychosen sowohl von Psychiatern als auch von Psychotherapeuten eher skeptisch beurteilt. Im allgemeinen bestehen große Bedenken, vor allem dahingehend, psychotisches Verhalten durch Psychotherapie auszulösen. Häufiger werden sogenannte stützende Methoden als Begleitung neben der medikamentösen Therapie und psychosoziale Maßnahmen empfohlen. In den psychoedukativen Ansätzen wird das medizinische Konzept der Krankheit aufgenommen und die Familien über den Umgang mit ihren kranken Mitgliedern informiert. Dieses Vorgehen hat innerhalb der Psychiatrie breite Anerkennung gefunden und zeigte sich auch in zahlreichen Effektivitätsstudien als wirksam in der Verhinderung von Rückfällen (Falloon 1978; Vaughn und Leff 1976; Hahlweg 1989).

Im folgenden Abschnitt möchten wir die wichtigsten systemischen Methoden darstellen, die wir bei Familien mit psychotischem Mitglied verwenden. Wir orientieren uns dabei vor allem an den Erfahrungen der Hei-

delberger Gruppe (Simon, Retzer, Stierlin, Weber) sowie Arbeiten von
L. Wynne. Die folgende Darstellung ist eine kurze Zusammenfassung. Aus-
führlichere Beschreibungen über die theoretischen Grundlagen finden Sie
in der Literatur am Ende des Artikels.

Wir arbeiten mit den sichtbaren Auswirkungen und Bedeutungen von
Verhalten innerhalb des Systems. Das innere Erleben der Mitglieder steht
zumindest am Anfang nicht im Mittelpunkt der Aufmerksamkeit. Der Abstand zwischen den Sitzungen ist relativ lang, im allgemeinen mindestens
vier bis sechs Wochen. Die Gesamtdauer der Therapie ist ebenfalls lange.
Der Zeitraum beträgt meist ein bis zwei Jahre. Dieser lange Zeitraum ermöglicht eine langsame Verschiebung der Aufmerksamkeit der Familie von
der Störung des Indexpatienten hin zur Gestaltung ihrer Beziehungen. Es
braucht vor allem Zeit, bis langsam eine Veränderung auf der Elternebene
eintreten kann, die eine Ablösung der Kinder ermöglicht. Durch dieses
Setting wird auch vermieden, psychotisches Verhalten des IP durch eine zu
frühe und schnelle Verstörung wieder notwendig zu machen. Wenn es im
Verlauf der Therapie zu akut psychotischen Episoden kommt, die eine stationäre Aufnahme notwendig machen, unterbrechen wir die Therapie für
die Dauer des stationären Aufenthaltes. Es wäre zwar aus Gründen der Kontinuität wünschenswert, die Therapie fortzusetzen, allerdings kommt es
nach unseren Erfahrungen zu einer zu starken Vermischung von gegenläufigen Behandlungsstrategien zwischen Station und Ambulanz, welche
die unterschiedlichen Aufgaben dieser Einrichtungen widerspiegeln. Der
stationäre Aufenthalt kann für die Familie eine Chance sein, mit einer Zeit
des Getrenntseins zu experimentieren und kurzfristig mögliche Veränderungen festzustellen. Für den Indexpatienten ist der stationäre Aufenthalt
eine Chance, etwas darüber zu lernen, wie er sich in die Psychiatrie einlie-
fert und wie er wieder herauskommt. Wir unterstützen alle Versuche, über
diesen scheinbar unvermeidlichen Ablauf Kontrolle zu erlangen. Fragen-
beispiele wären: „Was müßten Sie in der nächsten Woche tun, damit Sie
ganz sicher einen stationären Aufenthalt brauchen? Wie haben Sie es beim
letzten Schub gemacht, daß Sie nicht stationär aufgenommen wurden?
Würden Sie es jetzt, wo Sie nicht psychotisch sind, schaffen, ihren Psychiater zu überzeugen, daß eine stationäre Aufnahme notwendig ist, und wie
würden Sie das machen?"

Für manche Patienten ist das zeitweise Aussteigen in die Psychiatrie und
die folgende Rückkehr in die Familie ein Lebensrhythmus, der einen gewissen Grad an Stabilität ermöglicht. Wünsche nach Veränderung treten
dann vor allem bei den behandelnden Psychiatern auf. Diese Arrange-
ments zu akzeptieren, fällt oft schwer, Versuche, sie zu stören, führen aber
meist nicht zu konstruktiven Ergebnissen.

Ein weiterer Grund für die Zurückhaltung des Psychotherapeuten bei
der Therapie psychotischer Störungen ist, daß die Mehrzahl der Patienten
gleichzeitig medikamentös behandelt werden. Eine enge Zusammenarbeit
mit dem Psychiater ist dabei unerläßlich. Wir nutzen diesen Umstand und
laden häufig die nachbetreuenden Ärzte der Klinik dazu ein, an den Familientherapien teilzunehmen. Es ist für uns ein Beispiel für das Zusammen-

führen von unterschiedlichen Anteilen des Patienten, seiner biologischen und seiner psychisch-sozialen Existenz. Der Psychiater kann bei diesen Treffen seinen Patienten in einem ganz anderen Zusammenhang sehen und so eine Entscheidung über eine Veränderung der Medikation auf einer wesentlich erweiterten Grundlage treffen. Er kann, wie im folgenden Beispiel, auch während der Sitzung seinen Eindruck vom Indexpatienten mitteilen und anschließend hören, wie dieser und andere Mitglieder des Systems seine Vorschläge aufgenommen haben. Eine medikamentöse Therapie ist kein Hindernis für systemisches Arbeiten, wenn die Bedeutungen und Wirkungen, die den Medikamenten zugeschrieben werden, immer wieder Thema sind. Gemeinsam mit dem medikamentös behandelnden Kollegen versuchen wir dann, ein realistisches Bild der Wirkungen zu vermitteln und übertriebene Heilserwartungen oder Ängste zu relativieren. Diese Form der Zusammenarbeit ist ein Vorteil, den wir in der Ambulanz gegenüber Kollegen in der Praxis haben.

Die Vorerfahrungen

Eine sorgfältige Beachtung des Geschehens vor der eigentlichen Therapie, der Vorstellungen des Zuweisers und der Bedingungen, die zur Empfehlung systemischer Therapie geführt haben, ist bei der Arbeit in Institutionen unerläßlich. Wir befragen die Mitglieder über Vorerfahrungen mit psychiatrischen und psychosozialen Einrichtungen und über ihre Vorstellungen und Erwartungen für die Therapie. Im Gestrüpp der Institutionen (Imber-Black 1990) ist vorerst Orientierung gefragt. Es ist wichtig zu wissen, wie Therapie „verordnet" wurde und ob andere Maßnahmen damit verbunden sind, zum Beispiel eine Entlassung aus der stationären psychiatrischen Behandlung unter der Bedingung der Teilnahme an einer ambulanten Familientherapie.

Aus Informationen über das, was geholfen hat und welche Lösungsversuche bisher unternommen wurden, lassen sich wichtige Schlüsse über Ressourcen des gesamten Systems ziehen. In unserem Beispiel sagt Antonia, ihr habe das „Spazierengehen" geholfen. Sie meinte damit auch, daß sie das psychiatrische Krankenhaus aus eigener Initiative wieder verlassen konnte, und zwar anläßlich eines Spazierganges. Bewegung, Weggehen und auch wieder Zurückkommenkönnen spielten in dieser Familie eine große Rolle.

Krankheitskonzept, Diagnose und deren Bedeutung

Wir interessieren uns am Anfang einer Therapie besonders für die unterschiedlichen Erklärungen, die für das psychotische Verhalten von den Familienmitgliedern gefunden werden. In unserem Beispiel bestanden wenig verfestigte Krankheitskonzepte. Das Verhalten von Antonia wurde von Anfang an sehr im Rahmen seiner Bedeutung innerhalb des Systems gesehen. Ganz anders ist das bei Patienten, die einen oder auch mehrere Psychiatrieaufenthalte hinter sich haben. Dort ist es besonders wichtig zu erfahren, welche Erwartungen, Befürchtungen und eigene Prognosen für die Erkrankung existieren oder welche Prognosen von den Experten gestellt wurden. Zum Beispiel ist die Diagnose einer Psychose bei Laien oft eng mit Zuschreibungen wie unheilbar, lebenslang, chronisch oder vererbt verbunden. Diese Vorannahmen prägen entscheidend das weitere Verhalten der Familie gegenüber dem Indexpatienten. Wenn davon ausgegangen wird, daß die Störung vererbt ist und einen Verlauf nimmt, der höchstens durch Medikamente zu beeinflussen ist, wird der eigene Handlungsspielraum stark eingeschränkt. Wir fragen auch nach Ideen über Heilung: Wird sie überhaupt möglich sein, wie lange wird das dauern? Wird das, woran Sie leiden, im Laufe der Zeit besser oder schlechter, wann waren Sie das letzte Mal gesund? Wer wird bemerken, daß Sie wieder gesund sind, und woran könnte er es erkennen?

Wie schon in der Einleitung beschrieben, ist es in der Ambulanz einer Klinik nicht möglich, sehr rasch den Fokus der Familien von einem Krankheitskonzept auf andere Bedeutungen zu verschieben. Wir akzeptieren daher die Sprache der Krankheit als eine der möglichen Beschreibungen.

Von Anfang an versuchen wir jedoch sehr genau die Zeiten des symptomatischen Verhaltens einzugrenzen. Wir fragen nach unterschiedlichen Auslösern und halten uns lange bei den symptomfreien Zeiten auf. Wieviel Kontrolle hat der Patient über seine Symptome? Kann er sie manchmal auch einsetzen, um etwas zu erreichen, z. B. um schwierige Situationen zu meistern, indem er aussteigt? Wie wird die Verantwortlichkeit von den anderen gesehen? Eine weitere Methode, die dabei zur Anwendung kommen kann, ist das Ansprechen der „Psychose" als Person und Beziehungspartner. Wie groß ist sie, wie kann sie herbeigerufen werden und zumindest teilweise unter Kontrolle gehalten werden? Ziel ist eine Internalisierung von Ressourcen und Möglichkeiten und die Externalisierung von Symptomen (Simon und Weber 1988; Tom 1989).

Insgesamt bedeutet dieses Vorgehen nicht eine Geringschätzung des psychiatrischen Krankheitskonzeptes. In der therapeutischen Arbeit geht es jedoch darum, Einflußmöglichkeiten auf eigenes Verhalten zu erkennen und womöglich Kontrolle darüber zu gewinnen. Dabei ist ein Konzept, das von einer biologischen Störung ausgeht, nicht hilfreich. Die vorsichtige Aufweichung des Krankheitskonzeptes und die Bedeutungsgebung von psychotischem Verhalten im Kontext der familiären Beziehungen sind die entscheidenden Schritte einer systemischen Therapie. Auch bei katamnestischen Untersuchungen zeigten sich dort die günstigsten Ergebnisse nach systemischer Therapie, wo es zu einer konstruktiven Aufweichung des Krankheitskonzeptes gekommen war (Retzer et al. 1989).

Vom Umgang mit Unterschieden

Ambivalenz und dabei vor allem ambivalentes Erleben wurden als ein Merkmal der schizophrenen Störung beschrieben (affektive Ambivalenz von Bleuler). Ambivalenz ist allerdings kein an sich pathologisches Phänomen und vor allem nicht auf das Innenleben beschränkt. Wir können sehen, wie in Familien mit einander widersprechenden Wünschen und Forderungen umgegangen wird. In Systemen mit psychotischen Indexpatienten fällt auf, daß die widersprüchlichen Positionen oft extrem weit auseinanderliegen und zusätzlich durch ein Entweder-Oder-Muster verstärkt werden. Die geforderte absolute Entscheidung für eine der Positionen verhindert jede Bewegung dazwischen. Das Schlimmste, was also passieren kann, ist, daß eine Position endgültig erreicht wird, denn damit ist die andere endgültig verloren. Zum Beispiel kann eine solche Regel lauten: „Entweder wir gehören ganz zusammen oder wir haben nichts mehr miteinander zu tun." Eine Lösung dieses Dilemmas kann sein, daß es zu einer starken zeitlichen Verdichtung der Widersprüche kommt, wobei schließlich jeder Ambivalenzkonflikt scheinbar verschwindet (sog. synchrone Zeitorganisation bei Schizophrenen; Retzer und Weber 1991). Eine andere Lösung im manisch-depressiven Muster wäre das extreme zeitliche Dehnen und Verlangsamen des Wechsels zwischen den ambivalenten Haltungen. Eine Zeit der Erstarrung und der strengen Regeln folgt auf eine Zeit, in der alle Vorschriften über Bord geworfen werden.

Das Nebeneinander von gegensätzlichen Wünschen ertragen zu lernen, ist oft ein erstes Zeichen für eine Veränderung in Richtung Symptomverminderung.

In der Therapie wird Ambivalenz erlebbar, indem sich die Therapeuten zum „Anwalt der Ambivalenz" machen (Simon und Weber 1990). Gleichzeitig versuchen wir gegenüber dem symptomatischen Verhalten neutral zu bleiben und sowohl die Nachteile und daraus resultierende Veränderungswünsche als auch die Möglichkeiten und Vorteile und damit verbundene Wünsche nach Verharrung ernst zu nehmen.

Eine Möglichkeit, Ambivalenz darzustellen, bietet sich, wenn die beiden Therapeuten in der Sitzung unterschiedliche Meinungen und Einschätzungen vertreten. Dieses „Splitting" (Weber und Retzer 1991) ist eine Inszenierung der von den Therapeuten wahrgenommenen gegensätzlichen Tendenzen im System. Unentschiedenheit und das Einnehmen gegensätzlicher Positionen durch zwei Experten kann die autonome Entscheidung im System fördern, nach dem Motto: „Wenn auch die Fachleute nicht wissen, wohin es geht, können wir ruhig unseren eigenen Weg einschlagen."

Im folgenden Fallbeispiel beschreiben wir ein solches Splitting der Therapeuten. Wir bewerten den weiteren Verlauf sehr unterschiedlich und stellen die möglichen Entwicklungen als etwas, wofür man sich auch entscheiden kann, dar.

Aufgaben, welche die unterschiedlichen Tendenzen zum Inhalt haben, können als Experiment dienen und zu neuen Erfahrungen führen.

Im Fallbeispiel bekommt die Familie die Aufgabe, einen Teil der Woche die Autonomiewünsche von Antonia zu respektieren und sie „ein Studentenleben leben zu lassen". Die restliche Woche soll sie zu Hause „bemuttert werden". Die zeitliche Trennung der gegenläufigen Absichten macht Unterschiede erlebbar und gibt Gelegenheit, eigene Erfahrungen damit zu sammeln und etwas über die Reaktionen der anderen zu lernen.

Falldarstellung

Die folgende Falldarstellung ist eine kurze Zusammenfassung einer systemischen Therapie, die sich über einen Zeitraum von sechs Monaten erstreckte und fünf Gespräche umfaßte. Eine Vereinfachung und manchmal scheinbar lineare Darstellung des Therapieverlaufes soll nicht über die tatsächlichen Verwicklungen und Verwirrungen einer Therapie hinwegtäuschen.

Familie H. besteht aus fünf Mitgliedern: Der Vater (49 Jahre) ist leitender Angestellter, die Mutter (44 Jahre) ist aus Südafrika nach Deutschland gekommen, hat dort eine Lehrerausbildung gemacht, ihren Beruf jedoch nach Geburt des ersten Kindes nie ausgeübt. Antonia (23 Jahre) ist in Ausbildung zur Lehrerin und wohnt gemeinsam mit Magda, ihrer um ein Jahr jüngeren Schwester, die Sprachen studiert, in einer kleinen Wohnung in der Stadt. Isabella (16 Jahre) hat gerade die Grundschule abgeschlossen und steht vor der Entscheidung, ob sie weiter in die Schule gehen oder einen Lehrberuf ergreifen soll. Sie wohnt, ebenso wie ihr Bruder Raffael (zehn Jahre), noch im Haus der Eltern, etwa 50 km von der Stadt entfernt.

Antonia kam in Begleitung ihrer Eltern in der Nacht in die Ambulanz. Der Hausarzt, der die Familie seit Jahren kennt, hatte einen Antrag zur stationären Aufnahme geschrieben. Wie diesem Einweisungsschreiben zu entnehmen war, hatte Antonia zu Hause „wilde Tänze" aufgeführt, Sessel und Bettzeug aus dem Fenster geworfen, wirres Zeug gesprochen und seit einigen Tagen kaum noch geschlafen. Vor einigen Monaten hatte ein ähnlicher Zustand zu einer kurzen, nur wenige Tage dauernden stationären Behandlung in einem anderen psychiatrischen Krankenhaus geführt. Antonia hatte sich nach kurzer Zeit durchgesetzt und das Spital wieder verlassen.

Im Gespräch mit dem Psychiater in der Nacht zeigte sich Antonia zwar aufgeregt, aber zunächst völlig geordnet. Sie meinte, zuviel Streß im Rahmen ihres Studiums sei schuld an dem Nervenzusammenbruch. Die Eltern, die ins Aufnahmegespräch miteinbezogen wurden, zeigten sich verstört und verunsichert durch den plötzlichen Ausbruch. In Erinnerung an die letzte Episode sprachen sie von einem Rückfall. Während der Anwesenheit der Eltern änderte sich das Verhalten von Antonia. Sie entrollte eine Schriftrolle mit Drohungen und rezeptähnlichen Anweisungen für den Umgang mit Zeit in ihrer Familie: „Wenn das so weitergeht, zünde ich eine Zeitbombe an. Ich ertrage eure Zeiteinteilung nicht mehr." Der Psychiater verordnete ein Neuroleptikum in niedriger Dosierung und überwies zur ambulanten Weiterbehandlung an uns.

Zum vereinbarten Termin, drei Tage später, kam Antonia in Begleitung ihrer Eltern und Magda, ihrer jüngeren Schwester. Seit dem Besuch in der Nacht war es zu einer Beruhigung gekommen. Antonia konnte wieder schlafen, die Veränderung wurde von den Eltern auf das Medikament zurückgeführt. Bei näherer Befragung zeigten sich viele Erklärungsversuche für das Verhalten von Antonia. So äußerten beide Eltern Schuldgefühle über Erziehungsfehler und waren sich darüber einig, daß die Geburt Magdas, die mit einem schweren Herzfehler ein Jahr nach Antonia zur Welt kam, ein einschneidendes Erlebnis für sie gewesen war. Es habe dazu geführt, daß die ganze Aufmerksamkeit auf Magda gerichtet worden sei und Antonia schon als kleines Kind zuwenig bekommen habe. Sie sei bisher auch immer sehr ruhig gewesen, und ihre Reaktionen könnten einfach ein „Nachholen von Versäumtem" sein. Antonia gab eine neue Erklärung für das Geschehen ab, indem sie sagte: „Ich habe mich einmal so benommen wie meine kleine Schwester, habe mich ins Bett gelegt und laut Radio gehört und auch den gewünschten Effekt erreicht."

Die Tatsache, daß von vornherein zu jedem Termin mehrere Familienmitglieder mitkamen und die Erklärungsmuster für das ungewöhnliche Verhalten der Tochter sich immer wieder auf das Verhältnis der einzelnen Familienmitglieder zueinander bezogen, legt die Empfehlung einer systemischen Therapie nahe. Dieser Vorschlag wurde von den Anwesenden auch überraschend schnell und bereitwillig akzeptiert. Frau H. meinte, sie habe schon anläßlich der ersten Episode an Psychotherapie gedacht, der Hausarzt habe sich jedoch dagegen ausgesprochen: „Man soll jetzt nicht in den Dingen herumrühren."

Zwei Wochen später kam die Familie zum ersten Mal vollständig und wurde von uns beiden gesehen. In diesem Gespräch ging es anfangs um Erfahrungen, die in der ersten Episode mit psychiatrischen Institutionen und dem Hausarzt gemacht wurden. Antonia hatte damals das Krankenhaus gegen den Rat der behandelnden Ärzte vorzeitig verlassen. Auf die Frage, was damals geholfen habe, meinte sie: „Spazierengehen". Das seltsame Verhalten von Antonia wurde nun genauer betrachtet. Magda meinte, es seien Ausbrüche von Energie. Sie brachte den Vergleich mit einem Vulkan, dessen Ausbrüche unberechenbar kämen und wo nur eine Evakuierung der umliegenden Personen helfe. Der Vater meinte, es könne auch erblich sein und blickte seine Frau an. Isabella hatte eine andere Erklärung aus ihrer Schule: „Wenn man wie verrückt schreit, kommt man als erste dran." Raffael redete in der Sitzung nicht viel, wir erfuhren aber von der Mutter, daß auch er zu ähnlichen Ausbrüchen fähig sei, nur würden sie bei ihm anders bewertet, er sei ja noch ein Kind. Antonia versuchte auch eine neue Erklärung zu bringen. Sie meinte, ihre Zeit würde von den anderen überbeansprucht, alle wollten etwas von ihr. Daraus entstand eine erste Kontroverse. Alle anderen teilten diese Meinung nicht. Daraufhin zeigte Antonia wieder ihre Textrollen.

Wir hatten uns vor diesem Gespräch entschieden, zwei verschiedene Positionen einzunehmen. Therapeut 1 würde das Gespräch mit der Familie führen, Therapeut 2 als Beobachter in reflektierender Position außerhalb der Runde sitzen (Andersen 1990).

Die Überlegung war, daß es in dieser Familie wichtig sein würde, auf unsere Neutralität zu achten und sie immer wieder zu überprüfen.

Mit Neutralität meinen wir eine Haltung, welche die unterschiedlichen Erklärungen der Familienmitglieder und ihre Überzeugungen achtet sowie Wertungen vermeidet. Dadurch soll ein Zustand der Neugier aufrechterhalten werden (Cecchin 1987). Diese Haltung wird unterstützt durch einen teilnehmenden Beobachter, der von Zeit zu Zeit gebeten wird, seine Gedanken und Wahrnehmungen der Runde mitzuteilen. Er bleibt im Hintergrund und schaltet sich nicht in das daran anschließende Gespräch ein.

In diesem Fall fragte sich Ther. 2, wie Antonia es wohl schaffe, immer wieder mit der Psychiatrie in Kontakt zu kommen, aber trotz heftiger Auftritte nicht stationär aufgenommen zu werden. In diesem Zusammenhang wäre es auch interessant zu wissen, ob sie sich für ihr Benehmen eigentlich verantwortlich fühle und wie das von den anderen gesehen werde? In der darauffolgenden Sequenz betonte Antonia ihre Verantwortung und meinte, daß sie ihre Reaktionen sehr wohl der jeweiligen Situation anpassen könne. Außerdem habe sie eine Psychologie-Vorlesung besucht, die ihr sehr gut gefallen habe und aus der sie einiges gelernt hätte. Die anderen Familienmitglieder sahen einen Unterschied zwischen verwirrten Phasen, in denen Antonia nicht verantwortlich sei, und eindeutigen Provokationen, wobei die Übergänge allerdings unscharf wären.

In unserem Abschlußkommentar meinten wir, daß es in dieser Familie eine große gegenseitige Achtung und sehr viel Freiheit gäbe. Es würden sehr viele unterschiedliche Meinungen zugelassen. Bezüglich des Verhaltens von Antonia seien wir auch unsicher, was es bedeuten könnte. Es gab sehr viele Erklärungen, und wir forderten die Familienmitglieder auf, Beweise für die eine oder andere Theorie zu sammeln. Wir zeigten uns in Hinblick auf die Frage nach der Verantwortung unentschlossen, empfahlen aber der Familie, sich an Antonias Aussage zu halten und sie so zu behandeln, als ob sie ganz verantwortlich sei. Der nächste Termin sollte in vier Wochen sein.

Zu diesem Termin erschien die Familie heiter, gelöst, und besonders bei den Schilderungen der jüngsten Ereignisse wurde auch heftig gelacht. Antonia hatte inzwischen wieder ihr Studium aufgenommen und sehr intensiv gearbeitet. Ein Ereignis hatte die Frage Provokation versus Krankheit wieder aufgeworfen. Antonia war kurz nach der letzten Sitzung beim Psychiater gewesen, der die Medikamente etwas reduziert hatte, da er einen stabilen Eindruck von Antonia gewonnen hatte. Am Tag darauf war es wieder zu einer Szene gekommen. Die Mutter berichtete uns, daß sie schon einmal nur knapp verhindert habe, daß Antonia einen Teddybären aus dem Fenster warf. Dieser Teddybär bedeutete der Mutter sehr viel. Sie hat ihn als Erinnerungsstück an ihre Jugendzeit in Südafrika sorgfältig aufbewahrt. Diesmal konnte sie den Hinauswurf des Teddybären durch Antonia nicht mehr verhindern.

Ther. 2 führte eine Metapher ein. Manchmal seien ihr beim Zuhören Szenen aus „Dick-und-Doof"-Filmen eingefallen. Auch dort käme es ja zu heftigen, manchmal tätlichen Auseinandersetzungen, dennoch werde viel darüber gelacht. Wieviel müsse eigentlich noch passieren, bis jemandem das Lachen vergehe? Die Mutter sagte daraufhin traurig: „Es stimmt, der Teddybär ist das einzige, was mir noch viel wert war, alles andere habe ich den Kindern schon geopfert."

In der Pause entschlossen wir uns, der Familie eine Aufgabe zu stellen. Antonia sollte die Hälfte der Woche im Studentenheim in der Stadt leben und während dieser Zeit nicht zu Hause anrufen. Sie könne sich ihrem Studium widmen oder auch nicht, insgesamt solle sie ein Studentenleben führen. Die restliche Hälfte der Woche sollte sie zu Hause verbringen und sich dort bemuttern lassen. Sie dürfe für diese Zeit noch einmal „in den Schoß der Familie" zurück.

Drei Wochen nach der letzten Sitzung rief Frau H. an. Sie erzählte, daß es in letzter Zeit mit Antonia Schwierigkeiten gegeben habe. Sie benehme sich „rebellisch", besonders im Studentenheim und gegenüber dem Vater. Da Fr. H. den behandelnden Psychiater nicht erreichen konnte, wollte sie sich bei uns rückversichern, ob es in Ordnung sei, daß sie Antonia dazu überredet hatte, die Medikamente in der anfänglichen Dosierung einzunehmen. Wir verwiesen diesbezüglich auf den Kollegen Dr. G. und behielten den ursprünglich vorgesehenen Termin bei, kündigten aber an, daß wir diesmal Dr. G. mit zum Gespräch einladen würden.

Bis zu diesem Termin hörten wir von der Familie nichts mehr. Der Kollege willigte in den Vorschlag, bei der Familiensitzung dabeizusein, gerne ein.

Bei der nächsten Sitzung war die Familie wieder vollzählig. Antonia unterhielt sich mit Dr. G., lachte ab und zu, während die übrige Familie angespannt und erwartungsvoll dasaß. Dr. G und Ther. 2 bildeten das Reflecting-Team. Wir erfuhren, daß sich Antonia nicht an die Aufgabe gehalten hatte, sondern die meiste Zeit „verrückt gespielt" hatte. Sie war nicht zu den Vorlesungen gegangen, wollte öfters ein Fest im Studentenheim auf die Beine stellen, hatte wieder kaum geschlafen und Schwierigkeiten mit dem Leiter des Heimes bekommen. Zu Hause war es wieder zu einigen Schwierigkeiten gekommen. Diesmal allerdings warf Antonia eigene Gegenstände aus ihrem Zimmer. Antonia betonte selbstbewußt, daß endlich etwas in Bewegung gekommen sei.

Ther. 1 stellte die Frage, ob es nicht doch Antonias eigentlicher Wunsch sei, stationär aufgenommen zu werden. Ein solcher Aufenthalt biete doch einige Vorteile. Die Kontakte zu Dr. G. wären dann öfter möglich, man dürfte im Bett liegen und sich füttern lassen. Das Medikament habe Antonia schließlich bis jetzt auch brav genommen, und Rebellen könnte die Psychiatrie auch gut brauchen. Außerdem sei eine stationäre Aufnahme für viele Leute eine willkommene Gelegenheit, sich für einige Zeit aus der Familie zu lösen.

Dieses Gespräch erregte Antonias heftigen Widerspruch, während die Eltern verunsichert wirkten.

Im Abschlußkommentar vertraten wir konträre Positionen. Ther. 2 bezeichnete sich zuversichtlich, daß wirklich etwas in Bewegung gekommen sei und Antonia nur ein bißchen Zeit brauche, um zurechtzukommen. Dafür würde sprechen, daß sie es immerhin trotz des Konfliktes mit dem Leiter geschafft habe, nicht aus dem Heim geworfen zu werden. Ein Studentenleben verlaufe eben manchmal turbulent.

Ther. 1 und Dr. G. vertraten dagegen die Meinung, daß eigentlich alle Anzeichen für einen bevorstehenden Aufenthalt in der Psychiatrie sprechen würden. Sie hätten schon viele Leute gesehen, die allein aus dem Grund aufgenommen worden seien, weil sie ein einziges Mal etwas aus dem

Fenster geworfen hätten. Das so etwas hingenommen würde, sei ein Zeichen für die besonders große Toleranz in dieser Familie, es werde aber dadurch schwer, an Grenzen zu stoßen.

Abschließend wurde der Familie noch einmal empfohlen, sich Antonia gegenüber so zu verhalten, als sei sie für ihre Aktionen verantwortlich. Der nächste Termin wurde in sechs Wochen festgesetzt.

Bei diesem Termin war sich Fam. H. einig, daß sich einiges geändert hatte. Antonia studierte weiter und hatte vor kurzem eine Prüfung absolviert. Dr. G. hatte sie nur noch einmal gesehen, danach hatte sie selbst die Medikamente reduziert. Zu Ausbrüchen im Elternhaus war es noch zweimal gekommen. Die Eltern erzählten, sie würden diese Explosionen jetzt nicht mehr so ernst nehmen, sie seien auch nicht mehr so heftig und vor allem hätten sie jetzt auch mehr Bezug zum Zusammenleben in der Familie. Das letzte Mal habe sich Antonia über ihre kleine Schwester geärgert und einen Tennisschläger gegen die Garagentüre geworfen. Sie sei aber jetzt einfach seltener zu Hause. Aus dem Studentenheim habe man nichts Negatives gehört, es war von den Eltern aber auch nicht besonders nachgefragt worden. Magda verfolgte den Plan, mit einem Freund zusammenzuziehen, und Antonia selbst erzählte, es sei nicht immer leicht auszuhalten, daß die anderen jetzt mehr mit sich selbst beschäftigt seien. Sie fühle sich deshalb manchmal etwas verloren und wünsche sich mehr Kontakt zu ihren Studienkollegen. Auflehnung spüre sie vor allem gegen die Medikamente, die sie noch in niedriger Dosierung einnehme.

Wir meinten, daß es durchaus als Verlust erlebt werden kann, auf Ausbrüche zu verzichten, daß aber offenbar die Suche nach anderen Möglichkeiten schon begonnen habe.

Wir zeigten uns erfreut über diese Entwicklung und meinten, Lava nach Vulkanausbrüchen gäbe offenbar einen guten Boden für weiteres Wachstum.

Wir boten der Familie einen weiteren Termin in einem halben Jahr an und verhehlten dabei unsere Neugier nicht, welche Früchte sie bis dahin geerntet haben würden.

Wir haben für diesen Beitrag eine Falldarstellung ausgewählt, die uns die Möglichkeit gegeben hat, einige Methoden der systemischen Therapie bei psychotischem Verhalten zu erläutern. Die Voraussetzungen der Familie waren dabei sehr gut. Wir trafen auf eine große Bereitschaft zur Mitarbeit, die Familie hatte ausreichende Ressourcen, und die Störung bestand erst kurze Zeit. In der Ambulanz einer Universitätsklinik treffen wir sicher eher als in einem psychiatrischen Landeskrankenhaus auf solche hochmotivierte Familien.

Wir kennen aber auch Patienten, bei denen das Umfeld von Anfang an nur sehr schwer zu mobilisieren ist. Durch lange Krankheitsverläufe ist es zu einer Verfestigung der Muster gekommen, und jeder Versuch einer Verschiebung der Aufmerksamkeit von der Krankheit auf die familiären Beziehungen wird als Schuldzuschreibung heftig abgelehnt. Für solche Patienten eignet sich ein Vorgehen mit punktuellen systemischen Interventionen, ohne ein eigentlich therapeutisches Setting. Weiters wird hier gewöhnlich ein psychoedukatives Vorgehen leichter angenommen. Die Familie wird in diesem Fall über die Erkrankung eines ihrer Mitglieder informiert, es wird versucht, Vorurteile und Ängste auszuräumen und von Schuldgefühlen zu entlasten. Das Vorgehen ist weniger therapeutisch als beratend. Ohne Beachtung des Beziehungsgefüges, der Konflikte und der Ressoucen eines Systems bleibt dieser Ansatz allerdings schematisch und geht an den Bedürfnissen der Familie vorbei. Die Vorteile einer Integration von psychoedukativen mit systemischen Ansätzen bei psychotischen Störungen mit chronischen Verläufen wurde von L. Wynne beschrieben (Wynne 1991). Eine Übersicht der theoretischen Grundlagen und der Möglichkeiten dieser Modelle findet sich auch in diesem Buch (Zapotoczky 1994).

Beim Schreiben dieses Artikels wurde uns wieder bewußt, welche Bedenken, Hindernisse und Einwände, aber auch Hoffnungen und Visionen auftauchen, wenn man sich mit systemischen Sichtweisen in einer psychiatrischen Klinik kritisch auseinandersetzt.

Es gibt Vertreter einer Position, die meinen, systemisches Denken und psychiatrische Institutionen seien unvereinbar. Durch den Versuch, beides zu vereinen, würde nur ein bestehendes, medizinisch dominiertes und rigides System indirekt erhalten und Veränderungen verhindert. Systemische Therapie und Psychiatrie sollten Abstand halten und jeder bei seinem Leisten bleiben (Haley 1988).

Andererseits gibt es namhafte Befürworter einer Koexistenz mit der Möglichkeit gegenseitiger Bereicherung und Entwicklung, mit Krisen und Konfrontationen, ähnlich „Szenen einer Ehe" zwischen ungleichen Partnern (Merl 1992), einer Situation, mit der systemische Therapeuten umzugehen gelernt haben sollten. Vollhardt sieht den systemisch orientierten Therapeuten in einer psychiatrischen Einrichtung als „Sprachkünstler", der sich in allen in der Einrichtung gesprochenen Sprachen frei bewegt (Vollhardt 1990). Immer mehr Psychiater suchen in einer systemischen Ausbildung eine Ergänzung und Erweiterung ihrer Möglichkeiten.

Wir sind der Meinung, daß beim Umgang mit psychotischen Störungen eine Zusammenarbeit unumgänglich ist. Von zentraler Bedeutung ist dabei, daß die Vertreter beider Modelle sich in ihrem Tun und Können gegenseitig respektieren und wertschätzen.

Literatur

Andersen, T. (1990), Das Reflektierende Team – Dialoge und Dialoge über die Dialoge. Dortmund: Verlag Modernes Lernen.

Anderson, C. M., Reiss, D. J., Hogarty, G. E. (1986), Schizophrenia and the family. New York: Guilford.

Bateson, G., et al. (1956), Vorstudien zu einer Theorie der Schizophrenie. In:

Bateson, B. (1972), Ökologie des Geistes. Frankfurt: Suhrkamp.

Essen, S. (1989), Vom Problemsystem zum Ressourcensystem. In: Brunner, E. J., Greitemeyer, D. (Hrsg.), Die Therapeutenpersönlichkeit. Wildberg: Bögner-Kaufmann, S. 78–85.

Falloon. I. R. H. (1985), Family management of schizophrenia: A controlled study of clinical, social, family and economic benefits. Baltimore: John Hopkins Univ. Press.

Georgi, H., Wedekind, E., Levold, T. (1990), Im Bauch des Walfisches – Zur Verdaulichkeit psychoanalytisch-systemischer Ansätze im stationären Psychiatriealltag. Z. System. Ther. 8(4): 225–237.

Goolishian, H. A., Anderson, H. (1988), Menschliche Systeme. Vor welche Probleme sie uns stellen und wie wir mit ihnen arbeiten. In: Reiter, L., Brunner, E. J., Reiter-Theil, S. (Hrsg.), Von der Familientherapie zur systemischen Perspektive. Berlin – Heidelberg – New York – Tokio: Springer, S. 189–216.

Hahlweg, K., et al. (1989), Interactional sequences in high and low EE families of schizophrenic patients. J. Consulting Clinical Psychology 57: 11–18.

Haley, J. (1988), Warum ein psychiatrisches Krankenhaus Familientherapie vermeiden sollte. In: Keller, T. (Hrsg.), Sozialpsychiatrie und systemisches Denken. Bonn: Psychiatrie Verlag, S. 164–181.

Imber-Black, E. (1990), Familien und größere Systeme. Im Gestrüpp der Institutionen. Heidelberg: C. Auer.

Merl, H. (1992), „Szenen einer Ehe". Bedürfnisse, Konflikte und Ziele einer psychotherapeutischen Ambulanz in der Psychiatrie (Vortragsmanuskript, Graz).

Retzer, A., et al. (1989), Eine Katamnese manisch-depressiver und schizoaffektiver Psychosen nach systemischer Familientherapie. Familiendynamik 14: 214–235.

Retzer, A., Weber, G. (1991), Entwurf eines Modells psychotischer Systeme. In: Retzer, A. (Hrsg.), Die Behandlung psychotischen Verhaltens. Heidelberg: C. Auer, S. 97–133.

Simon, F. B. (1990), Meine Psychose, mein Fahrrad und ich. Zur Selbstorganisation von Verrücktheit. Heidelberg: C. Auer.

Stierlin, H. (1982), Die „Beziehungsrealität Schizophrener". Psyche 35: 49–65.

Tomm, K. (1990), Das Problem externalisieren und die persönlichen Mittel und Möglichkeiten internalisieren. Z. System. Ther. 7(3): 200–205.

Vaughn, C. E., et al. (1984), Family factors in schizophrenic relapse: a California replication of the British research on expressed emotion. Arch. General Psychiatry 41: 1169–1177.

Vollhardt, C., Keller, T. (1990), Einige Hinweise zur Entfaltung systemischer Arbeit in psychiatrischen Einrichtungen oder: Alles Gute kommt vom Unterlassen des Schlechten. Z. System. Ther. 8(4): 248–253.

Weber, G., Retzer, A. (1991), Praxis der systemischen Therapie psychotischen Verhaltens. In: Retzer, A. (Hrsg.), Die Behandlung psychotischen Verhaltens. Heidelberg: C. Auer, S. 214–255.

Wynne, L. C. (1991), System-Konsultation bei Psychosen: Eine bio-psycho-soziale Integration systemischer und psychoeduktiver Ansätze. In: Retzer, A. (Hrsg.), Die Behandlung psychotischen Verhaltens. Heidelberg: C. Auer, S. 53–76.

Zapotoczky, H. G. (1994), Möglichkeiten und Grenzen verhaltenstherapeutischer Methoden bei schizophrenen und depressiven Patienten. In: Hutterer-Krisch, R. (Hrsg.), Psychotherapie mit psychotischen Menschen. Wien New York: Springer, S. 477–503.

Korrespondenz: Dr. Rudolf Hirsch, Univ.-Klinik für Psychiatrie Graz, Auenbruggerplatz 22, A-8036 Graz.

Konzentrative Bewegungstherapie (KBT): Behandlung einer chronisch schizophrenen Patientin mit schweren Ich-Störungen

Barbara Bayerl-Roßdeutscher

Zusammenfassung. Im folgenden Aufsatz werden anhand der Behandlung einer chronisch schizophrenen Patientin die schweren Ich-Störungen in den Vordergrund gestellt und an ihnen die Arbeitsweise der Konzentrativen Bewegungstherapie verdeutlicht. Als Gliederung wird das Scharfettersche Konstrukt der fünf basalen Ich-Dimensionen zugrunde gelegt. Dadurch werden verschiedene Dimensionen der Ich-Pathologie und die jeweiligen Möglichkeiten körperbezogener psychotherapeutischer Intervention ersichtlich. Der Aufsatz gibt einen Überblick über eine 2¾ Jahre dauernde Behandlung mit Konzentrativer Bewegungstherapie und die Veränderungen im Sinne der Objektbeziehungstheorie Kernbergs.

Einleitung

In der körperorientierten Arbeit mit schizophrenen Patienten standen immer wieder die Ich-Störungen im Mittelpunkt der Behandlung. Dies soll der Fall einer 50jährigen forensischen Patientin verdeutlichen. Als Gliederung lege ich das Konzept der fünf basalen Ich-Dimensionen Scharfetters (1985) zugrunde. Es hat sich in der praktischen Arbeit zur Einordnung der Störung und zur Strukturierung des Therapieansatzes als sehr hilfreich erwiesen.

Fallgeschichte

Frau M. wurde auf Veranlassung des Landgerichts Berlin in die Abteilung für Forensische Psychiatrie nach § 126 a StPO eingewiesen. Sie hatte in wahnhafter Verkennung ihren 97jährigen Vater, mit dem sie zusammenwohnte, getötet. Sie selbst äußerte zu dem Vorfall: „Ich weiß ganz bestimmt, daß es nicht mein Vater war, denn er hatte ganz weiße, weiche und schöne Haut. Ich mußte ihn ja immer baden; das war unangenehm, weil er nackt war. Der, den ich umgebracht habe, war unsauber und hatte nicht die Haut meines Vaters. Vater ist schon vor Jahren verschleppt, wahrscheinlich getötet worden."

Nach dem medizinisch-psychiatrischen Gutachten litt Frau M. zum Tatzeitpunkt an einer schizophrenen Störung. Das Gericht exkulpierte sie und ordnete ihre Unterbringung in unserer Abteilung an (§ 63 StGB).

Die jugendlich wirkende, zum Zeitpunkt der Aufnahme 50jährige Frau ist anfangs mißtrauisch und wenig mitteilsam und beobachtet sehr genau ihre Umgebung. Das kinnlange Haar trägt sie in mädchenhafter Art mit zwei Spangen zurückgehalten und macht so einen eher braven Eindruck. Besonders fallen Zuckungen der Extremitäten und unwillkürliche Bewegungen der Gesichts- und Mundmuskulatur auf, die den harmonischen Bewegungsablauf stören. Frau M. leidet sehr unter diesen Spätdyskinesien, die zu den unerwünschten Wirkungen einer meist langjährigen Neuroleptikabehandlung zählen.

Wie sich nach kurzer Zeit zeigt, ist Frau M. eine sehr differenzierte Patientin, die sich trotz ihrer chronisch schizophrenen Erkrankung viele Interessen bewahrt hat. Sie liebt klassische Musik und ist künstlerisch sehr bewandert. Am meisten klagt Frau M. über große Angstzustände, besonders nachts. Sie fürchtet, von Männern entführt und verschleppt zu werden. Von Zeit zu Zeit wähnt sie sich durch bestimmte männliche Personen sexuell mißbraucht, oder sie muß imaginäre Männer bei sich aufnehmen und sie vor Gefahren schützen. Fremde Stimmen bedienen sich ihres Kehlkopfes und zwingen sie, Dinge zu sagen, die gar nicht aus ihr kommen. Sie leidet unter vielfältigen, körperlichen Beeinträchtigungsgefühlen: Die Extremitäten gehorchen nicht ihrem Willen, sie werden von anderen bewegt; ihre Physiognomie wird als verändert wahrgenommen; Arme und Beine werden als nicht mehr zu ihr gehörig erlebt; sie fühlt sich unwohl in ihrer Haut, ist sich selbst fremd geworden; das Körperinnere wird zeitweise als faulend oder absterbend beschrieben. Frau M. erhoffte sich durch die KBT Besserung ihrer Symptome und kam von sich aus und gerne zu den Behandlungsstunden. Im ersten dreiviertel Jahr arbeiteten wir mit einer, danach mit zwei Wochenstunden. Insgesamt umfaßte die Behandlung 180 Stunden in 2¾ Jahren.

Frau M. wurde in Berlin geboren. Sie lebte mit Vater (+ 42), Mutter (+ 25) und einem Bruder (+ 5) bis zu ihrem 28. Lebensjahr zusammen in einer Zweizimmerwohnung. Alle schliefen in einem Schlafzimmer, jedoch in getrennten Betten. Besonders lebhaft erinnert sich Frau M. an eine schwere Verbrühung im Alter von fünf Jahren. Ein längerer Krankenhausaufenthalt und zwei Hauttransplantationen waren notwendig. Die großflächigen Narben sind im Schulter- und Nackenbereich noch heute zu sehen. Im Alter von sechs Jahren hatte Frau M. eine Lungenentzündung und wurde für sechs Wochen zur Erholung ins Allgäu verschickt. Dort konnte sie sich nur schwer einleben und litt viel unter Heimweh.

Die erste Zeit in der Schule hatte sie kaum Kontakte zu anderen Mitschülern und fehlte auch wegen ihrer Erkrankung lange. Erst nachdem sie in der sechsten Klasse einmal sitzengeblieben war, fand sie Freunde. Sie besuchte das Lyzeum, ging aber vor dem Abitur in der 11. Klasse ab und bewarb sich, da sie künstlerisch sehr begabt war, an einer Meisterschule für Kunsthandwerk. Dort zeigte sie sehr gute Leistungen, besonders im Bereich Textilentwurf. „Ich war die Beste." Wegen einer schweren Angina mit Beeinträchtigung des Herzmuskels brach sie die Ausbildung ab. Später versuchte Frau M. noch einmal, an der Hochschule für Bildende Künste Textilentwurf zu studieren, mußte aber wegen vieler körperlicher Erkrankungen aufgeben. Mit 24 Jahren verlobte sich Frau M. mit einem Juristen, den sie wegen seiner „Redegewandtheit" sehr bewunderte. Das Verhältnis war von beiden Seiten ambivalent, es kam zu etlichen Ent- und Neuverlobungen. In diese Zeit fielen kurz hintereinander innerhalb eines dreiviertel Jahres drei Abtreibungen. Sie reagierte mit großen Schuldgefühlen und war erstmals in psychotherapeutischer Behandlung. Es folgten etliche Klinikaufenthalte (30 bis zum Jahre 1985!) in etwa halb- bis ganzjährlichen Abständen. Meist waren es quälende Vergiftungsängste, die sie in die Klinik führten. Von ihrem Verlobten glaubte sich Frau M. verfolgt. Die nicht überwundenen Schwangerschaftsabbrüche traten in psychotischer Form wieder auf. Frau M. fühlte, wie ihr Uterus austrocknete oder von Substanzen zersetzt wurde. Einweisungsgrund war z. T. auch aggressives Verhalten zu Hause. Zwischen den stationären Aufenthalten lebte Frau M. meist in der elterlichen Wohnung. Mehrere

Versuche, sich aus der Familie zu lösen, scheiterten. Im Alter von 37 Jahren fügte sich Frau M. mit einem Messer zwei tiefe Stichverletzungen im Unterbauch zu. „Ich wollte den Uterus treffen." Fünf Jahre später sprang sie aus dem dritten Stock eines Wohnhauses und brach sich zwei Lendenwirbel und das Sprunggelenk. Ein Stimme in ihr habe gesagt: „Spring doch!" Es folgten wiederum langdauernde Krankenhausaufenthalte. Im nächsten Jahr verletzte sich Frau M. einige Male mit einer Rasierklinge. Sechs Jahre danach fügte sie sich Schnittverletzungen am Hals zu, so daß sie zur gleichen Zeit ins Krankenhaus kam wie ihre Mutter, die an einem Hirntumor erkrankt war. In dieser Zeit äußerte Frau M. häufig Phantasien, Mutter werde erschossen oder Vater könne sie erschießen. Nach dem Tod der Mutter lebte Frau M. alleine mit ihrem Vater, der, inzwischen 94jährig, immer mehr verfiel. Es folgten jetzt erstmals drei Jahre ohne Klinikaufenthalt.

Der Vater wird von Frau M. jähzornig und autoritär geschildert. Er habe sie oft geschlagen, viel mehr als den Bruder. Sie selbst sei von ihm nie akzeptiert worden. „Wenn wenigstens etwas aus dir geworden wäre, du etwas geleistet hättest", sei ein häufiger Vorwurf von ihm gewesen. Zeitweise wird der Vater von Frau M. idealisiert, als „wunderschöner Mann" beschrieben, zu dem der alternde, pflegebedürftige, inkontinente nicht paßte. Diese Veränderungen des Vaters verarbeitete Frau M. paranoid: „Er ist vertauscht worden. Vater hatte viel schöneres Haar und war viel sauberer." Sie entwickelte Ekelgefühle und Aggressionen gegen den als Doppelgänger erlebten Vater.

Die Mutter wird als weich, aber auch kühl und zurückhaltend beschrieben. „Sie konnte Zuneigung nicht zeigen. Ich wurde nicht so geliebt wie mein Bruder. Dabei hing ich sehr an ihr, aber das hat sie wohl gar nicht bemerkt." Frau M. lebte, von den Klinikaufenthalten abgesehen, immer mit der Mutter zusammen. Sie kroch auch noch im Erwachsenenalter ins Bett der Mutter, wenn sie Angstzustände bekam. Der Bruder sei ein Wunschkind gewesen. Frau M. sah wegen seiner Sportlichkeit zu ihm auf. Nach der Tat wandte er sich völlig von Frau M. ab, besuchte sie nie und ließ sich am Telefon verleugnen. Frau M. konnte dies zeitweise nur ertragen, indem sie ihn für verschleppt oder von fremden Mächten gehindert hielt.

Die Behandlung mit Konzentrativer Bewegungstherapie (KBT)

Die Behandlung begann mit einer Phase, die ich „Vertrauen-Fassen" nennen will und die knapp vier Monate dauerte. In dieser Zeit saß Frau M. sehr oft am Tisch in meinem Behandlungsraum, wo kürzere Bewegungsübungen im Sitzen möglich waren, die ihr aber wenig zu bedeuten schienen. Ich hatte den Eindruck, daß es ihr in dieser Zeit, als sie nach anfänglichem Mißtrauen begann, von sich zu erzählen, darum ging, daß ich das, was sie sagte, auch behielt. In allen Stunden stellte sie kleine „Testfragen". Es befriedigte sie offensichtlich, wenn ich etwa sagte: „Ach, war das nicht damals, als Sie in Frankreich waren?" Sie pflegte mich dann ernst anzusehen und zu sagen: „Das wissen Sie noch?" Erst nach dieser Phase gelang es ihr, mich an ihren tieferen Störungen teilhaben zu lassen.

In der 21. Stunde brachte Frau M. ein selbstgemaltes, sehr schönes Bild mit, das eine Waldlandschaft mit einem See und einem Boot in einer kleinen Bucht darstellte. Dieses Bild hatte sie mit etwa 19 Jahren in ihrer gesunden Zeit gemalt. Sie fühlte sich durch das Bild auf sehr unangenehme Weise mit ihrer Erkrankung konfrontiert und befürchtete, es eines Tages zerstören zu müssen. Sie wollte es mir geben, um es zu schützen, und wir vereinbarten, daß ich es für sie aufhob, bis sie es wieder in ihrer Nähe ertragen könnte. Ich hängte es in meinem Arbeitszimmer in der Klinik auf. Manchmal kam Frau M. dorthin, um es zu betrachten und wohl auch um zu schauen, ob ich es überhaupt noch hatte.

Behandlungsbeispiele zur Dimension der Ich-Vitalitätsstörung

31. Stunde

Frau M. setzt sich auf einen von der Sonne beschienenen Platz in der Mitte des Raumes auf den Boden. Sie sitzt ganz steif und sagt: „Jetzt wollte ich gewärmt werden, aber ich fühle nichts. Alles ist wie abgestorben in mir, und meine Füße gleichen Eisklötzen." Ich nehme eine Decke, lege sie ihr um die Schultern. In eine andere, die ich kurz auf der Heizung vorgewärmt habe, wickele ich ihre Füße behutsam ein. Frau M. sitzt auch jetzt noch ganz starr. Ich setze mich ihr nahe am Boden gegenüber.

Die Patientin scheint zu erstarren, vergleichbar einem Säugling, dem, wie R. Spitz beschreibt, die affektive Zufuhr durch die Mutter entzogen wurde. Die Patientin befindet sich auf einer Stufe tiefer Regression. Ihre eiskalten Füße sprechen für einen Zustand von Angst. Die mütterliche Fürsorge meiner Intervention reicht nicht aus, die Erstarrung zu lösen. Während ich mich ihr gegenüber setze, bemerke ich, daß mein Atem zu stocken beginnt und eine meiner Hände unwillkürlich zur Brust fährt. Im Bewußtwerden dieser Bewegung formuliere ich ein Angebot:

„Legen Sie eine Hand auf Ihren Brustkorb (ich mache es vor) und schauen Sie, was sich da tut." Sie legt beide Hände auf Bauch und Brust und schaut mich zweifelnd an. Ich nicke ihr aufmunternd zu. Nach einer Weile, sie schaut dabei die ganze Zeit auf meine Hand, sagt sie: „Sie bewegt sich." – „Ja, Ihre bewegt sich auch." Sie schaut auf einmal auf ihre eigene Hand. „Ach, ja!" Dann hält sie den Atem an. „Jetzt ist alles fort!" ruft sie angstvoll. – „Schauen Sie, wenn ich den Atem anhalte, ruht meine Hand auch." Sie blickt zu mir herüber: „Ja? Und doch leben wir?" Ich nicke. Wir atmen eine Weile weiter, ehe sie sagt: „Ich fühle unser Herz schlagen – das arme! So langsam, als wolle es gleich aufhören." – „Wenn wir uns bewegen, wird der Herzschlag kräftiger, und wenn wir ruhen, kann auch das Herz ausruhen. Wir können es ja einmal ausprobieren, indem wir ein wenig springen oder laufen." Gemeinsam erheben wir uns. Frau M. ergreift nach kurzem Zögern ein Springseil und beginnt zu hüpfen. Ich folge ihrem Beispiel.

Mein Angebot, auf den Atem zu achten, dient dazu, der Patientin das Atmen als eine zentrale Lebensfunktion zu verdeutlichen. Sie vermag in dieser Phase noch nicht deutlich zwischen sich und mir zu unterscheiden. Es kommt immer wieder zu Vermischungen, wenn sie z. B. von „unserem Herzschlag" spricht. Sie lebt anfangs über meine Atmung bzw. meine Hand, die sich bewegt, mit. Mein Hinweis, daß sich auch ihre Hand durch ihre Atmung bewegt, löst eher Verwunderung aus („Ach, ja!"). Es ist, als habe Frau M. noch kein Verständnis von der Funktion der Atmung. Die Atempause löst erneute Angstgefühle aus. Hier lenke ich bewußt die Aufmerksamkeit der Patientin auf mich, nutze ihre symbiotische Regression, ermögliche ihr, sich über mich lebendig zu fühlen. Ihr noch zweifelndes „Und doch leben wir?" bedarf der Versicherung durch mich.

Mit meinem nächsten Vorschlag biete ich ihr auf der Erlebnisebene an, das physiologische Zusammenspiel von Atmung und Herzschlag zu erfahren.

Frau M. springt ein paar Minuten Seil und hört dann auf: „Jetzt bin ich ganz außer Atem, schnaufe wie ein Walroß." Sie fühlt nach ihrem Herzen: „Eigentlich brauche ich gar nicht nachzufühlen", sagt sie freudig, „ich fühle mein Herz bis in die Fingerspitzen und die Zehen schlagen." Sie verläßt den Raum mit den Worten: „Vielleicht sollte ich das öfter machen." Ich ermuntere sie, indem ich ihr zunicke.

Durch das Angebot kommt einerseits Bewegung im physiologischen Sinn in die Patientin, andererseits aber auch in ihre psychische Erstarrung. Durch das Pulsieren des Blutes kann sie sich wieder bis in die Zehenspitzen fühlen.

33. Stunde

Die Patientin betritt seufzend den Raum und steuert auf den großen Mattenberg, einen ihrer Lieblingsplätze, zu. „Vielleicht schauen Sie einmal, welche Lage jetzt die beste ist, probieren Sie verschiedene Möglichkeiten aus. – Welchen Platz haben Sie gewählt? Was ist wichtig an ihm?"

Die Intervention verhindert die weitere Regression der Patientin. Sie ermöglicht ihr, sich als fähig zu erleben. Das Angebot fördert somit die Autonomieleistung der Patientin.

Sie probiert die Bauchlage aus, den Schneidersitz und legt sich schließlich auf die linke Seite. Ich begleite sie während ihrer Suche unterstützend mit kleinen Ermunterungen, während ich im Raum umhergehe. Sie läßt sich Zeit, schließt die Augen, ehe sie antwortet: „Liegen ist gut, am besten an einem Ort, wo ich heimisch bin. Ausruhen, ausruhen – es ist so anstrengend. Ich fühle gar nichts mehr. Bin an der Oberfläche wie tot." Ich setze mich zu ihr auf den Mattenberg.

Die Begleitung der Patientin während ihrer Suche geschieht durch Aufrechterhaltung des Blickkontaktes sowie über die Sprache. Die spezifische Arbeitsweise der KBT ermöglicht dem Therapeuten, die Szene aktiv mitzugestalten. Davon mache ich auch in diesem Moment Gebrauch, als die Patientin beschreibt, nichts mehr zu fühlen. Einen Augenblick war ich erstarrt, als hätte die Vitalitätsstörung auch auf mich übergegriffen. Ihre Äußerung schreit förmlich nach Berührung. Indem ich mich zu ihr setze, verdeutliche ich: „Ich bin da." Statt der Berührung gebe ich der Patientin ein Bewegungsangebot. Ich fordere sie damit auf, eine Restabgrenzung zu behalten, verhindere die völlige symbiotische Verschmelzung der Patientin mit mir.

„Können Sie irgend etwas über die Unterlage aussagen, auf der Sie liegen? Vielleicht tasten Sie einmal mit der Hand nach." Sie fährt mit den Handinnenflächen über die Matte, in kleineren, dann größer werdenden Kreisen. „Wie ist es z. B. mit der Temperatur?" Während sie sich auf den Rücken dreht, sagt sie: „Schön warm." Inzwischen kreisen auch ihre nackten Fußsohlen über die Matte. „Ribbelig, wie Sand am Meer."

Tasten fördert die Fähigkeit, sich abzugrenzen. Dem Kind dient es zur Differenzierung seiner Wahrnehmung. Im Sinne Margret Mahlers trifft das Kind in der Übergangszeit von der Symbiose zur Trennungs- und Individuationsphase durch Tasten eine Unterscheidung zwischen sich und der Mutter. Vom globalen und beängsti-

genden: „Ich fühle nichts mehr" lenke ich durch das Bewegungsangebot „Tasten"
die Wahrnehmung der Patientin auf etwas Faßbares.

Frau M. stößt beim weiteren Tasten zufällig mit ihrer linken Hand an
die Wand. Ich bemerke, wie sie zurückzuckt und lenke nach einer Weile
ihre Aufmerksamkeit nochmals auf die Härte und Festigkeit der Wand.

Hartes und Weiches wahrzunehmen, entspricht in der menschlichen Entwicklung
einer Differenzierungsleistung, beispielsweise wenn das Kind die Festigkeit seines
Knochengerüstes erfährt. Über die Wand kommt Frau M. in dieser Stunde mit
ihren eigenen, festen Anteilen in Kontakt. Um sie bei diesem Schritt der Differenzierung zu unterstützen, lenke ich ihre Wahrnehmung nach der ersten, zufälligen
Berührung nochmals bewußt darauf.

„Hu! Kalt!" ruft sie und kehrt schnell zur weichen, warmen Matte
zurück.

Noch ist ihr Wunsch nach Geborgenheit und allumfassender Wärme größer als der
nach Autonomie.

Ich frage sie: „Wo spüren Sie das?" Die Patientin entgegnet etwas ärgerlich: „An den Händen und Fußsohlen natürlich!"

Der Anflug von Ärger bei der Patientin könnte bedeuten: „Fühlst du denn nicht,
was ich fühle?" Dadurch, daß ich benennen lasse, wo sie etwas spürt, wird die Separation betont. Es findet ein kleiner Kampf statt (Trennungsarbeit).

„Ja, unter den Fußsohlen besonders, da ist es jetzt gar nicht mehr tot –
aber oben auf der Haut ist alles wie abgestorben." Sie fährt dabei unentwegt
fort, Hände und Füße über die Unterlage zu bewegen, als wolle sie unter
keinen Umständen die wiedergewonnene Lebendigkeit aufgeben. „Wie ist
es, wenn Sie z. B. mit dem Handrücken die Matte berühren?" Sie probiert
ein Weilchen aus, ehe sie feststellt: „Nur da spüre ich etwas, wo etwas gegen
meine Haut kommt. – Ich kann mir jetzt überlegen, wo ich etwas spüren
will." Sie lacht kurz. Ich greife ihr Lachen auf: „Sie freuen sich darüber, wieder selbst bestimmen zu können, etwas zu fühlen?" – „Ja, genau."

Die Patientin hat differenziert zwischen den partiell „wiederbelebten" Bereichen ihrer Handflächen und Fußsohlen und den noch unberührten Bereichen. Mein Angebot fordert sie auf weiterzusuchen. Frau M. gewinnt in dieser Phase das Gefühl
zurück, wieder Herr über die eigene Lebendigkeit zu werden, selbstbestimmt der
Bedrohung etwas entgegensetzen zu können. Ich gebe ihr dabei Zuversicht und diene als Hilfs-Ich.

Sie berührt mit einem Fuß den kleinen Korb mit Materialien und tastet
nach ihm: „Hm, was ist das? – Ach, ein Korb." Es entwickelt sich ein Spiel.
Ich lege ihr verschiedene Materialien (Murmeln, Tannenzapfen, Seil etc.)
unter die Fußsohlen. Sie versucht herauszufinden, was es ist, und betrachtet anschließend die Gegenstände.

Man kann in dieser Phase die Materialien als beginnende Übergangsobjekte verstehen.

35. Stunde

„Mein Bauch ist so leer, als wäre da ein großes Loch in der Mitte. Es wird immer größer und wird mich auffressen."

Im immer größer werdenden Loch in ihrer Mitte drückt sich die Bedrohung ihrer Vitalität aus. Die Auflösung ihrer psychischen Existenz erlebt die Patientin als Auflösung des Körpers, so daß man zwar sagen kann, es handele sich um Körperhalluzinationen, aber sie entsprechen doch der inneren Realität der Patientin.

Während sie spricht, deutet sie mit ihren Händen vage in die Richtung ihres Bauches. Ich schlage vor, sich einen Ball zu suchen und ihn mit dem Bauchbereich in Verbindung zu bringen. Sie nimmt den allerschwersten Medizinball, legt sich auf die Matte und drückt ihn mit viel Kraft gegen ihren Bauch: „Ich fühle Druck." Sie drückt so fest, daß sich ihr Gesicht in Anspannung verzieht. „Jetzt tut es weh." Abrupt läßt sie den Ball fallen und sagt: „Ist mir viel zu anstrengend."

In der Wahl des Gegenstands drückt sich schon die unbewußte Annahme der Patientin aus, über Druck und Schmerz wieder zu einer Rückkehr des Lebensgefühls zu gelangen. Sie nutzt den schwersten der vorhandenen Bälle dann auch zu einer kurzen Schmerzerfahrung, „um im Schmerz sich selbst zu spüren" (Scharfetter 1986, S. 39). Als sie das erreicht hat, wird es ihr zu anstrengend. In diesem Moment spüre ich einen starken regressiven Sog bei ihr.

„Wie könnte die große Leere in Ihrem Innern aufgefüllt werden, ohne daß Sie sich zu sehr anstrengen?" Sie liegt eine Weile still und sagt dann: „Ich kann es gar nicht."

Der regressive Sog verstärkt sich durch das unausgesprochene „Du mußt mir den Bauch füllen". Der unstillbare emotionale Hunger der Patientin, z. B. durch fehlenden Hautkontakt in der frühkindlichen Entwicklung hervorgerufen, deutet auf jeden Fall auf eine Störung in der symbiotischen Entwicklungsphase hin. Der starke regressive Sog macht es mir im Moment nicht möglich, ganz auf die Bedürfnisse der Patientin einzugehen, so daß ich einen Gegenstand zwischenschalte.

Ich stehe auf und bringe einen großen, leichten Ball, mit dem ich Frau M. über den Bauch rolle. Sie schließt die Augen, ihr Gesicht entspannt sich. Nach einer Weile bitte ich sie: „Versuchen Sie jetzt einmal, sich auf den Ball zu legen?" Sie dreht sich um, richtet sich ähnlich einem Säugling im Krabbelalter zum Sitzen auf und legt sich dann mit dem Bauch über den großen Ball. Ganz vorsichtig rollt sie sich hin und her: „Hm, das ist gut." Mit der Zeit bekommen ihre Bewegungen etwas Spielerisches. Sie versucht wiederholt, Arme und Beine zu heben und das Gleichgewicht zu halten. „Ich mag diesen Ballbauch." Sie sitzt am Ende der Stunde auf der Matte, den Ball gegen ihren Bauch gedrückt und schaukelt hin und her. „Manchmal, wenn Sie nicht da sind und ich Angst bekomme, denke ich jetzt, was würde Frau Roßdeutscher dir wohl vorschlagen? Das mit dem Atmen, das mache ich manchmal. Aber zum Seilspringen bin ich zu träge, da müßten Sie mich schon anspornen."

Wichtig erscheint mir hier, daß ich den Ball aussuche, zu ihr bringe und ihn über ihren Bauch rolle. Auf diese Weise wird der Ball zu einem Übergangsobjekt, mit dem sie eigenhändig weiterarbeiten kann. Im „Ballbauch" findet Frau M. zu einem durch die Beziehung zu mir wiederhergestellten Körpergefühl. Sie drückt damit jedoch auch aus, wie stark ihr Körperempfinden noch an mein Tun gekoppelt ist. Ihr Bauch wird durch mich und meine Vorschläge gefüllt. Ihre beziehungshaften abschließenden Worte sind als erste Anzeichen beginnender Objektkonstanz im Sinne der Objektbeziehungstheorie zu verstehen.

Reflexion

Die Stunden stehen – wenn auch in unterschiedlicher Ausprägung – noch ganz im Zeichen der Verschmelzungswünsche der Patientin.

In der 31. Stunde ist das Vertrauen in das natürliche Funktionieren des Organismus am heftigsten gestört. Ohne die „hinlänglich gute Mutter" (Winnicott) ist gar kein Gefühl eigener Lebendigkeit möglich. In der 33. Stunde steht die „tote Oberfläche", die Haut, die ihre Funktion als Abgrenzung nicht erfüllt, im Vordergrund. Freud beschreibt, wie sich das Ich aus der körperlichen Hülle, besonders der Oberfläche herausbildet (Freud, 1940, GW 13, S. 253). Dieses „Haut-Ich" (Anzieu 1991) ist bei Frau M. noch nicht ausgebildet. Das „Anstoßen" (33. Stunde) hat sehr viel mit der Entdeckung der Selbstrepräsentanzen zu tun und wurde von Frau M. noch als unangenehm zurückgewiesen. Nach Kernberg geht es hier also noch um undifferenzierte Selbst-Objekt-Bilder des zweiten Stadiums der Verinnerlichung von Objektbeziehungen. Der stark regressive Sog der 35. Stunde entspringt ebenfalls einem Erleben aus präverbaler Zeit. Es kommt jetzt aber zu einer etwas veränderten Form der Beziehung, in der erstmals die Arbeit mit Übergangsobjekten (Ballbauch) möglich wird. Im „Ballbauch" hat sie mich als gutes Objekt einverleibt.

Behandlungsbeispiele zur Dimension der Ich-Aktivitätsstörung

43. Stunde

Ich stelle einen Korb mit unterschiedlichen Bällen bereit. Sie greift einen heraus und entwickelt ein kurzes Spiel: „Welcher springt am höchsten?" Als sie sich außer Atem hinsetzt, bricht es plötzlich aus ihr heraus: „Meine Enden fliegen immer weg (gemeint sind die Hände und Füße). Ich kann gar nichts dagegen tun. Es ist schrecklich!"
Frau M. erlebt sich nicht mehr als eigenmächtig in ihrem Handeln. Hände und Füße haben sich verselbständigt, sind fremdbestimmt.
„Die leibliche Verzerrung ist nichts anderes als der vom Körper widergespiegelte psychische Grenzverlust" (Benedetti 1983, S. 86). Vielleicht wurden die springenden Bälle als Äquivalent für ihre Hände und Füße erfahren.

„Versuchen Sie einmal, mit Ihrer Muskelkraft Hände und Füße gegen den Untergrund zu drücken, als wollten Sie ihn wegschieben, und lassen Sie dann wieder locker." Frau M. hat sich inzwischen auf die Matte gesetzt, legt sich jetzt auf den Rücken, stemmt die Füße gegen die Wand und die Hände gegen den Boden. Sie ist ganz konzentriert. „Solange ich mich anstrenge zu drücken, können sie nicht wegfliegen, aber wenn ich mich erholen will, ist alles wie vorher." Ich hole einige bunte Sandsäckchen und biete ihr an: „Vielleicht arbeiten wir erst mit der einen Seite, und Sie können versuchen, die andere durch das Sandsäckchen zu beschweren." Sie schiebt ihre linke Hand unter den Sack, mit der rechten arbeiten wir an „Extremen", d. h. sie drückt die Hand zur Erde und läßt sie dann bewußt fliegen.

Indem ich die Patientin zuerst auf ihre Muskelkraft anspreche, setze ich eine eigene Aktivität in Gang und verstärke ihren Bodenkontakt. Solange sie Kraft aufwendet, fühlt sie sich wieder als Herr ihres Tuns.

Die Sandsäckchen dienen als Hilfe, um die Hand zu beschweren. Auf diese Weise wird Frau M.s Aufmerksamkeit ganz auf die Übung im Extremen gelenkt. In dieser Phase soll das beängstigende „Wegfliegen" integriert werden.

Nach einer Weile sagt Frau M.: „Himmel und Erde rücken näher."

Die Äußerung der Patientin deutet auf starke Dualitäten hin. Das Weltbild war gespalten: Himmel und Erde rücken jetzt im selben Maße einander näher, wie ihre Hände zum Körper zurückkehren.

Am Ende der Stunde sitzt sie noch ein Weilchen da mit unter Sandsäckchen vergrabenen Händen und Füßen. „So habe ich mehr Gewicht."

44. Stunde

Die nächste Stunde verlief ganz ähnlich. Gegen Ende der Stunde sagt Frau M.: „Draußen ist es viel schlimmer, hier helfen Sie mir ja." Ich frage: „Sie fühlen sich dann wieder ganz ausgeliefert und allein?" – „Ja." – „Wie wäre es, wenn Sie sich zwei Sandsäckchen aussuchen und mitnehmen?" – „Au, ja!" Sie wählt sich ein rotes und ein grünes Säckchen, während sie sagt: „Das sind Komplementärfarben, die gehören zusammen."

Die Sandsäckchen sind in der Stunde und darüber hinaus Übergangsobjekte. Sie tragen zur beziehungsunterstützenden Erfahrung bei. Die Komplementärfarben bilden ähnlich wie Himmel und Erde, wie die Patientin und ich, eine Einheit.

45. Stunde

Frau M. bringt die beiden ausgeliehenen Sandsäckchen zurück, strahlt mich an und sagt: „Stellen Sie sich vor, ich habe etwas erfunden. Als ich neulich abends wieder solche Angst bekam, weil meine oberen Enden machten, was sie wollten, habe ich sie einfach durch mich selbst beschwert." Ich frage: „Wie haben Sie das gemacht?" – „Na, ich habe mich draufgesetzt und festgestellt, daß ich Gewicht habe und meine Hände bei mir bleiben." Wir lachen beide. Ich fasse zusammen: „Sie finden es schön, für sich selbst etwas gefunden zu haben, mit dem Sie Ihrer Angst begegnen können?" – „Ja, das ist fast das Schönste, daß es aus mir selbst kam und ich unabhängig wurde von den Säckchen." Nach kurzer Pause füge ich hinzu: „Und von mir." – „Ja – nur mit den Füßen ist es noch nicht so. Ich stehe so schlecht, wackele, bin gar nicht ganz bei mir."

Die „Erfindung" der Patientin zeigt, wie großartig ihre Erfahrung war, die Steuerung aus sich selbst heraus zurückzugewinnen. Ihr Bericht bleibt nicht auf der bloßen Beschreibungsebene. Es findet eine Abstrahierung statt, die die Erfindung „wiederverwendbar" macht. Frau M. bemerkt meine Freude, mit der ich ihre Autonomie unterstütze. Als ich aber nochmals auf ihre Unabhängigkeit von mir hinweise, scheint eine Angst aufzutauchen: „Ist Mutter froh, mich los zu sein?" Indem sie schnell auf ihre weiteren Störungen hinweist – die wackligen Füße stehen ja auch symbolisch für Noch-nicht-laufen-Können – will sie mir zeigen, wie sehr sie mich noch braucht.

„Wir können gerne an Ihrem Stand arbeiten; aber ich möchte Ihnen noch sagen, daß Sie nicht immer Beschwerden mitbringen müssen. Unsere Beziehung reißt nicht ab, wenn Sie keine haben. Dann kommen Sie einfach ohne." Frau M. lacht mich ein wenig von der Seite an, ehe sie geht.

Reflexion

Die körperlich empfundene Fremdbestimmtheit und der Wunsch der Patientin, diese aufzuheben, sind Thema dieser drei aufeinanderfolgenden Stunden. Die psychotische Reaktion verhindert, daß die wegfliegenden Körperteile mit dem „bewohnten" Körper in Beziehung gesetzt werden. Durch Angstminderung (Beschweren durch die Sandsäckchen) einerseits und den Versuch der Integration der „Enden" andererseits erlangt die Patientin in der 43. Stunde ein Stück Eigenmächtigkeit zurück. In der 44. Stunde wird der Beziehungsaspekt betont: Angstfreie Selbstbestimmtheit ist nur in der Nähe der „Mutter" möglich; ohne sie ist Frau M. ihrer Angst wieder ausgeliefert. Hier ermöglicht der Einsatz der Übergangsobjekte, die Brücke zur Mutter über den Gegenstand, der sie „enthält", beizubehalten. Auf diese Weise kann eine erste Objektkonstanz in der Abwesenheit der Mutter erreicht werden.

Zwischen der 44. und 45. Stunde liegt die „Erfindung" der Patientin, die das Übergangsobjekt entbehrlich macht. Durch ihre eigene Idee gelingt es ihr, Angstzustände dieser Art im Griff zu haben. Interessant scheint mir, darauf hinzuweisen, daß sie im gesamten Behandlungsverlauf – von den beiden Stunden, die ich schwerpunktmäßig den Ich-Identitätsstörungen zugeordnet habe, abgesehen – nicht mehr auftraten.

In der Phantasie der Patientin ist in dieser Phase die Beziehung zu mir nur über die von ihr produzierten Symptome möglich. Fallen sie weg, befürchtet sie einen Beziehungsabbruch. Da sie sich vor allem über das Symptom mit mir verbunden fühlt, hindert dies ihre Autonomiebestrebungen. Es könnte auf eine mißglückte Wiederannäherungsphase hindeuten.

Behandlungsbeispiele zur Dimension der Ich-Konsistenz- bzw. -Kohärenzstörung

41. Stunde

Die Patientin erscheint nicht zur Stunde. Da Frau M. sonst sehr pünktlich ist, gehe ich nach 15 Minuten in ihr Zimmer. Sie sitzt auf der Bettkante und sieht mich mit weit aufgerissenen Augen an: „Ich kann nicht gehen, es ist, als hätte ich keine Beine mehr, keine Füße. Nichts ist mehr an seinem Platz. Angst, Angst, es wird noch schlimmer werden, zerfalle. Nur die Haut hält alles noch zusammen." Sie starrt auf ihre Beine und sagt: „Ich sehe sie, aber sie sind wie losgetrennt." Sie beginnt zu weinen. Ich beschließe, mit ihr an

Ort und Stelle zu arbeiten, und sage ihr das. – „Wollen Sie das wirklich tun?" Sie atmet hörbar auf, als ich mir einen Stuhl heranziehe.

Die Patientin beschreibt die Fragmentierung ihres Körpers mit so eindringlichen Worten, daß sie unmittelbar auf die sich im Ich ereignende Katastrophe hinweisen. Dabei befindet sie sich auf einer säuglingshaften Stufe: Sie kann noch nicht gehen. Auch in der Sprache zeigt sich der Ich-Verlust. Statt: „Ich habe Angst, daß ich zerfalle", sagt sie: „Angst, zerfalle" (Bedrohung der Ich-Vitalität).

Ich nehme den Fuß der Patientin in die Hand, halte ihn, klopfe ihn, während Frau M. gespannt zusieht. Dann kommt ihre Frage: „Ist das wirklich mein Fuß?" – „Ja, das ist Ihr Fuß. Schauen Sie, hier sind noch die kleinen Sommersprossen, über die wir im Sommer gesprochen haben. Und mit diesem Fuß haben Sie doch neulich Fußball gespielt." Sie schaut mich gebannt an: „Sie wissen das noch?" Ich nicke bestimmt.

Es geht hier um existentielle Fragen: „Wer bin ich?" und „Wie bin ich?" Im Gegensatz zur Therapie von Neurotikern, die auf Fragen meist keine direkte Antwort bekommen, bedarf der Psychotiker ihrer dringend. Hier wird eine Stufe des Erlebens angesprochen, auf der Ganzheitsgefühle nur erlebt werden können, wenn eine symbiotische Figur sie vermittelt. Benedetti beschreibt die Erfahrung, daß bei Zerfall des Ich manche Schizophrenen nur noch durch das Bild, das andere von ihnen haben, also durch die Wahrnehmung ihrer Person seitens der Mitmenschen, zu leben vermögen.

Ich taste mich langsam zum Knöchel vor, betone den Übergang des Fußes in den Knöchel, bewege den Fuß passiv. Ihr Gesicht entspannt sich, sie lehnt sich langsam zurück. Ich streiche die Wade hoch bis zum Kniegelenk, halte es, beklatsche es leicht. Frau M. sagt: „Als wenn es jetzt wach wird." Und während ich ihr Bein beuge und strecke, kommentiert sie: „Ich merke alles – jetzt noch das andere?" Ich gehe mit ihrem anderen Bein genauso vor.

Die Art, in der ich Frau M.s Bein bewege, ähnelt stark einer Säuglingsgymnastik. Sie beruhigt sich zusehends und gewinnt über das Bewegt-Werden ein Gefühl von Verbindung zu Bein und Fuß zurück. Ihr Wunsch richtet sich darauf, auch ihr linkes Bein in ihr Körper-Ich zu integrieren.

„Jetzt nehmen Sie doch einmal Ihren Fuß in die Hand!" Sie setzt sich auf, angelt stöhnend nach unten, ergreift ihren linken Fuß und zieht ihn zu sich herauf. Es geht keinerlei Bewegungsunterstützung vom Bein aus. Ich rege sie an, den Fuß ein wenig zu drücken. Sie preßt ihn zwischen ihren Händen, als wäre er in einem Schraubstock. Ich sage: „Vielleicht erinnern Sie sich noch, wie ich ihn beklatscht habe?" – „Ach ja", antwortet sie, „das Aufwachen." Sie übernimmt den Vorschlag, klopft auch und boxt einmal. „Au! Das hat direkt weh getan", sie reibt die Stelle. – „Können Sie weitergehen zum Knöchel?" Auf diese Weise gehe ich mit ihr alles noch einmal durch. Sie hat eine frischere Gesichtsfarbe bekommen, nörgelt zwei-, dreimal vor sich hin: „Wenn Sie's machen, ist es viel besser", macht aber stetig weiter, als ich nicht nachgebe, sondern sage: „Nein, jetzt sind Sie dran."

Ich möchte mit meinem Vorschlag erreichen, daß Frau M. nicht in der passiven, säuglingshaften Rolle verharrt. Es wird deutlich, daß sie in der Lage ist, Erinnertes zu wiederholen bzw. in eigenes Handeln umzusetzen (Imitation). Einmal vollzieht sie den Zugang zum Fühlen über die Schmerzerfahrung. Hier zeigt sich, daß sie nun dem Säuglingsstadium wieder entwachsen ist, denn der Säugling kann wohl Schmerz spüren (als Unlustspannung), kann ihn aber noch nicht orten: „Körperschmerz setzt das Bestehen eines körperlichen Ichgefühls für die schmerzenden Teile voraus" (Freud 1952, Bd. IV).

Sie schafft es, am Ende der Stunde aufzustehen und bringt mich mit den Worten zur Tür: „Das nächste Mal komme ich wieder zu Ihnen."

Frau M. hat ihre Konsistenz in dieser Stunde wiederhergestellt und ist überzeugt, das nächste Mal kommen zu können. Die Stärkung der Eigenständigkeit im zweiten Teil der Stunde hat sie letztlich befähigt, wieder zu laufen. Wäre sie nicht erfolgt, hätte die schwere Regression mit der absoluten Abhängigkeit eines Kindes in der Haltephase (Winnicott) sich möglicherweise noch weiter vertieft.

50. Stunde

Diese Stunde verlief ähnlich; Frau M. erschien aber diesmal und sagte: „Ach, ich fühle mich wieder wie zerstückelt, als hätte man mich in Einzelteile zersägt. Ich habe solche Angst, daß man mich entführt. Das ist leicht, jetzt, wo ich mich gar nicht richtig zusammenhalten kann."

Frau M. beschreibt bildhaft die gestörte Ich-Konsistenz, die sie körperlich erlebt. Damit verbunden äußert sie psychotische Ängste, durch den Zerfall ihres Ich für vermeintliche Verfolger angreifbar zu werden. Die quälende und ängstigende Fragmentierung des Ich wird projektiv nach außen verlagert. Sie erlebt eine Art Entführung ihrer Körperteile.

Wir arbeiten wieder an den Körperverbindungen und Frau M. stellt fest: „Ja, auch dieser Arm ist mit mir verbunden." Nach einer Pause fügt sie hinzu: „Aber ich bin noch nicht ganz. Ich bin nur, wo ich hinschaue."

Das Ganzheitserleben der Patientin wird stark durch das bestimmt, was sie sieht: „Wo ich hinschaue, bin ich." Sie kann sich ihrer nur über das Sehen vergewissern. Lacan hat in seinem Aufsatz „Das Spiegelstadium als Bildner der Ich-Funktionen" die Bedeutung der Spiegelung für das erste Erleben der Ganzheit beschrieben. Die Spiegelung erfolgt zwar in der Regel über die Mutter (vergleiche dazu Mahler und Dolto), Lacan schließt jedoch auch die Spiegelung im Bild nicht aus. Mir kam in der Stunde die Idee, mit Frau M. vor einem großen Spiegel, der sich in einer Ecke des Raumes befindet, weiterzuarbeiten, so daß sie die Möglichkeit erhält, sich auf rein optischer Ebene körperlich als zusammenhängendes Ganzes zu erfahren.

Wir wiederholen vor dem Spiegel das Nachtasten, diesmal gehe ich mit Frau M. jedoch den ganzen Körper durch. Sie ist konzentriert bei der Sache, während sie sich selbst bei ihrem Tun im Spiegel beobachtet.

Reflexion

Die beiden Stunden sind auf unterschiedlichem Regressionsniveau anzusiedeln. In der 41. Stunde war Frau M. gar nicht in der Lage zu kommen bzw. zu gehen, während sie in der 50. erscheinen kann. In beiden Stunden gibt es Phasen, in denen die Patientin Ganzheitsgefühle nur erlebt, wenn sie über eine symbiotische Figur vermittelt werden.

In der 41. Stunde leitet Frau M. ihre Selbstwahrnehmung wieder über die Haut ein. Diesmal ist sie eine Art Behälter und hat auch schon Grenzfunktionen: Sie „hält alles zusammen". Das Innere dieses Behälters ist aber im Zerfall begriffen. Es besteht die Gefahr, eine leere Hülle zu werden. Ich möchte noch kurz auf die bei der Patientin in dieser Stunde auftauchende Schmerzerfahrung eingehen. Der Schmerz erwies sich auch in der bisherigen Arbeit mit ihr immer wieder als wichtig, und er spielt auch allgemein für die Entwicklung des Körperselbst eine bedeutende Rolle. Freud hat sich – nicht zuletzt aus eigener Erfahrung mit seiner langjährigen Krebserkrankung – verschiedentlich über seine Schmerzauffassung geäußert. „Es ist bekannt, daß wir bei Schmerzen in inneren Organen räumliche und andere Vorstellungen von solchen Körperteilen bekommen, die sonst im bewußten Vorstellen gar nicht vertreten sind" (Freud 1926, GW 14, S. 204).

Die in beiden Stunden auftretende Körperfragmentierung, die auch als psychische Selbstverstümmelung betrachtet werden kann, dient wohl als der Versuch, ein begrenztes Ich zu bewahren. Eine Patientin Benedettis, mit der er – ganz ähnlich wie ich mit Frau M. – die „gebrochenen Puppengliedmaßen" (Benedetti 1983, S. 192) aneinanderfügte, formulierte diesen Gedanken so: „Ich opfere lieber einige Körperteile um der Rettung des Ganzen willen" (Benedetti 1983, S. 88).

Mit Hilfe von Konzentrativer Bewegungstherapie kann der fragmentierte Körper wieder zusammengesetzt und neu bewohnt werden, wodurch ein verlorenes Ganzheitsgefühl zurückgewonnen wird.

Behandlungsbeispiel zur Dimension der Ich-Demarkationsstörung

77. Stunde

Die Patientin betritt den Raum, sieht sich nach allen Seiten mehrfach um, nimmt sich dann eine Decke und hüllt sich ein. „Ist Ihnen kalt?" frage ich sie, denn ich finde es recht kühl im Raum. „Nein", antwortet sie, „ich brauche ein Schutzschild. Alles rauscht durch mich hindurch, ich bin wie ein Sieb, durch das Milch oder Schlimmeres gegossen wird."

„Und wie ist es jetzt mit der Decke?" frage ich sie. Sie nimmt die Decke fester um sich und erwidert: „Es reicht nicht aus." Nach einer Weile fügt sie hinzu: „Auch Ihre Blicke durchlöchern mich."

Die Störung der Ich-Grenzen der Patientin geht ins Psychotische. Das Eingehen einer Beziehung ist mit Gefahr verbunden: Meine Energie, hier in Form von Blicken, bedroht sie. Die Patientin befürchtet, daß ich in sie dringe und mich ihrer bemächtige.

Ich mache ihr den Vorschlag, sich eine Art Festung zu bauen. Sie beginnt sofort fieberhaft. Sie zerrt zwei Stühle und eine Bank in eine Ecke, in der einige Matten aufgeschichtet sind, baut die Gegenstände um die Matten herum, holt sich Medizinbälle und Decken. Die Decken hängt sie über die Stühle, beschwert sie mit den Medizinbällen. Dann schleppt sie einen kleinen Korb mit verschiedenen Bällen in ihre Festung. Die Decke hält sie während der ganzen Arbeitsphase um sich gewickelt, obwohl sie das teil-

weise stark behindert. Sie zieht sich zurück; nichts von ihr ist mehr zu sehen. Einige Minuten vergehen. Ich habe mich auf einem kleinen Lederka-
sten in der entgegengesetzten Ecke des Raumes niedergelassen. „Wo sind
Sie?" fragt Frau M. – „Ich sitze hier am Fenster." Ihr Kopf taucht kurz auf,
als wolle sie meine Antwort kontrollieren, und verschwindet dann wieder.
Es entsteht eine Pause. Ich frage: „Wie geht es Ihnen jetzt?" – „Besser. Es ist
wie eine Mauer, die mich schützt."

In dieser Sequenz biete ich Frau M. Möglichkeiten an, aktiv und spielerisch für
Schutz zu sorgen. Sie nimmt das Angebot sofort auf und ist sehr kreativ. Nachdem
sie ihren Schutzwall errichtet hat, beginnt sie den Kontakt zu mir wieder zu suchen.
„Stimmt der Abstand zwischen uns?" erkundige ich mich. „Nein, Sie sind zu weit
weg", antwortet Frau M. „Wie ist es, wenn ich näherkomme?" frage ich. Wir probieren eine Weile, Frau M. kontrolliert jeweils durch einen kurzen Blick über ihre Festung hinweg. In der Mitte des Raumes bleibe ich stehen. Ihr Kommentar: „So ist es
gut: nicht zu weit und nicht zu nah." Die Patientin ist wieder hinter den Decken verschwunden, lüpft sie dann ein klein wenig, so daß sie mich, nicht aber ich sie sehen
kann. Eine Weile passiert gar nichts, dann rollt ein kleiner Tennisball auf mich zu.
Ich nehme ihn auf, behalte ihn kurz in meinen Händen, rolle ihn dann zurück. Es
entwickelt sich ein Spiel, anfangs langsam, dann schneller werdend. Sie ist jetzt mit
dem ganzen Oberkörper zu sehen. Als sie einmal einen Ball nicht fängt und er an
ihrer Schulter abprallt, hält sie einen Moment inne und sagt: „Schauen Sie, der Ball
ist von mir zurückgesprungen!" Ich nicke ihr zu. Sie tritt aus ihrer Festung heraus,
greift den Ball auf, und wir spielen draußen weiter bis zum Ende der Stunde.

Indem sie in der Beziehung zu mir bestimmen kann, wie nah oder fern ich sein soll,
erfährt Frau M., daß ihre Grenzen respektiert werden. Ihr „nicht zu weit und nicht
zu nah" löst in mir das Bild der bedrängenden Mutter aus. Statt über die bisher verbale Ebene erfolgt nun die Kontaktaufnahme über das nonverbale Zurollen des
Tennisballs. Sich die Bälle zuspielen, steht für eine gleichberechtigte Beziehung.
Das Abprallen des Balles wird von Frau M. zur Bestätigung, daß sich ihr Selbsterleben in dieser Stunde verändert hat. Sie fühlt sich jetzt mit Grenzen ausgestattet und
kann mit mir in Kontakt bleiben.

Reflexion

Zur Vorstellung einer Grenze zwischen innen und außen kommt es in der
frühkindlichen Entwicklung dadurch, daß das Kind im Körperkontakt mit
der Mutter die Haut als Oberfläche wahrzunehmen lernt. Statt der mütterlichen Haut dient in der beschriebenen Stunde das KBT-Angebot als notwendige Schutzhülle. Die Decke ist als Hautersatz, der jedoch nicht aus-
reichte, anzusehen. Anzien spricht im Zusammenhang von psychotischen
Grenzstörungen auch vom „Haut-Ich-Sieb" (Anzien 1991, S. 135), womit
sehr deutlich die Schutzlosigkeit vor Reizüberflutung einerseits und Verlust
des Inhalts andererseits ausgedrückt wird.

Eine weitere wichtige Erfahrung in der Entwicklung der Ich-Grenzen
macht das Kind, wenn es sich in der Phase der Individuation von der Mutter abzulösen beginnt. Im Erproben des „richtigen" Abstands gelingt es
Frau M. womöglich, eine frühkindliche Situation verändert zu erleben. Auf
jeden Fall macht sie die Erfahrung, daß ihre Grenzwünsche akzeptiert werden, ohne daß ein Beziehungsabbruch erfolgt. Die 77. Stunde zeigt sie

zunächst noch mit schwankenden Ich-Grenzen, die sich aber im weiteren Verlauf festigen. Kernberg siedelt die Konstituierung der Ich-Grenzen im dritten Stadium der internalisierten Objektbeziehungen an, in dem auch die Objektkonstanz abgeschlossen wird.

Behandlungsbeispiele zur Dimension der Ich-Identitätsstörung

111. Stunde

Frau M. kommt kreidebleich zur Stunde, ihre Körperhaltung ist starr. „Ich habe solche Kopfschmerzen, es ist, als wäre ein Fremdkörper in der rechten Kopfhälfte. Als würde mein Kopf mit einem Messer in zwei Hälften gespalten. Ich frage mich, ob das überhaupt noch mein Kopf ist." Sie fährt weinend fort: „Ob Sie nicht meinen Kopf halten können?" Ich setze mich hinter sie und halte den Kopf eine Zeitlang ganz ruhig. Ihr Gesicht ist immer noch verzerrt, entspannt sich erst, als ich eine Hand auf ihre Stirn lege. „Es ist schon Ihre Fürsorge, die den Schmerz weniger werden läßt."

Nach Benedetti versucht der schizophren Erkrankte im Depersonalisationserleben, wie es die Fremdkörperempfindung darstellt, „das Bedrohende in einem ausgegrenzten Territorium einzukapseln" (Benedetti 1983, S. 88), so daß die Ich-Bedrohung im Symptom gebannt wird.
Mit der Frage „Ist das noch mein Kopf?" ist die Sorge um die eigene Identität verbunden (eine Koppelung von Ich-Identitäts- und Ich-Aktivitätsstörung). Den gespaltenen Kopf verstehe ich als Symbol ihrer Erkrankung. Mit der Bitte, ihren Kopf zu halten, bringt Frau M. ihre Symptome in die Beziehung zu mir ein: Hilf mir, meinen Kopf halten, mich finden und behalten. Die Fürsorge wird als wohltuend empfunden.

Ich halte weiter ihren Kopf. „Wissen Sie, was ich geträumt habe? Ich pflügte ein Feld Reihe um Reihe um. Plötzlich merkte ich, daß es gar kein Feld war, sondern meine eigenen Gehirnwindungen. Blut spritzte. Ich mußte aber einfach weitermachen. Es galt, etwas zu finden, gleichzeitig wußte ich, wenn ich es finde, wird es mir ganz mies gehen."
Ich denke an die Tötung des Vaters, an den Polizeibericht, in dem vom vielen verspritzten Blut die Rede war und an die Ambivalenz von Frau M., die „Wahrheit" zu suchen und sie gleichzeitig zu verschleiern, weil sie die große Schuld der Tat nicht auf sich nehmen will.

Ehe ich etwas sagen kann, hat sich Frau M. aufgesetzt. „Der Traum beunruhigt mich!" Ich ergänze: „Er bereitet Ihnen Kopfzerbrechen." Sie sagt: „Allerdings, sie passen ja genau zum Traum", und fügt nachdenklich hinzu: „Was ich wohl finden wollte? – Wissen Sie, mein Bruder wurde immer vorgezogen. Ich war die Zurückgesetzte. Und er hat mich fallen lassen, mich in Kliniken verfrachtet, aber war nie ehrlich und wollte nicht zugeben, daß er es war. Endgültig dann nach Vaters Tod. Er sagte, ich hätte auch Mutter auf dem Gewissen. So ein Quatsch. Jeder wußte, daß sie bald sterben mußte."
Bisher wurde der Bruder von der Patientin stark idealisiert. Sie fand immer neue Entschuldigungen dafür, daß er sich bei ihr nicht meldete und sich verleugnen ließ, wenn sie anrief.

„Mein Vater sagte einmal zu mir, da war ich schon 40 Jahre alt: ‚Ach, du bist ja auch noch mein Kind!'" Sie fängt an zu weinen und greift nach meiner Hand, bevor sie fortfährt: „Ich wurde von Vater nicht beachtet, ich war nichts für ihn. Schlechte Behandlung war das, aber daß ich meinen Vater deswegen töten mußte, das kann ich mir nie verzeihen." Sie weint herzzerreißend und klammert sich an meiner Hand fest. Ich drücke die ihre leicht.

Über den bevorzugten Bruder kommt Frau M. zum Vater und dessen Mißachtung ihr gegenüber. Sie stellt einen Zusammenhang zwischen dem Verhalten des Vaters und ihrer Tat her. Erstmals gibt sie zu, ihren Vater und nicht einen unbekannten, „ausgetauschten" Mann erschlagen zu haben. Wichtig erscheint mir, auf die gehaltene Hand hinzuweisen. Über das Gefühl, angenommen zu sein, nicht mißachtet, gelingt es ihr zum ersten Mal, der Wahrheit ohne Flucht in die Verkennung ins Gesicht zu sehen. Das Weinen deutet auf das Erkennen großer Schuld hin.

„Und jetzt müssen Sie sich deshalb immerfort quälen?" frage ich. „Ja, es gibt keine Erlösung für mich. Höchstens Trost in der Musik."

140. Stunde

Frau M. betritt den KBT-Raum, setzt sich auf einen der großen Pezzibälle, wippt. „Ich möchte vorwärtskommen!" Wir lachen beide. Ich sage: „Gute Idee!"

In den letzten Stunden ging es um Frau M.s Zukunftsvorstellung. Sie wollte eine eigene Wohnung, die „man" für sie besorgen sollte. Wir formulierten es so: „Ich will, daß man mich vorwärtsbewegt."

Sie greift das Thema wieder auf; aus der passiven Anspruchshaltung ist jetzt etwas Aktives geworden.

„Probieren Sie aus, schließen Sie vielleicht die Augen und versuchen Sie herauszufinden, auf welche Art Sie vorwärtskommen können. Wollen Sie den Ball dazu benutzen oder ein anderes Hilfsmittel?" Sie wippt mit geschlossenen Augen auf und ab. Einige Minuten vergehen: „So trete ich auf der Stelle und strenge mich noch dazu an." Sie versucht jetzt, mit dem Ball zu hüpfen. Nachdem sie es dreimal probiert hat, kommt ein frustriertes: „Es geht nicht!" Ich bitte sie, die Augen zu öffnen und zu schauen, wo sie gelandet ist. Ihre Versuche brachten sie ganz langsam in die Mitte des Raumes. Sie bemerkt die Veränderung: „Na ja! Ich bin zwar vorwärtsgekommen, aber höchstens zwei Meter. Ich kann's nicht richtig."

Die kurze Zeit der Erprobung zeigt, wie wenig Frustrationstoleranz Frau M. erst hat. Bei hohen Ansprüchen einerseits (eigene Wohnung), ist sie mit ihrer Leistung (nur zwei Meter) unzufrieden. Eine Rückkehr zur bequemen alten Verhaltensweise scheint nahezuliegen.

Ich frage: „Was wäre denn richtig?" – „So große Sprünge, wie Sie sie neulich gemacht haben. Wie die Känguruhs springen. Aber ich fall' dann immer um und ärgere mich schwarz." – „Manches muß man auch üben, wenn man es können will. Ich konnte das auch nicht sofort", antworte ich. Sie schaut mich mit einem bösen Seitenblick an, wippt mit gerunzelter Stirn weiter. Noch zweimal versucht sie zu hüpfen, ehe sie wütend mit dem

Fuß aufstampft und ruft: „Das finde ich ganz schön doof von Ihnen. Ich bin eben kein Känguruh!"

Frau M. identifiziert sich mit mir als „gutem Objekt", möchte es so können wie ich, die Konfrontation mit der Realität (um etwas zu können, muß man es lernen) wird als unangenehm erlebt und weckt Aggressionen. Sie bedient sich jetzt der Projektion: Nicht sie will Känguruhsprünge können, sondern ich will sie zu einem Känguruh machen und stelle somit die unrealistischen Anforderungen, werde zum „bösen" Objekt.

„Jetzt haben Sie den Eindruck, ich wollte aus Ihnen durch fleißiges Üben ein Känguruh machen, dabei wollten Sie doch unbedingt selbst so springen können." Sie sitzt einen Moment ganz nachdenklich, kommt dann plötzlich auf mich zu und greift nach meiner Hand: „Manchmal habe ich Angst, es könnte Ihnen draußen etwas passieren." Ich lasse ihr meine Hand und antworte: „Sie möchten mich nicht verlieren, als guten Menschen, aber wenn Sie böse auf mich sind, befürchten Sie, Ihre Wut könne mir etwas anhaben und mich vertreiben?" Sie hält weiter meine Hand fest: „Ja, so ungefähr."

Mir scheint, sie bekommt Angst, mich mit ihrer archaischen Wut zu zerstören und mich dadurch zu verlieren. Die Wut wird von Frau M. ein Stück nach „draußen" verlagert, so daß sie sich jetzt Sorge um das „gute" Objekt machen kann.

Ich frage sie: „War das vorhin mit dem Springen nicht so ähnlich wie mit Ihrem Bruder?" – „Ja, ich konnte nie mithalten. Wir haben oft Weitsprung gemacht, und schon damals habe ich mir gewünscht, ein Känguruh zu sein." – „Und jetzt haben Sie so etwas noch einmal hier erlebt." – „Hm, hm." – „Vielleicht gibt es noch andere eigene Methoden, mit dem Ball vorwärtszukommen?"

Sie greift das Angebot auf, legt sich über den Ball und beginnt sich langsam hin und her zu wiegen. Sie kugelt sich am Ball haltend herum und muß auf einmal lachen. Die Augen geschlossen, rollt sie sich langsam durch den Raum. Nach etwa zehn Minuten bitte ich sie: „Vergleichen Sie einmal Ihr Vorwärtskommen jetzt mit dem von vorhin." Frau M. überlegt kurz: „Erst wollte ich so große Sprünge machen wie mein Bruder oder Sie. Oft will ich einfach etwas können, nicht lernen. Jetzt hat es mir Spaß gemacht, es war plötzlich nicht so wichtig, ob Sie es besser können. Es war mein eigenes Tempo."

Im Vergleich kann Frau M. einen wesentlichen Unterschied nennen, den sie erlebt hat. Etwas genauso wie der Bruder oder ich zu können, wäre schön, etwas dafür tun zu müssen, nicht. Sie überträgt diese Erkenntnis auf andere Lebensbereiche („das ist oft so bei mir").

Ich frage: „Wie ist das denn mit Ihrer Wohnungssuche im Augenblick?" – „Tja, vielleicht sollte ich doch nicht gleich eine eigene Wohnung suchen, so große Sprünge machen." – „Sie meinen, es wäre besser, ein eigenes, etwas langsameres Tempo zu finden?" Sie nickt.

Frau M. ist in der Lage, das Erlebte auf ihre Wohnungssuche zu übertragen.

Als wir zur Tür gehen, fragt sie plötzlich: „Kennen Sie Schadow?" – „Nein", antworte ich. „Ha! Mein Bruder kannte den auch nicht! Das ist ein Bildhauer", lacht sie und geht ganz beschwingt davon.

168. Stunde

Ich biete Frau M. einen Holzwürfel und eine Holzkugel an und bitte sie, eins der beiden auszuwählen. Sie läßt sich viel Zeit, legt dann die Kugel zur Seite und sagt: „Sonst gefällt mir ja die Kugel besser, sie paßt sich gut an, aber heute möchte ich lieber den Würfel." – „Was können Sie über die Beschaffenheit, die Oberfläche herausfühlen? Was zieht Sie besonders an?" Frau M. hat die Augen geschlossen, betastet den Würfel, fährt gemächlich mit den Fingern die Kanten entlang. „Der paßt sich so weich an, ist zart, obwohl er fest ist, warm und hübsch gemustert – so, wie ich gern sein möchte." – „Aha", gebe ich von mir und schiebe ihr den kleinen Korb mit den Holzwürfeln hin, ohne etwas zu sagen.

Sie sucht einen Würfel mit lebhafter Maserung heraus, wiegt beide in den Händen. Es gibt noch andere, ganz unscheinbare, scharfkantige, ungeschliffene, glatte und rauhe in verschiedenen Größen. Frau M. befühlt und betrachtet alle, nimmt dann einen ebenfalls lebendig gemusterten, aber sehr rauhen Würfel und sagt: „Und so bin ich." Beide Würfel sind von Größe und Musterung her sehr ähnlich. Sie legt jetzt beide nebeneinander: „Das sind Geschwister." Ich frage, indem ich auf den glatten zeige: „Dann wäre das dort Ihr Bruder?" – „Ja, genau."

Sie nimmt den „Bruder-Würfel", befühlt ihn noch einmal lange und sagt dann: „Nee, so zart ist der gar nicht, zu glatt. So habe ich ihn eine Zeitlang gesehen und so bin ich selbst in meinem Wunschtraum." Sie versucht, beide Würfel aufeinanderzubauen, mal den einen, mal den anderen oben. „Sie haben Reibungspunkte, der zarte paßt sich gar nicht so gut an, wie ich dachte. Er ist auch aalglatt. Und der rauhe stört nicht nur durch die ruppige Oberfläche. Er gibt eine prima Stützmauer ab. Jeder hat gute und schlechte Eigenschaften. – Ich glaube, mein Bruder und ich haben von beidem etwas. Sie sollen nebeneinander stehen." Sie sieht zufrieden auf beide Würfel.

Der Prozeß der Entidealisierung des Bruders einerseits und der Aufwertung ihrer Person andererseits mündet in dieser Stunde in eine wichtige Erkenntnis: Jeder hat gute und schlechte Eigenschaften, der Bruder und sie auch. Dies stellt eine Integrationsleistung gegensätzlicher Selbst- und Objektvorstellungen dar, die nach Kernberg „eine allgemeine Vertiefung und Erweiterung der Affekte" bewirkt (Kernberg 1985, S. 69).

„Vielleicht suchen Sie noch die Eltern dazu?" frage ich. – „Hm." Sie sucht eine Weile im Würfelkorb und zögert. „Vielleicht passen andere Gegenstände ja besser?" rege ich sie an. – „Ja." Sie steht auf und sucht längere Zeit herum. Dann kommt sie zu unserem Platz zurück und hat eine große, helle, durchsichtige Murmel und einen knorrigen Ast in ihren Händen. Sie legt die beiden Gegenstände zu den Würfeln. „Mutter war hübsch, zart, aber auch kühl und nicht so richtig durchsichtig." – „Durchsichtig?" frage ich nach. „Na, wodurch man sehen lernt und wo man durchsieht. Ich meine, wo man weiß, woran man ist." – „Ah ja, ich verstehe. Jetzt haben Sie ja eine etwas durchsichtigere ausgesucht", füge ich hinzu. „Ja, das stimmt. Das wäre eben schön gewesen. Eine mehr wie Sie", sagt Frau M. und schaut mich an. „Vater, der war ja doch schon sehr alt, 97, der war ja gar nicht mehr ansprechbar. Knorrig eben. Und ich mußte ihn ständig saubermachen wie ein Baby." – „Das war für Sie ja auch eine schlimme Zeit." – „Das kann man wohl sagen. Aber es tut mir so weh, wenn ich an das Ende denke. – Vermissen tue ich aber den früheren Vater, der ein richtiger Mann war."

Es geht bei der Symbolisierung um die reale und die Ideal-Mutter. Frau M. stellt einen Mangel fest, läßt der Mutter aber auch positive Eigenschaften. Der Vater wird von ihr nur als der alternde, senile dargestellt. Für den frühen Vater, den sie vermißt, fehlen ihr noch die Bilder. Der „richtige Mann" wird von ihr noch nicht ins Symbolische übertragen.

Reflexion

Zwischen der 111. und der 168. Stunde lag eine Zeitspanne von einem halben Jahr. Die drei Stunden beschreiben unterschiedliche Schweregrade der Ich-Identitätsstörung. Die erste Stunde stellt eine Mischform mit anderen Ich-Störungen, besonders in Kombination mit der Ich-Aktivitätsstörung dar. In den beiden letzten Stunden, die auf einer wesentlich höheren Entwicklungsstufe anzusiedeln sind, geht es um Identifikation und den Vergleich zum anderen. Die 111. Stunde steht für einen wichtigen Wendepunkt. Der Tod des Vaters war bis dahin nur in der wahnhaften Verkennung ertragbar. Frau M. strebt aber im Verlauf der Therapie ein Zusammenwachsen, ein gesundes Ganzes an. Das heißt, Verantwortung für den Tod des Vaters zu übernehmen, sich den Schuldgefühlen zu stellen. Das bedeutet, eine stark depressive Seite zuzulassen.

In der 111. Stunde schlägt Frau M. diesen Weg ein. Noch festgeklammert an meine Hand, mit der Stärke, die sie aus der therapeutischen Beziehung gewonnen hat. Kernberg beschreibt, wie eine Integration entgegengesetzter Selbst- und Objektvorstellungen auch eine Vertiefung der Fähigkeit, Schuldgefühle zu empfinden, bewirkt. Dies ist im vierten Stadium des Internalisierungsprozesses der Objektbeziehungen der Fall.

Ich möchte an dieser Stelle noch kurz auf die Bedeutung des Körperschmerzes hinweisen. Die starken Kopfschmerzen der Patientin verschwinden in dieser Stunde und machen einem eher seelischen Schmerz Platz. Dazu sagt Freud: „Körperschmerz entspricht der narzißtischen Besetzung, Seelenschmerz der Objektbesetzung. Der Übergang vom Körperschmerz zum Seelenschmerz entspricht dem Wandel von narzißtischer zur Objektbesetzung" (Freud 1926, GW 14, S. 204).

In der 140. Stunde (Känguruh-Stunde) wird noch einmal deutlich, daß „sowohl Befriedigung als auch begrenzte Frustration zur allmählichen Differenzierung der Selbstkomponenten von den Objektkomponenten" beitragen (Kernberg 1985, S. 63). Wahrnehmen von Wut und Liebe gegenüber dem gleichen Objekt gehört nach Kernberg ins Stadium IV der Internalisierung von Objektbeziehungen. In der 168. Stunde stehen Idealvorstellungen und Realvorstellungen im Vordergrund. Frau M. – schon mit der Integration der unterschiedlichen Selbst- und Objektbilder beschäftigt – entwickelt jetzt Vorstellungen eines Ideal-Selbst und Ideal-Objekts, die „in

der Phantasie den nun ‚verlorenen' idealen Zustand der ‚nur guten' Selbst-
und Objektvorstellungen reflektieren" (Kernberg 1985, S. 69). Auch daraus läßt sich schließen, daß Frau M. sich im großen und ganzen im vierten
Stadium nach der Objektbeziehungstheorie Kernbergs befindet.

Fazit

Im Behandlungsverlauf fällt auf, daß die Störungen vom Kern ausgehend
auftraten, fast parallel zu den von Scharfetter beschriebenen fünf basalen
Ich-Dimensionen. Auch in einigen anderen Behandlungen bin ich diesem
Phänomen begegnet. Zu erklären versuche ich es folgendermaßen: Wenn
der Kernbereich einer Person betroffen ist, ist es notwendig, erst ihn wiederherzustellen. Ein Patient kann sich nicht, obschon auch die Ich-Identität gestört ist, mit der Frage „Wie bin ich?" befassen, wenn er noch an seiner Existenz zweifelt. Es bestätigt Scharfetter (1985), der sagt, daß die Dimensionen des Ich von innen her aufeinander aufbauen.

Nach der „Vertrauensphase" erfolgte eine tiefe Regression in säuglings-
hafte Zustände mit Verschmelzungen der Selbst- und Objektbilder. Es ging
dann um Wiedergewinnung eines körperlichen Ganzheitsgefühls. Es konnte gezeigt werden, daß mit KBT auf einer Stufe des Erlebens gearbeitet werden kann, wo Ganzheitsgefühle nur erfahrbar werden, wenn eine symbiotische Figur sie vermittelt. In der 77. Stunde zeigte sich, daß sich die Ich-
Grenzen festigen. Bei der Behandlung der Ich-Identitätsstörungen, die
unterschiedliche Schweregrade umfaßten, wurde deutlich, daß Frau M. inzwischen in der Lage war, sich klarer abzugrenzen. Hier setze ich den Beginn einer neuen Phase an, die man als Konflikt- und Übungsphase bezeichnen könnte. Frau M. begann sich mit mir zu vergleichen, zu messen.
Sie konnte jetzt mit Symbolen arbeiten und abstrahieren. Anhand des Umgangs mit Materialien gelang eine langsame Differenzierung von Selbst-
und Objektbildern und der Beginn der Integration unterschiedlicher Vorstellungen von sich und anderen.

Die Trennungsphase umfaßte einen Zeitraum von etwa zwei Monaten.
In der 178. Stunde kam Frau M. nach unserer KBT-Stunde mit in mein Arbeitszimmer, blieb vor ihrem Bild stehen und meinte: „Ich glaube, es ist
jetzt langsam Zeit. Ich möchte es wieder bei mir haben – daß Sie es sogar
aufgehängt haben, hat mir gefallen. So konnte ein Teil von mir, der sich
immer mehr von mir entfernte und mir Angst machte, ganz gut in Ihrer
Nähe gedeihen."

Frau M. konnte im Frühjahr d. J. auf Anordnung des Landgerichts Berlin in ein Übergangswohnheim entlassen werden. Sie hat sich dort sehr
hübsch eingerichtet, das Bild hängt über ihrem Eßtisch, und sie hat wieder
begonnen zu malen.

Mit dieser Arbeit wollte ich zeigen, daß die KBT eine konkrete Möglichkeit bietet, über den Körper ein Gefühl für das Ich entstehen zu lassen.
Da die schwersten Formen der Ich-Störungen in der Regel auch den Körper betreffen, muß es in der Therapie meiner Ansicht nach darum gehen,
daß der Patient sich zuerst seiner Körperlichkeit wieder gewiß wird. Davon

ausgehend, kann auch die Umwelt wieder realistischer betrachtet werden. Was Gisela Pankow mit der „dynamischen Strukturierung des Körperbildes" bei der Behandlung schizophrener Patienten erreichte, kann – wie im Rahmen dieser Arbeit beschrieben wurde – auch mit Konzentrativer Bewegungstherapie bewirkt werden. Erst „aus den geheilten Räumen eines Körpers kann der Kranke dann zur Geschichtlichkeit und Konfliktlösung menschlichen Daseins zurückfinden" (Pankow 1984, 82).

Literatur

Anzien, D. (1991), Das Haut-Ich. Frankfurt a. M.: Suhrkamp.

Benedetti, G. (1983), Todeslandschaften der Seele. Göttingen: Verlag für medizinische Psychologie.

Benedetti, G. (1983), Psychosentherapie. Psychoanalytische und existentielle Grundlagen. Stuttgart: Hippokrates.

Freud, A. (1952), Die Rolle der körperlichen Krankheit im Seelenleben des Kindes. In: Die Schriften der Anna Freud, Bd. IV. München: Kindler.

Freud, S. (1940), Gesammelte Werke, Bd. 13 und 14. Frankfurt a. M.: Fischer.

Kernberg, O. (1985), Objektbeziehungen und Praxis der Psychoanalyse. Stuttgart: Klett-Cotta.

Pankow, G. (1984), Gesprengte Fesseln der Psychose. Frankfurt a. M.: Fischer.

Scharfetter, Chr. (1985), Allgemeine Psychopathologie. Stuttgart: Thieme.

Scharfetter, Chr. (1986), Schizophrene Menschen. München-Weinheim: Psychologie Verlags Union Urban und Schwarzenberg.

Korrespondenz: Barbara Bayerl-Roßdeutscher, Klosterheiderweg 5a, D-13467 Berlin.

Psychotherapie bei Psychosen – ein systemischer Ansatz

Horst Krömker

Zusammenfassung. Im folgenden Beitrag soll das Vorgehen bei akuten psychotischen Dekompensationen dargestellt werden, wie es im Psychiatriezentrum Oberwallis (PZO) in Brig/Wallis angewendet wird. Da sich der systemische Ansatz auch auf sich selbst beziehen muß und dieser Ansatz großes Gewicht auf die Klärung der Kontextbedingungen legt, sollen zunächst die Voraussetzungen, der historische und soziale Zusammenhang, kurz dargestellt werden.

Kontextbedingungen

1. Das Oberwallis

Das Psychiatriezentrum ist zuständig für die psychiatrische Vollversorgung eines geographisch und sprachlich eng umschriebenen Versorgungsgebietes, des Oberwallis, mit über 70.000 Einwohnern. Das Oberwallis ist der deutschsprachige Teil des Kantons Wallis. Der Kanton war früher rein agrarisch geprägt, mit entsprechenden sozialen und familiären Strukturen (Großfamilien mit engem Zusammenhalt, wenig Kontakt, v. a. in den Seitentälern nach außen). In den fünfziger Jahren setzte ein rapider Strukturwandel ein, der durch die zunehmende touristische Erschließung und durch die Ansiedlung von Industrie bedingt war. Dieser Wandel führte auch zu raschen und teilweise abrupten Veränderungen in der Sozialstruktur (z. B. Zunahme von Lohnarbeit in Touristik und Industrie, erhöhte Mobilität, Lösung bzw. Infragestellung von herkömmlichen Denk- und Verhaltensmustern). Ein Beispiel soll dies verdeutlichen: Ein ca. 60jähriger Mann wird zwangsweise in die Psychiatrie eingewiesen, weil er paranoide Gedanken äußere und in der Familie gewalttätig sei. Aktueller Einweisungsgrund war eine schwere Mißhandlung einer Tochter, die gerade von einem Karibikurlaub zurückgekommen war. Der Mann, ein Bauer, der in einem abgelegenen Seitental einen Bauernhof bewirtschaftete, hatte selbst das Wallis nie verlassen, seine weiteste Reise war vor Jahren nach Sion, der Hauptstadt des Wallis, gegangen. Auch seine anderen Kinder stellten seine absolute Autorität in Frage. Für ihn, der seine Eltern noch gesiezt hatte, war das Verhalten seiner Tochter und das seiner anderen Kinder außerhalb seiner Vorstellungswelt, es erschien ihm verwerflich und nur durch den Einfluß böser Mächte erklärbar.

Die Gründung des PZO 1978 mag auch als notwendige Folge des geschilderten Wandels erscheinen. Bis 1978 mußten psychiatrische Patientinnen und Patienten entweder in weit entfernte und schwer erreichbare Krankenhäuser der Deutschschweiz oder in die psychiatrische Klinik des französischsprachigen Unterwallis.

2. Das Psychiatriezentrum Oberwallis (PZO)

Das Psychiatriezentrum ist organisatorisch und räumlich völlig in das Allgemeinkrankenhaus, das Kreisspital Brig, integriert. Es gibt für die Aufnahme in die Psychiatrische Abteilung – mit Ausnahme psychisch kranker Straftäter – keine Ausschlußkriterien, somit keine Selektion von Patientinnen und Patienten. Die Psychiatrische Abteilung wird offen geführt, bei selbst- oder fremdgefährlichen sowie weglaufgefährdeten Patientinnen und Patienten wird eine Einzelbetreuung durchgeführt. Es wird bewußt keine Geschlechtertrennung und keine Aufsplitterung in verschiedene Krankheitsgruppen gemacht, um möglichst lebensnahe Bedingungen zu schaffen. Der Bettenschlüssel liegt bei 0,4 Promille (28 Betten auf 70.000 Einwohner). Über ein Ambulatorium besteht die Möglichkeit für eine ambulante Behandlung der Patienten. Weiterhin besteht die Möglichkeit einer teilstationären Betreuung im Sinne einer tages- oder nachtklinischen Behandlung. Die therapeutische Kontinuität ist durch einen nahtlosen Übergang zwischen stationärer Behandlung und Ambulatorium gewährleistet: Der/die gleiche Therapeut/in führt sowohl die stationäre wie auch die ambulante Behandlung eines Patienten durch. Das PZO versteht sich als Teil eines gut ausgebauten psychosozialen Versorgungsnetzes, mit den verschiedenen Institutionen und Trägern besteht eine enge Kooperation.

Die allgemeinen Grundlagen des sog. „Briger Modells" lassen sich in folgenden fünf Punkten zusammenfassen (Eggel 1990, Anthenien 1993):

1. Vollständige räumliche und betriebliche Integration der Psychiatrie in das Allgemeinspital.

2. Funktionell-organisatorische Kombination von stationärer und ambulanter Therapie, d. h. personelle Kontinuität.

3. Offen geführte psychiatrische Abteilung.

4. Kontext- und ressourcenorientierte Therapie, d. h. Berücksichtigung des kontextuellen Zusammenhangs einer Störung, Einbezug aller wichtigen Bezugspersonen in die Therapie und Mobilisierung der intra- und intersystemischen Ressourcen durch ein entsprechendes psychotherapeutisches Handeln.

5. Transmurale Kooperation und Koordination, d. h. enge Zusammenarbeit mit anderen psychosozialen Diensten und Abstimmung der Aktivitäten.

Jeder einzelne dieser Punkte ist sicher auch andernorts realisiert, neu ist die spezifische Kombination im Rahmen der psychiatrischen Grundversorgung einer Region (Krömker 1992).

3. Die Grundlage des systemtherapeutischen Ansatzes

Seit Gründung des PZO 1978 wurde der psychosozialen Versorgung ein sozialpsychiatrisch geprägtes Psychiatrieverständnis und eine systemtheoretisch geprägte Auffassung psychiatrischer Störungen zugrunde gelegt (Anthenien 1993). Von Anfang an bestand der Anspruch, Psychotherapie in die psychiatrische Akutversorgung zu integrieren. Aufgrund dieses Anspruches und der Vorgaben (Vollversorgung, geringer Bettenschlüssel) kamen keine psychotherapeutischen Verfahren in Frage, die nur auf eine eingegrenzte Auswahl von Patientinnen und Patienten anwendbar sind bzw. bei akuten Erkrankungen nicht angewendet werden können.

Es lag also nahe, daß von Anfang an der systemische Therapieansatz zugrunde gelegt wurde. Historisch gesehen ist die systemische Therapie aus der Notwendigkeit heraus entstanden, eine wirksame und unter den Bedingungen der Psychiatrie realisierbare Form psychotherapeutischen Herangehens zu entwickeln. Die systemische Therapie ist, wie Minuchin 1989 formulierte, „auf den Müllhalden der Psychiatrie" entstanden. Auf dem gleichen Kongreß führte Mara Selvini aus, daß das Gesetz 180 vom 13. Mai 1978, das die Auflösung der psychiatrischen Kliniken in Italien zur Folge hatte, einen wichtigen Kristallisationspunkt für die Entwicklung der systemischen Therapie bedeutete, stellte dieses Gesetz doch die Therapeuten vor die Notwendigkeit, mit Patienten umzugehen, die vorher in psychiatrischen Großkliniken untergebracht waren. Es lag also nahe, daß der erste Chefarzt und Gründer des PZO, Dr. Gottlieb Guntern, seine in Philadelphia bei Salvador Minuchin erworbenen Kenntnisse und Erfahrungen hier einsetzte (Guntern 1984). Der im PZO gewählte systemische Ansatz ist als therapeutische Ergänzung der sozialpsychiatrischen Orientierung zu ersehen: Auch in der Psychotherapie sollte die Bedeutung des Kontextes theoretisch erfaßbar und in therapeutisches Handeln umsetzbar sein. Aus systemischer Sicht muß jede psychische Störung in ihrem kontextuellen Zusammenhang gesehen werden. Dies bedeutet, daß Psychotherapie sofort integraler Bestandteil jedes Therapieprozesses ist. Dieser therapeutische Ansatz hat eine theoretische Voraussetzung, nämlich einen Wechsel in der klinischen Epistemologie (Guntern 1980, Dell 1986). Dieser epistemologische Wechsel bestand kurz gesagt darin, daß beobachtbare Symptome nicht mehr in erster Linie individuell-pathologisch gesehen wurden, sondern als Aktions- und Reaktionsform eines Menschen in einem bestimmten Kontext, also nicht mehr als Endergebnis einer kausalen Kette, sondern als Ausdruck eines bestimmten Interaktionsmusters eines Systems. Die Anwendung des oft beschriebenen wissenschaftlichen „Paradigmawechsels" (Kuhn 1962, Bateson 1972) in der Psychiatrie ermöglichte die Entwicklung der systemischen Therapie.

Dennoch ist festzuhalten, daß die systemische Therapie zunächst eine Behandlungsmethode ist. Es wäre verfrüht, aus der Wirksamkeit des therapeutischen Ansatzes gleich auf die Genese der Erkrankung zu schließen. Sicher können sich aus der therapeutischen Praxis Hinweise für mögliche ätiologische Faktoren ergeben, ein direkter Rückschluß ist aber unzulässig. Aus systemischer Sicht ist es unmöglich, einem Teil des Systems, zum Beispiel den Eltern, etwa die Verantwortung für das psychotische Verhalten eines anderen Teils des Systems zuzuschreiben. Einem derartigen Denken würde ein lineares Ursache-Wirkungs-Verständnis von der Entstehung von Symptomen zugrunde liegen, das aus systemischer Sicht nicht haltbar ist. Ebenso, wie eine Lungenentzündung erfolgreich durch Antibiotika behandelt werden kann, ohne daß dieser Erkrankung ein „Mangel an Antibiotika" zugrunde liegt, kann eine schizophrene Psychose durch Verhaltensänderungen im Kontext günstig beeinflußt werden, ohne daß sie durch irgendein Fehlverhalten der Umgebung bedingt ist. Sicher wird meist, wie auch bei der Lungenentzündung, ein Zusammenhang zwischen einer nützlichen Therapie und der Genese der Störung bestehen, der Zusammenhang kann jedoch sehr komplex sein und sich einfachen Ursache-Wirkungs-Schemata entziehen.

Psychosen aus systemischer Sicht

Bisherige Versuche, typische Familienstrukturen zu finden, unter denen psychotische Verhaltensmuster auftreten, haben zu nicht ganz befriedigenden Ergebnissen geführt. Sicher gibt es einige Gemeinsamkeiten, die vor allem in Zusammenhang mit akuten psychotischen Störungen zu beobachten sind, vor allem unklare, wenig oder doppeldeutig definierte Beziehungsmuster (Lidz 1979, Ernst 1955) und ein häufig uneindeutiger Kommunikationsstil, daneben auch häufig verdeckte und sog. generationsübergreifende Koalitionsbildungen. Bei chronifizierten psychotischen Zustandsbildern findet man dagegen eingefahrene, sich stereotyp wiederholende Muster, die häufig mit gegenseitigen Schuldvorwürfen kombiniert sind. Aus der klinischen Erfahrung lassen sich sicher einige Familienstrukturen benennen, bei denen psychotische Verhaltensmuster vermehrt vorzukommen scheinen, die jedoch unter sich sehr unterschiedlich sind. So z. B. enge, dabei aber höchst ambivalente Beziehungen zwischen einem Elternteil und einem Kind (wobei bei derartigen Beziehungen zwischen gleichgeschlechtlichen Teilen, häufig Mutter und Tochter, eher psychotische Verhaltensweisen, bei gegengeschlechtlichen Beziehungen eher Suchtverhalten zu beobachten ist), zerstrittene, dabei aber nie zu einer Lösung kommende Familien, die sich aber nach außen strikt abgrenzen, oder Familien, bei denen verdeckte, nie offen angesprochene Koalitionen z. B. zwischen Geschwistern oder generationsübergreifend im Vordergrund stehen.

Es scheint jedoch fraglich, ob diese Muster wirklich typisch für psychotische Verhaltensmuster sind, jedenfalls lassen sie sich auch bei anderen Störungen in der einen oder anderen Form finden. Aus der klinischen Sicht ist dies nicht verwunderlich, könnte es sich bei der psychotischen Symptomatik doch nur um die „gemeinsame Endstrecke" unterschiedlicher Prozesse (Freeman 1988) handeln, so daß eine an dem Psychosebegriff orientierte Typologisierung einfach deshalb scheitern muß, weil zu viele unterschiedliche Prozesse unter einen gemeinsamen Überbegriff subsumiert werden. Therapeutisch ist es sinnvoll, das Vorgehen bei chronifizierten und akuten psychotischen Verhaltensweisen anders zu gestalten. Steht bei akuten psychotischen Verhalten die Strukturierung und Klärung des Beziehungsmusters im Vordergrund, so kommt es bei sog. chronifizierten Patienten eher darauf an, die pessimistisch-resignative Weltsicht der Systemmitglieder „aufzuweichen" und die Bereitschaft zu neuen Handlungsoptionen zu erhöhen.

Die Bedeutung des Kontextes bei Psychosen

Daß Verhaltensänderungen von Angehörigen den Verlauf schizophrener Psychosen beeinflussen, ist durch vielfältige Studien belegt. So konnte zum Beispiel bei sogenannten „high-expressed-emotion"-Familien eine deutliche Senkung der Wiedererkrankungsraten und eine Besserung der sozialen Integration durch relativ einfache Behandlungsmethoden erzielt werden (Falloon 1991, Goldstein 1989, Olbrich 1983). Das Ziel, Verhaltensänderungen, das heißt Veränderungen im Interaktionsmodus eines Systems zu erzielen, kann sicher durch verschiedene Methoden angestrebt werden, zum Beispiel durch Wissensvermittlung und direkte Verhaltensmaßregeln, wie zum Beispiel beim psycho-edukativen Ansatz (Hahlweg 1991). Die Frage, wie es am besten gelingen kann, dauerhafte Veränderungen am Interaktionsstil von Familien oder erweiterten Systemen zu erreichen, ist zur Zeit sicher nicht endgültig zu beantworten. Unstrittig ist aber, daß es sinnvoll ist, dieses Ziel anzustreben. Unter den Bedingungen der Akutpsychiatrie scheint es sinnvoll, einen Ansatz zu wählen, der sehr auf die aktuelle und spezifische Problematik einer bestimmten Familie ausgerichtet ist und, ausgehend von dieser Problematik, eine angepaßte Strategie zur Verhaltensänderung entwickelt.

Da eine psychotische Dekompensation aus systemischer Sicht als krisenhafte Zuspitzung von vorbestehenden Interaktionsmustern gesehen werden kann, beinhaltet die Krise des Systems auch die Chance einer Neuorganisation. Diese Sichtweise ergibt sich, faßt man die Symptomatik nicht mehr individualpsychologisch oder als Ergebnis einer biologischen Störung, sondern als Reaktion und Aktion in einer bestimmten Situation und in einem bestimmten Kontext auf. Dieser Kontext ist das für den Patienten relevante Bezugssystem, meist die Familie, aber auch andere Bezugspersonen, zum Beispiel professionelle Helfer und andere. Systemisches Herangehen bedeutet nicht, daß nur die Familie, sondern daß auch andere relevante Bezugspersonen mit in den therapeutischen Prozeß einbezogen werden. Neben dem „natürlichen System", also der Familie, gibt es noch „gemischte" (Familienangehörige plus zum Beispiel professionelle Helfer) und „artifizielle" Systeme (Systeme, die sich aus relevanten Bezugspersonen zusammensetzen, die keine familiäre oder familienähnliche Beziehung zum Patienten haben). Die Arbeit mit artifiziellen oder gemischten Systemen ist vor allem bei chronischen Patienten wichtig und unterscheidet sich in einigen Punkten deutlich von der Arbeit mit Familien (Imber-Black 1992). Im Beitrag kann auf diese Unterschiede nur am Rande eingegangen werden.

Allgemeine Grundlage des therapeutischen Vorgehens ist die zentrale Bedeutung der Beziehung. Wie bei jeder Psychotherapie ist auch in der systemischen Therapie eine tragfähige Beziehung Voraussetzung für eine sinnvolle Arbeit. Auf den Aufbau und die Aufrechterhaltung einer tragfähigen Beziehung zum Patienten und seinem System legen wir daher von Anfang an großen Wert. Die formalen Grundlagen des therapeutischen Vorgehens sind Kooperation, Koordination und Kontinuität.

Kooperation: Darunter ist die Zusammenarbeit mit dem Patienten und dem mit dem Patienten relevanten Kontext zu verstehen. Dies kann die Familie, aber auch ein artifizielles System sein. Er beinhaltet drei Schritte (Schmidt und Anthenien 1992):

1) Identifizierung der einzelnen Komponenten des für den Patienten relevanten sozialen und potentiell therapeutischen Netzwerkes;

2) Umsetzen dieses identifizierten Systems in einen therapeutischen Kontext. Die Mitglieder des Systems werden zu einem gemeinsamen Gespräch eingeladen. Dieses Gespräch dient zunächst dem gegenseitigen Kennenlernen, der Diskussion aktuell anstehender Fragen und der Abklärung, ob und unter welchen Bedingungen eine weitere Zusammenarbeit möglich ist.

3) Systemtherapie mit diesem derart formierten System.

Wichtig ist, daß diese ersten Schritte sorgfältig durchgeführt werden, um zu verhindern, daß wichtige Bezugspersonen übersehen werden, und um eine Bereitschaft zur Zusammenarbeit zu gewinnen. Die Wichtigkeit, das therapeutische System richtig zu formieren, soll folgendes Beispiel verdeutlichen. Eine etwa 25jährige Patientin wird von ihren Eltern in die Klinik gebracht. Sie zeigt sich maniform angetrieben, im Denken inkohärent und äußert psychotische Denkinhalte. Das therapeutische System wird zunächst mit der Patientin und ihren Eltern gebildet, in der Annahme, daß Spannungen zwischen Eltern und der Patientin und eine Ablösungsproblematik vorliegen. In den Gesprächen kommt es zu massiven, gegenseitigen Vorwürfen, am Verhalten der Patientin ändert sich wenig. Erst nach mehreren Gesprächen fällt auf, daß vom Bruder der Patientin praktisch nie die Rede ist. Erst als dies zum Thema gemacht wird, wird klar, daß der Bruder, etwas jünger als die Patientin und seit Jahren drogenabhängig, für die gesamte Familie eine erhebliche Belastung darstellt. Der Bruder kommt dann zu weiteren Familiensitzungen mit, es stellt sich heraus, daß zwischen der Patientin und dem Bruder eine sehr enge solidarische Beziehung besteht, der Bruder mit der Hospitalisation der Schwester in keiner Weise einverstanden ist und die psychischen Probleme der Schwester als Folge von Erziehungsfehlern der Eltern betrachtet. Nach der Thematisierung dieser Problematik kommt es zu einer deutlichen Entspannung der Situation und zu entsprechenden Verhaltensänderungen der Patientin. Dieses Beispiel zeigt, wie es einem System gelingen kann, durch vordergründig präsentierte und entsprechend ausagierte Konflikte familiäre Belastungen zu verdecken. Es zeigt, daß es wichtig ist, nicht auf jeden präsentierten Konflikt „anzuspringen", sondern zunächst das gesamte Beziehungsfeld abzuklären.

Kommen als wichtig eingeschätzte Systemmitglieder nicht zu einem vereinbarten Gespräch, sollte dies nicht dazu führen, das Gespräch nicht durchzuführen, sondern als eine möglicherweise wichtige Information gewertet werden. Man kann das Fehlen ansprechen, nach möglichen Gründen fragen und so Kenntnisse über die Beziehungsdynamik gewinnen. Gelingt es, eine therapeutische Beziehung aufzubauen, kommen erfahrungsgemäß später auch zunächst skeptische Systemmitglieder hinzu. Diese ersten Schritte sollten schon bei oder sogar vor der stationären Aufnahme, auf jeden Fall aber möglichst kurz nach der Aufnahme organisiert werden. Grund dafür ist, daß die Chancen, die in einer krisenhaften Zuspitzung liegen, genutzt werden sollten. Läßt man eine längere Zeit verstreichen, kann sich das System bereits in einer möglicherweise ungünstigen Art reorganisiert haben, zum Beispiel über Aussperrungsprozesse und der damit verbundenen Delegation der Verantwortung an die Klinik. Auch können sich Meinungen, Vorannahmen über die Ursache des psychotischen Verhaltens verfestigt haben, so daß eine spätere Öffnung der Diskussion erschwert wird. Der erste Schritt ist also, zusammengefaßt, die möglichst frühzeitige Konstruktion eines therapeutischen Systems.

Kontinuität: Eine weitere Aufgabe der Therapeutin/des Therapeuten ist die Kontinuität. Kontinuität ist ein wichtiges, strukturierendes, Klarheit und Sicherheit vermittelndes Element der Therapie (Ciompi 1989). Gerade psychotisch erkrankte Menschen mit einer unklaren, gleichsam „fließenden" Sicht der Welt, mit Angst und Mißtrauen gegenüber neuen Beziehungen benötigen Kontinuität in ihrer therapeutischen Beziehung.

Geht man von der zentralen Bedeutung der Beziehung im therapeutischen Prozeß auch mit Familien oder erweiterten Systemen aus, so ist klar, daß ein Therapeutenwechsel normalerweise ungünstig wirkt. Ebensowenig wie die relevanten Bezugspersonen beliebig austauschbar sind, ist es der Therapeut. Bezugspersonen, Patient und Therapeut konstituieren gemeinsam das therapeutische System, es wird auch durch Persönlichkeit, Kenntnisse und Annahme des Therapeuten geprägt. Um Interaktionsmuster im System in Bewegung bringen zu können, ist es nötig, daß die Beziehung des Therapeuten zum System definiert ist, ein Prozeß, der gerade bei Familien mit einem psychotischen Mitglied Zeit braucht. Wechseln die Therapeuten, wechselt entsprechend auch das therapeutische System, das System muß sich dann neu konstituieren. Besonders Familien mit einem psychotischen Mitglied reagieren auf Wechsel häufig empfindlich, sehen darin Zurückweisung oder Mißachtung. Diese Empfindlichkeit wird verständlich, geht man davon aus, daß derartige Familien sich häufig durch wechselnde, instabile Beziehungsmuster auszeichnen. Der Patient reagiert auf das ihm bekannte Muster auch auf bekannte Weise, mit Rückzug und/oder Beibehaltung der Symptomatik. Das therapeutische System reproduziert dann einfach ein bekanntes Muster und verliert an Wirksamkeit. Selbstverständlich gilt die Forderung nach Kontinuität auch für andere psychische Störungen, bei Psychosen ist sie aber besonders wichtig. In letzter Zeit ist auch von positiven Effekten der Diskontinuität gesprochen worden (Steinhart und Bosch 1992, Steinhart und Terhorst 1992). Unter bestimmten Umständen, speziell bei chronischen Patienten, kann ein Therapeutenwechsel, damit ein Wechsel des therapeutischen Systems, sinnvoll sein. In der Regel aber nur dann, wenn das therapeutische System sich sozusagen „totgelaufen" hat, wenn in der Interaktion zwischen Therapeuten und den anderen Mitgliedern des Systems sich eingeschliffene Muster entwickelt haben, die nichts Neues mehr einbringen und damit eine weitere Entwicklung blockieren. Hier liegt eine wichtige Aufgabe der Supervision, um derartige kontraproduktive Prozesse rechtzeitig zu erkennen. Festzuhalten ist aber, daß Diskontinuität nur auf der Basis einer vorbestehenden Kontinuität wirksam werden kann. Häufig hat man aber in psychiatrischen Einrichtungen den Eindruck, es sei die Diskontinuität die organisatorisch fixierte Basis.

Koordination: Dies bedeutet, daß zusammen mit dem Patienten und seinen Bezugspersonen gemeinsame Zielvorstellungen erarbeitet werden und die therapeutischen Aktivitäten gebündelt werden. Gerade in erweiterten oder artifiziellen Systemen liegt hier eine Hauptaufgabe, stellt man doch häufig fest, daß hinsichtlich der Zielvorstellungen die Ideen zwischen Familie und professionellen Helfern weit auseinanderliegen. Ein typisches Muster in diesem Zusammenhang ist zum Beispiel bei Bewohnern von Wohngemeinschaften, daß die Betreuer eine weitergehende Autonomisierung anstreben, einige Angehörige die Rückkehr in die Familie wollen und der Patient sich ambivalent zeigt. Es kann dann zu Loyalitätskonflikten bis hin zu psychotischen Dekompensationen kommen. Aber auch innerhalb von Familien bestehen oft verschiedene Auffassungen. Ein anderes, in der klinischen Arbeit sehr wichtiges Beispiel ist die Uneinigkeit bei einer psychiatrischen Hospitalisation. Bei vielen psychotischen Patienten, die sich einer Hospitalisation vehement widersetzen, kann man feststellen, daß sie in ihrem Bezugssystem offen oder verdeckt Bündnispartner haben, die ihre Ansicht teilen. Um überhaupt eine vernünftige Arbeit beginnen zu können, müssen diese oft versteckten Meinungsdifferenzen angesprochen werden.

Die Koordination der Zielvorstellungen ist notwendig, um im Behandlungsverlauf überhaupt ein Ziel definieren zu können. Der Weg dorthin führt über Kompromisse und setzt die Kooperationsbereitschaft aller Beteiligten voraus. Wichtig ist auch, daß die Koordination der Zielvorstellungen eine Aufgabe über den ganzen Therapieverlauf ist, da die Zielvorstellungen immer wieder neu angepaßt werden müssen. In gewissen, je nach Situation unterschiedlichen Zeitabständen sollten die Ziele der Therapie immer wieder thematisiert werden, um festzustellen, ob und welche Ziele erreicht sind und ob eine Neuformulierung nötig ist. Dies dient auch der Kontrolle des Therapieverlaufs. Therapie tendiert auch bei Systemikern manchmal dazu, unendlich zu werden, haben sich doch alle Beteiligten an die monatlichen Meetings so gewöhnt, daß sie ganz den ursprünglichen Sinn der Sitzungen vergessen haben. Man kann sicher eine systemische Therapie auch unter der expliziten Zielvorstellung, den Status quo zu erhalten, durchführen, nur muß dann eben dies als Ziel formuliert werden.

Die Stellung des Therapeuten

Kooperation, Kontinuität und Koordination sind wichtige Elemente des therapeutischen Vorgehens, und sie schaffen die Voraussetzungen für ein sinnvolles Arbeiten. Die Rolle des Therapeuten/der Therapeutin muß aber noch genauer definiert werden. Wie oben erwähnt, schaffen Therapeut, Patient und Bezugspersonen das „therapeutische System". Der Therapeut ist darin kein unabhängiger Beobachter, der die Familie wie durch ein Fernglas betrachtet, sondern schafft durch seine Anwesenheit, sein Verhalten, seine Äußerungen das therapeutische System mit. Das, was im Videoband und hinter dem Einwegspiegel gesehen werden kann, ist nie das System an sich, sondern immer das therapeutische System. Der Beobachter gestaltet das Beobachtete mit (entsprechend der Kybernetik zweiter Ordnung, Förster 1974). Der therapeutische Prozeß kann in diesem Sinn als das gemeinsame Erschaffen einer neuen Realität beschrieben werden, als ein kreativer Prozeß. Es ist deshalb klar, daß der Rolle des Therapeuten große Bedeutung zukommt. Die Position des Therapeuten muß daher unter der Fragestellung betrachtet werden, welche Haltungen, Annahmen und Vorgehensweisen geeignet sind, Veränderungen im Interaktionsmuster zu ermöglichen. Eine gleichzeitige medikamentöse Behandlung durch den gleichen Therapeuten stellt keinen Widerspruch dar. Verläßt man den Leib-Seele-Dualismus zugunsten einer ganzheitlichen Sicht des Individuums, so ist klar und entspricht der Erfahrung, daß psychotisches Verhalten auch durch Eingriffe in die biologischen Prozesse beeinflußt werden kann. Aus systemischer Sicht handelt es sich bei der Medikamentengabe um eine relativ unspezifische, allgemeine Beeinflussung der psychischen Vorgänge, die natürlich eine biologische Basis haben müssen, dennoch aber als ein gegenüber den biologischen Vorgängen operational geschlossenes System betrachtet werden müssen (Luhmann 1988). Es muß aus systemischer Sicht die Bedeutungsgebung der Medikation geklärt werden. Die Medikamentengabe sollte aus systemischer Sicht als symptomgerichtete Maßnahme verstanden werden, bei der – ebenso wie bei Familiengesprächen – keine unmittelbaren Rückschlüsse auf die Genese der Störung möglich sind. Häufig wird aber die Medikation bei Therapeuten, Patient und Angehörigen als Hinweis darauf verstanden, daß es sich bei dem psychotischen Verhalten um eine Erkrankung im engen medizinischen Sinn handelt. Dies kann dann zu Verhaltensweisen wie gegenüber einem organisch kranken Menschen führen, mit größtmöglicher Schonung und Übernahme von Verantwortung für den Kranken. Es können so schnell die Chronifizierung fördernde Interaktionsmuster entstehen. Die Gabe von Medikamenten sollte also nicht mit einem medizinischen Krankheitsmodell verknüpft werden, sondern auf definierte, den Patienten oder seine Umgebung sehr belastende Symptome bezogen werden.

Neutralität

Bei Familien mit einem psychotischen Mitglied ist die Positionsbestimmung des Therapeuten besonders wichtig. In diesen Systemen gibt es häufig wechselnde, zum Teil verdeckte Koalitionen, man kann mit Stierlin von einer „weichen Beziehungsrealität" (Stierlin 1984) sprechen. Es gibt nur wenig Verbindliches, Beziehungen bleiben offen, werden nicht definiert. Die Gefahr der Entwertung, des schnellen Zugeordnetwerdens ist hier groß. In der Praxis bedeutet dies die Gefahr, daß der Therapeut als geheimer oder auch offener Verbündeter eines Familienmitglieds gesehen wird. Wird vermutet, daß der Therapeut in offener oder verdeckter Koalition mit einem oder mehreren Mitgliedern des Systems steht, so werden seine Aussagen oder Vorschläge das gleiche Schicksal erleiden, das schon ungezählte Ratschläge vorher erlitten haben: sie werden entwertet, als neuer Schachzug abgetan. Um nun therapeutisch wirksam werden zu können, muß der Therapeut eine Position im System einnehmen, die seine Aussagen für alle bedeutsam machen kann. Die Neutralität ist die Position, die am ehesten dazu führt, daß der Therapeut akzeptiert und wirksam wird (Selvini 1981). Neutralität bedeutet nicht kühles Desinteresse an den einzelnen Menschen, vielmehr ist es sogar notwendig, sich zeitweise mit der Sichtweise einzelner Familienmitglieder zu identifizieren. Dies muß aber offen, bewußt und zeitlich begrenzt geschehen. Besonders schwierig ist es, diese Position durchzuhalten, wenn „Verrücktheit" und „Normalität" ganz klar abgegrenzt zu sein scheinen. Berichtet beispielsweise der Patient von irgendwelchen, offenkundig abstrusen Verfolgungsideen, während die anderen Familienmitglieder diese Sicht der Welt nicht teilen, bedeutet Neutralität nicht, daß der Therapeut sich selbst verleugnet und so tut, als habe er zu diesen psychotischen Inhalten keine Meinung. Entscheidend ist aber, daß er seine Aufgabe nicht als Schiedsrichter zwischen „noch normalen" und „schon verrückten" Sichten der Welt sieht, sondern begreift, welche Bedeutung „verrückte" und „normale" Sichtweisen in dem gegebenen Interaktionsmuster haben. Neutralität meint also nicht eine „Wertneutralität" gegenüber allen möglichen Weltsichten unter Verleugnung der eigenen Sichtweise, sondern beschreibt eine Position im Beziehungsgeflecht.

Es gibt einige Einschränkungen dieser Neutralität: In der alltäglichen Praxis der Psychiatrie spielt neben der Therapie auch die Kontrolle sozial inadäquaten Verhaltens eine gewichtige Rolle. Jeder in der Psychiatrie Tätige weiß, daß er/sie neben der therapeutischen Aufgabe auch die Aufgabe der sozialen Kontrolle hat. Wer in der Psychiatrie arbeitet, muß bereit sein, auch diese Kontrollfunktion zu übernehmen. Neutrales Verhalten gegenüber einem Menschen, der dabei ist, sich das Leben zu nehmen oder andere gefährdet, ist nicht akzeptabel. Dies kann auch dann gelten, wenn z. B. in Familiengesprächen innerfamiliäre Gewalttätigkeiten und sexuelle Übergriffe bekannt werden. Hier muß der Therapeut/die Therapeutin einschreiten, soziale Kontrolle ausüben, um bestimmte Verhaltensweisen zu verhindern. Aus meiner Erfahrung ist dies häufig möglich, ohne die neutrale Position längerfristig zu gefährden. Voraussetzung ist aber, daß die notwendigen Kontrollmaßnahmen als das deklariert sind, was sie sind, nämlich Kontrollmaßnahmen zur Verhinderung unerwünschten Verhaltens, nicht als Therapie. Fatal und Konfusion auslösend ist es, diese Kontrollmaßnahmen als Therapie „zu verkaufen". Beide Funktionen der Psychiatrie sollten nicht verwischt werden, sondern gegenüber Patienten und Bezugspersonen klar definiert werden. Auch die Gabe von sedierenden Medikamenten in Akutsituationen sollte aus systemischer Sicht nicht als „Notfallmaßnahme" im medizinischen Sinn deklariert werden, sondern als Versuch, eine sozial inakzeptable Situation zu kontrollieren.

Klärung des Zuweisungsmodus

Ausgehend von einer neutralen Grundhaltung muß nun der Therapeut
klären, welche Erwartungen, Annahmen und Hoffnungen mit der Zuweisung zur psychiatrischen Behandlung verbunden sind. Mit der Zuweisung
ist keineswegs immer der Wunsch nach Veränderung verknüpft. Manchmal
geht es darum, eine Entlastung zu erreichen, manchmal auch darum, drohende Veränderungen via Psychiatrie zu verhindern. Dieses Muster ist häufig bei Autonomisierungsprozessen in Familien oder in Paarbeziehungen
zu beobachten. Hier muß nochmals auf die Bedeutung der Neutralität hingewiesen werden: In solchen Situationen sich einfach auf die Seite der
„Normalität" stellen, hieße, an der Blockierung von Entwicklungen mitzuarbeiten. Eine junge Frau wird von ihrem Mann in die Klinik gebracht, weil
sie psychotische Denkinhalte äußert (sie glaubt, daß die Farbe „grün" eine
besondere Bedeutung für sie habe und überall hingehen müsse, wo sie grü-
ne Farbe sehe, weiterhin halluziniert sie die Stimmen ihrer Brüder, die sie
warnen, dies zu tun), sie versorgt ihren Haushalt nicht mehr und verweigert den Kontakt zum Ehemann. In den Familiengesprächen wird eine Unzufriedenheit der Patientin mit ihrer Ehe deutlich, gleichzeitig aber auch
ihre Unfähigkeit, Veränderungsschritte zu unternehmen, da ihr traditio-
nelles Wertsystem ihr dies verbietet. Das psychotische Verhalten der Frau
stellte in diesem Fall eine Kompromißbildung dar: Sie löste sich von ihrem
Mann, ohne sich zu lösen. Ein anderes, häufig zu sehendes Beispiel ist die
Erwartung, daß nun endlich geklärt werden solle, ob das Verhalten des Patienten, der seit vielen Monaten keiner Arbeit mehr nachgeht, das Bett nur
wenig verläßt und frech zu seinen Angehörigen ist, nun „krank" oder „un-
verschämt" ist. Beginnt man in einem solchen Fall sofort eine Therapie, in
der Annahme, daß es wohl allen klar sein müsse, daß hier eine krankhafte
Störung vorliegt, erreicht man nur, daß der Teil der Familie, der von einem
Krankheitsmodell ausgeht, sich bestätigt fühlt, während der andere Teil
sich angegriffen und nicht akzeptiert glaubt. Dieser Teil der Familie wird
dann den Therapeuten disqualifizieren, den Patienten direkt oder indirekt
gegen den Therapeuten schützen oder, schlimmer, die Therapie als Strafe
für unverschämtes Verhalten auffassen. In jedem Fall hat man aber erreicht, daß sich am Interaktionsmuster, an der Grundregel des Systems, daß
man sich auf keine gemeinsame Sichtweise einlassen darf, nichts ändert.
Die unterschiedlichen Erwartungen und Vorannahmen abzuklären, ist
eine wichtige Voraussetzung und gleichzeitig schon Bestandteil der Therapie. Ein erster therapeutischer Schritt kann schon das Herausarbeiten von
Unterschieden in den Erwartungshaltungen sein.

Das Krankheitsmodell

Das Krankheitsmodell des Therapeuten ist, wie ohne weiteres ersichtlich,
nun von Bedeutung. Hängt der Therapeut einem medizinischen Krankheitsbegriff an, so wird ihm die Beantwortung der oben gestellten Frage
scheinbar leichter gemacht, er erklärt das Verhalten einfach als „krank". Er

kann dies vielleicht noch mit einer Fülle wissenschaftlicher Begriffe begründen und erklären, die Frage bleibt aber, was er damit erreicht. Wie am oben erwähnten Beispiel ersichtlich, haben Informationen immer auch einen Beziehungsaspekt. Sie bedeuten für die verschiedenen Familienmitglieder Unterschiedliches, sie können eine Bestätigung der eigenen Meinung darstellen, aber auch eine Disqualifizierung und Schwächung der eigenen Position. Aus systemischer Sicht ist die Frage richtig, welches Krankheitsmodell am ehesten dazu geeignet ist, einer Familie, dem Patienten, seinen Bezugspersonen mehr Handlungsmöglichkeiten zu eröffnen. Es scheint, daß das medizinisch/naturwissenschaftliche Krankheitsmodell dazu wenig geeignet ist. Es stellt Verhaltens- und Denkweisen des Patienten in einen quasi naturwissenschaftlichen Rahmen, entfremdet sie dem historischen und sozialen Zusammenhang, stellt menschliches Verhalten quasi in einen chemisch-physikalischen Zusammenhang. Dies mag in bestimmten Situationen für Patienten, Therapeuten und Angehörige erleichternd sein, schränkt aber längerfristig die Handlungsoptionen in erheblichem Umfang ein. So kann die vom erstbehandelnden Arzt geäußerte Meinung, daß es sich bei dem psychotischen Verhalten um eine genetisch bedingte Störung der Neurotransmitter handele, zunächst zu einer Entlastung führen, wenig später machen sich dann aber die Angehörigen auf die Suche im Stammbaum (meist des Partners), um festzustellen, von wem die „schlechten Gene" denn stammen. Bei der Häufigkeit psychischer Störungen und ihrer oft unsicheren diagnostischen Zuordnung wird man meist auch fündig, und schon kann der Reigen der Schuldvorwürfe, der Abwehr, des Angriffs und der Verteidigung wieder beginnen, diesmal mit wissenschaftlicher Untermauerung. Wird ein bestimmtes Verhalten, eine bestimmte Denkweise als Ergebnis eines biologischen Geschehens definiert, so besteht keine Notwendigkeit mehr, eigenes Verhalten zu reflektieren und gegebenenfalls zu ändern. Ähnliche Probleme entstehen, legt man ein individual-psychologisch orientiertes Krankheitsmodell zugrunde. Wird das Verhalten eines Patienten als Ergebnis eines individuellen historischen Prozesses analysiert, bleibt auch die Bedeutung des Kontextes mehr oder weniger unberücksichtigt. Dazu kommt, daß das Vergangene, die Geschichte, auch wenn sie unter verschiedenen Blickwinkeln rekonstruiert werden kann, prinzipiell unveränderbar ist. In gewisser Weise schränkt diese Sicht noch mehr ein als ein biologisches Modell: Immerhin können biochemische Prozesse doch medikamentös beeinflußt werden, historische nicht. Gemeinsam ist beiden Modellen die Annahme eines Defizits, sei es auf der Ebene der organischen Prozesse oder der psychischen Entwicklung.

Das systemische Denken geht davon aus, daß symptomatisches Verhalten nicht das Ergebnis einer kausalen Kette, sondern Ergebnis eines Interaktionsprozesses ist. Im Rahmen eines Interaktionsprozesses ist symptomatisches Verhalten gleichzeitig Ergebnis wie auch Ursache der Interaktionsmuster. Die Frage nach Schuld stellt sich also – wie schon oben erwähnt – nicht, da kein Teil eines Systems die anderen Teile kontrollieren kann. In die Form des Interaktionsprozesses gehen die historischen Erfahrungen, die biologischen Voraussetzungen, die aktuelle Situation und die Zukunftserwartungen mit ein. Geschichte, Gegenwart und Zukunft werden aus systemischer Sicht gleichwertig betrachtet. Innerhalb eines gegebenen Systems wird angenommen, daß symptomatische Verhaltensweisen Ausdruck einer bestimmten Aktions- und Reaktionsform sind. Es ist daher sinnvoll, nach dem „Wozu" von Symptomen zu fragen. Beschränkt man sich gerade in Akutsituationen auf die bloße Bekämpfung der Symptomatik, zum Beispiel durch medikamentöse Maßnahmen, kann dies dazu führen, daß ein möglicher Neuorganisationsprozeß des Systems behindert wird. Entscheidend ist, daß die Symptomatik immer in kontextuellem Zusammenhang gesehen wird. „In der systemischen Sicht sehen wir das leidende, Symptome produzierende Individuum nicht mehr als Endprodukt linear-kausaler Wirkungen und nicht mehr ohne weiteres als den Ort der eigentlichen Störung", so Luc Kaufmann (Kaufmann und Seywert 1988). Für eine systemische Therapie schizophrener Psychosen ist das Krankheitsmodell auch deshalb von entscheidender Bedeutung, weil jedes Modell bestimmte Zukunftserwartungen impliziert, Hoffnungen fördert oder verhindert, Handlungsoptionen erweitert oder einengt. Das systemische Modell hat sicher den Vorteil, daß es die Zahl der Handlungsmöglichkeiten erhöht.

Systemisches Fragen

Faßt man nun psychotische Symptome als Ergebnis eines speziellen Interaktionsmusters auf, so sollte die Frageweise des Therapeuten/der Therapeutin geeignet sein, die Interaktionsmuster deutlich werden zu lassen. Dazu dient die Technik des „zirkulären Fragens" (Simon 1988). Bei dieser Fragetechnik wird jeweils ein Dritter gefragt, wie er die Beziehung zwischen zwei anderen Mitgliedern eines Systems einschätzt. Dies dient dazu, die Beziehungen jeweils von einer Außenperspektive zu sehen. Es ist erfahrungsgemäß leichter, über die Beziehungen anderer Menschen zu sprechen und diese einzuschätzen. Diese Frageweise gibt dem Therapeuten und allen Beteiligten mehr Informationen und die Möglichkeit, die eigenen Beziehungen quasi aus einer Außenperspektive zu betrachten. Gerade bei Systemen mit einem psychotischen Mitglied ist diese Fragetechnik nützlich, da – wie erwähnt – bei derartigen Familien die Neigung besteht, Beziehungen nicht oder unklar zu definieren. Fragen bedeutet in der systemischen Therapie nicht nur das Gewinnen von Informationen für den Therapeuten, sondern das Erzeugen von Definitionen und Klärung von Beziehungen. Neben Fragen nach der Definition spielen Fragen nach den individuellen Bedeutungsgebungen und Wertvorstellungen, den individuellen Landkarten, eine wichtige Rolle. Insgesamt dient die Fragetechnik in der systemischen Therapie dazu, Unterschiede, Differenzierungen im System zu erzeugen, um so ein eindeutigeres, klareres Beziehungsmuster zu schaffen, das allen Beteiligten, besonders aber dem Patienten, mehr Sicherheit und Struktur in der Wahrnehmung seiner Welt ermöglicht.

Hier unterscheidet sich das therapeutische Vorgehen bei schizophrenen Psychosen von dem bei anderen psychischen Störungen, zum Beispiel Depressionen. Bei diesen wird es mehr darum gehen, allzu rigide festgelegte Definitionen und Anschauungsweisen aufzulockern. Bei akuten schizophrenen Psychosen ist es also Aufgabe des Therapeuten, durch seine Fragetechnik Klärung der Beziehungen und Definitionen zu schaffen.

Anders verhält es sich bei chronifizierten psychotischen Patienten und ihren Familien. Hier kommt es zunächst darauf an, eingefahrene Interaktionsmuster, scheinbar feststehende Annahmen über den Charakter der Erkrankung und die Zukunft aufzulösen, mehr Handlungsspielräume zu eröffnen. Dabei ist aber zu berücksichtigen, daß die scheinbare Rigidität auch eine Überlebensstrategie des Systems darstellen kann, das durch immer gleiche Interaktionsmuster sich sozusagen zusammenhält. Gelingt eine Auflockerung, kann das System (und der Patient) unversehens in eine andere, mehr dem akut-psychotischen Muster angenäherte Organisationsform „springen". Im Rahmen dieses Beitrags sollen andere systemische Fragen wie ressourcen- und zukunftsorientierte Fragen nicht weiter dargestellt werden, da hier nur die Grundlagen aufgezeigt werden sollen. Sie dienen dazu, die „Landkarten" zu klären und festgefügte Vorannahmen oder negative Zukunftserwartungen im Wortsinn „in Frage zu stellen". Grundlage der Fragen muß für den Therapeuten die „Hypothese" sein. Schon im Erstgespräch sollte eine vorläufige Hypothese über den Sinnzusammenhang der psychotischen Störung erstellt werden. Dies bedeutet, daß der Therapeut sich immer fragen muß, welche Bedeutung das symptomatische Verhalten im Interaktionsmuster der Familie haben könnte. Im Gespräch mit der Familie bzw. dem System muß dann die Tragfähigkeit und Nützlichkeit dieser Hypothese überprüft werden. In der Regel muß die Anfangshypothese weiterentwickelt, manchmal auch verworfen werden. Ziel des therapeutischen Prozesses ist es, eine Deutung des symptomatischen Verhaltens zu finden, die einerseits für die Beteiligten akzeptabel, das heißt nicht schuldzuweisend und damit Abwehrreaktionen auslösend ist, andererseits aber auch zu Neuorientierung in der Gestaltung der Interaktionsmuster führen kann.

Therapieziele

Wenn auch Zieldefinitionen im therapeutischen Prozeß notwendig sind, so kann dies doch nicht heißen, daß der Therapeut diese Ziele vorgibt. Sie müssen – wie oben ausgeführt – im Dialog entwickelt werden. Dabei bedeutet Zieldefinition im systemischen Denken eher, festzulegen, welche Verhaltensweisen und Denkmuster aufgegeben werden sollten, um eine bessere Lebensfähigkeit zu erreichen. Dagegen kann nicht festgelegt werden, welche Form von nicht-pathologischen Verhalten sich entwickelt. Dies entspricht einerseits der Alltagserfahrung in der Psychiatrie, die täglich deutlich macht, wie wenig Therapeuten Entwicklungen kontrollieren können, anderseits den Grundannahmen der Systemtheorie über die prinzipielle Unvorhersehbarkeit und Unkontrollierbarkeit der Entwicklung komplexer Systeme. Der therapeutische Prozeß ist aus systemischer Sicht prinzipiell offen. Wohin sich ein System entwickelt, welche innere Organisation es wählt oder ob es sich als System (z. B. durch Auseinandergehen der Systemmitglieder) auflöst, ist vom Therapeuten nicht zu kontrollieren. Die Aufgabe der Therapie ist aus systemischer Sicht im Sinn eines Anregens von Neuorganisationsprozessen ohne definiertes Endziel zu sehen. Der systemische Ansatz ist also wenig normativ und beschränkt sich in seinen Zielsetzungen bewußt auf die Symptomatik. Er kann aber diejenigen Bedingungen und Voraussetzungen therapeutischen Handelns bestimmen, die für eine Neuorganisation, für die Erweiterung von Handlungsoptionen günstig sind.

Das therapeutische Vorgehen bei schizophrenen Psychosen ist in der systemischen Therapie durch folgende Faktoren gekennzeichnet:

1) Neutralität des Therapeuten/der Therapeutin.

2) Sorgfältige Klärung des Zuweisungsmodus und der damit verbundenen Erwartungen sowie der Grundannahmen („Landkarten") der verschiedenen Beteiligten.

3) Anwendung eines möglichst offenen, Handlungsoptionen eröffnenden Krankheitsmodelles.

4) Eine Fragetechnik, die es bei akuten Psychosen ermöglicht, Klarheit und Strukturen zu schaffen, bei eher chronifizierten Prozessen festgefügte Denk- und Handlungsschemata aufzulockern.

5) Bildung tragfähiger, im Laufe der Therapie sich differenzierender Hypothesen über den Sinnzusammenhang des symptomatischen Verhaltens.

6) Verzicht auf die Festlegung normativer Zielvorstellungen.

Zusammenfassend kann festgestellt werden, daß die Anwendung der systemischen Therapie in der Akutpsychiatrie insgesamt ermutigende Ergebnisse zeigt. Festzuhalten ist aber, daß die systemische Therapie kein „Wundermittel" ist, mit dem es jetzt möglich wäre, alle psychotischen Störungen zu heilen. Eine derartige Vorstellung würde den eigenen Grundannahmen über die begrenzten Möglichkeiten in der Auseinandersetzung mit komplexen Systemen widersprechen und unerfüllbare Hoffnungen wecken. Sie kann aber sehr wohl dazu dienen, den Umgang mit Menschen, die psychotisches Verhalten zeigen, zu erleichtern und nützlich und respektvoll zu gestalten.

Literatur

Anthenien, L. (1993), Das „Briger Modell" – Systemtherapie in der psychiatrischen Grundversorgung. In: Peters, U. H. (Hrsg.), 150 Jahre Psychiatrie, Jubiläumskongreß der DGPN 1992, Köln.

Bateson, G. (1981), Ökologie des Geistes. Frankfurt: Suhrkamp.

Ciompi, L. (1989), Affektlogik: über die Struktur der Psyche und ihre Entwicklung; ein Beitrag zur Schizophrenie-forschung, 2. Aufl. Stuttgart: Klett-Cotta, S. 335–392.

Dell, P. F. (1986), Klinische Erkenntnis zu den Grundlagen der systemischen Therapie. Dortmund: Verlag modernes Leben.

Eggel, T. (1990), Integrierte Psychiatrie: Psychiatrie der Zukunft. Hospitalis 60: 472–477.

Ernst, K. (1955), „Geordnete Familienverhältnisse" späterer Schizophrener im Lichte einer Nachuntersuchung. In: Bleuler, M. (Hrsg.), Beiträge zur Schizophrenielehre der Zürcher Psychiatrischen Universitätsklinik Burghölzli (1902–1971).

Falloon, I. (1991), Das Familienmanagement der Schizophrenie. In: Retzer, A. (Hrsg.), Die Behandlung psychotischen Verhaltens. Heidelberg: Auer.

Förster v., H. (1985), Sicht und Einsicht. Braunschweig: Vieweg.

Freemar, H. (1989), Zur Beziehung zwischen Schizophrenie und Umwelt. In: Böker, W., Brenner, H. D. (Hrsg.), Schizophrenie als systemische Störung. Die Bedeutung intermediärer Prozesse für Theorie und Praxis. Bern – Stuttgart – Toronto: Huber.

Goldstein M. J., et al. (1989), Bewältigungsverhalten des Patienten und Expressed Emotion-Muster bei Familien von ersterkrankten Schizophrenen. In: Böker, W., Brenner, H. D. (Hrsg.) (1989), Schizophrenie als systemische Störung. Die Bedeutung intermediärer Prozesse für Theorie und Praxis. Bern – Stuttgart – Toronto: Huber.

Guntern, G. (1980), Die kopernikanische Revolution in der Psychotherapie: Der Wandel vom psychoanalytischen zum systemischen Paradigma. Familiendynamik 5: 2–41.

Guntern, G. (1984), Schizophrenie und Systemtherapie. Schweizer Archiv für Neurologie, Neurochirurgie und Psychiatrie 135(1): 41–71.

Hahlweg, K., et al. (1991), Praxis der psychoedukativen Familienbetreuung. In: Retzer, A. (Hrsg.), Die Behandlung psychotischen Verhaltens. Heidelberg: Auer.

Imber-Black, E. (1992), Familien und größere Systeme: im Gestrüpp der Institutionen, 2. Auflage. Heidelberg: Auer.

Kaufmann, L., Seywert, F. (1988), Der systemtheoretische Ansatz im psychiatrischen Alltag. In: Keller, Th. (Hrsg.) 1988, Sozialpsychiatrie und systemisches Denken. Bonn: Psychiatrie-Verlag.

Krömker, H. (1992), Psychotherapie in der Psychiatrie am Beispiel des Psychiatriezentrums Oberwallis. Soziale Psychiatrie 57: 15–17.

Kuhn, T. S. (1973), Die Struktur wissenschaftlicher Revolutionen. Frankfurt: Suhrkamp.

Lidz, Th. (1979), Die Familienumwelt der Schizophrenen. Stuttgart: Klett-Cotta.

Luhmann, N. (1988), Selbstreferentielle Systeme. In: Simon, F. B. (Hrsg.), Lebende Systeme. Berlin – Heidelberg – New York – Tokyo: Springer.

Minuchin, S. (1989), Referat auf dem Kongreß „Towards an ecology of mind", 2nd Brigding conference between eastern and western countries, Budapest.

Olbrich, R. (1983), Expressed Emotion (EE) und die Auslösung schizophrener Episoden: eine Literaturübersicht. Der Nervenarzt 54: 113–121.

Schmidt, R., Anthenien, L. (1991), A systemic approach in community based psychiatric care: The PZO (Psychiatriezentrum Oberwallis) in Brig/Switzerland. Referat in „International Congress on Schizophrenia and Affective Psychoses, Genf, 1991.

Selvini-Palazoli, M., Boscolo, L., Cecchin, G., Prata, G. (1981), Hypothetisieren – Zirkularität – Neutralität: drei Richtlinien für den Leiter der Sitzung. Familiendynamik, S. 123–139.

Simon, F. B. (1988), Unterschiede, die Unterschiede machen. Klinische Epistemologie: Grundlage einer systemischen Psychiatrie und Psychosomatik. Berlin – Heidelberg – New York – Tokyo: Springer.

Steinhart, I., Bosch, G. (1992), Verlaufsmodalitäten institutioneller Protektion – „Patientenkarrieren" in einem gegliederten gemeindepsychiatrischen Versorgungssystem. Psychiatrische Praxis 19: 194–200.

Steinhart, I., Terhorst, B. (1992), Wie beurteilen Patienten ein umfassendes, auf Kontinuität ausgerichtetes psychiatrisches Versorgungssystem? Sozialpsychiatrische Information **22**: 33–39.

Stierlin, H. (1981), Die „Beziehungsrea-lität Schizophrener". Psyche **35**: 49–65.

Korrespondenz: Dr. Horst Krömker, Sächsisches Krankenhaus Zschadrasz, Im Park 15a, D-04678 Zschadrasz.

Die akute Schizophrenie als Prozeß der Selbst-Gestaltung

Zur Notwendigkeit einer prozeßorientierten Therapie und Therapieforschung mit schizophrenen Menschen

Volkmar Aderhold

Zusammenfassung. Es erfolgt die Begründung und Darstellung einer Matrix der inneren Ordnung der akuten schizophrenen Erfahrung. Sie kann als „Landkarte" zum Verstehen und Begleiten von Ersterkrankten, akut schizophrenen Menschen in überwiegend medikamentenfreien Behandlungssettings dienen.

Einleitung

Folgende Beobachtungen und Einschätzungen bilden den Ausgangspunkt meiner Überlegungen.

– Schon aus der vor-neuroleptischen Ära ist bekannt, daß es bei 15–20% der schizophrenen Menschen zur vollständigen und spontanen Remission ihrer im Akutstadium unzweifelhaft schizophrenen Symptomatik kommt.

– Psychosebegleitende Einrichtungen haben gezeigt, daß 40–50% der nicht-chronifizierten akut schizophrenen Menschen ohne neuroleptische Medikation in einem annehmenden therapeutischen Milieu erfolgreich behandelt werden können.

– Mit der Dauer der Anwendung von und dem Deutlichwerden von Spätschäden durch Neuroleptika nimmt das Leiden und die Kritik an ihnen vor allem bei den Betroffenen zu. Das nur geringe Bemühen um das Ausschöpfen jeder alternativen, weniger schädlichen Behandlungsmöglichkeit steht hierzu in keinem angemessenen Verhältnis.

– Trotz zunehmender Beschwörung einer subjektorientierten Psychiatrie fehlen weiterhin verstehende erlebnis- und prozeßorientierte Konzepte über die Erfahrungen akut schizophrener Menschen. Fast immer wird die akut schizophrene Psychose lediglich als Zustand der Desintegration ohne innere Ordnung, ohne therapeutisches Potential und ohne Möglichkeiten für einen psychotherapeutischen Umgang verstanden.

Theorie-Bausteine

Die hier vorgestellte Prozeßtheorie der akuten Schizophrenie geht in ihren wesentlichen Bestandteilen von der akuten schizophrenen Psychose als einem System in Selbstorganisation aus, sofern die Randbedingungen dies ermöglichen. Die grundlegende Bedeutung dieser „circumstances" wurde durch die Chaostheorie betont. Unter förderlichen Rahmenbedingungen ist die akute Psychose selbst als ein dynamisches Ungleichgewicht, eine dissipative Struktur (Prigogine und Stengers 1990; Jantsch 1982) der Psyche als einem autopoietischen System aufzufassen (Maturana 1985).

Neben Selbstorganisationstheorien (Maturana, Prigogine, Jantsch) sind weitere theoretische „Bausteine" der Psychoanalyse, insbesondere der Objektbeziehungstheorie (Kernberg), der analytischen Psychologie (Jung, Neumann, Perry), der experimentellen Modellpsychosenforschung (Ludwig, Grof, Leuner) und der gestaltanalytischen und ich-orientierten Psychopathologie (Conrad, Scharfetter) entnommen. Durch die damit gewählte mehrperspektivische Annäherung an das Phänomen der akuten schizophrenen Erfahrung kommt es teilweise zu „Sprüngen" in der Terminologie, die hoffentlich nicht nur Verwirrung stiften, sondern auch Entsprechungen und Verbindungen deutlich werden lassen.

Behandlungs-Bausteine

Im Gesamtgefüge der Behandlung schizophrener Menschen ist die *Begleitung* („being with") akut schizophrener Menschen nicht als grundlegende Alternative, sondern als *weiterer Baustein* im Rahmen eines therapeutischen Gesamtnetzwerkes zu verstehen, indem sie die Zustandsspezifität der psychotischen Erfahrung und der psychotischen Symptome berücksichtigt. Dies hat Konsequenzen sowohl für die Psychosenkonzeption als auch für die Auswahl und Entwicklung therapeutischer Methoden und für die Weise des therapeutischen Umgangs.

Diagnostik

Gängige *diagnostische Einteilungen in Untergruppen* der Schizophrenie sind zur Unterscheidung von Patienten mit guter Prognose in einem psychosebegleitenden Behandlungssetting nur bedingt hilfreich. Erst- oder Zweitmanifestation psychotischer Symptome (d. h. keine oder nur geringe psychiatrische Karriere und medikamentöse Vorbehandlung), die innere Bereitschaft des Betroffenen, sich der psychotischen Erfahrung auszusetzen (McGlashan u. a. 1975; McGlashan u. a. 1981) und ein relativ gutes „psychosoziales Niveau" (Ausmaß der Beziehungsfähigkeit und beruflichen Integration) vor der psychotischen Krise scheinen dabei wesentliche Kriterien einer günstigen Prognose zu sein. Die diagnostische Unterscheidung zwischen paranoiden und non-paranoiden schizophrenen Zuständen ist m. E. ebenfalls forschungsrelevant, weil sich hierin vermutlich unterschiedliche Lateralisationsphänomene im Sinne links- bzw. rechtshemisphärischer Dominanz widerspiegeln. Dabei scheint jedoch die Gruppe der non-paranoiden Zustände (Dominanz der rechten Hemisphäre) zu weit gefaßt zu sein, d. h., sie umfaßt unterschiedliche schizophrene Subtypen (vgl. Silverman 1975/76). Die Untergruppe der paranoid schizophrenen Menschen wirft, insbesondere bei ausgeprägten projektiven Mechanismen, besondere therapeutische

Fragestellungen auf. Grundsätzlich jedoch ist zu vermuten, daß einzelne diagnostische Untergruppen der Schizophrenie lediglich besondere Ausprägungen in einem diagnostischen Kontinuum darstellen.

Ergebnisse der *klinischen Studien zur nicht-medikamentösen Behandlung schizophrener Menschen*

In den siebziger Jahren gab es mehrere kontrollierte Studien zur Klärung der Frage, welche Untergruppen der Schizophrenie mit Medikamenten behandelt werden sollten und welche nicht. Zur Differentialdiagnose wurde dabei einerseits die Unterscheidung zwischen reaktiver Schizophrenie und Prozeßschizophrenie, also zwischen guter (prämorbider Adaptation) und schlechter prämorbider Adaptation und andererseits die Unterscheidung zwischen paranoider und non-paranoider Symptomatik benutzt. Die Studien differieren hinsichtlich des Behandlungssettings, der Evaluationskriterien für eine erfolgreiche Behandlung, der Auswahl von Kontrollgruppen und der Unterscheidung bzw. Nichtunterscheidung von Untergruppen der Schizophrenie. Aber insgesamt bilden sich dennoch zwei deutliche Trends heraus:

a) Die meisten Studien belegen, daß Menschen, die zur Gruppe der reaktiv Schizophrenen gehören, auch ohne Medikamente mit gleich guter oder besserer Prognose behandelt werden können (Matthews u. a. 1979, Rosen u. a. 1971 und Carpenter u. a. 1977). Für prozeßschizophrene Menschen scheint nach diesen Ergebnissen eher eine neuroleptische Behandlung sinnvoll zu sein (Rosen u. a. 1971). Leff und Wing (1971) trennen hiervon noch einmal eine Untergruppe mit besonders schlechter Prognose ab, bei der durch neuroleptische Behandlung die Rezidivrate nicht gesenkt wird.

b) Weitere Studien unterscheiden zusätzlich zwischen einer paranoiden und einer non-paranoiden Symptomatik, entweder aufgrund klinischer Diagnostik (Goldstein 1970) oder mit Hilfe der Venables O'Connor Scale von 1959 (Rappaport 1978) oder durch Messung entsprechend unterschiedlicher Wahrnehmungsstile (Silverman 1975/76). Die Ergebnisse sind widersprüchlich: Rappaport (1978) weist nach, daß paranoide reaktiv-schizophrene Menschen bei einer stationären Behandlung ohne neuroleptische Medikation gleich gute oder bessere Ergebnisse zeigen wie die Kontrollgruppe unter Medikation. Evaluationskriterium war die klinische Symptomatik und die Rehospitalisationsrate.

In Abweichung hiervon finden andere Studien die besten Ergebnisse einer nicht-medikamentösen Behandlung bei non-paranoiden reaktiv-schizophrenen Menschen (Goldstein 1970, Silverman 1975/76).

Insgesamt ist das Ergebnis jedoch weniger verwirrend. Fast alle Studien bestätigen, daß Menschen, die unter die Diagnose „reaktive Schizophrenie" fallen, auch ohne Medikation gleich gute oder sogar bessere Behandlungsfortschritte machen. Ob dies eher zugunsten der paranoiden oder non-paranoiden Untergruppe ausfällt, hängt davon ab, ob in den Untersuchungen in der Untergruppe der non-paranoid Schizophrenen zwischen guter und schlechter prämorbider Adaptation unterschieden wird. Goldstein (1970) trifft diese Unterscheidung und kommt dann auch zu dem Ergebnis, daß non-paranoide Prozeßschizophrene neuroleptisch behandelt werden sollten. Rappaport (1978) trifft diese Unterscheidung nicht, so daß die Gruppe der non-paranoid reaktiv Schizophrenen innerhalb der Gruppe der non-paranoid Prozeßschizophrenen maskiert bleibt.

Zustandsspezifische Logik

Aus psychopathologischer Sicht halte ich die Konzeptualisierung der *akuten Schizophrenie* als veränderten Gesamtzustand im Sinne eines *altered state of consciousness* (ASC) für fruchtbar. Im Gegensatz dazu stehen Vorstellungen, die Schizophrenie auf das Auftreten einzelner Symptome oder den Ausfall einzelner Fähigkeiten reduzieren. Es gibt verschiedene ASCs, und der schizophrene Bewußtseinszustand ist eine der möglichen Formen und in sich selbst auch nicht einheitlich.

Eigenschaften eines ASC beschrieb schon Pierre Janet (1903) unter dem Begriff des „abaissement du niveau mental". C. G. Jung (1985, Bd. 3, S. 267 und 287) und Ludwig (1966, S. 225) differenzierten diese Konzeption. Tart fordert die Entwicklung „zustandsspezifischer Wissenschaften" (Tart 1972, S. 106) zur Erforschung der „Zustandsspezifischen Logik". (a. a. O.).

Einheitsfeld von Wirklichkeit und Bewußtsein

Ein verstehender, phänomenologisch orientierter Zugang zur schizophrenen Erfahrung ist meines Erachtens auf dem Hintergrund einer Bewußtseinskonzeption möglich, die von einem vieldimensionalen Bewußtseinsraum ausgeht, in dem die schizophrene Erfahrung einen spezifischen Ort und eine spezifische Bewegung darstellt. Dabei sind *äußere Realitäten* immer subjektabhängige Wahrnehmungen, die vom Bewußtseinszustand des Wahrnehmenden abhängig sind. Zugleich ist Bewußtsein als ausschließliches Produkt der stofflich materiellen Strukturen und Prozesse des Gehirns nicht zu erklären.

Ich-haftes Bewußtsein und die ihm zugehörige Sprache ist eine eingeschränkte Bewußtseinsformation, neben der es eine große Vielzahl weiterer Bewußtseinsformen gibt, die alle ein je spezifisches *„Einheitsfeld von Wirklichkeit und Bewußtsein"* (vgl. Neumann 1952) darstellen. Eine bestimmte Wirklichkeitsvorstellung ist deshalb nicht wahr, sondern korrespondiert lediglich mit einem bestimmten Bewußtseinszustand bzw. wird von diesem erzeugt und von dem umgebenden Kollektiv mehr oder weniger geteilt und erst dadurch für wahr erklärt.

Dissipative Strukturen

Zum Verständnis der akuten Schizophrenie sind neuere Modelle zur Beschreibung nicht-linearer, dynamischer Prozesse in physikalischen und chemischen Systemen hilfreich. So wird in sogenannten leblosen Systemen wie dem Laserstrahl oder besonderen chemischen Reaktionen, wie z. B. der Oxidation von Malonsäure unter besonderen katalytischen Bedingungen, die sogenannte Belousow-Zhabotinsky-Reaktion (vgl. Jantsch 1982, S. 61 f.), die spontane Bildung von *dynamischen Ungleichgewichtsstrukturen* beobachtet, die als Folge von Fluktuationen in offenen Systemen, „die Materie und Energie mit der Umwelt austauschen" (a. a. O., S. 58), auftreten. Solche Modelle sind auch auf das Gehirn als biophysischem Substrat des Geistes anwendbar (vgl. Wilber 1986, S. 290). Zum Beispiel lassen sich bei hinreichendem Ungleichgewicht zwischen großen interaktiven Neuronengruppen lokalisierte „aktive" Zustände beobachten, die bei weiterer positiver Rückkoppelung zwischen den Gruppen instabil werden und dissipative Strukturen bilden können (vgl. Jantsch 1982, S. 101).

Kommt es zu einer solchen kritischen Fluktuation, die – über Mechanismen der Eigenverstärkung – die vorbestehende Systemstabilität an einem kritischen Punkt (Bifurkation) in eine Ungleichgewichtsdynamik verwandelt, so lassen sich idealiter folgende diskontinuierliche, nicht-lineare Prozeßstadien bzw. Prozeßelemente als eine Form der Selbstorganisation von Systemen beobachten. Als physikalisches Modell dient dabei eine cross-katalytische chemische Reaktion, die – nach dem Arbeitsplatz des Entdeckers Prigogine – „*Brüsselator*" genannt wird. Sie hat folgende Stadien:

a) Auflösung einer vorbestehenden Systemgrenze und vorübergehende *fließende Demarkation* eines Grenzbereiches, einer lokalen dissipativen Struktur. Die Ausbildung eines „Feldes" kann dabei als „Ausdruck eines räumlichen Symmetrie-Bruches verstanden werden" (Jantsch 1982, S. 70).

b) Entwicklung einer Instabilitätsphase als Übergang, in der jeder Modellansatz zusammenbricht, weil vollständige Erstmaligkeit aller Ereignisse besteht, was auf Mikroebene alle Ereignisse als zufällig erscheinen läßt. Dies ist das Ende, gleichsam der *Tod der vorbestehenden Gestalt.* Doch wird von der Art der Aktivität bereits in dieser Phase „eine Gerichtetheit, ein Vektor eingeführt, der schon andeutet, in welche Richtung sich die neue Struktur vorbereitet" (Jantsch 1982, S. 82). Auf makroskopischer Ebene ist ein deterministisches Element wirksam und beschreibbar, das jedoch nicht durch absolute Vorherbestimmtheit gekennzeichnet ist, sondern eine nicht voraussagbare Wahlmöglichkeit (Bifurkation) unter mindestens zwei möglichen Strukturen oder „regimes" darstellt. Von solchen Bifurkationen gibt es praktisch unendlich viele, mindestens zwei an jeder Instabilitätsschwelle (vgl. Jantsch 1982, S. 85).

c) Entwicklung von *Polaritäten* und Oppositionen. Im Entstehen von Rhythmen kommt ein zeitlicher Symmetrie-Bruch zum Ausdruck.

d) Eine vorübergehende *Regression* der Gesamtsystemfunktion auf ein niederes Funktionsniveau.

e) Depolarisierung und Vereinheitlichung *(Re-Union)* in der lokalen dissipativen Sequenz.

f) Etablierung eines *neuen*, nun veränderten *Gesamtsystems*.

Ein solcher Prozeß hat eine innere Steuerung, weil er nicht-linear ist und den Gesetzen der rekursiven Logik unterliegt, die Prozesse zu beschreiben vermag, die von einem Anfangswert und damit von Ursachen unabhängig unter fortdauernder Selbstreferentialität einem spezifischen Eigenwert bzw. Attraktor zustreben.

Dieser formale Prozeß weist erstaunliche Ähnlichkeiten mit dem Grundmuster der akuten schizophrenen Erfahrung aus psychologischer Perspektive auf.

Deshalb wird der Leser gebeten, das hohe Abstraktionsniveau dieses Modells zunächst erst einmal hinzunehmen, um dann bei der Darstellung des psychotischen Prozesses die wesentlichen, hier aus systemischer Sicht aufgezeigten Elemente wiederzufinden, wobei dort auch ihre „Übersetzung" in eine phänomenologische und psychologische Perspektive erfolgt.

Der akute schizophrene Prozeß

Grundsätzlich läßt sich m. E. der akute *schizophrene Prozeß* in seiner ausgestalteten Form (und dafür braucht es in der Regel eine begleitende dialogische Beziehung, eine Bedingung des äußeren Containments, weil bzw. wenn der schizophrene Mensch sich im psychotischen Erleben nicht selbst tragen kann) *zunächst* als eine *Aktualisierung früher Beziehungserfahrungen* in Form von Wiedererinnerungen oder Reinszenierungen und/oder als eine aufbegehrende, mit alten Abhängigkeiten brechende Handlung beschreiben. Ein solcher zur bisherigen Lebensgestalt komplementärer Akt hat den Charakter einer lebensgeschichtlich noch uneingelösten Autonomiestrebung und ist als antizipierender Entwurf zu verstehen.

Gleichzeitig kommt es – aufgrund herabgesetzter Besetzung der Ich-Grenzen – zu einem „Eintauchen" in ein zunächst weitgehend ungerichtetes *„Archetypisches Feld"*, in dem ganzheitliche Wesensqualitäten der äußeren Objektwelt, die archetypische Grundqualitäten allen Seins darstellen, erfahren werden (Matussek 1953).

Abhängig von Bedingungen, die wir noch nicht genau kennen (z. B. keine oder wenig Neuroleptika, lebensgeschichtliche Krise, die den Kern des Selbst erfaßt), kommt es zur Aktualisierung einer besonderen archetypischen Gestalt, die als Archetyp der Erneuerung aufzufassen ist. Dieser Todes- und Wiedergeburtsprozeß mit weiteren, ihn differenzierenden Aspekten (Aggression, Regressionen, Macht- und Ohnmachtserleben) wird als *zentraler Archetyp des Selbst* beschrieben (Perry 1974, 1976). Auch unter Bedingungen einer sozial und emotional tragenden Begleitung sind Irrungen und Verzerrungen auf diesem Weg möglich. Können diese abgewendet werden, hat das Durchleben jedoch unerwartet heilsame Aspekte. Als archetypische „Gestalt" findet sich dieses Wandlungsgeschehen einerseits in Religionen und archaischen Erneuerungsritualen, andererseits meines Erachtens auch – in psychoenergetisch abgeschwächter Form – in Wandlungskrisen von Menschen, die nicht psychotisches Ausmaß annehmen.

Dieser dem psychischen Wandlungsgeschehen zugrundeliegende Prozeß formiert das Bewußtseinsfeld des betroffenen schizophrenen Menschen.

Vom Wesen zur Erscheinung

Die „Übersetzung" dieser Prozeßmatrix in die individuelle Phänomenologie des Erlebens eines akut schizophrenen Menschen ist ein komplexes Geschehen, das durch mehrere Faktoren bedingt wird:

a) Als Archetypen sind die Elemente des Prozesses lediglich eine „fakultas präformandi", sind von „ewiger Präsenz" mit „invariablem Bedeutungskern" (C. G. Jung); die konkrete Erscheinungsweise ist jedoch von individuellen, vor allem nebengeschichtlichen Erfahrungen abhängig.

b) Als prinzipiell rechtshemisphärisch generierte Bilder und Vorstellungen werden sie mit dem Akt der Versprachlichung und gedanklichen Fixierung in eine linkshemisphärische Ordnung „übersetzt", die den Gesetzen der Logik, Kausalität und dem Prinzip der Spaltung in innere und äußere Realität gehorcht. Durch Projektion oder Identifikation mit diesen Innenbildern entstehen gleichsam falsche Referenzen, wenn z. B. ein innerpsychisches Todesmotiv in den rationalisierenden Gedanken einer drohenden Atomexplosion übersetzt wird.

c) Die im Prozeß entstehende, zunehmende Ich-Auflösung verstärkt den bedrohlichen bis überwältigenden Charakter der in das Bewußtsein eintretenden Vorstellungen und verstärkt so die projektiven Tendenzen.

Circumstances

In dem idealtypischen schizophren-psychotischen Prozeß lassen sich m. E. nachfolgende Elemente bzw. Stadien unterscheiden. In ihnen kommt ein gestalthafter Gesamtprozeß zum Ausdruck, bei dessen Durchleben Fallstricke und Sackgassen drohen bzw. zu überwinden sind, um ihn zum Abschluß zu bringen. *Ob ein wachstumsförderndes Durchleben dieses Prozesses gelingt,* ist vermutlich im wesentlichen abhängig von den Bedingungen therapeutischer Begleitung und der Destruktivität des Systems der Herkunftsfamilie (vgl. Bateson 1961).

Die Sequenz der Prozeßelemente

a) *Zentrierung:* Subjektive Bezogenheit des Umweltfeldes auf den Betroffenen: Wahnhaftes Bedeutungserlebnis, „unbestimmtes Bedeutsamkeitserleben" (Müller-Suur 1950), Stadium des „center" nach Perry (1974).

b) *Bruch mit den gewohnten Interaktionsritualen* als antizipierender Entwurf einer bisher noch nicht lebbaren Abgrenzung oder Autonomie, die noch lebensgeschichtlich entwickelt und eingelöst werden muß.

c) *Aktivierung von Coex-Systemen:* Sie sind als abgespaltene, unbewußte und unverarbeitete Einschlüsse in der Selbststruktur eines Menschen aufzufassen. Ihre Aktivierung ist als dissoziativer Zustand zu verstehen. Grof definiert Coex-Systeme (*condensed experiences*) als

„. . . eine spezifische Konstellation von Erinnerungen, die aus verdichteten Erfahrungen (und damit verbundenen Phantasien) aus verschiedenen Lebensabschnitten des einzelnen besteht. Die zu einem bestimmten Coex-System gehörenden Erinnerungen haben ein ähnliches Grundthema oder enthalten ähnliche Elemente und sind mit starken Emotionen der gleichen Qualität besetzt. Die tiefsten Schichten eines Systems stellen lebhafte, farbige Erinnerungen an Erfahrungen aus der ersten Lebenszeit und der frühen Kindheit dar. Zu den oberflächlicheren Schichten gehören Erinnerungen an ähnliche Erfahrungen aus späteren Lebensperioden bis hin zur gegenwärtigen Situation. Jedes Coex-System hat ein Grundthema, das alle Schichten durchdringt und ihren gemeinsamen Nenner darstellt; diese Themen können von ganz unterschiedlicher Art sein" (Grof 1988, S. 67 f.).

Die tiefste determinierende Erfahrung bzw. psychische Schicht nennt Grof „Kernerfahrung" (a. a. O., S. 73). „Wenn einmal die Kernerfahrung voll zugänglich geworden ist, wird deutlich, daß die Qualität der emotionellen Reaktion mit der Natur des ursprünglichen Traumas übereinstimmt" (Grof 1988, S. 99).

In seiner später erweiterten Konzeption setzt Grof die Elemente der Coex-Systeme zu bestimmten Aspekten des Geburtsprozesses und Erfahrungen im transpersonalen Bereich in Bezug (vgl. Grof 1985, S. 104 f.).

Die initiale Aktivierung eines Coex-Systems und sein Eintreten in das Bewußtseinsfeld beschreibt Grof folgendermaßen: „Unmotivierte und unerklärliche Stimmungsqualitäten von großer Intensität sind gleichfalls Anzeichen davon, daß Coex-Systeme an die Oberfläche treten. Panische Angst, schwere, oft mit Selbstmordgedanken verbundene Depression, Gefühle der Isolierung und Einsamkeit, heftiger Ekel, irrationale Schuld- und Minderwertigkeitsgefühle, kindliche Hilflosigkeit, Gefühle moralischer und physischer Abartigkeit, starke sexuelle Erregung, bitterer Selbsthaß und allgemeine aggressive Spannung – alle solche zunächst unbegreiflichen Gefühle lassen sich später als logische und integrierende Bestandteile der Coex-Systeme bestimmen" (Grof 1988, S. 101). Diese Phänomene entsprechen der Wahnstimmung des Schizophrenen in der Tremaphase nach Conrad.

„Die Kranken finden selbst oft nur schwer das passende Wort, das ihr Zumutesein auszudrücken vermag. Die einen umschreiben es als Druck oder Spannung, als Unruhe oder Angst, mitunter auch als freudiges Gehobensein wie in der Erwartung. Andere erleben es als Schuld und Versündigung, als stünde eine Strafe bevor oder als hätten sie ein Verbrechen begangen. Wieder andere fühlen sich nur gehemmt und mutlos, willenlos, preisgegeben und ohne Hoffnung, so daß sie sich auch hinsichtlich der immer bestehenden Suizid-Gefahr nicht von einem endogen Depressiven unterscheiden. Endlich leben andere in einer dumpfen Atmosphäre von Mißtrauen gegenüber einer feindselig sie umschließenden Welt. Immer wächst dieses Gestimmtsein aus der Gestimmtheit ihrer Grundpersönlichkeit heraus und nimmt auch die Inhalte aus der Thematik dieser Persönlichkeit." (Conrad 1985, S. 45 f.)

Grof selbst formuliert eine weitgehende Ähnlichkeit zwischen seinem Konzept der Coex-Systeme und den Leunerschen transphänomenalen dynamischen Steuerungssystemen (vgl. Leuner 1981, S. 134, und Grof 1988, S. 67). Meines Erachtens besteht auch weitgehende Übereinstimmung mit der Jungschen Konzeption „innerpsychischer Komplexe" und mit Kernbergs Konzept „dissoziierter Ich-Zustände" (Kernberg 1983, S. 55).

d) *Abnehmende Besetzung der Ich-Grenzen:*

Aus der Ich-Perspektive läßt sich die Aktivierung von Coex-Systemen als

Ausdruck verminderter Ich-Grenzen und Öffnung zu sonst unbewußten psychischen Inhalten beschreiben. Auch die zunehmende Konfluenz mit dem Umweltfeld ist mit einer Schwächung bzw. abnehmenden Besetzung der Ich-Grenzen gleichzusetzen. Dieses veränderte Erleben geht zunächst oft mit einer Steigerung der Wahrnehmungsfähigkeit der Sinnesorgane einher und erzeugt zugleich auch eine hohe Sensitivität des „Fühl-Systems" für emotionale und energetische Prozesse, mit denen die Betroffenen die Umgebung unwillentlich abtasten. Zugleich kommt es oft zu einer Verschiebung der subjektiv als eigen oder ich-haft erlebten Körpergrenze, die sich entweder nach außen über die Hautgrenze hinaus ausbreitet oder nach innen in einzelne Teile des Körpers zurückzieht. Durch die beginnende Auflösung der Ich-Grenze kommt es zur gegenseitigen Durchdringung des Ich-konstituierten Innen- und Außenraumes. Es gibt keine sichere Weise der Zuschreibung mehr. Alles, was innen ist, kann auch außen sein. Die Zurechnung von Signalen nach innen oder außen wird immer schwieriger. In dieser Konfluenz mit dem Umweltfeld gibt es keine Außenperspektive mehr. Ein Wechsel der Betrachtungsperspektive, den Conrad „Überstieg" in die Welt der anderen nennt, wird zunehmend unmöglich. Die Außenperspektive zu den Ereignissen kann nicht mehr eingenommen werden. Mindell nennt dies den Verlust des Metakommunikators. (Mindell 1989, S. 56).

e) *Eintauchen in ein archetypisches Feld:* Auch dies ist als Folge herabgesetzter Ich-Grenzen zu verstehen. Ein wesentliches Merkmal des archetypischen Feldes ist das Hervortreten von sog. Wesensqualitäten, die als ganzheitliche Eigenschaften der Objekte Grundqualitäten des Seins widerspiegeln und jenseits der isolierten Dinghaftigkeit der Objekte liegen. Sie sind als „Hof von Qualitativem, der jedes Ding umgibt" (Conrad 1958, S. 60) aufzufassen. So kann z. B. in einem herbstlichen Baum das Sterbende erlebt werden. Es gibt „für jeden Wahn spezifische Wesenseigenschaften" (Matussek 1953, S. 205). Wesensqualitäten erscheinen dem Ich als etwas Anziehendes und Gefährliches zugleich. In ihnen wird dem Menschen ein Stück seines Seinsgrundes offenbar. Im archetypischen Raum wird erfahrbar, daß wir als Teil in einem Ganzen stehen. Viele schizophrene Menschen werden in dieser Erfahrung auf eine so tiefe Weise berührt, wie sie es nie zuvor erlebten. Diese Erfahrung kann sie sogar dazu veranlassen, später wieder einen psychotischen Zustand selbst mit zu induzieren. Ein anderes grundlegendes Merkmal der Erfahrung des archetypischen Feldes ist die Veränderung des Zeiterlebens: meist als Verlangsamung des Zeitflusses. Dieses Stadium des schizophrenen Prozesses nennt Conrad „Apophänie", „Offenbarwerden einer Offenbarung" und Jaspers „abnormes Bedeutungsbewußtsein".

f) *Weitere Stadien der Ich-Auflösung:* Bereits erwähnt wurden die initialen Elemente der Ich-Auflösung – nämlich die Erschütterung der Ich-Identität (vgl. Punkt b) und die Abnahme der Ich-Demarkation (vgl. Punkt d, wie auch Scharfetter 1990, S. 74 ff.). Verschiedene psychopathologische Phänomene lassen sich durch diese veränderte Ich-Grenzbesetzung erklären: Gedankeneingebung, Gedankenausbreitung, Gedankenlautwerden und

Halluzinationen, aber auch intuitives Wissen, telepathische und hellseherische Fähigkeiten. Schreitet der Prozeß voran, kommt es zu einer Störung der „Ich-Konsistenz" (Scharfetter) als Zerfallen von Körper, Denken und Gefühl in unzusammenhängende Teile. Je mehr der ich-hafte Eigenbereich schwindet, ist auch die „Ich-Aktivität" (Scharfetter) zunehmend beeinträchtigt. Bei einem vollständigen Prozeß der Ich-Auflösung ist am Ende auch die „Ich-Vitalität" (Scharfetter) im Kern betroffen. Diesen Zustand versteht Federn (1978, S. 226) als „totalen Verlust der Ich-Besetzung". Aus prozeßtheoretischer Sicht vollzieht sich in dieser Erfahrung jedoch auch die Aktivierung des Todeselementes im archetypischen Prozeß der Selbsterneuerung.

g) *Die Todeserfahrung*, im Innenraum als hypochondrisches Erleben, im Außenraum als Verfolgungswahn oder Weltuntergangswahn ausgestaltet, ist der Vollzug dieses Motivs und aus einer Prozeßperspektive als Auflösung einer alten psychischen Struktur aufzufassen. Die Notwendigkeit einer kontinuierlichen Begleitung in diesem Zustand ist nachdrücklich zu betonen.

h) *Rückkehr zu den Anfängen* (Perry): Dieses Motiv kann in den Außenraum projiziert werden, z. B. als Vorstellung, an den Beginn der Weltentstehung, in das Paradies oder den Ursprung der Menschheit zurückgekehrt zu sein. Aber auch in identifikatorischer Form können biographische Aspekte der eigenen Kindheit wiederbelebt werden. Sie zeigen sich dann z. B. in frühkindlichen körperlichen Verhaltensweisen (kriechen, saugen), intensivem Berührungsbedürfnis oder dem Wiederbeleben frühkindlicher Szenen oder intrauteriner seelischer Zustände (Regression). Unter günstigen therapeutischen Bedingungen kann hierdurch manchmal eine „korrektive emotionale Erfahrung" möglich werden.

i) *Der Widerstreit der Gegensätze:* In diesem Zustand bestimmen polare Gegensätze ganz das Erleben des Betroffenen. Perry nennt dieses Element auch „kosmischen Konflikt". Selbst und Welt scheinen von zwei oppositionellen Kräften beherrscht oder aufgeteilt zu sein. Das Gute wird zu der Kraft, mit der sich das Ich meist identifiziert, und das Böse wird auf einen im Außen drohenden Feind projiziert. Es sind aber auch andere Projektions- und Identifikationsmuster denkbar: Der Betroffene selbst (oder Teile von ihm) ist negativ besetzt, Ausdruck des Bösen. Selten wechseln die Identifizierungen. Ich halte es für erforderlich, hierin zunächst nur eine zustandsspezifische Erscheinung zu sehen und sie nicht als Spaltungsphänomen im Sinne einer durch die Persönlichkeitsstruktur determinierten frühen Abwehrformation aufzufassen. Wird die erlebte Erfahrung durch den Betroffenen nicht mitgeteilt, so kommt es während dieses Stadiums zu unerklärlichen aggressiven, zeitweise auch fremdgefährdenden Übergriffen.

j) *Die Umkehrung der Gegensätze:* Der Betroffene erfährt nun eine bedrohliche Konfrontation mit seinem gegengeschlechtlichen, zu seiner bewußten äußeren Identifizierung komplementären Seelenbild, das C. G. Jung beim Mann Anima und bei der Frau Animus genannt hat. Bei Männern kommt es dabei häufig zu Identifikationen mit dem Anima-Aspekt, wodurch die Angst entsteht, für homosexuell gehalten zu werden. Bei Frauen entwickelt sich oftmals die Befürchtung, einer Geschlechtsumwandlung mit versteckten

Mitteln unterzogen zu werden. Im günstigsten Falle ist durch diese Erfahrung eine Erweiterung des Selbstbildes vor allem in bezug auf die sexuelle Identität möglich. Es kann jedoch auch lediglich zur ängstlich projektiven Abwehr dieser unbewußten eigenen Tendenz kommen, indem das andere Geschlecht als überwältigend und bedrohlich erlebt wird und manchmal sogar ausgelöscht werden soll.

k) *Apotheose:* Nachdem die anfänglichen Elemente bestimmt sind von schweren alptraumartigen Motiven wie Tod, Opfer, Bedrohung, Aggression und Rückzug, sind die nun folgenden von entgegengesetzter Qualität: Ekstase, Überaktivität und ein Selbstbild, das bestimmt ist von der Vorstellung machtvoller Größe. Es kommt zu Identifikationen mit religiösen oder politischen Leitfiguren: Gott, Christus, Mutter Maria, Propheten, historischen Königen, Helden oder Genies. Fixierende Identifikationen sind Fallstricke in diesem Prozeß. Ist diese Identifikation zunächst förderlich zur Lösung aus alten Abhängigkeiten, so bedarf die nachfolgende Loslösung einer Bereitschaft zur Ernüchterung und Anerkennung der eigenen Begrenztheit.

l) *Die Vereinigung der Gegensätze:* Perry nennt dieses Motiv „heilige Hochzeit". In der innerpsychischen Erfahrung der Vereinigung des Männlichen und Weiblichen werden intensive sexuelle Empfindungen oder erotische Leidenschaften entwickelt. Im Unterschied zum Motiv der Apotheose, als Erfahrung der Ordnung schaffenden Logos-Qualität, vermittelt sich mit diesem Element die Qualität des Eros. So erleben sich Frauen als die Braut Christi, eines Königs oder eines Gottes. Männer können sich als auserwählt durch eine weibliche Göttin oder Herrscherin erleben.

m) *Die neue Geburt:* Auch dieses Motiv hat integrative Kraft. Als Bild der Entstehung einer neuen Einheit dient es der Transzendierung des zuvor Widerstreitenden. Es ist dem vorausgegangenen Todeserlebnis komplementär. Frauen identifizieren sich mit diesem Motiv, indem sie sich z. B. als gebärende Mutter des Messias oder eines anderen verheißenen Kindes erleben. Männer erleben sich selbst als wiedergeboren und zum Retter auserwählt.

n) *Die neue Ordnung:* Es können mythologische Bilder der Endzeit auftauchen: Utopia, das goldene Zeitalter, die erneuerte Erde. Die Übersetzung des Motivs in die persönliche psychologische Fragestellung muß die Frage nach den eigenen Wertvorstellungen, Perspektiven, den sozialen Beziehungen und der Form der Teilnahme am gesellschaftlichen Geschehen stellen und Antworten versuchen. Tauchen jetzt Symbole mit einer Struktur der Vierung auf, ist dies als Zeichen der Integration und Synthese des Prozesses zu verstehen. Die Trinität wird um ein Viertes, und zwar den Teufel, erweitert.

Komplementarität von Energie und Gestalt

In jedem Archetyp ist zwischen seiner energetischen Ladung, seiner Dynamik als Wandlungsgeschehen, seiner Energetisierung bis hin zur Überladung des Bewußtseins einerseits und seinem Gestaltaspekt als Inkorporierung dieser Energien in Strukturen der Vorstellung und Wahrnehmungswelt mit der Möglichkeit zur Sinnverarbeitung andererseits zu unterscheiden. Dies spiegelt sich im Doppelcharakter affektiv-kognitiver Strukturen als Komplementarität von *Gefühl* und *Denken*, Emotion und Vorstellung, Numinosität und Luminosität wider. Weil sinnschaffendes Wissen auf die Luminosität und Gestalthaftigkeit des Lebens bezogen ist, ist im therapeutischen Prozeß die Umwandlung des energetisch-dynamischen Geschehens in gestalthafte und Vorstellung schaffende Bewußtseinsstrukturen erforderlich. Weil Vorstellungsbilder die psychische Tendenz zu Fixierung und Konkretismus fördern, ist andererseits die Betonung des energetisch-dynamischen Aspektes notwendig. Beide stehen zueinander in einem Wechselverhältnis. Je nach aktuellem Prozeßgeschehen muß komplementär entweder der eine oder andere Aspekt unterstützt werden. Hier sind kreative Medien, körpertherapeutische Verfahren, aber auch sprachgebundene Interaktionen, die die Symbolfunktion der Sprache betonen, besonders hilfreich.

Die Entwicklung und angemessene Anwendung therapeutischer Methoden, die über das direkte „being with" hinausgehen, ist bisher klinisch nur wenig erforscht worden. Notwendig ist deshalb m. E. der Aufbau therapeutisch-experimenteller Behandlungsorte, die sich dieser Fragestellung systematisch widmen. Auf dem Hintergrund dieses Psychosenverständnisses ist dabei grundsätzlich zwischen einer Beeinflussung des energetischen Aspektes (Reduktion bei hohem arousal durch z. B. Reizarmut, Akupunktur – Steigerung bei niedrigem arousal mit Chronifizierung durch z. B. Hyperventilation, LSD-25) und des gestaltbildenden Aspektes (durch z. B. Malen, Ton, „Tonfeld" [nach H. Deuser], Rhythmus) zu unterscheiden. Weil eine systematische praktische Erforschung noch aussteht, sollen diese Stichpunkte hier genügen.

Ob die zentrale These der Gestalttherapie, daß sich eine erfüllte Gestalt schließt und in eine neue Gestalt umzuspringen vermag, auch für psychotische Prozesse gültig ist, ist eine der zentralen Hoffnungen und zugleich eine der zentralen Forschungshypothesen. Auch die Indikationen zur neuroleptischen Behandlung sind aus dieser Perspektive m. E. neu zu bewerten.

Medikamentenfreie Behandlungssettings

Kommt es nicht zu einem günstigen *Ausgang* des psychotischen Prozesses, sind neben der Möglichkeit der Fixierung in der Immanenz des Prozesses auch andere ursächliche Faktoren mit zu erwägen: Eine letztlich unerträgliche lebensgeschichtliche Ausgangssituation, ein extrem pathologisches und destruktives Ursprungsfamiliensystem, möglicherweise mit einer unsichtbaren Opferdelegation; eine primär ausgesprochen schwache Ich-Struktur, die den schizophrenen Prozeß nicht zu tragen vermag. Da eine solche Einschätzung jedoch mit hoher prognostischer Sicherheit zu Beginn einer akuten schizophrenen Episode nicht zu treffen ist, möchte ich die Empfehlung von Mosher und Burti unterstreichen, bei *ersterkrankten* schizophrenen Menschen zunächst eine nicht-medikamentöse Behandlung zu versuchen. (Mosher und Burti, 1991, S. 177)

Literatur

Bateson, G. (Ed.) (1961), Perceval's narrative. Stanford: Stanford Univ. Press.

Carpenter, W. T., Heinrichs, D. W. (1981), Treatment-relevant subtypes of schizophrenia. J. Nervous Mental Dis. **169**: 113–119.

Conrad, K. (1958), Die beginnende Schizophrenie. Stuttgart: Thieme.

Goldstein, M. (1970), Premorbid adjustment, paranoid status and patterns of response to phenothiazine in acute schizophrenia. Schizophrenia Bulletin **3**: 24–37.

Grof, S. (1985), Geburt, Tod und Transzendenz. München: Kösel.

Grof, S. (1988), Topographie des Unbewußten. Stuttgart: Klett-Cotta.

Jantsch, E. (1982), Die Selbstorganisation des Universums. München.

Jaspers, K. (1965), Allgemeine Psychopathologie. Berlin – Göttingen – Heidelberg: Springer.

Jung, C. G. (1985), Über die Psychogenese der Schizophrenie (Erstveröffentlichung 1939). Ges. Werke, Bd. 3, 3. Aufl., S. 261–282. Olten.

Kernberg, O. F. (1983), Borderline-Störungen und pathologischer Narzißmus. Frankfurt a. M.

Leff, J. P., Wing, J. K. (1971), Trial of maintenance therapy in schizophrenia. Br. Med. J. **3**: 559–604.

Leuner, H. (1981), Halluzinogene. Bern – Stuttgart – Wien.

Ludwig, A. M. (1966), Altered states of consciousness. Arch. Gen. Psychiatry **15**: 225–234.

Matthews, S. M., Roper, M. T., Mosher, L. R. Menn, A. Z. (1979), A non-neuroleptic treatment for schizophrenia: Analysis of the two-year post discharge risk of relapse. Schizophrenia Bulletin **5** (2): 322–332.

Maturana, H. R. (1985), Erkennen: Die Organisation und Verkörperung von Wirklichkeit. 2. Aufl. Braunschweig: Vieweg.

Matussek, P. (1953), 10 Untersuchungen über die Wahnwahrnehmung.

2. Mitteilung: Die auf einem abnormen Vorrang von Wesenseigenschaften beruhenden Eigentümlichkeiten der Wahnwahrnehmung. Schweizer Archiv Neurol. Neurochir. Psychiatr. **71**: 189–210.

McGlashan, T. H., Carpenter, W. T. (1981), Does attitude toward psychosis relate to outcome? Am. J. Psychiat. **136**: 797–801.

McGlashan, T. H., Levy, S. T., Carpenter, W. T. Jr. (1975), Integration and sealing-over: clinically distinct recovery styles from schizophrenia. Arch. Gen. Psychiatry **32**: 1269–1272.

Mindell, A. (1989), Die Schatten der Stadt. Paderborn: Junfermann.

Mosher, L. R., Burti, L. (1991), Psychiatrie in der Gemeinde. Bonn: Psychiatrie-Verlag.

Müller-Suur, H. (1950), Das Gewißheitsbewußtsein beim Schizophrenen und beim paranoischen Wahnerleben. Fortschr. Neurol. **18**: 44–52.

Neumann, E. (1952), Die Psyche und die Wandlung der Wirklichkeitsebenen. Eranos Bd. 21, S. 169–215.

Perry, J. W. (1962), Reconstitutive Process in the Psychopathology of the Self. Ann. NY Acad. Sci. **96**: 853–876.

Perry, J. W. (1974), The far side of madness. Englewood Cliffs: Prentice-Hall.

Perry, J. W. (1976), Roots of renewal in myth and madness. San Francisco – Washington – London: Jossey-Bass.

Prigogine, J., Stengers, J. (1990), Dialog mit der Natur. München: Piper.

Rappaport, M., Hopkins, H. K., Hall, K., Bellaza, T., Silverman, J. (1978), Are there schizophrenics for whom drugs may be unnecessary or contraindicated? Int. Pharmacopsychiatr. **13**: 100–111.

Rosen, B. et al. (1971), The hospitalisation proneness scale as a predictor of response to phenothiazine treatment II Delay of psychiatric hospitalisation. J. Nerv. Ment. Dis. **152**: 405–411.

Scharfetter, C. (1990), Schizophrene Menschen. München: Urban & Schwarzenberg.

Silverman, J. (1975/76), Altered states of consciousness: Positive and negative outcomes. J. Altered States of Consciousness **2** (4): 295–317.

Tart, C. T. (1972), Scientific foundations for the study of altered states of consciousness. J. Transpersonal Psychology **4**: 93–124.

Wilber, K. (Hrsg.) (1986), Das holographische Weltbild. Bern – München – Wien.

Korrespondenz: Dr. Volkmar Aderhold, Wachmannstraße 22, D-28209 Bremen.

Soteria – ein integratives Behandlungskonzept für Menschen mit psychotischen Störungen

Grundprinzipien, Fallbeispiel und wissenschaftliche Perspektiven

Brigitte Ambühl und **Günter Schiepek**

Zusammenfassung. Der vorliegende Beitrag gliedert sich in drei Teile. Im ersten Teil werden die Grundprinzipien des integrativen psycho- und soziotherapeutischen Behandlungskonzepts der „Soteria Bern" dargestellt. Es handelt sich dabei um eine milieutherapeutische Gemeinschaft, innerhalb derer die Erkenntnisse des bio-psycho-sozialen Schizophreniemodells nach Ciompi (z. B. 1982, 1986) nutzbringend umgesetzt werden. Der zweite Teil enthält die Schilderung des Behandlungsverlaufs einer Patientin mit anfänglich akut psychotischer und in der Folge atypischer Symptomatik. Mehr noch als therapeutisch erfolgreiche Fälle konnte uns dieser wechselhafte und langfristig problematische Verlauf als „sozialpsychiatrischer Lernfall" (Ciompi 1985) dienen. Im dritten Teil soll anhand dieses Falls verdeutlicht werden, daß psychotische Entwicklungen über das Zusammenwirken biologischer, psychischer und sozialer Prozesse als komplexe, dynamische Systeme verstehbar sind.

1. Das Behandlungskonzept der „Soteria Bern"

Die theoretischen Grundlagen des im folgenden darzustellenden integrativen Behandlungskonzepts für Menschen mit akuten psychotischen Störungen bestehen in Ciompis bio-psycho-sozialem Schizophreniemodell (z. B. 1982, 1984, 1986, 1993). Dieses Modell integriert zahlreiche Befunde der biologischen, psychologischen und psychoanalytischen Forschung: z. B. die Hypothese der neuronalen Plastizität, psychobiologische Emotionstheorien (z. B. Ciompi 1991), Befunde zu Informationsaufnahme- und Informationsverarbeitungs-Defiziten bei Schizophrenen, Piagets Entwicklungstheorie kognitiver Schemata, die neuere psychoanalytische Ich-Psychologie, welche unter anderem auf diffuse Ich-Grenzen Schizophrener abhebt, schließlich die relevante Familien- und Kommunikationsforschung. Ergebnis ist das Konzept einer zentralen Vulnerabilität (Verletzlichkeit) schizophrener bzw. schizophreniegefährdeter Menschen, wobei diese Vulnerabilität vor allem in diffusen kognitiv-emotionalen Schemata gesehen wird. Angesichts dieser Diffusität kommt es leicht zum Scheitern kognitiv *und* affektiv integriert gedachter Verarbeitungsprozesse, insbesondere angesichts sozialer und emotionaler Anforderungen (vgl. den Begriff der „Affektlogik", z. B. Ciompi 1982, 1993). Eine psychotische Dekompensation kann die Folge sein. Ciompis Modell beschreibt im übrigen nicht nur die Entwicklung der präpsychotischen Vulnerabilität und den „Phasenübergang" in einen akuten psychotischen Zustand (vgl. die Vulnerabilitäts-Streß-Hypothese von Nuechterlein und Dawson 1984 bzw. das Diathese-Streß-Modell von Zubin und Spring 1977), sondern auch mögliche Entwicklungen in die Chronizität. Hierbei spielen eine Vielzahl von Faktoren eine Rolle, welche den Krankheitsverlauf modifizieren und modulieren können (z. B. der sensorische und soziale Stimulationsgrad in der Umgebung eines Patienten, die therapeutischen und rehabilitativen Bemühungen, die Stabilität zwischenmenschlicher Beziehungen). Die resultierende Vielfalt an Langzeitverläufen schizophrener Psychosen konnte nicht zuletzt in Ciompis eigenen Untersuchungen nachgewiesen werden (Ciompi und Müller 1976; vgl. auch Bleuler 1972; Huber, Gross und Schüttler 1979). Sicher handelt es sich bei diesen Verläufen nicht um vorprogrammierte oder „endogene" Eigendynamiken einer scharf abgegrenzten Krankheit, sondern um stark in die individuellen Biographien betroffener Menschen eingebundene Prozesse. Schizophrene Episoden ebenso wie chronische Entwicklungen sind als Lebensprozesse eines psychisch verletzlichen Individuums zu verstehen, wobei sowohl die Vulnerabilität als auch der aktuelle Verlauf von einer Vielzahl komplex vernetzter biologischer (nicht zuletzt genetischer), psychologischer und sozialer Faktoren konstituiert wird (Abb. 1, z. B. Ciompi 1986; vgl. auch Schiepek und Schoppek 1991, Andresen, Stark und Gross 1992).

Auf der Grundlage dieses bio-psycho-sozialen Schizophreniemodells wurde an der Sozialpsychiatrischen Universitätsklinik Bern ein eigenes Behandlungskonzept, insbesondere für schizophrene Akutpatienten, entwickelt. Es greift dabei auf Erfahrungen zurück, die Mosher, Menn und Matthews bereits in den siebziger Jahren in San Francisco gemacht hatten.

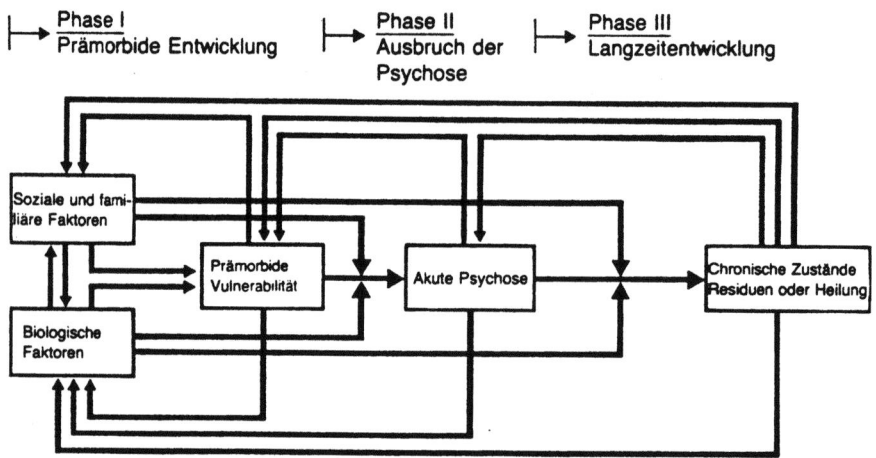

Abb. 1. Grundstruktur des intgrativen Schizophreniemodells nach Ciompi. Für Informationen zur detaillierten Ausgestaltung des Modells siehe die angegebene Literatur

Sie stellten im Rahmen ihres „Soteria"-Projekts jungen Schizophrenen spezielle Wohn- und Betreuungseinheiten zur Verfügung, und zwar – wie sich
im Rahmen von Evaluationsstudien zeigte – mit durchaus gutem Erfolg
(z. B. Mosher, Menn und Matthews 1975).

In Anlehnung daran wurde das Berner Behandlungskonzept ebenfalls
im Rahmen einer milieutherapeutischen Gemeinschaft realisiert, wobei sich
das Angebot in erster Linie an junge ersterkrankte Patienten und Patientinnen richtet. Das Projekt, welches unter der Bezeichnung „Soteria Bern"[1]
läuft, ist inzwischen über die Erprobungsphase hinaus und wird kontinuierlich evaluiert (Ciompi und Bernasconi 1986, Ciompi et al. 1991, Ciompi et al.
1992). Das Behandlungskonzept der Soteria läßt sich in neun Grundprinzipien zusammenfassen, welche im folgenden kurz dargestellt werden.

1.1 Einfachheit des therapeutischen Settings

Akute psychotische Zustände zeichnen sich oft durch kognitiv-affektive Ver-
wirrtheit, durch das subjektive Erleben sensorischer Überstimulation von innen und außen, durch eine unstrukturierte Flut von Eindrücken, Gedanken
und Gefühlen sowie durch entsprechend starke Verängstigung aus (vgl. die
Schilderungen psychotischer Erlebniszustände, zusammengestellt von
Wing 1984). Die therapeutisch naheliegende Konsequenz besteht darin, ein
möglichst klar strukturiertes, einfaches und emotional verbindliches Setting
anzubieten. Im akuten Zustand sollte die Umgebung des Patienten möglichst informationsarm und wenig komplex sein. Es zeigt sich, daß sich akut
psychotisch Verängstigte in einem überschaubaren, transparenten und
„normalen" (d. h. Gewohnheit und Sicherheitssignale vermittelnden) Be-
handlungsmilieu mit konstanter, individuell angepaßter Betreuung durch
speziell ausgewähltes Personal rasch beruhigen. Die psychotische Symptomatik bessert sich oft auch ohne Medikamente binnen weniger Tage.

Die Soteria in Bern stellt mit ihrem Riegelhaus inmitten eines Gartens
den Rahmen für diese Behandlungsform zur Verfügung. Es bietet Platz für
sechs bis acht Patienten und Patientinnen. Die Umgebung gleicht einem
ruhigen Wohnhaus und nicht einer Krankenhausstation. Die Betreuung
akut psychotischer Menschen erfolgt dort nach dem Vorbild einer Mutter,
die ihr verängstigtes Kind beruhigt. In der akuten Phase hält sich der Patient in Begleitung seines Bezugs-Betreuers (bzw. seiner Bezugs-Betreuerin)
im Erdgeschoß auf. Die Bezugsperson vermittelt Präsenz und Sicherheit.
Sie kann individuell auf die Bedürfnisse des Patienten eingehen und mit
ihm zusammen herausfinden, was er gerade braucht, z. B. beruhigende
Worte, Gehaltenwerden, Spaziergänge, Gespräche oder anderes. Sobald
die Patienten sich beteiligen können, erledigen sie die Haus- und Garten-
arbeit gemeinsam nach einem „Ämtli-Plan" (vgl. unten, Kapitel 1.8). In
dieser familienähnlichen Atmosphäre gelingt es, weitgehend ohne Medikamente auszukommen.

---

[1] Das griechische Wort „soteria" kann etwa mit „Geborgenheit, Sicherheit, Rettung,
Erlösung" übersetzt werden.

1.2 Personelle und konzeptuelle Kontinuität

Jeder Patient hat, zumindest während der Akutphase, eine konstante, zentrale Bezugsperson. Das therapeutische Team der Soteria besteht aus fünf psychiatrisch geschulten Personen und vier speziell ausgewählten Laien, die jeweils 48 Stunden zu zweit im Haus anwesend sind. Insgesamt gewährleisten damit neun Betreuer im Bezugspersonensystem eine möglichst kontinuierliche Behandlung. Diese umfaßt auch Angehörigengespräche und Nachbetreuungen über eine gewisse Zeit hinweg. Die Soteria versteht sich jedoch nicht als Rehabilitationseinrichtung. Nachbehandelnde niedergelassene Therapeuten werden bereits in die laufende Behandlung mit einbezogen, und auch die Angehörigen der Patienten treffen sich monatlich zu Gesprächen, die von zwei Mitarbeitern und dem Projektleiter geführt werden. Einmal pro Woche verbringen alle Betreuer einen Tag gemeinsam in der Soteria, um Zeit zu Gesprächen, Fallberichten und konzeptuellen Anpassungen zu haben. Der so gestaltete Personaleinsatzplan hat sich dabei bewährt, die personelle und konzeptuelle Kontinuität der Betreuung sowohl während der akuten Behandlungsphase als auch während der Nachbetreuung zu sichern.

1.3 Affektiv-kognitiv kongruente und eindeutige Kommunikation

Bei schizophrenen Menschen und ihren Angehörigen trifft man oft unklare, affektiv-kognitiv widersprüchliche und komplizierte Kommunikationsformen an. Gleichzeitig scheint eine zentrale psychische Vulnerabilität schizophrener Personen gerade darin zu bestehen, daß sie keine klaren Schemata zur Wahrnehmung und Verarbeitung sozialer, insbesondere emotional geladener Situationen entwickelt haben. Es fällt ihnen aufgrund dieser Schema-Diffusität schwer, sich im zwischenmenschlichen Kontakt zu orientieren, insbesondere wenn dieser ohnehin schon konfus, emotionalisiert oder kritikgeladen ist (vgl. die Forschung zum Konzept der „Expressed Emotions", z. B. Brown, Birley und Wing 1972, Leff et al. 1982, Goldstein et al. 1989). Rückfälle und Symptom-Exazerbationen sind oft die Folge.

Die therapeutische Konsequenz muß darin bestehen, das kommunikative Umfeld möglichst einfach und eindeutig zu gestalten, und zwar kognitiv wie affektiv, digital wie analog, auf der Inhalts- wie auf der Beziehungsebene. In der Soteria werden die Betreuer geschult, sich so klar und stimmig wie möglich auszudrücken. Dies soll auch ein Modell für die mit den Angehörigen besprochene und geübte günstige Umgangsform mit den Patienten darstellen.

1.4 Vereinheitlichung der verfügbaren Information

Aus den in Kapitel 1.2 und 1.3 genannten Gründen sollen auch alle Beteiligten über die gleiche klare Information verfügen, was die Art der Erkrankung, relevante Einflußfaktoren und therapeutische wie prognostische Aspekte betrifft. Alle diese relevanten Punkte werden im Rahmen des Gesamtteams der Soteria für jeden einzelnen Bewohner besprochen. Es resultiert ein Konsens über den günstigsten Behandlungsansatz, von dem dann alle Beteiligten in Kenntnis gesetzt werden.

1.5 Induktion gemeinsamer realistisch-positiver Zukunftserwartungen

Die Zukunftserwartungen von Patienten, Betreuern und Angehörigen bilden einen sehr wesentlichen verlaufsbestimmenden Faktor für die Erkrankung, wie verschiedene Untersuchungen zeigen (z. B. Dauwalder et al. 1984). Konsequenterweise bemüht sich das Behandlungskonzept der Soteria darum, hoffnungsvolle, aber dennoch realistische Zukunftserwartungen zu erzeugen und im Hinblick auf mögliche Risiken der Entwicklung zu diskutieren.

1.6 Entwicklung gemeinsamer, konkreter Behandlungsziele

Die Erarbeitung individuell angemessener Behandlungsziele mit klaren Prioritäten bezüglich Therapie- und Lebensperspektiven stellt eine wichtige Grundlage für die Zusammenarbeit aller Beteiligten und auch für den Therapieerfolg dar. Einfach formulierte Abmachungen haben sich bewährt, ebenso wie sparsam dosierte Gewohnheitsveränderungen und Kontaktereignisse.

1.7 Affektiv-kognitive Parallelrichtung des therapeutischen Feldes

Aus den bisher angeführten Punkten dürfte deutlich geworden sein, daß es sowohl im kommunikativen Umfeld des Patienten als auch in dessen intrapsychischen Erlebnis- und Verarbeitungsprozessen um die Herstellung einer kognitiv-affektiven Beruhigung und Balance geht. Dies setzt voraus, daß alle Beteiligten ähnliche Erwartungen und Ziele entwickelt haben, also sowohl in der individuellen therapeutischen Arbeit wie auch in der Arbeit mit dem sozialen Netzwerk und den Angehörigen in die gleiche Richtung orientiert sind („homogener therapeutischer Gradient" bzw. „Magnetpolarisierung der therapeutischen Kräfte").

1.8 Das Prinzip der optimalen Stimulation

Sowohl Überstimulation als auch Unterstimulation sollten im therapeutischen Milieu vermieden werden. Die optimale Stimulation beinhaltet eine flexible Anpassung von Ansprüchen und Anreizen einerseits, Reizarmut und Beruhigung andererseits, je nach momentanem Zustandsbild des Patienten (sog. „rollende Planung"). In der Soteria wird diesbezüglich ein dreiphasiges Vorgehen realisiert, das durch individuell flexible Feinanpassungen noch moduliert wird. Die Grundlage hierfür besteht in klinischen Beobachtungen, die belegen, daß sich die psychopathologische Symptomatik schizophrener Patienten täglich oder in noch kürzeren zeitlichen Abständen verändert und auch Besserungen stufenweise erfolgen (Ambühl, Dünki und Ciompi 1992, Aebi, Ackermann und Revensdorf 1993).

Die erste Behandlungsphase dient der Beruhigung von Patienten im akut schizophrenen Zustand. Sie findet vorwiegend in einem reizarmen Milieu, dem sog. „weichen Zimmer", statt. Die Betreuung gestaltet sich individuell, kontinuierlich, flexibel und wenig fordernd.

Hat sich der Zustand eines Patienten stabilisiert – in der Regel nach etwa drei bis vier Wochen –, beginnt die zweite Behandlungsphase. Der Patient erhält ein eigenes Zimmer und wird langsam in den Alltag der therapeutischen Wohngemeinschaft integriert. Die optimale psychosoziale Stimulation orientiert sich an der Tagesform des Patienten und an den vereinbarten Behandlungszielen.

In Phase drei werden bereits Außenkontakte hergestellt. Der Patient hat freien, auf das jeweilige Reintegrationsziel orientierten Ausgang und nimmt auch allmählich berufliche Aktivitäten wieder auf. Die Betreuung wird zunehmend gelockert. Ziel ist die soziale und berufliche Reintegration.

Die Dauer der Behandlungsphasen eins und zwei beträgt etwa je einen Monat, Phase drei beansprucht jedoch meist mehrere Monate.

1.9 „Synergistische" Kombination von Sozio-, Psycho- und Pharmakotherapie

Ebenso wie die in Kapitel 1.1 bis 1.4 beschriebenen Maßnahmen können auch Psychopharmaka (insbesondere Neuroleptika) via Reizabschirmung psychischen Komplexitätsstreß reduzieren. Obwohl es sich hierbei ausdrücklich nicht um den primären Therapieansatz handelt, unterstützen manchmal auch niedrigdosierte Psychopharmaka den Wiederherstellungsprozeß der bio-psycho-sozialen Balance eines Patienten. Dies wird insbesondere dann notwendig, wenn die genannten materiellen und kommunikativen Umgebungsbedingungen nicht in ausreichendem Maß zu diesem Prozeß beitragen. In diesem Fall wird vorwiegend mit niedrigdosierten, intermittierend verabreichten Psychopharmaka (u. a. Neuroleptika) gearbeitet. Trotz dieses sehr sparsamen Umgangs mit Neuroleptika entsprechen die therapeutischen Effekte (unmittelbarer Outcome und Rückfallraten) denen der Behandlungen mit konventioneller Psychopharmakatherapie (Ciompi et al. 1993). Es sei darauf hingewiesen, daß mit dem sehr zurückhaltenden Gebrauch von Neuroleptika natürlich auch die problematischen Langzeitfolgen des Neuroleptikakonsums (wie z. B. die sog. Spätdyskinesien) weitgehend verhindert werden können.

2. Fallbeispiel

Das folgende Fallbeispiel wurde aus mehreren Gründen ausgewählt. Es handelt sich erstens um einen „sozialpsychiatrischen Lernfall", der insbesondere die Probleme der Langzeitbetreuung trotz gelungener Restabilisierung nach der Akutphase deutlich macht. Zweitens bietet die beschriebene Patientin ein außerordentlich komplexes und vielschichtiges Bild, was Symptomatik, Verlauf, aber auch Umfeld und Behandlungskontext betrifft.

Drittens wurde der psychopathologische Verlauf bei dieser Patientin regelmäßig erfaßt und auch das für sie relevante psycho- und soziodynamische Geschehen in einem Systemmodell (zur Methode: Schiepek 1986) beschrieben. Dieses Modell konnte in eine Computersimulation umgesetzt werden, welche wesentliche Aspekte des Krankheitsverlaufs nachzuzeichnen in der Lage ist (siehe unten, Kapitel 3). Es sollte damit ein weiterer Schritt auf dem Weg zu einer synergetischen Psychosentheorie gemacht werden, welche psychotische Verläufe als selbstorganisierenden Prozeß eines komplexen und nichtlinearen bio-psycho-sozialen Systems versteht (vgl. Ciompi 1989, Schiepek und Schoppek 1991, Ambühl, Dünki und Ciompi 1992, Schiepek 1994, Schiepek und Strunk 1994).

Der Aufenthalt im Soteria-Wohnheim erfordert bereits während dieses Aufenthalts Perspektiven auf die Zeit danach, und in vielen Fällen ist die Soteria auch nur eine Station auf einer Wanderschaft zwischen verschiedenen Institutionen. Eben in dieser Einbindung liegt oft die sozialpsychiatrische Brisanz. Psychosenbehandlung erfordert nicht nur den Blick auf die Lebensspanne eines Menschen, sondern auch auf die Ökologie seiner Lebensverhältnisse (Andresen, Stark und Gross 1992) und die damit verbundenen psychosozialen Angebote.

Die folgende Fallschilderung versucht denn auch, die schwierige und leidvolle Entwicklung einer Patientin über den Soteria-Aufenthalt hinaus zu beschreiben. Dabei wird einmal mehr die Notwendigkeit deutlich, Behandlungskonzepte nicht nur punktuell zu betrachten, sondern zu vernetzen und aufeinander abzustimmen (Ciompi 1985, Keupp und Röhrle 1987, Rappaport und Seidman 1992). Weiterhin erfordert es die verantwortungsvolle Betreuung psychotischer Menschen immer wieder, sich mit existentiellem Leid auseinanderzusetzen. Gerade aus den Schwierigkeiten können wir als Professionelle oft mehr lernen als aus den Erfolgen.

2.1 Erste Behandlungsphase in der Soteria

Lea, eine 33jährige Frau, Tänzerin und Lehrerin, erkrankte während ihrer Abschlußprüfungen im Ausland an einer akuten paranoiden Psychose. Sie wurde von ihrer Mutter in die Schweiz zurückgeholt und trat zur Behandlung in die offene Wohngemeinschaft Soteria Bern ein.

Während der *ersten Phase* wurde Lea, die von Gedankendrängen und Körperfühlstörungen geplagt war, im sogenannten weichen Zimmer behandelt, einem hellen, einfach möblierten Raum, in dem sie Tag und Nacht von einer Bezugsperson begleitet wurde. Wiederholt traten Ängste auf, die zu plötzlicher Erstarrung führten. Diese wurden wahrscheinlich durch Stimmenhören und Depersonalisationserlebnisse verursacht, linderten sich jedoch, wenn die Betreuerin beruhigend zu ihr sprach. Nachts schlief Lea sehr unruhig und klagte über das Gefühl, einen anderen Körper zu haben als früher, dick und verändert zu sein. Allmählich konnten die Betreuer eine intensivere Beziehung zu Lea aufbauen, mit ihr Spaziergänge unternehmen und in ruhigen Zeiten, zu denen die anderen Bewohner nicht anwesend waren, in der Küche und im Wohnzimmer den Erlebnisraum erweitern. Gut taten Lea körperliche Aktivitäten und die Erfahrung, von den Betreuern ebenso wie von ihrer eigenen Mutter umsorgt zu werden. An den ersten Familiengesprächen wollte Lea nicht teilnehmen, zeigte sich jedoch erfreut, als ihr zugesichert wurde, daß ihre Wohnung im Ausland weiterhin bezahlt würde und sie die Besuche ihrer Eltern selbst bestimmen könne. Phasen von Kontaktbereitschaft wechselten mit solchen des Rückzugs und der Verschlossenheit.

Als nach einigen Wochen der Behandlung die akut psychotischen Symptome abgeklungen waren, konnte Lea in einer *zweiten Phase* ein eigenes Zimmer im oberen Stock beziehen und begann langsam am Gruppenleben in der Wohngemeinschaft teilzunehmen. Auch kleine „Ämtlis" wie Blumengießen, Tischdecken etc. hatte sie zu besorgen, um eine graduelle Rückkehr ins Alltagsleben vorzubereiten. In den Gesprächen mit den Betreuern brachte Lea die Zeit vor ihrer psychotischen Krise zur Sprache, die von vielen Verlusterlebnissen geprägt war. Es war ihr damals nicht gelungen, die heiß ersehnte Abschlußprüfung als Tänzerin zu machen, und zwar versagte sie ausgerechnet beim schriftlichen Teil der Prüfung, obwohl sonst Sprache und Gestaltung ihre besondere Stärke waren. Zudem kehrte in jener Zeit ihr langjähriger Freund zu seiner früheren Freundin zurück, und das Haus, in dem sie wohnte, wurde abgerissen. Es fiel auf, daß Lea ihre Krise in Zusammenhang mit diesen Lebensereignissen brachte und auch oft auf ihre innere Unsicherheit und Verletzbarkeit zu sprechen kam. Das inneren Druck erzeugende Gefühl, überragend, selbständig und vorbildlich sein zu müssen, hatte sie schon seit ihrer Kindheit.

Ihr sprachlicher Ausdruck beschränkte sich in der Soteria auf die hochdeutsche Sprache, obwohl ihre Muttersprache im Dialekt bestand. Wir konnten dies damals nicht verstehen, ließen Lea aber gewähren. Später erfuhren wir von ihr, daß Mundart für sie große Nähe und Intimität bedeute, was bei Hochdeutsch und Englisch nicht der Fall war.

In der *dritten Behandlungsphase,* nach ca. drei Monaten, nahm Lea wieder Außenkontakte auf und besann sich auf Möglichkeiten, die Zukunft zu gestalten, was auch bedeutete, Wohnung und Arbeit zu suchen. Die Wohnung im Ausland mußte sie allerdings nun doch auflösen, da eine Rückkehr dorthin nicht möglich schien und sie zudem von finanziellen Sorgen geplagt war. In den regelmäßig stattfindenden Familiengesprächen wurden Abgrenzung, gegenseitige Wertschätzung zueinander und traumatisierende Ereignisse thematisiert. Lea begann sich von ihrem Vater weitgehend zu distanzieren, was diesen sehr schmerzlich traf. Sie fühlte sich ihm gegenüber als Versager, war er doch immer sehr stolz gewesen auf seine intelligente Tochter mit dem Lehrerinnenberuf. Andererseits machte ihr die Abhängigkeit von Vaters Finanzen sehr zu schaffen. Die Betreuer versuchten, mit ihr die Problematik von Nähe und Distanz, Kontaktsuche und Rückzug zu bearbeiten. Sie planten, mit ihr in kleinen Schritten Versuche in Richtung einer für sie stimmigen Nähe-Distanz-Regulation zu unternehmen. In diese Zeit fiel der Wunsch nach einer längerfristigen Psychotherapie, die Lea bei einer Psychiaterin beginnen konnte.

Zusammenfassend läßt sich feststellen, daß die ersten Monate des Soteria-Aufenthaltes für Lea ein deutliches Abklingen der psychotischen Symptomatik, eine soziale Stabilisierung und eine Annäherung an ihre Herkunftsfamilie brachten. Sie entwickelte persönliche Wünsche in Richtung einer eigenen Wohnung und einer beruflichen Neuorientierung. Auch dem Behandlungsteam erschien in dieser Zeit ein baldiger Austritt aus der Soteria unter der Voraussetzung einer angemessenen Nachbetreuung realistisch.

2.2 Austritt, Wiedereintritt und Chronifizierung

Nach neun Monaten Aufenthalt trat Lea plötzlich und ohne Absprache mit den Betreuern aus der Soteria aus. Der unmittelbare Anlaß bestand in der Ankündigung, sie solle von nun an ihr Zimmer mit einer anderen Bewohnerin teilen. Sie ging zu ihren Eltern und versuchte, sich dort einzurichten. Beide Elternteile billigten zwar die unerwartete Präsenz ihrer Tochter, zeigten sich aber gleichzeitig ängstlich besorgt und kritisch. Nach einem Streit mit ihrem Vater kehrte Lea nach nur drei Tagen sichtlich aufgebracht in die Soteria zurück. Dort reagierte sie mit einem hysterischen Anfall, als sie erfuhr, daß sie auch weiterhin ihr Zimmer mit einer Mitbewohnerin teilen sollte und ihr keine Sonderbehandlung (z. B. weiches Zimmer), wie für akut psychotische Patienten vorgesehen, gewährt würde. Trotz ihres Ärgers sah sie keine andere Möglichkeit, als in der Soteria zu verbleiben. Sie mußte diese Kränkung mangels Alternativen ertragen, war in dieser Situation jedoch offenbar stabil genug, nicht akut psychotisch zu dekompensieren.

Die Folgezeit nach diesem Wiedereintritt war geprägt von rezidivierenden resignativen Phasen mit der Einsicht in die volle Tragweite der durchgemachten Erkrankung und deren Folgen. Anfänglich zeigte sich Lea bereit, mit entsprechenden Hilfen Wohnung und Arbeit zu suchen, doch je mehr Absagen sie bekam, desto mehr verweigerte sie entsprechende Schritte. Sie schien sich mehr und mehr an die Soteria zu klammern und sah die einzige Möglichkeit darin, in einer geschützten Werkstätte zu arbeiten.

Im Gegensatz zum Alltag in der Soteria mit einem von Rückzug, Ängstlichkeit und depressiver Grundstimmung geprägten Zustandsbild verliefen ihre kurzen Auslandsaufenthalte (Urlaube von der Soteria) unbeschwert und heiter. Sie schien in diesen Ferien mit ihren alten Bekannten und Freunden viel von ihrer früheren Vitalität zu spüren und kam jeweils in guter Verfassung in die Soteria zurück.

Mehr und mehr klagte Lea, überfordert zu werden, etwa was Wohnungs- und Arbeitssuche anbelangt, weshalb die Anforderungen in Richtung Wohnungssuche reduziert wurden. Nichts schien Lea mehr zu gelingen. Die Vorschläge der Mutter, doch wieder als Lehrerin zu arbeiten, schienen ihr zu hoch gegriffen und nicht ihrem Interesse zu entsprechen. Unsere Hilfestellungen bei Wohnungs- oder WG-Suche wies sie ab und entwarf gleichzeitig die Vorstellung, eine Wohnung mit zwei bis drei Zimmern und sonnigem Balkon in ruhiger Umgebung zu mieten, was jedoch für sie unerschwinglich und unerreichbar war.

Das Problem bestand wohl darin, daß einerseits alle Betreuer einen baldigen Austritt aus der Soteria für sinnvoll hielten, da diese aus konzeptuellen Gründen keine langfristigen Rehabilitationsangebote machen konnte und die laufend neu ankommenden Patienten viel Aufmerksamkeit beanspruchten. Andererseits kam dieser Austritt nicht zustande, da eine enge Bindung zwischen Betreuern und Patientin bestand und zudem Betreuungsalternativen, die keinen konzeptuellen Bruch bedeutet hätten, nicht zur Verfügung standen.

Zunehmend machten sich Depression, Regression und Angst breit, und die schon länger vorhandenen Rückenschmerzen verstärkten sich. Trotz adäquater Diagnostik und Behandlung wurde Lea über Monate bettlägerig und lag so auf einem Sofa im Wohnzimmer, gepflegt von ihren Betreuern. Von Mitbewohnern zog sie sich mehr und mehr zurück, bezeichnete diese als kindisch oder frech und zeigte wiederholt heftige Eifersuchtsszenen, sobald sie sich vernachlässigt fühlte.

Nach 1½ Jahren Aufenthalt in der Soteria nahmen ihre Ängste deutlich zu. Die Rückensymptomatik war zwar wieder abgeklungen, sie hatte jedoch weder eine Wohnung gefunden noch hatte sich ihr Zustand wesentlich gebessert. Lea zog sich ganz in ihr Zimmer zurück, hyperventilierte zeitweise, zeigte Bewegungen im Mund-Schlund-Bereich, aß kaum mehr und schien äußerst verletzbar. Wiederholt konnte sie nicht mehr sprechen, war vor allem gegenüber bestimmten Personen stumm und sehr ängstlich. Trotz intensiver Betreuung wie in der ersten Phase und medikamentöser Behandlung mit niedrigdosierten Antipsychotika konnte der psychotische Rückfall nicht aufgefangen werden. Lea zeigte ein zunehmend katatones Zustandsbild mit paranoidem Erleben. Zum Beispiel durfte man das Fenster trotz Kälte nicht mehr schließen, weil „es verboten war".

Nach zwei Monaten war die psychotische Symptomatik abgeklungen. Lea war zu einem Austritt aus der Soteria bereit. Inzwischen hatte sie versucht, einen längerfristigen Therapieplatz auf einem biologisch geführten Bauernhof zu bekommen, den sie sich wünschte. Auch schienen ihre Außenaktivitäten konstanter und sicherer zu werden.

Die Überbrückung der Zeit bis zum Eintritt in den Bauernhof empfand sie jedoch als schmerzlich und deprimierend. Nachdem sie nämlich aus der Soteria ausgetreten war, verbrachte sie einige Monate in anderen Institutionen (z. B. Kriseninterventionsstationen), konnte aber dort das rehabilitative Angebot kaum nutzen. Anschließend konnte sie von dort auf den von ihr gewünschten Bauernhof ziehen, auf dem sie längere Zeit zur Rehabilitation verbrachte. Psychotische Episoden traten zwar seither nicht mehr auf, doch pendelte sich Leas Zustandsbild auf einem von Rückzug und Resignation gezeichneten Niveau ein.

Rückblickend und unter Berücksichtigung anderer in der Soteria gewonnener Erfahrungen kommen wir zu dem Schluß, daß eine solche Behandlungsform bei akuten psychotischen Krisen hilfreich ist, daß aber konzeptuell kompatible Anschlußprogramme dringend notwendig sind. Es sollten verschiedenartige und auch von der Zielsetzung her unterschiedliche Rehabilitationsangebote zur Verfügung stehen, so daß eine nahtlose und individuell passende Weiterbetreuung und Lebensperspektive möglich wird.

Sinnvoll könnten auch kooperationsfördernde Maßnahmen sein, die alle an der Betreuung eines Patienten beteiligten Personen einschließlich der Angehörigen in kommunikativen Austausch bringen. Hierzu werden in verschiedenen psychiatrischen Institutionen kooperationsfördernde Gesprächsarrangements nach dem Vorbild des „reflecting tcam" (Andersen, 1990) erprobt. Dabei können die beim Gespräch anwesenden Personen (meist einschließlich der Patienten) ihre Sicht des Problems darlegen und Perspektiven entwickeln, wobei in mehreren Reflexionsdurchgängen Stellungnahmen und Kommentare möglich sind. Wird ein derartiges Gespräch von gegenseitigem Respekt und Wertschätzung getragen, kann es (a) zu einer Erweiterung der gemeinsamen Informationsbasis, (b) zum Ausräumen von Irrtümern und Voreingenommenheiten, (c) zum Sich-Kennenlernen und (d) insbesondere zur Entwicklung neuer gemeinsamer Perspektiven und Zielsetzungen kommen (siehe Keller 1992, Deissler 1992).

3. Psychotische Verläufe als komplexe Systemprozesse

Im Laufe des knapp zweijährigen Aufenthalts der Patientin „Lea" in der Soteria wurde ihr psychopathologischer Zustand ausführlich dokumentiert. Betreuer schätzten die Art ihrer Symptomatik täglich auf einem 7stufigen Kategorienschema ein, das folgende Abstufungen enthielt: (1) Entspannt und ausgeglichen; (2) Unruhig, ängstlich, gespannt; (3) stark zurückgezogenes oder aggressives Verhalten; (4) konfus, desorientiert; (5) Derealisations- und/oder Depersonalisationserfahrungen; (6) Wahn; (7) Halluzinationen und/oder katatoner Zustand.

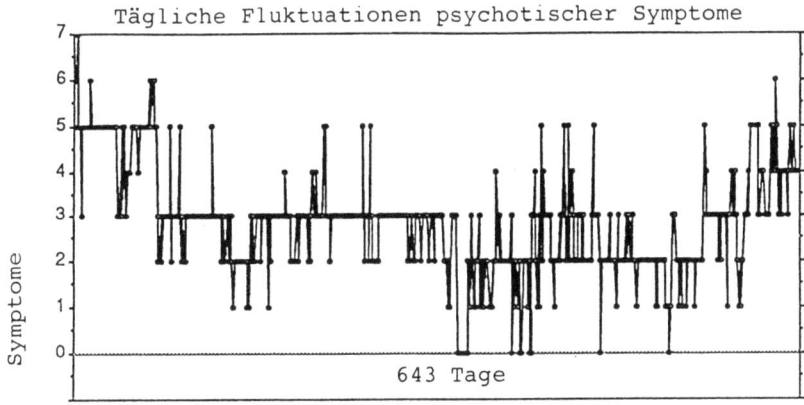

Abb. 2. Tägliche Erhebungen des psychopathologischen Status der Patientin „Lea" während ihres Aufenthalts in der Soteria, erfaßt mittels einer 7stufigen Skala (siehe Text)

Daraus resultierte eine Zeitreihe mit 643 Einzelbeobachtungen (Abb. 2). Mathematische Analysen erbrachten erste Hinweise darauf, daß es sich bei dieser Zeitreihe um einen chaotischen Prozeß handeln könnte – im Gegensatz zu einfacher oder komplexer Periodizität einerseits und zu purem Rauschen bzw. Zufall andererseits (vgl. Ambühl, Dünki und Ciompi 1992, wobei dort allerdings die Zeitreihe eines anderen Patienten analysiert wurde). Der Begriff des „Chaos" bezeichnet hier – anders als in der Umgangssprache, in der er meist als Synonym für „Unordnung" benutzt wird – eine spezifische Form der Ordnung in dynamischen Prozessen. Diese Ordnung kann man z. B. erkennen, wenn man die Ausprägung der Zeitreihe zum Zeitpunkt $x(t)$ gegen die Ausprägung zu einem früheren Zeitpunkt $x(t - \tau)$ in einem Koordinatensystem aufträgt (für die Festlegung der Zeitverzögerung gibt es verschiedene Methoden). Es entsteht dann in diesem $x(t)$vs $x(t - \tau)$ vs $x(t-2\tau)$-Diagramm ein bestimmtes Muster (ein sog. „Quasi-Attraktor"), während eine rein zufällige Zeitreihe (weißes Rauschen) das ganze (Hyper-)Volumen des Phasenraumes in undifferenzierter Weise ausfüllen würde.

Ein chaotischer Prozeß weist zwar eine bestimmte innere Struktur auf, ist aber dennoch nicht vorhersehbar. Er wird von einem deterministischen (!) System erzeugt (wenigstens im mathematischen Idealfall), dessen Komponenten in Form eines gemischten Feedback-Systems vernetzt sind (positive und negative Rückkoppelungen wirken zusammen, siehe an der Heiden 1992). Mathematische Verfahren wie z. B. die sog. „Dimensionalitätsanalyse" geben Anhaltspunkte dafür, wie viele unabhängige Variablen oder Dimensionen zusammenwirken müssen (im Sinne eines mathematischen Gleichungssystems), um eine gegebene empirische Zeitreihe iterativ zu erzeugen (für Details siehe Schmid 1991, Ambühl, Dünki und Ciompi 1992, Schiepek 1994, Schiepek und Strunk 1994).

Nachdem es also Hinweise auf die „Chaotizität" psychopathologischer Prozesse gibt und zugleich neuere Schizophreniemodelle eine dynamische Interaktion biologischer, psychologischer und sozialer Prozesse betonen (Ciompi 1989), bemühten wir uns darum, den Krankheitsverlauf der Patientin Lea als komplexes System zu verstehen. Wir konstruierten auf der Grundlage verfügbarer Informationen ein speziell auf sie zugeschnittenes „idiographisches" Modell, welches 20 Variablen enthielt. Unter anderem waren die drei Hauptsymptombereiche repräsentiert, nämlich „Psychose", „hysterisch-agierende Symptome" und „körperliche Erkrankung" (insbes. Rückensymptomatik), zudem „Nähe", „Distanz", „intrapsychische Konflikte" (insbesondere zwischen Nähe und Distanz), „zwischenmenschliche Konflikte", „Leistung", „Autonomie", „Angst", „Ansprüche, Druck von außen" und noch einige andere Variablen. (Diese Modellvariablen sind selbstverständlich nicht identisch mit den Beobachtungskategorien, auf denen der in Abbildung 2 gezeigte Verlauf beruht. Man kann jedoch bestimmte Ausprägungs-Konstellationen der Variablen zu den Beobachtungskategorien korrespondierend definieren und so die Simulationsebene und die Ebene der empirischen Daten aufeinander beziehen.)

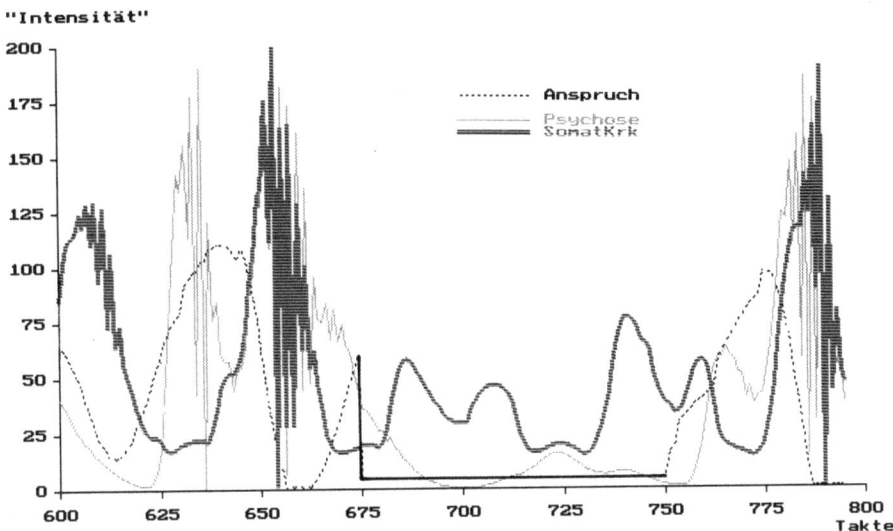

Abb. 3. Effekt einer konstanten Reduktion der Variablen „Anforderung" von Zeittakt 675 bis 750, vergleichbar dem „weichen Zimmer". Den Verlauf, wie er ohne diese Intervention aussehen würde, zeigt Abbildung 5a. Die Parameterwerte beider Simulationsverläufe sind identisch

Leider können an dieser Stelle weder alle Variablen erläutert, noch kann das Modell mit seinen vielfältigen Wechselwirkungen vorgestellt werden. Dies muß weiteren Publikationen vorbehalten bleiben. Auch die formalen Details der Umsetzung des Modells in ein System nichtlinearer Differenzengleichungen wollen wir Ihnen, liebe Leserin und lieber Leser, ersparen. Sie können also aufatmen. Was wir Ihnen jedoch demonstrieren wollen, sind einige Resultate der auf dem Gleichungssystem beruhenden Computersimulation.[2]

Faßt man den auf der Patientin lastenden Druck durch Ansprüche hinsichtlich Eigenverantwortlichkeit, drohender Entlassung, aber auch zwischenmenschlicher Verbindlichkeit in der Variablen „Ansprüche" zusammen, so kann in der Simulation gezeigt werden, daß eine Zunahme von Ansprüchen leicht zu einer psychotischen Exazerbation führt (vgl. unten, Abb. 4a). Umgekehrt bedeutet der Aufenthalt im weichen Zimmer eine völlige Entlastung von jeglichem Druck und jeglichen Ansprüchen. Die klinische Beobachtung ebenso wie die Simulation zeigen übereinstimmend, daß mit der gezielten Reduktion von „Anforderungen" eine deutliche Reduktion der ansonsten schubartig auftretenden psychotischen Symptomatik, aber auch der „körperlichen Krankheit" einhergeht (Abb. 3).

---

[2] Die Computersimulation wurde in Zusammenarbeit mit Herrn Dipl.-Psych. Wolfgang Schoppek (Bayreuth) durchgeführt, dem hierfür herzlich gedankt sei.

Um den in den Abbildungen 4a und b gezeigten Effekt zu verstehen, muß man wissen, daß die Zusammenhänge zwischen den Variablen von spezifischen „mediierenden" Faktoren vermittelt werden. Diese scheinen in den Gleichungen als Parameter auf. Ein Beispiel: Das Populationswachstum einer Tierart (mit anderen Worten: die Wirkung der Variablen „Populationsgröße" auf sich selbst) hängt wesentlich von der Vermehrungsfreudigkeit bzw. Geburtenrate dieser Spezies ab. Darin eben besteht der vermittelnde Parameter des Prozesses.

Ein anderes Beispiel aus dem „Lea"-Modell: Der psychologische Hintergrund für das Auftreten somatischer Symptome besteht unter anderem darin – so zumindest eine im Simulationsmodell enthaltene Hypothese –, daß der „Wunsch nach Nähe" (bzw. Pflege, körperlicher Zuwendung) und die „Realitätsflucht" (bzw. die Tendenz, aus dem Felde zu gehen) eine problematische Allianz eingehen. Wie sehr allerdings die Interaktion zwischen dem „Wunsch nach Nähe" und der „Realitätsflucht" zur Somatisierung führt, hängt wesentlich davon ab, wie nahe es für ihr Selbstkonzept liegt, mit körperlicher Krankheit zu reagieren. Je ausgeprägter ihr Selbstkonzept in Richtung „Invalidität" tendiert, um so näher liegt dies. Das „Invaliditäts-Selbstkonzept" wird somit zum vermittelnden Parameter.

Normalerweise sind Parameter eher konstante Größen, jedoch ist es durchaus auch denkbar, daß sie sich durch den Systemprozeß selbst verändern.

Unsere Simulation enthält fünf inhaltlich interpretierbare Parameter, nämlich (1) das Ausmaß der internalisierten Leistungsansprüche (ein wesentlicher Aspekt des Selbstbildes von „Lea"), (2) ihr Selbstbild, invalide bzw. krank zu sein, (3) die soziale Reagibilität der Umgebung, (4) die

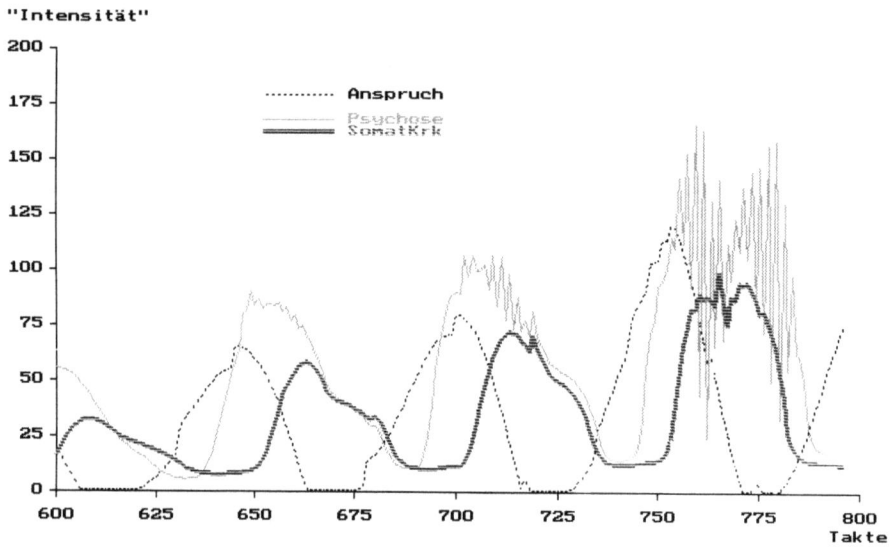

Abb. 4a. Simulierter Krankheitsverlauf mit vergleichsweise niedrigem „Invaliditäts-Selbstbild

Angstbereitschaft und (5) die Diffusität kognitiv-emotionaler Schemata insbesondere für soziale Situationen. Diese Parameter mediiren den größten Teil der vorkommenden Variablenvernetzungen.

Die Abbildungen 4a und b machen den Einfluß des Invaliditätsselbstbildes auf das Krankheitsgeschehen deutlich. Bei vergleichsweise gering ausgeprägtem Invaliditäts-Parameter bestimmen psychotische Phasen das Bild (Abb. 4a). Man sieht übrigens hier deutlich, wie psychotische Exazerbationen auf Anforderungs-Zunahme (bzw. Überforderungen) folgen. Bei vergleichsweise hoher Ausprägung des Invaliditäts-Parameters ersetzt die „somatische Krankheit" gewissermaßen die psychotischen Symptome (Abb. 4b), obwohl ansonsten die Ausprägung aller anderen Parameter unverändert bleibt. Wie bereits betont, ist es hochplausibel anzunehmen, daß die realisierte Systemdynamik auf die Parameterzustände zurückwirkt und diese verändert.

Es zeigte sich, daß in diesem Einzelfall-Modell, welches natürlich keine generalisierenden theoretischen Ansprüche erhebt, insbesondere die Parameter 1 (internalisierte Leistungsansprüche) und 5 (Diffusität kognitiv-affektiver Schemata für soziale Situationen) für das Auftreten der Symptome verantwortlich sind. Stellt man sie auf vergleichsweise niedrige Werte ein, verhält sich das System „unpathologisch" und „gesund". Es liegt daher nahe, sie als therapeutische „Kontrollparameter" zu benutzen (vgl. Schiepek und Schoppek 1991). Dies ist auch insofern plausibel, als psychotherapeutische Bemühungen ja oft Veränderungen des Selbstkonzept eines Patienten zum Ziel haben (z. B. Verringerung eines problematischen Anspruchsniveaus, Befreiung von druckerzeugenden „Familien-Delegationen" [Stierlin]) und eine klarere akkomodative Strukturierung kognitiv-affektiver Schemata im

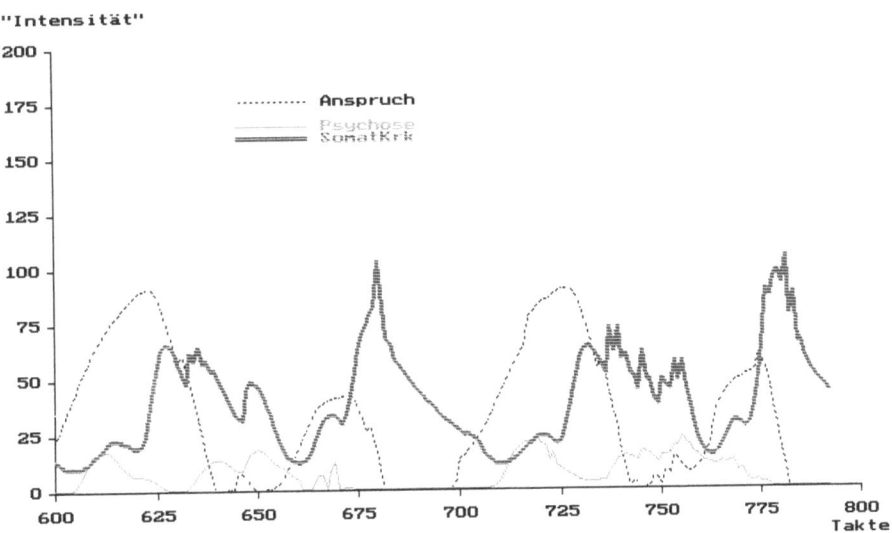

Abb. 4b. Krankheitsverlauf mit stärker ausgeprägtem „Invaliditäts-Selbstbild".
Alle anderen Parameter sind unverändert (weitere Erläuterungen siehe Text)

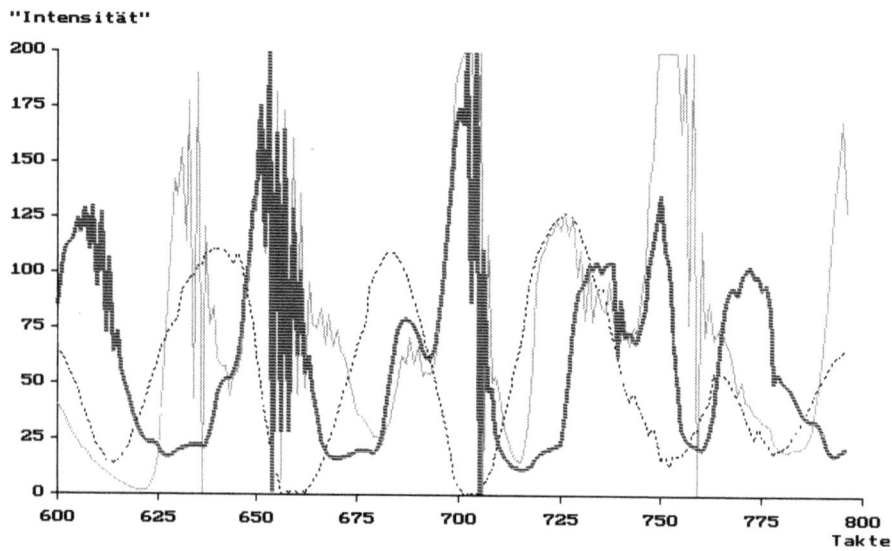

Abb. 5a. Krankheitsverlauf mit deutlich ausgeprägten Werten der Parameter 1 und 5 (siehe Text)

Behandlungskonzept der Soteria ohnehin angestrebt wird. An der starken Symptomausprägung nach Ende der „ruhigen Phase" in Abb. 3 sieht man übrigens, daß auch deutliche Variablenveränderungen nicht notwendigerweise dazu in der Lage sind, die typische Dynamik eines Systems zu verän-

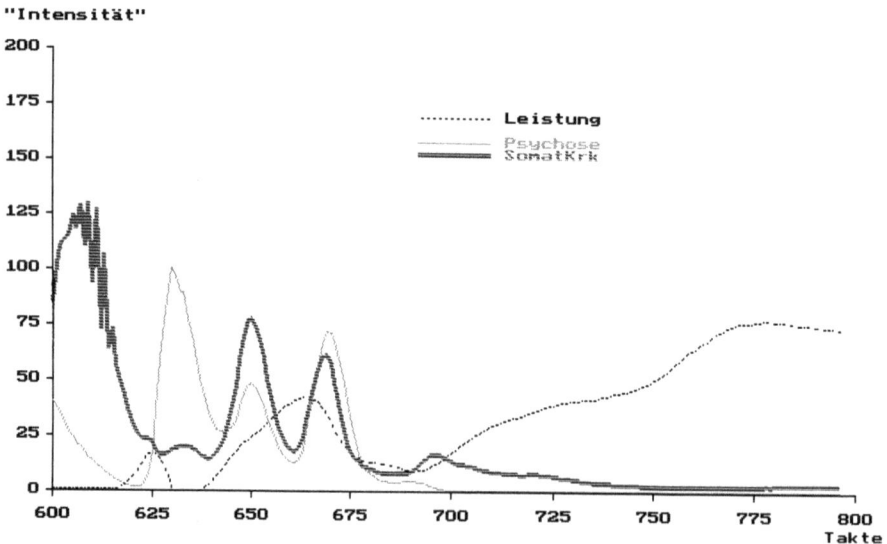

Abb. 5b. Effekt einer „therapeutischen" Intervention durch Parameterveränderung. (Die gestrichelte Kurve in **a** repräsentiert wie in den anderen Abbildungen die Variable „Anforderungen", in **b** dagegen die Variable „Leistung".)

dern. Wir werden therapeutische Effekte also eher von zusätzlichen Parameteränderungen erwarten. Abbildung 5a zeigt einen stark pathologischen Verlauf, wobei die Parameter 1 und 5 deutlich ausgeprägt sind. (Übrigens: Die Angabe von konkreten Parameterwerten macht ohne Kenntnis der Gleichungen keinen Sinn.) Psychotische und somatische Krankheitsphasen treten teilweise zeitgleich, teilweise zeitverschoben auf. Es dürfte sich dabei um chaotische Prozesse im oben angeführten Wortsinn handeln (eine Überprüfung steht noch aus). Abbildung 5b demonstriert nun die „Therapie" via Veränderung der Kontrollparameter. Bei Zeittakt 625 wird der Parameter (internalisierte Leistungsansprüche", bei Zeittakt 700 der Parameter „Diffusität kognitiv-affektiver Schemata" jeweils um die Hälfte reduziert. Im Vergleich zu Abbildung 5a, die den gleichen Zeitausschnitt ohne Parameterveränderung zeigt, ist der Effekt deutlich sichtbar: beide Symptombereiche gehen zurück, dafür wird die „Patientin" leistungsfähiger. Die „Leistung" steigt dabei nicht unbegrenzt, sondern richtet sich auf ein erträgliches Maß ein.

Das Simulationsmodell reagiert jedoch nicht nur auf therapeutische Maßnahmen, sondern ist auch in der Lage, Wege in die Chronifizierung verständlich zu machen. Ein Weg führt über die Nähe-Distanz-Regulation: Macht die Patientin über längere Zeit hinweg die Erfahrung, daß sie durch die Betreuung und Pflege ihrer Symptome (insbesondere körperlicher Art) Nähe und Zuwendung erhält, ohne sich dabei selbst in eine zwischenmenschliche Beziehung einlassen zu müssen (verantwortete Nähe), schließen sich Nähe und Distanz auf merkwürdige Weise nicht mehr aus. Der regressive Effekt der Kranken-Pflege-Situation macht Nähe (Zuwendung, Pflege) und Distanz (sich nicht auf Beziehung einlassen müssen) gleichzeitig möglich. Verantwortlich für diesen „Lernprozeß" ist ein spezieller Parameter, der sich verlaufsabhängig verändert. Indem er die Gegenregulation von Nähe und Distanz zunehmend abbaut, gerät das System in ein stabiles, chronisches Verhaltensmuster.

Die Idee, daß das Verhalten eines komplexen Systems durch die Veränderung der relevanten Kontrollparameter in einen qualitativ anderen dynamischen Zustand übergehen kann, entstammt der Theorie dynamischer Systeme und hat in den modernen Selbstorganisationstheorien einen zentralen Stellenwert erhalten (Haken 1990, Schiepek und Schoppek 1991, an der Heiden 1992). Vielleicht kann sie auch dazu dienen, die Verbindung zwischen Praxis, gegenstandsbezogenen Theorien (z. B. Ciompis Schizophreniemodell) und grundlegenden Konzepten (z. B. Hakens Synergetik) noch deutlicher werden zu lassen.

Literatur

Aebi, E., Ackermann, K., Revenstorf, D. (1993), Ein Konzept der sozialen Unterstützung für akut Schizophrene. Zeitreihenanalysen täglicher Fluktuationen psychotischer Merkmale. Zeitschrift für Klinische Psychologie, Psychopathologie und Psychotherapie **41**: 18–30.

Ambühl, B., Dünki, R., Ciompi, L. (1992), Dynamical Systems and the Development of Schizophrenic Symptoms – An Approach to a Formalization. In: Tschacher, W., Schiepek, G., Brunner, E. J. (Eds.), Self Organization and Clinical Psychology. Berlin – Heidelberg – New York – Tokio: Springer, pp. 195–204.

Andersen, T. (1990), Das Reflektierende Team. Dialoge und Dialoge über die Dialoge. Dortmund: Verlag modernes Lernen.

Andresen, B., Stark, E. M., Gross, J. (Hrsg.) (1992), Mensch – Psychiatrie – Umwelt. Ökologische Perspektiven für die soziale Praxis. Bonn: Psychiatrie-Verlag.

Bleuler, M. (1972), Die schizophrenen Geistesstörungen im Lichte langjähriger Kranken- und Familiengeschichten. Stuttgart: Thieme.

Brown, G. W., Birley, J. L. T., Wing, J. K. (1972), Influences of Family Life on the Course of Schizophrenic Disorders: A Replication. British Journal of Psychiatry **121**: 241–258.

Ciompi, L. (1982), Affektlogik. Stuttgart: Klett-Cotta.

Ciompi, L. (1984), Modellvorstellungen zum Zusammenwirken biologischer und psycho-sozialer Faktoren in der Schizophrenie. Fortschritte der Neurologie und Psychiatrie **52**: 200–206.

Ciompi, L. (Hrsg.) (1985), Sozialpsychiatrische Lernfälle. Bonn: Psychiatrie-Verlag.

Ciompi, L. (1986), Auf dem Weg zu einem kohärenten multidimensionalen Krankheits- und Therapieverständnis der Schizophrenie: Konvergierende neue Konzepte. In: Böker, W., Brenner, H. D. (Hrsg.), Bewältigung der Schizophrenie. Bern: Huber, S. 47–61.

Ciompi, L. (1989), Zur Dynamik komplexer biologisch-psycho-sozialer Systeme: Vier fundamentale Mediatoren in der Langzeitentwicklung der Schizophrenie. In: Böker, W., Brenner, H. D. (Hrsg.), Schizophrenie als systemische Störung. Bern: Huber, S. 27–38.

Ciompi, L. (1991), Affects as Central Organizing and Integration Factors. A New Psychosocial/Biological Model of the Psyche. British Journal of Psychiatry **159**: 97–105.

Ciompi, L. (1993), Die Hypothese der Affektlogik. Spektrum der Wissenschaft, Feb. 1993, 76–87.

Ciompi, L., Müller, C. (1976), Lebensweg und Alter der Schizophrenen. Eine katamnestische Langzeitstudie. Berlin – Heidelberg – New York: Springer.

Ciompi, L., Bernasconi, R. (1986), „Soteria" Bern. Erste Erfahrungen mit einer neuartigen Milieutherapie für akut Schizophrene. Psychiatrische Praxis **13**: 172–176.

Ciompi, L., Dauwalder, H. P., Maier, Ch., Aebi, E. (1991), Das Pilotprojekt „Soteria Bern" zur Behandlung akut Schizophrener. I. Konzeptuelle Grundlagen, praktische Realisierung, klinische Erfahrungen. Nervenarzt **62**: 428–435.

Ciompi, L., Dauwalder, H. P., Aebi, E., Trutsch, K., Kupper, Z. (1992), A new Approach to Acute Schizophrenia. Further Results of the Pilot-Project „Soteria Berne". In: Werbart, A., Cullberg, J. (Eds.), Psychotherapy of Schizophrenia: Facilitating and Obstructive Factors. Scand. Univ. Press.

Ciompi, L., Dauwalder, H. P. et al. (1993), Das Pilotprojekt „Soteria Bern" zur Behandlung akut Schizophrener. II. Ergebnisse der vergleichenden prospektiven Verlaufsstudie über zwei Jahre. Nervenarzt **64**.

Dauwalder, H. P., Ciompi, L., Aebi, E., Hubschmid, T. (1984), Ein Forschungsprogramm zur Rehabilitation psychisch Kranker. IV. Untersuchung zur Rolle von Zukunftserwartungen bei chronisch Schizophrenen. Nervenarzt **55**: 257–264.

Deissler, K. (1992), Systemische Kooperationsstudien. Manuskript, Marburg.

Goldstein, M. J., Miklowitz, D. J., Strachan, A. M., Doane, J. A., Nuechterlein, K. G., Feingold, D. (1989), Bewältigungsverhalten des Patienten und Expressed-Emotion-Muster bei Familien von ersterkrankten Schizophrenen. In: Böker, W., Brenner, H. D. (Hrsg.), Schizophrenie als systemische Störung. Bern: Huber, S. 234–242.

Haken, H. (1990), Synergetik. Eine Einführung. Berlin – Heidelberg – New York – Tokio: Springer.

an der Heiden, U. (1992), Chaos in Health and Disease – Phenomenology and Theory. In: Tschacher, W., Schiepek, G., Brunner, E. J. (Eds.), Self-Organization and Clinical Psychology. Berlin – Heidelberg – New York – Tokio: Springer, pp. 55–87.

Huber, G., Gross, G., Schüttler, R. (1979), Schizophrenie. Eine Verlaufs- und sozialpsychiatrische Studie. Berlin – Heidelberg – New York: Springer.

Keller, T. (1992), Karrieren der Kooperation. Systemisches Arbeiten im Alltag des psychiatrischen Krankenhauses. Manuskript, Psychiatrisches Landeskrankenhaus Langenfeld.

Keupp, H., Röhrle, B. (Hrsg.), (1987), Soziale Netzwerke. Frankfurt: Campus.

Leff, J. P., Kuipers, L., Berkowitz, R., Eberlein-Fries, R., Sturgrow, D. (1982), A Controlled Trial of Social Intervention in the Families of Schizophrenic Patients. British Journal of Psychiatry **141**: 121–134.

Mosher, L. R., Menn, A., Matthews, S. (1975), Soteria: Evaluation of a Home-based Treatment for Schizophrenia. American Journal of Orthopsychiatry **45**: 455–467.

Nuechterlein, K. H., Dawson, M. E. (1984), A Heuristic Vulnerability-Stress Model of Schizophrenic Episodes. Schizophrenia Bulletin **10**: 300–312.

Rappaport, J., Seidman, E. (Eds.). (1992), Handbook of Community Psychology. New York: Plenum.

Schiepek, G. (1986), Systemische Diagnostik in der Klinischen Psychologie. Weinheim: Beltz.

Schiepek, G. (1994), Der systemwissenschaftliche Ansatz in der Klinischen Psychologie. Zeitschrift für Klinische Psychologie **23**: 77–92.

Schiepek, G., Schoppek, W. (1991), Synergetik in der Psychiatrie: Simulation schizophrener Verläufe auf der Grundlage nicht-linearer Differenzengleichungen. In: Niedersen, U., Pohlmann, L. (Hrsg.), Selbstorganisation. Jahrbuch für Komplexität in den Natur-, Sozial- und Geisteswissenschaften. Bd. 2. Berlin: Duncker & Humblot, S. 69–102.

Schiepek, G., Strunk, G. (1994), Dynamische Systeme. Grundlagen und Analysemethoden für Psychologen und Psychiater. Heidelberg: Asanger.

Schmid, G. B. (1991), Chaos Theory and Schizophrenia: Elementary Aspects. Psychopathology **24**: 185–198.

Wing, J. K. (1984), Schizophrenie in Selbstzeugnissen. In: Katschnig, H. (Hrsg.), Die andere Seite der Schizophrenie, 2. Aufl. München: Urban & Schwarzenberg, S. 21–26.

Zubin, J., Spring, B. (1977), Vulnerability – A New View of Schizophrenia. Journal of Abnormal Psychology **86**: 103–126.

Korrespondenz: Univ.-Doz. Dr. Günter Schiepek, Universität Münster, Psychologisches Institut I, Rosenstr. 9, D-48143 Münster.

Psychotherapie bei einer Wochenbettpsychose

Eine Fallstudie aus der Niederösterreichischen Landesnervenklinik Gugging

Werner Brosch

Zusammenfassung. Am Beispiel einer psychotherapeutisch-sozialpsychiatrischen Behandlung einer jungen Frau mit einer Wochenbettpsychose erfolgt nach Beschreibung des Verlaufs eine kurze Beleuchtung der stationären und extramuralen Versorgungseinrichtungen der Niederösterreichischen Landesnervenklinik Gugging und eine Analyse der pharmako-, milieu- und psychotherapeutischen Behandlung unter intensiver Einbeziehung der Angehörigen. Dabei erweisen sich die Teamarbeit im Krankenhaus, das innovationsbereite, soziotherapeutisch ausgerichtete Klima und die psychotherapeutische Ausbildung der Ärzte als Grundlage für einen integrativen Behandlungsstil. Gleichzeitig wird dargelegt, wie Psychotherapie in einem psychiatrischen Versorgungskrankenhaus verwirklicht werden kann.

Der Verlauf

Die Aufnahme

Knapp vor dem Jahreswechsel 1988/89 kommt eine kleine, blonde, junge Frau von einer internen Abteilung zur Aufnahme auf die Psychiatrie. Ihr Gesicht ist rund, bleich, die Statur etwas gedrungen. Im Kontakt wirkt sie ratlos, angespannt, unentschlossen, setzt mehrmals zum Sprechen an, seufzt jedoch nur. Ihre Bewegungen sind fahrig, unruhig, ihr Gesichtsausdruck unbewegt, Tränen rinnen über ihre Wangen. Sie blickt stumm im Raum umher, findet sich offensichtlich nicht zurecht. Eine körperliche Untersuchung läßt sie nicht zu.

Aus dem Krankenhaus ist zu erfahren, daß die neunzehnjährige Frau zwei Wochen zuvor eine Tochter zur Welt gebracht hatte und anschließend mit ihrem Baby auf der Kinderabteilung aufgenommen worden war. Am Weihnachtstag waren Mutter und Kind in guter Gesundheit entlassen worden. Tags darauf war die junge Mutter jedoch neuerlich – nach einem Kollaps – aufgenommen worden. In der Folge hatte sie sich ratlos und ängstlich gezeigt; hatte nur wenig gegessen, getrunken und gesprochen. Ihre Tochter hatte sie nicht mehr versorgen bzw. stillen können. Eine internistische Erkrankung war ausgeschlossen worden.

Unmittelbar nach Gabe eines Neuroleptikums ist sie etwas lockerer, spricht mit leiser, zittriger Stimme, langsam und stockend, immer wieder unterbrochen von tiefen Seufzern. Sie weiß nicht, wo und in welcher Zeit sie ist, kann bloß ihren Namen nennen, verfällt wieder in Schweigen, fragt dann plötzlich, ob sie ohnedies nicht sterben müsse.

Erste Phase der Verwirrung

In den darauffolgenden Tagen ist sie durchwegs ohne Initiative, steht oft lange an einer Stelle, blickt zur Zimmerdecke, wie horchend, muß zu jeder Tätigkeit aufgefordert und auch gefüttert werden. Manchmal weint sie leise vor sich hin, reagiert nicht auf Ansprache. In den Nächten findet sie keine Ruhe, ist bettflüchtig, wühlt in fremden Nachtkästchen. Fallweise sucht sie die Nähe zum Pflegepersonal, äußert vage Ängste wegen einer früher einmal gestohlenen Zahnpastatube, fühlt sich schuldig, fürchtet Bestrafung.

Ehemann und Eltern kommen fast täglich zu Besuch, sind über ihren Zustand sehr bestürzt, drängen jedoch weder nach raschen erfolgbringenden Interventionen noch zerfließen sie in weinerliches Mitleid. Neuroleptika und Tranquilizer werden ihr erst intravenös, später per os verabreicht.

Nach etwa einer Woche wird sie erstmals gesprächiger, fragt nach ihrem Mann, sehnt sich nach ihrem Baby. Weiterhin ist sie in den Nächten ruhelos, ratlos, ängstlich, fühlt sich schuldig für vergangene Bagatellen, wird fallweise unsicher, ob ihre Eltern noch am Leben sind.

Das Baby kommt zu Besuch

Zwölf Tage nach der Aufnahme telefoniert sie erstmals mit ihrer Mutter, die das Neugeborene versorgt und beim Besuch mitbringen möchte. (In einigen Gesprächen davor konnte ich diesen Schritt anregen und die Bedenken zerstreuen.) Ungeduldig wartet die Patientin auf ihr Kind, ist tagsüber geordneter, und beim abendlichen Besuch strahlend, klar, hält ihre Tochter glücklich im Arm, umsorgt sie.

In der folgenden Woche erhält die Patientin häufig Besuch von ihrer Mutter und dem Baby, hat Gelegenheit, in einem ruhigen Zimmer dem Kind das Fläschchen zu geben, es zu wickeln und zu herzen. So oft wie möglich kommen auch Gatte, Vater und Geschwister, übers Wochenende den ganzen Tag. Die Familie kann sich tagsüber in einem unbenützten Zimmer einrichten, unternimmt Spaziergänge im Spitalsgelände, geht gemeinsam Mittagessen. Während der Besuche ist die Patientin deutlich klarer, besser geordnet, fühlt sich sicherer, selbstbewußter. Nach der Verabschiedung ist sie oft müde, erschöpft, wird wieder ruhelos, ängstlich, befürchtet sterben zu müssen. Im Kontakt wird sie dann sehr bedürftig und anhänglich, möchte, daß sich die Nachtschwester zu ihr ins Bett legt, möchte nach Hause zu ihrer Mutter.

Es gelingen immer längere, geordnete Gespräche und sie kann ihre Lebensgeschichte erzählen. Als Älteste von drei Kindern ist sie im elterlichen Einfamilienhaus aufgewachsen, hatte in der Hauptschule eine Klasse wiederholt und nach Abschluß der Schulpflicht in einigen Kleinbetrieben gearbeitet. Die Arbeit hatte ihr nicht besonders gefallen. Ihr Gatte, mit dem sie seit ihrer Kindheit befreundet war, ist nach einem Arbeitsunfall leicht behindert. Das Paar wohnt in der Nähe ihrer Eltern. Etwa einen Monat nach der Aufnahme ist sie so weit stabilisiert und auch in der Nacht selbständig, daß sie auf die offene Abteilung verlegt wird. Gleichzeitig werden die Medikamente innerhalb einer Woche deutlich reduziert, eine baldige Entlassung angepeilt.

Zweite Phase der Verwirrung

Wenige Tage nach der Medikamentenreduktion verschlechtert sich jedoch ihr Zustand und sie verfällt in Verhaltensweisen wie vor vierzehn Tagen: ist ängstlich, ratlos, anlehnungsbedürftig, in der Nacht ruhelos, schlaflos; wieder fragt sie manchmal, ob sie ohnedies noch am Leben sei.

Wiederholt verliert sie sich in einer inneren Welt, kann aber auf Aufforderung den Kontakt mit der Umwelt wieder aufnehmen. Sie scheint dabei die Umgebung wie ein Kind wahrzunehmen, benennt Gegenstände, staunt über vorbeifahrende Autos und freut sich, wenn sie etwas richtig macht.

Nach neuerlicher Erhöhung der Neuroleptika-Therapie kommt es bis zum Ende der sechsten Aufenthaltswoche zu einer deutlichen und anhaltenden Stabilisierung. Die regelmäßigen, häufigen Besuche – jeweils mit dem Kind – haben sich sowohl für die Familie als auch die Station fast zu einer Routine eingespielt.

Entlassung und Nachbetreuung

Nach einem geglückten Wochenendausgang nach Hause und vorsichtiger Medikamentenreduktion wird die Patientin nach zweimonatigem Spitalsaufenthalt zur Familie entlassen. Die ambulante Nachbetreuung erfolgt durch die Beratungsstelle des lokalen Psychosozialen Dienstes, die Patientin nimmt noch heute regelmäßig an Gruppenaktivitäten teil. Etwa zwei Jahre nach ihrer Entlassung beschäftigt sie sich intensiv mit dem Psychiatrieaufenthalt, beginnt eine Art Tagebuch, das sie auch mit Fotos des Krankenhauses und für sie wichtigen Teammitgliedern ausgestaltet. In unregelmäßigen Abständen, anfangs öfter, dann nur mehr zu Weihnachten schreibt sie mir ein paar Zeilen, daß es ihr, ihrer Tochter und der ganzen Familie gutgehe. Eine weitere Aufnahme war bis jetzt nicht notwendig geworden.

Diskussion

Störung und Diagnose

Psychische Störungen nach der Geburt kommen häufig vor, glücklicherweise jedoch nur selten in der hier dargestellten Form und Schwere.

Bis zu 80% aller Frauen erleben nach der Geburt für einige Tage eine leichte, wehmütig getönte Verstimmung mit Müdigkeit und Affektlabilität (Wochenbettblues, Springer-Kremser 1989). Etwa ein Viertel leidet an einer Depression mit Schlafstörungen und Gefühlen der Insuffizienz, Angst und Schuld, vor allem in bezug auf das Neugeborene.

Bei den psychotischen Störungen stehen Verwirrung, Fremdheitsgefühle, nächtliche Unruhe, ungewöhnliche Verhaltensweisen, Wahnvorstellungen, manchmal auch Halluzinationen im Vordergrund. Sie treten etwa ab dem 10. Tag post partum auf und sind entsprechend ihrer Schwere auch kaum zu übersehen. Die Häufigkeiten werden mit 2–3 von 1.000 angegeben (Cox 1986).

Als Ursache für diese psychischen Alterationen werden in der Literatur psychologische, soziologische und biologische Faktoren diskutiert. Obwohl widerlegt (Nott et al. 1976), werden immer wieder hormonelle Veränderungen zur Erklärung herangezogen. Zweifellos stellt die Geburt eines Kindes, besonders des ersten und bei sehr jungen Müttern als radikale Wandlung von Selbstbild und Rollenverständnis, eine Veränderungskrise im Leben einer Frau dar, die zum Versagen der bisher wirkungsvollen Bewältigungsstrategien führen kann (Sonneck 1985, Mester 1983). Die beschriebene Patientin hatte zweifellos unter einer postpartalen Psychose gelitten und viele der beschriebenen Symptome gezeigt. Aufgrund der langen Beobachtung auch nach der Entlassung kann eine schizophrene Störung ausgeschlossen und die psychotische Phase als eine reaktive interpretiert werden (als Gegenbeispiel zur Ansicht von Maier [1986] und Krüger [1964], die annehmen, daß sich meist eine endogene Komponente zeigen wird).

Medikamentöse Behandlung

Die medikamentöse Behandlung mit Psychopharmaka, und zwar hochpotente Neuroleptika in Kombination mit Tranquilizern bzw. niederpotenten Neuroleptika stellt bei psychotischen Störungen der beschriebenen Art sicherlich einen Eckpfeiler der Therapie dar. Selbstverständlich wird diese jedoch nie im „luftleeren Raum" erfolgen, sondern vor dem Hintergrund eines teamorientierten Behandlungsplanes und einer tragenden Arzt-Patienten-Beziehung, deren Wichtigkeit und Einfluß auf die Pharmakawirkung nicht mehr in Zweifel gezogen werden kann (Balint 1957, Rüger 1985). Aber so, wie die Beziehung zwischen Arzt und Patient die Wirkung von Psychopharmaka beeinflußt, hat ebenso die Gabe von Medikamenten einen unmittelbaren psychologischen Einfluß auf den Patienten. Durch die Gabe von Neuroleptika, welche Nüchternheit herstellen, von Gefühlen und Phantasien distanzieren, definiert sich der behandelnde Arzt als jemand, der regressive Verhaltensmuster reduzieren und „reifere" psychische Mechanismen und Verarbeitungsmöglichkeiten fördern möchte (Meißel 1991).

Während der Phasen der tiefen Regression, gekennzeichnet durch die Massivität der geschilderten Symptome, erhielt die Patientin Haloperidol in Kombination mit Diazepam, später mit Thioridazin. Zur Behandlung der nächtlichen Unruhe wurden Prothipendyl und fallweise Flunitrazepam eingesetzt.

Die Verschlechterung des Zustands der Patientin, ihre neuerlich zunehmende Ratlosigkeit und Angst nach rascher Dosisreduktion, die im Hinblick auf eine baldige Entlassung nach immerhin schon fünfwöchigem Aufenthalt erfolgt war, unterstreicht die Notwendigkeit einer ausreichend langen und ausreichend hoch dosierten medikamentösen Therapie. Durch die milieu- und psychotherapeutische Behandlung alleine, die ja in unveränderter Intensität beibehalten wurde, war eine neuerliche psychotische Dekompensation nicht zu verhindern gewesen.

Die zweite Reduktion der Medikamente erfolgte wesentlich langsamer, die Patientin erhielt Neuroleptika noch lange nach der Entlassung, und in Kombination mit der intensiven Nachbetreuung durch den Psychosozialen Dienst war diese Strategie erfolgreich.

Psychiatrische Grundversorgung und Milieutherapie

Grundsätzlich erfolgte die Behandlung der Patientin polypragmatisch, entsprechend dem Auftrag eines psychiatrischen Versorgungskrankenhauses; doch weist das „Gugginger Modell" (Marksteiner, Danzinger 1985) einige Besonderheiten auf, die für den geschilderten Verlauf bedeutsam sind.

Die Psychiatriereform in Niederösterreich erbrachte eine völlig neue Organisation der psychiatrischen Aufnahmeabteilungen und damit auch der psychiatrischen Behandlung, die ja nicht unabhängig von den Rahmenbedingungen ist.

Weder Geschlecht noch Diagnose, sondern der Wohnort eines Patienten entscheidet die Zuordnung zu einer Betreuungseinheit – dem Sektor – mit fixem Arzt oder Ärztin, TagesbetreuerIn, SozialarbeiterIn. Diese Personen übernehmen im Sinne der „unitee des soins" (Köppelmann-Baillieu 1979) auch die Nachbetreuung in den Beratungsstellen des Psychosozialen Dienstes (Eichberger 1985 a, b), meist in den Bezirkshauptstädten gelegen. Im Krankenhaus wird räumlich ein (geschlossener) Akutbereich zur Versorgung der Schwerkranken von einem Subakutbereich abgegrenzt, der von den PatientInnen bereits mehr Selbständigkeit fordert.

Der strukturierte Tagesablauf bietet mit dem morgendlichen Gruppengespräch des Sektors als Fixpunkt und den variabel zu besuchenden Therapieformen (Beschäftigungs-, Musik-, Bewegungs-, Arbeitstherapie, Arztgespräche, Angehörigenkontakte, Konsiliaruntersuchungen etc.) innerhalb eines zeitlichen Rahmens das Gerüst der stationären Behandlung. Die Zusammenarbeit der unterschiedlichen Berufsgruppen (ÄrztInnen, PsychologInnen, Pflegepersonal, Ergo- und MusiktherapeutInnen etc.) wird im Sinne einer „Therapeutischen Gemeinschaft" (Jones 1968) strukturiert. Dies „. . . bringt zum Ausdruck, daß die Patienten und das Personal innerhalb der Institution eine Einheit bilden und daß diese Einheit am besten funktioniert, wenn die einzelnen Teile der Institution miteinander in einer vernünftigen Weise zusammenarbeiten" (Bittner 1989). „Bei stark regressiven Patienten wird das Team in seiner mütterlich-haltenden, schützenden und nährenden Funktion aktiviert" (Danzinger und Bittner 1989).

Vor diesem Hintergrund der organisatorischen Struktur und therapeutischen Ausrichtung gestaltete sich der oben beschriebene „Fall" als individuelle, prozeßhafte „Figur" (Polster und Polster 1977). Die Tatsache, daß auf der Abteilung alle Ärzte psychotherapeutisch ausgebildet sind, ist ein wesentlicher Faktor für das Stationsklima und die Beziehungskultur.

Einbeziehung der Familie

Cox betont, wie wichtig die Einbeziehung der Familie in die Behandlung von Wochenbettpsychosen ist (Cox 1986). Nur so könne die physische Separation von Mutter und Baby verhindert werden, und die Mutter Unterstützung und Hilfe bei der Babypflege erhalten.

Seit den Untersuchungen von R. Spitz (1974) ist auch die eminente Bedeutung der allerersten Zeit für die Mutter-Kind-Beziehung und damit für die gesamte weitere Entwicklung des Neugeborenen allgemein bekannt.

Die Einbeziehung der Familie, vor allem des Babys in den Besuchs- und damit den Stationsalltag war ein neuartiges (weil seltenes) und nicht ganz risikoloses Unternehmen. Sowohl von seiten des Pflegepersonals als auch der Angehörigen, besonders der Mutter der Patientin, tauchten Fragen auf: Ist die Patientin schon in der Lage, ihr Baby zu sehen, zu erkennen, anzunehmen? Was würde passieren, wenn sie ihr Kind fallen ließe, wer wäre dafür verantwortlich?

Die Befürchtungen wurden in einigen Gesprächen erörtert; ein am Nachmittag leerstehendes Zimmer konnte der Familie zur Verfügung gestellt werden. Dabei war die gute Zusammenarbeit zwischen Pflegepersonal und behandelndem Arzt sowie dessen persönliche Präsenz während der ersten Treffen besonders wichtig und förderlich. Die geglückte Kommunikation der Beteiligten ermöglichte, ein klar strukturiertes und damit entängstigend wirkendes, haltgebendes therapeutisches Milieu zu etablieren (Janssen 1987, Pietzker 1985).

Das Ungewöhnliche der Besuchssituation hatte einen weiteren, dem therapeutischen Prozeß förderlichen Aspekt: Die Patientin und ihre Familie erhielten eine besondere Aufmerksamkeit, die sie vor den anderen Patienten auszeichnete; und diese Form des „Auserwähltseins" allein hatte eine positive Wirkung (therapeutischer „Hawthorne-Effekt", Kanowski 1985). Auch die Krankheitsdefinition der Familie war dem therapeutischen Prozeß förderlich (Linden 1985). Krankheit wurde als etwas Schicksalhaftes erlebt und ohne überemotionale Reaktionen gleichmütig, jedoch nicht gleichgültig hingenommen. Krankheit als Aufgabe (Bittner 1992) wurde nicht an den Arzt bzw. die Institution delegiert, sondern gemeinsam als eine zu Tragende erlebt. Die Frage nach dem „Warum" bzw. „Warum gerade ich (wir)" schien die Patientin bzw. ihre Familie weit weniger zu beschäftigen als die Frage „Wie geht es weiter, wann komme ich – kommt sie – nach Hause".

Psychotherapie im engeren Sinn

Psychotherapie im engeren Sinn als einsichtsfördernde, vorwiegend verbale Methode, konzipiert und erprobt bei der Behandlung neurotischer

Störungen, kann nur modifiziert auf die Therapie von psychotischen Zuständen angewendet werden. Zu Beginn der rudimentären verbalen Kontaktaufnahme mit der Patientin in den ängstlichen, wiederholt gestellten Fragen waren stützende, sichernde, Halt und Orientierung vermittelnde Interventionen möglich: konsistentes, verläßliches Verhalten, geduldige Beantwortung der Fragen in ruhigem Tonfall, mäßiger Körperkontakt (z. B. die Hand auf die Schulter legen, bei der Hand nehmen etc.). Diese unspezifischen allgemein mitmenschlichen Äußerungen und Handlungen erhalten durch die psychotherapeutische Haltung, in der sie erfolgen, ein zusätzliches Gewicht. Die psychotherapeutische Haltung unterscheidet sich von der allgemein menschlichen durch ein professionelles, täglich geübtes Bemühen um einfühlendes Verständnis, wo ein solches extrem erschwert, über weite Strecken auch unmöglich ist. Die massive Verzerrung der Selbst- und Fremdwahrnehmung eines psychotischen Menschen führt zu einer erheblichen Störung seines zwischenmenschlichen Beziehungsgefüges. Damit wird Verständnis für sein Erleben oftmals bloß ein Erschließen in intellektuell konstruierten Analogien sein können. Wenn es gelingt, eine primärprozeßhaft-archaische Ebene des Kontaktes herzustellen (wobei man so etwas nicht „herstellen", sondern nur „geschehen lassen" kann), so kann ein undeutlich-ahnungsvolles Mitempfinden „psychotischer Räume" möglich werden (vgl. Benedetti 1987, der von einer „Dualisierung der Psychose" in der Begegnung zwischen dem Patienten und dem Therapeuten spricht).

In den morgendlichen Gruppengesprächen (siehe oben) präsentierte sich die Patientin, nach ihrer in den ersten Tagen vorherrschenden völligen Verwirrung und Orientierungslosigkeit, oftmals wie ein staunendes Kleinkind. Sie versuchte, Halt und Orientierung an optischen Wahrnehmungen aus dem Alltag zu finden, kommentierte vorbeifahrende Autos, die sie durchs Fenster sah, beschrieb in einfachen Sätzen, was ihr im Raum, an anderen Personen oder sonstwo ins Gesichtsfeld kam; erstaunt, verwundert, ratlos. Immer wieder schien sie von den Eindrücken überwältigt, vergrub ihren Kopf in den Armen, begann zu weinen. Auf sanfte, aber bestimmte Aufforderungen hin konnte sie oftmals aus ihrem Rückzug zu neuerlicher Kontaktaufnahme mit ihrer Umgebung und damit zu einem weiteren Orientierungsversuch auf der Basis sinnlicher Wahrnehmungsinhalte angeregt werden (Perls, Hefferline, Goodman 1977).

Noch eine weitere, wiederholte „Kontaktaufnahme" erweist sich bei der Patientin als hilfreich für die Wiederherstellung und Festigung ihrer Ich-Grenzen: Aus der Verlaufsbeschreibung in der Krankengeschichte ist klar ersichtlich, daß die Besuche der Familie und ihres Kindes heilsam waren, ihr Selbstvertrauen und innere wie äußere Orientierung vermittelten. Diese Sicherheit bestand anfangs praktisch nur während der tatsächlichen Anwesenheit der Personen; unmittelbar nach deren Weggehen war sie noch gelöst, erleichtert, wurde jedoch bald wieder ratlos, ängstlich, verlor den inneren Halt, wenn die während des Besuches entstandene „Familien- und Rollengestalt" wieder verblaßte, noch zu schwach war, um ohne die Realpräsenz der Personen weiterbestehen zu können.

Die Begegnung mit Familie und Kind im geschützten Rahmen ermöglichte es ihr, leichter in die neue Rolle als Mutter hineinzuwachsen; ihre eigene Mutter gewährte ihr dabei angemessene Unterstützung.

Ein der Psychose möglicherweise zugrundeliegender innerfamiliärer oder intrapsychischer Konflikt mußte nicht auf verbale, direkte, konfrontierende Weise bearbeitet werden. Kontaktaufnahme mit der Umgebung und daraus unmittelbar resultierendes Handeln im Sinne eines Hineinwachsens in Rollen, die vorher bedrohlich und überwältigend erschienen waren, halfen, den Weg aus der Psychose zu finden.

Das Familiensystem als Hintergrund der Patientin wurde nie in Frage gestellt (das hätte vermutlich zu einer Schwächung geführt). Im Kontakt erahnbare Spannungen wurden zugunsten der konstruktiven Handlungsmöglichkeiten der Familie unerwähnt gelassen. Da die Mutter der Patientin innerfamiliär eine zentrale, organisatorische Funktion übernommen hatte, waren praktische Belange der Hauptinhalt der Einzelgespräche mit ihr. Der Gatte der Patientin benötigte selbst Unterstützung zur Bewältigung seiner neuen Vaterrolle, sicherlich in viel geringerem Ausmaß. Im Selbstverständnis des Familiensystems waren Schwangerschaft, Geburt und Kindererziehung ausschließlich Frauensache; die Männer hatten dabei keine direkte Funktion zu übernehmen. Ihre Aufgaben waren Hausbau und Geldverdienen, und in dieser Hinsicht hatte der Ehemann der Patientin sich bereits ausreichend bewährt. Die Besuche der Geschwister waren wichtig für die Identität der Patientin als „Kind unter Kindern" innerhalb ihrer Herkunftsfamilie. In dieser Rolle konnte sie sich „ausruhen" und Kraft für ihre Aufgaben als Mutter sammeln.

Die Psychotherapie im engeren Sinn beschränkte sich in dem vorliegenden Fall auf eine unspezifische, die Kontaktaufnahme mit der Umwelt fördernde und stützende Haltung, in der der Patientin und ihrer Familie einerseits eine direkte, persönliche Beziehung zum behandelnden Arzt angeboten wurde; andererseits erfolgte aus dieser, die innerfamiliären Muster berücksichtigenden Grundhaltung unter teamorientierter Einbeziehung des stationären Rahmens und des Pflegepersonals, eine Anleitung und Unterstützung der Patientin und ihrer Familie zur Neuorientierung und Neugestaltung ihres Rollenselbstverständnisses.

Die hier dargestellte Fallgeschichte ist ein Beispiel dafür, wie Psychotherapie in einem psychiatrischen Versorgungskrankenhaus verwirklicht werden kann.

Die Frage, ob eine Pharmakotherapie mit psychotherapeutischer Haltung oder eine psychotherapeutische Behandlung mit medikamentöser Unterstützung durchgeführt wurde (Feichtinger 1991), stellt sich innerhalb eines sozialpsychiatrisch-psychotherapeutischen Settings gar nicht, da in der Integration die verschiedenen Behandlungsmethoden ineinandergreifen.

Literatur

Balint, M. (1957), Der Arzt, sein Patient und die Krankheit. Stuttgart: Klett-Verlag.

Benedetti, G. (1987), Psychotherapeutische Behandlungsmethoden. In: Kisker, K. P. (Hrsg.), Psychiatrie der Gegenwart, Bd. 4, Schizophrenien. Wien – New York: Springer, S. 285–323.

Bittner, J. (1989), Bedingungen für eine Kooperation im klinischen Bereich. In: Neuentwicklungen in der Psychologie, Kongreßband zum 28. Kongreß des Berufsverbandes Österreichischer Psychologen, Wien.

Bittner, J. (1992), Hingabe, Aufgabe, Abgabe. Metamorphosen von Gesundheit. Imagination **4**.

Cox, J. L. (1986), Postnatal Depression. A Guide for Health Professionals. Edinburgh – London – Melbourne – New York: Churchill Livingstone.

Danzinger, R., Bittner, J. (1989), Psychiatrische Versorgung im ländlichen Raum. Das Modell Gugging. Filmdokumentation in 6 Teilen. Teil 5: Das therapeutische Team (unveröffentlichtes Filmmanuskript).

Eichberger, G. (1985 a), Die Entwicklung des Psychosozialen Dienstes in Ostniederösterreich – ein Beitrag zur „erlebten Geschichte". In: Marksteiner, A., Danzinger, R. (Hrsg.), Gugging. Versuch einer Psychiatriereform. Salzburg: AVM-Verlag, S. 164–178.

Eichberger, G. (1985 b), Das Psychosoziale Zentrum Mistelbach. In: Marksteiner, A., Danzinger, R. (Hrsg.), Gugging, Versuch einer Psychiatriereform. Salzburg: AVM-Verlag.

Feichtinger, M. (1991), Kombination von Psychotherapie mit Psychopharmaka. In: Danzinger, R. (Hrsg.), Psychodynamik der Medikamente. Interaktion von Psychopharmaka mit modernen Therapieformen. Wien – New York: Springer, S. 84–91.

Jager, E. (1987), Die Therapeutische Gemeinschaft. In: Strotzka, H.

(Hrsg.), Psychotherapie: Grundlagen, Verfahren, Indikationen, 2. Aufl. München – Wien – Baltimore: Urban & Schwarzenberg, S. 376–391.

Janssen, P. (1987), Psychoanalytische Therapie in der Klinik. Stuttgart: Klett-Cotta.

Jones, M. (1968), Social Psychiatry in Practice. Harmondsworth: Penguin. Zitiert nach Jager, E. (1978), Die Therapeutische Gemeinschaft. In: Strotzka, H. (Hrsg.), Psychotherapie, Verfahren, Indikationen. München – Wien – Baltimore: Urban & Schwarzenberg.

Kanowski, S. (1985), Der Einfluß psychologisch-sozialer Faktoren auf den Erfolg einer Psychopharmakotherapie – Einfluß des Behandlungsmilieus. Psychiat. Prax. **12**: 1–4.

Köppelmann-Baillieu, M. (1979), Gemeindepsychiatrie. Erfahrungen mit einem Reformmodell in Frankreich. Frankfurt – New York: Campus. Zit. nach Eichberger, G. (1985), Die Entwicklung des Psychosozialen Dienstes in Ostniederösterreich – ein Beitrag zur „erlebten Geschichte". In: Marksteiner, A., Danzinger, R. (Hrsg.), Gugging. Versuch einer Psychiatriereform. Salzburg: AVM-Verlag.

Krüger, H. (1964), Die Wochenbettpsychosen im Wandel der Anschauungen. Nervenarzt **35**, zitiert nach Dörner, K., Plog, U. (1978), Irren ist menschlich oder Lehrbuch der Psychiatrie/Psychotherapie. Wunstorf: Psychiatrieverlag.

Linden, M. (1985), Krankheitskonzepte von Patienten. Psychiat. Prax. **12**: 8–12.

Maier, Ch. (1986), Psychosen in Schwangerschaft und Wochenbett. Zbl. Neurol. Psychiat. **245**: 963–969, zitiert nach Huber, G. (1987), Psychiatrie. Systematischer Lehrtext für Studenten und Ärzte. Stuttgart – New York: Schattauer.

Marksteiner, A., Danzinger, R. (Hrsg.)

(1985), Gugging. Versuch einer Psychiatriereform. Salzburg: AVM-Verlag.

Meißel, Th. (1991), Die Psychologie der Neuroleptikaverordnung. In: Danzinger, R. (Hrsg.), Psychodynamik der Medikamente. Interaktion von Psychopharmaka mit modernen Therapieformen. Wien – New York: Springer.

Mester, H. (1983), Psychiatrische Probleme der Elternschaft. In: Peters, U. H. (Hrsg.), Kindlers „Psychologie des 20. Jahrhunderts". Weinheim – Basel: Beltz, S. 264–277.

Nott, P. N. et al. (1976), zitiert nach Springer-Kremser M., Ivanek, S. (1989), Zur Diagnosestellung und Behandlung von Wochenbettblues/Depression/Psychose. Der Praktische Arzt **43**: 606.

Perls, F., Hefferline, R., Goodman, P. (1977), Gestalt Therapy. Excitement and Growth in the Human Personality. London: Penguin.

Pietzcker, A. (1985), Der Einfluß sozialer Faktoren auf den Erfolg einer Psychopharmakotherapie. Psychiat. Prax. **12**: 19–22.

Polster, E., Polster, M. (1977), Gestalttherapie. München: Kindler.

Rüger, U. (1985), Zum Einfluß von Persönlichkeitsfaktoren auf den Erfolg einer Psychopharmakotherapie. Psychiatr. Prax. **12**: 5–7.

Sonneck, G. (1985), Krisenintervention und Suizidverhütung. Ein Leitfaden für den Umgang mit Menschen in Krisen. Wien: Facultas.

Spitz, R. A. (1974), Vom Säugling zum Kleinkind. Naturgeschichte der Mutter-Kind-Beziehung im ersten Lebensjahr. Stuttgart: Klett.

Springer-Kremser, M., Ivanek, S. (1989), Zur Diagnosestellung und Behandlung von Wochenbettblues/Depression/Psychose. Der Praktische Arzt **43**: 606.

Korrespondenz: OA Dipl. Ing. Dr. Werner Brosch, Niederösterreichische Landesnervenklinik Gugging, 2. Psychiatrische Abteilung, Hauptstraße 2, A-3400 Maria Gugging.

Psychose, Psychiatrische Behandlung, Psychotherapie und Gotteserlebnis aus eigener Erfahrung

Ilona Gruber*

Zusammenfassung. In einem längeren Abschnitt beschreibe ich meine eigenen Erfahrungen mit der Psychose, als psychiatrische Patientin, die Bedeutung, die Psychotherapie für mich hat. Es wird erkennbar, wie das psychotische Erleben aus meinem Wunsch, unhaltbare Aspekte meiner Lebenssituation zu ändern, und der erlebten Ohnmacht entsteht. Die Rolle der Psychiatrie wird deutlich, die meine sehr vielschichtige Not mit Neuroleptika beantwortet und mir damit eine Fülle neuer Probleme schafft. Im besonderen wird das Problem der Dauermedikation aufgezeigt, die Nachteile dieser Behandlung und die enormen Schwierigkeiten, anders behandelt zu werden, wenigstens nur mit Bedarfsmedikation. Es wird auch der für mich zerstörerische Zusammenhang zwischen der psychiatrischen Standardbehandlung und dem Recht auf Arbeitsunfähigkeit aufgezeigt, die faktische Unmöglichkeit, gesund und/oder nicht in psychiatrisch/neuroleptischer Behandlung zu sein und sich gleichzeitig vor der Rückkehr in die krankheitsauslösende Arbeitssituation zu schützen. In einem kürzeren Abschnitt schildere ich mein Gotteserlebnis beim Rosenkranzbeten und den Widerspruch, in den ich durch diese Erfahrung mit der Psychiatrie gerate.

Psychose, psychiatrische Behandlung, Psychotherapie

Mit 31 Jahren hatte ich meine erste Psychose im Zuge des Abstillens meines zweiten Kindes. Ich stillte das erste Kind elf Monate, als ich zum zweiten Mal schwanger wurde, ohne es zu merken, wegen der Stillamenorrhoe. Ich stillte dann während der ganzen Schwangerschaft und nach der Geburt drei Monate lang beide Kinder, bis sich das erste Kind selbst abstillte. Die Erwartung, das Stillen von nur einem Kind würde leichter sein als das Tandem-Stillen, erfüllte sich nicht. Nach dem Abstillen des ersten Kindes kam die Stillbeziehung zum zweiten Kind nicht mehr richtig in Gang, ich verlor kontinuierlich Milch, das Kind Gewicht, bis die Situation wirklich bedrohlich war. Genau zu diesem Zeitpunkt setzte meine Psychose ein, was meine Umgebung zum Handeln zwang. Meine Eltern nahmen die Kinder und stellten den Säugling auf Flasche um, was ihm das Leben rettete. Meine Psychose, die veränderte Wahrnehmung, setzte für mich deutlich wahrnehmbar ein, als das ältere Kind und ich mit dem Taxi zu einem Astrologen fuh-

---

* Ich wähle ein Autorenpseudonym, weil ich als einzelne Patientin nicht ungeschützt die Psychiatrie kritisieren will. Die geschilderten Erfahrungen sind es andererseits wert, veröffentlicht zu werden.

ren, um ein Horoskop für das jüngere Kind erklärt zu bekommen. Plötzlich bewegten sich alle Autos, die Straßenbahn langsamer, ich hatte den Eindruck, das alles sei ein Geburtstagsgeschenk meines Vaters an mich (es war zeitlich vor meinem Geburtstag). Mir war gleichzeitig undeutlich bewußt, daß ich dieses Geschenk dringend brauchte nach der langen Zeit des Ausgenutzt-, Überfordert- und politisch Unterdrücktseins als Mutter zweier Kleinstkinder. Im Haus des Astrologen begegneten mir zwei Menschen, die ich leicht glitzernd wahrnahm. Ich hielt sie für Menschen, die, todkrank und vergiftet, aus Tschernobyl kamen und von denen man nicht sicher sein konnte, ob sie nicht zum Äußersten fähig sein würden. Tschernobyl war passiert, als mein erstes Kind sieben Monate alt war und noch gestillt wurde. Wir machten damals den ganzen Horror wie viele Eltern durch, dieses Suchen nach möglichst unverstrahlten Lebensmitteln. Im Aufzug irritierte mich der rote Knopf, ich hatte riesige Angst vor roten Knöpfen im Zusammenhang mit einem möglichen Atomkrieg. Den Astrologen hielt ich dann für einen getarnten KGB-Agenten und klopfte ihn nach Waffen ab. Er gab mir Argentum nitricum zum Schlucken, ich war aber schon extrem empfindlich für jeden Eingriff in meine Körpersphäre und entwickelte riesige Angst, es könnte Gift sein. Ich hatte kein allgemeines Vertrauen in meine Mitmenschen mehr, Vertrauen hatte ich damals nur zu meinem Mann und meinen Kindern. Dieses generelle Mißtrauen war eine Art Kompensation für das generelle Vertrauen, das ich im Alltagsbewußtsein hatte, obwohl es durch Ereignisse wie Tschernobyl und sehr viele andere Erfahrungen als Mutter ständig erschüttert wurde. Ich beziehe mich hier auf die „Absicherungstendenzen", die Jervis beschreibt, die irrationale Seite des „normalen" Bewußtseins (Jervis 1978).

Zu Hause merkte mein Mann meine Überdrehtheit und meinte, ich solle versuchen, zu schlafen, was mir tatsächlich gelang. Als ich am nächsten Tag noch immer in Todesangst war, verständigte er meine Eltern, die die Kinder holten, was ich verhindern wollte. Es gelang mir aber nicht. Ich wehrte mich nicht nur gegen die Trennung, sondern gegen das neuerliche Nicht-gefragt-Sein, das Gewalttätige an dieser Hilfe, die eigentlich zu spät kam. Irgend jemand hätte schon vorher merken sollen, daß das jüngere Kind zu mager war, und etwas Sinnvolles tun.

Als nächstes halluzinierte ich, daß die Gegenüberwohnenden auf meinen Mann und mich schießen und wich ständig den Schüssen aus. Ich fragte meinen Mann, ob er die Schüsse hörte, er verneinte. Da wich ich nicht mehr aus und registrierte, daß ich nicht wirklich verletzt wurde. Ich merkte aber gleichzeitig, daß die Schüsse nicht aufhörten und daß es hier um eine andere Art der Verletzung ging, die ich zur Kenntnis nehmen mußte. Tatsächlich stellte sich einige Wochen später heraus, daß unsere Mitbewohner unseren Kindern das Spielen im Hof verbieten wollten. Gewarnt durch meine psychotische Vorahnung setzten wir uns in diesem Rechtsstreit durch und erhielten unseren Kindern das Recht auf Spielen im Hof.

In der restlichen Zeit der insgesamt zehntägigen Psychose setzte ich mich intensiv mit den Geheimdiensten und der kriminellen Unterwelt auseinander, Teile der Realität, mit denen ich mich sonst nie beschäftigte, die aber zweifellos wichtige Teile unserer Realität sind.

Mein Mann besorgte von einem befreundeten Psychiater Truxal, ich nahm täglich 150 bis 200 mg, vor allem weil es seine Bedingung war, bei mir zu bleiben.

Ich war damals in Karenz und benötigte keinen Psychiater für Krankenstand oder Frühpension. Mein Krankheitserlebnis war das einer schweren Grippe, etwas, das mit Sicherheit vorübergeht. Die Lungenentzündung, die ich einmal gehabt hatte, hatte ich damals bedrohlicher erlebt als diese Psychose.

Nach den zehn Tagen hatte ich keine Selbstwertprobleme, keine Nachwirkungen, kein Problem mit dem Absetzen der Neuroleptika. Ich faßte den Entschluß, die Grunderfahrung dieser Psychose, meine politische Machtlosigkeit als Mutter, in die Tat umzusetzen und engagierte mich in den folgenden zwei Jahren in der Mütterbewegung. In dieser Zeit ging es mir ausgezeichnet.

Nach den zwei Jahren mußte ich aus der Kinderkarenz zurück in meinen Beruf. Daß das schwierig sein würde, hatte ich schon in meiner ersten Psychose vorausgeahnt und versucht, durch mein politisches Engagement meine Position zu verbessern. Wie sich herausstellte, hatte dieses politische Engagement bei weitem nicht ausgereicht, meine Situation als Rückkehrerin aus der Karenz, Mutter zweier Kindergartenkinder, in eine humane, erträgliche Situation zu verwandeln. Die Erwartungen meiner Vorgesetzten, ich sollte so funktionieren, als hätte ich keine kleinen Kinder zu versorgen und gleichzeitig beweisen, daß ich durch meine Kinderpause nicht an Befähigung eingebüßt hatte, trafen mich in voller Härte. Ein sehr hoher Prozentsatz meiner KollegInnen war kinderlos.

Nach zwei Wochen begann meine zweite Psychose. In der Nacht bekam ich Angst, der Geheimdienst könnte mich holen. Vor Angst hielt ich die Schlafzimmertür zu. Mein Mann und ich beschlossen, den hiesigen psychiatrischen Notdienst zu rufen, der auch kam und mir ein Dominal gab. Ich beruhigte mich nicht, weil ich sehr genau spürte, daß „es das nicht war". Ich hatte kein Bedürfnis nach einem stärkeren Medikament, ich hatte das Bedürfnis, daß jemand meine Notsituation realistisch sieht und nicht mit einem Schlafmittel verharmlost. Daher fuhren wir mit den Kindern in eine psychiatrische Notfallambulanz, wo ich oral Haldol bekam und in Gefahr geriet, stationär aufgenommen zu werden. Nicht ich, sondern mein Mann wurde gefragt, was weiter geschehen sollte. Zu meinem Glück lehnte er eine Stationierung ab. Nach diesem Auftritt war ich deutlich erleichtert, weil ich sicher war, mein Zustand war registriert worden, konnte nicht mehr negiert werden. Am nächsten Tag fuhren mein Mann und ich zu einem niedergelassenen Psychiater, der glücklicherweise zu der Meinung kam, meine Arbeitsbedingungen seien für meinen Zustand verantwortlich und mir pro Tag 15 mg Haldol verschrieb. Nach drei Tagen setzte ich das Haldol ab, weil ich keine Symptome mehr hatte. Ich teilte das der Ordinationshilfe telefonisch mit und dachte mir nichts Böses dabei. An ihrer Reaktion merkte ich, daß das nicht vorgesehen war. Ich merkte zum ersten Mal, daß die Freiheit,

Neuroleptika abzusetzen, wenn man sie nicht mehr braucht, psychiatrischen Patienten absolut nicht gewährt wird. Zum Glück ging dieser Psychiater kurz darauf auf Urlaub, es entstand also eine nicht ganz klare Behandlungssituation, auf die ich mich später ausreden konnte, als ich ihn für die Arbeitsunfähigkeitspension brauchte. Sonst wäre ich zur „ungehorsamen Patientin" geworden, eine undankbare und gefährliche Rolle. Ich kenne jemand, der diese Rolle jahrelang gespielt hat und daran zerbrochen ist; er starb an einer Überdosis Psychopharmaka, es ist nicht klar, ob es Unfall oder Selbstmord war.

Ich ging dann wieder arbeiten und hielt die zwei Wochen bis zu meinem Urlaub durch. In meiner Arbeitsstelle war jetzt bekannt, daß ich eine psychotische Krise gehabt hatte, ich war offiziell zur psychiatrischen Patientin geworden. Zu meiner großen Überraschung hatte dadurch diese Psychose, die ja viel kürzer und leichter als die erste war, deutlich negative Nachwirkungen – als psychiatrische Patientin hatte ich plötzlich Selbstwertprobleme, erlebte eine tiefe Kluft zwischen mir und der Gesellschaft. Nach der ersten Psychose, in der ich ohne Psychiater ausgekommen war, hatte ich das alles nicht gehabt.

Thematisch spielten in dieser zweiten Psychose neben den Geheimdiensten die Rauschgiftringe eine große Rolle, vor allem die Droge Crack. Mir war anschließend klar, daß ich berechtigte Angst hatte, meine Kinder der Gefahr der späteren Drogensucht auszusetzen, wenn ich sie weiter so vernachlässigte, wie ich durch meine Arbeit gezwungen war. Nach meinem Urlaub erlitt ich einen posttraumatischen Erschöpfungszustand, war nur mehr unendlich müde. So etwas hatte ich nach meiner ersten Psychose, als ich in Karenz und keine psychiatrische Patientin war, nicht gehabt. Ich ging drei Monate in Krankenstand, begann makrobiotisch zu essen und entwarf ein Projekt, mit dem ich versuchte, mir einen anderen, sinnvolleren Arbeitsplatz zu konstruieren. Um dem Projekt eine Chance zu geben, kehrte ich nach drei Monaten auf meinen Arbeitsplatz zurück. Am selben Tag bekam meine ältere Tochter Angina, aus der sich Pseudokrupp entwickelte. Zirka sechsmal pro Nacht und genauso oft am Tag hatte sie schwere Erstickungsanfälle, an denen man prinzipiell auch sterben kann. Als ich merkte, daß meine Vorgesetzten selbst darauf nicht in unserem Sinn reagierten (z. B. wurde mein Ansuchen auf Halbtagsarbeit abgelehnt), setzte ich meine Invaliditätspensionierung in Gang.

Die Invaliditätspensionierung war ein brutaler, eindeutiger Handel zwischen mir und den Ärzten, die über meine Arbeitsfähigkeit zu entscheiden hatten. Es ging schlicht um einen Tausch: Invaliditätspension gegen das Ausmaß an Neuroleptika, das ich bereit war zu konsumieren. Je mehr und je länger ich Neuroleptika nahm, um so größer war meine Chance auf eine Invaliditätspension. Wie es mir gelang, das enorme gesundheitliche Risiko, das dieser Handel für mich bedeutete, erträglich gering zu halten, möchte ich nicht einmal unter dem Schutz eines Pseudonyms schildern. Mein behandelnder Psychiater erzählte mir am Ende der neuroleptischen Kur, daß 50% der Patienten davon einen Leberschaden bekommen. Zu Beginn der Behandlung hatte er nichts davon gesagt. Wenn ich nicht mein erstickendes Kind vor Augen gehabt hätte, hätte ich die Pensionierung nicht geschafft.

Als ich nach elf Monaten endlich wirklich in Arbeitsunfähigkeitspension war, stellte sich mir das Problem, daß ich nach einem gewissen Zeitraum arbeitsfähig geschrieben werden konnte und damit der ganze Horror wieder beginnen würde. Ohne es zunächst in dieser Deutlichkeit zu sehen, spürte ich, daß ich nicht gesund sein „durfte", wenn ich nicht mehr in diese schreckliche Situation kommen wollte. Die schreckliche Situation ist, als Mutter in einer Arbeitswelt bestehen zu müssen, die sich nicht einen Deut darum schert, daß ich als Mutter Verpflichtungen habe, die mein Funktionieren im Beruf nicht nur beeinflussen können, sondern vor allem beeinflussen dürfen. Ich rebelliere aus tiefstem Herzen gegen den Wahnsinn, daß die Logik der Arbeitswelt meine Beziehung zu meinen Kindern zerstören darf, sogar mich und meine Kinder zerstören darf, während die Bedürfnisse meiner Kinder Arbeitsabläufe nicht einmal ansatzweise in Frage stellen dürfen. Im Sinne Coopers bin ich eine „Rebellin ohne die nötigen Überlebensstrategien" (Cooper 1971).

Mir war klar, daß ich bei einer offiziellen Untersuchung meiner Arbeitsfähigkeit chancenlos sein würde, wenn ich in der Zwischenzeit nicht in psychiatrischer Behandlung war. Ich hatte keine Ahnung, wie ich das anstellen sollte. Aus dieser Unsicherheit, zusammen mit meinem neuerworbenen Stigma (ich war mit der Diagnose „Schizophrenie" in Invaliditätspension gegangen, die einzige Möglichkeit in meinem Alter), resultierte ein ziemlich wackliger psychischer Zustand. Sehr hilfreich war und ist mein Pfarrer, mit dem ich regelmäßig rede. Da war und ist eine gewisse Freiheit, im Schutz der Religion auch „Verrücktes" zu kommunizieren.

Auf der Suche nach einer Behandlung, die ich im Notfall vorweisen konnte, landete ich bald in einer psychiatrischen Ambulanz. Naiv beharrte ich zunächst auf medikamentenfreien, stützenden Gesprächen, erfuhr aber, daß mein behandelnder Arzt so überhaupt nicht arbeiten darf. Er gab das zunächst nicht zu, machte aber sehr deutlich, daß er mich nur unter der Bedingung behandeln wollte, daß ich wöchentlich ½ Semap nahm. Meine radikale Verhandlungsposition (gar keine Medikamente) sicherte mir immerhin diese niedrige Dosis. Später erfuhr ich dann von einer Sozialarbeiterin, daß die Psychiater hier nur medikamentös behandeln dürfen.

Ich nahm das Semap vier Monate lang. In dieser Zeit konnte ich zweimal nicht schlafen und fuhr deshalb nachts zum hiesigen psychiatrischen Notdienst, weil ich nicht unkontrolliert etwas schlucken wollte. Ich hielt das für eine sehr einfache und plausible Methode, sich anschauen zu lassen, bevor man etwas schluckt. Die Leute vom Notdienst machten mir rasch klar, daß sie von dieser Methode überhaupt nichts hielten und nur mitspielten (mir 15 mg Truxal gaben), weil ich schon einmal da war. Beharrlich verwiesen sie auf meinen behandelnden Arzt, und ich bekam das sehr ungute Gefühl, daß solche „störenden" Besuche dazu führen, daß die Dauermedikation erhöht wird. Das stimmte auch. Beim nächsten Besuch bei meinem behandelnden Arzt wollte er meine Dosis auf 1 Semap erhöhen. Ich konnte das nur dadurch verhindern, daß ich mich bereits in Psychotherapie befand. Die Tatsache, daß ich in Psychotherapie war, schützte mich wirksam vor einer Erhöhung meiner Dauerdosis.

Ich hatte mir absichtlich eine Psychotherapie bei einer Psychologin gesucht, weil ich von ihr Unterstützung gegen die Logik und Praxis der Psychiatrie erhoffte. Tatsächlich ermutigte mich meine Therapeutin, die Dauermedikation ohne Wissen meines Psychiaters abzusetzen und nur mehr im Bedarfsfall zu nehmen. Nach vier Monaten Semap hatte ich eine dreimonatige chronische Halsentzündung, die erst verschwand, als ich das Semap absetzte. Die HNO-Ärztin diagnostizierte eine erhöhte Infektanfälligkeit aufgrund einer chronisch zu trockenen Mund- und Rachenschleimhaut. Trockener Mund ist eine bekannte Nebenwirkung der Neuroleptika. Außerdem wirken Neuroleptika depressiv, also auch immunsuppressiv. Dennoch war das für meinen Psychiater kein Grund, mich auf Bedarfsmedikation umzustellen. Die Taktik, das Semap ohne Wissen meines Psychiaters einfach nicht zu nehmen, funktionierte so lange, bis ich zu einem Kontrolltermin zu ihm mußte. Das setzte mich dermaßen unter Streß, daß ich am Tag des Kontrolltermins begann, psychotische Symptome zu entwickeln, die sich am Weg zur Ambulanz deutlich verschärften. So hielt ich eine rote Alarmanlage bei der Rolltreppe der U-Bahn-Station plötzlich für eine Atomkriegsalarmanlage und zog daran, löste eine laute Sirene aus. Glücklicherweise passierte mir nichts, weil ich weiterging. Witzigerweise merkte mein Psychiater nichts von meinem Zustand, der dann zu Hause erst verging, als ich tatsächlich ein Semap genommen hatte. Ich führe diesen für mich ungewöhnlich glücklichen Ausgang der Situation (ich hätte auch stationär eingewiesen werden können) darauf zurück, daß ich die ganze Nacht vorher für diesen Menschen Rosenkranz gebetet hatte.

Nach diesem Ereignis hatte ich die Nase voll und rief einige niedergelassene Psychiater an mit der direkten Frage, ob sie bereit wären, mir eine Bedarfsmedikation zu verschreiben und mit mir klare Kriterien zu erarbeiten, wann ich sie nehmen sollte. Eine einzige Psychiaterin war dazu bereit, unter anderem deshalb, weil ich in Psychotherapie war.

Ich weiß von vielen anderen Leuten, daß es tatsächlich fast unmöglich ist, eine Bedarfsmedikation verschrieben zu bekommen, d. h., die Neuroleptika nur dann zu nehmen, wenn man Symptome hat. Sehr viele PatientInnen sind dadurch gezwungen, ihre Behandler anzulügen, wie ich es getan habe. Mein Beispiel macht hoffentlich allen klar, daß auf diese Weise Psychosen ausgelöst werden können.

Gotteserlebnis und Psychiatrie

Es handelt sich hier um die Beschreibung einer Erfahrung (Gotteserfahrung), die prinzipiell schwierig zu schildern ist. Ich ersuche die LeserInnen daher um Geduld und fasse mich eher kurz.

Der Psychose liegt die legitime Sehnsucht nach einer anderen, besseren Welt zugrunde und die legitime Kritik am Sosein dieser Welt und Gesellschaft.

Deshalb ist die Botschaft der Schulpsychiatrie – „Komm zurück ins Normalbewußtsein, verzichte auf wenigstens einen Teil deiner Sensibilität mit Hilfe von schweren Medikamenten" – für viele Betroffene nicht akzeptabel, manchmal geradezu verheerend; vor allem dann, wenn die Kontrolle über die Art der medikamentösen Therapie den Betroffenen vorenthalten wird, auch schwerwiegende Einwände einfach nicht beachtet werden. So bekommt das Opfer Patient den Eindruck, die übermächtige Psychiatrie möchte ihn/sie vordringlich zum Schweigen bringen.

Meine Erfahrung mit der Psychose und dem Rosenkranzbeten hat mir gezeigt, daß es einen anderen Weg aus der Psychose gibt, nämlich ein Mehr an Selbstaufgabe (Ich-Aufgabe) und Vertrauen (Glauben) statt einem Weniger. Vor dem Hintergrund der mystischen Erfahrung ist die Psychose ein Stehenbleiben auf halbem Weg, ein Festhalten im Angesicht des Göttlichen aufgrund von einem Mangel an Vertrauen oder Glauben.

Allerdings ist eine mystische Überzeugung in unserer Gesellschaft kein Anlaß, aus bestimmten Arbeitszusammenhängen befreit zu werden, die man nicht länger verantworten kann – eine Psychose ist dafür ein Anlaß.

Seit 4½ Jahren bete ich Rosenkranz. Ich begann damit in der Zeit nach der ersten Psychose, als es mir psychisch sehr gut ging. Ich verfolgte und verfolge damit keine Absicht, mich zu „kurieren". Von Anfang an war es „etwas ganz anderes", was mich daran faszinierte. Ein Gefühl, „daß es wirklich das ist", ein Finden von etwas, was ich suchte, eine Art endgültiges Glück, das nicht weiter hinterfragt werden muß. Zunächst war dieses Gefühl schwach. Mit der Zeit hat die Erfahrung in dem Ausmaß Besitz von meinem Leben ergriffen, in der ich Vertrauen gefaßt habe und in der meine Erfahrung/Überzeugung gewachsen ist, daß Liebe die einzige Realität im Leben ist. Der Rosenkranz ist meine „Liebesschule", weil ich wirklich keine Ahnung habe, was Liebe ist.

In der ersten Psychose konnte ich noch nicht Rosenkranz beten, ab der zweiten Psychose schon. Das Rosenkranzbeten während der Psychose und während einiger „Kipp-Zustände" (partieller Realitätsverlust mit einigen psychotischen Ideen, aber kein vollständiger Realitätsverlust, keine Halluzinationen) war bei weitem die wichtigste Erfahrung in diesen Zuständen; ich machte nämlich die Erfahrung, daß ich in diesen Kontrollverlustzuständen sehr wohl fähig bin, den Rosenkranz zu beten. Das ist eher überraschend, weil der Rosenkranz ein schwieriges Gebet ist. Gleichzeitig machte ich die Erfahrung, daß ich nicht beten wollte, daß es also nicht an meiner Unfähigkeit scheiterte, sondern an meinem tiefen Unwillen. Das war in der Psychose die wesentlichste Erfahrung, das In-Kontakt-Kommen mit diesem tiefen Unwillen. Ich habe trotzdem und auch deswegen weitergebetet, so gut es ging. Ich vermute, ich verdanke diesem Beten die Gewißheit, daß nicht Gott mich, sondern ich ihn verlassen hatte, etwas, was ich mit der Zeit nachvollziehen und verstehen konnte. Zu spüren, daß Gott nahe ist, ist in der Psychose, in jedem Leidenszustand, alles andere als unwesentlich.

Ich habe Rosenkränze schon in den Mistkübel geworfen, ins Klo, zwischen U-Bahn-Geleise und von einer Brücke. Jede Menge Rosenkränze habe ich schon verloren, aber auch verschenkt. Ich habe den Rosenkranz schludrig, nur teilweise gebetet. Jedesmal machte ich diese konsistente Erfahrung: ein sofortiges Nichtbestraftwerden (wo ich Strafe erwartet hatte, ohne es zu wissen), ein völlig unerwartet heftiger Schmerz wegen dem Verlust, der Trennung, schließlich ein Zurückkommen, Wiederfinden mit gewachsenem Vertrauen. Rosenkränze gibt es gratis in jeder Pfarre, man kann sie auch kaufen.

Diese für mich sehr wichtigen Erfahrungen finden im psychiatrischen Denkgebäude keinen Platz, wohl aber in der Systematik, die katholische MystikerInnen zur Beschreibung mystischer Entwicklung aufgestellt haben (Beyer 1989, Rahner 1989, von Rohr und von Weltzien 1993).

Nachdem ich vier Jahre lang Rosenkranz gebetet hatte (alleine und in der Kirche mit anderen), hatte ich eine direkte Begegnung mit der Gottesmutter, die mit sehr starken sexuellen Gefühlen verbunden war. Nach all den Jahren Rosenkranzbeten war ich sicher, daß es sich um sie und niemand anderen handelte. Diese Begegnung hat mich sehr erschüttert, aber mir gleichzeitig klar gemacht, daß es sich hier um eine Realität handelt, nicht um ein mehr oder minder verbindliches Ritual zum zeitweiligen Erfahren eines bestimmten Zustands, einen netten Zeitvertreib. Derzeit gehe ich täglich in meine Pfarre zum Gruppen-Rosenkranz. Allein bete ich den Rosenkranz, wenn ich zeitlich verhindert bin, in den Gruppen-Rosenkranz zu gehen.

Die Gebetserfahrung ist jetzt ein umfassendes, lebensnotwendiges Ergriffenwerden, nicht mehr sexuell gefärbt. Ich verstehe in Ansätzen, daß im Gebet eine Umwandlung von sexueller Energie, sexuellem Interesse in etwas anderes, Ganzheitlicheres, über den Tod Hinausgehendes, rein Seelisches, passiert. Es ist ja logisch, daß ein sterblicher Mensch (das Verständnis vom Zusammenhang Sterblichkeit–Sexualität muß ich momentan wegen der Kürze voraussetzen) dem unsterblichen Gott nicht anders nahekommen kann.

Mir ist klar, daß ich meine sexuelle Erfahrung mit dem Rosenkranz, der Gottesmutter, haben mußte, um den Respekt, das tiefe Interesse für dieses Gebet zu entwickeln, das nötig ist für die Glaubenserfahrung, die ich jetzt mache. Mir ist klar, daß es hier um eine Erfahrung geht, die eine wirkliche Antwort auf Tod und Leid ist, etwas, was die Psychiatrie, kein rationales System bieten kann. Diese Erfahrung ist selbst „Betriebsunfälle" wie eine Psychose wert. Wenn wir sterben, sind wir alle nicht vernünftig. Ethische Fragen des Kontrollverlusts („Schade ich jemand, wenn ich den Verstand verliere?") können von der Vernunft ja sowieso nicht gelöst werden – wir wissen alle, daß „normale" Menschen im Vollbesitz ihrer Vernunft nicht weniger gefährlich sind als psychiatrische Patienten. Speziell für die weißen Bewohner der reichen Länder gilt ja, daß sie sich minütlich am Tod von Kindern in der „dritten Welt" schuldig machen. Kein einzelner irrer Mörder tötet mit solcher Effizienz. Es ist auch noch nicht entschieden, ob wir uns durch unser ganz normal-wahnsinniges umweltzerstörendes Verhalten nicht schuldig machen am Tod unserer Kinder und Kindeskinder.

Ich werfe der Psychiatrie vor, daß sie mich auf dem Weg des Gebets so entmutigt, obwohl sie nichts annähernde Gleichwertiges bieten kann. Ich werfe der Psychiatrie vor, daß sie mir mit ihren Wünschen, mich ständig unter Medikamente zu setzen, verdeutlicht, ich hätte keine Hoffnung – ohne diese Medikamente nicht, aber auch nicht mit den Medikamenten; in einem konkreten Sinn können die Medikamente meine „Krankheit" nicht heilen, sondern nur „dämpfen"; im existentiellen Sinn berühren die Medikamente meine Sinnfragen nicht. Die Neuroleptika sind nicht im mindesten ein Ersatz für Gott.

Die Psychiatrie versucht mir weiszumachen, daß diese in Wirklichkeit überwältigende Erfahrung, die ich beim Beten mache, entweder irrelevant oder irreal ist oder, aufgrund ihrer Nähe zur Psychose, sogar ungesund und gefährlich. Für mich war und ist es sehr interessant, über die heftigen seelischen Krisen auch sehr großer Heiliger zu lesen. Ich bin nach meinen Erfahrungen als psychiatrische Patientin erstaunt, was die „alles durften" und dann auch noch heiliggesprochen wurden. Deshalb führe ich für gutwillige Professionisten oder suchende Betroffene im Literaturverzeichnis einige Bücher an, die in diese Thematik einführen (Beyer 1989, Rahner 1989, von Rohr und von Weltzien 1993).

Literatur

Beyer, R. (1989), Die andere Offenbarung. Bergisch Gladbach: Lübbe.

Cooper, D. (1971), Psychiatrie und Antipsychiatrie. Frankfurt: Syndikat.

Jervis, G. (1978), Kritisches Handbuch der Psychiatrie. Frankfurt: Syndikat.

Lehmann, P. (1990), Der chemische Knebel. Berlin: Peter Lehmann Antipsychiatrieverlag.

Rahner, K. (1989), Visionen und Prophezeiungen. Freiburg im Breisgau: Herder.

von Rohr, W., von Weltzien, D. (1993), Das große Lesebuch der Mystiker. München: Goldmann.

Korrespondenz: Jan Dick van Abshoven, European Desk*, P. O. Box 40066, NL-1009 BB Amsterdam, Niederlande (von dort werden Briefe an die Autorin weitergeleitet).

Nachtrag

Inzwischen habe ich Kontakt zum Wiener Sozialistischen Patientenkollektiv aufgenommen und so das Buch „Der chemische Knebel" (Lehmann 1990) bekommen. In diesem Buch steht auf Seite 100, daß Semap in der BRD seit zehn Jahren nicht mehr im Handel sein darf, weil es bei Ratten in therapeutischen Dosen Krebs erzeugt hat. Erst jetzt setzte mein selbständiges Denken wieder ein, und ich erkundigte mich, wieso Semap in Österreich nicht im Handel erhältlich ist, sondern nur in der psychiatrischen Ambulanz. Die Erzeugerfirma CILAG bestätigte mir, daß Semap auch in Österreich seit zehn Jahren nicht mehr im Handel ist, weil das der Firma aufgrund der toxikologischen Versuche, in denen bei Ratten Krebs auftrat, vom österreichischen Gesundheitsministerium nahegelegt worden war.

* Kommunikationszentrum des weltweiten Netzes von Benützern und Ex-Benützern von Einrichtungen für geistige Gesundheit mit Repräsentanten in 25 Ländern.

Dieser Schock brachte bei mir endgültig das Faß zum Überlaufen und ich beschloß, meinen psychiatrischen „Behandlern" die Gefolgschaft aufzukündigen und mich statt dessen (wieder) antipsychiatrisch zu engagieren. Seither geht es mir wesentlich besser.

Das Buch „Der chemische Knebel" hat mir geholfen, meine eigenen Erfahrungen mit Neuroleptika und der psychiatrischen Behandlungssituation auf den Punkt zu bringen: Nachdem ich zwei Jahre lang versucht habe, die psychiatrische Behandlung mit Neuroleptika in etwas für mich Hilfreiches zu funktionalisieren, hat sich eindeutig herausgestellt, daß dieser Versuch gescheitert ist: Neuroleptika sind (für mich) keine Hilfe, die psychiatrische Behandlungssituation auch nicht. Was mich selbst betrifft, wurde ich von den Neuroleptika und der psychiatrischen Behandlungssituation immer abhängiger, obwohl die negativen Auswirkungen auf meine Gesundheit offensichtlich waren. Ich habe z. B. noch immer zwei verletzte Zehennägel als Folge eines nächtlichen Kreislaufkollapses mit Todesangst nach der Einnahme von Truxal. Lehmann (1990) zitiert auf Seite 375 einige Studien, die die abhängigkeitserzeugende Wirkung der Neuroleptika nachweisen; etwas, was die Schulpsychiatrie mit dem dubiosen Hinweis auf die unangenehme Wirkung der Neuroleptika bestreitet.

Was meine mitmenschlichen Beziehungen betrifft, konnte ich eine erstaunlich destruktive Wirkung der psychiatrischen Behandlung mit Neuroleptika beobachten, wobei der zerstörerische Effekt sowohl psychologischer Natur als auch direkt neuroleptikaerzeugt ist: Es kam soweit, daß wir in jeder wesentlichen familiären Konfliktsituation die Psychiatrie in Anspruch nahmen mit dem Ergebnis, daß ich Neuroleptika nehmen mußte. Meiner Erfahrung nach ist das die ideale Methode, jede Beziehung restlos zu zerstören. Alles, was an der Beziehung lebendig ist, wird im Ansatz kaputtgemacht. Mit Hilfe der psychiatrischen Logik und dem neuroleptischen Holzhammer wird schließlich alles Irrationale, Spontane, Symbolhafte, erste Entstehende, Wachsende im Ansatz unterdrückt, immer auf Kosten des designierten Patienten. Das Lebendige, erst Entstehende hat zunehmend nur mehr die Möglichkeit, sich pathologisch zu äußern.

Ich würde Neuroleptika „Entfremdungsdrogen" nennen. Ich konnte bei mir beobachten, wie eine grundlegende feige Verzweiflung in mir zu wachsen begann, ein tiefes „Nicht-zu-mir-selbst-Stehen". Mit „Hilfe" der Neuroleptika habe ich begonnen, mich zu meinem eigenen Feind zu entwickeln. Auch das ist einerseits eine psychologische Auswirkung der psychiatrischen Behandlungssituation, andererseits eine direkte Wirkung der Neuroleptika.

Was werde ich tun? Mein Mann und ich bauen derzeit ein Netz von HelferInnen, die uns auf verschiedene Weise „das nächste Mal" helfen, ohne Neuroleptika durchzukommen. Auf die Psychiatrie kann ich dabei nicht zählen. Es ist eine weitere destruktive Auswirkung der psychiatrischen Behandlungssituation, daß wir bisher noch nicht auf die Idee gekommen sind, in psychischen Notsituationen FreundInnen zu rufen; so wie das Kaninchen vor der Schlange haben wir ausschließlich der „hilfreichen" Psychiatrie vertraut.

Freizeitrehabilitation schizophrener Patienten

Brigitte Jenull

Zusammenfassung. Prospektive und retrospektive Langzeitstudien konnten zeigen, daß schizophren Erkrankte weitreichende Defizite in ihrer sozialen Kompetenz und Anpassung haben. Dies betrifft insbesondere ihre zwischenmenschlichen Beziehungen, aber auch alltägliche soziale Fertigkeiten in den Lebensbereichen Wohnen, Arbeit und Freizeit. Bislang spielte der Bereich der Freizeit keine oder nur eine sehr untergeordnete Rolle. Einen Eindruck vom zeitlichen und psychischen Ausmaß des sogenannten Freizeitproblems schizophrener Menschen bekam man erst bei der Betrachtung ihrer Arbeitssituation. Der hohe Prozentsatz an arbeitslosen Patienten und die damit verbundenen negativen Folgen wie mangelnde Sozialkontakte, fehlende Zeitstruktur oder Langeweile weisen auf die Relevanz rehabilitativer Maßnahmen im Freizeitbereich hin, die im Sinne einer Sekundärprävention weitere Folgeschäden der schizophrenen Erkrankung vermeiden helfen. Als ein erster Versuch, diesen wichtigen Bereich in der Rehabilitation schizophrener Patienten systematisch abzudecken, wurde im Rahmen der Weiterentwicklung des IPT (Roder et al. 1988) ein Freizeittherapieprogramm erarbeitet. Das neu entwickelte Therapieprogramm wurde in einer ersten Pilotstudie (n = 6) an der Psychiatrischen Universitätsklinik in Bern evaluiert. Die Ergebnisse zeigen übereinstimmend, daß die Therapie Veränderungen bei den Teilnehmern in Richtung der erwünschten Ziele bewirken konnte.

Theoretische Grundlagen

Die theoretischen Grundlagen für die vorliegende Arbeit beruhen vor allem auf den zwei Forschungsbereichen der Rehabilitation schizophrener Menschen und der Freizeitpsychologie und Freizeitberatung.

Da zum allgemeinen Forschungsstand der Schizophrenie eine Vielzahl umfangreicher Literatur vorliegt, die das Wesen, den Verlauf und die Behandlung dieser Störung gut zu erklären vermögen, soll an dieser Stelle lediglich ein kurzer einführender Überblick über die neueren Erkenntnisse der Schizophrenieforschung gegeben werden. Der interessierte Leser sei beispielsweise auf die Übersichtsarbeiten von Süllwold und Huber 1986 oder Brenner et al. 1983 verwiesen.

Neuere Ansätze in der Schizophrenieforschung

Langzeitstudien zur Schizophrenie

Im folgenden werden Langzeitstudien, nach dem Jahr der Veröffentlichung gegliedert, vorgestellt, die die Forderung nach Rehabilitationsmaßnahmen unterstützen, die den schizophrenen Menschen ein mehr an Lebensqualität und ein von Institutionen unabhängigeres Leben ermöglichen sollen.

Möller und Zerssen (1986) untersuchten die Krankheitsverläufe von 81 schizophrenen Patienten (keine Langzeitpatienten) über einen Zeitraum von fünf Jahren hinweg. Die soziale Anpassung der untersuchten Personen wurde in Selbst- und Fremdratingverfahren (Global Assessment Scale, GAS, 1976; Skala zur sozialen Anpassung, SSA, 1976, und Fragebogen zur Erfassung der Lebensbeeinträchtigung, unveröffentlicht) überprüft. Die Resultate zeigen, daß die Arbeitsfähigkeit bei 46% (Fremdrating) aller Patienten stark beeinträchtigt und in 18% aller Untersuchten wesentlich beeinträchtigt war. Nur ein Drittel (33%) der untersuchten Patienten wies keine oder nur leichte Beeinträchtigungen auf. Weiters fanden Möller und Zerssen, daß nur 35% der Patienten eine zufriedenstellende Freizeitgestaltung aufwiesen, während 44% in nur sehr geringem Ausmaß bzw. keinen Freizeitbeschäftigungen nachgingen.

Schubart et al. (1986) konnten auf der Grundlage prospektiven Datenmaterials (n = 68) zeigen, daß zwei Jahre nach Ersterkrankung 27,9% der untersuchten Patienten sozial gut angepaßt waren. 35,3% befanden sich mit ihrer sozialen Anpassung im Mittelbereich, und 36,7% wiesen im sozialen Bereich eine deutliche Behinderung auf. Weiters zeigten sich speziell in den Bereichen „Rückzugsverhalten" und „Arbeitsverhalten" des Meßinstrumentes DAS (Disability Assessment Scale, Schubart et al. 1986) Behinderungen.

Als letztes Beispiel sei die teils prospektive, teils retrospektive Studie von Gmür (1987) genannt. Er verfolgte den Krankheitsverlauf von insgesamt 92 stationären Patienten (46 Patienten davon jedoch in einer Nachtklinik untergebracht) über einen Zeitraum von durchschnittlich 18 Jahren (Nachtklinikpatienten) bzw. 15 Jahren (Klinikpatienten) hinweg. Die Anpassung der untersuchten Personen wurde mit verschiedenen Selbst- und Fremdratingverfahren (u. a. auch mit der SSA, vgl. oben) überprüft. Er fand, daß sich 31% der Nachtklinikpatienten und 16% der Klinikpatienten (nach eigenen Angaben) in ihrer Freizeit langweilten. Über ein Viertel sowohl der Nachtklinikpatienten (28%) als auch der Klinikpatienten (29%) hatten (nach eigenen Angaben) keine Freizeitinteressen. Ein Drittel der Klinikpatienten (33%) und mehr als ein Drittel der Nachtklinikpatienten (41%) gaben an, daß sie während den vergangenen zwei Monaten den Kontakt zu jedermann vermieden hätten. Noch mehr Patienten entbehrten jeglichen Kontakt zu Menschen, die sie als Freunde oder enge Bekannte bezeichnen könnten (43,6% Nachtklinikpatienten, 35,6% Klinikpatienten). 41% der Nachtklinikpatienten und 27,7% der Klinikpatienten waren infolge der psychischen Erkrankung arbeitslos, demgegenüber waren nur 15% der Nachtklinikpatienten und 20% der Klinikpatienten ihrer Ausbildung entsprechend beschäftigt. Rund zwei Drittel waren im Stichjahr der Untersuchung (1983) von einer hundertprozentigen Invalidenrente abhängig. Bezüglich der Entlassungen aus der Nachtklinik fand Gmür folgende Situation vor: Zirka ein Drittel der Patienten lebte nach ihrer Entlassung in unbetreuten oder unabhängigen Wohnsituationen (eigene Wohnung, Zimmer in Untermiete, unbetreute Wohngemeinschaft), während zwei Drittel in abhängigen oder betreuten Wohnsituationen lebten (Elternhaus, Wohnheim). Das letzte Drittel war sogar in psychiatrischen Kliniken hospitalisiert.

Andere Untersuchungen unterstützen die erwähnten Befunde. Eine Übersicht europäischer Studien findet sich bei Angst 1988; für amerikanische Studien vgl. McGlashan 1988.

Theorien und Modelle

Ein bedeutsamer Fortschritt der letzten Jahrzehnte Schizophrenieforschung besteht in der Abkehr von linearen Kausalitätsmodellen zur Erklärung der Genese schizophrener Störungen und die nun vermehrte Berücksichtigung von integrativen Schizophrenie-Konzepten (Strauss & Carpenter, 1981; Ciompi, 1982).

Diese mulitfaktoriellen Modelle berücksichtigen biologische, psychologische und soziale Faktoren bei der Verursachung und Ausgestaltung schizophrener Psychosen. Die in der Literatur beschriebenen multimodalen Behandlungsansätze zeigen, daß die Verbindung zwischen biologischen und sozialen Interventionen in der Rehabilitation schizophrener Menschen zunehmend Berücksichtigung findet (z. B. Gross, 1986; Ciompi, 1986). Hingegen sind Therapien zu kognitiven Prozessen, die bekanntlich verknüpfend zwischen den neurochemischen Funktionen und der Verhaltensebene stehen, eher vernachlässigt worden. Dieser Umstand erstaunt insofern, da die klinisch phänomenologisch begründete Auffassung, daß kognitive Störungen zentral und charakteristisch für die Schizophrenie sind und eine Grundlage der klinisch beobachtbaren Symptomatik bilden, eine sehr lange Tradition besitzt und schon von Bleuler (1911) beschrieben wurde (Roder et al., 1988). Die Frage nach den kognitiven und psychophysiologischen Defiziten wird in den letzten Jahren durch die Berücksichtigung des Konzepts der Informationsverarbeitung nicht mehr isoliert, sondern mit Blick auf die Abfolge kognitiver Prozesse von der Informationsaufnahme bis hin zu ihrer Umsetzung in beobachtbares Verhalten angegangen (Brenner 1986). Bei schizophrenen Menschen treten in vielen Bereichen des Informationsverarbeitungsprozesses spezifische Veränderungen auf. Als defizitär oder dysfunktional werden nach Roder et al. (1988) insbesondere folgende Prozesse beschrieben: Selektion zwischen relevanten und irrelevanten Reizen, situationsadäquate Konstanz oder Flexibilität einer fokussierenden Verarbeitungsbereitschaft, Verfügbarkeit früherer Erfahrungen für Vergleichsprozesse bei der Reizerkennung, -identifizierung und -integration, weiters bestimmte Aspekte der Abstraktionsfähigkeit, der Konzeptbildung sowie des syllogistischen und analogen Schließens und der Reaktionsauswahl.

Die Ergebnisse der experimental-psychologischen Schizophrenieforschung wurden im deutschen Sprachraum von Huber et al. (1979), Süllwold (1983) und Süllwold und Huber (1983) in ihrem Konzept der kognitiven Basisstörungen aufgenommen und weitergeführt. Nach diesem Konzept beruhen die psychopathologischen Symptome der Schizophrenie auf mehr oder weniger spezifischen Basissymptomen, die vom Betroffenen in Form von Primärerfahrungen, sogenannten Basisstörungen als Automatis-

musverlust, Reizüberflutung, verminderte Leitbarkeit der eigenen Denk-
vorgänge, Anhedonie usw. auch subjektiv erlebt werden (Roder et al., 1988;
Hodel 1990). Basissymptome und Basisstörungen werden als Folge von
dem transphänomenalen Bereich zuzuordnenden kognitiven Grundstörungen verstanden, welche ihrerseits einen arbeitshypothetischen Anschluß an präphänomenale Normabweichungen herstellen, wie sie aus der
biologischen, zumal neurochemischen und neurophysiologischen Hirnfor-
schung bekannt sind (Brenner 1986). Für nähere Ausführungen sei auf
Süllwold und Huber (1986) verwiesen. Das Basisstörungskonzept hat einen
wesentlichen Beitrag zum besseren Verständnis der Schizophrenie geleistet, da das Gewicht von der kognitiven Zentrierung weg in Richtung auf
die emotionale Befindlichkeit verlagert und informationstheoretische Erkenntnisse mitberücksichtigt wurden (Hodel 1990).

Ausgehend von der Annahme pervasiver Wirkungen elementarer at-
tentional/perzeptiver und kognitiver Defizienzen und entsprechender Verknüpfungen mit den Verhaltensauffälligkeiten schizophren Erkrankter,
wurde seit 1976 zunächst in Mannheim, später in Bern, ein Therapieprogramm zum integrierten Training kognitiver, kommunikativer und sozialer
Fertigkeiten entwickelt (Brenner, 1986). Das Integrierte Psychologische
Therapieprogramm für schizophrene Patienten (IPT, Roder et al. 1988) besteht aus fünf Unterprogrammen:
– kognitive Differenzierung
– soziale Wahrnehmung
– verbale Kommunikation
– soziale Fertigkeiten
– interpersonelles Problemlösen.
Schwerpunktmäßig erfolgt bei den Unterprogrammen „Kognitive Differenzierung" und „Soziale Wahrnehmung" eine direkte therapeutische
Fokussierung auf perzeptive, attentionale und kognitive Prozesse. Soziale
und Problemlösefunktionen sollen in den beiden letzten Unterprogrammen „Soziale Fertigkeiten" und „Interpersonelles Problemlösen" (re-)eta-
bliert werden. Das dritte Unterprogramm „Verbale Kommunikation"
nimmt dabei eine Mittelstellung ein. Auf dem Hintergrund empirischer
Untersuchungen zum IPT (z. B. Hodel und Brenner 1988; Roder 1988)
und klinischer Erfahrungen zeigte sich, daß rein kognitive Interventionen
nur sehr ungenügende bis keine Verbesserungen im Sozialbereich nach
sich ziehen. Deshalb soll bei der Weiterentwicklung des IPT ein problem-
bezogen-handlungsorientiertes therapeutisches Vorgehen in speziellen Bereichen mehr Beachtung finden (Roder et al., 1991).

Freizeitforschung

Theorien und Ergebnisse der Freizeitforschung

Es herrscht allgemeine Übereinstimmung, daß die Freizeitforschung noch
ganz in den Anfängen steht (diLorenzo et al. 1987; Schmitz-Scherzer 1980)
und daß deren Hauptschwierigkeiten in dem bisher ungelösten Defini-
tionsproblem sowie dem allgemeinen Theoriedefizit und dem oft fehlen-

den Bezug zur Grundlagenforschung zu sehen sind (Tokarski und Schmitz-Scherzer 1985).

Sowohl in der deutschsprachigen als auch angloamerikanischen Fachliteratur wird im Umfeld negativer oder objektiver Definitionen Freizeit in engem Zusammenhang mit Arbeit gesehen. Freizeit wird als Residualkategorie erfaßt, als Dispositionsbereich für spezifische Aktivitäten. Die Anfänge der empirischen Freizeitforschung, die um die Jahrhundertwende zu situieren sind, waren stark von diesen objektiven Definitionen geprägt. Es handelte sich dabei vorrangig um soziologische Studien, die sich in erster Linie mit dem Erstellen von Freizeitinteresseninventaren und Zeit- und Geldbudgetplänen befaßten.

Die Schwierigkeiten, Freizeit ausschließlich anhand objektiver Kriterien zu definieren, liegen auf der Hand, da sie beispielsweise die interindividuelle Zuordnung einzelner Aktivitäten zum Bereich des Freizeithandelns ignorieren (Stengel 1988). Durch eine positive Betrachtungsweise wird das Phänomen Freizeit um die subjektive Dimension bereichert. Dies weist auf die primäre Abhängigkeit der Freizeitgestaltung vom jeweiligen Individuum hin, das heißt, Motivationen und Einstellungen spielen in der Freizeit die entscheidende Rolle. Freizeit läßt sich dann nicht mehr daran erkennen, was jemand tut, sondern aus welchen Beweggründen, mit welchem Ziel und mit welcher inneren Beteiligung.

Neulinger (1974) postulierte, daß Freizeit nur multimodal eindeutig und psychologisch sinnvoll zu definieren sei, daß heißt sowohl objektiv als Aktivität, welche in der freien Zeit ausgeführt wird, als auch subjektiv, aufgrund motivationstheoretischer Dimensionen und Parametern des Erlebens. In der subjektiven Modalität der Definition werden wahrgenommene Freiheit und intrinsische Motivation allgemein als die relevanten Voraussetzungen einer idealtypischen Freizeitbeschäftigung betrachtet (Csikszentmihalyi 1975, Neulinger 1981).

Iso-Ahola (1984) hat einen Versuch der Integration verschiedener theoretischer Ansätze zur Motivation von Freizeitaktivitäten unternommen. Er berücksichtigt dabei die Bedürfnisforschung sowie theoretische Ansätze intrinsischer Motivation und erklärt das Freizeitverhalten auf mehreren Kausalebenen (levels of causality).

Wie aus Abb. 1 hervorgeht, bilden biologische Dispositionen und frühe Sozialisationserfahrungen die Basis. Iso-Ahola (1984) postuliert aufgrund entsprechender Forschungsergebnisse, daß diese beiden Faktoren die Grundlage für die spätere Interessenausrichtung eines Individuums darstellen.

Das Bedürfnis nach optimaler Anregung stellt die nächsthöhere Stufe der Beweggründe des Freizeitverhaltens dar und wird von Iso-Ahola als wichtiger Faktor betrachtet. Denn optimale Anregung steht in engem Zusammenhang mit psychischer Gesundheit und Entwicklung; sowohl Über- als auch Unterstimulation sind aversiv und sogar schädlich, was insbesondere bei schizophrenen Menschen zu Tage kommt.

Als dritte Stufe figurieren das Bedürfnis nach subjektiver Freiheit und Kompetenzgefühl. Der Autor betont, daß die Wirksamkeit dieser beiden in-

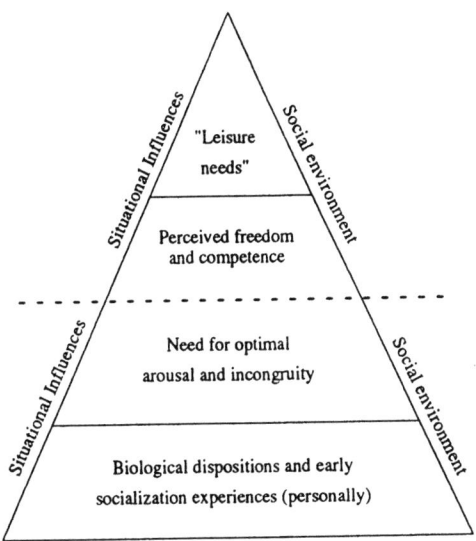

Abb. 1. Erklärungsmodell des Freizeitverhaltens (aus Iso-Ahola, 1984, S. 99)

trinsischen Belohnungen – subjektive Freiheit und Kompetenzgefühl – im Rahmen der optimalen Aktivation gesehen werden müsse. Nach Iso-Ahola (1984) wählen Menschen vor allem Freizeitaktivitäten, in welchen sie sich kompetent fühlen.

Die Spitze der Beweggründe für das Freizeitverhalten bilden schließlich die spezifischen Bedürfnisse, welche Menschen, nach dem „Warum" ihrer Freizeitaktivitäten befragt, meist angeben, welche also am ehesten bewußt sind.

Aus den vorangegangenen Befunden lassen sich einige wichtige Implikationen für die Freizeitrehabilitation schizophrener Patienten ableiten. In erster Linie wäre dabei an die Förderung intrinsisch motivierten Freizeitverhaltens zu denken. Wird eine Freizeitaktivität selbst als Freude bereitend und intrinsisch motivierend erlebt, sind externe Bekräftigungen beispielsweise durch den Therapeuten nicht mehr nötig. Solcherart motivierte Aktivitäten erlangen eine sich selbst verstärkende Wirkung und werden mit viel höherer Wahrscheinlichkeit aufrechterhalten als extrinsisch motivierte. Darüber hinaus können Freizeitbeschäftigungen, die den Bedürfnissen und Fähigkeiten des jeweiligen Patienten entsprechen, dazu beitragen, seine allgemeinen sozialen Kompetenzen zu erweitern und sein Selbstwertgefühl zu stärken. Dies kann in weiterer Folge den Patienten ein Mehr an Lebensqualität ermöglichen.

Die Bedeutung der Freizeitgestaltung in der Rehabilitation schizophrener Patienten

Die Notwendigkeit, im Rahmen der Rehabilitation schizophrene Menschen zu einer möglichst selbstverantwortlichen, aktiven und subjektiv befriedigenden Freizeitgestaltung zu motivieren und zu befähigen, wurde in den vorhergegangenen Kapiteln schon mehrmals angedeutet. Abschließend soll anhand verschiedener Untersuchungsergebnisse und theoretischer Überlegungen dieses Rehabilitationsanliegen noch verdeutlicht werden.

Wie im Eingangskapitel bereits dargestellt wurde, zeigen schizophrene Menschen meist eine ungenügende soziale Integration bzw. Defizite im Bereich sozialer Kompetenzen. Das Ausmaß der sozialen Defizite in der Remissionsphase nach dem ersten akuten Schub wird als hochsignifikanter Prädiktor für die weitere Entwicklung der sozialen Behinderung betrachtet (Biehl et al. 1988, Häfner 1988). Wing (1986) meint sogar, daß für den Langzeitverlauf vor allem die Behandlung wichtig ist, welche ein schizophren erkrankter Mensch erfährt: Psychiatrische Kliniken stellen meist eine ungünstige soziale Umgebung dar (Unterstimulation), welche die krankheitsbedingten sozialen Behinderungen noch verstärkt. Diese tragen ihrerseits zu einer Verschlimmerung der Krankheit bei. In jedem Fall stehen soziale Behinderungen in einer engen Beziehung zum weiteren Krankheitsverlauf. Entsprechend dieser Bedeutung von sozialer Kompetenz und Anpassung wird in neuerer Zeit in diesen Bereichen ein wichtiger Ansatzpunkt für therapeutische Interventionen gesehen.

Die in der Literatur durchgängig beschriebenen Funktionseinbußen in den sozialen Fähigkeiten schizophrener Patienten sind für maßgebliche Einschränkungen in der Lebensqualität solcher Menschen verantwortlich. Der Einfluß des Freizeitbereichs auf die allgemeine Lebenszufriedenheit konnte vorwiegend in Untersuchungen an Gesunden aufgezeigt werden (z. B. Flanagan 1978, London et al. 1977). Die Ergebnisse weisen durchwegs darauf hin, daß der Freizeitbereich ein guter Prädiktor für die allgemeine Lebensqualität ist. Als Kenner der einschlägigen Freizeitliteratur meint auch Schmitz-Scherzer (1971): „Die freizeitorientierte Rehabilitation kann immer von der wissenschaftlich erhärteten Tatsache ausgehen, daß eine Zufriedenheit mit den eigenen Freizeitaktivitäten auch eine solche mit der allgemeinen Situation mitbewirkt" (Schmitz-Scherzer 1971, S. 22). Untersuchungen zu Zufriedenheit und subjektiver Lebensqualität schizophrener Menschen gibt es kaum (Ciompi 1987). In einer Pilotstudie von Malm et al. (1981) wurde die Lebensqualität von 40 schizophrenen Menschen mindestens sechs Monate nach Klinikaustritt untersucht. Die Betroffenen wurden zu neun Bereichen wie „Wohnen und Haushalt", „Freizeit", „Bildung und Information", „zwischenmenschliche Beziehungen", „Arbeit" etc. und insbesondere auch über Zufriedenheit oder Unzufriedenheit in diesen Lebensbereichen interviewt. Von diesen neun Bereichen wurde der Bereich Freizeit am häufigsten (39 von 40) als nicht zufriedenstellend beurteilt.

Mangelnde Freizeitgestaltung bedeutet für schizophrene Menschen nicht nur ein Weniger an Lebensqualität, sondern diese kann auch ihrer psychischen Gesundheit weiter abträglich sein. Wie Häfner (1988) schreibt: „Viele Schizophrene haben wegen ihrer anhedonistischen Orientierung und ihrer Defizite an Phantasie und Initiative Schwierigkeiten, ihre Freizeit zu gestalten oder vorhandene Angebote zu nutzen. Sie geraten deshalb leicht in soziale Isolierung, Resignation und – mangels motivierender,

befriedigender oder bestätigender Erfahrung – in sekundäre Depression"
(Häfner 1988, S. 202).

Angesichts der hohen Arbeitslosigkeit oder auch der Unzufriedenheit
mit der Arbeit ist eine Diskussion darüber entstanden, ob Freizeitbeschäftigungen Funktionen der Arbeit übernehmen können (z. B. Trevan-Hawke
1985). Funktionen, welche direkt mit dem Charakter von Arbeit als geregel-
ter Tätigkeit in sozialem Umfeld zusammenhängen, wie Zeitstrukturierung
oder Sozialkontakte, scheinen durch entsprechende Freizeitbeschäftigungen noch am ehesten erfüllbar. Schwieriger verhält es sich allerdings bei
übergeordneteren Funktionen wie Zielorientierung, Sinngebung und
Selbstdefinition. Diese Schwierigkeit gründet nach Meinung vieler Autoren
(z. B. Mendel 1971, Tokarski 1982) in einer Überbetonung des Wertes Arbeit
in unserer Gesellschaft, wo nicht-arbeitende Menschen bzw. Beschäftigun-
gen außerhalb des Arbeitskontextes oft als minderwertig erachtet werden.

Oder wie Steinhart und Terhorst (1987) schreiben: „Problematisch bei
diesem Weg in die Freizeitgesellschaft ist, daß der Verlust der sozialen Anerkennung und des Anteils an Normalität, die über Arbeit vermittelt werden, gerade die in unserer Gesellschaft stark stigmatisierten psychisch
Kranken besonders schwer trifft" (Steinhart und Terhorst 1987, S. 4). Diesen gesellschaftlichen Wertvorstellungen entsprechen aber Einstellungen
der meisten Individuen, davon nicht ausgenommen viele psychisch Kranke.
Sie betreiben auch selbst ihre psychische Entwertung und verschlechtern
damit ihr ohnehin schon geringes Selbstwertgefühl bzw. negatives Selbstkonzept noch weiter (Ciardello und Bingham 1982, Böker et al. 1989).

An diesem eben erwähnten Punkt der Mitverantwortlichkeit schizophrener Menschen wäre meines Erachtens ein wichtiger Ansatz für therapeutische Interventionen im Freizeitbereich gegeben. Bei einer großen
Wahrscheinlichkeit für eine lebenslange Arbeitslosigkeit müßten Einstellungen und Werthaltungen so verändert werden, daß eine Selbstdefinition
aufgrund von subjektiv sinnvollen Freizeitbeschäftigungen erstens möglich
ist und zweitens zu einem – wenigstens was diesen Bereich anbelangt – positiven Selbstkonzept führt.

Nicht zuletzt können Freizeitbeschäftigungen auch als Vorbereitung auf
einen Wiedereinstieg in die Arbeit gesehen werden. Geringes Selbstwertgefühl und hohe Mißerfolgsängstlichkeit verhindern oft eine erfolgreiche berufliche Rehabilitation (Böker et al. 1989). Der Freizeitbereich bietet hier
einen Schonraum, in welchem (beruflich benötigte) soziale Kompetenzen
geübt werden können, ohne bei Mißerfolg gesellschaftliche Sanktionen befürchten zu müssen. Zudem können Erfolge im Freizeitbereich das Selbstwertgefühl stärken, was sich wiederum positiv auf die berufliche Rehabilitation auswirkt.

Neben Ersatzfunktionen für Arbeit werden Freizeitaktivitäten für schizophrene Menschen auch eigenständige, vor allem gesundheitsfördernde
Funktionen zugeschrieben: Sie sprechen die gesunde Seite der Person an
und fördern diese auch. Wichtige Bedürfnisse, wie z. B. nach sozialen Kontakten und Kommunikation können dadurch erfüllt werden (Braasch und
Heimann 1985).

Grundsätzlich sollte alles getan werden, um schizophren Erkrankten ein Leben außerhalb psychiatrischer Kliniken zu ermöglichen und zu erleichtern. Übereinstimmend mit Braun et al. (1981) muß festgehalten werden, daß Deinstitutionalisierungsbemühungen nur erfolgreich sind, wenn gute Vorbereitungs- und Nachsorgekonzepte verwirklicht werden können.

Zum Stand von Theorie und Empirie in der Freizeitrehabilitation

In der umfangreichen Literatur zur Rehabilitation schizophren Erkrankter wird häufig die eminente Bedeutung von Hilfe bei der Freizeitgestaltung bzw. Hilfe zur selbständigen Gestaltung der Freizeit für eine erfolgreiche Reintegration hervorgehoben (z. B. Häfner 1988, Steinhart und Terhorst 1987, Wing 1986). Trotz der offensichtlichen Notwendigkeit einer systematischen Entwicklung von Therapieverfahren zur Förderung selbstverantwortlicher, aktiver und befriedigender Freizeitgestaltung bei psychiatrischen Patienten allgemein und schizophrenen Patienten ganz speziell, existieren auf diesem Gebiet kaum Theorien oder empirische Ergebnisse bezüglich Methoden und zu bearbeitender Inhalte.

Im amerikanischen Raum finden sich neben der weiten Verbreitung der Freizeitberatung eine Vielzahl von Therapieprogrammen für den klinischen Bereich. Diese Programme haben jedoch stark idiosynkratischen Charakter, d. h., sie wurden speziell für bestimmte Patientengruppen in einem jeweils sehr spezifischen Setting im Versuch- und Irrtumsverfahren entwickelt (Hitzhusen 1977 b). Zudem finden sich kaum Evaluationsstudien zu den bestehenden Beratungs- oder Therapieprogrammen (O'Morrow 1970).

Im deutschsprachigen Raum ist die Freizeitrehabilitation an psychiatrischen Kliniken noch ganz in den Anfängen und hat, dort wo sie durchgeführt wird, „ . . . lediglich begleitenden und unterstützenden Charakter" (Tokarski 1982, S. 301). Therapeutische Programme zur Freizeitgestaltung für psychiatrische und insbesondere schizophrene Patienten und entsprechende Evaluationsstudien wurden meines Wissens bisher keine veröffentlicht.

Das im nächsten Abschnitt kurz vorgestellte Therapieprogramm wurde als ein erster Versuch entwickelt, diesen wichtigen Bereich der Rehabilitation schizophrener Patienten etwas systematischer abzudecken.

Forschungsvorhaben

Ausgehend von den eben dargestellten Ergebnissen und theoretischen Überlegungen, daß bei schizophrenen Menschen Defizite im sozialen Bereich im Vordergrund stehen, richtet sich der derzeitige Forschungsschwerpunkt auf eine spezifischere Bearbeitung von komplexen Fertigkeitsbereichen im Sozialverhalten. Das 4. Unterprogramm des IPT (Integriertes psychologisches Therapieprogramm für schizophrene Patienten, Roder et al. 1988) wurde daher um spezielle Programme zur Wohn-, Arbeits- und Freizeitrehabilitation erweitert. Diese drei Bereiche werden auch von Häfner (1988) für eine erfolgreiche Rehabilitation schizophrener Patienten hervorgehoben.

Das eigene Forschungsvorhaben umfaßte die Konzeption und Evaluation eines Gruppentherapieprogramms mit dem Ziel, die Teilnehmer zu einer aktiven, selbstbestimmten und befriedigenden Freizeitgestaltung zu befähigen und zu motivieren.

Darstellung des Therapieprogramms

Das Therapieprogramm ist zu umschreiben als ein geführter Erkundungs-, Entscheidungs- und Problemlöseprozeß im Bereich der Freizeitgestaltung unter Erarbeitung und Vermittlung dazu notwendiger Fähigkeiten und Wissensbestände. Methodisch handelt es sich um eine verhaltenstherapeutisch orientierte Gruppen- und Einzeltherapie mit Schwerpunkt auf Problemlöse- und Entscheidungstraining und Elementen des Selbstbehauptungs- und Sozialen-Kompetenz-Trainings.

Das Therapieprogramm ist in einzelne themenorientierte Interventionsschritte aufgeteilt, analog einem Baukastensystem, die aufgrund von Motivation, Problemeinsicht und Lernkapazität der Gruppe zur Anwendung kommen. Eine erste Aufteilung der Therapieinhalte ergibt drei Bereiche:

Bereich   I = Wissens- und Informationsvermittlung
Bereich II = Entscheidung
Bereich III = Durchführung

In Bereich I werden den Gruppenteilnehmern allgemeine Informationen zum Thema Freizeit gegeben, z. B. Sammeln möglicher Freizeitbeschäftigungen, Eruieren von Freizeitinteressen. In dieser Phase wird die Grundlage für die individuelle Auswahl von Freizeitbeschäftigungen geschaffen. Ist eine erste persönliche Auswahl von Freizeitbeschäftigungswünschen getroffen, wird in Bereich II die Realitätsangemessenheit dieser Auswahl individuell mit jedem Teilnehmer überprüft. Bereich II wird vorwiegend in Einzelsitzungen durchgeführt, da in dieser Phase die Entscheidung für die Freizeitbeschäftigungen getroffen werden soll, die den Bedürfnissen, Möglichkeiten und Fähigkeiten jedes Gruppenteilnehmers gerecht werden können. Es folgt Bereich III, in dem weitere freizeitspezifische Themen behandelt werden, die die Durchführung der ausgewählten Freizeitbeschäftigungen erleichtern sollen (z. B. Bearbeitung von Mißerfolgen). Einen besonderen Stellenwert wird in diesem Programm den gemeinsamen Aktivitäten zugedacht. Sie sollen über die gesamte Therapiedauer einen festen Bestandteil bilden und die Aufgabe erfüllen, „Freizeit übend, lernend und handelnd" den Teilnehmern erfahrbar zu machen.

Erste Pilotstudie

Das neu entwickelte Therapieprogramm zum Freizeitbereich konnte ich mit sechs Patienten in einer ersten Pilotstudie an der Psychiatrischen Universitätsklinik in Bern evaluieren.

Fragestellung

Das Hauptanliegen der Pilotstudie war die Evaluation der Effizienz der therapeutischen Interventionen. Es wurde untersucht, ob das Therapieprogramm in der konzipierten Form seinen Zweck erfüllt:

a) Sind die therapeutischen Interventionen in ihren Inhalten und in ihrer Durchführungsform für die Therapieteilnehmer verständlich?

b) Sind die Inhalte der therapeutischen Interventionen für die Teilnehmer von Interesse und Relevanz?

c) Regen sie die Teilnehmer zur aktiven Beteiligung in der Therapiegruppe an?

Tabelle 1

Meßinstrument	Meßinhalte	Meßzeitpunkt	SE/FE
Freizeitinterview (FZI)	Das individuelle Freizeitverhalten wird anhand von offenen und geschlossenen Fragen ermittelt.	Therapiebeginn und Therapieende (insgesamt zweimal)	SE
Freizeitfragebogen (FZF)	10 Situationen werden anhand von 3 Dimensionen eingeschätzt a) Kompetenzerwartung b) Kompetenz c) Relevanz	Monatlich (insgesamt fünfmal)	SE
Gruppenbeobachtungsbogen (GBB)	Eingeschätzt werden: I. Allgemeine Kriterien ★ Teilnahme ★ Pünktlichkeit ★ Selbständigkeit II. Inhaltliche Kriterien ★ Teilnahme am Gruppengeschehen ★ Beteiligung am Gruppengeschehen ★ Gruppenfähigkeit ★ Sprache inhaltlich ★ nonverbales Verhalten III. Erreichen der Interventionsziele	Nach jeder Sitzung wird von jedem Rater (n = 3) ein Bogen pro Gruppenteilnehmer ausgefüllt.	FE
Gruppenstruktur	Eingeschätzt wird Kontakt- und Vermeidungsverhalten in der Gruppe (Soziogramm).	Nach jeder Gruppensitzung wird ein Bogen für die ganze Gruppe vom Therapeutenteam ausgefüllt.	FE

SE/FE Selbsteinschätzung/Fremdeinschätzung

Ein weiteres Anliegen war die Evaluation von unmittelbaren Effekten der gesamten Therapie. Demnach wurde untersucht, ob die Therapie Veränderungen bei den Teilnehmern in Richtung der erwünschten Ziele hervorruft:

d) Nimmt das Selbstvertrauen in die eigene Kompetenz (Kompetenzerwartung) bezüglich der im Therapieprogramm behandelten Bereiche zu? Wird die tatsächliche Kompetenz der Teilnehmer verbessert? Verändert sich die Relevanz für die im Therapieprogramm behandelten Themen?

e) Zeichnen sich Veränderungen in ihrer Freizeitsituation ab? Werden die Gruppenteilnehmer in ihrer Freizeit aktiver?

Methoden

Design: Die Effizienz des Freizeittherapieprogramms wurde mit Intragruppendesign einer A-B-A Zeitreihe evaluiert. Das Design umschloß eine Baseline-Phase von einem Monat, eine Treatment-Phase von zwei Monaten und eine Follow-up-Phase von einem Monat.

Sowohl die Durchführungs- als auch die Nachuntersuchungsphase waren relativ kurz bemessen, da es sich um eine erste Untersuchung eines neu entwickelten Therapieprogramms handelte, die vornehmlich Pilotcharakter hatte.

Meßmethoden: Tabelle 1 gibt einen Überblick über die verwendeten Meßinstrumente mit Angaben zu Meßzeitpunkten, Meßinhalten und Beurteilungsperspektiven.

Durchführung

In der Pilotstudie bestand die untersuchte Gruppe aus drei männlichen und drei weiblichen Personen. Alle hatten nach ICD-Kriterien die Diagnose Schizophrenie. Das durchschnittliche Alter betrug 33,5 Jahre, die durchschnittliche Krankheitsdauer betrug 11,6 Jahre, und die durchschnittliche Hospitalisationszeit lag knapp über einem Jahr.

Die Therapiegruppe wurde von einem Haupt- und zwei Cotherapeuten geleitet. Die Therapiegruppe traf sich zweimal wöchentlich, insgesamt wurden 16 Gruppensitzungen durchgeführt. Dazwischen wurden nach Bedarf Einzelsitzungen, Hausübungen und Aktivitäten abgehalten.

Die Fragebogenerhebung (FZF, FZI) wurde vom Therapeutenteam in Einzelsitzungen durchgeführt. Die Einschätzungen in den Beobachtungsbögen (GBB) wurden von drei nicht teilnehmenden Ratern vorgenommen. Zusätzlich wurden die Gruppensitzungen vom Therapeutenteam protokolliert (Protokolle, GS).

Auswertung

Um die Effizienz der therapeutischen Interventionen zu evaluieren, wurde aufgrund der erstmaligen Durchführung und der Stichprobengröße ein hauptsächlich deskriptives Vorgehen gewählt. Die Einschätzungen der drei Rater wurden für jedes Item aus dem Gruppenbeobachtungsbogen hinsichtlich der Interraterreliabilität mit der Spearman-Korrelation errechnet und über Fisher's z-Transformation gemittelt. Über den Wilcoxon-Matched-Pairs-Signed-Ranks-Test wurden Veränderungen von der ersten zur zweiten Vorgabe des Freizeitinterviews festgestellt. Die erhobenen Freizeitfragebogendaten wurden im Zeitpunktevergleich auf signifikante Veränderungen hin überprüft. Dies erfolgte unter Anwendung des Wilcoxon-Tests für Matched-Pairs (Zeitpunkte) und Signed-Ranks (positive bzw. negative Veränderung) mit zweiseitiger Wahrscheinlichkeitsprüfung.

Ergebnisse

Beurteilung der therapeutischen Interventionen: Das Hauptanliegen der Pilotstudie war die Evaluation der Effizienz der therapeutischen Interventionen. Die Interraterreliabilitäten bewegen sich in einem Bereich von 0,62 bis 0,82 und sprechen somit für die Verwendbarkeit und Aussagefähigkeit des verwendeten Meßinstruments. Aus den Daten des Gruppenbeobachtungsbogens (GBB) geht hervor, daß die therapeutischen Interventionen sehr effizient waren: Alle hatten unmittelbare Beziehung zu den Problemen der Therapieteilnehmer. Sie waren mit wenigen Ausnahmen in ihrer Formulierung und der gewählten Vorgehensweise für die Gruppenteilnehmer verständlich, insbesondere bewährten sich Strukturierungshilfen, wie beispielsweise das Verwenden von Arbeitsblättern.

Allgemein betrachtet, nahm die aktive Beteiligung und das Verständnis an den Interventionen in der zweiten Therapiehälfte stark zu, was einerseits in der bereits aufgebauten Gruppenkohäsion und andererseits in der konkreten Bearbeitung individuell relevanter Inhalte begründet sein mag.

In den Einzelsitzungen konnten durchwegs sehr gute Ergebnisse erzielt werden. Diese geben einen Hinweis darauf, daß durch ein einzeltherapeutisches Vorgehen die Aufnahmebereitschaft sowie die Aufmerksamkeits- und Konzentrationsleistung der Gruppenteilnehmer stark erhöht werden kann. Zudem erlaubt ein individuumbezogenes Arbeiten eine auf die Fähigkeiten und Fertigkeiten der Teilnehmer abgestimmte Arbeitsgeschwindigkeit. Ebenfalls gute Erfahrungen konnten mit den gemeinsamen Aktivitäten gemacht werden, die der Stärkung der Gruppenkohäsion und der Förderung und Aufrechterhaltung der Motivation zuträglich waren. Ein Hauptziel, Freizeit miteinander zu erleben und Neues auszuprobieren, konnte dadurch gut erreicht werden.

Veränderungsmessung: Die Ergebnisse aus dem Freizeitfragebogen (FZF) ergaben übereinstimmend, daß die Gruppenteilnehmer während der Therapiephase signifikante Veränderungen in den Dimensionen „Kompetenz", „Kompetenzerwartung" und „Relevanz" erlebten. Dies spricht für einen globalen Kurzzeiteffekt der Therapie, der jedoch nicht in diesem Ausmaß bis zu einem Monat nach Therapieende beibehalten werden konnte. Gründe dafür können darin gesehen werden, daß die Therapiedauer zu kurz gewählt war. Für die Stabilisierung und Aufrechterhaltung neu erlernter Fähigkeiten und Fertigkeiten, die besonders für schizophrene Patienten wesentlich sind, blieb zu wenig Zeit. Diese Erklärung kann auch damit erhärtet werden, daß viele die Relevanz freizeitspezifischer Themen ein Monat nach Therapieende wieder höher einstuften.

Die Evaluation der unmittelbaren Effekte des Freizeittherapieprogramms, die ein untergeordnetes Ziel der Untersuchung war, erbrachte dennoch einige vielversprechende Ergebnisse. Der prä-post-Vergleich des ersten und zweiten Freizeitinterviews (FZI) zeigte, daß sich das Aktivitätsausmaß der Gruppenteilnehmer signifikant erhöht hatte, d. h., die Gruppenteilnehmer gestalteten ihre Freizeit am Ende der Therapie wesentlich aktiver. Ein noch deutlicheres Ergebnis zeigte sich im korrigierten Aktivitätsindex, was bedeutet, daß die Teilnehmer zu Therapieende signifikant mehr aktive Freizeitbeschäftigungen ausübten als zu Therapiebeginn. Interessant ist auch das Ergebnis hinsichtlich der Bewertung von Arbeit und Freizeit. Hier fand ein gewisses Umdenken statt, die Teilnehmer erachteten den Freizeitbereich dem Arbeitsbereich nicht untergeordnet und zweitrangig, sondern als gleichgestellten Lebensbereich. Dies gibt einen Hinweis darauf, daß die Auseinandersetzung mit der Freizeit deren Stellenwert erhöht und somit auch die Funktion und der Sinn einer aktiven Freizeitgestaltung erkannt wird.

Diskussion

Die Durchführung des Therapieprogramms wurde durch die besonderen Bedingungen des Klinikalltags beeinflußt. Im praktischen Vorgehen zeigte sich eine Bestätigung der theoretischen Ausführungen, in dem Sinne, daß Freizeit durchwegs eine sehr untergeordnete Rolle spielt. Die „Freizeit" hat bislang kaum Eingang auf Rehabilitationsabteilungen gefunden, und deren Stellenwert wird, nach meinem Erachten, als sehr niedrig beurteilt. Hier sollte in gemeinsamen Gesprächen und Diskussionen Aufklärungsarbeit geleistet werden, damit die aktive Gestaltung der Freizeit als rehabilitative Maßnahme nicht nur erkannt, sondern auch umgesetzt wird.

Die Gruppenteilnehmer beteiligten sich insgesamt aktiv und motiviert an der Therapie. Dennoch ergaben sich aus der heterogenen Gruppenzusammensetzung einige Schwierigkeiten. Die sechs Gruppenteilnehmer waren bezüglich ihrer Aufmerksamkeitsleistung, ihrer intellektuellen und freizeitrelevanten Fähigkeiten sehr verschieden. In manchen Bereichen zeigten sich einige Teilnehmer recht kompetent, andere hingegen überfordert. Weiters wäre für einige Teilnehmer eine intensivere und länger dauernde Bearbeitung des Bereiches II (= Entscheidung) des Manuals notwendig gewesen. Andere wünschten sich hingegen möglichst bald in die Realisierungsphase – dem Ausüben ihrer gewählten Freizeitbeschäftigung – einzusteigen. Erstere erlebten die Umsetzungsproblematik ihrer Entscheidung erst nach Therapieende, wo auf ihre eventuell erlebten Mißerfolge und Schwierigkeiten nicht mehr eingegangen werden konnte, was auch in den Ergebnissen des Freizeitfragebogens (vgl. Kapitel „Veränderungsmessung") offensichtlich wird.

Allgemein betrachtet weisen die Ergebnisse dieser Pilotstudie darauf hin, daß die Therapie Veränderungen bei den Gruppenteilnehmern in Richtung der erwünschten Ziele bewirken konnte und die therapeutischen Interventionen hoch effizient waren. Am eindrücklichsten zeigten sich Therapieeffekte in direkt beobachtbaren Veränderungen der Freizeitsituation der meisten Teilnehmer. Fünf der sechs Patienten, die an der Freizeitgruppe teilgenommen hatten, konnten während der Therapiephase ihre gewählte Freizeitbeschäftigung realisieren und gaben zudem an, wesentlich weniger an Gefühlen wie Langeweile und Lustlosigkeit zu leiden als bei Therapiebeginn. Dies zeigt auch, daß es speziell bei schizophrenen Menschen wichtig ist, jeder einzelnen Person in einer Veränderungsmessung Bedeutung beizumessen, d. h. die Wechselwirkung zwischen Therapie und Person zu berücksichtigen.

Unter Berücksichtigung bisheriger Erfahrungen und vorliegender Ergebnisse erscheint es lohnenswert, weitere Anstrengungen und Bemühungen in diesen Rehabilitationsbereich zu setzen. Das Freizeittherapieprogramm wird derzeit einer Gesamtüberarbeitung unterzogen und mit einer größeren Patientenstichprobe durchgeführt.

Literatur

Angst, J. (1988), European Long-Term Follow-up Studies of Schizophrenia. Schizophrenia Bulletin **14** (4): 501–513.

Biehl, H., Maurer, K., Schubart, S. (1988), Dimensionen der Psychopathologie und sozialen Anpassung im natürlichen Verlauf schizophrener (Erst-)Erkrankungen. In: Olbrich, R. K. (Hrsg.), Prospektive Verlaufsforschung in der Psychiatrie. Berlin – Heidelberg – New York – Tokio: Springer.

Bleuler, M. (1911), Dementia praecox oder die Gruppe der Schizophrenien. Leipzig – Wien: Deuticke.

Böker, W., Brenner, H. D., Würgler, S. (1989), Vulnerabilitätsverbundene Defizienzen, Psychopathologie und Bewältigungsverhalten bei Schizophrenen und deren Angehörigen. In: Böker, W., Brenner, H. D. (Hrsg.), Schizophrenie als systemische Störung. Die Bedeutung intermediärer Prozesse für Theorie und Therapie. Bern: Huber.

Braasch, F., Heimann, S. (1985), Übergangswohnheime als besondere Form der Rehabilitation psychisch Kranker. Rehabilitation **24**: 174–179.

Braun, P., Kochansky, G., Shapiro, R., Greenberg, S., Gudeman, J. E., Johnson, S., Shore, M. F. (1981), Overview: Deinstitutionalization of Psychiatric Patients, a Critical Review of Outcome Studies. American Journal of Psychiatry **138** (6): 736–749.

Brenner, H. D., Rey, E. R., Stramke, W. G. (1983), Empirische Schizophrenieforschung. Bern: Huber.

Brenner, H. D. (1986), Zur Bedeutung von Basisstörungen für Behandlung und Rehabilitation. In: Böker, W., Brenner, H. D. (Hrsg.), Bewältigung der Schizophrenie. Bern: Huber, S. 142–158.

Ciardello, J. A., Bingham, W. C. (1982), The career maturity of schizophrenic clients. Rehabilitation Counseling Bulletin **26** (1): 3–9.

Ciompi, L. (1982), Affektlogik. Über die Struktur der Psyche und ihre Entwicklung. Ein Beitrag zur Schizophrenieforschung. Stuttgart: Klett-Cotta.

Ciompi, L. (1986), Auf dem Weg zu einem kohärenten multidimensionalen Krankheits- und Therapieverständnis der Schizophrenie: Konvergierende neue Konzepte. In Böker, W., Brenner, H. D. (Hrsg.), Bewältigung der Schizophrenie. Bern: Huber, S. 47–61.

Ciompi, L. (1987), Resultate und Prädiktoren der Rehabilitation. In: Deutscher Paritätischer Wohlfahrtsverband, Landesverband Bayern e. V., Zentrum für Sozialpsychiatrie, Haus an der Teutoburgerstraße, München

(Hrsg.), Rehabilitation in der Psychiatrie. Internationales Symposium, München, 8.–10. 4. 1987. Dokumentation III. Gemering: Braun (1988–1989).

Csikszentmihalyi, M. (1975), Beyond boredom and anxiety. San Francisco: Josey-Bass.

diLorenzo, T. M., Prue, D. M., Scott, R. R. (1987), A conceptual critique of leisure assessment and therapy: An added dimension to behavioral medicine and substance abuse treatment. Clinical Psychology Review **7**: 597–609.

Flanagan, J. C. (1978), A research approach to improving our quality of life. American Psychologist **33**: 138–147.

Gmür, M. (1987), Die Prognose der Schizophrenie unter sozialpsychiatrischer Behandlung. Stuttgart: Enke.

Gross, G. (1986), Basissymptome und Coping Behavior bei Schizophrenen. In Böker, W., Brenner, H. D. (Hrsg.), Bewältigung der Schizophrenie. Bern: Huber, S. 132–141.

Häfner, H. (1988), Rehabilitation Schizophrener. Ergebnisse eigener Studien und selektiver Überblick. Zeitschrift für Klinische Psychologie **17** (3): 187–209.

Hitzhusen, G. (1977 b), Recreation and leisure counseling for adult psychiatric and alcoholic patients. In: Epperson, A., Witt, P. A., Hitzhusen, G. (Eds.), Leisure counseling. An aspect of leisure education. Springfield, Ill.: Charles C. Thomas, pp. 225–235.

Hodel, B., Brenner, H. D. (1988), Die Wirkung kognitiver Interventionen auf die Verhaltensebene bei Schizophrenen. Vortrag, gehalten auf dem Kongreß für Klinische Psychologie, Berlin, Februar.

Hodel, B. (1990), Schizophrene Basisstörungen. In: Schönbeck, G., Platz, T. (Hrsg.), Schizophrene erkennen, verstehen, behandeln. Wien – New York: Springer, S. 47–53.

Huber, G., Gross, G., Schüttler, R.

(1979), Schizophrenie. Eine Verlaufs- und Sozialpsychiatrische Langzeitstudie. Berlin – Heidelberg – New York: Springer.

Iso-Ahola, S. E. (1984), Social psychological foundations of leisure and resultant implications for leisure counseling. In: Dowd, E. T. (Ed.), Leisure counseling. Concepts and applications. Springfield, Ill.: Charles C. Thomas, pp. 97–128.

London, M., Crandall, R., Seals, G. W. (1977), The contribution of job and leisure satisfaction to quality of life. Journal of Applied Psychology **62**: 328–334.

Malm, U., May, P. R. A., Dencker, S. J. (1981), Evaluation of the quality of life of the schizophrenic outpatient: A checklist. Schizophrenia Bulletin **7** (3): 477–478.

Malzacher, M. J., Merz, J. (1987), Schätzskalen zur Erfassung Sozialer Anpassung (SSA). In: Gmür, M., Die Prognose der Schizophrenie unter sozialpsychiatrischer Behandlung. Stuttgart: Enke.

McGlashan, T. H. (1988), A Selective Review of Recent North American Long-Term Follow-up Studies of Schizophrenia. Schizophrenia Bulletin **14** (4): 515–542.

Mendel, W. M. (1971). Leisure: A Problem for preventive Psychiatry. American Journal of Psychiatry **127**: 1688–1691.

Möller, H. J., Zerssen, D. v. (1986), Der Verlauf schizophrener Psychosen unter den gegenwärtigen Behandlungsbedingungen. Berlin – Heidelberg – New York – Tokio: Springer.

Neulinger, J. (1974), The psychology of leisure. Springfield, Ill.: Charles C. Thomas.

Neulinger, J. (1981), The psychology of leisure. Springfield, Ill.: Charles C. Thomas.

O'Morrow, G. S. (1970), Recreation counseling. A challenge to rehabilitation. Rehabilitation Literature **31**: 226–233.

Roder, V. (1988), Untersuchungen zur Effektivität kognitiver Therapieinterventionen mit schizophrenen Patienten. Dissertation Universität Bern.

Roder, V., Kienzle, N., Studer, K. (1988), Specific psychological therapy programs for treatment of cognitive and social disorders with individuals vulnerable to schizophrenia. Paper presented at the IV. International Congress of Rehabilitation in Psychiatry, May 2nd–6th, Oerebro, Sweden.

Roder, V., Brenner, H. D., Kienzle, N., Hodel, B. (1988), Integriertes Psychologisches Therapieprogramm für schizophrene Patienten (IPT). München – Weinheim: Psychologie Verlags Union.

Roder, V., Hirsbrunner, A., Schwab, T., Jenull, B., Heimberg, D., Zemp, A., Wegmann, R., Sandner, M. (1991), Residential, vocational and recreational rehabilitation of schizophrenic patients. Paper presented at the International Congress on Schizophrenia and Affective Psychoses of the WHO, Geneva, Switzerland, September 12–14.

Schmitz-Scherzer, R. (1971), Freizeitpsychologie und Rehabilitation. Zeitschrift für Gerontologie 5 (1): 18–22.

Schmitz-Scherzer, R. (1977), Freizeittherapie. In: Schmitz-Scherzer, R. (Hrsg.), Aktuelle Beiträge zur Freizeitforschung. Darmstadt: Steinkopf, S. 32–38.

Schmitz-Scherzer, R. (1980), Freizeitpsychologie. In: Assanger, R., Wenninger, G. (Hrsg.), Handwörterbuch der Psychologie. Weinheim: Beltz, S. 150–154.

Schubart, C., Schwarz, R., Krumm, H., Biehl, H. (1986), Schizophrenie und soziale Anpassung. Eine prospektive Längsschnittuntersuchung. Berlin: Springer.

Steinhardt, I., Terhorst, B. (1987), Tätigkeiten für psychisch Kranke – was können wir tun? Sozialpsychiatrische Informationen 3: 2–10.

Stengel, M. (1988), Freizeit: Zu einer Motivationspsychologie des Freizeithandelns. In: Frey, D., Graf Hoyos, C., Stahlberg, D. (Hrsg.), Angewandte Psychologie. Ein Lehrbuch. München: Psychologie Verlags Union, S. 561–584.

Strauss, J. S., Carpenter, W. T. (1981), Schizophrenia. New York: Plenum.

Süllwold, L. (1983), Schizophrenie. Stuttgart: Kohlhammer.

Süllwold, L., Huber, G. (1986), Schizophrene Basisstörungen. Berlin: Springer.

Tokarski, W. (1982), Überlegungen zur Freizeit als Rehabilitationsraum. Freizeit und Rehabilitation – ein Widerspruch? Das öffentliche Gesundheitswesen 44: 296–302.

Tokarski, W., Schmitz-Scherzer, R. (1985), Freizeit. Stuttgart: Teubner.

Trevan-Hawke, J. (1985), Occupational therapy and the role of leisure. British Journal of Occupational Therapy 48 (19): 299–301.

Wing, J. K. (1986), Der Einfluß psychosozialer Faktoren auf den Langzeitverlauf der Schizophrenie. In: Böker, W., Brenner, H. D. (Hrsg.), Bewältigung der Schizophrenie. Bern: Huber, S. 11–28.

Korrespondenz: Mag. Brigitte Jenull, Landstraßer Gürtel 21/11, A-1030 Wien.

Erfahrungsbericht einer Reise zu ausgewählten Projekten der amerikanischen Psychiatrie

Volkmar Aderhold

Zusammenfassung. Ein Plädoyer für kleine milieutherapeutische Einrichtungen als Alternative zum Psychiatrischen Krankenhaus und als Orte einer Psychiatrie der respektvollen Antwort auf Bedürfnisse, des Einfühlens in die inneren Erfahrungen und der wechselseitigen Begegnung von Menschen.

Der Sommer 1993 brachte mich in den Genuß einer (zur Nachahmung empfehlenswerten) Rundreise in den USA zur Besichtigung, teilnehmenden Beobachtung und kritischen Diskussion einzelner stationärer und ambulanter Alternativen zum psychiatrischen Krankenhaus. Die von mir vorgefundene Situation in den Vereinigten Staaten, in denen heute so gut wie keine Einrichtung mit medikamentenfreier Behandlung bzw. Begleitung akut schizophrener Menschen mehr existiert, ist nicht nur enttäuschend, sondern auch erklärungsbedürftig, vor allem wo wir seit den siebziger und achtziger Jahren wissen, daß eine solche Behandlungsform für bis zu 60% noch nicht chronifizierter schizophrener Menschen eine gleich gute bis bessere Alternative darstellt (vgl. Mosher 1991, Goldstein 1970, Rappaport et al. 1987, Carpenter et al. 1977).

Angesichts hochwirksamer und im psychiatrischen Alltagsgeschäft fast unsichtbarer Intrige von pharmazeutischer Industrie und neuroleptikaorientierter Einseitigkeit psychiatrisch-wissenschaftlicher Forschung war ich bei meinen Erklärungsversuchen zeitweise fast geneigt, in mir selbst einen Verschwörungswahn zu diagnostizieren, sah jedoch am Ende davon ab und erinnerte mich an so tabuisierte Worte wie „kapitalistische Verwertungsinteressen".

Daß die Reise trotzdem zu einem lehrreichen Ereignis wurde, lag nicht zuletzt an besonderen Projekten, die eine ermutigende Alternative zur psychiatrischen Akutstation darstellen. Über sie möchte ich hier berichten, weil sie realistische Modelle einer unzweifelhaft menschlicheren und wirkungsvolleren Psychiatrie darstellen.

Als „Prototyp" einer solchen Einrichtung soll mir ein 1977 auf Initiative von L. Mosher gegründetes und seitdem zum Teil noch mit Mitarbeitern der ersten Stunde und weitgehend unverändertem Konzept und „Spirit" arbeitendes Projekt mit sechs Betten und acht Vollzeitmitarbeitern dienen. Ort des Geschehens ist ein wenig luxuriöses, vorwiegend mit Secondhandmöbeln eingerichtetes Reihenhaus an einer verkehrsreichen Straße in einem relativ zentral gelegenen Stadtteil in Washington D. C. Kennzeich-

nend für das nunmehr seit 16 Jahren bestehende Provisorium ist das all-
abendliche Aufstellen eines mehrfach reparierten Ausziehtisches im
Aufenthaltsraum, Büro, Teamzimmer und Mitarbeiterschlafraum (diese
Funktionen beschreiben alle ein und denselben Raum), um das meist gemeinsam zubereitete Abendessen miteinander einzunehmen. Die wider-
spruchslose Hingabe aller Beteiligten an dieses für unkundige Augen umständliche Ritual spiegelt – unvergeßlich – die große Bereitschaft zum respektvollen und kreativen Umgang mit den vorhandenen Möglichkeiten
der Räume und Klienten, die Toleranz des Eigenwilligen und Umständlichen, das Wissen, daß viele Lösungen verschlungener Wege bedürfen, die
Freude am Abweichenden und die Betonung des Wie statt des Was wider.
Quasi eine Miniatur ökologischer Psychiatrie.

Diese Einrichtung hat die Behandlungsfunktionen einer offenen psychiatrischen Akutstation. Überwiegend werden Patienten mit langjähriger
Psychiatriekarriere und Psychosendiagnose aufgenommen. Lediglich Klienten mit Unterbringungsbeschluß, suizidaler Entschiedenheit und extrem manischem Verhalten scheinen die Grenzen der Einrichtung zu
sprengen. Innerhalb von 24 Stunden nach Aufnahme haben alle Klienten
ein ausführliches Gespräch mit einem der beiden Konsiliarpsychiater; die
Medikation jedoch wird üblicherweise von dem zuweisenden und später
auch ambulant behandelnden Psychiater festgesetzt, der diese auch per Te-
lefonanruf oder (selten) Besuch in der Einrichtung im Laufe der Behandlung verändern kann. Die Konsiliarpsychiater sind im Bedarfs- bzw. Notfall
telefonisch erreichbar, kommen jedoch regelmäßig (bis auf die Aufnahme-
gespräche) nur einmal pro Woche zu einer Teambesprechung ins Haus.
Diese dauert ca. drei Stunden, ist sehr ausführlich und bei sechs Patienten
erstaunlich wenig ermüdend. Arztbriefe werden nach der Entlassung nicht
geschrieben. Die Dokumentation während der Behandlung ist jedoch ausführlich. Die weitgehende Abwesenheit der Psychiater ist Absicht und hat
Folgen. Damit liegt eine hohe Erwartung und Verantwortung bei allen anderen Teammitgliedern, was bei der hohen Motivation und Kompetenz zu
eindrucksvollen Ergebnissen führt. Täglich arbeiten zwei Mitarbeiter (Frau
und Mann) als konstantes „Paar" für 24 Stunden miteinander. Sie leben einen vollständigen Tageszyklus gemeinsam mit den Betroffenen. Die Wo-
chenarbeitszeit besteht somit aus zweimal 24 Stunden im Abstand von einigen Tagen. Zusätzlich kommen alle Mitarbeiter regelmäßig zur wöchentlichen Teambesprechung. Diese Arbeitsform wird von allen Mitarbeitern als
ausgesprochen entlastend in bezug auf die Burn-out-Problematik erlebt.
Für andere Lebensaktivitäten bleibt viel Zeit. Durch das Zusammenleben
über einen ganzen Tag jedoch kommen Elemente des therapeutischen
„being with" aus dem kalifornischen Soteria-Projekt der siebziger und achtziger Jahre (ebenfalls von L. Mosher initiiert) zur Geltung. Die tägliche ausführliche Übergabe ist ein kontinuitätssicherndes Element. Darüber hinaus gelingt dies durch die Person des „program directors": Sie/er ist un-
mittelbar(e) Vorgesetzte(r), arbeitet täglich acht Stunden, zeitweise mit
Terminverpflichtungen außer Haus, und ist insbesondere zuständig für Organisation, Kostenabwicklung und interne Supervision. Besonders in der

klugen Auswahl dieser Person liegt ein Schlüssel zum Gelingen einer solchen Institution. Die wenigsten Mitarbeiter haben eine im engeren Sinne psychiatrische berufliche Vorerfahrung, meist sind sie „paraprofessionell", ausgebildet in Sozialarbeit, ehemalige Lehrer etc. Die Kohäsion im Team ist groß, besonders innerhalb des einzelnen Therapeutenpaars. Unterschiede der einzelnen Mitarbeiter werden respektiert und im Arbeitsalltag genutzt. Alle handeln in dem Bewußtsein, einen besonderen Beitrag in der psychiatrischen Versorgungslandschaft zu leisten, jedoch ohne Arroganz.

Ich denke, die wichtigsten Fundamente der gemeinsamen Haltung sind Interesse und Neugier an der Begegnung mit Klienten, die letztlich als Begegnung mit einem anderen *Menschen* in seiner ganzen Gewordenheit und nicht als Konfrontation mit dem pathologischen Erleben und Verhalten eines Patienten aufgefaßt wird. Oft hatte ich deshalb in ganz konkreten Interaktionen das Gefühl, als ob es den Mitarbeitern fast mühelos gelingt, quasi an den pathologischen Auffälligkeiten vorbei zum existentiellen Kern des Betroffenen vorzudringen. Trotz unterschiedlicher theoretischer bzw. ideologischer Orientierung ist allen ein letztlich experimentelles, d. h. probehandelndes und zur Selbstreflexion bereites Vorgehen gemeinsam. Subjektorientierung bedeutet, daß die Bedürfnisse und Ziele des Klienten Vorrang vor den eigenen Konzepten und Vorstellungen haben. Auch dann, wenn sie unvernünftig erscheinen, jedoch den Betroffenen nicht gefährden, denn aus Erfahrungen lernt jeder noch am meisten. Crossing Place (so der Name) ist also nicht ein Ort der Erziehung, sondern der Erfahrung. Nachhaltig beeindruckt hat mich mein eigenes Erleben dieses Umgangs mit den Klienten: So oft konnte ich spüren, wie viele innere und äußere „Neins", als Ausdruck meiner Angst vor unkontrollierbaren Grenzüberschreitungen, ich mir im Laufe meiner Psychiatriekarriere im Umgang mit Klienten angewöhnt habe. Nur in einer solchen anderen Umgebung werden diese routinemäßigen, oft verdeckten Verweigerungen erlebbar. Damit verbunden ist das Konzept und die Erfahrung, daß auch Menschen in psychotischen Zuständen bzw. mit Störungen der Selbst-Objekt-Differenzierung in einer annehmenden, wertschätzenden, manchmal vielleicht sogar liebenden Beziehung und in einer überschaubaren Gruppe durchaus auch dem Prinzip der sozialen und organismischen Selbstregulation unterliegen können, d. h. emotional auch „satt" werden können und die Grenzen des anderen respektieren, wenn sie sein authentisches Bemühen erleben. Sie sind durchaus keine gefräßigen wilden Lebewesen, die nach dem Gesetz: „kleiner Finger – ganze Hand" funktionieren.

Zum anderen ist Subjektorientierung nicht nur das Handeln nach einem bedürfnisorientierten therapeutischen Konzept als Hilfestellung bei der Befriedigung von Grundbedürfnissen, sondern auch ein an der subjektiven Erfahrung orientierter Umgang mit Menschen in außergewöhnlichen, von der Konsensusrealität abweichenden Bewußtseinszuständen, bei dem das Erleben des Betroffenen respektiert und anerkannt („validation") wird. Eine sich in das Erleben des Betroffenen hineinversetzende Begleitung (tuning in), wie es in den medikamentenfreien Soteria-Experimenten praktiziert wurde, findet jedoch nur sehr selten statt.

Höchstes Ziel des therapeutischen Bemühens ist die Herstellung eines Kontaktes, im Laufe der Zeit einer tragfähigen vertrauensvollen Beziehung. Anknüpfungspunkt ist in der Regel die Hilfe bei der Befriedigung spontan geäußerter Bedürfnisse, für viele Menschen in diesem Ausmaß eine nie zuvor gemachte Erfahrung. Fast bin ich geneigt, von einer „dienenden" Haltung den Klienten gegenüber zu sprechen, wobei dienen nicht ein Unterwerfen meint. Mosher selbst formuliert es so: „Sie sollen sich selbst als Angestellte der Klienten betrachten ..." (Mosher und Burti 1989, S. 199). Die jeweiligen Mitarbeiter praktizieren diese Haltung auf dem Hintergrund unterschiedlicher ethischer, politischer oder religiöser Überzeugungen.

Bei den Klienten wächst aus der Erfahrung der Anerkennung der eigenen Weltsicht und aufgrund der unterstützenden Hilfestellungen in aller Regel ein großes Vertrauen. Fast regelhaft entsteht der Wunsch, sich im Gespräch zu öffnen. Auch sehr mißtrauische Klienten fangen an, ihre „Geschichte" zu erzählen, je vertrauender, desto ehrlicher und einsichtsbereiter. Und so werden über die Wochen des Aufenthaltes langsam die spontan mitgeteilten Bausteine der biographischen Erfahrungen der Betroffenen zusammengesetzt. Alle diese Mitteilungen werden als Zeichen des Vertrauens gewürdigt.

Auf dem Boden dieser an Bedürfnissen, subjektiver Erfahrung und Beziehung orientierten Grundhaltung wird ein psychiatrisches Krisenmanagement praktiziert, das jedoch ohne die oben beschriebenen Grundwerte leicht zu einem distanzierten psychiatrischen Sozialmanagement degeneriert, wie ich in anderen besuchten Einrichtungen ansatzweise beobachten konnte. Eingebettet in eine prinzipiell positive Erwartungshaltung (die sicherlich ein nur bedingt übertragbares Element US-amerikanischer Soziokultur darstellt) werden nach möglichst exakter Analyse der zur Dekompensation führenden sozialen und psychischen Bedingungen, unter Einhaltung eines fast unumstößlich vorgegebenen Zeitrahmens von vier Wochen (der auch tatsächlich fast immer ausreicht), möglichst konkrete Zielvorgaben für den Betroffenen während des Aufenthaltes formuliert, die dann in einen detaillierten Behandlungsplan Eingang finden, der wiederholt mit den Betroffenen diskutiert und abgestimmt wird. Die Umsetzung soll sich dann so weitgehend wie möglich nach dem Prinzip der Selbstverantwortung vollziehen, wobei die Professionellen zum Teil Serviceleistungen erbringen (z. B. jemanden mit dem Auto an einen gewünschten Zielort bringen) oder die Rolle eines helfenden älteren Geschwisters einnehmen (z. B. jemanden zum Arbeitsamt begleiten). Dabei wird so früh wie möglich (oft schon am zweiten Tag) die Kontinuität des ambulanten psychiatrischen Therapieprogramms aufrechterhalten (z. B. Besuch einer Tagesstätte, geschützten Werkstatt etc.), auch wenn dies eine umständliche Fahrt mit dem Auto durch die Stadt erforderlich macht. Während dieser Autofahrten finden häufig wichtige und sehr persönliche Gespräche quasi zufällig statt.

Medikation ist fast immer die Regel. Sie wird meist durch den ambulant behandelnden Psychiater festgesetzt, und die Einnahme unterliegt der

Selbstverantwortung des Klienten. Erst wenn dies wiederholt mißlingt, wird dieses Verhalten vorsichtig zum Problem gemacht. Die Klienten müssen sich ihre Medikamente per Rezept selbst besorgen. Dies ist jedoch eine Realität, mit der sie auch nach der Entlassung umgehen müssen und die gleichzeitig die Medikamenteneinnahme mehr zu ihrer eigenen Sache macht.

Einmal pro Woche findet abends eine kunsttherapeutische Gruppe statt, die auch den ehemaligen Bewohnern offensteht, und so auch Ort eines sporadischen Ehemaligentreffens ist.

Die Betonung der Kontinuität gewohnter Aktivitäten des Lebensalltags führt zu einer relativen Leere der Einrichtung am Tage und zu erheblicher Fahrtätigkeit der Professionellen. Manchmal begleiten auch Betroffene, die noch an keiner Außenaktivität teilnehmen, einen Mitarbeiter bei seiner Autofahrt, wenn es ihnen im Hause zu langweilig geworden ist oder sie gerne mit diesem Menschen zusammen sind.

An jedem Abend treffen alle Beteiligten zum gemeinsamen Abendessen wieder zusammen, das – neben anderen verteilten Hausdiensten – möglichst gemeinsam von Mitarbeitern und Bewohnern zubereitet wird. Dabei überdeckt die Hilfeleistung der Betroffenen jedoch nicht die grundsätzliche Bereitschaft der Professionellen, die Zubereitung des Abendessens letztlich zu ihrer Sache zu machen und damit den hier zusammenlebenden Betroffenen einen fürsorglichen Dienst zu erweisen (so wie eine gute Mutter ihren Kindern das Essen zubereitet).

Die Atmosphäre des gemeinsamen Abendessens war für mich bei dem Vergleich verschiedener therapeutischer Einrichtungen die „Nagelprobe" für die Fähigkeit der Institution, das hochgesteckte Ziel mitmenschlicher Begegnung jenseits psychiatrischer Behandlung zu erreichen. Für die Betroffenen ist es der zentrale Ort, um in der Gruppe einen Platz zu finden und im Laufe der kommenden Wochen diesen Platz auch langsam zu verändern.

Aus der Perspektive eines Betroffenen läßt sich die Erfahrung eines vierwöchigen Aufenthaltes in Crossing Place vielleicht folgendermaßen beschreiben: *Ankommen* heißt von sich erzählen oder zuhören, wie andere über dich erzählen. Keine bohrenden Fragen. Wenn du willst, ist jemand in den ersten Stunden ständig mit dir zusammen. Du kannst dich aber auch zurückziehen, und dann kommt manchmal jemand vorbei und fragt dich, ob du Hilfe brauchst, hungrig bist, ob er dir eine kleine Mahlzeit zubereiten soll. Zum Abendessen kommen alle zusammen und sitzen um einen Tisch. Manchmal gibt es ein besonders gutes Essen, wenn jemand entlassen wird.

Kommentar eines Beobachters: Diese Phase könnte man das *Sich-Einfinden* nennen. Zu diesem Zeitpunkt (in der Regel nach drei bis vier Stunden) ist – auch ohne Medikation – in der Regel bereits eine große Beruhigung und Normalisierung in dem Betroffenen eingetreten. Er verliert zunehmend seine Angst und fängt an, sich geborgen zu fühlen. Dieser „environmental effect" ist so ausgeprägt und berührend, wenn man die Regelpraxis psychiatrischer Krankenhäuser kennt. Er ist meines Erachtens ein wichtiger Maßstab zur Beurteilung der Qualität einer therapeutischen Einrichtung.

Gerade psychotische Menschen sind ungeheuer kontextabhängig, reagieren hochsensibel und meist verzögert auf die Beziehungsangebote bzw. Beziehungsverweigerungen der unmittelbaren sozialen Umgebung.

Aus der Klientenperspektive: Du wirst von den anderen angesprochen und beruhigt, daß dir hier geholfen wird. In den nächsten Tagen findest du in Gesprächen heraus, welche Hilfe du brauchst, und die bekommst du auch, wenn es irgendwie möglich ist. Du wirst freundlich an die Hand genommen, ohne daß über dich bestimmt wird, wo du es nicht willst.

Aus der Beobachterperspektive: In diesem Zeitraum erfährt der Klient Hilfestellung und ein fast immer persönlich gemeintes Beziehungsangebot. Sein ganzer Lebenszusammenhang ist von Interesse, und zwar möglichst aus der gleichen Perspektive wie er ihn selbst erlebt, lediglich mit kleinen, möglichst bewußt erzeugten Brechungen als Anregung zur Korrektur der eigenen Wahrnehmung. Er faßt Vertrauen, erfährt, daß man es hier letztlich gut mit ihm meint und beginnt sich zu *öffnen* und in seinem Maße *einzulassen*.

Aus der Klientenperspektive: Sie helfen dir wirklich, eine Wohnung zu finden, räumen mit dir deine alte Wohnung auf und wollen deine Familie kennenlernen.

Aus der Beobachterperspektive: Je mehr auch der Lebenskontext sich reorganisiert, Kontakte zu Bezugspersonen draußen mit und ohne Schutz des Teams wiederhergestellt werden und eventuell neue Lebensbedingungen draußen geschaffen werden, faßt der Betroffene auch mehr Selbstvertrauen und wird erwachsener, vor allem auch den Mitbewohnern gegenüber, kann von seinen Erfolgen berichten und wird anderen zum ermutigenden Vorbild.

Aus der Klientenperspektive: Langsam bist du tagsüber kaum noch in der Einrichtung. Du kommst kaum zum Ausruhen, gehst in die Tagesklinik, zur Arbeit oder sonstwohin.

Aus der Beobachterperspektive: Diese Phase der weitgehenden Außenorientierung bereitet den *Abschied* vor.

Aus der Klientenperspektive: Als ich gegangen bin, waren einige richtig traurig. Und als sie gesagt haben, daß ich mich bald mal blicken lassen soll, habe ich es sogar geglaubt.

Gefahren dieses Konzeptes gibt es auch. Ich habe verschiedene Einrichtungen ähnlicher Art gesehen, die in einzelnen Aspekten diesem Idealzustand nicht entsprachen. Solche Gefahren sehe ich darin, daß eine Einrichtung ihre subjekt- und begegnungsorientierte Grundhaltung verliert und lediglich mit dem interventionistischen Handwerkszeug einer sozialpsychiatrischen Akutpsychiatrie arbeitet. Diese Gefahr entsteht zum Beispiel, wenn solche Einrichtungen aus Kostengründen mit mehr als sechs Betten ausgestattet werden. Auch dann sind sie vermutlich immer noch „effektiver" als eine psychiatrische Akutstation im Krankenhaus (W. Fenton und L. Mosher machen gerade hierzu eine Vergleichsstudie), verspielen jedoch die beschriebenen weitergehenden Möglichkeiten.

Auch ein hierarchisch kontrollierender Führungsstil ist ausgesprochen kontraproduktiv für eine solche Institution. Der kollektive Zusammenhalt, der Respekt vor den unterschiedlichen Persönlichkeits- und Arbeitsstilen einzelner Mitarbeiter, die Herstellung einer kooperativen Arbeitsatmosphäre und die Entlastung von Mitarbeitern in Zeiten offensichtlicher Überforderung sind Elemente einer solchen nicht hierarchischen Arbeitsform, oder wie Peggy, program director von Crossing Place, es ausdrückte: „Go with the strength."

Auf dem Weg der Institutionalisierung einer subjekt- und beziehungsorientierten Psychiatrie sind sicherlich noch viele Widerstände zu überwinden. So scheint die biologisch orientierte Psychiatrie sowohl das Subjekt als auch den Kontext nahezu vollständig aus ihrem Denken ausgetrieben zu haben. Was der gesunde Menschenverstand leicht zu erschließen vermag, ist dieser Art von Wissenschaft ein Buch mit sieben Siegeln. Zugleich müßte die Psychiatrie auch ihr narzißtisches Defizit als Teilbereich der Medizin überwinden und mit einem eigenständigen Paradigma den Auszug aus dem Krankenhaus antreten. Wenn dies alles nicht gelingt, so bleibt am Ende noch die Hoffnung auf die sich zunehmend entwickelnde Bewegung der Psychiatriebetroffenen, die ja nicht nur Hilfesuchende, sondern auch Kunden und Krankenversicherungszahler sind.

Literatur

Carpenter, W. T. Jr., McGlashan, T. H., Strauss, J. S. (1977), The treatment of acute schizophrenia without drugs: an investigation of some current assumptions. Am. J. Psychiatry **134**: 14–20.

Goldstein, M. (1970), Premorbid adjustment, paranoid status, and patterns of response to phenothiazine in acute schizophrenia. Schizoph. Bull. **3**: 24–37.

Mosher, L. R., Menn, A. Z. (1978), Community residential treatment for schizophrenia: two-year follow-up. Hosp. Community Psychiatry **29**: 715–723.

Mosher, L. R. (1991): SOTERIA: A Therapeutic community for psychotic persons. In: Intern. Journal of Therapeutic Communities **12** (1): 3–67.

Mosher, L. R., Burti, L. (1992), Psychiatrie in der Gemeinde, Bonn.

Rappaport, M. et al. (1978), Are there schizophrenics for wohm drugs may be unneccessary or contraindicated? International Pharmacopsychiatry **13**: 100–111.

Korrespondenz: Dr. Volkmar Aderhold, Wachmannstraße 22, D-28209 Bremen.

III. Psychotherapie, Bürgerhilfe und Psychiatrie und ihre Bedeutung für die Behandlung psychotischer Menschen

Die Tiefenschichten der Seele im psychotischen Geschehen

John Weir Perry

Zusammenfassung. In dieser Darstellung von Psychotherapie mit psychotischen Klienten geht es in erster Linie um die akute, vorzugsweise die erste Episode. Sie befaßt sich also mit Menschen, deren seelische Tiefenschichten stark aktiviert sind. Es ist durch Forschungsprojekte belegt, daß sich diese sogenannten Fälle von Schizophrenie am besten ohne Medikation entwickeln. Aus der Sicht, die ich vertrete, läßt sich das folgendermaßen erklären: Die von den Klienten produzierten Ideen durchlaufen unter günstigen Bedingungen einen tiefen Prozeß, der durch innerliche Auflösung hindurch zur Reintegration führt und von neuen Schritten psychischer Entwicklung begleitet wird.

In der akuten Episode lebt der Klient weniger in einer unwirklichen Welt, sondern in einer Wirklichkeit, die anders ist als die allgemein akzeptierte. Es ist eine innerpsychische Wirklichkeit, zwingend real für den Klienten, und wenn ein Therapeut in diesem Geist an sie herangeht, können sich innerhalb weniger Tage günstige Auswirkungen einstellen.

Meine erste Beobachtung solch einer raschen Veränderung liegt beinahe fünf Jahrzehnte zurück, und sie wurde für mich der Anlaß für eine breite Forschungstätigkeit während all der folgenden Jahre. Es handelte sich um eine junge Frau, die glaubte, sich im Zentrum der Welt zu befinden, zwischen gegnerischen Hälften in Form von politischen Parteien. Sie stellte diese Erfahrung mit Hilfe von Buntstiften dar, in der Form einiger konzentrischer Kreise, die von einem Quadrat umschlossen wurden. Ein spontanes, wohlgeformtes Mandala war entstanden, obwohl sie so etwas noch nie zuvor gezeichnet hatte. Über einen Zeitraum von sechs Wochen durchlebte sie eine Bilderfolge, in der es um Tod und Wiedergeburt und den Zusammenprall von Weltmächten ging. Jede von ihnen hatte eine ausgeprägte Ideologie, und langsam differenzierten sie sich in vier Mächte, deren Konflikt im Bild einer vierfach geteilten Welt seine Auflösung fand, in der nun ein Geist der Harmonie herrschte. Diese Ideologien waren aus ihrer Sicht mit denen ihrer Mutter, ihres Vaters und ihres Ehemannes ident, sowie mit der, die sie selbst gerade entwickelte. Das „Zentrum" war der Ort, von dem aus sich die gesamte Sequenz auf eine harmonische Auflösung zubewegte, die auch von einer erheblichen klinischen Besserung begleitet war.

Ich habe diese Bilder als typisch für akute Episoden erlebt. Sie finden sich auch in vergleichenden Studien von Mythos und Ritual wieder und

werden vom Klienten meist als von tiefer Bedeutung und als real erlebt.
Wenn ein Therapeut, der in der Verantwortung für die Behandlung steht,
keinen Sinn in diesen Erfahrungen sieht, bricht der Klient leicht die Kommunikation darüber ab und zieht sich in isoliertes Schweigen zurück. Wenn
man allerdings ein lebendiges Interesse an ihnen zeigt und ihnen Bedeutsamkeit zugesteht, wird der Klient gerne den Fluß der Bilder von Tag zu
Tag erzählen. Dabei entfaltet sich ein Prozeß, der in seiner Abfolge von Fall
zu Fall Ähnlichkeiten aufweist. Er bewegt sich durch Tod und Wiedergeburt, Zerstörung der Welt und Neuschöpfung, Rückkehr zu den Anfängen
der Zeit und zu denen des eigenen Lebens und handelt von messianischer
Berufung zur Reform der Welt und einer neuen Weltordnung.

Anfangs mag die Bildung solcher Vorstellungen dem Therapeuten seltsam und bizarr erscheinen und ihn verwirren und verblüffen. Doch wenn
er diese Sequenzen wieder und wieder von verschiedenen Klienten hört,
werden sie ihm vertrauter und sinnhafter. Der Effekt für die Klienten ist
dann ein dankbares Gefühl der Erleichterung. Es wird ihnen möglich, aus
der verzweifelten Isolation aufzutauchen. Sie finden dann normalerweise
innerhalb weniger Tage zu klarerem Denken zurück und bekommen Lust
darauf, ihre persönlichen Erfahrungen in einem therapeutischen Sinn zu
erforschen. Was am wichtigsten ist: Der Affekt, der während der Episode so
gedämpft war, kehrt zurück und ermöglicht einen lebendigen, eifrigen
Austausch zwischen den Gesprächspartnern.

Als von außen kommender Therapeut an unserer psychiatrischen Klinik
hatte ich eine erste Begegnung mit einem männlichen Patienten. Man hatte
ihn in ein Einzelzimmer gelegt und ins Bett gesperrt. Ich fand ihn in schwei-
gendem Rückzug vor. Er war mürrisch und schwierig zu behandeln gewesen.
Ich sagte zu ihm, ich wäre interessiert, ihm zu helfen. Vielleicht wolle er mir
erzählen, was in ihm vorging. Als Antwort wies er auf eine der quadratischen
Fliesen an der Wand neben seinem Bett und zeigte zuerst auf ihre Mitte,
dann zeichnete er mit dem Finger einen Kreis um sie herum und ein Kreuz
hindurch. Ich ging darauf ein, indem ich sagte: „Ja, eine Menge gewaltiger
Dinge geschehen in diesem Zentrum, nicht wahr!" Er sah mich mit einem
wirklich überraschten Gesichtsausdruck an. Ich hatte offensichtlich den
Punkt getroffen. (Aufgrund meiner Vertrautheit mit der Erfahrung des Zentrums.) Als ich zwei Tage später wiederkam, fand ich ihn draußen auf der Station. Er war nicht mehr stumm, wartete schon begierig auf ein Gespräch mit
mir und war bereit, über seine inneren Erfahrungen zu erzählen. Als wir zusammen an einem Tisch saßen, machte er eine Serie von Zeichnungen mit
rotem Stift: ein Dreieck um einen schwarzen Punkt als Zentrum herum, womit er sich selbst als in der Hölle befindlich beschrieb; dann ein Quadrat um
ein schwarzes Zentrum herum als Ausdruck, im Fegefeuer zu sein, und dann
ein Fünfeck um das Zentrum herum, als Ausdruck, daß er im Himmel war.
Er befand sich auf einer Reise ähnlich wie Dante, durch die drei Zustände
des Lebens nach dem Tod. Während der folgenden sechs Wochen entstanden viele Diagramme von Weltbildern, an deren Ende eine „Mission unserer
Lieben Frau für die Welt" stand. Die Welt wurde dabei durch eine runde
Rosette mit Pfeilen in die vier Himmelsrichtungen als Zeichen für vier Kon-

tinente, vier Religionen, Rassen und Farben repräsentiert und zeigte den Höhepunkt seiner messianischen Berufung an.

Auf derselben Station sah ich einen jungen Mann, der zweiundzwanzig Jahre alt war. Das Personal wußte nicht, wie es wegen seines aggressiven Verhaltens, das schon beinahe kämpferisch war, mit ihm umgehen sollte. Während eines unserer Gespräche am Tisch zeichnete er einen farbenfrohen und fröhlichen Cowboy und summte dabei Westernsongs. Zuerst hatte er nicht viel über Cowboys zu sagen, aber als ich unbedingt mehr wissen wollte, erinnerte er sich, daß sein Großvater ein Cowboy gewesen war, der zu Raufereien und anderen negativen Verhaltensweisen neigte. Er war bei einer Schlägerei in einer Bar ums Leben gekommen, und zwar mit zweiundzwanzig Jahren, genau dem Alter des Patienten, was eine Art „Jahrestagspsychose" anzeigte. Der Patient hatte sich mit dieser legendären Gestalt identifiziert, die auch sein Vater nicht gekannt hatte, weil er erst nach dem Tod des Großvaters geboren worden war. Kurz darauf wurde er mißmutig und zeichnete ein Bild von einem Friedhof mit schwarzen Grabsteinen. Darauf folgte eine Zeichnung, auf der der Tod des Großvaters zu sehen war, und seine Seele schwebte aufwärts aus seinem Kopf. Dies war offensichtlich nicht die Wiedergabe eines historischen Geschehens, sondern ein Zeichen eines Prozesses, der gegenwärtig in ihm vorging und der bereits in der Friedhofsszene mit der mürrischen Stimmung, die sie begleitet hatte, angedeutet worden war. Es war Ausdruck für den Tod des falschen Selbstbildes des jungen Mannes, das er durch die Identifikation mit dem legendären Großvater aufgebaut hatte. In seiner Ehe fühlte er sich durch die große italoamerikanische Familie seiner Frau erdrückt, und im Hinblick darauf zeichnete er sein bevorzugtes Weltbild. Es bestand aus den „vier Britischen Inseln", die „vier Kontinente" in den vier Richtungen des Erdkreises bildeten; eine spiralenförmige Linie hinein in das Zentrum ließ seine Position in dieser bevorzugten Welt erkennen. Es ging auch um Ängste vor politischen Parteien, die um die Vorherrschaft über die Welt kämpften.

Eine junge Amerikanerin mexikanischer Abstammung, wieder in diesem Krankenhaus, identifizierte sich mit dem Bild der Königin der Azteken und machte sich als solche eine königliche Robe aus Fetzen von Spitalsbettwäsche. Ihr Großvater war für sie der Kaiser, der mit starker Autorität regierte. Als sich das Bild entfaltete, gab es vier Onkel, seine Söhne, die gemeinsam die Herrschaft des alten Tyrannen stürzten und das Reich in vier Quadranten rund um das frühere Zentrum der Herrschaft teilten; sie setzten Regierungen von gleicher Größe und Stärke ein, die demokratisch sein und nach den Prinzipien von Toleranz und Güte gegenüber allen leben würden. Es gab tatsächlich einen großväterlichen Diktator in ihrer Familie, den Vater der Mutter, und der Stil der Mutter, über die Familie zu herrschen, orientierte sich an seinem Beispiel. Die Patientin mußte rebellieren und sich mit einer anderen Orientierung als der ihrer Mutter reintegrieren.

Eine andere junge Frau in diesem Krankenhaus war auch bei unserer ersten Begegnung in einem Einzelzimmer isoliert und an allen vier Extremitäten fixiert, weil sie aufgrund ihres aufmüpfigen Verhaltens eine Nervensäge für das Personal war. Ich fragte sie, was in ihr vorging, worauf sie antwortete, daß sie eine spezielle Berufung hätte, die Bibel neu zu schreiben. Besonders das Neue Testament, um die Welt die Bedeutung der Liebe zu lehren. Ich hörte der gesamten Darstellung zu und sagte, ich würde gerne mit ihr darüber sprechen, wenn sie das wollte. Zwei Tage später saß sie bereits ruhig am Gang und wartete auf unser Gespräch. In den folgenden Sitzungen sprach sie klar und zusammenhängend, stand aber völlig unter dem Einfluß der emotional stark aufgeladenen Bilder. Es waren bei ihr vor allem das Bild der Göttin und das Bild der Schöpfung. Sie hatte starke Neigung, sich mit all dem zu identifizieren. In ihren Zeichnungen war das wiederkehrende Thema der Kreuzigung auffallend, das seinen Höhepunkt in der Darstellung der Kreuzigung einer gekrönten Schlange fand. Mit der Zeit wurde es klar, daß sich dies auf die Schlange bezog, die sich auf der Plakette von Krankenschwestern befindet, und daß sie damit ihre Wut auf ihre professionelle Identität ausdrückte. Diese Wut rührte von dem ihr von der Mutter aufgezwungenen falschen Selbstbild her, das sie in die Rolle des „Mannes in der Familie" gedrängt hatte. Ihre Bildsequenz endete mit einem Bild einer Stadt als dem Neuen Jerusalem: ein viergeteiltes Zentrum der erlösten und reintegrierten Welt.

In diesen wenigen und knappen Fallvignetten gehe ich auf sehr viele Inhalte der Bildersymbolik nicht ein, um einige Kernfragen von Tod und Wiedergeburt und Umgestaltung der Welt hervorzuheben. Ich wollte vor allem zum Ausdruck bringen, wie wesentlich es für die Patienten war, daß sie voll angehört wurden, und daß man mit einem lebhaften Interesse an ihren inneren Erfahrungen mit ihnen in Beziehung trat. Bei jedem einzelnen, und auch bei anderen während meiner Tätigkeit, zeigte sich: Die Bilder, die zunächst so weit von der alltäglichen emotionalen Realität entfernt zu liegen scheinen, stehen in engem Zusammenhang mit dringenden Fragen im persönlichen Leben der Klienten.

Genau hier bekommen wir ein großes Problem mit dem in der Psychiatrie gängigen Denken, wonach es üblicherweise verboten ist, die gedanklichen Vorstellungen der Patienten ernst zu nehmen und über sie zu sprechen, weil man damit angeblich die Psychopathologie erst recht schürt und folglich ein schlechteres Behandlungsergebnis riskiert. Im Gegensatz dazu beruht der Ansatz, den ich vertrete, auf der Beobachtung, daß es einem reintegrierenden und heilenden Verlauf förderlich ist, wenn man die Patienten ermutigt, sich auf den inneren Prozeß einzulassen, der sich in den Bildern und gedanklichen Vorstellungen ausdrückt. Deshalb scheint diese Frage eine Weggabelung zu sein, an der wir zwischen zwei gegensätzlichen Auffassungen des psychotischen Geschehens wählen müssen. Die Wahl hängt einzig von der eigenen Sicht ab, welche Funktionen der Psyche nun auf dieser tiefen Ebene wirksam sind, die in der Folge zu Unordnung oder zu einem turbulenten Reorganisationsprozeß führen.

In älteren Büchern wurden „schizophrene" Patienten als so zurückgezogen und ihr Affekt als so gedämpft beschrieben, daß man nicht erwarten könne, mit ihnen so in Beziehung zu treten wie mit anderen, weniger gestörten Fällen. Wenn diese Aussage gemacht wird, betrifft sie den im klinischen Sinn beeinträchtigten Typ von Fällen, die es in so großer Anzahl gibt.

In dieser Hinsicht ist es von enormer Bedeutung, diejenigen Personen von ihnen zu unterscheiden, die ihren ersten akuten psychotischen Schub erleben. Diese Art von kraftvoller Aktivierung der seelischen Tiefenschichten unterscheidet sich so sehr von der chronifizierten Form, daß wir es nicht zulassen sollten, daß so ein Fall „schizophren" oder auch nur „schizophreniform" genannt oder mit einer anderen psychopathologischen Bezeichnung versehen wird. Diese intensive Aktivität der Psyche überwältigt zwar tatsächlich das Ichbewußtsein und überflutet es mit nichtrationaler Ideenbildung und symbolischen Bildern, aber die „Verrücktheit" dieses Zustandes kann sich beinahe abrupt ändern, wenn der Therapeut dem Patienten mit Wärme, aufrichtiger Freundlichkeit und mit Einfühlungsvermögen begegnet und diese Person in ihrem innersten Wesen bejaht. Ein Therapeut lernt im Laufe der Erfahrungen mit vielen solchen Fällen, wie fruchtbar dieses innere Durcheinander werden kann und daß ihm deshalb jedes Mal ohne negative Erwartungshaltung und ständiger Besorgnis entgegenzutreten ist. Man entwickelt ein Vertrauen in das, was die Psyche damit zu erreichen versucht, und kommt nicht umhin, einen tiefen Respekt gegenüber ihren Fähigkeiten zu empfinden: Sie reintegriert sich selbst; zwar auf eine Weise, die dem Individuum neu ist, und obwohl die Manifestation des Prozesses den Anschein einer katastrophalen inneren Auflösung haben kann.

In der Arbeit in unserer Einrichtung (Diabasis: Begleitung „psychotischer" Menschen in einer Wohngruppe) in San Francisco sahen wir ziemlich deutlich, daß der zurückgezogene und verkümmerte Affekt, der so sehr als Zeichen einer tiefen Pathologie angesehen wird, in den akuten Fällen eine Reaktion auf die Art und Weise ist, wie man den Patienten begegnet; angstvolle Entmutigung, Demoralisierung und das Gefühl, vernichtet zu werden, waren durch das sehr negative Echo der Personen rund um das Individuum entstanden, weil es in dieser inneren Realität völlig gefangen war und in ihr aufging und dementsprechend die äußere Realität verloren hatte. Ein tragisches Gefühl von Entwertung und Nichtakzeptierbarkeit kann von einem Menschen Besitz ergreifen, der so etwas durchmacht. Er gewöhnt sich daran, daß er in ihrem Geist noch mehr von denen niedergeschmettert wird, die eigentlich Helfer sein sollten. Deren Erklärungen, daß er nur wegen eines falsch funktionierenden Gehirns verrückt ist, erzeugen in ihm das Bedürfnis nach Medikation, um dem Fluß der verwirrten Ideen zu spirituellen Fragen ein Ende zu setzen. Und sie können ihn sehr wirksam davon überzeugen, daß er nicht ganz richtig im Kopf ist. Es bedeutet dann eine außerordentliche Erleichterung, wenn er auf jemanden trifft, der um diese Dinge weiß und ihm helfen kann, sich wieder sicherer zu fühlen.

Die schnelle Rückkehr von „Gesundheit", von zusammenhängendem Denken und Klarheit in bezug auf die Gefühle, die man bei einem Entgegenkommen in dieser neuen, vorteilhaften Art beobachten kann, ist so merklich, daß man daraus nur schließen kann, daß das, was die „Krankheit" verursacht hatte, irgendwie wieder zurechtgerückt worden ist. Dieser Eindruck führt mich dazu, die „Psychopathologie" anders als üblich zu definieren:

Der Prozeß, der in der Tiefe abläuft und das Ich überwältigt, zieht die Person in eine Wirklichkeit hinein, die unserer Kultur fremd ist. Und doch ist dieser Weg der menschlichen Natur eigen und ist die Art und Weise, wie sie eine tiefgreifende Wandlung des Selbstbildes bewirkt und es so zu seinem ursprünglichen und wahren Wesen zurückführt. Die Themen der Regression, des Todes und der Desintegration sind nur das notwendige Vorspiel zu diesem neuen Anfang. Wenn es angemessen ist, die akute Episode als einen Reorganisationsvorgang eines sich selbst organisierenden Systems zu sehen und die Psyche ein solches System ist, dann stellt sich die Frage, wo nun die Geisteskrankheit und die Psychopathologie zu finden sind. In unserer Einrichtung veränderte sich der Geisteszustand eines Klienten rasch, wenn ihm warm und ermutigend zugesprochen wurde, daß er nicht an einer Krankheit leidet und daß es sich nicht um eine Pathologie handelt. Die beste Schlußfolgerung, die wir daraus ziehen konnten, war, daß die „Unordnung" jedenfalls nicht im Gehirn oder im Verstand der jeweiligen Person angesiedelt war. Statt dessen war sie in der Interaktion zwischen der Person und ihrer Umwelt zu finden. Das Problem liegt darin, daß der Austausch an der Grenzfläche zwischen einer zwingenden inneren Welt und einer streng reagierenden äußeren Welt nicht funktioniert. Wenn man aber am äußeren Saum dieser Grenzfläche etwas verändert, verändert sie automatisch ihre ganze Konfiguration und deren Pathologie. Nichternstnehmen macht verrückt und produziert einen Nichternstzunehmenden („invalid-ation is crazy-making and creates an invalid"), während die Bestätigung des inneren Wesens eines Menschen Stärke verleiht und befreiend wirkt.

Ich hatte während der Arbeit in unserer Einrichtung den Eindruck, daß sich der wachsame, vor störenden Einflüssen bewahrende Umgang mit dieser Grenzfläche zwischen der inneren und der äußeren Welt eines Klienten mit der peinlichen Sauberkeit bei operativen Eingriffen vergleichen läßt: Es darf keine „Verunreinigung" dieser Grenze geben, zum Beispiel durch abschätzige oder sogar erniedrigende Bemerkungen oder indem über den inneren Prozeß ein negatives Urteil gesprochen wird – auch nicht, wenn er turbulent ist. Der Vorgang verlangt harte, anstrengende emotionale Arbeit und stellt schwierige Anforderungen: In dieser Hinsicht ist die Natur überhaupt nicht sanft, und sie kann in demselben Maß hart mit uns umspringen, wie unser Bewußtsein Widerstand leisten kann.

Um diesen sorgsamen Umgang zu gewährleisten, wählten wir für unsere Einrichtung eine Anzahl junger Leute als Mitarbeiter aus, von denen die meisten aus der gleichen Altersgruppe und aus der gleichen subkulturellen Prägung kamen wie die Klienten üblicherweise auch. Es wurde nicht als notwendig angesehen, daß sich das Personal aus professionellen oder psychologisch gebildeten Mitarbeitern zusammensetzen mußte. Sie sollten aber einfühlsam, akzeptierend und mit inneren Erfahrungen vertraut sein. Wir erwarteten, daß sie sich mit der symbolischen Bilderwelt in der Arbeit selbst bekanntmachen und mit Anerkennung und Einfühlungsvermögen darauf reagieren würden. Der Fortschritt des Prozesses hängt nicht von Expertentum und dem Abgeben von guten Interpretationen ab, denn die Bilder tun ihre Arbeit der Reorganisation selbst, und zwar auf ihre Weise; man braucht hier anscheinend nur einfühlsame Anteilnahme am inneren Fühlen von seiten eines Begleiters bei dieser Arbeit. Die Psyche scheint am besten zu funktionieren, wenn ihr Beziehung und Austausch ermöglicht wird.

Wenn man die Bildung solcher Vorstellungen und den Prozeß, in dem sie ablaufen, „bizarr" nennt, bezeichnet man damit gleichzeitig die Mythen und Riten der großen Religionen des Altertums als Unsinn; ihnen liegen nämlich dieselben Prozesse zugrunde. Geistige bzw. spirituelle Belange werden hier als nicht nur angenehme und erhebende Gedanken und hohe Ziele angesehen, sondern als die innere Substanz des Lebens der Psyche und ihrer schweren Anforderungen an die Person, ihr Beachtung zu zollen. Sie sind außerordentlich pragmatisch, und man kann sie sich als den Stoffwechsel der Psyche vorstellen, der dem Stoffwechsel des physischen Organismus vergleichbar ist. Die Sprache, in der sich die geistigen und spirituellen Belange der Seele ausdrücken, ist uns seit einigen Jahrhunderten nicht mehr vertraut – oder besser, wir haben uns ihr entfremdet, hauptsächlich wegen unserer kulturellen Grenzen des Verstehens und der Mißachtung der hier beschriebenen Aspekte unseres psychischen Lebens.

Als Schlußfolgerung aus alledem ziehe ich es vor, die akute psychotische Episode als einen „visionären Zustand" zu bezeichnen, der mit einem „Erneuerungsprozeß" einhergeht.

Literatur

Fierz, H. K. (1982), Die Psychologie C. G. Jungs und die Psychiatrie, Neuauflage. Einsiedeln: Daimon.

Jung, C. G. (1953), Gesammelte Werke, Band 18/I, Paragr. 832–838: Vorwort zu Perry, J. W.: The self in psychotic process.

Jung, C. G. (1990), Gesammelte Werke, Band 3: Psychogenese der Geisteskrankheiten, 4. Aufl. Olten: Walter.

Perry, J. W. (1953), The self in psychotic process, Its symbolization in schizophrenia. Berkeley: University of California Press; (1987), Dallas: Spring.

Perry, J. W. (1966), Lord of the four quarters: Myths of the royal father. New York: Braziller; (1991), Mahwah: Paulist Press.

Perry, J. W. (1974), The far side of madness. Englewood Cliffs: Prentice Hall; (1989), Dallas: Spring.

Perry, J. W. (1976), Roots of renewal in myth and madness. San Francisco: Jossey-Bass.

Perry, J. W. (1987), The heart of history: Individuality in evolution. Albany: State University of New York Press.

Zielen, V. (1991), Die Erfolgsrate bei Psychosen. Zwei kasuistische Beiträge. Anal. Psychol. 22: 240–257.

Korrespondenz: John Weir Perry, M. D., 16 Redwood Avenue, Larkspur, CA 94939, USA.

Übersetzung: DSA Martina Stigler, Eichenstraße 4/1/12, A-1120 Wien.

Beratung: Dr. med. Andreas von Heydwolff.

Die wirklich ganz fremde Welt der Psychose?

Reinhard Skolek

Zusammenfassung. Im Grunde genommen entdecken wir im Geisteskranken nichts Neues und Unbekanntes, sondern wir begegnen dem Untergrund unseres Wesens. Seelische Entwicklungen und Vorgänge im Menschen verlaufen nach Mustern, die sich in Mythen selbst abbilden. Über Mythen sind die Vorgänge in der Psychose identifikatorisch nachvollziehbar. Visionen, außergewöhnliche psychosomatische Erlebnisse und Träume zum Thema Tod und Wiedergeburt von nicht psychotischen Analysanden werden beschrieben, die eine Brücke zum Verständnis psychotischen Erlebens bilden können.

Ist die Welt der Psychose für einen gesunden Menschen wirklich ganz fremd oder doch zumindest ansatzweise einfühlbar? Welchen Beitrag zum erlebnisnahen Verständnis des Psychose-Kranken haben C. G. Jung und die Analytische Psychologie geleistet? Mir scheint diese Frage von größter Wichtigkeit für die Psychosenpsychotherapie zu sein: Psychotherapie ohne jegliches Einfühlen in den Patienten und ohne verstehendes Miterleben ist für mich schwer vorstellbar.

C. G. Jung berichtet über seine „Lehrjahre" (1900–1909) an der Psychiatrischen Universitätsklinik von Zürich (Jaffé 1984): „Im Vordergrund meines Interesses und meines Forschens stand die brennende Frage: Was geht in den Geisteskranken vor? Das verstand ich damals noch nicht, und unter meinen Kollegen befand sich niemand, der sich um dieses Problem gekümmert hätte." Und später:

„Durch die Beschäftigung mit den Patienten war mir klar geworden, daß Verfolgungsideen und Halluzinationen einen Sinnkern enthalten . . . Es liegt nur an uns, wenn wir den Sinn nicht verstehen . . . Im Grunde genommen entdecken wir im Geisteskranken nichts Neues und Unbekanntes, sondern wir begegnen dem Untergrund unseres eigenen Wesens."

Mythen zum Verstehen

Jung entdeckte in den Halluzinationen schizophrener Patienten gleiche Bilder und Motive wie in Mythen, Märchen und Sagen unserer und anderer Kulturen. Diese Bilder und Motive kommen auch in Träumen von gesunden und neurotischen Menschen vor. Sie stammen nicht aus dem persönlichen Erlebensbereich, sondern einer allen Menschen gemeinsamen, kulturübergreifenden und zeitlosen Tiefenschicht, dem kollektiven Unbewußten. Die intensive Beschäftigung Jungs mit Mythen, Märchen, der Psychologie von Naturvölkern, Religionen, Riten, Alchemie, Kunst, Ethologie und Ethnologie ermöglichte es ihm, die seelischen Vorgänge in seinen Patienten besser zu verstehen.

Zielen (1987) setzt Jungs Bestreben fort: „Um einen direkten Zugang zum psychotischen Erleben zu erhalten, ist es wichtig, über Analogieschlüsse hinaus, die in den Mythen niedergelegten seelischen Erfahrungen der Menschheit nicht nur als einen Wissensstoff zu betrachten, sondern vielmehr als eine Wirklichkeit aufzufassen, die das Seelenleben des Psychosekranken erfüllt. Auf diese Weise bietet sich die Möglichkeit des identifikatorischen Nachvollzugs mit den Vorgängen in der Psychose, welche für die kognitive Wahrnehmung uneinfühlbar und unverstehbar bleiben muß ... Das bis dahin in der Psychose ängstigende und Fremde kann dann den Aspekt eines regenerierenden Vorganges gewinnen, der auf Sinnorientierung und Sinnfindung gerichtet ist." Die Vorgänge in der Psychose treffen den Patienten mit der Gewalt einer Naturkatastrophe. Wissenschaftliche Erklärungsversuche wirken dem gegenüber eher künstlich oder gar unzutreffend und falsch. Unser rational geschultes Ich schützt sich mit objektivierenden medizinischen Verfahren vor dem Primärprozeßhaften in der Psychose und ist für den Umgang mit ihren mythisch-seelischen Wirklichkeiten kaum vorbereitet. Von besonderer Bedeutung für die Psychose sind die Mythologeme von Tod und Wiedergeburt, der Nachtmeerfahrt und von Jonas im Walfisch. (Man kann sich vielleicht vorstellen, wie es einem Patienten ergeht, der wie Jonas von einem Wal verschlungen wurde).

Neumann (1974, 1978) hat umfangreiches mythologisches Material zusammengetragen, um anhand von diesem die menschheitsgeschichtliche Entwicklung des Bewußtseins aus dem Urgrund des Unbewußten, der „Großen Mutter", und den Gefahren des Wiederverschlungenwerdens veranschaulichen zu können. Er weist darauf hin, daß jeder einzelne Mensch in seiner individuellen psychischen Entwicklung Anteil an der Menschheitsgeschichte hat. Die körperlichen ebenso wie die psychischen Entwicklungs- und Reifungsschritte des Menschen tragen neben individuellen Ausgestaltungen allgemeinmenschliche, kollektive Züge. Sie verlaufen nach angeborenen Mustern, die sich in Mythen und Märchen selbst abbilden. Neben dem von der Psychoanalyse ausgiebig beschriebenen und allgemein bekannten Oedipusmythos gibt es noch viele andere, für bestimmte Lebensabschnitte und seelische Entwicklungen bzw. Zustände charakteristische Mythen, wie zum Beispiel den Jonas-Walfischmythos, der das präödipale Stadium beherrscht. Mythologische Motive in Träumen und Halluzinationen, aber auch in Kinofilmen (Science-fiction- und Gruselfilme etc.), werden oft als solche nicht mehr erkannt, weil unsere Gesellschaft die alten Mythen vergessen hat und sie seit einigen Jahrzehnten nicht mehr Bestandteil der Allgemeinbildung sind. Extreme Extraversion hat außerdem der Blick nach „innen" verstellt und die Menschen von der Bilderwelt ihres Unbewußten und der ihrer Mitmenschen isoliert und entfremdet. Als „kollektive Träume" verbinden Mythen und Märchen die Menschen untereinander und würden Verständnis füreinander ermöglichen, besonders auch für jene Menschen, die in einer mythischen Welt leben, wie die Psychose-

Kranken. Voraussetzung für dieses Verständnis ist aber nicht nur die Kenntnis von Mythen und Märchen und deren Bedeutung, sondern auch das persönliche Erleben mythologischer Motive in den eigenen Träumen – ein Anliegen der Lehrtherapie in Analytischer Psychologie (Skolek 1994).

Die Begegnung mit autonomen Komplexen

Bis 1909 widmete sich Jung fast ausschließlich der Erforschung der Komplexe mittels des Wortassoziationstests, ursprünglich, um das Wesen der Schizophrenie zu erforschen. Tatsächlich war es ihm aber gelungen, den komplexhaften Aufbau der Psyche sowohl der Gesunden wie auch der Kranken zu erkennen und das Unbewußte mit seinen mehr oder weniger autonom wirkenden Komplexen oder unbewußten Teilpersönlichkeiten experimentell nachzuweisen. In einem Komplex sind Erfahrungen, Vorstellungen und Bilder mit gemeinsamer emotionaler Tönung assoziativ miteinander verbunden, die sich um einen gemeinsamen Bedeutungskern (z. B. Selbstwert, Vater, Mutter, Heilung, Sexualität) anordnen. In den Komplexen verbinden sich die angeborenen Bereitschaften des Erlebens und Verhaltens des kollektiven Unbewußten mit den jeweils dazu passenden persönlichen Erfahrungen. In einem lebenslangen Prozeß werden diese über Komplexe verarbeitet und gespeichert.

Dieckmann (1991) bringt in Erinnerung, daß Komplexe in allen Kulturen bekannt gewesen und beschrieben worden sind, natürlich ohne als solche bezeichnet zu werden. Die Naturvölker, die leicht psychischen Dissoziationen unterliegen, kennen die Besessenheit durch Geister, Dämonen oder Götter. Diese setzen sich als zweite Persönlichkeit an die Stelle des Ich-Komplexes und lösen Wirkungen und Handlungen des betroffenen Menschen aus, die seiner normalen Persönlichkeit fremd sind. Ansatzweise kann ähnliches gesunden Menschen unter Alkoholeinfluß widerfahren oder unter starker emotionaler Belastung.

Je unbewußter, je ichferner Komplexe sind, desto stärker ist ihre Autonomie und ihr archaisch-mythologischer Charakter und damit ihre Numinosität, was sich bei schizophrenen Abspaltungen leicht feststellen läßt. Numinosität versetzt den Menschen in den Zustand der Ergriffenheit und willenlosen Ergebenheit (Jacobi 1957).

Mit dem Bewußtwerden der Komplexe streifen sie ihre mythologische Hülle ab, werden „persönlicher", damit der dialektischen Auseinandersetzung zugänglich und letztenendes gestalt- und umgestaltbar.

Ein jogapraktizierender, nicht psychotischer junger Mann erzählte mir von einem intensiven Erlebnis, das ich zur Veranschaulichung des Gesagten wiedergeben will: Während eines Waldlaufes gelangte er allein im dichten Wald zu einer kleinen Lichtung, die durch Baumlaub gefilterte Sonnenstrahlen in mystisches Licht getaucht war. Auf der Lichtung stand plötzlich ein alter, stattlicher Mann, ein taoistischer Heiliger. Die Erscheinung traf den jungen Mann so unvorbereitet und war so gewaltig, daß er sich wie von selbst auf den Boden warf und dann hinkniete. Ein „heiliger Schauer" erfaßte ihn und tiefe Ergriffenheit, die tagelang anhielt. Dem jungen Mann war klar, daß er eine Vision gehabt hatte. Es beunruhigte ihn aber, wie real und intensiv er die Erscheinung erlebt hatte. In seiner später begonnenen Analyse spielte der „taoistische Heilige" eine wesentliche Rolle. Er war in Träumen des Analysanden aufgetreten und hatte die Rolle eines inneren Führers übernommen, der ihn auf den Weg zu mehr Lebendigkeit und zur seelischen Gesundheit leitete. Im Unbewußten des jungen Mannes hatte sich ein hoch energetischer Komplex konstelliert, der zu einer essentiellen psychischen Umgestaltung und Neuorientierung des Analysanden und zur Heilung seiner Neurose führte. Der taoistische Heilige kann als Personifikation dieses Komplexes verstanden werden, die überwältigende Vision als Einbruch vorher unbewußter Inhalte in das Bewußtsein, mit teilweiser Ähnlichkeit zu den Vorgängen in der Psychose.

Wahnsinn ist ein Traum

Jung (1939) vergleicht die Vorgänge in Nachtträumen mit denen in der Psychose und schreibt über die Träume:

„Sie zeigen alle Stadien persönlicher Desintegration, so daß man ohne Übertreibung sagen kann, der Träumer ist normalerweise geistesgestört, oder Wahnsinn ist ein Traum, der an die Stelle des normalen Bewußtseins getreten ist. Es ist keine Metapher, zu sagen, Wahnsinn sei ein Wirklichkeit gewordener Traum. Die Phänomenologie des Traumes und die der Schizophrenie sind nahezu identisch."

Jung spricht hier vor allem von Träumen, die kein oder kaum persönliches Material, Tagesreste etc. enthalten, sondern von fremden mythologischen Themen und Figuren bestimmt werden. Solche Träume treten nicht nur vor Psychosen, sondern auch beim Gesunden gehäuft am Beginn neuer Lebensphasen, wie z. B. der Pubertät oder der Lebensmitte und vor dem Tod, auf. Sie leiten grundlegende seelische Neuorientierungen ein, für die noch kein persönliches Erfahrungsmaterial vorliegen kann. Mit dem Eintritt in die neue Lebensphase „stirbt" der alte Mensch mit seinen alten Einstellungen, Haltungen, Gewohnheiten und Verhaltensweisen. Dieser Abschied und die Angst vor dem ungewissen Neuen können von den Betroffenen als reale Todesangst mit entsprechenden psychosomatischen Begleiterscheinungen erlebt werden. Naturvölker begehen derartige „Stirb und Werde"-Prozesse im Schutz von Riten, psychohygienisch wichtige, vor Desintegration bewahrende Einrichtungen, die wir in unserer Gesellschaft vermissen.

Zur Veranschaulichung der Erschütterung, mit der sich das bisherige Leben verabschiedet, möchte ich zwei Träume von einem dreißigjährigen Analysanden erzählen lassen:

„Ich befinde mich zur Zeit des römischen Reichs in einem kleinen Dorf in Italien, in der Nähe des Ätna. Bedrohlich schwefelgelbschwarzer Himmel. Es wird gleich etwas Schreckliches geschehen. Plötzlich bricht der Vulkan aus. Das ganze Dorf versinkt in Schutt und Asche. Die Erde bebt, alles wird erschüttert, kein Stein bleibt auf dem anderen. Riesige Götterfiguren aus Fels, unwiderruflich mächtige Gestalten der Ewigkeit, zerbersten in Tausende kleine Stücke. Nirgendwo ist mehr Halt, der Boden schwankt unter meinen

Füßen. Es ist grauenvoll und ich habe panische Angst. Da tritt ein unschein-
barer, ganz einfacher Schuhmacher auf mich zu, von dem eine ergreifende
Ruhe ausgeht. Er nimmt mich an der Hand und will mich zu einem ganz kleinen Platz führen, den einzigen Ort, an dem die Erde ruhig geblieben ist."
    Diesem Traum folgte ein anderer mit dem Motiv der Zerstückelung und
Wiederzusammensetzung:
    „Ich liege an den Wurzeln eines mächtigen Baumes. Daneben fließt ein
Bach mit klarem, sprudelndem Wasser. Plötzlich tritt ein riesiger Mann auf
mich zu, mit zwei großen schwarzen Hunden. Der Mann flößt mir Vertrau-
en ein, obwohl er die Hunde loslassen wird. Ich stehe auf, um zu kämpfen.
Er nickt mir zu. Dann läßt er die zähnefletschenden Bestien los, die sich auf
mich stürzen und mich zerreißen. Aber auch ich kann sie in Stücke reißen.
Es wird finster, stockdunkel. Grauenhafte Schwärze, Ende, Tod! Was dann
geschieht, weiß ich nicht mehr. Ich erwache wie aus einer Ohnmacht. Es ist
wieder heller Tag. Skelett-Teile von mir und den Hunden liegen im Wasser
des Baches. Eine freundliche, dicke, riesige Frau – es muß die Frau des
Mannes von vorhin sein – hilft mir beim Zusammentragen meiner Knochen und beim Zusammensetzen."
    Einige Zeit später, während einer strapaziösen nächtlichen Quartiersu-
che in einer fremden Stadt im Ausland, hatte der übermüdete Analysand
folgendes reales Erlebnis:
    „Ich begegnete einer an einem Faschingsumzug teilnehmenden Grup-
pe von Menschen, die eine Trommel schlugen: Bum, bum, bum . . .
    Im Rhythmus der Trommel spürte ich einen vibrierenden Strom von
meinem Gesäß aus durch Bauch und Brust pulsieren. Der Strom schwoll zu
einem reißenden Fluß an, der mit ohrenbetäubendem Rauschen und Getö-
se nach oben schoß, den Körper sprengte und mit einem Knall die Schädeldecke durchbrach. Ich riß die Hände hoch, drückte sie mit aller Kraft auf das
Schädeldach – gegen den Strom. Ich wollte nur Eines: nicht verrückt werden! Da verschwand der Strom so plötzlich wie er gekommen war. Tagelang
fühlte ich mich dann wie entleert, zerstört, hatte Herzschmerzen und war sicher, daß mein Tod unmittelbar bevorstehen würde. Während eines kurzen
Sparziergangs fand ich bei Betrachtung einer kleinen unscheinbaren Blume
am Wegrand die schreckliche Gewißheit, daß ihre und meine Existenz vollkommen sinnlos und unwichtig sind. Ihre oder meine Auslöschung von dieser Welt hätte keinerlei Bedeutung. Da entdeckte ich glitzernde, spiegelnde
Tautropfen auf der Blüte und erlebte mit gerade noch vorher unvorstellba-
rer Klarheit wie schön, wie unfaßbar schön diese Blüte war. Ja, sie war beides:
nutzlos, von sinnloser Existenz und gleichzeitig ein Spiegel der Schönheit
für den glücklichen Betrachter, der ihr begegnen durfte. Meine Gemütsverfassung hatte sich schlagartig verändert: ich lebte wieder, und wie ich lebte!"
    Die Träume und der Erlebnisbericht dieses nicht-psychotischen Analy-
sanden machen den Mythos von Tod und Wiedergeburt nachvollziehbar
und deuten die auflösende und erneuernde Wirkung des kollektiven Unbewußten an.
    Trotz der Unterschiede zum psychotischen Erleben können solche Träu-
me und Erlebnisse für uns Brücke der Ahnung zu dieser fremden Welt sein.

Literatur

Dieckmann, H. (1991), Komplexe, Diagnostik und Therapie in der analytischen Psychologie. Berlin–Heidelberg–New York: Springer.

Jacobi, J. (1957), Komplex Archetypus Symbol in der Psychologie Jungs. Zürich und Stuttgart: Rascher, S. 13.

Jaffé, A. (1984), Erinnerungen, Träume, Gedanken von C. G. Jung. Aufgezeichnet und herausgegeben und Aniela Jaffé. Olten und Freiburg im Breisgau: Walter, S. 121, 133.

Jung, C. G. (1939), über die Psychogenese der Schizophrenie. GW 3, S. 272.

Neumann, E. (1974), Ursprungsgeschichte des Bewußtseins, 2. Aufl. Olten und Freiburg im Breisgau: Walter.

Neumann, E. (1978), Die Große Mutter, 3. Aufl. Olten und Freiburg im Breisgau: Walter.

Skolek, R. (1994), Die Lehranalyse in der Analytischen Psychologie C. G. Jungs. In: Frühmann, R., Petzold, H. (Hrsg.), Lehrjahre der Seele. Lehranalyse, Selbsterfahrung, Eigentherapie in den psychotherapeutischen Schulen. Paderborn: Junfermann, S. 133–169.

Zielen, V. (1987), Psychose und Individuationsweg: Darstellung einer Theorie und Praxis der Psychotherapie von Psychosen. Fellbach-Oeffingen: Bonz, S. 35.

Korrespondenz: Mag. Dr. Reinhard Skolek, NÖ Landesakademie, Herrengasse 19, A-1014 Wien.

Gruppentherapie mit Menschen in akuten psychotischen Episoden ohne Medikamente

Zwei Einzelfall-Vignetten aus der Gestalttherapie

Ekkart Schwaiger

Zusammenfassung. Früher galten allgemein und auch noch heute gelten im großen und ganzen die Psychosen als unverständlich und uneinfühlbar. Da ein Kontext zwischen Symptomen und Lebensgeschichte nicht hergestellt werden konnte, gab es keine Möglichkeit einer aufdeckenden Therapie, und die Psychosen galten im Kern weitgehend als unheilbar. Ich will im folgenden über akute psychotische Episoden von zwei Frauen in verschiedenen gestalttherapeutischen Gruppen schreiben und wie deren Episoden durch das Schließen von „offenen Gestalten" in fördernder Begleitung und Umgebung ohne Medikamente zu einem heilsamen Abschluß gebracht werden konnten.

I. Die Mutter kann nur dann leben, wenn die Tochter erstarrt

Eine Kollegin aus Deutschland bat mich wegen einer akut einsetzenden Erkrankung, eine tags darauf in der Schweiz beginnende Weiterbildungsgruppe[1] für sie zu übernehmen. Ich hatte durch meinen Urlaub keine Terminprobleme, habe spontan zugesagt und bin wegen der Kurzfristigkeit meiner Zusage für Veranstalter und Teilnehmer völlig überraschend aufgetaucht. Die Enttäuschung vieler TeilnehmerInnen war groß; bei den einen, weil sie meine Kollegin bereits kannten und persönlich zu ihr wollten, bei den anderen, weil sie sich zu einer Frau gemeldet hatten, um spezifische Frauenprobleme zu bearbeiten und bei einigen, weil sie keine überraschenden Umstellungen wollten.

Nachdem die meisten ihre oben beschriebene Enttäuschung ausgedrückt hatten, machte die Hauptexponentin der TeilnehmerInnen, die ihre Gefühle der Enttäuschung ausdrückte, eine Arbeit mit dem „leeren Stuhl".

Auf dem „empty chair" kann sich der Klient, je nach Bedürfnis, eine Person vorstellen, mit der er in Beziehung treten will, z. B. seine Frau, seine verstorbene Mutter, die abwesende Therapeutin, oder im „Topdog-Underdog-Dialog" eigene widersprüchliche Persönlichkeitsanteile und Polaritäten. Indem man sich im Dialog auf den „empty chair" setzt und sich mit der imaginierten Person identifiziert, kann man u. a. Projektionen auf diese Person zurücknehmen bzw. wieder zu sich nehmen.

[1] Eine Gestalttherapie-Weiterbildung für Psychiater und klinische Psychologen.

Im Rahmen dieser Arbeit stellte sich diese Hauptexponentin vor, daß ihre erwartete und ersehnte Therapeutin ihr gegenüber auf dem „leeren Stuhl" sitzen würde und erlebte (als Protagonistin der Gruppe) im Gespräch mit ihr ihre Enttäuschung, ihre Trauer und ihre Wut, drückte sie aus und warf dann die Therapeutin symbolisch aus dem Raum, indem sie den „leeren Stuhl" vor die Türe stellte. So konnte sie diese alte Situation aus Erwartung und Enttäuschung in bezug auf die angekündigte und absagende Kollegin abschließen und sich auf die neue Situation mit mir konstruktiv einlassen. Das Ausdrücken dieser Gefühle, die bei einem derartig kurzfristigen Therapeutenwechsel auftreten, ist wichtig, damit den Gefühlen, die in den Vordergrund drängen, Platz gegeben wird und die gelebten Gefühle der Enttäuschung *danach* wieder in den Hintergrund treten und die Gruppe arbeitsfähig wird. Dadurch schien die Basis für eine Gruppenarbeit mit mir geschaffen zu sein.

Als ich erstmals entspannt in die Runde schaute, entdeckte ich eine Frau, im weiteren „Sonja" genannt, leicht hinter mir, außerhalb meines Gesichtsfeldes sitzend, in einer starren, bewegungslos-gespannten Haltung. Ich sprach sie an und konnte keine Reaktion an ihr erkennen. Ich setzte mich neben sie und versuchte, sie mit Worten zu erreichen. Ich sagte ihr, was sie in mir auslöste und was ich glaubte, von ihrem Erleben und ihrer Situation verstehen zu können: daß es schwer sein müsse, wenn die erwartete Therapeutin nicht kommt und statt dessen unerwartet ein fremder Mann, daß es unerträglich sein müsse, wenn so viele Aggressionen gegen die Therapeutin (Mutter) laut werden, daß das Chaos in der Gruppe, das gespannte und laute Hin und Her aus Worten und Gefühlen schwierig zu handhaben sein müsse und vieles andere mehr. Ich versuchte, sie mit meiner Stimme zu beruhigen und zu erreichen, indem ich langsam, behutsam, mit Wärme, Geduld und Verständnis mit ihr sprach; ich versuchte ihr mit Stimme, Mimik und Gestik einen sicheren Raum zu schaffen, konnte sie aber, wie es schien, nicht erreichen und auch nicht aus ihrer katatonen Starre herausholen.

Dann erinnerte ich mich, daß mir meine Kollegin eine kleine silberne Kugel, die ganz feine Glockentöne von sich gibt, als Talisman schenkte und ich diese Kugel in meiner Tasche trug. Ich nahm die Kugel in meine fast flache Hand und begann damit so zu spielen, daß sie einerseits im Blickfeld von Sonja sein mußte und diese andererseits den Glockenklang gut hören konnte; ich spielte damit fast eine weitere Stunde, ihr leise und beruhigend erzählend, was mir zu der Kugel einfiel an Kindergeschichten, Märchen, Traumsymbolen etc. Endlich sah ich, daß die Starre ihrer Augen fast unmerklich geringer wurde, bis ihre Augen schließlich anfingen, den Bewegungen der Kugel zu folgen.

Ich bewegte die Kugel weiter, teils vor ihren Augen, teils an ihrem Ohr, bis ich den Eindruck hatte, daß es möglich wäre, weiter zu gehen. Ich fragte sie, ob sie die Kugel selbst in die Hand nehmen wolle; nach einem Zögern, bei dem ich Angst bekam, zu schnell gewesen zu sein und den Kontakt wieder verloren zu haben, bekam sie große Augen, wie ein beschenktes Kind, und so legte ich ihr die Kugel in ihre zögernd sich öffnende Hand.

Sie schüttelte die Kugel in der Nähe ihres Ohrs, ließ sie vor ihren Augen leicht rollen und spielte lange damit. Dann sah sie mich an und ich riskierte es, ihre Hand leicht zu berühren; sie wurde nach und nach etwas weicher, nach längerer Zeit konnte ich ihr die Hand geben, und nach vielen Zwischenstufen kuschelte sie sich an mich und weinte. Es wurde deutlich spürbar, wie sehr sie den Körperkontakt brauchte, um ihre Angst und Spannung loslassen zu können.[2]

Zur Bedeutung des Körperkontakts: Ein unterstützender und hilfreicher Körperkontakt wird vom Klienten gewünscht und angenommen; er wird im langsamen Experimentieren vom Klienten mit dem Therapeuten gemeinsam herausgefunden. Dabei kann es sich um einfache punktuelle Berührung, um Händehalten, bis hin zum ganzkörperlichen Ankuscheln in der starken Regression handeln. Jeder aufgedrängte, vom Therapeuten gewünschte Körperkontakt ist oft nicht nur nicht hilfreich, sondern schädlich; dies gilt besonders, wenn dieser erotisiert bzw. erotisierend ist.

Als sie wieder etwas ruhiger wurde, fragte ich sie, ob sie mir erzählen wolle, was sie in den letzten Stunden erlebt habe. Und so erzählte sie mir, wieder unter Schluchzen, von ihrem bis zum Zerreißen gespannten Körper; weiters sprach sie von ihrer Panik, die ihre Trauer, ihre Wut auf und ihre Sehnsucht nach der Mutter zudeckte und ihren ganzen Körper, ihr Fühlen und ihr Denken erstarren ließ. Außerdem behauptete sie, daß „diese Frau" (gemeint war die Protagonistin zu Beginn der Gruppe) die Therapeutin durch ihre gefühlsbetonte Lebendigkeit und durch den Hinauswurf „getötet" hätte.

Später fanden wir heraus, daß ihre Mutter schizophren[3] war und jedesmal, wenn ihre Tochter Zeichen von Lebendigkeit und Lebensfreude zeigte, „erst so sonderbar" und dann starr und unansprechbar wurde. Nur durch eine langandauernde absolute Bewegungslosigkeit der Tochter kam die Mutter aus diesem Zustand wieder heraus. Sonja schämte sich als Kind immer stärker ihrer Lebensäußerungen, mit denen sie ihre Mutter – ihren subjektiven Gefühlen nach – „tötete", hatte Schuldgefühle und erstarrte. Die Kernaussagen waren: „Es kann nur eine leben, die Mutter oder die Tochter", und: „Die Tochter ist schuld, wenn die Mutter nicht leben kann."

Als in der ersten Phase der Gruppe die Protagonistin den Stuhl vor die Türe stellte, wollte diese ihre geliebte, aber ungetreue „Mutter" loswerden, um ganz im „Hier und Jetzt" sein zu können. Sonja aber, die dieser Szene am Beginn der Gruppensitzung zusah, setzte den Stuhl (Symbol) mit der „Mutter" (Mensch) gleich. Für sie bedeutete der Hinauswurf der „Mutter" einen Tabubruch, in dem ihr unbewußter Wunsch, ihre eigene Mutter zu töten, um selbst leben zu können, durch die Protagonistin ausgeführt wurde. Dieser Tabubruch mußte durch die Erstarrung von Sonja sofort wieder rückgängig gemacht werden. Sie war gewohnt, daß ihre Mutter wieder lebendig wurde, wenn sie ihre eigenen Lebensäußerungen zurückstellte.

---

[2] Vgl. dazu auch Hutterer-Krisch, S. 34/35.
[3] Wie sich später herausstellte, wurde die Mutter unter der Diagnose „Schizophrenie" (ICD-9: 295) des öfteren stationär behandelt.

Die Morgensitzung war bereits eine Stunde überzogen und die Gruppe bemerkenswert aufmerksam und ruhig. Als neben dem kleinen Mädchen in Sonja auch die erwachsene Frau wieder Platz hatte, fragte sie mich, ob es möglich wäre, sie *nicht* in eine psychiatrische Klinik einzuweisen. Sonja hatte Angst um ihren Arbeitsplatz, an dem man nicht wußte, daß sie bereits unter der Diagnose Katatonie (ICD-9: 295.2) in stationärer psychiatrischer Behandlung war. Ich sagte ihr unter der Bedingung zu, daß sie den Rest der Woche in der Gruppe immer mit mir und in der Freizeit mit einer anderen Person ihres Vertrauens aus dieser Gruppe in Körperkontakt wäre. Ich wollte ihr die Sicherheit und den nährenden Kontakt einer liebevollen, verläßlichen Mutter, zu der ich inzwischen für sie geworden war, geben bzw. den guten Kontakt zu anderen, für sie vertrauensvollen Personen ermöglichen.

Im Lauf der Woche taute sie mehr und mehr auf und konnte nach einigen Tagen schon an gemeinsamen Ballspielen teilnehmen.

Ein halbes Jahr später bekam ich einen Brief von ihr, daß sich in ihrer fortlaufenden Psychotherapie vieles in ihr gelöst hätte und es ihr jetzt so gut ginge wie nie zuvor. Seither habe ich nichts mehr von ihr gehört.

II. Die verbotene Liebe zum „bösen" Vater

In einer zweiwöchigen gestalttherapeutischen Intensivgruppe („Kibbuz"), bei der 18 Personen wie in einer großen Wohngemeinschaft zusammenlebten, nahm auch Agnes teil, eine therapieunerfahrene 28jährige Frau und Mutter von zwei Kindern. Sie verliebte sich in einen Teilnehmer, der ihre Gefühle zwar erwiderte, jedoch mit Rücksicht auf seine Ehe seine Gefühle mit ihr nicht ausleben wollte. Sie wußte um seine Gefühle und konnte ihren Wunsch nach totaler Symbiose mit ihm nicht durchsetzen. Sie suchte seine Nähe, schmiegte sich an ihn und versuchte sich seiner zu bemächtigen bzw. in ihn einzudringen, indem sie seine gesamte Zeit und Aufmerksamkeit für sich forderte und über jeden seiner Gedanken und jede seiner Regungen Bescheid wissen wollte.[4] Sie wurde bald bei jedem Versuch, ihm näher zu kommen, zurückgewiesen. Agnes regredierte immer stärker, entwickelte immer mehr Ängste, Vorstellungen, Bilder und Stimmen.

In der psychiatrischen Terminologie würde das Bild als akute psychotische Episode (ICD-9: 295.4) eingestuft werden. In der Gestalttherapie verwendet man jedoch ausschließlich die beschreibende, prozeßorientierte Diagnostik.

Es war zu beobachten[5], daß sie ihren Körper mehr und mehr einigelte und zu zittern begann; ihr Blick wurde zuerst abwesend und dann immer starrer. Mehrmals darauf angesprochen, begann sie zu reden und erzählte davon, daß sie (jetzt) immer bei ihrer strengen und distanzierten Mutter sein müsse, die sie mit ihren unerbittlichen Augen kontrollierte und dirigierte, daß sie sie keinen Augenblick verlassen dürfe, daß dieser Mann, so wie ihr Vater, ein „schlechter Mensch" sei, daß die Sehnsucht nach ihm ver-

---

[4] Pathologische Konfluenz (Intrusion).
[5] Auf der phänomenologischen Ebene.

boten sei und daß sie keinen Augenblick bei ihm sein dürfe. Agnes sprach
von den Stimmen, die sie (jetzt) beschimpften und beschuldigten, daß
auch sie ein „schlechter Mensch" wäre, daß sie verdammt sei und in die
Hölle gestoßen würde. Sie sah, daß abwechselnd sie, ihr Vater und ihre
Mutter von obskuren Gestalten über eine Felswand gestürzt würden und
unten zerschellten; sie zeigte panische Angst vor Verdammnis und Strafe.
Sie sprach zum Teil so ängstlich gehetzt, daß man kaum etwas verstehen
konnte, und zum Teil leise, langsam und apathisch. Ein Kontakt war möglich geworden, wenn er auch ständig durch Bilder und Stimmen, die sie beschimpften oder miteinander über sie sprachen, überlagert wurde, so daß
es zeitweise kaum noch möglich war, ihn aufrechtzuerhalten. Ich versuchte,
sie in ihrer Angst, in ihren Bildern und mit ihren Stimmen zu verstehen
und mich in diese ihre Welt einzuleben, um so den Kontakt zu mir und zu
der Gruppe zu festigen. Nach langer Zeit war es schließlich möglich, daß sie
mich und einige andere als Verbündete annahm, den Kampf gegen diese
obskuren Gestalten uns überließ (siehe nächster Absatz). Unterstützend
dabei war, daß sie sich im Körperkontakt mit einer anderen Teilnehmerin
entspannen und sich auf ihr Körpergefühl wieder einlassen konnte. So war
Agnes wieder mehr im „Hier und Jetzt" und hatte damit wieder mehr Zugang zu ihrem Fühlen und zu ihrer Wahrnehmung.[6]
    Außerhalb der Gruppenzeit waren immer zwei bis drei Gruppenmit-
glieder mit Agnes zusammen. In der Therapiegruppe arbeiteten wir in den
nächsten Tagen viel mit ihr, indem ein Teilnehmer oder mehrere die von
der Klientin gehörte(n) Stimme(n) übernahm(en). Das heißt, ein Teilnehmer sprach im Tonfall und Inhalt wie eine dieser Stimmen, ein anderer wie
eine andere. Ein weiterer Teilnehmer redete gegen diese Stimmen an und
brachte sie im weiteren Verlauf mit seinen Worten und mit seiner Wut zum
Verstummen; zum Teil kämpfte er sie real körperlich nieder (ihr Hilfs-Ich).
Agnes lag währenddessen geschützt im Arm einer Teilnehmerin (gute Mutter) und konnte sich *ihren* Kampf – wie auf einer Bühne als Zuschauerin –
ansehen, ohne durch ihr Erleben überflutet zu werden. Nach einigen Tagen Intensivbetreuung konnte sie ihre Mutter auf den „leeren Stuhl" setzen
und ihr ihre Angst, ihre Enttäuschung und ihre Wut emotional mitteilen
(ich verwendete hier eine Variation des „leeren Stuhls": ohne Seitenwech-
sel und Identifikation, mit Unterstützung durch das „Hilfs-Ich" und die
„gute Mutter" im Rücken, um die Fragmentierung aufzulösen und um
nicht weitere Fragmentierungen, die bei psychotischen Episoden im Rollenwechsel möglich sind, zu initiieren). Außerdem wurde es möglich,
ihrem Vater ihre Sehnsucht und ihre Liebe mitzuteilen und damit das Thema aufzulösen, nämlich den Bruch folgenden Tabus: „Nach einem so
schlechten Menschen darf man sich nicht sehnen." Danach wurden die Bilder und Stimmen schwächer, denn sie konnte sie als ihre eigene Wut auf
die Mutter identifizieren.[7] Durch das Erleben ihrer Wut auf ihre Mutter, die
sie bis dahin als übermächtig erlebt hatte, nahm sie dieser die Macht. Nach

---

[6] Siehe S. 812, Zur Bedeutung des Körperkontakts.
[7] Vgl. dazu auch Hutterer-Krisch, s. S. 30/31.

und nach konnte sie wieder ohne besondere Betreuung am Rest des Kibbuz teilnehmen; ihre Verliebtheit in den Mann verflüchtigte sich bzw. wich einer starken Sympathie für ihn.

Zusammenfassung

Vorbemerkung: Psychopharmaka bewirken, daß die Symptome und damit die „offene Gestalt" mit ihren übermächtigen Gefühlen in den Hintergrund gedrängt werden. Für eine profunde Heilung notwendige Entwicklungsschritte bedürfen einer angemessenen Begleitung und Bearbeitung. Das Medikament dient als Krücke, wenn ein tiefgreifender Prozeß nicht möglich ist.[8]

Im Beispiel I sind die anderen Gruppenteilnehmer durch den Abschluß der Situation mit der abwesenden Therapeutin erleichtert und stellen sich auf die neue Situation ein. Sonja setzt auf der emotionalen Ebene die Therapeutin mit ihrer Mutter gleich. Die Erstarrung ist für die anderen unverständlich; für die Klientin gehört diese zu dem Hinauswurf der Mutter bzw. zu dem Tabubruch, die Mutter hinauszuwerfen. Die Wiedergutmachung erfolgt durch die vertraute Form der Erstarrung.

Die Lösung der aktuellen Situation durch die Gruppe und deren Protagonistin aktualisiert in Sonja diese überwältigende „offene Gestalt", zu der sie im Augenblick keinen Kontakt hat. Sie erlebt nur die Erstarrung.

Die Erstarrung erfolgt, um den panikauslösenden Kontaktzyklus[9] zu vermeiden:

Vorkontakt: Der Wunsch, die Mutter hinauszuwerfen bzw. sie zu töten, um leben zu können („*Ich* will leben"), ist total verboten.

Kontaktnahme: Der Zorn auf die Mutter wegen dieser „Entweder-Oder-Situation" wird vermieden.

Der *Kontaktvollzug* und damit die Integration wird vermieden, also der Zorn und der Tabubruch.

Der *Nachkontakt* mit seinen würdigenden Gefühlen fehlt, die Gestalt kann nicht in den Hintergrund treten, sie bleibt unvollendet bzw. „offen"; die Erstarrung bleibt.

Durch die überwältigende, überhängende „offene Gestalt"[10] war der Kontaktzyklus der aktuellen Situation unterbrochen, wobei der Kontakt zur vorherigen, auslösenden Situation verlorengegangen war, der Kontext der

---

[8] Wegen mangelnder Reflexionsfähigkeit, hirnorganischer Störungen oder Chronifizierung und fehlendem psychotherapeutischen Angebot.

[9] *Kontaktzyklus* nach F. Perls: geschlossener Kreis von *Vorkontakt:* Brauchen, Wünschen, Wollen (Selbst auf der Es-Ebene); *Kontaktnahme* (Orientierung und Umgestaltung): Wahrnehmen und Zugreifen, Annehmen und Verwerfen, Zerlegen und Beseitigen (Selbst auf der Ich-Ebene); *voller Kontakt* (Kontaktvollzug, Endkontakt): sich hingeben, Genießen (gesunde Konfluenz auf der Ich-Ebene); *Nachkontakt* (Rückzug): Einsinken lassen, Nachspüren (Sättigung), Bewerten (Selbst auf der Persönlichkeitsebene).

[10] Vgl. dazu Hutterer-Krisch, S. 30/31.

Symptomatik, der die Symptomatik verständlich machen würde, fehlte daher.

Psychotische Episoden können bei angemessener Begleitung den Zusammenhang mit einem ungelösten Aspekt der Lebensgeschichte verdeutlichen, der im „Hier und Jetzt" aktualisiert, d. h. zur prägnanten Gestalt wird.

Die beiden Beispiele zeigen, daß ein grundlegendes und noch offenes Lebensthema (Konflikt) Gestalt annahm, weil es bisher seelisch, emotional und intellektuell noch nicht erfaßt bzw. noch nicht bewußt war.

Die psychotische Episode kann als Versuch angesehen werden, einen für die Heilung notwendigen Entwicklungsschritt zu tun, nämlich die „offene Gestalt" zu schließen. Dieser kann durch die psychotherapeutische Unterstützung auch gelingen.

Auslöser von psychotischen Episoden sind meistens „life events": 99% der Psychoseauslöser sind einschneidende Erlebnisse im Alltag bzw. im Leben; sie können daher prinzipiell auch in der Gruppentherapie durch emotionale Berührtheit und/oder Öffnung und Lockerung der Abwehr entstehen. Auch wenn es sich kein Psychotherapeut wünscht, daß eine psychotische Episode während einer Gruppensitzung beginnt, so zeigen diese beiden Beispiele doch, daß dies für den Betreffenden nicht unbedingt ein Nachteil sein muß – im Gegenteil auch Vorteile beinhalten kann. Im folgenden möchte ich einige dieser Vorteile thesenartig kurz ausführen.[11]

Vorteile, wenn psychotische Episoden in Therapiegruppen ausgelöst werden, können sein:

– Für den Patienten gibt es statt Isolation und Ablehnung, wie dies etwa bei einer Einweisung in ein psychiatrisches Krankenhaus der Fall sein kann, Beziehung und Zuwendung durch die Umgebung.

– Der Kontakt geschieht mit gesunden Menschen statt mit sedierten psychiatrischen Patienten (im Vergleich zum stationären Aufenthalt).

– Der Patient erhält kompetente therapeutische Hilfe bei der Problembearbeitung. Er braucht nicht (unbedingt) durch Medikamente[12] sediert zu werden. In herkömmlichen psychiatrischen Krankenhäusern fehlt in der Regel diese psychotherapeutische Hilfe (Psychosenpsychotherapie erfordert eine sehr umfängliche persönliche und fachliche Ausbildung, die heute leider meist nicht vorausgesetzt werden kann. Deshalb ist eine Kombination aus Psychotherapie und Medikation meist schon ein erfreulicher Fortschritt).

– Ein stationärer Aufenthalt wird durch viel menschliche Zuwendung und Unterstützung überflüssig.

– Eine Integration in die Gruppe kann als ein Nachwachsen in einer „guten Familie" erlebt werden.

– In dieser Konstellation wird eine große Intensität erreicht, die den Therapieprozeß beschleunigen kann.

---

[11] Ich selbst habe in meinen Gruppen seit 1973 ca. fünf Menschen mit psychotischen Episoden erlebt.
[12] Siehe oben, Zusammenfassung: Vorbemerkung.

In den beiden Beispielen können wir die gestalttherapeutische Begleitung von akuten psychotischen Episoden sehen, in der es gelungen ist, die
„offene Gestalt" weitgehend zu schließen, ohne Medikamente einzusetzen.

Heilung von psychotischen Strukturen braucht einerseits das Schließen
von „offenen Gestalten" in ausreichend heilsamer Begleitung und Umgebung und andererseits das wiederholte Durcharbeiten des traumatischen
Hintergrunds sowie der vorliegenden Strukturschwächen und eine angemessene Ichstärkung.

Korrespondenz: Dr. med. Ekkart Schwaiger, Endresstraße 122/2, A-1230 Wien.

Psychotherapie in der stationären psychiatrischen Behandlung im Team

Heinrich Donat

Zusammenfassung. Ich habe in meiner Übersichtsdarstellung zunächst versucht, die Aufgaben der Psychotherapie in der klinische Psychiatrie in den wichtigsten Schwerpunkten darzustellen und mit den einzelnen sozialpsychiatrischen Maßnahmen in Beziehung zu setzen. Anschließend habe ich mich mit der Kommunikation des Sozialpsychiatrischen Teams befaßt und hier insbesondere die Integration von Psychotherapie ins Zentrum gestellt. Dabei habe ich auf sinnvolle Maßnahmen hingewiesen, die eine optimale Synergie von sozialpsychiatrischer Arbeit mit psychotherapeutischen Konzepten zu gewährleisten vermögen, und diese Maßnahmen als Managementaufgaben der Psychotherapeuten inhaltlich dargestellt. Ich bin aus den praktischen Erfahrungen in der stationären Arbeit mit psychisch Kranken und mit Teams der sicheren Überzeugung, daß dieser methodische Weg in der Praxis aus vielen Schwierigkeiten herausführt, mit denen wir bisher in der Zusammenarbeit von Psychotherapeuten mit den anderen Mitgliedern des sozialpsychiatrischen Teams zu ringen haben und darüber hinaus und vor allem die so komplexe Arbeit mit psychiatrischen Patienten in der klinischen Praxis wirkungsvoll bereichern kann. Einen weiteren Vorteil dieses methodischen Weges sehe ich in der Kompatibilität sämtlicher psychotherapeutischer Konzepte mit dem sozialpsychiatrischen Arbeiten auf der beschriebenen Basis.

A. Einleitende Vorbemerkungen

Der nun folgende Überblick stellt einen Versuch dar, die Stellung allgemeiner und spezieller psychotherapeutischer Maßnahmen im Stationsalltag einer sozialpsychiatrischen Teamarbeit übersichtlicher, verstehbarer für alle Beteiligten, konkreter und damit überprüfbarer zu machen; es scheint mir eine sehr häufige Erscheinung, daß Psychotherapie in psychiatrischen Institutionen offen oder verdeckt belächelt, abgelehnt oder gar als schädlich erachtet wird.

Eine der – sicher vielfältigen – Ursachen dafür soll diese Arbeit reduzieren helfen, wenn es gelingt, das Wirksamwerden von Psychotherapie in Abgrenzung zur sozialpsychiatrischen, jeweils berufsspezifischen Tätigkeit der Teammitglieder darzustellen und zu definieren, z. B. nach den im folgenden vorgeschlagenen pragmatischen Vorgangsweisen.

Aber nicht nur die notwendige Abgrenzung ist von Bedeutung. Es gibt so viele Beobachtungs- und Erfahrungsbereiche im Stationsgeschehen, in der Beziehung von Patienten zu Betreuern, untereinander oder zu Angehörigen, die für alle in diesem Milieu tätigen oder befindlichen Menschen als Phänomene wahrgenommen und mit Emotion erlebt werden.

Dieser Tatsache des Gemeinsamen – bei gleichzeitig notwendiger klarer Abgrenzung des Berufsprofils der verschiedenen Teammitarbeiter – soll in der Folge noch besondere Bedeutung zukommen.

Zunächst noch ein paar kurze Bemerkungen über einige gesundheitspolitisch hochmoderne, richtungsweisende psychiatriespezifische Charakteristika von stationärer Behandlung, die für die Integration und Wirksamkeit von Psychotherapie im allgemeinen wichtig sind:

1. Stationäre Aufnahmen sind in der Psychiatrie kurz (klarerweise abhängig von den vorhandenen Nachbetreuungsmöglichkeiten) und sollen kurz sein, da es den Wünschen vieler Patienten und ihrer Angehörigen entspricht und zusätzlich ökonomischer ist. Gerade hier ist es eine interessante Herausforderung für Psychotherapeuten, umschrieben wirksam zu arbeiten.

2. Patientenbetreuung in der Psychiatrie erfolgt routinemäßig im multiprofessionellen Team vieler verschiedener Berufsrichtungen (wovon andere medizinische Disziplinen manchmal nur träumen können). Der Psychotherapeut ist im Team aber meist primär in einer traditionellen psychiatrischen Berufsrolle, etwa als Arzt, Psychologe, Ergotherapeut, Kunst- oder Tanztherapeut oder Sozialarbeiter. Die Betriebsorganisation verlangt ihm also eine Doppelfunktion ab, die klar unterschieden zu halten und zu erfüllen, eine hohe und interessante Anforderung sowohl für ihn als auch die Teammitglieder darstellt.

3. In Teamnähe befinden sich in der Psychiatrie zusätzlich, von außen kommend, Patientenanwalt und Seelsorger. Beide haben „Auftraggeber" außerhalb der Institution und sind wichtige Bezugspersonen für die Kranken als Vertreter einer äußeren Realität; die ersteren mit konkreten Kontrollaufgaben und umschriebenen Verhandlungen als Rechtsvertreter des Patienten, wenn er entsprechend dem UbG[1] untergebracht ist, oder für alle Patienten als Rechtsberater in den verschiedensten Bereichen.

4. Die Angehörigen, Freunde, Kollegen der Patienten sind nach Möglichkeit immer in den stationären Aufenthalt Involvierte und zu Informierende. Ihre Einbeziehung bedeutet einen wesentlichen Mehraufwand an Arbeit und gleichzeitig das Nützen einer wichtigen Chance für einen positiven Behandlungsverlauf durch Zusammenarbeit in dem jeweils möglichen Ausmaß.

Im folgenden schematischen Überblick soll gezeigt werden, welche Aufgabenschwerpunkte das Team von der Akutphase bis zur Entlassung hat. Weiters wird das zur Erfüllung dieser Aufgaben notwendige Grundwissen sowie sinnvoll erscheinende Erweiterungen des Wissens – insbesondere für den Bereich der Milieugestaltung auf der Station – stichwortartig dargestellt und in den zu erweiternden Wissensbereichen die damit verbundenen Vorteile ausgeführt.

Parallel dazu soll die für die gesamte Behandlung psychisch Kranker so zentrale Dimension der Beziehung zwischen Teammitgliedern und Patienten in ihren charakteristischen Merkmalen aufgezeigt werden.

Der Einsatz von *psychotherapeutischen Elementen* soll besonders hervorgehoben werden.

---

[1] UbG = Unterbringungsgesetz.

B. Schematische Übersicht

Patient	Aufgabenschwerpunkte des Teams	Erforderliches Basiswissen der Mitarbeiter	Beziehung Personal – Patient
Akute Krankheitsphase	Anamnese / Außenanamnese – Krankheitssymptom – zentrierte Diagnostik / DD (insbesondere organischer Krankheitsursachen) Schaffung eines therapeutischen Milieus	Professionelles Wissen „State of the art" im psychiatrisch-somatischen und im pflegerischen Arbeitsbereich betreffend Dgn/DD ‚medikamentöse Therapie und Pflege.	Durch hilfreiches Stationsmilieu vorwiegend beruhigend, Beschwerden ernst nehmend, sichernd, beruhigend, versorgend, reorientierend / aufklärend / informierend – Spielraum anbietend – verhandelnd – gegebenenfalls bei Gefahr einschränkend, kontrollierend. (Unterbringung) „holding function" stellvertretende Übernahme von Ich-Funktionen des Pat.
Erstes Deutlichwerden der „Umrisse" der prämorbiden Persönlichkeit des Kranken mit Stärken und Schwächen.	Psychopharmakotherapie – Psych. Fachkrankenpflege Arbeit (wenn möglich) mit Angehörigen, Lösung akuter sozialer Probleme. Umsetzung der speziellen Rechtsvorschriften des UBG (mit Patientenanwalt und Richter)	Therapieplanung / Pflegeplanung Erfahrung in der Arbeit mit Angehörigen Sozialarbeit Rechtswissen insbes. über UbG	
Übergang in die Subakutphase	Bezugspflege Förderung kognitiver Fähigkeiten „Entwirrung" alter, verwirrter Patienten	Erfahrung in individueller Pflegeplanung IPT (integriertes psychologisches Trainingsprogramm) „Validation" (für geriatrische Patienten)	Tendenz, allmählich im professionellen Kontakt persönliche, aber klar abgegrenzte Beziehungen entstehen zu lassen. Zunehmend bekommen informelle Kontakte im Stationsalltag mehr und mehr Bedeutung.
Auseinandersetzung der Person des Kranken mit der Symptomatik, mit seinen aktuellen Bezugspersonen.	*Einzelpsychotherapie (Hilfe bei der Distanzierung von den Symptomen im Vordergrund)*	*Psychotherapeutische Erfahrung*	*sowie psychotherapeutische Kontakte.*

Subakutphase	Aktivierende Therapie: Ergotherapie, Bewegungstherapie, Kunsttherapie/Tanztherapie	Ergotherapie, Physiotherapie, Kunst-/Tanztherapie	Über Material und das Körpererleben sowie kreative Fähigkeiten
Vermehrte Einbeziehung der „Außenwelt"	Rechtsberatung Organisation von Angehörigengesprächen / ersten Ausgängen	Pat.-Anwälte Ausflüge in Begleitung, Ausgänge in Begleitung oder allein.	In der Begleitung von Patienten nach „draußen" neue Beziehungserfahrung
weitere Chance zur Auseinandersetzung mit der Krankheit: Auseinandersetzung mit den Ursachen des stat. Aufenthaltes (subjektive Erklärungsversuche oder Vorstellungen über die Ursachen der Krise, z. B. Schicksal, Strafe, Erziehungsstil, Umwelt etc.)	In Gruppen und einzeln Erheben und Diskutieren der subjektiven Erklärungsmodelle – Information über psychiatrisch-psychotherapeutische Sicht, Therapiemöglichkeiten Notwendigkeit der Vorbeugung psychiatrisch-psychotherapeutisch Einzelpsychotherapie / Gruppenpsychotherapie	allgemeines psychiatrisch-psychotherapeutisches Wissen (Diagnose/vorgenommene Behandlung/ Alternativen/ Risiken, insbes. bei Ablehnung/Prognose) Schriftliches Informationsmaterial für Pat. und für Angehörige	zunehmend sachliche Beziehungsbereiche bereits mit Schwerpunkt auf der Zeit „nachher". („Trainingshilfe")
Entlassungsplanung und Vorbereitung	„Übergangspflege" bei alten Patienten Kontaktvermittlung mit den Nachbetreuenden	Schulung in „Übergangspflege" Kenntnis der regionalen Nachbetreuungsmöglichkeiten und sozialen Dienste	Differentialdiagnostische Ausgänge durch Üpfl.
Resumeé des Aufenthaltes ziehen (warum die Krise, welche „Alltasten" stehen an, welche Vorbeugungsmöglichkeiten sind zu ergreifen, medikamentös psychotherapeutisch, in der Lebensgestaltung)	Weiter zunehmende zentrale „Steuerungsaufgabe" der Psychotherapeuten in Einzel-/ Gruppentherapeuten (eventuell Familien-) therapie.	Psychotherapeutisches Wissen und Erfahrung	Möglichst symmetrische, verselbständigende Beziehung Klar definierte psychotherapeutische Beziehung (Ziel, Zeit, Setting etc.).
Nicht-Psychotherapeuten als „Mediatoren"		und allgemeines Basiswissen[2] über psychotherapeutische Grundbegriffe und ihre klinische, praktische, für jeden beobachtbare Relevanz	Nützung des praktischen Wissens im professionellen Bereich.

[2] Auf diesen speziellen Bereich gehe ich im Abschnitt C (Die Kommunikation in sozialpsychiatrischen Team) ausführlich ein.

C. Die Kommunikation im sozialpsychiatrischen Team

Die oben dargestellten Team Aufgaben erfordern – neben einer ständigen Fortbildung und kontinuierlichen Weiterentwicklung der medizinisch-psychiatrischen Diagnostik und Pharmakotherapie sowie psychiatrischer Fachpflege und aktivierender Therapien – einen möglichst umfassenden Austausch der Teammitglieder über die Ergebnisse sämtlicher diagnostischer, therapeutischer und pflegerischer Maßnahmen bei dem akut Kranken und im weiteren Behandlungsverlauf. (Dafür sind neben der Dokumentation regelmäßige, zeitlich festgelegte Besprechungen wie „Zettelvisiten", Fallbesprechungen neu aufgenommener oder besonders „schwieriger" Patienten, Visiten-Vor- und Nachbesprechungen erforderlich.)

Parallel zum Abklingen der Akutsymptomatik beim Patienten treten weitere Teammitglieder in umschriebene, professionelle Kontakte mit ihm und berichten über ihre Beobachtungen, Veränderungen in psychopathologischer Hinsicht, im Verhalten, über Nebenwirkungen der Medikation, kognitive Störungen, Krisen mit Mitpatienten, Angehörigen, einzelnen Betreuern und liefern neue Erkenntnisse und Vermutungen. Die Erfahrungen im professionellen Kontakt werden ja zusätzlich allmählich erweitert durch solche in informellen Kontakten im Stationsalltag zwischen Patienten und Therapeuten, zwischen Patienten untereinander und im Kontakt mit Patientenanwälten, Richtern, Gutachtern, Verwandten und Besuchern.

Die „Person" des Kranken tritt mit ihren Konturen, ihren Fähigkeiten, Eigenheiten und Schwächen und ihrem „Geworden-Sein" mehr und mehr ins Bild.

Eine Fülle von Informationen liegt dem Team vor.

Wie ist sie für den einzelnen Mitarbeiter möglichst sinnvoll zu nützen?

Wie kann sie verstehend geordnet werden zum Wohl des Patienten?

Hier bietet sich die Chance, das sozialpsychiatrische Teamwissen durch *ein allgemein verstehbares, psychotherapeutisches Basiswissen* zu erweitern.

Dieses Wissen ist einfach zu vermitteln und der klinische Alltag gibt reiche Gelegenheit, es in der praktischen Verwendbarkeit zu erproben und ein erweitertes Verständnis zu üben. Die psychotherapeutische Grundlage dieser Chance will ich im folgenden darstellen. Abgesehen von der allgemein anerkannten Tatsache, daß es zwischen Menschen keine Nicht-Kommunikation gibt, sind es zwei grundlegende Tatsachen, die es nur zu nützen gilt.

Ich beschränke mich in dieser Arbeit auf tiefenpsychologisch-psychoanalytische Sichtweise der Kommunikation zwischen Patient und Betreuer.

1. Vom ersten Moment der Kommunikation mit einem psychisch Kranken an ist ein wichtiges, *psychotherapeutisch relevantes Phänomen für jedes Teammitglied beobachtbar: Jeder psychisch Kranke löst in einer spezifischen Weise in uns durch sein Verhalten, seine Symptome, sein Lebensschicksal, seinen Umgang mit sich selbst, der äußeren Realität und seinen Mitmenschen Gefühle aus.*

Grundsätzlich sind diese Gefühle ganz normale menschliche Reaktionen auf das Anderssein des Kranken. Zuneigung, Ärger, Angst, Enttäuschung, Mitleid, Ablehnung als Gefühlsreaktionen wurden lange Zeit wegen der Gefahr, sich von ihnen im Umgang mit dem Patienten leiten zu lassen, als störend, unprofessionell und daher „verboten" angesehen. Wir haben meist im Laufe unserer beruflichen Sozialisation unterschiedliche Erfahrungen damit gemacht. Meist haben wir gelernt, daß es besser ist, solche Gefühle, wenn wir sie uns ihrer bewußt werden, nicht auszusprechen, außer vielleicht im informellen, vertrauten Gespräch.

Die Psychotherapie hat uns gelehrt, sie als wichtige Signale zu sehen, die vom Kranken in uns ausgelöst werden. Interessanterweise sind diese oft bei verschiedenen Teammitgliedern unterschiedlich. Die psychotherapeutische Erfahrung lehrt uns, daß das Aussprechen dieser Gefühle in entsprechenden Teamkonferenzen wichtige Beiträge zum besseren Verstehen der Beziehungen des Patienten zu seinen Mitmenschen liefert.

Ein weiteres psychotherapeutisch relevantes Phänomen taucht auf:

2. Im Beziehungsverhalten der Kranken zeigen sich immer wieder charakteristische, sich wiederholende Muster (sowohl einzelnen Mitarbeitern, als auch Mitpatienten, Angehörigen oder Besuchern gegenüber): Diese Verhaltensmuster sind z. B. hilfloses, autoritätsgläubiges Verhalten, Idealisierung der Betreuer, Auflehnung und völlige Ablehnung aller Angebote, Abwertung, Pseudo-Autonomie, spezielle Zuneigung oder Ablehnung gegenüber weiblichen oder männlichen, älteren oder gleichaltrigen Menschen auf der Station. Starkes Schwanken zwischen idealisierendem und abwertendem Umgang, depressiv-aggressive Verhaltensweisen. Übermäßig starke Reaktionen auf geringfügig erscheinende Anlässe, Spaltung der Teammitglieder in „gut" und „böse" Erlebte.

Ein kurzes klinisches Beispiel: Eine psychotische Patientin, die seit fast 30 Jahren mit ihrer Mutter fast ohne Kontakte mit der Außenwelt lebte und von dieser liebevoll betreut wurde, reagiert auf die Aufnahme mit der Entwicklung einer sehr vertrauensvollen Beziehung zum Team. Sie beginnt, die Besuche der Mutter und ihr Drängen auf Entlassung mit bis dahin unvorstellbaren Reaktionen der Ablehnung und dem Wunsch nach Selbstbestimmung zu beantworten und wird dabei von einigen Zeugen der Auseinandersetzung bestärkt. Die Mutter zieht erbost ab.

Der Vorfall wird im Team mit Genugtuung über die Verselbständigungstendenzen der Patientin erwähnt. Am nächsten Tag wünscht die Patientin unerwartet ihre Entlassung, sie lasse sich nicht hier von der Mutter trennen, wie das Team es böswillig beabsichtige. (Aus psychotherapeutischer Sicht ist diese Verhaltensänderung keineswegs überraschend, sondern Ausdruck eines typischen Ambivalenzkonfliktes, bei dem die Mutterbindung naturgemäß weitaus stärker ist als die zum Team.)

Sind diese Verhaltensmuster durch psychotisches Erleben erklärbar und daher medikamentös zu behandeln oder besteht ein anderer Weg, sie zu verstehen und zu beeinflussen oder mit ihnen umzugehen?

Auch hier hat uns die Psychotherapie als Erfahrungswissenschaft Möglichkeiten zu bieten, dieses Phänomen einfach zu verstehen. Fehlt dieses Verstehen, führt dies oft zu unnötigen Problemen.

Ein typisches solches Problem soll kurz dargestellt werden: Eine häufige, oft frustrierende Erfahrung in Teams besteht darin, daß es wohl Mitglieder gibt, die einen Weg zum Verständnis dieser Phänomene zu haben scheinen, die aber in einer „fremdem Sprache" von Übertragung, narzißtischem, regressivem, abwehrendem, ambivalentem Verhalten oder von Agieren und ähnlichem miteinander diskutieren, ohne von den anderen verstanden zu werden.

Es sind die Psychotherapeuten entweder in einer Doppelfunktion (z. B. als Ärzte und Psychotherapeuten) oder in ausschließlicher Funktion als Psychotherapeuten.

Sie werden oft in ihren Beiträgen als „fremde, viel mehr Wissende" und daher suspekte „Wesen" von den anderen Teammitgliedern wahrgenommen, ihr für die anderen schwer oder nicht verständliches Tun wird für Probleme mit den Patienten verantwortlich gemacht, da es nicht klar und verständlich erklärt ist. Das Besprechen von emotionalen Reaktionen auf Patienten wird als potentiell gefährlich empfunden und unterbleibt vollends – letztlich oft auch bei den Psychotherapeuten. Es entsteht bei einer derartigen Entwicklung eines Teams ein institutionelles Dilemma. Eine Fülle von informativen, wichtigen, für alle zugänglichen Daten über die Patienten und den Verlauf der Behandlung liegt zwar vor, kann aber nicht effektiv zu einem schrittweise vollständigeren Gesamtbild der Person des einzelnen Patienten werden, welches jeder Berufsgruppe im Team ihre speziellen Aufgaben in ihrem Wert und ihrer Wichtigkeit deutlich machen würde.

Ein häufig unwillkürlich naheliegender Ausweg aus dem Dilemma ist folgender: Die Mitglieder eines Teams – insbesondere eines hochmotivierten – „werken auf eigene Faust" in ihrem Arbeitsbereich, berichten zwar darüber, eine Koordination und ein gemeinsames Verständnis der Patienten kann aber nicht zustande kommen. Schwierigkeiten im Behandlunsverlauf sind dann leicht der ungenügenden Medikation, der unangemessenen Pflege oder Ungeschicklichkeiten der Therapeuten in aktivierenden Therapien oder insbesondere in der Psychotherapie zuzuschreiben. Der Wert und die Anerkennung der jeweils anderen Berufsgruppen sinkt. Oft werden noch dazu solche institutionell und organisatorisch bedingten Arbeitsschwierigkeiten einzelnen Personen im Team zugeschrieben, also personalisiert. Gelegentlich führt das zu psychopathologischen oder psychotherapeutischen, insgeheim verliehenen Diagnosen. Therapie dieser Teammitglieder wäre dann die sinnvollste Lösung. In der Regel aber führt eine derartige Entwicklung zum allmählichen Rückzug von Beteiligung an den gemeinsamen Besprechungen.

Oft werden die psychotherapeutisch Tätigen im Rückzug noch unverständlicher und die Nicht-Psychotherapeuten geben ihre Versuche auf, ziehen sich auf ihr jeweiliges Berufsprofil zurück oder aber schlagen den aufwendigen Weg einer eigenen psychotherapeutischen Ausbildung ein.

Der Ausweg aus dem Dilemma kann nur ein organisatorischer Weg sein.

Er muß von der oben beschriebenen Tatsache ausgehen, daß in jeder professionellen Beschäftigung mit psychisch Kranken *psychotherapeutisch relevante und für alle Mitarbeiter erlebbare und beobachtbare Phänomene* ständig und für alle Mitarbeiter „ins Auge springend" vorhanden sind, gleichgültig, ob diese Psychotherapeuten sind oder nicht.

Diese Phänomene stellen wertvolle Informationen für ein ganzheitliches Verstehen des Patienten in seinem stationären Aufenthalt dar. Um sie für alle verständlich und für die Therapiegestaltung aller Berufsgruppen nützbar zu machen, müssen die *Psychotherapeuten und insbesondere die Ärzte eine Managementaufgabe erfüllen:*

Diese besteht in einer allgemeinen Basisinformation über Psychotherapeutische Konzepte und Begriffe und dem Üben der praktischen Anwendungsmöglichkeiten eines erweiterten Verständnisses im klinischen Alltag. Damit ist insbesondere gemeint:

1. Die allgemein menschliche Tatsche, daß psychisch Kranke in professionellen und informellen Beziehungen mit den Betreuern in diesen emotionale Reaktionen auslösen, welche wesentlich zum Verstehen des Kranken und zum Therapieverlauf beitragen können, wenn sie von allen zum Thema gemacht werden.

Hier ist z. B. die Frustration und der unwillkürlich enstehende Ärger zu erwähnen, der im bemühten Umgang mit chronisch-therapieresistenten Depressiven entstehen kann; ferner die Angst in der Betreuung von unruhigen, aggressiv wirkenden Patienten; die spontane Sympathie für sehr abhängige, leicht lenkbare Kranke und die ärgerliche Enttäuschung, wenn sie überraschend einen unliebsamen Eigenwillen zeigen; die Enttäuschung über vermeidbar scheinende Krisen; die Gefühle der Hilflosigkeit oder der therapeutischen „Allmacht" etc.

Alle diese emotionalen Reaktionen sind in einem weiten Begriffsinhalt als *Gegenübertragungsphänomene* zu bezeichnen.

Dieser aus der Psychoanalyse stammende Begriff hat sich in den meisten psychotherapeutischen Schulen und in der psychiatrischen Praxis als sehr sinnvoll etabliert, er bedarf aber einer klaren Definition zur Abgrenzung von engeren Begriffsinhalten.

Mit der Benennung der oben beschriebenen Phänomene als Gegenübertragung im weitesten Sinn sind wir bei einer weiteren Managementaufgabe angelangt.

2. Die Vermittlung grundlegender Begriffe, die von den auf der Station tätigen Psychotherapeuten verwendet werden, und die sich auf Phänomene beziehen, die für alle Mitarbeiter beobachtbar sind.

Solche Begriffe sind *Übertragung, Gegenübertragung, Regression, Ambivalenz, Agieren, Abwehr, Widerstand, Narzißmus uam.*

Zum Teil sind dies bereits Begriffe, die im allgemeinen psychiatrisch-psychotherapeutischen Sprachgebrauch weit verbreitet sind, immer ist allerdings eine präzise Beschreibung des Begriffsinhaltes notwendig, da sie sonst unscharf und daher verwirrend benützt werden.

Selbstverständlich sind die oben angeführten Begriffe z. B. auf Stationen mit einem systemischen oder verhaltenstherapeutischen Schwerpunkt durch die jeweils spezifischen Begriffe zu ersetzen.

Mit einem breiteren psychotherapeutischen Basiswissen ist es für alle Nicht-Psychotherapeuten leichter, die Verbindung zwischen ihrem spezifischen Berufshandeln und Psychotherapie im engeren Sinn herzustellen.

Unwillkürlich ist oft eine anfängliche Reaktion der Nicht-Psychotherapeuten zu beobachten. Sie besteht in der Sorge oder Angst, diese Information über Begriffe und Konzepte ziele darauf ab, z. B. Pflegepersonal zu

Psychotherapeuten zu machen und ihm damit berufsfremde Aufgaben aufzuladen.

In Wahrheit geht es darum, Phänomene, die – verstanden oder nicht –
für alle beobachtbar ablaufen, sinnvoll und für alle bereichernd zu nützen;
sie sind in gewisser Weise so etwas wie „Gold", das auf der Behandlungs-
straße liegt und genützt werden kann. Nicht-Psychotherapeuten bekommen so eine bereichernde „Mediatoren-Funktion" für die Gestaltung eines
therapeutischen Milieus, das sie ja schon immer wesentlich geprägt haben.

In der Praxis erweist sich, daß das erweiterte Basiswissen zu mehr Verständnis für sonst oft unverständliche Phänomene führt, daß dies die oft so
komplexen Beobachtungen ordnen hilft, mit mehr Verständnis auch mehr
Geduld und Vertrauen möglich ist, sämtliche Beziehungen in ihrem Wert
für die Therapie deutlicher werden, mehr Arbeitszufriedenheit bewirken
und gezielteres Handeln oder Nichthandeln erleichtern. Diese beiden beschriebenen Management-Initiativen bedürfen naheliegenderweise einer
Ergänzung, die komplementär von den Psychotherapeuten kommen muß.

*3. Psychotherapeuten müssen ihre Therapie mit ihren Patienten transparent ma-
chen, indem sie ihre Vorgangsweise, die Ziele und die Grenzen im stationären Setting
regelmäßig im Team darstellen.*

Viele wichtige Informationen über die Entwicklung eines Patienten
während der stationären Behandlung kommen von den anderen Teammitgliedern aus dem Pflegebereich, den aktivierenden Therapien, von Angehörigen, von Patientenanwalt oder von Mitpatienten. Diese Infomatio-
nen helfen dem Psychotherapeuten, sein notwendigerweise oft inkomplet-
tes Bild, das der Patient ihm im Einzelkontakt bietet, zu ergänzen und so
gezielter Schwerpunkte seiner Arbeit zu setzen und zu überprüfen.

Selbstverständlich unterliegt er, was genaue Details seiner Arbeit betrifft, einer besonderen Schweigepflicht. Trotzdem aber ist eine Darstellung
seiner Sichtweise und der eingeschlagenen Wege in der Psychotherapie –
also dessen, was er mit den Informationen der anderen tut und was er aus
bestimmten Gründen für ungünstig halt – für die Teammitglieder wichtig.
Nur so kann er auch den Wert und die Begrenzungen seiner Arbeit deutlich machen. Seine Darstellung der psychotherapeutischen Schwerpunkte
und die Art und Weise, wie er dazu kommt, bestimmte Arbeitsschwerpunkte für die aktuelle Psychotherapie auszuwählen und andere für den späteren Therapieverlauf aufzuschieben, erleichtert meist auch den Nicht-Psychotherapeuten ihren Umgang mit den Kranken.

Ein für die gemeinsame Therapieaufgabe sinnvolles Zusammenwirken
aller Betreuer wird dadurch möglich und von allen erfahrbar.

Ein Beispiel: Fallbesprechung in einer der routinemäßig installierten
Stationsteam-Konferenzen (Psychotherapeutin ist tiefenpsychologisch/psy-
choanalytisch orientiert). (Das Stationsteam hat zum Großteil ein erweitertes Basiswissen über psychotherapeutische Begriffe und Konzepte.)

Ein in einer akuten, wahnhaft-paranoiden Psychose aufgenommener
junger Mann wird nach Abklingen seiner akuten Symptomatik durch gezielte Psychopharmakotherapie, pflegerische und ärztliche fachliche Betreuung und allmähliche Integration in den Therapieangeboten der Stati-

on sowie nach Einladung der Angehörigen zu Gesprächen im Stationsteam zum Thema.

Nach einem kurzen Rückblick über den bisherigen Verlauf der Behandlung in den verschiedenen Bereichen, skizziert von den verschiedenen Teammitgliedern, wird vielfach die zugeneigte, positive emotionale Beziehung zum Patienten geäußert. Es melden sich aber Betreuer, die mit dem freundlich angepaßten Verhalten des Patienten insofern Skepsis verspüren, als es doch sehr kindlich und daher nicht altersgemäß sei. Eine Vielzahl von nebenbei gemachten Erfahrungen werden daraufhin berichtet: einerseits Beispiele für das kindliche Verhalten und Berichte über sein entsprechendes Erleben; andererseits Beispiele, die eindeutig darauf schließen lassen, daß der Patient durchaus in verschiedenen Situationen Verhaltensansätze zeigt und genießt, wo er aus seinem geordneten, braven Muster heraustritt. Diese Gelegenheiten zeigen ihn lustvoll und energisch, sind aber meist kurz. Seine Lebensplanung ist vorsichtig und streng geordnet, es scheint dies auch dem familiären System und dessen Normen voll zu entsprechen.

Naturgemäß sehen alle Teammitglieder die damit deutliche Diskrepanz zwischen den Anforderungen des Erwachsenenlebens und der kindlichen Situation des Patienten. „Erwachsener werden" könnte man den Auftrag an den Patienten formulieren, und dazu gibt es in vielen Situationen des Stationsalltags Gelegenheit. Das Team berät nun aber nicht weiter, denn die Psychotherapeutin sieht die Situation zwar genauso, hat aus ihrer Einzelarbeit viele Belege dieser These, aber sie macht deutlich, daß die Autonomiebestrebungen, über die im Team berichtet wurde, dem jungen Mann nicht nur kaum bewußt sind, sondern auch – naturgemäß – als sehr bedrohlich erlebt werden (wie dies in jeder psychischen Entwicklung aus kindlich abhängigen Haltungen üblich ist). Zusätzlich haben starker und überfordernder Verselbständigungsdruck bei dem jungen Mann regelmäßig psychotische Krisen ausgelöst. Sie selbst habe sich daher entschlossen, in der kurzen Zeit der Therapie während des stationären Aufenthaltes nur die Thematik des Konfliktes zwischen Abhängigkeits- und Unabhängigkeitstendenzen und Wünschen zum Thema zu machen. Noch dazu, wo dieser junge Mann dringend wieder in seine Berufsarbeit einsteigen sollte. Wäre es nicht doch sinnvoll, die Gelegenheit zu nützen, im sicheren Stationsmilieu eine Entwicklung des Patienten zu forcieren? Wäre es nicht möglich, durch gezielte therapeutische Einbeziehung der Angehörigen dem Patienten die „Zwänge" des Familiensystems bzw. der einzelnen Familienmitglieder bewußt und dadurch in seinen hinderlichen Aspekten bewußter und somit veränderbar zu machen?

Die zum damaligen Zeitpunkt beschlossene und von allen akzeptierte Vorgangsweise war – bis auf weiteres – ein behutsamer, auf die beobachtbaren Phänomene hinweisender Umgang aller Teammitglieder und die Förderung der Motivation des Patienten zu einer weiterführenden Psychotherapie sowie Hilfe beim Suchen eines Therapeuten.

An dem beschriebenen Beispiel läßt sich aber unschwer deutlich machen, daß die Vorgangsweise des Teams durchaus in einer anderen Weise mit anderen Schwerpunkten möglich gewesen wäre. Nämlich dann, wenn die Psychotherapeutin z. B. systemische Familientherapeutin oder Verhaltenstherapeutin gewesen wäre. Dann nämlich wären die oben angerissenen Alternativwege der Psychotherapie deklariert worden und gemeinsam im Team die jeweilige Umgangsweise mit dem Konflikt des Patienten in den verschiedenen Therapien und im informellen Kontakt dementsprechend gestaltet worden.

Psychotherapeutische Schulmethoden in der Einzeltherapie von psychisch Kranken sind – so unterschiedlich sie auch sein mögen – auf dieser oben beschriebenen Basis mit dem sozialpsychiatrischen Routinebetrieb kompatibel. Ja ,sie entfalten bald einen wünschenswerten Synergie-Effekt.

Wenn die oben angeführten Schritte zur Erweiterung des Basiswissens der Nicht-Psychotherapeuten von der Leitung erwünscht, praktisch als Managementaufgabe umgesetzt werden und im Team eingeübt sind, kann jedes der psychotherapeutischen Konzepte, die für die Behandlung psychotischer oder von Borderline-Störungen entwickelt wurden, an das erweiterte sozialpsychiatrische Konzept „andocken". Ich erwähne hier nur einige Vertreter socher Konzepte: Benedetti, Mentzos, Gabbard, Minuchin, Searls, Kernberg.

Alle beschriebenen Maßnahmen sind relativ einfach zu realisieren. Sie führen zu einer sinnvollen Erweiterung des Gesamtbildes eines psychisch Kranken mit seiner Persönlichkeit, seinen Stärken und Schwächen.

Durch das erweiterte Verständnis wird die ursprüngliche Fachkompetenz der einzelnen Berufsgruppen nicht beeinträchtigt, sondern sinnvoll und hilfreich erweitert und in ihrem Wert für den gesamten Behandlungsverlauf deutlicher gemacht. Besseres Verstehen heißt immer auch gezielter Handeln oder Nicht-Handeln und ist daher für den Therapieverlauf beim Patienten gut und für die Behandler psychohygienisch günstig.

Literatur

Benedetti, G. (1990), Heilfaktoren in der Psychotherapie der Schizophrenien. In: Lang, H. (Hg.): Wirkfaktoren der Psychotherapie. Berlin: Springer.

Donat, H., Panzenbeck, K. (1994), Schritte auf dem Weg zu einer institutionellen Psychotherapie. Vortrag auf der österr. Nervenärzte-Tagung, Bad Ischl.

Gabbard, G. O. (1994), Psychodynamic Psychiatry in Clinical Practice. Washington, DC: American Psychiatric Press.

Katschnig, H., Schöny, W. (1992), Empfehlungen für die zukünftige psychiatrische Versorgung der Bevölkerung Österreichs. In: Mitteilungen der österreichischen Sanitätsverwaltung. Wien.

Kernberg, O. F. (1993), Psychodynamische Therapie bei Borderline-Patienten. Bern: H. Huber.

Mentzos, S. (Hg.) (1992), Psychose und Konflikt. Göttingen: Vandenhoeck & Ruprecht.

Minuchin, S. (1986), Familie und Familientherapie. Freiburg/Br.: Lambertus.

Searles, H. F. (1974), Der psychoanalytische Beitrag zur Schizophrenieforschung. München: Kindler.

Korrespondenz: Prim. Dr. Heinrich Donat, Kaiser-Franz-Josef-Spital, Kundratstraße 3, A-1100, Wien.

Bürgerhilfe in der Psychiatrie am Beispiel von „Pro Mente Infirmis Wien"

Elisabeth Muschik

Zusammenfassung. Soziale Isolation, die zumeist im Gefolge einer psychischen Erkrankung auftritt, kann am wenigsten durch Fachleute aufgefangen werden. Weder im Klinikalltag noch im stationären Bereich können Fachleute den verloren gegangenen Bekanntenkreis, Nachbarn, Freunde und Partner ersetzen. Hier überall sind engagierte Mitmenschen angefragt, die als ehrenamtlich tätige „Bürger" regelmäßig Kontakt halten und helfen, eine tragfähige Beziehung aufzubauen.

PMI Wien hat – initiiert von Univ.-Doz. Dr. Raoul Schindler – im Jahr 1965 seine Arbeit damit begonnen, einzelne Patienten des Psychiatrischen Krankenhauses der Gemeinde Wien auf der Baumgartner Höhe, nach oft jahrelangem stationären Aufenthalt, bei ihrem Weg „nach Hause" durch geschulte Laien zu begleiten und zu unterstützen. Die Mitarbeiter nannten sich damals „Pflegschaftshelfer", entsprechend einer ihrer Aufgaben, nämlich der Begleitung von Klienten zum Pflegschaftsgericht. Dementsprechend nannten wir daher unser erstes Projekt auch „Pflegschaftshilfe", seit 1994 nennen wir es „Sozialbegleitung".

PMI Wien versteht sich als Dienstleistungsorganisation mit derzeit rund einhundert – größtenteils ehrenamtlichen – MitarbeiterInnen. Unsere Angebote sollen als „Hilfe zur Selbsthilfe" gesehen werden. Im Laufe der 30 Jahre unseres Bestehens haben wir sie konsequent weiterentwickelt und in die sich uns darstellenden Notwendigkeiten im Bereich der psychosozialen Versorgungsstrukturen in Wien eingefügt. Daher gibt es in den bis jetzt entstandenen Bereichen „Trainingshilfe", „Kunst und Kreativität", „Selbsthilfeorientierte Projektarbeit" sowie im „Komm 24", dem Kaffeehaus und Kommunikationszentrum, vielfältige Möglichkeiten der Mitarbeit, sei es im ehrenamtlichen Engagement als „SozialbegleiterIn" oder als Absolvent eines Praktikums im Rahmen eines Psychologiestudiums oder einer Psychotherapieausbildung.

„SozialbegleiterInnen" werden in einem einsemestrigen Kurs an einer Wiener Volkshochschule auf ihre Tätigkeit vorbereitet. Der Kurs, der ebenfalls seit 30 Jahren stattfindet, dient daneben auch dazu, die Öffentlichkeit mit den Problemen bekanntzumachen, denen sich ein Mensch im Laufe einer psychischen Erkrankung ausgesetzt sieht. Wir versuchen – oftmals irrationalen – Ängsten entgegenzuwirken und Verständnis und Respekt für die Wünsche und Bedürfnisse von Betroffenen zu wecken. Das Kursprogramm umfaßt neben theoretischen Einheiten, wo überblicksweise Informationen über psychiatrische Krankheitsbegriffe, Symptome und Behandlungsformen, über die Strukturen der psychosozialen Versorgung in Wien und über rechtliche Gegebenheiten zur Sprache kommen, auch solche Unterrichtseinheiten, die besonders auf die praktische Erfahrung im Umgang mit psychisch kranken und leidenden Menschen ausgerichtet sind. In diesem Rahmen bitten wir psychose- und psychiatrieerfahrene Menschen, über ihre Sicht der Dinge zu referieren und sich den Fragen der KursteilnehmerInnen zu stellen.

Nach Absolvierung des Einführungskurses übernehmen die „SozialbegleiterInnen" – wie in vielen Bereichen sind es zumeist Frauen, die zur Mitarbeit bereit sind – die Begleitung eines Klienten oder einer Klientin; die erste Begegnung findet häufig noch im Zuge eines stationären Aufenthalts des Betroffenen im Krankenhaus statt und wird zumeist seitens der Mitarbeiter eines Stationsteams wohlwollend gefördert.

Im Mittelpunkt der Tätigkeit unserer MitarbeiterInnen steht die persönliche Begegnung, um der Vereinsamung und Ausgrenzung von psychisch erkrankten und leidenden Menschen entgegenzuwirken. Dazu ist es notwendig, über längere Zeit regelmäßigen Kontakt zu halten und eine tragfähige Beziehung aufzubauen. Es geht um einen partnerschaftlichen Umgang mit psychose- und psychiatrieerfahrenen Menschen, um Präsenz und Begleitung im Alltag. Unsere MitarbeiterInnen wollen *dasein*, wenn sie gebraucht werden. Wir drängen unsere Hilfe nicht auf, und wir kommen nicht mit einem therapeutischen, einem beruflichen oder öffentlichen Auftrag. SozialbegleiterInnen können beim Übergang von der abgeschirmten Atmosphäre einer Klinik in eine lang entwöhnte, manchmal gar nicht mehr vorhandene oder nicht mehr zugängliche Lebenswelt *beistehen*. Freundschaftlich begleitend können sie ein Stück des neuen Weges eines Menschen in einer ihm wenig vertrauten und ebensowenig Vertrauen entgegenbringenden Umwelt *mitgehen*. Sie ermöglichen so ein langsames Wachsen von Beziehung, von Vertrauen und Mut zur Solidarität mit Menschen, denen große Teile der Gesellschaft skeptisch, mißtrauisch, ängstlich und oft feindlich, ablehnend den Rücken zuwenden. Im Rahmen von Gesprächen und gemeinsamer Freizeitgestaltung, beim gemeinsamen Bewältigen von alltäglichen Problemstellungen, wird das Augenmerk von der Krankheit weg auf die Problemlösungsfähigkeiten und auf die Erfahrungen mit den gesunden Anteilen der jeweiligen Person gelenkt. Die Aufmerksamkeit gilt den konstruktiven Möglichkeiten der Wiedereingliederung in das Lebensumfeld, der Belebung, der Wiederbelebung bzw. dem Erwerb und der Einübung von Fähigkeiten und Fertigkeiten, der Zuwendung zu allem, was Lebensfreude und Lebensqualität eines Menschen vermehrt und so „Normalisierung" verstärkt. Diese Begegnung auf der persönlichen Ebene, die den anderen als gleichberechtigte Persönlichkeit gelten läßt, ermöglicht es auch, aneinander und voneinander zu lernen. Die Kontakte sind nicht an Dienstzeiten gebunden, sie werden zwischen den jeweiligen PartnerInnen frei vereinbart, in der Regel finden jeweils ein bis zwei Treffen pro Woche statt. Es gibt auch keinerlei Vorschriften für die Gestaltung oder den Ort des Zusammentreffens.

Für die Mitarbeiter in allen unseren Projekten ist seit der Gründung der Gesellschaft die regelmäßige Supervision ihrer Tätigkeit durch einschlägig ausgebildete Fachkräfte verpflichtend. Hier hat PMI Wien eine beispielgebende Vorreiterrolle eingenommen. Daneben haben wir im Jahr 1994 auf Anregung einiger MitarbeiterInnen mit einem Weiterbildungskurs für SozialbegleiterInnen begonnen. Schwerpunkt des Kurses, der auf großes Interesse stieß, war die Frage, wie man psychischen Phänomenen im Alltag begegnen kann. Die verschiedenen Gelegenheiten für Mitarbeiter, in kleinen Gruppen ihre Erfahrungen auszutauschen, Anregungen einzubringen und verschiedene Impulse zur Erweiterung und Veränderung unserer Angebote für psychisch behinderte Menschen zu setzen, werden von uns sehr geschätzt und soweit es unsere räumlichen, zeitlichen und finanziellen Ressourcen erlauben, auch gefördert.

Durch das veränderte und erweiterte Engagement von Pro Mente Infirmis, durch die Auseinandersetzung mit Fragen der psychosozialen Strukturen im seit einem Jahr bestehenden „Wiener Trialog", einem offenen Gesprächsforum, an dem Psychoseerfahrene, Angehörige, in psychiatrischen Einrichtungen Tätige und sogenannte „Laien" teilnehmen, entsteht langsam auch eine Wachheit für die politischen Zusammenhänge und deren Auswirkungen auf den Umgang mit psychisch Kranken in unserer Stadt. Möglicherweise braucht es noch einige Zeit, bis die einzelnen Repräsentantengruppen im „Trialog" die wechselseitig zugefügten Kränkungen bearbeitet haben, damit sie erkennen, daß es auch wechselseitiger Unterstützung bedarf, um verkrustete und einengende Strukturen aufzubrechen und danach im gegenseitigen Respekt für die Tätigkeit der jeweils anderen Seite gemeinsam neue, bedürfnisgerechte hilfreiche Netzwerke einzurichten, die miteinander kooperieren zum Nutzen derer, die ihre Dienste in Anspruch nehmen müssen.

Soziale Isolation, die zumeist im Gefolge einer psychischen Erkrankung auftritt, kann am wenigsten durch Fachleute aufgefangen werden. Weder im Klinikalltag noch im außerstationären Bereich können Fachleute den verlorengegangenen Bekanntenkreis, Nachbarn, Freunde und Partner ersetzen. Hier überall sind die engagierten Mitmenschen gefragt, die für ihren oft sehr arbeitsintensiven Einsatz mit der „Ehre" entlohnt werden, daß sie als „Laien" den Fachleuten als verlängerter Arm dienen sollten, sich aber jeglicher Kritik und etwaiger Verbesserungsvorschläge zu enthalten haben.

Hier wird es notwendig sein, daß ehrenamtlich tätige „Laien" sich darauf besinnen, daß sie, ebenso wie die in den einschlägigen Einrichtungen tätigen Fachleute und die von letzteren behandelten Betroffenen, „Bürger" sind, die das Recht haben, bei kommunalen Entscheidungen mitzureden und ihre Stimme abzugeben. Bis jetzt wurden sogenannte normale BürgerInnen in solche Entscheidungen noch nicht aktiv eingebunden. Seit der Öffnung der Psychiatrie im Rahmen der begonnenen Reform bleiben aber psychische Störungen und die damit verbundenen Probleme nicht mehr hinter den Mauern einer Anstalt verborgen, sie werden deutlich sichtbarer Teil des gesellschaftlichen Alltags. Dadurch werden sie aber auch zu einer Verantwortung der Gemeinschaft. Die Gemeinde delegiert einen Teil ihres

Versorgungsauftrags an die verschiedenen Berufsgruppen, an die Angehörigen und natürlich auch an ehrenamtlich tätige „Laien", die dann das leisten sollen, was das professionelle System nicht leisten kann oder nicht leisten mag; ihre Erfahrungen sind aber – ebenso wie die der Angehörigen und der Betroffenen – bislang nicht in gemeindepsychiatrische Konzepte eingeflossen oder als Ergänzung oder Korrektiv zu den professionellen Perspektiven wahrgenommen worden. Ich meine auch, daß die angeführten „Laienmitarbeiter" bislang selbst noch nicht auf die Idee gekommen sind, daß sie hier als mündige Bürger angefragt sein könnten, in Solidarität mit den Schwächeren Verantwortung zu übernehmen und mitzuhelfen, das Prinzip der Partizipation – was gleichbedeutend ist mit direkter Einflußnahme und Mitwirkung bei Entscheidungen – für Benutzer, Angehörige von psychisch kranken und behinderten Personen, Bürgervertreter sowie Vertreter von in psychiatrischen Einrichtungen tätigen Berufsgruppen als notwendiges Element einer sozialen und demokratischen Psychiatrie in die Tat umzusetzen. In diesem Sinne sollte PMI Wien 1995 besonders im Bereich der „Personalentwicklung" tätig werden.

Anhang

„Nicht mehr allein – gemeinsam als Partner arbeiten"
Rom-Deklaration
des
Weltbundes der psychisch Kranken
XV. Weltkongreß für Sozialpsychiatrie
„Wissenschaft und Humanismus: Konflikt und Ergänzung"
Rom, Italien
5. September 1995

- Aufklärung der Öffentlichkeit, der Entscheidungsträger, der Fachleute im Gesundheitswesen und der Medien über geistige Gesundheit und Krankheit.
- Unterstützung der Betroffenen und ihrer Angehörigen, Förderung von Gleichheit, Auftreten gegen Diskriminierung, eigene Maßnahmen auf dem Gesundheitssektor, in der Bildung, Beschäftigung und Wohnen.
- Dafür Sorge tragen, daß die psychische Erkrankung als Teil der Lebensgeschichte eines Menschen akzeptiert wird, und damit gegen das Stigma ankämpfen, das mit dieser Art von Erkrankung allzu oft verbunden wird.
- Förderung und Teilnahme an innovativen Entwicklungen auf dem Gebiet der Vermeidung, Behandlung und Rehabilitation, Forschung und Ausbildung.
- Betonung der Würde eines jeden Menschen und Achtung der Rechte aller Betroffenen und ihrer Angehörigen, sich als vollwertige Partner in der Gestaltung und Durchführung der Behandlung psychisch Kranker beteiligen zu dürfen.

Zur Information: Weltbund der psychisch Kranken

2021 K. Street, N.W., Suite 206
Washington, D. C. 20006
Fax (202) 785–9328

36 Via A. Ristori
Rom, Italien
Fax: 011 396 807 139

Korrespondenz: Elisabeth Muschik, Pro Mente Infirmis Wien, Stubenring 2/4A, A-1010 Wien.

Das „Windhorse-Modell" der Bewältigung psychotischer Krisen

Gesundheitsorientierung und die Einbeziehung von Bürgerhelfern in das Projekt einer therapeutischen Gemeinschaft

Hans Kaufmann

Zusammenfassung. Dargestellt wird ein Team-Projekt der Schaffung eines therapeutischen Milieus für Menschen in psychotischen Krisen oder auch für längere „prozeßhafte Verläufe", welches erlaubt, die Präzision und Konstanz psychotherapeutischen Handelns auf die alltägliche Lebenssituation von Betroffenen auszudehnen. Die dadurch ermöglichte Kontinuität der Psychotherapie, über das Einzelsetting hinaus, kann den betroffenen Menschen den erforderlichen Halt geben, Krisen möglichst gewinnbringend zu durchleben und die notwendigen Impulse geben, die sich aus der Exploration und Beobachtung der „History of Sanity" und „Inseln der Klarheit" (Podvoll E. M., 1983, 1990) ergeben.
In der geschützten Umgebung der eigenen – oft auch zu diesem Zweck angemieteten – Wohnung, unterstützt durch wache, freundliche und unaufdringliche Gegenwart von vertrauten bzw. akzeptierten Begleitern, kann eine psychotische Krise ohne die Gefahr einer Hospitalisierung und Chronifizierung überwunden werden. Professionelle psychotherapeutische und psychiatrische Tätigkeit sind eingebunden in ein eng kooperierendes Team, in dem, in der Methode der „Basisbetreuung" geschulte Mitarbeiter, zusammen mit darin instruierten und supervidierten „Laienhelfern", tätig sind. Als Beispiel für so ein Projekt wird die Bewältigung einer psychotischen Krise einer jungen Frau nach der Geburt ihres Kindes beschrieben.

Das „ *Windhorse-(WH-)Modell* " gibt es seit 1983 in den USA. Es beruht auf einer ganzheitlichen Sichtweise von psychotischem Geschehen und Gesundungsprozessen. Der Initiator, Dr. Edward Podvoll (1990) begründete diese Sichtweise nach langjähriger klinischer Erfahrung als Psychiater und Psychoanalytiker v. a. auf der Grundlage von detaillierten Beschreibungen der Erfahrungen von Betroffenen. Seine psychoanalytische Ausbildung absolvierte er in „Chestnut Lodge" – bekannt durch Frieda Fromm-Reichmann, wo er v. a. bei Harold Searles und Otto Will lernte. Später wurde seine Arbeit geprägt durch die Begegnung mit Chögyam Trungpa, Rinpoche, einem tibetischen Gelehrten und Meditationsmeister, Gründer des „Naropa-Instituts", einer Bildungsinstitution mit anerkanntem Universitätsstatus in Boulder, USA. Von ihm erhielt er eine gründliche Ausbildung in der kontemplativen Psychologie des Buddhismus. Außerdem hielt sich Podvoll mehrmals zu Studienzwecken im Reservat der nordamerikanischen Lakota-Sioux-Indianer auf, von deren Heiltradition er ebenfalls bei der Entwick-

lung des WH-Modells beeinflußt wurde. Das „Windhorse-Projekt-Wien"
wird getragen von einer multiprofessionellen Arbeitsgruppe und ist 1994
nach einer Fortbildungsveranstaltung mit Dr. Podvoll und auf der Basis
langjähriger früherer Kontakte mit ihm entstanden.

Es gibt eine Genesung – in einer gesunden Umgebung

Das Grundprinzip, auf dem die WH-Therapie beruht, ist die Beobachtung
und darauf aufbauende Hypothese, daß es einen natürlich ablaufenden
Prozeß der Genesung von Psychose gibt. Dieser Gesundungsprozeß kann
entweder wahrgenommen und auf adäquate Weise gefördert werden,
oder er kann übersehen, kaum oder viel zu wenig geschützt und gefördert
oder auch verhindert werden. Letzteres führt häufig zur Fixierung auf die
Psychose und zu einer Chronifizierung. Zentral in der WH-Therapie ist
weiters das Herstellen einer schützenden, den Gesundungsprozeß fördernden, möglichst natürlichen Umgebung. Die Atmosphäre, die zu einer
Genesung führt, muß frei sein von jenen theoretischen und persönlichen
Vorurteilen, die das Bild erzeugen, daß ein Mensch, der an Psychose erkrankt ist, für immer – mehr oder weniger – krank bleiben wird. Wenn in
einem Team solche Vorstellungen vorherrschen, dann werden die Zeichen der Genesung nicht erkannt und für einen kontinuierlichen Hei-
lungsvorgang genutzt. Bestandteile dieser „Umgebung" sind eine klare,
einfache, mit Sorgfalt im Detail hergestellte äußere räumliche Struktur,
langsam, sich allmählich entwickelnde Strukturen eines geregelten Tagesablaufs. Ein weiterer Bestandteil ist reichlicher Kontakt zu gesunden, den
Kranken begleitenden Menschen – dem therapeutischen Team. Dieses ist
speziell in Grundhaltung und Praxis einer aufmerksamen, mitfühlenden
therapeutischen Pflege ausgebildet bzw., im Fall der einbezogenen Bürgerhelfer, instruiert und supervidiert – die sich „Basisbetreuung" (BB)
nennt. Weiters gibt es in diesem Setting noch eine Einzelpsychotherapie,
die von einer Person durchgeführt wird, die Teil des therapeutischen
Teams ist, und eine Spezialform der BB darstellt. BB und Einzelpsychotherapie sind sorgfältig aufeinander abgestimmt. Der Ort der Therapie ist
eine Wohnung, die auch die Wohnung des/der Betroffenen sein kann.
Wird eine Umgebung mit den vorher beschriebenen Merkmalen hergestellt, können sich der Aufruhr der Psychose beruhigen und die Selbstheilungskräfte manifestieren.

Wenn es sich praktisch einrichten läßt – sowie auch in Abhängigkeit
und Schweregrad der vorliegenden Störung –, lebt die/der Betroffene mit
einem oder zwei gesunden Mitbewohner(n) zusammen. Die WH-Therapie
wurde anfangs v. a. zusammen mit sogenannten „chronischen Patienten"
entwickelt und später auch auf akute psychotische Krisen ausgedehnt. Je
nach Art der Störung und auch nach vorhandenen Möglichkeiten variiert
die im WH-Setting aufgebaute therapeutische Umgebung. Es kann sich
auch um eine Wohngemeinschaft zu sogenannten „Rehabilitations-
zwecken" oder um ein „Krisenhaus" handeln, wo Prinzipien der WH-Therapie zur Anwendung kommen.

Ein Arbeitsmodell der Psychose

Podvolls „Arbeitsmodell" der Entstehung und Heilung von Psychose, das hier in diesem Rahmen nur sehr vereinfacht skizziert werden kann, kann als „multifaktoriell" bezeichnet werden. Die Bestandteile des *„Cocktails"*, wie er die Mischung dieser Faktoren nennt, die zusammenkommen und dann eine Psychose auslösen, sind physiologischer, psychologischer, sozialer und spiritueller Natur. Dieser *„Cocktail"* erzeugt eine Störung der Balance im „Beziehungssystem Körper – Geist – Umwelt". Durch diese Balancestörung kommt *„Speed"* an die Oberfläche bewußten Erlebens, die enorm erhöhte Geschwindigkeit des Denkens und das Überschwemmtwerden von den sogenannten *„Mikrooperationen"*, den verschiedenen, nun entfesselten Erlebnisfacetten psychotischen Erlebens, die Menschen in Panik und Schrecken versetzen können. Das Ergebnis dieser Entwurzelung ist der sogenannte *„Zweite Zustand"*, in dem Podvoll den gemeinsamen Nenner aller psychotischen Störungen sieht. Gleichzeitig stieß Podvoll bei seinen Patienten immer wieder auf eine Fähigkeit, selbst mitten im größten emotionalen Chaos die eigene Gedanken- und Gefühlsaktivität mit unglaublicher Klarheit und Genauigkeit zu beobachten. Podvoll nennt diese Kapazität einen *„unbestechlichen Beobachter"*. Er spricht auch von einer *„Klarzone"*. Das Modell Podvolls kann als eine *„Psychologie grundlegender Gesundheit"* bezeichnet werden, die an der „Basis", in der Tiefe menschlichen Bewußtseins, ein Potential geistiger Gesundheit annimmt, welches durch erfahrbare, dokumentierbare Auswirkungen, die *„Inseln der Klarheit"* (IDK), und darauf aufbauende Gesundungsprozesse belegt wird. Die Förderung der *IDK* bringt in dem betreffenden Menschen Selbstorganisationsprozesse in Gang, die seine Fähigkeit zur Eigenverantwortung stärken. Ein zentrales Beschreibungskriterium des psychotischen Zustands in der Kontemplativen Psychologie Podvolls, die eine Psychologie der „Prozesse" und nicht so sehr der „Inhalte" ist, ist der Begriff *„Desynchronisation von Körper und Geist"*.

Desynchronisation von Körper und Geist

Desynchronisation von Körper und Geist entsteht aus der zunehmenden Konzentration des Menschen auf innere Bewußtseinsprozesse, wodurch die Balance in der Beziehung zur Umwelt verlorengeht. Wir kennen wahrscheinlich alle solche Erlebnisse in flüchtigerer Form, denn sie kommen auch außerhalb der Psychopathologie vor. Ein Buch, ein Film, eine Diskussion, Streit, Verliebtheit, die Arbeit an einem Vortrag u. v. m. können uns manchmal so absorbieren, daß wir den Kontakt zum Körper und zur Umwelt verlieren. Wir werden dann vielleicht „zurückgeholt", wenn wir stolpern oder ein Glas umwerfen, den Tee aus der Kanne neben die Tasse schütten oder am Gehsteig voll gegen die Stange eines Verkehrszeichens laufen. Die Absorption, geistige Abwesenheit oder *Desynchronisation* kann unterschiedliche Schweregrade annehmen, die in der Erfahrung einer Psychose kulminieren. Mit *Desynchronisation* wird ein Erleben von „Abtrennung des Bewußtseins", der eigenen Identität, vom Körper beschrieben. Podvoll verwendet dafür auch eine – von einem Betroffenen wiedergege-

bene – Beschreibung, nämlich *„an zwei Orten gleichzeitig sein"*. Er leitete aus
seinen Erfahrungen mit psychotischen Menschen eine allgemeine Regel
für die Therapie ab: Alles, was die *Synchronisation von Körper und Geist* fördert, begünstigt auch das Auftreten von *„Inseln der Klarheit"* und den Gesundungsprozeß.

Was sind eigentlich „Inseln der Klarheit"?

Podvoll beschreibt das so: „Es tritt immer ein Augenblick im Chaos des
Wahnsinns auf, wo der Kranke plötzlich wieder einen Sinn im Leben sieht.
Er hat das Gefühl, zu sich zurückgefunden zu haben. Er ist wieder zum
‚Operator' geworden, wie sich Henri Michaux (ein französischer Künstler
und Bewußtseinsforscher) ausdrückte. Eine Insel der Klarheit hat sich gebildet, auf der der Betreffende plötzlich von den Fixierungen des Wahns
befreit ist. Manche beschreiben das als starke, fast körperlich spürbare
Empfindung, ähnlich einem ‚Einrasten'. Häufig ist dieser Augenblick von
einem noch nicht ganz geheuren Vertrauen begleitet, daß das Schlimmste
vorbei ist und alles wieder gut werden wird. Manchmal ist es nur eine flüch-
tige Erfahrung, manchmal hält sie an. Doch wie kurz diese Momente einer
beginnenden Genesung auch sein mögen, es sind universelle Erfahrungen,
nur daß jeder Psychotiker sie auf seine Art erlebt und reagiert. Spontane
Lichtblicke treten während der ganzen Dauer der Psychose auf. Im allgemeinen werden sie als Momente einer ‚neuen Frische' des Bewußtseins
oder einer Lösung einer übergroßen Spannung erlebt. Diese Lichtblicke
stammen aus dem im tiefsten Grunde ‚gesunden Geist', der unter den Strömungen des psychotischen Wahns verborgen immer weiterexistiert."

Basisbetreuung – eine Form therapeutischer Pflege

Alles, was die *Synchronisation von Körper und Geist* fördert, begünstigt das Auftreten von *„Inseln der Klarheit"*, die Ausdruck eines Heilungsvorganges sind.
Und alles, was die Trennung von Körper und Geist fördert, verursacht oder
verstärkt, wird die Heilung nachhaltig behindern. Deshalb ist die *Synchroni-*
sation von Körper und Geist ein Schlüsselbegriff der „WH-Therapie". Das wirkt sich
so aus, daß die aktuelle „Patientenarbeit" nach dem WH-System sehr all-
tagsorientiert ist, sehr konkret, sehr „irdisch": miteinander einkaufen, kochen, essen, saubermachen, arbeiten in Haus und Garten usw. Die sanfte,
schrittweise, kontinuierliche „Bindung" an das bewußte Verrichten dieser
alltäglichen Handlungen läßt wenig Raum für Wahnvorstellungen, die den
Heilvorgang behindern können. Da angenommen wird, daß Bewußtsein
und Umwelt in einer ständigen, mehr oder weniger subtilen Wechselbeziehung stehen, wird damit in der „WH-Therapie" sehr sorgfältig und bewußt
gearbeitet. Eine große Rolle spielt dabei die wache, unaufdringliche Präsenz der therapeutischen Begleiter. Psychotisch erlebende Menschen drif-
ten, wenn sie allein sind, immer wieder in ihre Welt ab und sind – wenn das
lange dauert – oft „sehr weit weg", abgeschnitten von der Beziehung zur
natürlichen Umgebung. Deshalb ist die häufige, in gewissen Fällen auch

permanente Anwesenheit einer haltgebenden Begleiterin sehr hilfreich. Menschen, die – im wahrsten Sinne des Wortes – „da sind", fördern die natürliche, anfangs noch verschüttete, durch das Abdriften in die Absorption behinderte Tendenz der Betroffenen, von selber wieder „zurückzukommen". Deswegen ist das erste Prinzip der *BB* das Kultivieren der Fähigkeit des *„Präsentseins"*. Dieser Bewußtseinszustand wird von Mitgliedern des therapeutischen Teams durch die Praxis der *Achtsamkeits-Gewahrseins-Meditation*, wie sie die kontemplative Tradition des Buddhismus überliefert, geübt. Für die Teamleiter und Einzelpsychotherapeuten im WH-Setting ist gründliche Erfahrung in dieser Methode der Selbsterfahrung eine Grundbedingung ihrer Tätigkeit. Der Begriff *„Windhorse" (tibetisch lung.ta)* bezeichnet ein mythisches Pferd der alten asiatischen *Shambhala-Tradition* und gilt als Symbol der Kraft im Menschen, die es ermöglicht, sich immer wieder aus einer Depression aufzurichten und die zur Heilung einer Krankheit aktiviert werden kann.

Eine andere kontemplative Disziplin, die zur Anwendung kommt, um die Qualität der *BB* zu gewährleisten, ist eine von Podvoll entwickelte Methode der Supervision, die *„Körper-Rede-Geist-Technik"* der Fallpräsentation, welche ein hohes Maß an Präzision im Detail und Bewahrung der menschlichen Würde und Integrität einer vorgestellten betroffenen Person erlaubt.

Wie läuft die *BB* konkret ab? Die „therapeutischen Begleiter", die oft auch nicht einschlägig vorgebildete Bürgerhelfer sind, machen täglich ein bis drei „Schichten" von je drei Stunden mit dem/der PatientIn. Dabei geht es darum, einfach da zu sein und zu tun, was an Haushaltätigkeiten ansteht oder was sich sonst ergibt: spazieren, musizieren, ins Kino gehen, Tischtennis spielen . . . Je unterschiedlicher die Teamtherapeuten von ihrer Persönlichkeit sind, um so breiter und bereichernder sind die Facetten der Möglichkeiten, die entstehen können. Im WH-Setting wird besonders auf die Kunstfertigkeit Augenmerk gelegt – je nach vorhandenen Möglichkeiten –, eine passende „Mischung" von Personen zu einem therapeutischen Team für eine bestimmte PatientIn zusammenzustellen. Präzise wird in diesen Schichten wahrgenommen und dokumentiert, was man mit der PatientIn erlebt. Das wird dann in den regelmäßigen Teambesprechungen zusammengefügt. Das Gespür des Teams dafür, was den betroffenen Menschen in dieser speziellen Lebenslage behindert und was ihm guttut oder wo er „ansteht", wird so immer deutlicher. Ein gegenseitiges Lernen findet statt. Die therapeutischen Begleiter vermitteln die Interaktion mit der PatientIn mit ihrer Umgebung. Der Zweck, sie auf diese Weise zu unterstützen, ist eine zunehmende Synchronisation von Körper und Geist durch gewöhnliche, natürliche, alltägliche Aktivitäten, die Schärfung der Aufmerksamkeit und die Entwicklung von Konzentrationsfertigkeiten. Das Team, das den durch Psychose betroffenen Menschen im Rahmen dieser Schichten begleitet, kann, wie schon angedeutet, zusammengesetzt sein aus gut ausgebildeten, qualifizierten Experten und aus angeleiteten, supervidierten „Bürgerhelfern". Diese Zusammensetzung ist sogar eine – sowohl in therapeutischer als auch in ökonomischer Hinsicht – sehr wünschenswerte, mit leitbildartiger Zukunftsperspektive für die Weiterentwicklung extramuraler Strukturen im Gesundheitswesen. Die Entwicklung von Partizipationsformen dieser Art könnte auch präventive und psychohygienische Aufgaben erfüllen.

Phasen des Heilungsprozesses

Der Anfang des Heilungsprozesses ist das erste Bemerken von *IDK*. Podvoll beschreibt das auch als das Auftreten plötzlicher, kurzanhaltender, oft wie schockartig erlebter Momente der Wachheit und Klarheit. Es ist ein plötzlich Wiederzurückkommen und die momentane Situation registrieren, auch ein plötzliches Erkennen, in welcher Situation man sich befindet. Anfangs sind diese Momente in der Regel flüchtig, so daß sie auch von den Betroffenen selbst übersehen werden können. Werden sie von den Begleitern und von den Betroffenen wahrgenommen, können sie zu machtvollen Instrumenten der Gesundung werden. Werden sie jedoch übersehen oder unterdrückt, führt das oft zum Aufgeben, zur Resignation oder zur Chronifizierung der Psychose, weil „die Wahrheiten" des/der Patient/in nicht anerkannt und wertgeschätzt werden. Für die meisten Menschen ist es schwer nachzuvollziehen, daß *Formen geistiger Gesundheit und von psychotischem Erleben gleichzeitig da* sind und bearbeitet werden können und nicht „entweder – oder".

Verbunden mit diesen Momenten des Aufwachens ist die Entstehung eines gewissen „intuitiven Durchblicks", von Zweifel an den eigenen Wahngebilden; Funken von „gesundem Zweifel", von kritischem Hinterfragen treten auf. Was hier durchzuscheinen beginnt ist, nach Podvoll, eine in jedem Menschen vorhandene „*Klarzone*" oder, wie vorhin beschrieben, der unter den Strömungen des psychotischen Wahns verborgen immer weiterexistierende gesunde menschliche Geist (mind). Dieser enthält eine natürliche, angeborene Tendenz der Distanzierung von Täuschung und Wahn. Das kann auch mit – zeitweise massiven – Gefühlen der Abneigung *(„disgust")* gegen das „Produzieren des Wahns, gegen das „Sich-hineinfallen-Lassen", das „Den-Verlockungen-Nachgeben" verbunden sein.

In der zweiten Phase der Genesung wird langsam deutlich, daß Macht und Einfluß der Wahnwelt nachlassen. Es entstehen nun vermehrt Lücken, Unterbrechungen in der „Wahnfilmproduktion". Gleichzeitig damit steigen die Möglichkeiten der Synchronisation von Körper und Geist, was sich auch in einer zunehmenden Fähigkeit, zwischen Innen- und Außenwelt zu differenzieren, ausdrückt. Mehr Interesse an der Außenwelt taucht auf, mehr Bereitschaft, sich auf Kontakte und Verantwortung im Haushalt einzulassen.

Für die *Synchronisation von Körper und Geist* können alle von einem Menschen einmal praktizierten „Disziplinen", z. B. sportlicher oder künstlerischer Natur, nützlich sein. Wenn solche im Laufe der Therapie auftauchen, können sie zu brauchbaren Ressourcen im Heilungsprozeß werden. Sie können, wenn sie wiederbelebt werden, die Verbindung zwischen Körper und Geist stärken. Der/die Betroffene muß in dieser Phase auch verstehen lernen, daß Heilung nicht ganz „von selber" passiert, sondern daß es immer wieder erneute Anstrengung erfordert, zu bemerken, wenn sich der Geist verliert, um dann wieder zurückzukommen in das Hier-und-Jetzt. Im Rahmen der in das WH-Setting eingebetteten Einzelpsychotherapie entwickelt die PatientIn Verständnis für die eigenen psychischen Mechanismen, die „in die Psychose hinein" oder „heraus" führen.

In der dritten Phase der Heilung entwickelt sich zunehmend mehr Einsicht in subtile Mechanismen des eigenen Wahrnehmungssystems, ein Durchschauen der optischen und akustischen Täuschungen, der „Tricks" des eigenen Wahrnehmungssystems. In einem Fall bemerkte ein Patient z. B., daß das leise Geräusch des Atems im Hirn in Stimmen umgesetzt wird. Mehr Mut beginnt sich zu entwickeln, z. B. öfter (die Angst) zu riskieren, den Befehlen der inneren Stimmen mal nicht zu gehorchen und zu überprüfen, was dabei herauskommt. In späteren Phasen wird es immer wichtiger, diesen Mut und weitere Schritte in die Welt zu fördern. Wie die Umgebung zu diesem Gesundungsprozeß beitragen kann, wurde schon versucht darzustellen. Das Wichtigste für den Anfang ist: nichts dagegen zu tun! Den Gesundungsprozeß, das „natürliche Aufwachen" der PatientIn nicht zu behindern!

Medikamente

Die WH-Therapie psychotischer Menschen beruht auf einer sorgfältig gestalteten räumlichen und zwischenmenschlichen Umgebung und ermöglicht dadurch Heilungsvorgänge, die durch das Erlangen von psychohygienischer bzw. präventiver Kompetenz und das Übernehmen von Selbstverantwortung durch die Betroffenen mitgetragen und stabilisiert werden. Daraus ergibt sich von selbst, daß Medikamenten keine zentrale therapeutische Bedeutung zugeschrieben wird. Das therapeutische Ziel der WH-Arbeit besteht darin, die *Integrität der geistigen Wachheit* zu schützen. Es ist die jedem Menschen innewohnende – aber durch die Psychose beeinträchtigte – Fähigkeit zur Präzision, die zwischen Traum (oder wie man seine Welt haben will) und Wirklichkeit (wie die Welt „anders ist", als man sie haben will) unterscheiden kann. Um die Stadien der Genesung gewinnbringend durchstehen zu können, ist immer wieder eine gewisse Stabilität der geistigen Klarheit notwendig. Wenn diese Klarheit zu stark beeinträchtigt ist und Panik nur zu Hilflosigkeit und Verunsicherung führt und adäquate, hilfreiche zwischenmenschliche Interventionen nicht verfügbar sind, ist in den meisten Fällen der vorsichtig dosierte, befristete Einsatz von Medikamenten angebracht. Der Gabe von Medikamenten wird nicht eine strikt ablehnende Haltung entgegengebracht. Um sie ersetzen zu können, ist die Entwicklung einer anderen Art von Selbstregulation notwendig, die es Betroffenen erlaubt, ohne diese Hilfsmittel mit innerer Unruhe, mentaler Geschwindigkeit, erhöhter Verletzlichkeit, gedanklichem und emotionalem Chaos usw. so umzugehen, daß der eigene Gesundheitszustand nicht eine Wendung zum Schlechteren, sondern zum Besseren nimmt.

Ein Beispiel praktischer WH-Arbeit

> „dunkle und helle Segel
> Stille und Sausen
> die Freunde anrufen
> im Sturm . . ." (Lisa)

Arnold und Lisa erwarteten ein Baby. Nachdem Lisa die Schwangerschaft –
von natürlichen Ambivalenzen abgesehen – vorwiegend in positiver Stimmung und Erwartung erlebt hatte, ergaben sich gegen Ende gewisse Komplikationen. Sie fühlte sich oft allein gelassen und mißverstanden, sowohl
von ihrem Mann, als auch von einer der für sie zuständigen Hebammen.
Mißtrauen begann in ihr zu wachsen und Verunsicherung den Herausforderungen gegenüber, die sie auf sich zukommen sah, „manifestiert als
Schlafstörungen und ersten Krisen (‚Vorwahnstimmung') ein Monat vor
der Geburt" (L.). Die Geburt selbst, bei der sie das Mitwirken Arnolds als
„tragend und unterstützend" erlebte, verlief komplikationslos. Aber kurz
darauf erforderte eine Ateminsuffizienz des Babys seine Transferierung auf
eine Intensivstation. „Der Zustand des Neugeborenen besserte sich rasch,
so daß es nach fünf Tagen gemeinsam mit der Mutter in ein Mutter-Kind-
Zimmer verlegt werden konnte" (A.). „Dort geriet Lisa in eine psychische
Krise, die sich zu wahnhaftem Erleben steigerte. Sie glaubte sich bestimmten Prüfungsritualen konkurrierender Gruppierungen (z. B. das Kranken-
hauspersonal versus die Hebamme) unterzogen. Diese Prozesse gipfelten
im Kampf gegen den eigenen Identitätsverlust" (L.).
    Sowohl Lisa als auch Arnold erlebten sich als völlig hilflos in dem sich
zusammenbrauenden krisenhaften Geschehen. Die Suche nach kompetenten Helfern führte im Spital zur Einbeziehung der dortigen psychiatrischen Konsulentin sowie einer Psychologin und – ambulant – zum Aufsuchen eines Psychotherapeuten durch Arnold. Der Psychotherapeut, der
der Wiener WH-Arbeitsgruppe angehört, sah, daß sich Arnolds eigene
Ideen darüber, was ihnen helfen könnte, mit Prinzipien des WH-Modells
überschnitten, „daß ein Netz von verschiedenen, miteinander kooperie-
renden Helfern" es bewirken könnte, diese Krisensituation im vertrauten
Lebensbereich zu bewältigen. Neben seinen Bedenken, daß Lisa in irgendwelche hospitalisierenden „Krankenhausmühlen" geraten könnte, war es
auch sein Anliegen, die ganze Familie beisammenzuhalten, weitere Trennungen von Mutter und Kind zu verhindern und einen „gemeinsamen
Weg" zu finden. Das machte Arnold – und später auch Lisa – bereit, sich für
eine Bewältigungsstrategie mit dem WH-Modell zu entscheiden.
    Die nächsten Schritte waren folgende: Arnold informierte Lisa. Der Psy-
chotherapeut informierte einen Psychiater der WH-Gruppe und vereinbarte Besuchstermine von beiden im Krankenhaus. Nach der Zustimmung Lisas zum WH-Setting, im konkreten Fall: der Einbeziehung von Freunden
und Bekannten in ein sie in der eigenen Wohnung durch die Krise beglei-
tendes Team, begann Arnold in Frage kommende, von ihm und Lisa ausgewählte Personen anzurufen. Zwei Tage später kam es zur ersten Teamsit-
zung, in der die hilfsbereiten Freunde und Bekannten genauer informiert,
in WH-Arbeit eingeführt und durch einen ebenfalls aus der WH-Gruppe

stammenden Teamleiter zu täglichen „Begleitungsschichten" organisiert wurden. „Der Aufbau dieses Netzes befähigte Lisa, sich im Krankenhaus bewußt zu orientieren, Spaziergänge mit dem Kind zu unternehmen und schließlich die Entlassung aus dem Krankenhaus vorzubereiten, indem sie einen der ihr bekannten Kinderärzte auf der Intensivstation aufsuchte und die abschließende Untersuchung für ihr Kind veranlaßte" (L.). Neben dem Augenmerk auf die räumliche Umgebung, die sauber, klar und einladend gestaltet wurde, wurde Sorge getragen, daß Lisa und das Baby, das sich körperlich in der Intensivstation rasch erholt hatte, nie allein waren. In das Team wurden v. a. Leute einbezogen, die entweder selber Kinder hatten oder mit Babys umgehen konnten, um Lisa beim Erlernen der nötigen Handgriffe und Umgangsformen zu unterstützen. Die in die Teamarbeit eingebundene Einzelpsychotherapie durch den Psychiater der WH-Gruppe, der auch Psychotherapeut ist, fand – wöchentlich zweimal – in der Wohnung der Familie statt. (Später wurde diese ambulant fortgesetzt.) Auch die wöchentlichen, später 14tägigen Teamsitzungen fanden zusammen mit Lisa und Arnold in deren Wohnung statt. Nach anfänglichen Widerständen und Schwierigkeiten Lisas, diese Hilfe anzunehmen, begann sie, die Situation zu akzeptieren und langsam von einem manisch gefärbten Zustand „auf den Boden zu kommen". Durch die Begleitungen gewöhnte sie sich auch langsam an das sie vorher so ängstigende „Hinausgehen", spazieren oder einkaufen gehen. Und auch die Beziehung zu dem Kind begann sich gut zu entwickeln. (Allerdings hätte sich – nach Empfinden von A. und L. – die *BB* in dieser Phase stärker auf Mutter *und* Kind ausrichten können und weniger auf die Mutter allein.)

Leider wurde diese Entwicklung durch einen tragischen Unfall unterbrochen, was alle wieder vor ganz neue Herausforderungen stellte: Arnold, der sich zu einem exzellenten Vater entwickelt hatte, der viel Mitverantwortung für das Kind auf eine geschickte Weise übernommen hatte, konnte es nicht verhindern, daß ihm der Kleine durch eine ungewohnte Drehbewegung aus dem Arm glitt und mit dem Kopf auf den Steinboden fiel. Eine Schädelfraktur und weitere drei Wochen Aufenthalt des Kleinen auf einer Intensivstation waren die Folge. Lisa verfiel in einen Zustand von Hoffnungslosigkeit, z. B. es je wieder zu schaffen, eine funktionierende Beziehung zu ihrem Kind zu erreichen und die Aufgaben des „Mutterseins" – mit nun noch viel schwierigeren Bedingungen – zu bewältigen.

Das Baby wurde nach dem Krankenhausaufenthalt wieder zu Hause, nun mit vorübergehender Unterstützung von Arnolds Mutter, betreut. Zu diesem Zeitpunkt befanden sich mehrere Teammitglieder in Urlaub, u. a. auch der Einzeltherapeut von Lisa, so daß die *BB* faktisch ausgesetzt war. Lisa zog sich immer mehr zurück und erlebte eine völlige Entfremdung von ihrem Baby. Eine tiefe, fast stuporöse Depression breitete sich aus, die einmal auch zu einigen Tagen stationärem Aufenthalt in einer psychiatrischen Station und zu einer Einstellung auf ein Antidepressivum führte. Während ihres stationären Aufenthaltes, in einem Moment der Klarheit, äußerte sie den Wunsch, einen Neubeginn zu Hause, mit neuerlicher Unterstützung des WH-Teams, zu versuchen. Eine wichtige Einsicht, die sie zu diesem Zeitpunkt auch hatte, war, daß es für sie keinen heilsamen Weg ohne ihr Kind geben kann. Der praktische Hinweis, den sie damit gab, war, daß sie einerseits Unterstützung wünschte bei der Wiederaufnahme der ganz einfachen Babypflege, denn sie hatte jedes Vertrauen in das Gelingen der erforderlichen praktischen Handgriffe verloren, andererseits glaubte sie, daß ihr nicht zuviel abgenommen werden sollte, weil sie bemerkt hatte, daß dies ihre Depression verstärkte. „Ich fände es wichtig herauszustreichen, daß Lisas psychotische und depressive Krise Ausdruck ihrer Widerstände waren, in die Mutterrolle einzutreten. Jede konventionelle Behandlung hätte aber die Distanz zwischen ihr und dem Kind vergrößert. Nur mit einer Betreuung, die im Idealfall auf die ganze Familie in ihrem eigenen Lebensbereich ausgerichtet ist, war es möglich, daß Lisa ihre Widerstände erleben, erkennen, begreifen und verändern konnte" (A.).

Die WH-Arbeit mit täglichen Schichten und wöchentlichen Teamsitzungen in der gewohnten häuslichen Umgebung wurde wieder aufgenommen. Mit der schweren Depression zu arbeiten erforderte von allen eine vollkommene Neueinstellung und Umstellung. Das Team schätzte Lisa nun „kränker" ein als vorher in der manisch getönten Phase. Lisa beschrieb ihren Zustand als „die dunkelste Zeit" ihres bisherigen Lebens. Zeitweise bewegte sie sich in Phantasien einer suizidalen „Lösung", die aus einer verzweifelten Suche nach Befreiung von all diesen Leiden entsprangen. Die Krise miteinander durchzustehen, war zeitweise eine Gratwanderung und konnte dann zu einer langsamen Aufwärtsbewegung führen. Was Lisa dabei aufgab, war glücklicherweise nicht ihr Leben, sondern es waren ihre Vorstellungen davon, wie sie „sein sollte". Sie begann langsam, den erbitterten innerlichen Kampf gegen die Depression aufzugeben, ebenso wie ihre hohen Ansprüche, wie „gut", gesund, leistungsfähig, zuwendungsfähig usw. sie als Mutter sein sollte. Das ermöglichte eine zeitweilige Öffnung, ein Bemerken und dann auch Wertschätzen von kleinen Veränderungen, v. a. in der Beziehung zu ihrem Sohn. „Inseln der Klarheit" begannen sich hier in der und durch die Entwicklung der Beziehung zu ihm zu manifestieren – anfangs für sie schockierend. In der psychotischen Phase hielt sie seinen offenen, ihr zugewandten Blick nicht aus. Er versetzte sie in Panik. Sie konnte ihm nicht standhalten. Dann gewöhnte sie sich langsam „sich hintastend" daran, ließ sich immer mehr darauf ein, bis dann beide immer mehr auflebten in dieser Begegnung der Blicke und dem Einander-Finden in der Beziehung. „Es geht mir langsam besser mit ihm . . . aber ich kann noch immer nicht alles tun . . .", „heute konnte ich sogar schon mit ihm sprechen . . .", „er schaut mich oft ganz lange an . . . und ich ihn auch . . . und spür' nicht mehr das Bedürfnis, Oberhand gewinnen zu müssen." Solche Bemerkungen markierten die Entwicklung ihrer Beziehung zum Kind und gleichzeitig die Entwicklung ihrer Wachheit und „Synchronisiertheit" mit ihrer Umgebung, die zuerst durch die psychotische Krise und dann durch den Rückzug in die Depression verlorengegangen waren. Ein anderes wichtiges Kennzeichen ihres Heilungsprozesses waren das langsame Entstehen von Vertrauen in einen „Weg", in die Möglichkeit kleiner, bewältigbarer Schritte sowie vermehrt Mut, neue, noch ängstigende Schritte zu tun. Solche Schritte bestanden z. B.

in „allein mit dem Kind Straßenbahn fahren" oder sich „beim Spazierengehen mit anderen Müttern auf ein Gespräch einzulassen". Auf weitere, subtile Details ihres Gesundungsprozesses kann in diesem Rahmen nicht mehr eingegangen werden. Nach vier Monaten der Begleitung der Familie durch das WH-Team sah sich Lisa imstande und wünschte zu versuchen, ohne diese Hilfe weiterzugehen. Zwei Monate später hatte sich diese Entwicklung stabilisiert. A. möchte an dieser Stelle noch anmerken, daß die Einzelpsychotherapie fortgesetzt wurde und zum Zeitpunkt der Verfassung dieses Artikels noch andauert. Als wichtig sieht er auch, daß von Lisa jetzt Krisen als Chancen erlebt werden, „bestimmte gefährdende Strukturen neu zu sehen und andere ihrer Gesundheit und Entwicklung förderliche Wahrnehmungsweisen und Handlungsimpulse zu stärken."

(Das Baby entwickelt sich normal, ohne irgendwelche einschneidenden neurologischen Folgen der erlittenen Schädelfraktur – bis auf eine Bewegungs- oder Entwicklungsverzögerung der linken Hand.)

Literatur

Berke, H. H. (1980), Therapeutic community models, II: Kingsley Hall. In: Jansen, E. (Hrsg.): The therapeutic community. London: Croom Helm.

Fortuna, J. M. (1987), Therapeutic households. J. Contempl. Psychother. 4.

Fortuna, J. M. (1989), The friendship house. J. Contempl. Psychother. 6.

Fortuna, J. M. (1994), The windhorse-project. J. Contempl. Psychother. 9.

Jones, M. (1976), Maturation of the therapeutic community. New York: Human Sciences Press.

Jones, M. (1982), The process of change: From a closed to an open system in a mental hospital. Boston: Routledge and Kagan.

Jones, M. (1987), Therapeutic communities in retrospect. J. Contempl. Psychother. 4.

Michaux, H. (1970), Die großen Zerreißproben. Frankfurt: Fischer, S. 10.

Michaux, H. (1971), Turbulenz im Unendlichen. Frankfurt: Suhrkamp.

Michaux, H. (1973), Light through darkness. New York: The Orion Press.

Podvoll, E. M. (1980, Psychotic states of mind. Naropa Inst. J. Psych. 1.

Podvoll, E. M. (1983), The history of sanity in contemplative psychotherapy. Naropa Inst. J. Psych. 2.

Podvoll, E. M. (1985), Protecting recovery from psychosis in home environments. Naropa Inst. J. Psych. 3.

Podvoll, E. M. (1990), The seduction of madness. New York: Harper Collins. Deutsche Übersetzung: (1994), Verlockung des Wahnsinns. München: Hugendubel.

Pollack, P., et al. (1977), Treating the insane in sane places. J. Comm. Psych. 5: 380–387.

Rabin, B., Walker, R. (1987), A contemplative approach to clinical supervision. J. Contempl. Psychother. 4.

Trungpa, C. (1983), Creating an environment of sanity. Naropa Inst. J. Psych. 2.

Trungpa, C. (1988), Das Buch vom Meditativen Leben. München: Scherz.

Korrespondenz: Dr. Hans Kaufmann, Brigittenauer Lände 46/14, A-1200 Wien.

Das psychiatrische Testament – Theorie und ein erster Erfahrungsbericht

Lucia Pohler-Wagner

Zusammenfassung. 1982 publizierte der weltberühmte amerikanische Psychiater Thomas Szasz, mit dem ich Briefkontakt habe, die Idee einer Vorausverfügung für den Fall einer psychiatrischen Zwangseinweisung, das Psychiatrische Testament war geboren. Die Rechtsanwälte Rudel und Rolshoven formulierten daraufhin das Psychiatrische Testament für die BRD. 1993 verfaßte ich ein Psychiatrisches Testament auf der Basis des österreichischen Unterbringungsgesetzes. Ich war 1994 die erste „Patientin", die das Wiener Psychiatrische Krankenhaus mit einem Psychiatrischen Testament konfrontierte. Es folgte eine Reihe von Auseinandersetzungen, die auch öffentliches Interesse fanden. Dieser Artikel beschreibt eine erste positive Erfahrung mit dem Psychiatrischen Krankenhaus nach dem Erstellen meines Psychiatrischen Testaments.

1. Theorie

1982 publizierte Szasz die Idee einer Vorausverfügung zur Abwendung einer psychiatrischen Zwangsbehandlung gegen den Willen des Behandelten. Es handelt sich dabei um die derzeit einzige juristische Möglichkeit, der psychiatrischen Zwangsbehandlung etwas entgegenzusetzen. Die Rechtsanwälte Rudel und Rolhoven formulierten daraufhin das psychiatrische Testament für die BRD (Kempker und Lehmann, 1993).

Ich erstellte 1994 ein psychiatrisches Testament auf der Basis des Österreichischen Unterbringungsgesetzes. Ich war die erste „Patientin" im Wiener Psychiatrischen Krankenhaus, die die aufnehmenden Ärztinnen mit einem psychiatrischen Testament konfrontierte. Am 20. 1. 1995 erklärte sich der für mich zuständige Primarius Leodolter im Radio bereit, psychiatrische Testamente anzuerkennen. Mitte Juli 1995 wurde der erste „Patient" mit psychiatrischem Testament im Wiener Psychiatrischen Krankenhaus neuroleptikafrei aufgenommen. Die Tageszeitung „Kurier" berichtete. Gesundheitsstadtrat Rieder machte am 11. 8. 1995 im „Kurier" den Vorschlag, daß „PatientInnen" ihre psychiatrischen Testamente bei der Patientenanwaltschaft deponieren und ein Fachmann die Einhaltung des psychiatrischen Testaments kontrollieren soll. Der Verein zur Förderung der psychologischen und naturheilkundlichen Information für Psychiatriebetroffene, dessen Vorstandsmitglied ich bin, erhob daraufhin in Gesprächen mit der Patientenanwaltschaft, der ärztlichen Leitung des Psychiatrischen Krankenhauses und mit der Caritas die Forderung, daß in diesen Kontrollprozeß auch die organisierten Betroffenen einbezogen werden. Weiters versucht der Verein zur Förderung der psychologischen und naturheilkundlichen Information für Psychiatriebetroffene derzeit, eine psychiatrische Institution für eine gemeinsame Beratungssprechstunde für Menschen, die ein psychiatrisches Testament erstellen wollen, zu gewinnen. Alle diese Verhandlungen laufen noch.

In einer amerikanischen Studie (Chambers et al., 1993) wurde gezeigt, daß die stationäre Behandlung eines psychiatrischen Patienten mit Vorausverfügung 63.000 Dollar billiger kommt als die Behandlung eines Patienten ohne solche Vorausverfügung.

2. Eine erste positive Erfahrung mit dem psychiatrischen Testament innerhalb der Behandlungsroutine des Psychiatrischen Krankenhauses

Am 29. 8. 1995 hatte ich nach beginnenden psychiatrischen Symptomen (Überhandnehmen von Beziehungsideen anstelle rationaler Überlegungen) ein intensives mystisches Erlebnis in der U-Bahn, das ich für meine persönliche Weiterentwicklung dringend brauchte.

Außerdem hatte ich ein anderes dringendes Problem zu lösen: Ich war mangelhaft an das beginnende Herbstwetter angepaßt und zu verkühlungsanfällig. Im überdrehten Zustand lief ich daher barfuß und ohne Schirm im strömenden Regen. Das führte zwar langfristig zur erhofften Anpassung an das Herbstwetter und beseitigte die Verkühlungsanfälligkeit, führte aber kurzfristig dazu, daß ich von einer Polizistin festgehalten und auf die Wachstube mitgenommen wurde. Ich war offensichtlich nicht in der Lage, mich gegen sie zu behaupten, obwohl ich mein Verhalten – Barfußlaufen – nicht für ein psychiatrisches Symptom hielt. Im Wachzimmer sagte ich sofort, daß ich ein psychiatrisches Testament habe und es keine Probleme geben wird, wenn sie den Amtsarzt holen und mich zwangseinweisen lassen. Daraufhin führten die PolizistInnen und ich ein längeres, produktives Gespräch über beiderseitige Probleme, bis zuerst mein Mann und dann der Amtsarzt eintrafen. Mein Mann brachte mir Zahnputzzeug und Gewand für eine Nacht im PKH. Mit länger rechnete ich nicht. Auch der Amtsarzt fand eine recht entspannte Situation vor, die ihn ermutigte, seine persönliche Skepsis gegenüber der Geisteskrankenkartei zu äußern und zu erwähnen, daß seine Tochter Psychologie studiert. Er fand keinen Grund für eine Zwangseinweisung.

Mein Mann und ich fuhren gemeinsam mit dem Taxi ins PKH. Mein Mann und ich hatten in diesem Moment ein sehr unfriedliches Verhältnis zueinander. Wir waren daher beide erleichtert, die Nacht über, die ich im PKH verbringen würde, getrennt zu sein.

Im PKH nahm mich Dr. A. ins Arztzimmer und begann sehr sanftmütig mit der Anamnese. Dennoch habe ich den Eindruck, daß der Löwenanteil daran, daß die Erfahrung für mich konstruktiv und positiv verlief, OA Dr. B. trägt, der dazukam.

Mit großer persönlicher Entschlossenheit verfaßte er mit mir gemeinsam die Vereinbarung auf der Basis meines psychiatrischen Testaments, die beiliegt. Mein psychiatrisches Testament verbietet alle Neuroleptika und macht daher vor jeder neuroleptischen Behandlung einen schriftlichen Widerruf nötig.

Ich hatte den Eindruck, daß es OA Dr. B. wenigstens ansatzweise bewußt war, daß konstruktive Begegnungen in der Psychiatrie alles andere als selbstverständlich sind, die eben bestimmter Vorsichtsmaßnahmen (psychiatrisches Testament) und persönlicher, illusionsloser Entschlossenheit bedürfen.

Die Vereinbarung, die wir schriftlich trafen, war vorkonstruiert durch eine telefonische Vereinbarung, die ich rechtzeitig mit Prim. Leodolter auf der Basis meines psychiatrischen Testaments getroffen hatte.

Ich hatte in dieser Situation den Eindruck, daß mir ein Neuroleptikum aufgenötigt wurde. Meine Entscheidung für ein Neuroleptikum fiel, weil ich nach eineinhalb Tagen auf der mystischen Reise so rasch wie möglich wieder meiner Familie zur Verfügung stehen wollte. Diese Erwartung erfüllten die 10 mg Haldol, die ich erhielt, dann auch prompt. Ich verbrachte dann eine friedliche, angstfreie Nacht im PKH und ging am nächsten Morgen zurück zu meiner Familie. Vor dem Schlafengehen vollzog ich noch ungestört ein mehr symbolisches als wirkliches Duschbad, das mir helfen sollte und auch half, zwei schwierige Konflikte mit FreundInnen zu klären.

Zwei Tage nach der Haldol-Einnahme hatte ich zwei Tage lang eine Frühdyskinesie – ein Kniewippen im Sitzen. Ich bin darüber nicht froh, aber es war mir lieber, als noch ein paar Tage meine Familie zu vernachlässigen, weil ich eine wichtige Erfahrung verarbeiten mußte. Anders als die meisten psychiatrischen „PatientInnen" weiß ich sehr gut, daß jede Frühdyskinesie eine irreversible Spätdyskinesie, also eine irreversible Hirnschädigung, ankündigen kann. Allerdings wurde meines Wissens nach noch nie eine Spätdyskinesie als Folge einer einmaligen neuroleptischen Bedarfsmedikation beobachtet. Die strengste Schätzung diesbezüglich stammt von Breggin (Toxic Psychiatry, 1991) und spricht von sechswöchiger täglicher Neuroleptikamedikation.

Zehn Tage nach der Haldol-Einnahme zeigten mir meine Träume an, daß die psychische Verarbeitung der Erfahrung zeitlich verzögert, aber qualitativ befriedigend erfolgte.

Nach der Erfahrung im PKH habe ich zwölf Tage lang ohne irgendein Hilfsmittel himmlisch geschlafen und mich auch tagsüber paradiesisch gefühlt.

Menschen, die sich für ein psychiatrisches Testament interessieren, können sich derzeit im Rahmen einer Offenen Gruppe für Psychiatriebetroffene, -gefährdete, Angehörige und PsychiatriemitarbeiterInnen des Vereins zur Förderung der psychologischen und naturheilkundlichen Information für Psychiatriebetroffene in der Pfarre Ober St. Veit beraten lassen.

Seit 8. 5. 1996 gibt es in der Gruppe von Primarius Dr. Strobl im Sozialpsychiatrischen Zentrum der Caritas in Wien, an der ich seither regelmäßig teilnehme, die Möglichkeit, sich über das Psychiatrische Testament zu informieren.

Literatur

Breggin, P. (1991), Toxic psychiatry. New York: St. Martin's Press.

Chamber, C. V., Diamond, J. J., Perkel, R. L. (1993), Relationship of advanced directives to hospital charges in a Medicare population. Arch. Int. Med. **154** (5): 541–548.

Kempker, K., Lehmann, P. (1993), Statt Psychiatrie. Berlin: Peter Lehmann Antipsychiatrieverlag.

Korrespondenz: Dr. Lucia Pohler-Wagner, Bergenstammgasse 8, A-1130 Wien.

Bemerkungen eines Reform-Psychiaters zum „psychiatrischen Testament"

Raoul Schindler

Zusammenfassung. Der Wert eines als „psychiatrisches Testament" verfaßten Vorvertrages für den Fall weiter notwendig werdender stationärer Behandlungen wird diskutiert und in der zeitgerechten Konstruktion von Einvernehmen begrüßt. Die Zuflucht unter formaljuristische Macht, ausgedrückt durch das Übernehmen vorgefertigter, pauschalierter Formulierungen, könnte allerdings zur Blockierung aller therapeutischen Hilfe führen und die Station rückschrittlich zu einem Gefängnis machen. Als das Problem der Zukunft wird daher nicht mehr die Aufnahme auf einer asylgebenden psychiatrischen Station gesehen, sondern die Organisation eines, für die spezifische Empfindlichkeit des Patienten ausreichenden, Schutzes vor seiner Entlassung in seine Konfliktwelt. Ein psychiatrisches und psychotherapeutisches Beratungsservice sollte dem Patienten aus dem Angebot der Behandlungsstation zur Verfügung stehen, um ihn zu diesem Zeitpunkt einer selbständigen Überlegung ohne Zeitdruck fähig zu machen. Die Entscheidung für medikamentöse oder psychotherapeutische Hilfen, für beides oder keine, sollte mündig vom Patienten getroffen werden und durch Einbinden der Krankenkassen auch finanziell im nötigen Ausmaß abgesichert werden. Was heute noch als „Testament" mit dem Pathos des Todes auftritt, möge morgen zur sachlichen und persönlichen Gesundheitsplanung gehören!

Der von Thomas Szasz (1976, 1987) ausgegangene Vorschlag einer Vorausverfügung sich bedroht fühlender Personen für den Fall einer psychiatrischen Zwangsaufnahme, nach Art eines „Testaments", hat in den letzten Jahren in Deutschland und Österreich praktische Anwendung erfahren. Die von Frau Dr. Lucia Pohler-Wagner in dankenswerter Weise zur Verfügung gestellte Selbsterfahrung damit gibt Gelegenheit, Vor- und Nachteile solcher in juristische Machtstrukturen verschobenen Psychiatrie zu diskutieren. Auf Wunsch der Herausgeberin habe ich diesen Auftrag übernommen, in dankbarem Bewußtsein für die motivierende Funktion, die die sogenannte „Anti-Psychiatrie-Bewegung" für die Psychiatrie-Reform unserer Generation dargestellt hat. Dabei ging es in Österreich um die Wandlung eines „custodialen Denkens" zum dynamischen Verständnis in einer „therapeutischen Gemeinschaft" des Patienten mit den ihn unterstützenden Professionisten verschiedener Ausbildung – nicht aber um die Auflösung der Krankheitsrolle oder des stationären Behandlungsangebots für psychotische Verläufe.

Die Psychiatriereform ist noch keineswegs abgeschlossen, doch hat sich mancherlei gewandelt. Dazu gehört die Mitbeteiligung der Behandler in

der Kommunikation mit ihren Patienten, vor dem Hintergrund der gesellschaftlichen Wahrnehmung. Anders als in der custodialen Rolle, ist der
Psychiater nunmehr in das öffentliche Mißtrauen gegenüber den psychotischen Ansprüchen mit einbezogen. Sein narzißtisches Rechtsbewußtsein,
das Gefühl, sowieso für seinen Patienten richtig zu handeln, wird von Sach-
waltern überwacht.

Des einen Kränkung ist des anderen Selbstbewußtsein. Deutlicher Stolz
klingt an, als die Patientin den Amtsarzt und die aufnehmende Ärztin mit
ihrem „psychiatrischen Testament" konfrontieren kann. Aus solcher Position läßt sich konstruktiv kommunizieren, „es wird keine Probleme geben".

Und es gibt auch keine Probleme: Man einigt sich produktiv über die
„beidseitigen Probleme", Aufnahme und Therapie werden in einem Behandlungsvertrag einvernehmlich festgelegt, auch die Entflechtung des innerfamiliären Unfriedens durch Distanz erfolgt ohne Sieger. Das psychiatrische Testament erweist sich als ein erfolgreiches therapeutisches Instrument.

Aber muß das so sein? In engstirnig-juristischer Handhabung könnte es
auch zur Lahmlegung aller Behandlungsmöglichkeit mißbraucht werden,
wenn nämlich alle verfügbaren Therapien vorausverfügend abgelehnt werden. Ein so verfahrender Patient würde tatsächlich sein Spital in ein
Gefängnis verwandeln, da er die gesellschaftsschützende Funktion der Unterbringung nicht außer Kraft setzen kann, wohl aber die therapeutische
Hilfe. Aus psychiatrischer Sicht ließe sich ein Gefängnis schlicht als „Verwahrung ohne therapeutische Phantasie" definieren – was die paradoxe
Hilflosigkeit der Gesellschaft im Umgang mit ihren als „gesund" bezeichneten, diskommunikativen Anteilen darstellt.

Der „Kranke" hat also die bessere Chance, allerdings nur, soweit er sich
seiner Ressourcen bedient. Das ist keineswegs selbstverständlich, sondern
abhängig vom verbindenden Rollenverständnis: Um sich z. B. einer Begabung bedienen zu können, muß diese Anerkennung finden; um eine hel-
fende Hand ergreifen zu wollen, sollte sie nicht von oben herunter gereicht
werden und sich wieder öffnen lassen. Sonst bedroht sie, und zwar um so
mehr, je mehr Abhängigkeit naheliegt. Stolze Zurückweisung kann auch
eine Fluchtbewegung sein, Flucht in die Vorstellung von Unabhängigkeit,
und diese verbindet sich gut mit Größenwahn. Die klassische Konstellation
dieser Art erlebt jeder mit etwa $\frac{5}{4}$ Jahren, nach der Aufrichtung vom
„Kriechling" zum Zweibeiner, in all seiner Größe und seinem Vermögen da-
vonzulaufen. Dieses befriedigende Erlebnis löst normalerweise das bedrohliche Abhängigkeitserleben ab, das der Psychoanalytiker René Spitz
(1959) mit dem Begriff der „8-Monat-Angst" gekennzeichnet hat und das
viele Kinder veranlaßt, vor der Begegnung mit Fremden unter Mutters
Rock zu kriechen.

Die psychiatrische Station hat im Zuge der Psychiatriereform ihre Bedeutung verändert. Sie ist zwar noch immer Schutzbereich nach innen (gegen andrängende Impulse) und nach außen (gegen bedrängende Erwartungen), aber dies nur vorübergehend. Immer wichtiger wird ihre Bedeutung als Übergang, als Vorbereitung und Motivation zur selbstbewußten

Bearbeitung des Durchlebten, zur Verwandlung der Krise in produktive Lebensgestaltung. Dafür bedarf es nicht nur der akuten Angstbewältigung, die heute mit neuroleptischer Therapie rasch, innerhalb fünf bis zehn Tagen, erreicht werden kann. Sie verbindet sich auch mit herabgesetzter Durchsetzungskraft und dem Gefühl, in einem gerechten Anspruch unverstanden geblieben und gescheitert zu sein. Man sollte nicht unerwähnt lassen, daß sich ein ähnlicher Effekt auch durch geduldiges und kosequentdichtes menschliches Begleiten erreichen läßt, freilich erst nach viel längerer Zeit (ein bis sechs Monate). Das beweisen die zahlreichen, vielfach aber heroisch anmutenden psychotherapeutischen Einzelerfahrungen, an denen sich auch der Verfasser dieser Zeilen zwischen 1950 und 1970 beteiligt hat, sowie das Projekt „Soteria", das von Ciompi et al. (1991, 1993) wissenschaftlich verglichen und zusammengefaßt wurde. Dabei handelt es sich um eine therapeutische Wohngemeinschaft, die ein vereinfachtes, reizarmes und selbständiges Leben gestaltet, mit der Zielsetzung, auch die auftauchenden erregten Krisen ohne Medikation, in solidarischem Vertrauen zueinander, bestehen zu können. Das gelingt, aber die nach zeitaufwendigen inneren Kämpfen erreichte Beruhigung ist nicht „hochwertiger" als die medikamentöse: Auch sie trägt Züge der Entkräftung und steht dem Verzicht nahe, freilich im Eintausch gegen die Erfahrung menschlicher Verbundenheit. Rein klinisch sind die Ergebnisse gleich. Soteria Bern ist daher auch dazu übergegangen, auf den Gebrauch von Neuroleptika nicht mehr vollends zu verzichten, man steht derzeit bei etwa der Hälfte des klinischen Gebrauchs und gewinnt dafür kürzere stationäre Beruhigungszeit.

Dieser Zeitgewinn kann der Zeit produktiver Bewältigungsarbeit in psychotherapeutischer Bemühung zugeschlagen werden, wie in Soteria üblich, oder der beschleunigten Heimkehr in die heimische Situation, wie es an Kliniken üblich geworden ist und sich dort oft mit einem gewissen Stolz auf die „Frühentlassung" verbindet. Dieser Stolz scheint alle zu vereinen: Psychiater verbinden ihn mit ihrer Kunst, Patienten mit ihrer Selbständigkeit, Angehörige mit ihrer Toleranz. Alle diese stolzen Annahmen sind zumindest wahnverdächtig: Die Heilung der Psychiater stützt sich auf die Schutzwirkung des Neuroleptikums, das daher als Dauertherapie weiter zu nehmen empfohlen wird; die Selbständigkeit der Patienten ist zum Teil darauf abgestützt, zum Teil auf die Vermeidung der bestehenden Konflikte; die Toleranz der Angehörigen stützt sich ebenfalls auf diese Vermeidung und bisweilen auf Schuldgefühle. Die Einmahnung des Bestehens von Konflikten, wie es der Rolle von Psychotherapeuten zukommt, wird als Drohung empfunden. Drohung mit der durch Verdrängung unvollkommenen Realität, die wieder zur Ganzheit geschlossen werden soll. Sie trifft auf die Drohung mit dem Rückfall, dieser auf die Drohung mit dem Spital, dieses auf die Drohung mit allgemeiner Gefahr und Einweisungsnotstand. Unter neuroleptischer Abschirmung wird der Patient seine Interessen sowieso nicht durchsetzen können, er wird nur zu seinem Unheil seinen Schutz verlassen und verlieren, ohne zu Verzichten gefunden zu haben. Die Balance dieser Drohungen organisiert sich zur Drohung mit dem Tod, die im Testament beschworen wird.

Nun, Drohung und Toleranz sind Gefühle über die Zeit: Drohung nimmt Zeit weg, Toleranz gibt Zeit dazu. So gesehen, gibt ein Testament Zeit hinzu, und zwar über das Ende der Zeit hinaus. Das klingt mehr irreal, psychotisch. Werner Brosch (1995) hat recht, wenn er auf das Leben nach der psychotischen Drohung mit dem Ausstieg aus der Realität bezieht und vorschlägt, das ganze Vorhaben zu einem über den psychotischen Irrealitätseinbruch hinwegführenden Vertrag zu machen.

In dem von Frau Dr. Pohler-Wagner dargestellten Geschehen ist das im Ansatz erfolgt und in der Durchführung ausgebaut worden. Das hängt aber vom Verständnis der jeweils handelnden Personen ab, die pauschale juristische Textierungen erst im Vollzug durch das hergestellte Einvernehmen teilweise außer Kraft setzen und an die Situation anpassen. Die entscheidende Bedingung ist die Herstellung des Einvernehmens und die Gewährleistung der dafür erforderlichen Zeit. Dies trifft für beide Seiten zu. Wobei die Zeit des Patienten bereits mit der Abfassung des „Testaments" zu laufen beginnt. Er sollte sich dieses Vorteils nicht begeben und seine Macht nicht durch Zuflucht zu unpersönlichen Textierungen wieder aus der Hand geben. Nur er kennt sein je persönliches Verhalten und die Hilfe, die er dabei brauchen könnte. Die verallgemeinerte Lösung des Juristen läuft natürlich darauf hinaus, es wäre am besten, keine Hilfe zu brauchen.

Für die psychiatrische Station beginnt die Zeit erst zu laufen, wenn der Patient, mitsamt der Dramatik seiner scheinbar umsonst verbrauchten Zeit, vor der Türe steht. Der aufnehmende Arzt muß sich dabei bewußt sein, daß all seine wissenschaftlich vorweg investierte Zeit ihm nur Wahrscheinlichkeiten anbietet, die für statistische Gruppen gilt: Die erwogene Therapie hilft bei x Prozent, bei den anderen nicht; der einzelne, je persönliche Patient aber weiß nicht, ob er zu den x gehören wird oder zu den anderen – seine diesbezügliche Chance ist 50%. Für Arzt und Patient muß erst Zeit gegeben werden, damit persönlich glaubhafte Wahrscheinlichkeiten entstehen können. Dies muß der Dienstbetrieb zulassen. Vorerst ist alles nur „auf Probe".

Aber es geht nicht nur um Aufnahme und erste Therapie. Obwohl der gegenwärtig erreichte Aufklärungsgrad den kritischen Entscheidungspunkt noch hier anzusetzen pflegt. Mit Fortschreiten der Psychiatriereform und der öffentlichen Aufgeklärtheit wird die Inanspruchnahme einer asylgewährenden Station außerhalb des Konfliktbereichs unproblematisch werden. Die wichtige Entscheidung wird sich dann auf den Punkt hin verlagern, zu dem Psychotherapie zugemutet werden soll. Zu dem also der Schutz des Daseins im unzumutbaren Konfliktbereich aufgehoben und der Patient seiner Konfliktwelt wieder überlassen wird. Der zur Mündigkeit strebende psychische Patient der Zukunft wird gut tun, bereits bei Abfassung eines testamentarischen Vorvertrages dafür Vorsorge zu treffen, welchen Schutz seiner Verletzlichkeit für die zugemutete Konfrontation mit seiner Welt er sich vorbehält. Er mag dies vielleicht in Beratung mit seinem Psychotherapeuten und Psychiater am Ausklang einer ersten Krise überdenken – das Angebot eines solchen Beratungsservice sollte wohl Tradition vor der Entlassung von der Station werden. Zur Wahl steht die ungeschützte Entlassung im Vertrauen auf die eigenen seelischen Kräfte (vor allem bei der ersten und möglicherweise einzigen Krise) oder der Schutz durch psychotherapeutische Aufarbeitung der Konfliktlage bzw. eine persönliche Kombination beider Hilfen mit ab- und aufbauenden Schwergewichtungen. Da auch hier der Zeitfaktor tolerant gewählt werden muß (mit etwa drei Jahren und Verlängerungsmöglichkeit sollte gerechnet werden), wäre zur Finanzierung auch die Zustimmung der Krankenkasse einzuholen. Solcherart ließe sich die Katastrophenstimmung des „Testaments" in die Mündigkeit einer selbstbewußten Gesundheitsplanung fortentwickeln.

Literatur

Brosch, W. (1995), Gibt es ein Leben nach der Psychose? Kontakt **6**: 3–7.

Ciompi, L., et al. (1991, 1993), Das Pilotprojekt „Soteria Bern" zur Behandlung akut Schizophrener. I. Konzeptuelle Grundlagen, praktische Realisierung, klinische Erfahrungen. Nervenarzt **62**: 428–435; II. Ergebnisse einer vergleichenden prospektiven Verlaufstudie über 2 Jahre. Nervenarzt **64**: 440–450.

Finzen, A. (1990), Psychiatrie zwischen Hilfe und Gewalt. Sozialpsychiatr. Informationen 4: 90.

Spitz, R. (1959), Vom Säugling zum Kleinkind. Stuttgart: Klett.

Szasz, T. (1976), Die Fabrikation des Wahnsinns. Gegen Macht und Allmacht der Psychiatrie. Frankfurt, Fischer.

Szasz, T. (1987) Das Psychiatrische Testament. Mit einer Gebrauchsanweisung von RA H. Rolshoven: Irrenoffensive. Berlin: P. Lehmann Antipsychiatrieverlag.

Korrespondenz: Univ.-Doz. Dr. Raoul Schindler, Bennogasse 8, A-1080 Wien.

Anhang:
Auszüge aus ICD-9, ICD-10 und DSM-III-R

ICD-9

(Auszug aus: Degkwitz, R., Helmchen, H., Kockott, G., Mombour, W. [1980], Diagnosenschlüssel und Glossar psychiatrischer Krankheiten. 5. Aufl., korrigiert nach der Revision der ICD. Berlin – Heidelberg – New York: Springer, S. XIII–XIV)

Diagnosenschlüssel
Andere Psychosen 295–299

ICD-Nr. Diagnose

295   Schizophrene Psychosen
  .0   Schizophrenia simplex
  .1   Hebephrene Form
  .2   Katatone Form
  .3   Paranoide Form
  .4   Akute schizophrene Episode
  .5   Latente Schizophrenie
  .6   Schizophrene Rest- und Defektzustände
  .7   Schizoaffektive Psychose
  .8   Andere Schizophrenieformen
  .9   Nicht näher bezeichnete Schizophrenieformen

296   Affektive Psychosen
  .0   Endogene Manie, bisher nur monopolar
  .1   Endogene Depression, bisher nur monopolar
  .2   Manie im Rahmen einer zirkulären Verlaufsform einer manisch-depressiven Psychose
  .3   Depression im Rahmen einer zirkulären Verlaufsform einer manisch-depressiven Psychose
  .4   Mischzustand im Rahmen einer zirkulären Verlaufsform einer manisch-depressiven Psychose
  .5   Zirkuläre Verlaufsform einer manisch-depressiven Psychose ohne Angabe über das vorliegende Zustandsbild
  .6   Andere und nicht näher bezeichnete manisch-depressive Psychosen
  .8   Andere affektive Psychosen
  .9   Nicht näher bezeichnete affektive Psychosen

297   Paranoide Syndrome
  .0   Einfache paranoide Psychose
  .1   Paranoia
  .2   Paraphrenie
  .3   Induzierte Psychose
  .8   Andere paranoide Syndrome
  .9   Nicht näher bezeichnete paranoide Syndrome

298   Andere nichtorganische Psychosen
  .0   Reaktive depressive Psychose
  .1   Reaktiver Erregungszustand
  .2   Reaktiver Verwirrtheitszustand

.3 Akute paranoide Reaktion
.4 Psychogene Psychose mit paranoider Symptomatik
.8 Andere und nicht näher bezeichnete reaktive Psychosen
.9 Nicht näher bezeichnete Psychose

299 Typische Psychosen des Kindesalters
.0 Frühkindlicher Autismus
.1 Desintegrative Psychose
.8 Andere Psychosen des Kindesalters
.9 Nicht näher bezeichnete Psychosen des Kindesalters

ICD-10

(Auszug aus: Dilling, H., Mombour, W., Schmidt, M. H. [1991], Weltgesundheitsorganisation. Internationale Klassifikation psychischer Störungen. ICD-10 Kapitel V (F). Bern – Göttingen – Toronto: Huber, S. 93 f., 118 f.)

F2 Schizophrenie, schizotype und wahnhafte Störungen

F20 Schizophrenie

F20.0 paranoide Schizophrenie
F20.1 hebephrene Schizophrenie
F20.2 katatone Schizophrenie
F20.3 undifferenzierte Schizophrenie
F20.4 postschizophrene Depression
F20.5 schizophrenes Residuum
F20.6 Schizophrenia simplex
F20.8 andere
F20.9 nicht näher bezeichnete Verlaufsbilder:
F20.x0 kontinuierlich
F20.x1 episodisch, mit zunehmendem Residuum
F20.x episodisch, mit stabilem Residuum
F20.x3 episodisch remittierend
F20.x4 unvollständige Remission
F20.x5 vollständige Remission
F20.x andere
F20.x9 Beobachtungszeitraum weniger als ein Jahr

F21 schizotype Störung

F22 anhaltende wahnhafte Störungen

F22.0 wahnhafte Störung
F22.8 andere
F22.9 nicht näher bezeichnete

F23 vorübergehende akute psychotische Störungen

F23.0 akute polymorphe psychotische Störung ohne Symptome einer Schizophrenie
.00 ohne akute Belastung
.01 mit akuter Belastung
F23.1 akute polymorphe psychotische Störung mit Symptomen einer Schizophrenie
.10 ohne akute Belastung
.11 mit akuter Belastung
F23.2 akute schizophreniforme psychotische Störung
.20 ohne akute Belastung
.21 mit akuter Belastung
F23.3 andere akute, vorwiegend wahnhafte psychotische Störung
.30 ohne akute Belastung
.31 mit akuter Belastung
F23.8 andere
F23.9 nicht näher bezeichnete

F24 induzierte wahnhafte Störung

F25 schizoaffektive Störungen

F25.0 schizomanische Störung
F25.1 schizodepressive Störung
F25.2 gemischte schizoaffektive Störung

F25.8 andere
F25.9 nicht näher bezeichnete

F28 andere nichtorganische psychotische Störungen

F29 nicht näher bezeichnete nichtorganische Psychose

F3 Affektive Störungen

F30 manische Episode
F30.0 Hypomanie
F30.1 Manie ohne psychotische Symptome
F30.2 Manie mit psychotischen Symptomen
F30.8 andere
F30.9 nicht näher bezeichnete

F31 bipolare affektive Störung
F31.0 gegenwärtig hypomanische Episode
F31.1 gegenwärtig manische Episode, ohne psychotische Symptome
F31.2 gegenwärtig manische Episode, mit psychotischen Symptomen
F31.3 gegenwärtig mittelgradige oder leichte depressive Episode
  .30 ohne somatische Symptome
  .31 mit somatischen Symptomen
F31.4 gegenwärtig schwere depressive Episode ohne psychotische Symptome
F31.5 gegenwärtig schwere depressive Episode mit psychotischen Symptomen
F31.6 gegenwärtig gemischte Episode
F31.7 gegenwärtig remittiert
F31.8 andere
F31.9 nicht näher bezeichnete

F32 depressive Episode

F32.0 leichte depressive Episode
  .00 ohne somatische Symptome
  .01 mit somatischen Symptomen
F32.1 mittelgradige depressive Episode
  .10 ohne somatische Symptome
  .11 mit somatischen Symptomen
F32.2 schwere depressive Episode ohne psychotische Symptome
F32.3 schwere depressive Episode mit psychotischen Symptomen
F32.8 andere
F32.9 nicht näher bezeichnete

F33 rezidivierende depressive Störungen
F33.0 gegenwärtig leichte Episode
  .00 ohne somatische Symptome
  .01 mit somatischen Symptomen
F33.1 gegenwärtig mittelgradige Episode
  .10 ohne somatische Symptome
  .11 mit somatischen Symptomen
F33.2 gegenwärtig schwere Episode ohne psychotische Symptome
F33.3 gegenwärtig schwere Episode mit psychotischen Symptomen
F33.4 gegenwärtig remittiert
F33.8 andere
F33.9 nicht näher bezeichnete

F34 anhaltende affektive Störungen
F34.0 Zyklothymia
F34.1 Dysthymia
F34.8 andere
F34.9 nicht näher bezeichnete

F38 andere affektive Störungen

F38.0   andere einzelne affektive Störungen

.00   gemischte affektive Episode

F38.1   andere rezidivierende affektive Störungen

.10   rezidivierende kurze depressive Störung

F38.8   andere näher bezeichnete

F39   nicht näher bezeichnete affektive Störungen

DSM-III-R

(Auszug aus: Diagnostische Kriterien und Differentialdiagnosen des Diagnostischen und Statistischen Manuals Psychischer Störungen DSM-III-R [1989]. Weinheim – Basel: Beltz, S. 24–26.)

Schizophrenie (165)

Kodiere an der fünften Stelle:
1 = subchronisch, 2 = chronisch, 3 = subchronisch mit akuter Exazerbation, 4 = chronisch mit akuter Exazerbation, 5 = in Remission, 0 = unbestimmt

Schizophrenie
295.2x Katatoner Typus. (171)
295.1x Desorganisierter   Typus. (170)
295.3x Paranoider Typus. (171)
Bestimme, ob stabiler Typus
295.9x Undifferenzierter   Typus. (172)
295.6x Residualer Typus. (172)
Bestimme, ob später Krankheitsbeginn

Wahnhafte   (paranoide)   Störung (173)
297.10 Wahnhafte (paranoide) Störung
Bestimme den Typus:
    Liebeswahn
    Grössenwahn
    Eifersuchtswahn
    Verfolgungswahn
    Körperbezogener Wahn
    Unbestimmt

Psychotische Störungen, die nicht andernorts klassifiziert sind (177)
298.80 Kurze   Reaktive   Psychose (177)
298.40 Schizophreniforme Störung (178)
Bestimme: ohne Merkmale für gute Prognose oder mit Merkmalen für gute Prognose
295.70 Schizoaffektive   Störung (179)
Bestimme: Bipolarer Typus oder Depressiver Typus
297.30 Induzierte   Psychotische Störung (180)
298.90 Psychotische Störung NNB (Atypische Psychose) (181)

Affektive Störungen (183)
Kodiere den derzeitigen Schweregrad der Major Depression und der Bipolaren Störung an der fünften Stelle:
1 = leicht
2 = mittel
3 = schwer   –   ohne   psychotische Merkmale
4 = schwer   –   mit   psychotischen Merkmalen
Bestimme, ob stimmungskongruente oder **stimmungsinkongruente Merkmale**
5 = partiell remittiert
6 = voll remittiert
0 = unbestimmt
Für Episoden einer Major Depression bestimme, ob **chronisch** und bestimme, ob **Melancholischer Typus**
Für Bipolare Störungen, Bipolare Störungen NNB, Rezidivierende

Major Depression und Depressive Störung NNB bestimme, ob **Saisonal Abhängige Verlaufsform**

Bipolare Störungen (193)
296.6x Gemischt.
296.4x Manisch.
296.5x Depressiv.
301.13 Zyklothyme Störung (195)
296.70 Bipolare Störung NNB (196)

Depressive Störungen
Major Depression (197)
296.2x Einzelepisode.
296.3x Rezidivierend.
300.40 Dysthyme Störung (oder Depressive Neurose) (198)
Bestimme: primärer oder sekundärer Typus
Bestimme: früher oder später Krankheitsbeginn
311.00 Depressive Störungen NNB

ICD-9 (Kap. V)
Andere Psychosen
(Aus: Degkwitz, R., Helmchen, H., Kockott, G., Mombour, W. [1980], Diagnosenschlüssel und Glossar psychiatrischer Krankheiten. 5. Aufl., korrigiert nach der Revision der ICD. Berlin – Heidelberg – New York: Springer, S. 34–49.)

Diagnosenschlüssel – Beschreibung des Rubrikeninhalts

Andere Psychosen (295–299)

295 Schizophrene Psychosen
Eine Gruppe von Psychosen mit einer tiefgehenden Persönlichkeitsstörung, charakteristischen Denkstörungen, oft einem Gefühl, von fremden Kräften kontrolliert zu werden, Wahnideen, die bizarr sein können, gestörter Wahrnehmung, abnormem Affekt, der mit der tatsächlichen Situation nicht übereinstimmt, und Autismus. Trotzdem bleiben im allgemeinen klares Bewußtsein und intellektuelle Fähigkeiten erhalten. Die Persönlichkeitsstörung bezieht sich auf die grundlegenden Funktionen, die einer normalen Person das Gefühl von Individualität, Einmaligkeit und Unabhängigkeit geben. Die Patienten haben das Empfinden, ihre intimsten Gedanken, Gefühle und Handlungen sind anderen bekannt oder werden von anderen geteilt. Zur Erklärung können sie Wahnideen entwickeln, daß natürliche oder übernatürliche Mächte am Werk sind, um ihre Gedanken und Handlungen in einer oft bizarren Weise zu beeinflussen. Der Schizophrene kann sich selbst als den Angelpunkt aller Geschehnisse sehen. Halluzinationen, besonders Stimmen, sind häufig; sie können den Patienten kommentieren oder ihn direkt anreden. Die Sinneswahrnehmung ist häufig auch in anderer Art gestört. Eine gewisse Ratlosigkeit kann vorhanden sein, nebensächliche Gesichtspunkte können übermächtige Bedeutung erlangen und können zusammen mit Gefühlen des Ausgeliefertseins den Patienten zu dem Glauben führen, alltägliche Dinge und Situationen besäßen eine speziell auf ihn gerichtete, meist unheimliche Bedeutung. Bei der charakteristischen schizophrenen Denkstörung gelangen periphere und nebensächliche Züge eines Gesamtkonzepts in den Vordergrund, die im normalen Denken gehemmt sind; sie werden anstelle der Elemente benutzt, die für die Situation zutreffend und angebracht sind. So wird das Denken vage, schief und obskur und der sprachliche Aus-

druck oft unverständlich. Unterbrechungen und Ablenkungen im fortlaufenden Gedankengang sind häufig; der Patient kann überzeugt sein, daß seine Gedanken von irgendwelchen außenstehenden Kräften entzogen werden. Der Affekt kann flach, launisch und unangepaßt sein. Ambivalenz und Willensstörungen können als Untätigkeit, Negativismus oder Stupor erscheinen. Katatone Symptome können vorhanden sein. Die Diagnose Schizophrenie sollte nur gestellt werden, wenn charakteristische Störungen des Denkens, der Wahrnehmung, der Stimmung, des Verhaltens oder der Persönlichkeit vorhanden sind oder während des Krankheitsverlaufes vorhanden waren; wenigstens in zwei der genannten Gebiete sollten Störungen vorliegen. Die Diagnose sollte nicht auf Fälle beschränkt werden, die einen protrahierten, zum Abbau führenden oder chronischen Verlauf nehmen.

Zusätzlich zur Diagnosestellung aufgrund der oben angegebenen Kriterien sollte man sich möglichst bemühen, eine der folgenden Untergruppen anhand der Symptome zu benennen, die im Vordergrund stehen.

Dazugehörige Begriffe:
    Schizophrenien   der   unter
    295.0–295.9 beschriebenen Typologie im Kindesalter
Ausschl.:
    Kindliche Schizophrenien   299.9
    Frühkindlicher Autismus   299.0

295.0 Schizophrenia simplex

Eine Psychose, bei der sich Absonderlichkeiten im Verhalten, Unfähigkeiten, den Anforderungen der Gesellschaft zu entsprechen, und Leistungsabfall auf allen Gebieten

schleichend entwickeln. Wahnideen und Halluzinationen sind nicht deutlich, und die Störung ist weniger offensichtlich psychotisch als beim hebephrenen, katatonen oder paranoiden Untertyp der Schizophrenie. Mit zunehmender sozialer Isolierung kann sich Landstreicherei entwickeln; der Patient zieht sich auf sich selbst zurück, wird untätig und ziellos. Da die schizophrenen Symptome nicht eindeutig sind, sollte die Diagnose dieser Unterform, wenn überhaupt, selten gestellt werden.
Ausschl.:
    Latente Schizophrenie   295.5

295.1 Hebephrene Form

Eine Form der Schizophrenie, bei welcher Affektveränderungen im Vordergrund stehen, Wahnideen und Halluzinationen flüchtig und fragmentarisch sind, unverantwortliches und nicht vorhersehbares Verhalten auftritt und Manierismen häufig sind. Der Affekt ist abgeflacht und inadäquat, häufig verbunden mit Kichern oder selbstgenügsamem, auf sich selbst bezogenem Lächeln oder mit stolzem Gehabe, mit Grimassen, Manierismen, Possen, hypochondrischen Klagen und häufig wiederholten Redensarten. Das Denken ist zerfahren. Der Patient hat die Tendenz sich abzusondern, und das Verhalten erscheint ziel- und gefühllos. Diese Schizophrenieform beginnt meistens zwischen dem 15. und 25. Lebensjahr.
Dazugehöriger Begriff:
    Hebephrenie

295.2 Katatone Form

Als wesentlicher Zug dieser Form besteht eine ausgeprägte Störung der Psychomotorik, die oft zwischen zwei Extremen wie Erregung und Stupor oder automatischem Befolgen von Befehlen und Negativismus schwankt. Erzwungene Haltungen können für längere Zeit beibehalten werden: bringt man die Glieder des Patienten in eine unnatürliche Stellung, dann werden sie für einige Zeit so weitergehalten, auch wenn die äußere Unterstützung wegfällt. Schwere Erregung kann ein eindrucksvolles Merkmal dieses Zustandsbildes sein. Depressive und hypomanische Begleitsymptome können vorhanden sein.

Dazugehörige Begriffe:
Katatoner Erregungszustand
Katatoner Spannungszustand
Katatoner Stupor
Katalepsie
Katatonie
Flexibilitas cerea bei Schizophrenie

295.3 Paranoide Form

Die Form der Schizophrenie, in der relativ dauerhafte Wahnideen, die von Halluzinationen begleitet sein können, das klinische Bild beherrschen. Es handelt sich häufig um Verfolgungswahn, aber auch andere Wahnformen kommen vor (z. B. Eifersuchtswahn, Abstammungswahn, Sendungswahn oder Wahn körperlicher Veränderung). Halluzinationen und unberechenbares Verhalten können vorkommen; in einigen Fällen ist das Verhalten von Anfang an schwer gestört, die Denkstörung kann grob auffällig sein, und Affektverflachung mit abortiven Wahnideen und Halluzinationen kann sich entwickeln.

Dazugehörige Begriffe:
Paraphrene Schizophrenie
Paranoid-halluzinatorische Schizophrenie

Ausschl.:
Paraphrenie, paranoide Psychose im Involutionsalter 297.2
Paranoia 297.1

295.4 Akute schizophrene Episode

Anders als bei den bisher beschriebenen schizophrenen Störungen tritt ein traumartiger Zustand mit leichter Bewußtseinstrübung und Ratlosigkeit auf. Gegenstände, Leute und Ereignisse bekommen eine persönliche Bedeutung für den Patienten. Beziehungsideen und emotionale Unruhe können vorhanden sein. In den meisten Fällen tritt Rückbildung innerhalb weniger Wochen oder Monate auf, selbst ohne Behandlung.

Dazugehörige Begriffe:
Oneirophrenie
Schizophreniforme Episode
Schizophreniforme Psychose (Verwirrtheitszustand bei . . .)

Ausschl.:
Akute Katatonie 295.2
Akute Hebephrenie 295.1
Akute paranoide Schizophrenie 295.3
Akute Schizophrenia simplex 295.0
Psychogene Dämmerzustände 298.2
Organische Dämmerzustände 293.0

295.5 Latente Schizophrenie

Es war nicht möglich, eine allgemein akzeptable Beschreibung dieser Störung zu finden. Diese Untergruppe wird nicht zur allgemeinen Benutzung empfohlen, sondern es wird nur eine Beschreibung für diejenigen angeboten, die sie für sinnvoll halten: Es handelt sich um eine Störung mit exzentrischen oder inkonsequenten Verhaltensweisen und Affektstörungen, die den Eindruck einer Schizophrenie vermitteln, obwohl sich weder in der Vergangenheit noch in der Gegenwart eindeutige und charakteristische schizophrene Symptome gezeigt haben.

Die dazugehörigen Begriffe zeigen, daß hier der beste Platz ist, einige andere schlecht definierte Untergruppen der Schizophrenie zu klassifizieren.

Dazugehörige Begriffe:
   Borderline-Schizophrenie
   Präpsychotische Schizophrenie
   Prodromi einer Schizophrenie
   Pseudoneurotische Schizophrenie
   Pseudopsychopathische Schizophrenie

Ausschl.:
   Schizoide Persönlichkeit   301.2

295.6 Schizophrene Rest- und Defektzustände

Eine chronische Form der Schizophrenie, in der die Symptome, die von der akuten Phase weiterbestehen, meistens ihre Schärfe verloren haben. Das Gefühlsleben ist abgestumpft, die Denkstörungen, auch wenn sie grob auffällig sind, verhindern nicht, daß Routinetätigkeit ausgeübt werden kann.

Dazugehörige Begriffe:
   Chronische undifferenzierte Schizophrenie
   Schizophrener Restzustand
   Schizophrener Defekt

295.7 Schizoaffektive Psychose

Eine Psychose, in der auffällige manische oder depressive Symptome vermischt sind mit schizophrenen Symptomen. Gewöhnlich tritt eine Rückbildung ohne Dauerdefekt ein, aber die Rückfallgefahr ist groß. Die Diagnose sollte nur dann gestellt werden, wenn affektive und schizophrene Symptome ausgeprägt sind.

Dazugehörige Begriffe:
   Zykloide Psychose
   Mischpsychose
   Schizophreniforme Psychose, affektiver Typ

295.8 Andere Schizophrenieformen

Umschriebene Schizophrenieformen, die nicht unter 295.0–295.7 klassifiziert werden können.

Dazugehörige Begriffe:
   Akute undifferenzierte Schizophrenie
   Atypische Schizophrenie
   Coenästhetische Schizophrenie

Ausschl.:
   Frühkindlicher Autismus   299.0

295.9 Nicht näher bezeichnete Schizophrenieformen

Sollte nur als letzte Möglichkeit benutzt werden.

Dazugehörige Begriffe:
   Nicht näher bezeichnete Schizophrenie
   Nicht näher bezeichnete schizophreniforme Psychose

296 Affektive Psychosen

Häufig sich wiederholende psychische Störungen, bei denen eine ausgeprägte Affektstörung vorliegt (meistens als Depression und Angst, aber auch als gehobene Stimmung und Erregung). Eines oder mehrere der folgenden Symptome sind zusätzlich vorhanden: Wahnideen, Ratlosigkeit, gestörte Selbsteinschätzung, Wahrnehmungs- und Verhaltensstörungen; sie alle stehen in Zusammenhang mit der vorherrschenden Stimmung des Patienten (so auch Halluzinationen, wenn sie auftreten).

Es kann eine starke Suizidtendenz bestehen. Aus praktischen Gründen sollen hierzu auch leichte Stimmungsschwankungen gerechnet werden, wenn sie der gegebenen Beschreibung weitgehend entsprechen; dies bezieht sich besonders auf leichte hypomanische Zustände.

Ausschl.:

    Reaktive depressive Psychose
                           298.0

    Reaktiver Erregungszustand
                           298.1

    Neurotische Depression   300.4

296.0 Endogene Manie, bisher nur monopolar

Psychische Störungen mit gehobener Stimmung oder Erregung, die mit den augenblicklichen Verhältnissen des Patienten nicht im Einklang stehen. Sie variieren von gesteigerter Lebhaftigkeit (Hypomanie) zu heftiger und fast unkontrollierbarer Erregung, Aggression und Gereiztheit, Ideenflucht, Ablenkbarkeit, beeinträchtigte Urteilsfähigkeit und Größenideen sind häufig.

Dazugehörige Begriffe:

    Nicht näher bezeichnete Hypomanie
    Hypomanische Psychose
    Nicht näher bezeichnete (monopolare) Manie
    Manische Psychose
    Affektive Psychose:
    Hypomanisch
    Manisch

Ausschl.:

    Zirkuläre Verlaufsform mit einer vorausgegangenen depressiven Phase   296.2

296.1 Endogene Depression, bisher nur monopolar

Eine affektive Psychose mit einer allgemeinen depressiven Verstimmung mit Angst, in der die Patien-

ten sich trübsinnig und erbärmlich fühlen. Häufig ist die Aktivität herabgesetzt, aber Unruhe und Agitiertheit können vorhanden sein. Die Rückfalltendenz ist hoch; bei manchen Fällen sogar in regelmäßigen Abständen.

Dazugehörige Begriffe:

    Depressive Psychose
    Endogene Depression
    Involutionsdepression
    Affektive Psychose, depressive Phase
    Monopolare Depression
    Psychotische Depression

Ausschl.:

    Zirkuläre Verlaufsform mit vorausgegangener manischer Phase
                     296.3
    Nicht näher bezeichnete Depression   311

296.2 Manie im Rahmen einer zirkulären Verlaufsform einer manisch-depressiven Psychose

Eine affektive Psychose mit depressiven und manischen Phasen, die entweder alternierend oder durch ein symptomfreies Intervall getrennt auftreten können. Gegenwärtig besteht eine manische Phase. (Manische Phasen sind wesentlich seltener als depressive.)

Dazugehöriger Begriff:

    Manische Phase im Rahmen einer bipolaren Psychose

Ausschl.:

    Kurze Nachschwankungen (kompensatorisch oder als Rebound-Effekt)   296.8

296.3 Depression im Rahmen einer zirkulären Verlaufsform einer manisch-depressiven Psychose

Zirkuläre Verlaufsform (s. 296.2), bei der z. Zt. eine depressive Phase besteht.

Dazugehöriger Begriff:
  Depressive Phase im Rahmen einer bipolaren Psychose
Ausschl.:
  Kurze Nachschwankungen (kompensatorisch oder als Rebound-Effekt) 296.8

296.4 Mischzustand im Rahmen einer zirkulären Verlaufsform einer manisch-depressiven Psychose
Eine affektive Psychose, bei der manische und depressive Symptome gleichzeitig vorhanden sind.

296.5 Zirkuläre Verlaufsform einer manisch-depressiven Psychose ohne Angaben über das vorliegende Zustandsbild
Zirkuläre Verlaufsform (s. 296.2), bei der das vorliegende Zustandsbild weder als manisch noch als depressiv bezeichnet sind.

296.6 Andere und nicht näher bezeichnete manisch-depressive Psychosen
Diese Schlüsselnummer sollte nur benutzt werden, wenn keine andere Information vorhanden ist, außer daß eine manisch-depressive Psychose vorliegt. Sie kann auch für Syndrome benutzt werden, deren Beschreibung der depressiven (296.1) oder manischen (296.0) Typologie entspricht, die aber aus anderen Gründen nicht unter den Nummern 296.0–296.5 verschlüsselt werden konnten.
Dazugehörige Begriffe:
  Nicht näher bezeichnete manisch-depressive Psychose
  Mischzustand bei manisch-depressiver Psychose
  Nicht näher bezeichnetes manisch-depressives Syndrom

296.8 Andere affektive Psychosen
Ausschl.: Psychogene Psychosen mit affektiver Symptomatik 298.–
296.9 Nicht näher bezeichnete affektive Psychosen
Dazugehöriger Begriff:
  Nicht näher bezeichnete Melancholie

297 Paranoide Syndrome
Ausschl.:
  Akute paranoide Reaktion 298.3
  Alkoholischer Eifersuchtswahn 291.5
  Paranoide Schizophrenie 295.3

297.0 Einfache paranoide Psychose
Eine akute oder chronische Psychose, die nicht als Schizophrenie oder affektive Psychose klassifizierbar ist. Wahnideen, vor allem beeinflußt, verfolgt oder in besonderer (negativer) Weise behandelt zu werden, sind die Hauptsymptome. Die Wahnideen sind ziemlich fixiert, ausgearbeitet und systematisiert.

297.1 Paranoia
Eine seltene chronische Psychose, bei der sich ein logisch konstruierter systematisierter Wahn langsam entwickelt hat, ohne Halluzinationen oder schizophrene Denkstörungen. Meistens handelt es sich um Größenwahn (paranoischer Prophet oder Erfinder), Verfolgungswahn oder um hypochondrischen Wahn.
Ausschl.:
  Paranoide Persönlichkeit 301.0

297.2 Paraphrenie
Paranoide Psychose mit auffälligen Halluzinationen, die oft in verschiedenen Sinnesgebieten auftreten. Wenn affektive Symptome und Denkstörungen vorhanden sind,

dominieren sie nicht das klinische Erscheinungsbild, und die Persönlichkeit ist gut erhalten.
Dazugehörige Begriffe:
Paranoide Psychose im Involutionsalter
Spätparaphrenie

297.3 Induzierte Psychose

Eine vorwiegend wahnhafte Psychose, meist chronisch und oft ohne floride Symptomatik. Sie scheint sich aus einer engen oder sogar abhängigen Beziehung mit einer anderen Person entwickelt zu haben, bei der sich bereits eine ähnliche Psychose manifestiert hat. Die Wahnideen werden zumindest z. T. übernommen. Die seltenen Fälle, in denen mehrere Personen von der Störung befallen sind, sollten hier auch verschlüsselt werden.
Dazugehörige Begriffe:
Folie à deux
Induzierte paranoide Psychose
Symbiontische Psychose

297.8 Andere paranoide Syndrome

Wahnsyndrome, die sich nicht ohne weiteres unter einer der vorausgehenden Rubriken oder unter 298.4 klassifizieren lassen, obwohl sie in mancher Weise der Schizophrenie oder den affektiven Psychosen ähneln.
Dazugehörige Begriffe:
Querulantenwahn
Sensitiver Beziehungswahn
Ausschl.:
Paranoide Psychose im Senium
297.2

297.9 Nicht näher bezeichnete paranoide Syndrome

Dazugehöriger Begriff:
Nicht näher bezeichnetes paranoides Zustandsbild

298 Andere nichtorganische Psychosen

Die Rubriken 298.0–298.8 sollten auf die kleine Gruppe von Psychosen beschränkt bleiben, die weitgehend oder vollständig einem kürzlich vorausgegangenen Erlebnis zugeschrieben werden können. Sie sollten nicht benutzt werden für den größeren Bereich solcher Psychosen, bei denen Umgebungseinflüsse ein Teilfaktor (aber nicht der *Hauptfaktor*) in der Verursachung sind.

298.0 Reaktive depressive Psychose

Depressive Psychose, die in ihren Symptomen einer endogenen Depression ähnelt (296.1), die aber offensichtlich durch eine Belastung wie Trauer oder schwere Enttäuschung oder eine Frustration hervorgerufen wird. Die Tagesschwankungen können weniger stark ausgeprägt sein als bei den Depressionen unter 296.1. Die Wahnideen sind eher aus den Lebenserfahrungen verstehbar. In ihrem Verhalten sind die Patienten meist deutlich gestört, z. B. kommen ernsthafte Suizidversuche vor.
Dazugehörige Begriffe:
Reaktive Depression von psychotischem Ausmaß
Psychogene depressive Psychose
Ausschl.:
Monopolare Depression (wörtliche Übersetzung: Depression im Rahmen einer manisch-depressiven Psychose)   296.1
Neurotische Depression   300.4

298.1 Reaktiver Erregungszustand

Eine affektive Psychose, die einer endogenen Manie sehr ähnelt, aber offensichtlich durch emotionale Belastung hervorgerufen wurde.

Ausschl.:

Monopolare Manie (wörtliche Übersetzung: Manie im Rahmen einer manisch-depressiven Psychose) 296.0

298.2 Reaktiver Verwirrtheitszustand

Eine psychische Störung mit Bewußtseinsveränderung, Desorientiertheit (weniger ausgeprägt als im Verwirrtheitszustand bei organischen Psychosen) und verminderter Zugänglichkeit, oft auch mit starker motorischer Erregung, die offensichtlich durch emotionale Belastung hervorgerufen wurde.
Dazugehörige Begriffe:

Psychogener Verwirrtheitszustand

Psychogener Dämmerzustand
Ausschl.:

Akuter Verwirrtheitszustand
293.0

Akute organische Psychose 293.0

298.3 Akute paranoide Reaktion

Paranoide Syndrome, offenbar hervorgerufen durch ein als emotionale Belastung wirkendes Ereignis, das als Angriff oder Bedrohung fehlgedeutet wird. Solche Zustände treten besonders häufig bei Gefangenen auf oder als akute Reaktion auf eine fremde und bedrohliche Umgebung, z. B. bei Immigranten.
Dazugehöriger Begriff:

Bouffée Délirante
Ausschl.:

Paranoide Syndrome   297.-

298.4 Psychogene Psychose mit paranoider Symptomatik

Psychogene oder reaktive paranoide Psychose jeder Typologie, die länger anhält als die akuten Reaktionen, die zu 298.3 gehören. Die Schlüsselnummer sollte auch verwendet werden, wenn die Diagnose einer psychogenen Psychose mit paranoider Symptomatik nicht ausdrücklich als „akut" bezeichnet ist.
Dazugehöriger Begriff:

Länder dauernde reaktive paranoide Psychose

298.8 Andere und nicht näher bezeichnete reaktive Psychosen

Dazugehörige Begriffe:

Hysterische Psychose

Nicht näher bezeichnete psychogene Psychose

Psychogener Stupor

298.9 Nicht näher bezeichnete Psychose

Sollte nur als letzte Möglichkeit verwendet werden, wenn keine andere Bezeichnung als zutreffend angesehen werden kann.

299 Typische Psychosen des Kindesalters

Diese Kategorie sollte nur für Psychosen benutzt werden, die stets vor der Pubertät beginnen. Wenn Psychosen, die gewöhnlich bei Erwachsenen auftreten, wie Schizophrenie oder manisch-depressive Psychose, im Kindesalter vorkommen, sollten sie unter der entsprechenden ICD-Nummer eingeordnet werden – d. h. 295 bzw. 296 für die angeführten Beispiele.

299.0 Frühkindlicher Autismus

Ein Syndrom, das entweder von Geburt an besteht oder fast ausschließlich in den ersten 30 Monaten beginnt. Die Reaktionen auf akustische und manchmal auch auf visuelle Eindrücke sind abnorm, und es gibt gewöhnlich große Schwierigkeiten hinsichtlich des Verstehens der Sprache. Die Sprache tritt verspätet auf und ist, wenn sie sich entwickelt, charakterisiert durch Echolalie, Vertauschen der Pronomina, einfache grammatikalische Struktur und die Unfähigkeit, abstrakte Begriffe zu gebrauchen. Der Gebrauch von verbaler und Gebärdensprache ist im zwischenmenschlichen Kontakt beeinträchtigt. Die Kontaktstörungen sind vor dem 6. Lebensjahr besonders ausgeprägt und umfassen eine gestörte Entwicklung des Blickkontaktes, der zwischenmenschlichen Bindungen und des kooperativen Spielens mit anderen Kindern. Häufig besteht rituelles Verhalten, das abnorme Gewohnheiten, Widerstand gegen Veränderungen, Bindung an seltsame Objekte und stereotype Spielmuster umfassen kann. Die Fähigkeit zum abstrakten oder symbolischen Denken und zum phantasiereichen Spielen ist herabgesetzt. Die Intelligenz kann zwischen schwerer intellektueller Behinderung und durchschnittlicher Begabung variieren. Die Leistungen sind meist besser bei Aufgaben, die Auswendiglernen oder visuomotorische Fähigkeit verlangen, als bei solchen, die symbolische oder sprachliche Leistungen erfordern.

Dazugehörige Begriffe:
  Kindlicher Autismus
  Infantile Psychose
  Kanner-Syndrom
Ausschl.:
  Desintegrative Psychose   299.1
  Hellersches Syndrom   299.1
  Schizophrenes Syndrom im Kindesalter   299.9

299.1 Desintegrative Psychose
Bei diesen Störungen folgt auf eine normale oder eine nahezu normale Entwicklung während der ersten Lebensjahre ein Verlust an sozialen und sprachlichen Fähigkeiten, der mit einer schweren emotionalen Verhaltens- und Kontaktstörung einhergeht. Meist findet dieser Verlust der Sprache und der sozialen Kompetenz über einen Zeitraum von einigen Monaten statt und wird vom Auftreten von Hyperaktivität und Stereotypien begleitet. In den meisten Fällen besteht eine intellektuelle Behinderung, diese ist aber nicht notwendigerweise mit der Störung verbunden. Der Zustand kann einer eindeutigen Hirnkrankheit folgen – wie z. B. Masern-Enzephalitis – kann aber auch bei Fehlen jeder erkennbaren organischen Hirnkrankheit oder Hirnschädigung vorkommen. Eine zusätzliche Schlüsselnummer sollte benutzt werden, um damit verbundene neurologische Erkrankungen zu kennzeichnen.

Dazugehöriger Begriff:
  Hellersche Demenz (Hellersches Syndrom)
Ausschl.:
  Frühkindlicher Autismus   299.0
  Schizophrenes Syndrom im Kindesalter   299.9

299.8 Andere Psychosen des Kindesalters
Eine Reihe von atypischen kindlichen Psychosen, die einige, aber nicht alle Merkmale des frühkindlichen Autismus zeigen können. Die Symptomatik kann stereotyp wiederholte Bewegungen, Hyperkinese, Selbstverletzungen, verlangsamte Sprachentwicklung, Echolalie und Kontaktstörungen umfassen. Solche Störungen können bei Kindern jede Intelligenzniveaus vorkommen, sind aber bei intellektuell Behinderten besonders häufig.

Dazugehöriger Begriff:

Atypische Psychose im Kindesalter

Ausschl.:

Einfache Stereotypien ohne psychotische Störung   307.3

299.9 Nicht näher bezeichnete Psychosen des Kindesalters

Dazugehörige Begriffe:

Nicht näher bezeichnete kindliche Psychose

Nicht näher bezeichnete kindliche Schizophrenie

Nicht näher bezeichnetes schizophrenes Syndrom im Kindesalter

Ausschl.:

Schizophrenietyp, der gewöhnlich bei Erwachsenen vorkommt, wenn er im Kindesalter auftritt   295.0–295.8

Diagnosekriterien (Endogene) Schizophrenie (Morbus Bleuler)

(aus Friedmann, A., unter Mitarbeit von Küfferle, B. & Walcher, R. (1992). Endogene Psychosen. In: Friedmann, A., Thau, K. (1992), Leitfaden der Psychiatrie. Wien, München, Bern: Verlag Wilhelm Maudrich, S. 61)

Das schizophrene Achsensyndrom

besteht aus:
1. typischen Denkstörungen (Sperrungen, Entgleisungen, Faseln, Neologismen)
2. typischen Affektstörungen (Affektverflachung).
Die Diagnose „**Schizophrenie**" aus dem *Querschnitt* kann dann als einigermaßen gesichert gelten, wenn
1. psychopathologisch das **schizophrene Achsensyndrom** festgestellt wird,
2. **keine** ausgeprägten Verstimmungssymptome vorliegen und
3. eine **organische** Schädigung **ausgeschlossen** werden kann.

Systematik der Symptome nach E. Bleuler

Grundsymptome:
sind für die Erkrankung an „Schizophrenie" besonders spezifisch.
1. Störungen des Gedankenganges (Denkzerfahrenheit)
2. Störungen der Affektivität (Zerissenheit der Affekte und Affektäußerungen, Affektverflachung)
3. Störungen des subjektiven Erlebens der eigenen Person (Depersonalisation – Entfremdung der eigenen Person gegenüber)

4. Störungen des Willens und Handelns
5. Ambivalente (gleichzeitiges Vorhandensein einander widersprechender Gefühle)
6. Autismus (Sich-Zurückziehen von der Außenwelt)

Akzessorische Symptome:
sind oft nur vorübergehend auftretend und von diagnostisch untergeordneter Bedeutung. E. Bleuler sah sie als weniger eng mit dem eigentlichen Krankheitsprozeß verbunden.
1. Sinnestäuschungen
2. Wahnideen
3. Persönlichkeitsveränderungen
4. Veränderungen der Sprache und Schrift
5. körperliche Symptome
6. katatone Symptome

Diagnosekriterien nach Kurt Schneider

Symptome 1. Ranges:
berechtigen zur Diagnose „Schizophrenie", unter der Voraussetzung, daß keine Hinweise auf eine organische Entstehung der Störung vorliegen.
1. Bestimmte akustische Halluzinationen (Gedankenlautwerden, Hören von Stimmen in der Form von Rede und Gegenrede, Hören von Stimmen, die das eigene Tun mit Bemerkungen begleiten)
2. Leibliche Beeinflussungserlebnisse
3. Gedankenentzug und andere Gedankenbeeinflussungen
4. Gedankenausbreitung
5. Wahnwahrnehmung
6. Alles von anderen Gemachte und Beeinflußte auf dem Gebiet des Fühlens, Strebens (der Triebe) und des Willens.

Symptome 2. Ranges:
sind nicht schizophrenietypisch, obwohl
sie auch bei dieser Krankheit häufig vorkommen.
1. Übrige Sinnestäuschungen
2. Wahneinfall
3. Ratlosigkeit
4. Depressive und hohe Verstimmungen
5. Erlebte Gefühlsverarmung und andere Symptome.

Die Spezifität dieser Diagnosekriterien
für schizophrene Erkrankungen wird in
den letzten Jahren angezweifelt, da sie
auch bei anderen Zuständen auftreten
können, z. B. bei mischbildhaften Ver-
stimmungszuständen im Rahmen der
Zyklothymie.

Sachverzeichnis

Springer News

R. Hutterer-Krisch (Hrsg.)

Fragen der Ethik
in der Psychotherapie

1996. 4 Abbildungen. XVIII, 699 Seiten.
Broschiert DM 98,–. öS 690,–. Hörerpreis: öS 552,–
ISBN 3-211-82710-2

„Das Übel gedeiht nie besser, als wenn ein Ideal davorsteht"
(Karl Kraus).
Die Offenheit sich selbst gegenüber ist in der Psychotherapie
ein Wert, der zur grundlegenden Basis der Berufsausübung
zählt. In diesem Sinne beschäftigt sich dieses Buch mit kritischen Stellen in der Ausübung der Psychotherapie. Ethisch
verantwortliches Handeln läßt sich letztlich nicht durch
Gesetze und Richtlinien erzwingen. Sie können die Psychotherapeutinnen und Psychotherapeuten nicht entbinden,
selbstverantwortlich ihre therapeutische Grundhaltung und
ihr Handeln ständig unter dem Gesichtspunkt der ethischen
Verpflichtungen zu reflektieren, die sich aus ihrer Aufgabe
ergeben. Die Autoren dieses Bandes setzen sich sehr praxisbezogen mit der selbstverantwortlichen psychotherapeutischen Berufsausübung auseinander.

Springer Psychotherapie

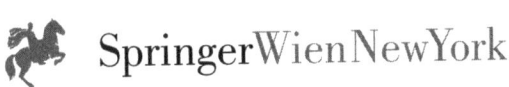

Springer Wien New York

P.O.Box 89, A-1201 Wien • New York, NY 10010, 175 Fifth Avenue
Heidelberger Platz 3, D-14197 Berlin • Tokyo 113, 3-13, Hongo 3-chome, Bunkyo-ku

SpringerNewsPsychotherapie

R. Hutterer-Krisch,
V. Pfersmann, I. S. Farag (Hrsg.)

Psychotherapie, Lebensqualität und Prophylaxe

Beiträge zur Gesundheitsvorsorge in Gesellschaftspolitik, Arbeitswelt und beim Einzelnen

1996. Etwa 4 Abbildungen. Etwa 400 Seiten.
Broschiert DM 120,–, öS 840,–. Hörerpreis: öS 672,–
ISBN 3-211-82773-0

„Aber der Mensch ist kein Ding, und wenn er sich in ein Ding verwandelt, wird er krank, ob er es weiß oder nicht" (Erich Fromm, 1958).
Dieses Buch befaßt sich mit dem Vorbeugen von Krankheiten, ausgehend von den Erkenntnissen der Psychotherapie. Der medizinische Begriff erfaßte Krankheit lange Zeit als einen objektivierbaren, abgegrenzten Leidenszustand außerhalb der Norm. Jegliche Subjektivität, wie sie eine psychologische, soziale oder gesellschaftliche Betrachtungsweise einschließt, wurde vermieden. Die Psychotherapie als Behandlungsmethode befaßt sich mit der Heilung innerpsychischer und interindividueller Symptome und Konflikte und schließt somit die subjektive Befindlichkeit mit ein. Dem Leser wird Einblick in die Entstehungsbedingungen, Auslösefaktoren und den psychischen Hintergrund der Leidens- und Genesungsdynamik gegeben.

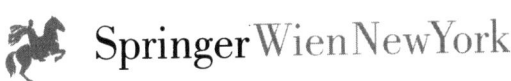 Springer WienNewYork

P.O.Box 89, A-1201 Wien • New York, NY 10010, 175 Fifth Avenue
Heidelberger Platz 3, D-14197 Berlin • Tokyo 113, 3-13, Hongo 3-chome, Bunkyo-ku

Springer-Verlag und Umwelt

ALS INTERNATIONALER WISSENSCHAFTLICHER VERLAG sind wir uns unserer besonderen Verpflichtung der Umwelt gegenüber bewußt und beziehen umweltorientierte Grundsätze in Unternehmensentscheidungen mit ein.

VON UNSEREN GESCHÄFTSPARTNERN (DRUCKEREIEN, Papierfabriken, Verpackungsherstellern usw.) verlangen wir, daß sie sowohl beim Herstellungsprozeß selbst als auch beim Einsatz der zur Verwendung kommenden Materialien ökologische Gesichtspunkte berücksichtigen.

DAS FÜR DIESES BUCH VERWENDETE PAPIER IST AUS chlorfrei hergestelltem Zellstoff gefertigt und im pH-Wert neutral.

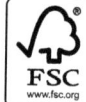

FSC
www.fsc.org

MIX
Papier aus verantwortungsvollen Quellen
Paper from responsible sources
FSC® C105338

If you have any concerns about our products,
you can contact us on
ProductSafety@springernature.com

In case Publisher is established outside the EU,
the EU authorized representative is:
**Springer Nature Customer Service Center GmbH
Europaplatz 3, 69115 Heidelberg, Germany**

Printed by Libri Plureos GmbH
in Hamburg, Germany